近代医学の史的基盤

上

近代医学の史的基盤

上

川喜田愛郎著

岩　波　書　店

人への愛の存するところには，
またいつも学術(テクネー)への愛がある．

ヒポクラテス

ἣν (γὰρ) παρῇ φιλανθρωπίη,
πάρεστι καὶ φιλοτεχνίη.

まえがき

上下二冊のこの嵩ばった、そしていささか理屈っぽい書物は、病気(nosos, pathos)という万人の悩み(pathēma)——病気のその姿は病理学(*patho*-logy)という現代の術語に影を曳いている——に対面した人々が、歴史の中でそれをどううけとり、考え、そして多くの労苦を経て何を成就し、また何をしとげずに残しているか、を順を逐うてたどったひとつながりの長い物語りである。

これまで短くない年月の間、医学畑の片隅ですごして来たわたくしにとって、ほかでもないその病気を対象とする医学という学問が、およそどんな思想と方法をもち、とくにまた、われわれの生きているこの時代に何を正しい意味での課題とするか——その現代医学はかつて人間がもたなかった種類の難問まで抱えこんでしまったようにも思われるのだが——という問いは、いつも心を離れない、言葉のもともとの意味でのプロフェッショナルな関心事である。同時にまた、万人を訪れて、その身体と心とにしばしばはげしい痛みを与え、往々死をもよびこむその病気は、自分および身ぢかな人々のそれを含めて当然わたくし自身の悩みになることもあるわけだから、そこではわたくしも患者の側に立って医者と医学とにさまざまな注文をもっている。その両眼視(ビノクラーレス・ゼーエン)は残念なことにまだきれいに重なり合った立体像を結ばないのだが、その成立をみる日まで、わたくしに安らぎはないだろう。

その不安の中での反省の一つは、医学と医術の歴史に関するわたくしの知識と理解の言いようもない貧しさ、浅さであった。その思いは前著「感染論」を書き終えて以来日ましにつのった。曲りなりにも一人の学徒として現代の生物学と医学研究の趨勢、とくに今世紀三〇年ごろからの革命的とも言うべき変貌について大まかな見当をもたないわけではないし、また、たまたま患者の側に立って病院の門をくぐった場合にも、当今大商社の利益追求の対象にまでなりはじめた診療、検査、研究用の高価な設備、あるいはさまざまの現代的な儀式や隠語などが醸し出す新しい呪術に眩惑されるほど幸か不幸かうぶではないつもりのわたくしも、うけた教育とその後育った環境――顧みて私事を言えばそれはちょうど上記の三〇年代の半ばから今日に及ぶ医学・生物学の激動期と相蔽っていたのだが――とによって知らぬまに造型されて、もしかしたら今様のお仕着せでものごとを考えて、いたずらに新たなコンヴェンションに口うらを合わせているのではあるまいか、という危惧が大きい。それをみずから検討するためにわたくしは医学の歴史を学び直そうと思い立った。それはいたずらに新奇を追い求めるに急な現代医科学の文脈(コンテキスト)の理解を深めるために当然とられなければならない手続きであることは言うまでもないが、他面、病気なるものの本質に基づいていつも変りないはずの医学の構造が、いわば横にそれぞれの時代の人々の学問と行動とに、とくに、高邁で、やさしく勁い魂によって営まれてきたそれに、どう反映したかを自分の眼で仔細に確かめたかった。

そう思い立ってから何年かの間ひそかに続けられた「日記」に、人さまに見ていただくための何ほどかの剪定と吟味とが加えられてこの本になった。だから自分では多少現場の心得ある者の書いた一つの医学史のつもりだけれど、一面、残念ながら歴史学の正規の訓練(ディシプリン)をもたない独学者の自己流、そして毛色から言えば、科学史家の言う内部史(インターナル・ヒストリー)におそらく近い流儀のまことに不手際な一つの試み(エッセイ)である。内部史と外部史とについて考えておきたいこともあるがここには省く。

いまこの長い物語りをひとまず終えようとしてわたくしは、西欧医学のあれこれの目覚ましい達成もさることながら、そこまでたどりつく過程でのさまざまな失敗や度重なる挫折、さらには誤謬の跡まで含めて、そこに注がれてきた人間の努力の巨大な量の前に脱帽する。それは、西欧医学が薄手の科学主義にすぎないなどという舌たらずの評言を黙殺するその芯の強さのあかしとみてよいだろう。同時にわれわれがその歴史から学ぶのは、ほかでもない人の病気と健康

（健康については本文第17章参照）にかかわる医学という学問の、諸学の中に占める特異の位置と、そのファゾムレスな奥行きと底の深さとである。その二つのことが、医学の歴史を一つの壮大な、しかし終りを知らない長征記とわたくしたちに感じさせる。その意味では、上に一言した今日の宏壮で非情な大病院に象徴される、そしていわばそのセクトの一人であるわたくしですらしばしば鼻白む、あの「進歩」の哲学のいちずな遵奉者たちの手にある現代医学が、医学という、言うならば立体的で極度に大きな困難を蔵した学問の一面的な開拓——もとよりそこには余儀ない理由もあるのだが——によってでき上った一種の畸型像ではあるまいかという感がないでもない。

二十世紀も半ばをすぎて、日本人もまたどうやら西欧医学の歴史について語る何ほどかの資格をえたようにわたくしには了解される。ことに海外でも、現代の学問的状況をふまえて近年書き直された通史——もちろんそれは現代の高みから既往を見下して歴史をこしらえるという愚かな手続きであってはなるまいが——がこれと言って見当たらないように思われる現在、遅れてその歴史の流れに入ったわれわれにも、史料や語学の上での手痛いハンディキャップを率直に認めた上で、現代にはたらく者の資格において新たに通史その他さまざまの形の歴史記述を試みる義務があると言ってよいだろう。現に日本でもあちこちでそれははじまりかけてはいるが、このわれながら不備で背伸びの大きい書物が、よび水の役を何ほどかでも果しえたら、わたくしの喜びはたいそう大きい。

この書物の記述に当って、歴史的の事実については当然ながら及ぶかぎり正確を期したものの、なお浅学と不注意のゆえに大小かずかずの誤りの含まれているのはどうやら必至らしいし、また、もとより事実を枉げる底意はないにしても、ほとんど全巻にわたってあちこちで臆面なしに述べた私見には妥当を欠くふしも多いに相違ない。識者の御叱正を切に乞いたい。

なお上に記したことに関連して一言ここで書き添えたいのは、本書の著者が日本に生まれ日本ではたらきながら、いわゆる東洋医学が本書の視野からまったく漏れている点についてである。予期されるその批判については、その東洋医学というあいまいな言葉の意味、さらにはその「歴史」とは何か、という問題から坐り直して論じなければなるまいが、それらは他の機会に譲って、ここではわたくしはその批評を甘んじてうけ、そのアンビシャスな仕事に要求される素養と力量がいまのわたくしにはまったく欠けているために、残念ながらそれを断念せざるをえなかったことを告白するにとどめよう。われわれの周囲でも、そしてアメリカをはじめ西洋諸国でも、近時流行の色濃い新たなオブスキュランティズム——人の悩みである病気にはいつの世にも愚昧が戸口に待っている——をきびしく斥けた上で、東洋医学を人間の歴史の上に位置づける企ては、きわめて大きな学問的膂力と長い準備とのいる仕事で、及び腰で論じてすむような話題ではない。それにしても思うのは、現代生物学の大先達の一人である老ジョゼフ・ニーダムの中国科学史の開拓に注いでいるあの労苦と逞ましい業績である。自分の姿をその巨匠の鏡にうつしてどうこう言うつもりは夢さらないが、われわれ日本の科学者の中に、その前に深く愧じる人は少なくないだろう。

いまこの書物をやっと世に送り出すに当って、わたくしは多くの方々に感謝の思いが深いのだが、中でこの場所でぜひ一言記しておきたいのは畏友野島徳吉君(京大ウイルス研教授)の友情に対するそれである。諸学にわたるその深く正鵠をえた学識に教えられたことはきわめて多く、またそのかずかずの忠告と、陰に陽に絶えざる励ましとがなかったら、この仕事は形をとることなしに終ったろう。

そのほか、河野與一、緒方富雄両先生はじめ、内容上の諸問題について、また文献の蒐集その他について、御教示と御厚配をえた先輩、友人、辱知の方々ははなはだ多いが、諸般の事情でここではお名前を挙げない非礼を伏してお許し願わなければならない。

内外の公共の図書館から恵まれた便宜についてはしばらく別にして、貴重なゲッティンゲン文庫の閲覧を許された労働科学研究所、同じくエヴァンス文庫について東京講談社にとくに感謝したい。

終りに、当初の約束と大幅に違う形になったこの書物の出版に関する岩波書店の寛容と、いろいろな形でたいそうお世話になった同社、栗原一郎、浦部信義、小川豊、根岸栄次、上野保の諸君に深く感謝する。とくに編集部の浦部信義君には終始ことのほか御厄介になった。

一九七六年十二月

川喜田愛郎

（**付記**） 造本の都合でこの書物は上下二巻に分けて出版される。遠からず続刊される予定の下巻（目次末尾参照）には十九世紀ドイツ医学に象徴される近代後期の西欧医学の話と、二十世紀医学の鳥瞰的な見とり図が収められるが、上、下の間に格別大きな段落があるわけではない。

参考書目と、全巻を通ずる人名索引および事項索引は下巻の巻末に付せられる。

（**第二刷付記**） 第一刷に不詳のまま残されていた註（14.94）の疑問が判明したので、本第二刷では該当する本文の個所とともに訂正された。

目　次

第22章　近代精神医学の出発

〈下巻内容〉

序章　近代医学の出発点

——血液循環論の確立——

はじめに

近代医学なるものがこれまでどのような道筋で発展してきたかを大づかみにたどることによって、今日医学と医術とに携っているわれわれのオリエンテーションを見さだめるよすがとしたい、というのがわたくしのこれからとりかかろうとする仕事のおよその趣旨である。

人の病苦に的確に対処する方途、古代ギリシャに言うところの医術(ἰατρικὴ τέχνη または ἰατρική)の基礎に医学がなければならないことは今日では言うまでもないだろうが、近代医学の「発展」によってほとんど消し去られてしまったようにみえるものの間に、もしかしたら医術の本質にかかわる問題がさまざまの形で含まれていたのではあるまいか、という危惧がなおわたくしには強く残っている。だが、さし当ってわたくしがここで話のきっかけを近代のはじめに求めようとする理由はおよそ次のようである。

人の病苦、ヒポクラテスの言う「悩み(パテーマ)」(0・1)(πάθημα, suffering)にはじまる医学は、それが人のからだと深く絡んだできごとを対象とするだけに、たいそう複雑な構造をもっている。医学論なり医学史なりの最大の困難は、その構造をどう読みとるかにかかっているといってよいだろう。率直に言ってわたくしが、世に行われる医学論、医学史のたぐいに接してしばしば感ずる抑えきれない不満の一つは、人がその点を無意識にもせよはぐらかして、常識が気ままにつくり上げた医学観と馴れ合って怪しまない辺に存する。元来病気が万人の日常性に滲みこんだ現象であることから、常識が、時代と場所とに応じてそれなりのイメージを医学についてつくり上げてきたのは当然としても、学問までが常識の上に寝そべったとしたら、怠慢もはなはだしいと言わねばなるまい。

ところで、学問としての医学(0・2)とは、病気の理法の学、すなわち病理学(0・3)にほかならないとみてよいはずだが、その前提には当然、病気の場となる人のからだについての科学、すなわち生理学――おいおいに明らかにされるように今日ではそれを拡張してむしろ生物学と言いかえるのが正しい――がなければなるまい。さらにまた、病苦の主体が単に生物としてのヒトではなしに、ほかでもない人であるからには、医学は本質的に、あの、人さまざまに異なった理解をもつ人間論(アントロポロギー)の問題――当然そこにはその人間がつくった社会の話が絡み合う――でもなければなるまい。その辺でおのずから医学、ことに医術は自然科学の枠から大きくはみだすだろう。

およそそのような医学の構造を腑分けする作業は、近代に至ってようやく軌道に乗り、しだいに加速して現代に及んだが、今日では再転して医学における近代の意味があらためて深く問われねばならぬようになった、とみることができる。その意味でわたくしは、この序章でまず近代医学の誕生の消息をたずね、その後の展開の秘密を解く手がかりを探ってみたい。

1　血液はどう流れるか

　近代科学がはじめてしっかりと根づいたあの十七世紀は、医学史にもウィリアム・ハーヴィ(William Harvey, 1578–1657)の「動物における心臓と血液の運動に関する解剖学的研究」[0・4](Exercitatio anatomica de motu cordis et sanguinis in animalibus, 一六二八年)というモニュメンタルな業績を残している。その四つ折判(クォート)七十二ページの書物が刊行されたのはあのガリレオ裁判の数年前に当るが、それは疑いもなく近代医学の進水式にもたとえられる意味の深いできごとであったし、同時にその研究は十七世紀科学革命の一環としてこれをみても、ユニークな役割をもっていた。

　そのハーヴィの研究の内容は、ヒトや動物の血液は心臓から押し出されて身体をひとめぐりして再び心臓に戻る、という今では誰でも知っている事実を実験的に証明したことにほぼ尽きるのだが、その仕事の意義を正しく評価するためには、当時血液の「生理学」がおよそどのように理解されていたかをかいつまんで述べておく必要がある。

　あえてハーヴィにかぎらず、近代医学がその出発に際してつき当った堅固な壁は、中世の学問に君臨する教会の権威をまとったガレノスの医学体系であった。

　ギリシャ医学をしめくくるガレノスの体系、いわゆるGalenism[0・5]が、実に千五百年の後になっても揺がずにとどまっていたことは、百年と言わず場合によっては十年、二十年前の話が昔語りとも響く現代に生きるわれわれには何とも不思議な事態だが、学問全体の構造がそうした不可侵の聖域にはめこまれていることは、中世の人々にとってはごく自然にうけとられていたのであった。

　ガレノス医学の全貌は後の話題に残して、ここではしばらく額縁を小さく設定して、血液の流れがガレノスによっておよそどのように理解されていたかをたずねてみよう。

　ガレノスによれば、血液は小腸から吸収された食物によって肝臓でつくられる。その肝臓で「自然精気(プネウマ)」(Spiritus naturalis)――このプネウマ(πνεῦμα, spiritus)という古代医学のきわめて論議の多い問題については後に詳しく述べるつもりだが、ここではひとまず生命現象を司る活力をもつとされる仮想の実体と言っておこう――を負荷された血液は、静脈系によって[0・6]全身に運ばれる。こうして静脈と右心とは肝臓を中心とする一つの系統、静脈系をつくり、その機能と構造において左心と動脈が形づくる動脈系とは互いに独立したシステムを構成するとみるところにガレノスの血液学説の特質があった。

ところでここに二つの注目すべき経路がある。その一つは、右心から出てさらに肺に向う今日言うところの肺動脈である。その太く管の厚い脈管はガレノスにとっては上記の静脈系の一部にほかならないわけだから、彼はそれを動脈性静脈(vena arteriosa)とよんだ。言うまでもなく今日の肺動脈(arteria pulmonalis)である。汚れた血液は後に詳しく述べる心臓の内在熱(アリストテレス)で清浄化され、そこで生じた「煤」は肺から呼気とともに吐き出される。

ところで、もっと大きな問題が次に述べる流れで、それがこれから、われわれの詳しくたどろうとする歴史的な論争の争点になる。

肝臓から出て、下大静脈を経て右心に吸いこまれた血液の一部は、心中隔に貫通している多くの小さな孔を通じて左心に入る(Ⅰ)。ガレノスがどうしてそうした見解に到達したかは後に述べる折があるだろう。いずれにしてもこの誰もみずからの眼でたしかめたことのない血流の存在は、ガレノスの名の権威のゆえに中世の終りまでかたく信じ続けられたのであった。

やがて学ぶように、ルネッサンス期に入って実はこの点からガレノス医学の大伽藍は崩れはじめるのだが、さし当ってわれわれはそうして左心に入った血液の行方をもう少々追ってみよう。

肺から左心に向う今日の言葉で言う肺静脈を上記の裏返しで静脈性動脈(arteria venosa)とよぶ。吸気はそれを通って拡張時の心臓に入り——気管と血管とがどのように連絡するかというような野暮な問いはここではしばらく控えよう——心臓の内在熱(後述)を冷やすと同時に、そこに含まれた「生命精気」(Spiritus vitalis)を獲得した静脈血——前述のように右心から心中隔を通過して左心に入ったところの——は鮮紅色の動脈血となって動脈によってあちこちに運ばれる。ちなみに、動脈(artery, ἀρτηρία)という言葉が空気(ἀήρ)に由来すると往々説かれるのは語源的には誤りと思われるが、屍体解剖で動脈系に血液がほとんど残っていないことから、それは生前空気を導く管であると考えていた人が多かった。ガレノスはその誤りを見抜いたが、動脈を玄妙なプネウマ(精気)を負荷された血液の導管であると考えた辺に彼の苦心があったとみてよいだろう。

ガレノスの血液学説に関してはなおいろいろ重要な問題が残っている。動脈血の一部が脳に運ばれてそこで負荷される「霊魂精気」(Spiritus animalis)の問題、静脈系と動脈系との吻合(アナストモージス)の問題、などがそれである。だが、この序章であとに続く話の用意のためには、ひとまず筆をこの辺でとどめ、残った話は必要に応じて後に論及することにしてもよいだろう。

2　ヴェサリウスと解剖学の復興

実を言えば、ハーヴィに先き立つおよそ七、八十年も前から、上述のガレノスの血液学説の根底をゆさぶるいくつかの重要な業績が次ぎつぎと公けにされていた。その筆頭に大ヴェサリウスのそれがある。

医学史の上でもっとも大きな名の一つであるアンドレアス・ヴェサリウス(Andreas Vesalius, 1514–1564)(0·7)は一五一四年の大晦日の夜ブリュッセルで生まれた。ルーヴァンに送られてその地の大学に学んだが、やがて医学を志してパリに赴いた。かつては中世スコラ学のメッカであったパリの大学はすでに退潮期に入っていたが、当時も、スコラ流儀のその医学部は新興のボローニャ、パドヴァなどと並ぶ盛名をもっていた。

解剖学の教授シルヴィウス(Sylvius, Jacques Dubois, 1478–1555)(0·8)は、学殖の深さをもってきこえた学者であったが、しかしその旧弊な講義は、若いヴェサリウスの強い反撥を買った。

土地によって多少とも事情は違ったにせよ、人体解剖の禁制はすでに前からよほど緩和されていて、時おりその公開講義が多くの人々を集めて行われることもあったが、それは通例、高い講壇から教授の読み上げるガレノスのテキストの進行に合せて、助手を勤める身分の低い理髪師・外科医(後述)が学生たちの前でそそくさと解屍を続けて供覧する、といった態の「演出」にすぎないものであった。そこにたまたまガレノスの記載――それは主としてサルとブタの剖検に基づいていた――と一致しない事実があった場合にも、大ガレノスに誤りがあるはずはないのだから、という理由で、事実が典籍に合わせて何とか強弁されるのがおちであった。正統ガレノス主義者であったシルヴィウスの講義もまた当然そのひそみに倣うものだったから、それが気鋭のヴェサリウスの不満を招いたのも無理のないことであった。二人はしばしば学問上のことがらで強く争ったばかりでなく、後々までそこには激しい敵意が渦巻いた。

三年間のパリ生活の後、戦争の勃発によってルーヴァンに引き揚げた彼は、やがて止みがたい向学心から兵役を利用してイタリアに赴き、有名なパドヴァの大学に学ぶ。ヴェネツィア共和国の世俗的(セキュラー)な雰囲気の中で解剖学に精進した彼は、まもなく二十三歳の若さでその大学の外科兼解剖学の教授に任命される。

その後五年間の刻苦の成果が彼の名を不朽にしたあの大著「人体の組立て(ファブリカ)について」(0·9)(De humani corporis fabrica, 一五四三年)(0·10)であった。バーゼルのオポリヌスがそれを出版した。奇しくもそれは、コペルニクスのあの革命的な「天球の回転について」と発表の年を同じくした。ハーヴィの「血液循環論」に先き立つこと八十五年である。

いまその内容に立ち入る前に、彼の仕事の時代的な背景を少々眺めておこう。

中世以来、アラビア医学を中継ぎにして、思想的にも多く歪められ、翻訳——しばしば重訳——によって内容の正確さも古典語の格調も多く失った古代の知識を、原典に溯って洗い張りする地道な作業が、ルネッサンスにおけるいわゆる人文学者(ヒューマニスト)たちの余波をうけて医学の領域でも鋭意行われた。解剖学領域におけるその収穫の一つは、ケルスス(後述)やガレノス——何と言ってもガレノスが古代最大の解剖学者であったことを忘れてはなるまい——の正確な翻訳に基づく解剖用語の整理であった。用語の問題が今日でも解剖学上の重要な訓練(ディシプリン)であることはあらためて指摘するまでもない。その余沢はパリ時代のヴェサリウスもこれをうけたはずである。

ルネッサンスは古代とともに自然を発見したと言われる。神学からの自然の解放、自然固有の法則の発見というような科学思想史上の問題については後にあらためて述べる折があるはずだから、ここではむしろ外部の事情を眺めてみよう。

十五世紀におけるあい次ぐ地理上の大発見と、大旅行家たちのもたらした遠い異国のかずかずの情報が[0・11]人々の視野を急に拡げて、地中海世界をほとんど出なかったプリニウス以来の自然誌(ナチュラル・ヒストリー)の再検討を強く要請した。おのずから、ルネッサンス期の自然科学は、まず動植物学の面から活気づいた。伝記家の記述によれば、少年ヴェサリウスは小動物の解剖に熱中したと伝えられるが、天性の資質もさることながら、一人の子供の遊びがそうした形をとったところに時代の動きを何ほどか察することもできるだろう。その記述的(ディスクリプティヴ)な性格からいま言った自然誌と隣り合わせともみられる解剖学は、しかしながら、やや予期に反して医学者でなしにまず芸術家たちによって開拓された。

芸術における自然主義は十五世紀に至ってにわかに活気づいた。ヴェロッキオにはじまり、レオナルド、ミケロアンジェロ、ラファエロ、デュラーといった数々の大芸術家たちが人体解剖学に深い関心をもった。

中でもレオナルド・ダ・ヴィンチ(Leonardo da Vinci, 1452–1519)の残した数百に上る解剖図とノートとは、その技術といい、観察といい、きわめて水準の高いものであった。[0・12] 筋肉系、心臓血管系、脳、妊娠子宮その他の精緻な記載はわれわれを驚嘆させるが、とくに注意したいのは、彼が、その前にも後にも例の多い凡庸な「形態」学者と相違して、かたちとはたらきの関係をいつも考え、さまざまの生理学的な実験を行っていたことである。それは、この万能の天才の科学技術の諸領域におけるユニークな歩みの跡と一般であった。たしかに、かたちとはたらきの問題はガレノスの学問の心棒でもあった。しかし彼においてはその二つはアリストテレス流の目的論に合わせていつも考えられていた。レオナルドの仕事には、それとはまったく異質な近代科学の精神が漲っている。血液循環論といういまのわれわれの文脈に即したことがらをとくに抜き出して言うならば、彼は気管の先が次ぎつぎと枝分かれしたあげく盲管に終ること、気管から直接心臓に空気を吹きこむことの不可能であることを実験的に証明して前記ガレノスの静脈性動脈（肺静脈）の役割を否定したし、また、心臓や大動脈の弁膜の構造を詳しく究め、その生理学的意義を確かめていた。彼は心臓内における血液の動きにことに深い関心をよせ、いろいろな断面図をつくって心臓の内部をためつすがめつ眺め、考えている。しかしその彼も血液の循環についてはなおはっきりした考えをもっていなかったようにみえる。

　レオナルドはパドヴァの医学教授マルカントニオ（Marcantonio della Torre, 1481–1512）と協力して解剖学・生理学の教科書を著わす意図をもっていたと伝えられる。科学史・医学史におけるもっとも貴重な文献の一つになったであろうその著述が、後者の夭折によってついに果されなかったのが惜しまれる。

　永く筐底に埋もれていたレオナルドの手稿が発見されたのはとんで十八世紀の末であった（0・13）から、彼の仕事は不幸にして解剖学のその後の発展にはほとんど寄与することがなかったとみるべきだろう。イタリアに遊んだヴェサリウスがどこかでその一部を瞥見する機会をもったのではあるまいか――それほど彼の仕事にはレオナルドの匂いがするようにも思われるのだが――と想像する人もあるが、その確証はない。

　人体解剖学の開拓で不甲斐なくも芸術家たちにおくれをとった医学者たちの怠慢は、「手仕事」を蔑視するその長袖者流の悪伝統によるふしもあるが、一つにはまた、医者の仕事がほかでもない人の病気を扱うその性格のゆえに、神学やモラルから離れて自然の中で突き放した眼で人体を眺めることを困難にしたためであったと推測することも不可能ではないだろう。

　もっとも医者たちの間にも解剖学がまったく不在だったわけではなく、たとえば十四世紀はじめのボローニャの有名なモンディーノ（Mondino de Luzzi, 1275?–1326）のようにみずから手を下して人体を解屍し、はじめて独立した解剖書を著わした学者のあったことを忘れてはならないが、いずれにしてもそれがはなはだ低調であったことは否まれない事実である。その辺の事情は後にやや詳しく再説する折があるはずだから、ここでは急いで話をヴェサリウスの「人体の組立て（ファブリカ）」に戻そう。

　ティチアーノの弟子であった画家カルカール（Jan van Carcar）の手になると伝えられる見事な図版をもって飾られたこの二つ折版（フォリオ）約七百ページの大著は、今日の言葉で言う系統解剖学の全貌をカヴァーする画期的の業績であった。医学の領域において一つの学科がたった一人の学者にこれほど多くを負うことは、ほかにほとんど類をみないことであると言ってよい。

　実はその前に、彼はイタリアに来てまもなく、カルカールの協力をえて Tabulae anatomicae sex（一四三八年）という六葉の図譜と、パリでの師匠の一人であったギュンター（Johannes Günther, 1487–1574）の著作の改版を出している。まだまぎれもなくガレノス流の内容をもっていたそれらの書物と「ファブリカ」との間の懸隔の大きさ、というよりは異質性、をみれば、その五年間の彼の精励もさることながら、その方法の正しさこそ高く評価されなければならないだろう。

妙な言い方だがその躍動するような屍体の図をみて、人はその絵そらごとに不思議な感動に似た気持を味わうに相違ない。あの一様にきわめて平板で、滑稽なまでに拙劣な中世医学書の人体解剖図と比べてそれからうける鮮烈な印象は、遠近法を知った画家のすぐれた技法によることももとよりだが、その底にルネッサンスを特徴づけるあの自然主義と新しい人間観とが息吹いていたことを見のがしてはなるまい。ヴェサリウスの業績には、ほかでもない人間の組立て(ファブリカ)(fabric)を究めようとする強い意欲があった。それを運転のしくみと言いかえてもよいだろう。解剖学が後世しばしば「屍体学(ネクロロギー)」に堕そうとする傾きをみせているのに対し、そこには生き生きとした感動を秘めた人間の科学、言葉の一つの意味におけるアントロポロギーがあった。学問が、当節はやりの言葉で言えば、こうした原点に立っている姿をみるのは、歴史を読む大きな楽しみの一つである。

その書物は七部からなっている。

㈠骨および関節、㈡筋肉、㈢血管系、㈣神経系、㈤腹部諸器官、㈥心臓および肺、㈦脳、がそれである。その内容の詳細はこれを解剖学史の専門書に譲って、ここでは大づかみにその特質を述べよう。

もとよりそれら各部の間にはかなり目立った出来、不出来があるし、またたとえば、脳神経を七対とするようなガレノスに由来する誤りもいろいろ残ってはいる。だが、下顎、胸骨、仙骨その他、骨の記述、この序章の中心問題に触れる有名な心中隔の構造をはじめ、さしものガレノス解剖学は大幅に訂正されたのであった(0・14)。彼によって改変された項目は二百をこえると言われる。

この大著述は、しかし、個々の項目の正確さもさることながら、その全体が「自然」の構想力を忠実に反映した見事な建造物(ファブリカ)であった。彼はみずから掘りおこした事実を精確に記述し、それを正しく組織した。実用を離れて精密な知識を求める近代の科学精神の一面がまぎれもなくそこに認められる。それは科学的な精神の仕事であったと同時に、驚くべき手の仕事でもあった。人体解剖の技術について何ほどか知識と経験をもつ人ならば、腐敗を防ぐ手だても固定の方法もなかった時代に、数の少ない屍体の検索によって前人未踏とも言うべき境地を切り拓いたヴェサリウスの技量に深い敬意を表せざるをえないだろう。

もっとも、ヴェサリウスを目して尖鋭な反ガレノス主義者とする古くから一般に広まっている見解はおそらくは正鵠をえたものとは言えないだろう。事実を重んずる彼は当然、ガレノスを楯にとる教条主義——もとよりそれは大ガレノス自身の罪ではない——の敵でなければならなかったけれども、「ファブリカ」の付録にある生理学的実験の章をみてもわかるように、彼はなお目的論に恭順で、その意味では、先に生まれたレオナルドのあの近代精神に比べてなお古風である。

　だが、いずれにしてもそれは今日のわれわれの評価で、話を十六世紀に戻せば、「正統」解剖学の権威に逆らった仕事を公けにしたことは、おのずから彼の地位を危うくする結果を招いた。解剖学上の論議より前に、何よりもまずそれは「悪しき思想」であり異端であった。「ファブリカ」の原稿を完成したあとヴェサリウスはしばらく旅に出るが、出版の翌一五四四年、決定的にパドヴァを引き払って皇帝カルル五世の侍医となり、三十歳にみたない彼はこうしてその短い研究生活と離別する。

　十年あまりたって「ファブリカ」の改訂第二版(次節参照)が出版されたこと、さらに死の数年前――そのころ彼はカルル帝の後を嗣いだフィリペ二世のもとにあった――あの精神的に重苦しい当時のイスパニアの地にあってたまたま手に入れたもとの門弟、今をときめく教授ファロッピオの原稿を貪り読んでそれに綿密な校訂を加え、大使に托してそれをヴェネツィアに送り届ける、といった痛々しい挿話からも察せられるように、彼はその後も永く解剖学に熱情をもち続けたとみられ、研究から引き離された宮廷の生活は、彼にとってはまことに不如意な挫折のそれだったに相違ない。一五六三年彼はエルサレムの巡礼を志して旅に出て、翌年病をえてイオニア海のザンテの島で客死する。

3　血液循環論前史

　ガレノスの血液学説がついに覆えるきっかけになったのは、疑いもなく、上にも一言した心中隔の交通を否定するヴェサリウスの仕事であった。「ファブリカ」の中でヴェサリウスはガレノス以来誰も疑わなかった心中隔の構造について次のように記している。

　「……心臓のもっとも厚い実質を構成するところの、両心室の間にある中隔には、その両側にたくさんの小さな穴が彫られている。しかし、そのいずれにも、五官にたよるかぎり、それを通じて何かが通過できるような孔は認められない。……」しかし彼はそれに続けて次のように言う、「だから私は、全能者が人の視覚ではとらえられないような通路によって血液が右室から左室へとにじみ出るようなしかけをつくり給うたことに驚嘆せざるをえない。」

　この後段の真意についてはいろいろな見解がありうるだろう。だがはっきりしていることは、前節でも一言した一五五五年に出た第二版ではこのような慎重な、あるいは臆病なつけたりは消えて、そこにはどんな形でも貫通したチャンネルはないことが断言され、[0・15] 血液の道順に関するガレノス以来の定説に強い疑義が表明されている事実である。

すでに大学を去った彼が、その十年余の間に実物についての研究を重ねたとは考えにくいし、その一面、境遇が変って今では皇帝の庇護の下に置かれていること、しかもその間に後に述べるセルヴェトゥスの著作のコピーをひそかにみて自信を深めたという可能性もないではないことを考え合せれば、初版執筆のときすでに彼ははっきりした見解をもってはいたが、体制側の反響を計算して、ああした歯切れの悪い記述を残したものとみることもできるだろう。それならば、上下の大静脈から右室に入った血液はどうなるのだろうか。ヴェサリウスはそれについては語らない。

今日の言葉で言うところの肺循環、あるいは小循環を誰が明らかにしたか——厳密に言えばまだそれを「循環」とよぶのは当らず、右心から肺を経由して左心に至る経路の発見と言うべきだろうが——に関してはいろいろむずかしい問題がある。

今世紀になってからの新しい研究[0.16]によれば、十三世紀にカイロの医者イブン・アン・ナフィス(Ibn an-Nafis)なる人が書いたアヴィセンナの「カノン」(後述)の註解の中に心中隔の孔の否定と血液が右心－動脈性静脈－肺－静脈性動脈－左心の経路で移動することの明瞭な記述がある。だが不思議なことにこの考えは後のアラビア、スコラなどの医学者たちに何の影響も及ぼさなかったようにみえる。

十六世紀に入ると、この問題は大きく展開する。

セルヴェトゥスまたはセルベト(Michael Servetus, Miguel Serveto, 1511–1553)は北スペインに生まれた熱情的な神学者、医者であった。主にフランスで学び、各地を放浪して波瀾の多い生涯を送った後、異端のゆえをもって一五五三年の十月二十七日ジュネーヴでカルヴァンによって焚刑に処せられた。彼がパリの大学で前記のギュンターについて学んだのはちょうどヴェサリウスと入れ換わりぐらいであったろう。

いまわれわれが問題にしている肺循環の話は彼の晩年の著「キリスト教の復元」(Christianismi restitutio, 一五五三年)にみえている。その名の示すようにまぎれもなく神学上の著作であるその書物の中に肺循環というような生理学上の論議がもち出されるのは奇妙な話のようでもあるが、そこには次のような「論理」があった。

神を知るためには人のたましいを究めなければならず、そのためには、たましいの座である人体の構造とそのはたらき、中でも血液について学ぶところがなければならない。なぜならば、聖書によれば[0.17]「血は生命」だからである。

血液を考える上に彼はなおプネウマ説に強くよりかかっている。神学者セルヴェトゥスにとってプネウマは生命またはたましい(soul)と同意語であった。もっとも彼はそのプネウマについてガレノスと一、二の点で見解を異にし、それはわれわれの当面の文脈に大きなかかわりをもっている。

「生命精気」(Spiritus vitalis)の成り立ちについて彼はガレノ

スと相違しておよそ次のように考える。(0・18) 血液は右心室から動脈性静脈(肺動脈)を経て静脈性動脈(肺静脈)に移り、そこで吸いこまれた空気と血液とが完全にまじり合って左心室に行き、そこでプネウマが熟成される。ここではガレノスが単に老廃物(煤)の排出口と考えた肺がプネウマの発生に一役を買う。それがどのような根拠に基づいたかは充分明瞭にはされていないが、ここには右心から左心への血液の直接移行というガレノス学説の否認と、肺(小)循環についての最初のはっきりした記載がある。

セルヴェトゥスはまた、ガレノスの「自然プネウマ」を否定する。上記の説と合わせ考えればここで血液がガレノスと違って一つのシステムとなったことを人は知るだろう。前記ガレノスの吻合(アナストモージス)には実はいろいろ問題があるのだが、セルヴェトゥスは血液が一方交通で動脈から静脈に移行するものと考えていたようである。だが、こうして彼の見解は大循環の一歩手前まで来ていたが、その壁はなお厚い。

三位一体を否定し、幼児洗礼、預定説などの論難を含むこの異端の書――当然彼はカトリック教会、カルヴァン派、ルーテル派のいずれからも敵視された――は一五五三年に出版されたが、同年彼の処刑とともにすべて焼却された。しかしその原稿は四六年ごろすでに完成され、そのコピーがあちこちに――パドヴァにも来た確証がある――送られて、かなり多くの人々の眼に触れたことが知られている。

ハーヴィが小循環の問題に関連して引用している唯一の学者であるコロンボ(Realdo Colombo, 1516–1569)はクレモナの生まれで、ヴェサリウスの助手であったが、その後をついで短期間パドヴァで外科と解剖学を教えた。(彼がピサに移ってしばらく空席になったあと、その職は後述のファロッピオからさらにファブリツィオへと引き継がれる。)

一五五九年に出版されたコロンボの遺著「解剖学記」(De re anatomica)の中に心中隔の閉鎖性と左右の心室の間に肺循環が挟まることを論じた記載が残されている。その一部は動物の生体解剖によって確かめられた。コロンボが前記セルヴェトゥスの著書を知っていたかどうかについては何とも言えないけれども、残念なことに彼はいろいろ批評のあった人物のようで、それがこの仕事の評価に絡んで今日まで何となく割り切れない問題を残しているようにみえる。

血液循環論の歴史を顧みる際にもう一つ忘れることのできない名はチェザルピーノ(Andrea Cesalpino, 1519?–1603)である。ピサで哲学と医学――パドヴァからそこに移ったコロンボが彼の師の一人であった――を学び、やがてその大学の医学の教授となったチェザルピーノは、後にリンネが彼を最初の植物分類学者として推したほどに植物学にも造詣が深かったほか、諸学に通じた学者であった。

彼はその著「逍遙学派の諸問題」(Questionae peripateticae, 一五七一年)――その標題が示唆するようにそれはアリストテレス流の生命論からはじまる自然哲学の書物でもあったのだが――および「医学の諸問題」(Questionae medicae, 一五九三年)の中で、心臓の収縮によって血液が大動脈および肺動脈に移行し、その拡張に際して空静脈および肺静脈より血液が右室に流れこむこと、心臓弁膜がその逆流を防いでいることを説き、さらに、心臓から出た血液の流れは動脈から静脈に及ぶとした。つまり彼はセルヴェトゥスやコロンボと違って、血液の大循環までほぼ見当をつけていたようにみえる。多分に思弁的な彼の所説がどの程度まで実証的な裏づけをもっていたかに問題はあるが、とくにイタリアの人たちがチェザルピーノをもって血液循環論の祖と強く主張するのにも、かなりな理由があるとみなければなるまい。もっとも、不思議なことに彼のこの説は同時代の人々にもあまり大きな注目をひかなかったようにみえる。

ハーヴィに先き立つ仕事としてもう一つ忘れてはならないのは、その遊学の地イタリアで彼が学んだ解剖学者ファブリツィオ(Girolamo Fabrizio, Hieronymus Fabricius ab Aquapendente, 1536–1619)のそれである。ヴェサリウスの孫弟子に当るこの有名な解剖学者については後に詳しく述べる折があるはずだが、いまわれわれの話の続き合いにおいて注目しなければならないのは静脈弁の発見である。[0・19]

彼はその著書「静脈の小さな扉」(De venarum ostiolis, 一五七四年)の中で、四肢の静脈内壁に数多くつくりつけられている静脈弁についてきわめて正確に記載したばかりでなく、四肢を緊縛してその効果を観察し、それらが血液の「分布」を調節することを証明した。[0・20] だが、彼の血液観はやや意外にも晩年に至るまでまったくガレノス流で、それらの弁の役割も、例の静脈系という枠の中で理解されるにとどまっていた。生理学にも深い関心をもち続けていたこのすぐれた解剖学者が、静脈弁を発見し、局所的にはそのはたらきを正しく理解しながら、しかも一面パドヴァの嫡流としてヴェサリウスやコロンボの業績を当然熟知していたはずなのに、なおガレノスの強い呪縛の下にあったという事実は、人が一度つくられた思考の枠から抜け出すことのいかに困難であるかをわれわれにあらためて考えさせる。それだけに次節で述べる彼の弟子ハーヴィの存在も強く光ってこようというものである。

この辺でわたくしは話をあのハーヴィに戻そう。

4　ウィリアム・ハーヴィとその業績

ウィリアム・ハーヴィ[0・21]は一五七八年、ケントのフォークストーン(Folkstone)に生まれた。一六〇〇年に設立された悪名高い東インド会社に象徴される上り坂の国イギリスは、そのハーヴィに二十年ほど先き立ってフランシス・ベーコン(後述)やシェークスピアを生んでいる文化の国でもあった。

ハーヴィは一五九三年ケンブリッジのGonville and Caiusカレッジに入学したが、それを再建したジョン・カイウス(John Caius)はパドヴァでヴェサリウスと机を並べて学んだこともある医学者、解剖学者で、正統ガレノス主義者であった。

ケンブリッジでリベラル・アーツの業を了えたハーヴィは、一五九七年、当時学芸の中心であった北イタリアに赴き、パドヴァに学んだ。そこでは前記ファブリツィオがなお健在であった。この老大家は終始ガレノス生理学の陣営にとどまっていたが、その数多い仕事は彼が理論家肌ではなしに実証的な学者であったことを示している。彼はまたすぐれた教師であったと伝えられ、弟子たちに、自分の眼で観察することをつねに奨励した。

パドヴァにおけるハーヴィの生活は幸福なものであったらしく、彼は後にしばしばそれをなつかしげに回想している。

一六〇二年、ドクトールの資格をえて故国に戻り、ロンドンで開業する。一六〇九年には聖バルトロメオ病院(St. Bartholomew's Hospital)の医長となり、一五年には有名なラムリー講座(0・22)の講師(Lumleian Lectureship)に任命される。彼の名声はしだいにあがり、一八年にはジェームズ一世の宮廷に仕え、後にはチャールズ一世の侍医となった。自然、ピューリタン革命では王党派と立場をともにすることになり、それが彼の後半生にいろいろ波瀾を招くことになった。

さきにも記されたように、あの古今の傑作「動物における心臓と血液の運動に関する解剖学的研究」(以下、慣習に従ってDe motu cordisと略記)は一六二八年フランクフルト・アム・マインでその初版が刊行された。もっとも、そこにもられた画期的の学説はすでに一六一六年の講義原稿にもみえていて、狭い範囲ではかなりよく知られて賛否の論があったらしい。

De motu cordisはどんな内容をもっているか。

古来の学説に一々ていねいに挨拶したその序論は、われわれにとってあまり読みやすいものとは言えないのだが、しかしそれは先駆者だけが書ける力のこもった文章である。それはまた同時に、若いハーヴィがイタリアで学んだところがいかに多かったかを人に思わせる。

その序論に詳しくみるように、勤勉な彼がファブリツィオを通じて学んだガレノス血液学説のオーソドキシーが、「解剖学的検索、多様な経験、慎重で正確な観察」に基づいて考究しようとする彼の不満をしだいにつのらせ、やがてあの革命的な血液循環論を導く結果となったわけだが、しかしその、事実を重んずるという仕事の方針は、上にも触れたようにファブリツィオの教室のいわば「庭訓」でもあったことを見のがしてはなるまい。学理の上ではガレノスの枠の中にいたファブリツィオが、手では実証的な仕事をみのり多く展開したところに時代の動きの一端を人は読みとることができるだろう。

De motu cordis の序論の中でハーヴィは心臓の運動を論じてまっさきに血液と呼吸の問題をとりあげている――呼吸はファブリツィオが晩年の努力を傾注したテーマで、その研究はハーヴィが帰国した翌年に出版された――のだが、そこで彼がクジラその他の水棲動物や胎児の血流の話をもち出して定説に対する強い疑義を表明するとき、人はそこに、ハーヴィがファブリツィオから学んだかの比較解剖学と胎生学(発生学)とをもって、逆にガレノス生理学の弱点を衝いているのをみるだろう。ファブリツィオはよい弟子をもった。

その長い序論を結んで彼は次のように言う、

「これらの多くの考察から明らかなように、われわれの先人たちが心臓および動脈の運動と目的とについて語っていることは、それについてすこしく正確に考え直した人の誰の眼にも、的はずれか、あいまいか、ありえないこととしてしか映らないはずである。……」

自分で見、自分で考えることのできる人にしばしば見うけられるあのいらだちがここにもある。

ハーヴィの関心事が、生命論と絡んで古来さまざまな思弁の対象となった血液の本性でなしに、「動物の心臓の運動の目的と有用性とを究めること」(第一章)にあったことがまず注意されてよい。その意味については後にあらためて考える折があるだろう。

彼はまず種々の動物――イヌ、ブタなどはもとより、イモリ、ヘビ、カエル、魚類のような冷血動物にまで及んでいる――の生体解剖を試みて、その収縮、動き、緊張による心尖の起立と胸壁への衝撃、小さく透明な心臓については色の変化の模様、などを精細に観察する。そして従前一般に考えられていたように、その拡張による血液の吸引が心臓の運動の眼目でなしに、心筋の収縮が血液を圧出するところに心臓固有のはたらきのみられなければならないことが主張される(第二章)。そうした言葉を使ってこそいないけれど心臓はここでは一種のポンプと見立てられる。以前にはそれはいわば「溜まり」であった。(0・23)

次の章では、心臓の収縮とほとんど同時に動脈の拡張がおこること、動脈を切開すると心臓の収縮と同調してそこから血液の奔出することから、脈拍は人々が考えていたような動脈自体の運動でなしに、血液の動脈への突入によるパッシヴの現象にほかならないことが指摘される(第三章)。

ハーヴィの精細な観察はさらに心臓の運動をもう一つ立ち入って分析する。すなわち、心耳の収縮がまずおこって、血液は心室に入り、それにほとんど連動するようにして心室の収縮が継起するが、それによって血液は右室から動脈性静脈(肺動脈)に、左室より大動脈に流れこむ。心中隔を通じての左右の交通はもちろんきびしく否定される。大動脈に入った血液は、その根もとの弁膜によって逆流を防止され、全身に分配される(第四、五章)。

さて、右心室から動脈性静脈へ流れた血液は、肺臓を経て――彼は肺臓の機能、換気の問題にはことさらに触れない――静脈性動脈（肺静脈）を通じて左心耳に至る。コロンボ以来の道筋がこうしてあらためて明確に記述される（第六、七章）。彼がそこで、肺臓のない魚類や、卵円孔によって右心と左心とが直通する胎生期の心臓の話をもち出して論証に幅と奥行をもたせているのが印象的である。

そして彼は次のように言う、

「右心室は肺臓のため、否、肺臓を通じての血液の移流の目的のために存在するので、決して肺臓を栄養するためのみでないと言わねばならぬ。（暉峻訳、八九ページ）」

この第七章で De motu cordis の前半が終る。諸種の動物の生体解剖の所見から帰結するハーヴィの論証は強い説得力をもっている。

話がもしそこまでで終っていたとすれば、われわれがすでに学んできたように、それはある程度までは予想された方向でもあったと言ってよいだろう。血液の流れの道順は正確な解剖学的観察によってほぼ推定できることでもあった。だが、ハーヴィはそこ(0・24)から大きく一歩を踏み出して、血液が体内を循環する（circulate）ことを証明しようとする。それは単に道筋を環に閉じること(0・25)——そこまでなら前からぼんやり思いついた人もあったわけだが——でなしに、血液の流れを、リズムをもった、休みなく終りのない旋回とみる。そこにこそハーヴィの独創があった。

それには三つの命題が証明されなければならない（第九章）。第一、食物によって到底補充されえない量の血液が心臓の拍動によってひっきりなしに空静脈から動脈内へと送りこまれ、血液の全量が短時間に心臓を通過すること、第二、大量の血液が動脈を経由して不断に四肢および身体各部に追いやられること、第三、静脈がこの血液を空静脈を経て心臓に送りかえすこと、がそれである。彼はそれを計算と実験と、そして間然とするところのない論証とによって鮮やかに証明した。

ここには、仮説とその実験的な——しかも量的な（クオンティタティヴ）——検証という近代科学の方法が先き駆けされており、この仕事を科学革命の歴史の中でも忘れられないものとしている。

彼は次のように考える。

左心室が満たされたときの血液の量を二、三オンスと推定しよう。(0・26)その収縮によって1/4ないし1/8が押し出されるとすれば、一回の拍動で半オンス（約一五ミリリットル）ほどの血液が大動脈に流れこむ勘定になる。心臓は半時間に一、〇〇〇回以上の拍動を示すから、少なくとも五〇〇オンス（約一五リットルに相当）の血液がその間に左心を通過しなければならない。それは明らかに全身に含まれる血液の量(0・27)より遙かに大きく、同じものがその間何度もそこを通過する、つまり循環する、と考えないことには説明がつかない（第九章）。

左心から押し出されるに見合った大量の血液が空静脈から心臓に入ってくることは、ヘビなどのような冷血動物についてピンセットで血流を途絶させる簡単な実験によってはっきりと認められる。

　一定時間内に心臓の処理する血液量としてハーヴィがここで挙げている数字は、今日の知識に照らせば過小に見積もられているとみなければならないのだが(0・28)、もしそれを今日の値に補正してもハーヴィの論旨は動かないばかりかいっそう強まるだけの話である。血液の流れは、ガレノスが考えたような、急激な消耗と食物による補給という形の、全身に吸いこまれるような引き返しのない旅ではなしに、果てることのない循環としか考えようのないものである。

　こうして彼の話は前記の第二の論点に入る(第十一、十二章)。人の腕をいろいろ場所をかえて、強く、あるいは中等度に緊縛してそこにみられる現象を仔細に観察し、さらに放血の実験をそこに加えて、彼は大量の血液が絶えず動脈を通じて激しい勢いで全身に供給され――それが心臓の拍動にその動力をえたものであることは前に述べられた――さらに静脈へと流れこむことを証明する。なおここで彼は、動脈を通って身体の各部分に運ばれた血液は、そこで消費されずに直接に吻合(アナストモージス)によってか、あるいは間接に「筋肉の小孔」を通じてか、あるいはまたその双方の途によってか、静脈に移る、と記している。(実はここにハーヴィの血液循環論のもっとも大きな弱点があったのだが、それは、たまたまこのDe motu cordis出版の年に生まれた次の世代のホープ、マルピーギ(後述)が一六六一年カエルの肺臓に毛細血管を発見したことによって補修されるはこびになる。)

　上記の第三の仮定、すなわち静脈が末端からの血液を心臓に運びこむパイプであることは、前記ファブリツィオの詳しく記載した静脈弁――ハーヴィの挿図はファブリツィオの原図に文字通り「手」を加えたものであった――の存在から推測される。さきにも記したように、静脈弁を発見したのはかならずしもファブリツィオが最初ではないが、総じてそれらの人たちは弁の役割を正しく理解することができなかった。

　ハーヴィは、それらの弁が「常に静脈の根の方へ、そしていつもどこでも心臓のある方向へ向っている」ことを示し、そのはたらきが、ある人たちの考えたように、血液のみずからの重みによる流下を妨げることにあるのではなく、「より広い、より容量の大きい静脈へ」、つまり末端から中心部へ血液を流入させる装置であると説く。彼は腕を緊縛し、そこにみられるいろいろな現象を記述し解析して、静脈弁の役目と静脈内における血液の流れを説明する。

　ここで本論はひとまず終る。短い第十四章に過不足のない言葉で記されたレジュメから必然的に導かれる重要な結論は、動物の血液が止むことのない循環運動を営むこと、それを駆動する唯一の力は心臓の拍動であることであった。

　彼は血液を右(静脈・右心系)と左(動脈・左心系)との二つの並立したシステムと考えることを拒み、肺循環の真の意味をはじめて正しく認知した一面、古来のプネウマなる経験から離れた実体については黙して語らない。当然それはある人々にとっては「すべての解剖学者の学説と信念とを廃棄した」不逞の学説(vitio vertere)と目される惧れがあったのだが、その論証は心のとらわれぬ人々には抗がうことのできないものであった。

De motu cordis には、余論ともみるべき三つほどの章がなおこれに続いているが、一応この辺でふり返って、ハーヴィの仕事の性格について少々考えてみたい。

この著述からわれわれがうける印象はまことに爽やかである。彼は五官による経験を深く重んじて古い伝統や蠹魚のくった典籍の権威に叩頭しなかった。なぜならば「……自然(Nature)よりも古いものはないし、それよりも大きな権威はない」からである(0・29)。

科学史家ギリスピーがその名著「客観性の刃」(0・30)の中で明晰に指摘しているように、ハーヴィによってとりあげられたのは言うならば「流体力学」の問題であった。血液は単なる液体として扱われている。つまりそこでは、さし当ってそのある一つの面だけに問題が限定されている。それは何でもいっときに抱えこむことを用心深く避ける近代科学の方法の一つでもあった。心臓は一つの機械であり、言うならば一種のポンプ、より正しくは水ふいご(0・31)であった。たしかにハーヴィ自身は De motu cordis のどこでも心臓を機械だとあらわには言っていないが、たとえばその第五章で心耳と心室の調和と律動を保った運動を論ずるに当って、それにすれすれの理解を示していることが注意されてよい。また、動脈と静脈とはガレノス流のもって廻った思弁ぬきに、流体としての血液を運ぶ管と観ぜられたから、当然彼はあのいわゆる動脈性静脈と静脈性動脈の構造と役目とを正しく理解した(第十七章)。

いま記したことがらは彼が有機体の研究にはじめて量的・計測的な方法を導入したことと裏合わせである。医学が、あるいは生理学がここに近代科学の隊列に加わる。そこには彼がパドヴァの大学に留学したころ、そこではたらきざかりの日々を送っていたガリレオの影響を認めてよいだろう。前記ギリスピーの次の言葉はしかし含蓄が深い。

「……彼の研究は、科学革命によって生命の科学(life sciences)にあけられた最初の——たとえ部分的ではあっても——突破口であった。」

その論文の標題にはっきりとうたわれているように、この歴史的な仕事は少なくともハーヴィにとっては Exercitatio *anatomica*……(解剖学的研究)であった。ところで、もともと解剖学は単なるかたちの追究にとどまらずに、はたらきの問題を志向している。つまり解剖学は生理学の前提であったし、しばしばそれは生理学そのものでもあった。だからこそ「心臓と血液の運動に関する(de motu)解剖学的研究」と彼ははばからず言えたのであった。

それにしてもハーヴィの関心の焦点が、終始、彼にとっては生命の中心とも了解された心臓にかかっていたことは、巻頭の国王チャールズに宛てた献辞や、第一章にみえる研究の動機などに照らしてもまったく疑いがない。それかあらぬか彼が「生命の源泉、小宇宙(人体)の太陽」(principium vitae et sol microcosmi)としての心臓について、また心臓の発生について語るとき、上にやや詳しく紹介した心臓の運動に関する彼自身の研究の記録に示された節度のある筆を失いそうな気配をままみせることもまたどうやら否めない。その点でハーヴィが、とくに肝臓を重んずるガレノス(0・32)に従わず、心臓に生命——知能や魂までも含めて——の中心を置くアリストテレスに強い親近感を示すのも自然な話であったとみてよいだろう。哲学に通じたあのチェザルピーノ(本章3)と同じように、ハーヴィはアリストテレスに傾倒していた。それは彼がかつて学んだパドヴァの大学の学風であったアリストテレス主義と無関係ではないだろう。上述のように見事な近代科学的方法で証明した血液循環論を彼はまた宇宙論的な枠組みの中で考察する。血液の循環は天体の円運動を理想の姿とするアリストテレス流の運動論とあい通ずる話と彼には理解されたのであった。ハーヴィもまだ近代科学者にはなりきっていなかったようにみえる。後年の大著「動物の発生について」の中にもアリストテレスに対する彼の熱いオマージュがみえている。

心臓のはたらきが明らかにされたことによって必然的にそこに血液循環論が導かれ、なりゆき上心臓の話は一応そこで終って、われわれの注意はおのずから血液の側に移るはこびになった。

血液のはたらきは、しかし、かたちがまず記述され、その上に目的論の見地から用途(usus)の説明が求められる、というガレノス以来の解剖学・生理学の図式では扱いきれない対象であったと言わなければなるまい。その困難は解剖学者ハーヴィにもかなりな程度まで共通であったとみてよい。しかも血液の生理学は、彼がそれを単なる流体と割り切って、プネウマを黙殺したその返す刀できりすててしまった諸属性と実はかかわり合っている。

たしかにハーヴィはすでにDe motu cordisの中で、血液が「なぜそこにあるか」を問い、あちこちの個所で多少とも具体的にそのはたらきに言及してはいるし、それが生理・病理——これは実はたいそう注目すべき発言である——に深くかかわるに相違ないことをほぼ推測していた。しかし酸素も赤血球も発見されていないその時代に、血液の生理学が成り立ちようもないことは、今となっては誰にも容易に了解されることである。そこに彼の限界があったとみてよいだろう。心臓の運動の表現にほかならない「……血液の運動について」(de motu……sanguinis)までが彼の担当した歴史的な任務であった。

前後の状況に触れて二、三のことがらを補足的に記しておこう。

マルピーギによる毛細血管の発見によって血液循環の道筋が断続なしにたどられるようになったことは前に一言した。十七世紀のもっともすぐれた医学者の一人であるマルピーギの業績については、あとでまた詳しく語る折があるだろう。

なお、血液循環のいわばバイパスを形づくっているリンパ管系の研究は、De motu cordisの公刊に先き立つアセッリ(Gaspare

Aselli, 1581–1626) の乳糜管の記載——ただし彼はガレノスの血液学説に合わせようとしてそれを肝臓に結ぶ大きな誤りをおかした——にはじまり、ペケー(Jean Pecquet, 1581–1626)による胸管の発見、ルードベック(Oluf Rudbeck, 1630–1702)およびバルトリン(Thomas Bartholin, 1616–1680)によるリンパ管の発見によってハーヴィの在世中にほぼまとまったのであった。

ハーヴィ自身の関心が血液循環の問題を永く離れなかったことは言うまでもないが(なお次節を見よ)、彼の第二の主著となったのは「動物の発生に関する研究」(Exercitationes de generatione animalium, 一六五一年)なる発生学上の業績であった。それはファブリツィオの忠実な弟子であった彼の多年の仕事の跡を示すもので、比較発生学の古典として今に残っている。そこでは彼は、「すべての生きものは卵から」[0・33]('omne vivum ex ovo')という、文献的にはいささか不正確な言葉で広く知られているように、動物の発生に共通な本源(プリモルディウム)としての卵の意義——もとより卵「細胞」を彼はまだ見てはいないのだが[0・34]——を正しく認め、しかも発生学上の後成(epigenesis)説を採る見当のよさをみせてはいるが、この著述全体の基調は生物学的にはかなり保守的で、あの De motu cordis の近代性からはむしろ後退の感がある。

ハーヴィはほかにもなお多くの著述の計画をもっていたが[0・35]、内乱によって果さなかったし、またいろいろ貴重な記録が惜しくもその戦禍によって失われたという。

5　血液循環論の歴史的位置

De motu cordis の所論がたやすく人々に容れられなかったとしても無理もないことであった。

血液循環論に対する賛否の論の詳細はハーヴィ伝に譲ってよいだろうが[0・36]、ハーヴィ自身は二十年ほど後になってたった一度、パリ大学の医学部長リオラン(Jean Riolan *fils*)に宛てて書いた二通のいかにも彼らしく折り目の正しい手紙の中で、リオランの批評を反駁して血液循環論について再論しているほかには、あえて誰とも論争を試みることがなかった。そのころ、生来控えめな彼が「……これまでむきになって論破しなければならなかったような反論に出会ったことがない」[0・37]と洩らしているのをみても彼の自信のほどがうかがわれよう。だが[0・38]、若い世代の医学者たちの間にやがてまず同調者たちの出たことはおよそ予期される通りだったし、ことにまた、ずっと後に記されるように、オクスフォードの俊秀たちによる呼吸生理の研究の発展が彼の学説の正しさを裏書きして、結局彼は存命中にその真価が認められた数少ない大学者の一人となる幸運に恵まれたのであった。

De motu cordis をすでに一六三二年ごろ読んで、ハーヴィの血液循環論を喜んで承認したデカルトについてはたいそう重要な問題が絡まっているので、後にあらためて論じたい。

血液循環論の確立によって近代生理学がはじめて軌道に乗ったとみることにまず誰も異議はないだろう。人体の基本的なはたらきのしくみに光を当てたばかりでなく、有機体の研究に機械論的な思考をなじませ、計測的・実験的方法をもちこんだこの業績の意義はまことに大きい。もう一度ギリスピーを引用するならば、「客観的測定をなす新しい科学が彼(ハーヴィ)において、「性質」、体液、目的、内在的傾向などをこととする古い科学にとって代った」(0・39)のであった。

しかしながら、たしかにハーヴィが近代生理学ないしは生物学に道を拓いたことは誰もそれを認めるし、血液の循環はその生理学の中心問題の一つであるには相違ないけれども、前節でも一言したように、その生理学が目鼻だちを整えるためには、まだまだたくさんの接ぎ穂も必要だったし、また解剖学者ハーヴィにはおそらく予想できなかったさまざまの異なった角度からのアプローチもあえて試みられなければならなかった。なおまた、わたくしがいま接ぎ穂と言ったとき、たとえば上に一言した呼吸の生理が血液循環論に続くといったような話を実は心に浮べていたのだが、そのような順を遂った積み重ねとはよほど趣を異にして、生物学、医学領域では、いつか後になってシステムの中に組み入れられる可能性を秘めたランダムな事実の発見なり蒐集なりが、後になって思いがけず大きな意味をもつ場合のしばしばあることを見のがしてはなるまい。その辺に、同じ科学革命に属する話でありながら、力学の法則をもって森羅万象に挑むことのできた十七世紀の物理学と、ほかでもないその物理学的な思考法の側面的な影響の下に、人体(ミクロコスモス)の消息にわけ入る手がかり、さきのギリスピーの言葉をかりれば「突破口」をやっとみつけたかにみえる生物学との、見のがすことのできない性格の相違がある。物理科学(physical sciences)と生物科学(biological sciences)との対比に深入りするのはさし当ってこの場の仕事ではないけれど、この問題は本書でこれから先、生物学・医学の発展を跡づけようとするに当って、あらかじめ留意しておかなければならないだいじな点の一つであると考えられる。

ハーヴィによる血液循環論の確立は、一体、本書の主題である医学、ないし近代医学の内容とどのように関係するのだろうか。ここで注意したいのは、この長い序章の*1*このかた、その中に「病気」という言葉がたぶん一度も出てこなかったといういささか奇妙な事実である。

しかし、今日となってはあまりにもあたりまえなことだけれども、血液が心臓から出て身体の隅々にゆきわたった後再びそこに戻る、ということすら弁えずに、一体病気の科学にどんな恰好がつくというのだろうか。その意味で、ハーヴィなしには近代医学がはじまらなかったことは異論の余地がないと言ってよいだろう。

だがその反面、血液の循環——そこではまだ身体を一巡りする間に肺でその血液が酸素を貰ってくるという大切な手続きの知識も欠けていたわけだが——についてその輪郭を会得したとしても、その認識は、それだけではこの章のはじめに述べた病人の悩みに答える上には多くの場合ほとんど何ほどの役にも立たないのもまた否みがたい事実である。ハーヴィにすぐ続く世代の名医、近代臨床医学の第一ページを飾るシデナム(後述)が、かくべつ他意があったともみえないのに、その全著作を通じてハーヴィにも血液循環論にも一度も挨拶していないという意外な事実は、その意味で示唆にとんでいると言ってよい。また、ハーヴィの論敵が血液循環論を医療にかかわりのない空論として露骨に非難した消息は、前記リオランへの書翰の中のハーヴィの言葉からもこれをうかがうことができる。

そうしたわけで、病気の科学的な理解とそれに基づいた処理の技術、つまり近代医学は、ハーヴィの仕事の延長線上にあったには相違ないが、その新しい姿勢が何ほどかの実効をもつためには、なお多くの不可欠の手続きを踏まなければならないのであった。

こうみてくると、人はそのハーヴィ自身が、職種から言えばまぎれもなく実地の医者であったこと、しかも令名高い医者であったことを思い出してそこに何か落ちつきの悪いものを感じはしないだろうか。言う意味はこうである。

いまわれわれが眺めている十七世紀の前半から中ごろにかけての時期が近代医学がやっとその向うべき方角を見出した曲り角だったとすれば、言いかえれば、その時期には近代医学はまだ予約されただけだったとすれば、近代的な解剖学者・生理学者ハーヴィと医者ハーヴィとの間には、にわかにこえがたい不連続があったと考えるほかはないだろう。もとより大器ハーヴィが、同時代のモリエールによってその一連の「医者もの」[0・40]の中で痛烈に野次られているあの蒙昧で破廉恥な医者たちの同類項でなかったことは言うまでもないが、一面、彼にはじまった近代生理学がその段階ではまだ医学、医術の近代化に即効性をもちえなかったとすれば、ハーヴィもまた医者としてはおおむね旧派のそれにとどまるよりほかなかったとみざるをえないと言っても彼の仕事の偉大さを傷つけることにはならないだろう。

同時代の凡庸な医者たちにはみられなかったはずのそのくい違いをハーヴィ自身がどううけとめていたかはたいそう興味のある問題である。実は前に一言した内乱のまきぞえで失われた彼の未定稿の中に、血液循環論をふまえた医術、というほどの題をもった論考や、さらには病理解剖についての著作すらあった[0・41]と伝えられるが、それ以上のことは今となってはただあれこれ想像するよりほかはない。

状況がおよそこのようであってみると、われわれはここで、ハーヴィの血液循環論に話を続けて医学の近代について語る前に、ハーヴィから今日までの期間のおよそ十倍もの歳月にわたって、広い意味での医学ないしは医術がどのように歩いてきたかをあらためて概観する手続きがどうしても欠かせないように思われる。

だが近代の前に古代、中世があったなどというわかりきった話(リダンダンシー)をなぜわたくしはいま気づいたようにここで言うのか。その点を少々掘り下げてこの序章の結びとしよう。それは本書全体の構想ともかかわる話だからである。

病気という人のからだと絡んだ悩み(πάθημα)――しかもそれがしばしば死と直結することをすべての生きものの中で人だけが予感ないし察知している――に対処するてだて、つまり広い意味の医術は、書かれた歴史の遙か前にはじまり、今日におよんでいる。本書の主題である近代医学をかりに新派と名づけて区別するならば、おのずからその間にさまざまな形の「旧諸派の」医術ないしは医学が生まれ、消え、育ち、あるいは伝承された。

どんな近代主義者もギリシャ以来の医学を一概に迷妄として斥ける無謀はあえてしないだろうが、それらの多くが今の眼でみれば疑問のはなはだ大きなものであったこと、あるいは、それがそれなりに熟成ないしは爛熟さえもしたものであったとしても、その性格がきわめて独断的なものであったことは否定しがたい。そこに技術の一つとしての医術の歴史を性格づける独特の様相が存する。

一般に技術は、そのときどきの人の実現能力を何ほどか上廻った努力目標をみずから設定してその水準を順次高めながら今日に至ったものとみられる。たとえば月への飛行にしても、夢物語は別として、それが現実のプロジェクトとして技術者の念頭に上ったのは、第二次大戦中のドイツで兵器としてのロケットが海峡をこえた敵国の目標を正確に爆撃することが可能になった段階以後の話であった。その技術者が戦後アメリカに渡ってその野心的な計画の中心となった。

これに対して、医術においては事情がいちじるしく異なって、病人を癒すという極度に困難な課題――宇宙飛行が可能になった今日でも一方では癌や精神分裂病はもとよりカゼ一つ的確には対処できないという残念な事態を見落すまい――を初手からつきつけられて、しかも人はその緊急な要請を拒否することができない、という苦境がたえずそこにあった。だから、医術は近代もかなり深まるまで、極言すれば、疑似科学をふりかざして無恥・傲慢にも失敗を失敗として認める用意なしに一人よがりをくり返し患者に押しつけていたのであった。それが「光輝ある」医術の歴史の不幸な真相の一面であったと言ってよい。(0・42) モリエールが風俗として眺めたことは実は西欧医学の実質の反映でもあった。ヒポクラテスの卓越は、後に詳しく学ぶように、彼がその豊かな臨床経験に基づいて生体の復元力――彼はそれを自然(ピュシス)とよんだのだが――を正しく洞察し、それを医術に適切に組み入れた点にあったとみてよいだろう。その復元力の機序は今日ようやく明らかにされつつあるところだが、彼はそれを直観的にとらえることによって、現代の医学と生物学とを先き取りしたのであった。人はヒポクラテスを無批判に崇めてはなるまいが、反面、もしその自然への信頼をもって科学の断念とうけとるならば、それは有機体がまずそこに置かれている生物学の特質を見誤まったものと言うべきだろう。

そう考えると近代医学史は半ば強制された見切り発車の補正からはじまるわけで、いま閉じようとするこの序章は、その補正の手がかりがどのようにしてえられたかをたずねることにあったとみることができる。

その意味で、われわれがここであらためてふり返ろうとする古代・中世の医学史は、あの近代にはじまる「進歩」の歴史でなくして、医術、医学に絡まるもつれた諸問題のいわば顔見世の舞台になるだろう。

強く注意されなければならないのは次の点である。それが今日に系譜をひいているという意味でわれわれは西欧の古代、中世医学に話題をかぎりたいのだが、それがたしかに「進歩」好みの方々のお眼鏡にはかなわないとしても、そこにはなまじっかの近代医学のもち合わせない人とその病気に関する深い洞察も、また正しい学問的の芽も、さまざまの形で含まれていて、今日の問題として、また医学の明日の方向を示唆するものとして、考えなければならないこともはなはだ多い。同時にまた、その間のいろいろな錯誤の中に、そしてもしかしたら率爾に眺めれば虚妄とみえるものの中にさえも、医学の本質を考える上にみすごすことのできないものが多く含まれていることを見損じてはなるまい。

第1章　医術の原型

1　太古病理学と原始医術

近代医学の歴史は十九世紀後半の医学者がしばしば誇りかに考えたように「旧弊で虚妄にみちた」古代・中世の医術を研究室の自然科学で置きかえた過程、というふうに粗雑に割り切ってすむ話ではない。もし今日でもそのように考える人があったら、それは医学の本質的なむずかしさを肌身でうけとめたことのないなまかじりの見解でしかない、と言ってよいだろう。たしかにその古い伝統の中には棄却されなければならないものが多かったにしても、そこにはまた、ハーヴィにはじまる近代生理学(生物学)なり近代医学なりをそれに接ぎ木して正しく養う根幹がいろいろな形でそこに生きていたし、その洞察の深さは往々、近代科学主義に求めてえられないものを含んでいた。

　そしてまた、その功罪の論は別として、後にもみるように、ギリシャ以来の伝統医学は、近代的な潮流を事実上黙殺した形で、少なくとも部分的にはそれと並存して、実に十九世紀のはじめごろまで大学の中でさえ基本的にはほとんど原形のままその命脈を保っていたという少なからず意外な事実とその意味とを人は軽々に見すごしてはならないだろう。その辺にプトレマイオスの天動説の完全な退陣に象徴される物理的世界とは性格のいちじるしく違った生物的世界の消息が隠されているはずだし、しかも医学は人の病気というそれこそユニークな性格をもった問題を対象とするだけに、話がもう一つめんどうであった。

　もとより周密な古代・中世医学史を記述するのはさし当っていまわれわれの企図ではないが、いま述べたような意味で近代医学の立体感を何ほどか身につけるために、ここでしばらく古代から中世への道筋を駆け足でたどってみたい。

　実はわたくしがこの章で何ほどかていねいに考えてみたいと心づもりにしていたのは、ヒポクラテスとガレノスというその名も高いギリシャの巨匠についてである。だがその選択が含んでいる意味を確かめるためには、その前になにほどかの準備がいるようである。

　エデンの園には病気も医術もなかったにしても、その囲いの外にはいろいろな、そしてその多くは今日のそれとさして変らない病気がきわめて古くから存在していたことは、太古病理学(paleopathology)[1・1]という今世紀のはじめごろを中心にいっとき盛んだった科学の教えるところである。[1・2]

　関節炎や骨折に伴った化膿の跡——それは同時に病原微生物の太古からの存在の証明ともなるわけだが——はネアンデルタール人の化石に証明されると言われる。新石器時代、つまりBC一万年前後の資料によれば、外傷の修復、関節炎、副鼻腔炎、歯槽膿漏、腫瘍、二分脊椎(spina bifida)、先天性股関節脱臼、骨結核症などが証明されるという。その辺までは史料が硬組織にかぎられるのはいたしかたないが、下って時代がエジプトに至れば(BC三千年代以降)ミイラという重要な遺物が豊富に入手できて、X線検査、意外なほど役に立つ試料の病理組織学的検索等、いろいろな方法で軟組織にも手がとどき、さまざまな病気の爪跡が同定され——たとえばそこには動脈硬化症がりっぱにみられるし、肺炎や胸膜炎、虫垂炎も、胆石症や腎臓結石も、さらにはエジプト住血吸虫症(!)の存在さえも証明されたと言われる——ている。病気の世界の消息は昔も今もそう大きくは変っていないようにみえる。

ところで、病気があれば当然すぐそれに対抗する手段が求められたろうと考えるのは、今日のわれわれの一人合点かもしれないが、いずれにしても広い意味での医術は早晩はじまらなければならない。それはおよそいつの時代であったのだろうか。

医術がいつどのようにしてはじまったかについては残念ながら手がかりがきわめて乏しい。

埋葬——これはずっと古くネアンデルタール人にはじまったと言われる——の習俗の変遷からみても、旧石器時代の終りごろともなれば、人は死についての観念をもっていたと推測され、一方、呪術の起源があの旧石器人の残した洞窟画にまで溯ることができることを考え合わせれば、医術の誕生を促す契機は古くから存在したはずだが、旧石器時代はもとより新石器時代に入ってもそこにどのような医療があったかはほとんどまったく不明であると言ってよい。

一つ大きな謎として残っているのは、ヨーロッパ、アメリカ大陸(ペルーその他)の新石器時代の頭蓋骨にしばしば見出される穿顱術の跡である。多くはそれと同時に、護符(amulet)として、あるいはもしかしたら装飾品として用いられたらしい円形の小骨片——rondellesとよばれる——が発見されている。その孔の辺縁が通例滑らかであることは、それが死後に截り出されたものでなしに生前に手術が行われて治癒が完了したことを証拠立てているが、その解釈については、前世紀以来多くの議論がある。その詳細に立ち入るいとまはここにはないが、注意しなければならないことは、「燧石のメス」で行われたこの不思議な処置のほかには外科手術が広く行われていたことを思わせる事実は見あたらないという点である。穿顱術は今日でも南太平洋地域、その他あちこちの未開部族の間でかなり広く行われている。後にまたそれに言及する機会があるだろう。

歴史の上でわれわれが最初に遭遇する医術ないし医学は、次節で記される古代オリエント文明の記録に残るはなはだ進んだ形のそれである。

先史時代の暗闇から急に日向に出たようなその戸惑いを和らげ、医術のおこりの模様について何ほどかの見当をつけるために、往々人がいわゆる原始医術(primitive medicine)、つまり現存の未開種族の間にみられる医術の話でその空白を埋めようとするのは、一応もっとものように思われないでもない。だが、たしかに現存のいわゆる未開種族の生活に新石器時代を想像させるものが多く含まれているにしても、そこには痛ましい退歩の跡とみるべきものももしかしたらあるかもしれないし、そうでない場合も一万年もの長きにわたって時がそこではまったく停止していたとも考えにくく、それらの言うならば「原住民医術」を不用意に「原始医術」とよんで、そのまま移して医学史の枠の中にはめこむのは人類学を歴史と混同した無法な話としなければなるまい。

ただしかし、歴史とのかかわりはオープンのままに残しても、その原始医術の諸相は、医学の手のこんだ構造を理解する上にどこかで一度はざっとさらっておきたい内容をもっている。

その点を駄目押しした上でわたくしはその「原始医術」の話をここに挾もう。

極北から熱帯にわたって新旧大陸あるいは島々に散在する多くの未開種族の間で今も行われている医術が、まとめて一応「原始医術」という名で扱うことのできるほど共通な姿をもっていることは、われわれをいたく驚かせる。それらが先史時代の一つの共通な起源をもつとする言うところの伝播説(diffusion theory)は素人眼にも無理の大きいものとして映るが、それに代る納得のいく説明を探すのもけっして容易ではない。

いわゆる未開人の心性(1・3)をわれわれの定規で律するとしばしばとんでもない誤りに陥ることを充分考慮に入れた上で、そこに行われる医術の鳥瞰図をつくってみよう(1・4)。もとより以下は種族により土地によりきわめてさまざまな様相の乱暴な概括にすぎない。

未開社会で行われている医療は、よく知られているように、メジシンマン(medicine man)とかシャーマン(shaman)(1・5)などとよばれる特別の職能人の司るところである。われわれの眼にはまことに異様なものと映るその医療の実態が何を意味し、何を人々にもたらすかを確かめるためには、そこでは病気が何と観ぜられているかをまず検討してみなければならない。

からだにおこった異常がそのままに病気を意味するわけではなく、病気とは医療の要求と共軛する技術的な概念であるという事情はそのまま今日にも通じているのだが(1・6)、未開人の場合その閾値はわれわれに比べてかなり高いところにあるらしい。カゼ、ハシカ、腫れもの、といったような放っておいてもなおるような病気はもとより、たとえばフランベジア(スピロヘータによる熱帯病の一種)の頑固な発疹のようなものでさえも、「どこでもある話」だから、病気の数には入らないのがふつうである。「加減がわるい」(indisposition, minor ailments)のは「病気」とはうけとられないし、その種のできごとは、経験の教えるところに従って自分なり家族なりで処理してしまう。

もとよりその間にいつも明確な境があるわけではないにしても、彼らにとって病気とは、とりたてて助力を求めなければならないせっぱつまった事態におおむねかぎられている。それは誰でも日常出会う、どこにでもある話とは相違して、そこに何か深いわけがあるに違いない、と彼らは判断する。彼らのものの見方には偶然というものがない。もっともここで、その病気をすぐにからだの故障とうけとるのは多分にわれわれ流儀で、それは彼らにとってはその生活を脅かすさまざまな災難と同列、同質のものと了解されていること、しかもそれは彼個人の悩みである前にむしろ部族のそれであること、が注意されなければなるまい。そこでは病気はむしろ社会的な現象である。

ところで、もっと時代の進んだ人々の意識においても超自然の世界が容易に消えないのは事実だが、それがときに人々の住む自然的世界とかかわり合うとしてもそれらはいつもいわば重層的な構造をもっているとみられるのに対して、未開人にとっての現実界はその二つがブレンドしたところに成立しているものであること、つまり彼らはいわば前自然的世界の住民であること、また彼らの心性(メンタリティー)がわれわれの論理をもって律することを無意味なものとする前論理的性格のものであることを心得ないと、以下に述べるような呪術的・宗教的(magico-religious)とも言うべきその「病因」論を了解することがむずかしいだろう。

一般に病気の原因は彼やその家族に怨恨、凶意をもつ者の呪術(magic)——とくにこの種の呪術を邪術(sorcery)とよぶこともある[1・7]——またはタブーの干犯に対する精霊の罰であると解される。直接には呪術によって魔力の籠められた物体(小石、貝殻、豆粒、虫、小動物など)が知らぬまに体内に打ちこまれたことにより、あるいは悪霊の侵入によって、病気がおこると考えられている。それはことに急性の痛みを伴った病気の形をとることが多い。ジゲリストは今日でも腰痛がドイツ語でHexenschuss(魔女のショット)とよばれる、というおもしろい事実を指摘している。

異物の侵入といういわばプラスの形の病因のほかに、これも他人の呪術の力によって人からたましい[1・8]の一部が奪われる、というマイナスの形の病因を考える種族も少なくない。それは意識の障害や麻痺、諸種の消耗性の慢性病などの場合にとくに疑われる。

病気の直接の原因はなおさまざま——たとえば絵姿や人形の呪術的手続きによる毀傷(感応 sympathy)、身体の延長としての毛髪、爪、唾液、影などを対象とする呪詛(伝染 contagion)——だが、その詳細は省いてよいだろう。ここではただ、そうした呪術的世界に住む人たちにとっては病気は人が不思議な、多くは邪悪な、力の餌食となったことによっておこるものと観ぜられていること、因果の系列にこだわる近代臭を捨てきれないわたくしの上述の紹介とは趣きを異にして、そのわれわれと異質な世界ではほとんど魔力即病気であること、を指摘しておこう。現場でそれを観察した人は言う、「……フィジ島民が病気をわれわれのように考えると信じてはならない。土人の心では病気は液体のようなもの、病人にのしかかり、取り憑く外部的な作用力である。……」[1・9]それはたとえば飲酒というわれわれの「戒律」を破ったことから鞭うち症の発生までに、一連の継起(シークエンス)関係を考えなければ気のすまないわわれわれの頭をいったんきりかえないと了解しにくい世界の消息である。

シャーマンやメジシンマンを巫医と訳すのは誤訳でないまでも不正確で、それは医術だけでなしに収穫、戦闘その他百般にわたって部族の安寧を司る重い意味をもった職能人たちである。どのようにして彼らがその異能を獲得するか、修得した力をいかにして保持するか、その呪術の及ぶ範囲、宗教的要素の存否、その「精神病理」などについて後々の用意のために考えてみたいこともあるのだが、話をあまり多岐にしないために、ここではまっすぐに病気の話を続けよう。

呪術によって発生した病気は当然呪術によって(magically)解かれるほかはない。上にも一言したように魔力即病気という理解のもとにあっては、当然治療はすべてこの世界での原因論(causality)に基づかなければならないわけで、したがって「診断」の意味がきわめて重いことは容易に察することができるだろう。不遑にもタブーを破ったか、誰かと怨みを買うような争いごとをもったか、ちかごろ何か不審なできごとに思い当らないか、呪物(fetish)らしいものに遭遇しなかったか、等々の「問診」によってしばしば問題は簡単に解決される。われわれの流儀で考えればpost hoc, ergo propter hoc なる論理的な誤りでつながる二つの事象が、彼らの間では論理を介さずにいわば神秘的な表象として容易に一つになることが多いようにみえる。そのような手続きで原因が判明しなかった場合、託宣、卜筮、あるいは被疑者つまり相手側の呪(妖)術師に対する苛酷な、または象徴的な試罪法(ordeal)——たとえば毒の試飲による潔白の証明——などによって病因の究明が行われる。

それらの手続きにはすべて呪術的儀式が絡んでいて、次に述べる治療と一連の行事であることが多い。診断は多くは、大仰な手続きを経て忘我(トランス)の状態に入った——あるいは精霊の世界に移された——呪術師の心に浮ぶ神秘的な表象にほかならない。

多くは一定の順序を踏んで何日間も続く奇怪で騒々しい儀式が、異様な仮面や装束をまとった呪術師によって施行される。会衆の歌やダンスもそれに加わってしだいに興奮が高まり、それが絶頂に達したとき呪術師は霊界と一つになる。悪霊は追い払われ、失われたたましいは奇妙な器具でとらえられて病人に還納される。魔力をもった物体は病人から吸い出される。吸い出された物体が実はもともと呪術師が用意した袋の中に入っていたものだったとしても、大まじめな彼の行動を詐術、ペテンと一概にきめつけるのは、われわれのそれとは次元を異にする世界の眺め方としては不親切と言うべきだろう。

この世界での治療が実際の手続きの上ではかならずしも単純なものでないことは注意しなければならないことである。種々の薬剤もあれば、瀉血、マッサージなどもあるほか、さきに先史時代の発掘物にみたとまったく同じと思われる穿顱術を含めてさまざまの原始的な外科手術もあって、われわれの眼でみて「医術」的な要素も少なからず含まれている。しかしたとえば薬草に関する彼らの知識にはしばしば驚くべきものがあったとしても——周知のように近代医学の重用する少なからぬ数の薬物がそれに由来する——その効力も彼らにとっては呪術ぬきには解釈できないものであることを見損じてはなるまい。薬草の採集には呪術的な諸条件がみたされなければならないし、その服用にも呪文や作法がつきものである。おのずからそこにはわれわれにはまったく無意味にみえる物質——たとえば多産な雀蜂の巣や蝿の煮出し汁が石女の薬として——が数多く並存する。

治療行為の一つとして病者にしばしば求められる告白(コンフェッション)や犠牲、祈禱といったような手続きがもともと暗示に対する感受性(サスセプティビリティー)の大きな彼らに対してもつ顕著な効果は、われわれの筆法でも説明することはできるだろう。

それが悩みであろうと災厄であろうと、当然病気の到来を防ぐさまざまな工夫はなければならない。もちろん原始医術にもその囲いの中では充分に筋の通った「予防」がはかられる。

タブーの干犯には当然のことながら彼らはきわめて用心深い。精霊や汚れた霊——しばしば死者がその座になる——に対する宥和の儀礼、それらはむしろ宗教的の色合いが濃いが、敵の呪術に対しては当然呪術をもって打ち勝たなければならない。呪物(fetish)、護符(amulet)、縁喜もの(talisman)、マスコット(mascot)の類いがそこで重用される。それらの実体、意味の違い、効能などについてここで記すまでもないだろう。だが話がここに至ると、あの奇怪なシャーマニズムの儀式や、「鳥が体内にコロニーをつくったためにおこった」子供の神経病をなおすために「その鳥の仇敵である青いトビと褐色のハヤブサに祈を捧げる」チェロキー族(北アメリカ東南部のインディアン)の習俗(1・10)といったような遠い異国の「未開」種族の呪術、魔法の世界が実はわれわれとまったく無縁なものでなかったことに人はようやく気づくだろう。

さきにも記したように、今日のいわゆる未開種族の間にみられる「原始医術」(primitive medicine)をもってそのまま歴史的な意味での医術の原型とみることは軽率とすべきだろう。だが反面、シベリア、カナダから、アフリカ、南アメリカ、ポリネシアに至るまで、その原住民の間に広く深く滲透している呪術的精神はおいおいに学ぶように歴史をもって以来の医学の周辺をもたちこめていたばかりでなく、今日ですら隙あらば噴き出そうとする力を蓄えていることを思うならば、それが医学の構造の本質的なものに深くかかわる可能性を人は疑うことができないだろう。しかも、欲望の外在化(extériorisation, ベルクソン)としての呪術的行為が、もともと戦争、農耕、漁撈、航海、出産、その他人々の百般の営みにかかわっていた中でも、後にも再三言及されるように、ほかでもないこの医療行為においてとくに長い寿命なり潜勢力なりをもち続けているようにみえることは、われわれに深く問いかける問題性をもっていると言わなければなるまい。それは、なんとしてでもなおりたい病気となんでもできないことのないはずの呪術、ないしは人の呪術的精神、との親和力、実は同じ人の精神の深層における二面、を示唆しているものとわたくしはみる。[1・11]

　呪術が医療の歴史的なはじまりであったか否かは措いて、かりに本書の*1*に置かれたこの局面の出没にわれわれはさきざきも注意を怠ってはなるまい。

2　古代オリエントの医術

ルーヴル博物館のエジプトの部に「書記の像」とよばれる古王国(Old Kingdom)時代の傑作がある。同じ様式の彫像がカイロの博物館にもいくつか残っているのを思い出す人もあるだろう。パピルスを膝の上にひろげ、筆を手にして正面をキッと見据えているその表情には、われわれにそれが五千年以上も昔の人物の写しであることを忘れさせる身ぢかさがある。そこにはすでに文字と「紙」(パピルス)とをもった文明があり、戦士でも農夫、職人でもなく、知能だけで生活する職業人を抱えた文明社会があった。

　医学史の扉が開けると突如、すでに高度に発達した医学をわれわれが見出したとしても、そうした知的な風土の中でならそう不思議はないはずである。医祖イムホテップ(Imhotep)——彼はサッカラの階段ピラミッドの建設に当った学者、政治家でもあった——をもって象徴される有名なエジプト医学[1・12]がそれである。

　一口にエジプト文明と言っても、それは間に再三の分裂とヒクソスの侵入による衰退期を挟んで古王国から中王国を経て新王国に至る実質二千数百年の長きにわたるものであることを人は忘れてはなるまい。ただ何と言っても古代社会のテンポの緩さと、エジプトが後述のメソポタミアと相違して地理的、政治的に比較的まとまっていて、ある意味で閉鎖的な一体であったことが、巨視的な記述の上ではそれを一つとして扱うことを許すだろう。

　幸いなことにわれわれは古代エジプトの医学に関してかなり豊富な史料に恵まれている。前に太古病理学に触れて述べられたミイラや、銘刻、絵画、彫刻などはひとまず措いて、狭義の医学文献について言えば、それらはすでに古王国時代から存在していたと考えてよいふしがあるのだが、今日までに見出されているもっとも年代の古い文書は中王国の第十二王朝、BC一九〇〇年ごろに写されたそれぞれ獣医学および婦人科に関する二つの断片である。著述の時代はそれより遙かに古いものらしい。

　しかし何と言ってもエジプト医学に関するもっとも重要な文献はエーベルス(Georg Ebers)が一八七五年に発表したエーベルス・パピルス(Papyrus Ebers)と、アメリカのエジプト学者スミスが一八六二年に入手し一九三〇年にブレステッド(James A. Breasted)が周密な訳註を加えて公表したエドウィン・スミス・パピルス(Papyrus Edwin Smith)の二つである。[1・13]いずれも第十八王朝、BC一六〇〇年ごろの写本と推定されるが、内容的にはさらにずっと古い時代に——もしかしたら部分的にはピラミッド期(古王国)にまで——遡ることのできる編纂ものであると言われる。前者は二〇・二メートルの長さ——裏表で二〇行、一〇八欄、つまり仮に本の形にすれば一〇八ページに当る——をもつ完形、後者は不幸にして後半の失われた四・七メートルのパピルスだが、それぞれ主として古代エジプトの内科および外科に関して多くの貴重な情報をわれわれに与えている。この二つの文書については後にまた言及する機会があるだろう。そのほかにも発掘された医学関係のパピルス断片は少なくない。

前節に紹介したいわゆる原始医術(primitive medicine)をかりに医術のはじめの形と想像するならば、そこにも経験的な要素の萌芽が含まれていたことは確かだが、それにしてもそこでは医療は呪術一色にほぼ塗りつぶされていたのに対し、エジプトをその一つとするオリエントのいわゆる当初医術(archaic medicine の試訳)にあっては、通じて呪術的・宗教的(magico-religious)要素と合理的・経験的(rational-empirical)要素との混在ないしは並存が誰の眼にもつく。

エジプト医学について語る人はしばしば、それがごく古いころにはむしろ醒めていた、つまり経験的・合理的であったのが、時代とともに退化して呪術的・宗教的傾向を強めた、と説くが、そう一概に割り切れるかどうかは疑問とされなければならないだろう。歴史の曙においてすでにエジプトにおいては経験的な医学がりっぱに開花していたこと(1・14)——それはピラミッド時代の彫刻、絵画のあの健康なリアリズムと共鳴するように思われるのだが——はたしかに人を驚かせるが、深く宗教的な心情をもったエジプト人が、はじめから医術にもその色彩を施していたことも争われないところである。たしかに後になって神官の力が強まったこと、とくに中王国時代、外敵の重圧によるこの国の陰鬱な政治、社会情勢を反映して、医術にも呪術的・宗教的要素がしだいに強く浸潤したのは事実だが、現存のパピルスの内容の時代的な変遷(1・15)に基づいて、エジプト医学の呪術的退化を跡づけようとするのは、ジゲリストが指摘するように史料の乏しさを考えれば速断とすべきで、二つの潮流は終始いりくんで共存していたとみるのが正しいだろう。

わたくしはここで、当初医学の中でもひときわぬきんでていたとみられるエジプト医学の輪郭を手短かに紹介してみたい。それは抽象的思考には不得手であったとされる実学的なエジプト文明の性格を反映して、ある意味ではあの理のかったギリシャ医学にまさって、すなおな形で医学の基本的な構造をわれわれに教えるようにも思えるのである。

われわれがいま行き会うのは、あの新石器時代を思わせるような生活様式をもった、そしてシャーマンやメジシンマンの魔法(スペル)の下で生活を続ける現存の未開種族でなしに、母なるナイルの恵みをうけ、それを存分に利用する水利土木の技術をもち、年ごとにくり返される洪水の後に行われる耕地の再測量の必要から幾何学(ジェオ・メトリー)を編みだした文明の民である。そのすぐれた技術はまたあの雄大なピラミッド群の建設からもうかがうことができるだろう。

だが一面、前にも一言したように深く宗教的なその社会は、ジゲリストの表現をかりて言えば、神々と死者の霊――周知のように死者はごく身ぢかな存在としてそこでは意識されていた――と、生きた人々とを一体にして成立していた。古代エジプトの宗教や、また後世の事情とは異なってそこではまだ萌芽(ルディメント)でしかなかった宗教と呪術との弁別、ないしはその二つのかかわり合い、などの話にここで深く立ち入るつもりはないが、いま言ったような精神的風土が医学の姿に強く影響して、そのある意味で多分に建設的な医学を呪術的・宗教的(magico-religious)な要素で味つけしたことは想像にかたくないだろう。しかもそこでは王は神であり、神官がしばしば高級の医師でもあったことはその宗教的傾向を一層強めることになる。

病気によって失われている病人と超自然的世界との調和をとり戻す和解の手続きとして、あるいはまた病をもたらした悪霊を逐い、または鎮めるために、祈禱、いろいろな儀式、呪文、護符など、さまざまの、ある意味ではおさだまりの呪術的・宗教的形式がそこに完成される。正規の神官のほかにまじない師もいた。それらの手続きは当然厳格な型をもっている。古代エジプトの荘重な宗教的雰囲気の中で行われる医療に際して用いられた呪文の型のかずかずは、発掘されたパピルスを綿密に研究したエジプト学者たちのお蔭で幸いにも近代語訳で読むことができる。その中には高い宗教的・倫理的内容をもった祈禱文とも言うべきものから、いわくありげなナンセンスを連ねたおまじないの類いに至るものまでさまざまである。すべての神々――太陽神ラ(Ra)、また陰府の神オシリス(Osiris)、その妻イシス(Isis)、その子ホルス(Horus)など古代には国の外にまで有名であった神々のほかに、その多くは動物の形をとった地方的な神々まで――がよびかけの対象となるが、中でとくに医神として崇められたのはトート(Thoth)であった。[1・16] 上記イシスの名もしばしば出るが、そのイシスはずっと後にヘレニズム・ローマ世界でも、彼女のもつあらゆる美徳、能力の一面である医神として深い尊崇の的であった。なおそれに関連して、前記のイムホテップ(Imhotep)なる実在の人物が後に半神(デミゴッド)の、ついには医神の列に加わり――王者は別として人が神に化する例がエジプトでほかにあったかどうかをわたくしはつまびらかにしないのだが――さらにはギリシャ人によって彼らの医神アスクレピオス('Ασκληπιός, Asclepius)と同一視された、といういささか奇態な事実を一言付記しておこう。

その起源については問題はあるが、神殿医術とは別に、多少とも経験的な方法を重んじて医術を営む医者たちがこの国に古くから存在したことが知られている。もとよりそれらの医者たちもしばしば呪文や護符の類をごく自然に採用したから、二つの流儀は現実には親近な間柄に立っているには相違ないのだが、いずれにしてもそうした経験的・合理的要素の擡頭は、当初医術の代表とも言うべきエジプトのそれを前述の原始医術から画然と区別する。エジプトが統一を回復してテーベに都をもった中王国(BC二〇五〇—一五八〇年)時代、とくにその前半にエジプト医学はほぼその頂点に達したものとみられ、神殿に付置された医学校もあったと伝えられる。注目すべきことの一つは、後にヘロドトスが記述しているように、医者たちの仕事がたとえば眼、頭部、歯、腹部などといういろいろな専門に古くから分化していたという事実で、それは彼らの知識——医学文献もまた多くモノグラフの形をとっていた——の量もさることながら、その病気の理解の性格を示唆しているもののように思われる。この点は本書の話がずっと先に進んでからまた思い出されることもあるだろう。

前に記した二つのもっとも重要な資料の中で、エーベルス・パピルスは一般医向け——主に内科、ほかに眼科、皮膚科、婦人科等を含む——の教科書および処方集とも言うべきもので、すぐあとでも述べるように経験的な医学の高い水準を示しているが、その中にはなお多く呪文の類が含まれていて、エジプト医学の二面性が隠しおおせない。これに対し、遅れて今世紀に発見されたエドウィン・スミス・パピルスは同時代の——もしかしたら同じ墓の——書体までよく似た文献であるが、対象が創傷、骨折、脱臼、腫瘍等、外科的疾患であるゆえんもあってか、呪術的・宗教的な要素がほとんど払拭されていて、以前人々が抱いていたエジプト医学観を大幅に訂正させることになった。それらの文書の内容を詳しく紹介する余裕がここにはないが、それは古代エジプトの医師たちの鋭い観察力と、原始的な「酔い」からすでに醒めた明晰な推理の力とを如実に示している。それは筆写されてからでさえ三千五百年もたつ蒼古の文献でありながら、今日でも充分にリーダブルである。

たしかに、一方では死体の保存にあれほどの技術と経験とをもっていたにもかかわらず、彼らの解剖学知識は——外科に要求された局所的のそれは別として——はなはだ貧しかったようにみえる。後にみるようにヘレニズム期以前の医学も同じ弱点をもっていたが、彼らがそれを自然哲学的な思弁で補ったのに対して、エジプトの医学者は体内の血液その他の体液と脈管系——かなり怪しげな内容をもつものではあったが——とをはなはだ重くみた。それは彼らの経済も文明もすべてがナイルの水利と深くかかわっていることと無関係ではなかったろうと推測する人もある。ともかくにも合理的な思考のはじまりを人はそこにみることができるだろう。

この脈管の失調は当然さまざまの病気を招くものであった。(1.17) 後のギリシャ医学のプネウマ説の先駆ともみられる思想もあるが、病因としてしばしば「虫」が考えられたのは、古代一般に通じる話でもあるのに加えて、土地がらという面もあったろう。いずれにしても彼らの「病理学」にはさしてみるべきものがなかったように思われる。

そのことはしかし、彼らが卓越した臨床家であったことを妨げるものではない。問診からはじまって視診、触診——たとえばエドウィン・スミス・パピルスには驚くほど正確な記述がある——検温、排泄物の観察、もしかしたらある種の初歩的な機能検査までを加えて臨床診断に至る後代のルーティーンはすでにそこに輪郭ができていたとみてもよいだろう。臨床症状の記述は精細で——しばしばいくつかのものが組みになってくり返し現われること、つまり症候群(symptom complex)の存在を彼らは知っていた——とくに眼科などについて言えばその記録の中には今日の病名として同定できるものも少なくないと言われる。

ホメーロスがオデュッセイアの中で[1・18]激賞しているように、そしてまたその後もギリシャの著者たちがたびたびそれに言及しているように、エジプトの医者たちの特技は中でもその治療、薬物療法にあった。その「薬局方」(pharmacopoeia)は広く植物、動物、無機物にわたっていて[1・19]、中には呪術的な意味合いの強いもの、それと似た線で後世にも民間に絶えないいわゆる汚物薬(Dreck-apotheke)も含まれていたには相違ないが、今日まで残っているかずかずの貴重な遺産もその中に見出される。だが、薬の遺産というだけならば誰も知るようにわれわれは他の国々にも負うところは多いのだが、ここでとくに注目したいのは、それらが上述のような正確に観察された症状に意図的に向けられたものであること、その処方には合目的の製剤法(新鮮、または乾燥・粉末、浸出液、煎剤、軟膏、坐薬その他)、組合わせ量——この古代文明はすでに十進法と度量衡をもっていた——回数、などが正確に指示されていること、つまり、近代的な薬物療法の雛型がすでに完成されていることである。

後に彼らの征服者となったペルシャにかぎらずエジプトの医者たちが広く古代世界のあちこちで高い評判をもち続けたのは、その治療が大きな実績をもっていたからに相違ない。

エドウィン・スミス・パピルスが外科書であることは上に記したが、その症例の記述が病症の所在にしたがって、後世に言うところのde capite ad calcem(「頭から踵まで」)の体裁をとって、頭部、頸部、鎖骨、上膊骨、胸骨、脊柱——その断片は惜しくもここで終っているのだが——と進んでいることに注意したい。外科書として当然だと言ってしまえばそれまでの話だが、それは彼らの病気の理解が局在論というむしろ近代的な性格をもっていたことを示唆するものとみてよいだろう。

だが、エジプトの外科学は、その解剖学の貧しさのゆえに、進んだ手術の技術をどうやらもつことがなかったようにみえる。彼らの外科は今日言う保存療法を主としていた。なおそれに関連して、前に述べた穿顱術がエジプトでは行われた形跡のないことが別の意味で注目されてよい。

エドウィン・スミス・パピルスには、回復の望みのない患者には医者は手を触れない旨が記されている。それは古代、中世からずっと後代まで続いたこのわれわれの関心をそそる医者の職業規範の一つについてのもっとも古い記録である。

エジプトの眼科学、歯科学などについて、またそこでかなり進んでいたとみられる衛生学について、なお語るべきことも残っているが、ここではそれを割愛しよう。

エジプトと並ぶ古代オリエント文明の双璧は、言うまでもなくメソポタミアのそれである。

シリア砂漠の東側を東南に向ってペルシャ湾に注ぐ二つの大河(ポタモイ)、チグリスとユーフラテスに挟まれた三日月地帯メソポタミア――ほぼ今日のイラク国――の南部にシュメル文明が栄えたのはBC三〇〇〇―二四〇〇年と伝えられるから、それはエジプトの古王国時代にほぼ当っている。気候はエジプトと違って苛烈で、川の恵みもナイルのように穏やかな形ではないが、そこは東西の要衝を占める肥沃な土地で、おのずからその後の歴史は入れ代り立ち代り侵入する諸民族の定着と興亡の多彩な物語となった。

その地域に次ぎつぎと現われたシュメル、シュメル・アッカド、バビロニア、アッシリア、カルデア(新バビロニア)――シュメルは非セム系、アッカド以降はいずれもセム族(Semitic)――と続き、前六世紀に東のペルシャに征服されてピリオドをうった一連の高い文明は、またやルースにバビロニア文明とよばれることもある。エジプトの中王国時代にほぼ該当するころ栄えた都市国家バビロニアにその絶頂があった――これに対して北のニネヴェに都をもち前九世紀以後に最盛期を迎えた大アッシリアの誇りはむしろその強大な軍事力にあった――とみられるからである。それはことに、暦法、占星術と天文学、数学などの諸領域で到達したきわめて高い水準によって、一般科学史の上にも輝くものとなっている。「カルデア人」[1・20]の学術は古典ギリシャから西欧中世に至るまでほとんど伝説的とも言うべき声価をもち続けていた。ここではわれわれは話をとくに医術に絞りたいのだが、[1・21]それはギリシャと旧約聖書の二つの異なった道を通じて後世のヨーロッパ医学にも深い影響を及ぼした。

バビロニア第一王朝の王ハンムラビ(前十八世紀)の有名なハンムラビ法典には医師の報酬および今日の言葉で言えば手術に際する医療過誤に対する罰則の規定がみえている。その罰のきびしさは文字通りうけとればほとんど人に医業を断念させるほどのものとみえることから、いろいろの解釈がそこにうまれるが、いずれにしてもそれは職業としても医業がメソポタミアの地で古くから確立していたことをうかがわせる。ヘロドトスがバビロニア――ギリシャ人の言うバビロニアはずっと新しいネブカドネザル王の新バビロニアをさすのだが――には医者がないというのは、旅行者の粗忽な誤りだったろうと解されている。

エジプト医学の研究におけるパピルスに相当する史料は楔形文字を刻された粘土板で、多く古いシュメルの言葉で記されている。その大多数は、ニネヴェの遺跡で前七世紀の勇武と好学できこえたアッシリア王アシュルバニパル(Ashurbanipal)の書庫から発掘された写本であるが、時代を通じての学用語であったシュメルの言葉で書かれたそれらの文書は年代の考証がむずかしいこと、巻物の形をとったパピルスと相違して首尾を揃えがたく、またしばしば破損がはなはだしいこと、などいろいろな妨げはあったが、前世紀以来の学者の努力はそれを乗りこえて、シュメルからシュメル・アッカド、バビロニア、アッシリアと縦に並ぶ諸文明の医術に共通する性格をほぼ明らかにした。

ハンムラビ法典にみられるバビロニアの法律が宗教から独立をとげていたのに対し、医術はメソポタミアでは後々まで宗教と密着していた。メソポタミアの宗教の基調には由来のさだかでない古代民族であるシュメル以来の自然宗教があった。その神々は自然の諸力を司り、豊饒と生命をもたらした。その土地の主人が交代するにつれてそれらの民族神――たとえば有名なバビロニアのマルドゥーク(Marduk)――との混淆がおこり、その信仰にセム系の色彩を加えたが、自然宗教としてのもとの性格も永く保たれ、奇妙なパンテオンがそこに成立した。

こうした宗教的な雰囲気の中で、病気は罪――彼自身の、また家族ないし氏族の――の結果として神々から与えられる罰とみられた。もともとのシュメルにはなかったらしいこの神罰の考え方はバビロニア以後時代とともにしだいに強くなったようにみえるが、そのために往々、正しい人がなぜ病に悩まなければならないか、という後の旧約のヨブ記の主題を連想させるような疑問をうんだことが記録に残されている。

その世界はまたさまざまの悪霊(デモン)の跳梁するところであって、神罰はしばしばそれを媒介とするし、ときには罪なしに運命あるいは不注意によってその虜となることもあるし、また他人の悪意に基づく呪術――邪術(ソーサリー)、黒呪術(ブラックマジック)――もあった。この地には多くのそれぞれ名をもった悪霊のラインナップがあって、それらはしばしば特定の病気と関係づけられた。もちろんそこには無数の、無名の悪霊も活動していた。

こうした強く呪術的・宗教的な空気の中で、その国の医療がほとんどもっぱら神官の手によって行われていたことは想像にかたくない。それに多少の分業もないではなかったが、ここでは深入りしないでおこう。

一つここで触れておかなければならないのは、あの名高いカルデアの占星術で代表される古代バビロニアの占卜が医術にもっていた意味についてである。

東西古今どこでも絶えたことのない占いが、生きることの不安に根ざした人間論的(アンスロポロジカル)な意味をもっている――だからこそそれは今でもしばしば医術と競合するのだが――と考えられるからには、それを迷信と言って片付けるだけですむ話ではない。もっとも一口に占卜とは言っても、身ぢかな例では少女の花びら占いなどのような、イエス・ノーあるいは吉凶の形で決断のきっかけを求める簡単な心理的手続きから、占星術や易占などのように、疑似科学や哲学的な世界観と絡んでたいそう手のこんだ論理で構築されたシステムに至るまで、その内容はさまざまだが、通じてそれらはわれわれ人間の生活圏内のできごとと，外界——それはカラスが鳴いたか鳴かないかというような身辺の世界から宇宙論的なスケールの話まで場合によって一様でない——の現象との間に存在する神秘的な相関関係，あるいは並行関係についてのドグマを前提にしている。その信念の上に立って，われわれが人生行路においてその脈絡を知りえずにもつ悩み，不安を解く鍵，つまり行動の指針を，外界のしるし，前兆(omen)から読みとろうとする。もっとも，ほかにたとえばこの地でもしばしば行われた夢判断はいま述べたところとは異なった性格のものと考えなければなるまいし，またたとえばさまざまの天変地異や奇型児の出産が凶徴とされる気持はわからないではないとしても，なぜ7とその倍数は災いをはらんだ数で医者でもその日にははたらかなかったか，なぜまた左(sinister)は不吉(*sinister*)で，鶏が道を左から右に横切ると人はそれを苦にしたか，といったさまざまの話には上に言ったような単純な図式にあてはまらぬものも多い。くり返された暗合が因果ととり違えられて，いつかそこにこうした約束ごとが人々の間に確立されたとみればよいのだろうか。

メソポタミアにとくに占卜が盛んであったかどうかはにわかに断言できないにしても，その文明がこの種の手続きを豊富に蔵していたことはたしかである。中でも有名なのは臓卜(hepatoscopy，肝視術)であった。捧げられた犠牲を神々がうけ入れたとき，その動物——とくに羊——の肝臓の表面に異徴が現われ，訓練された占卜師はそれを読んで事件の前兆を判断する。[1・22] これは後エトルリア，ギリシャ，ローマなど古代世界にひろまった。

だが，とくにその後世に対する影響の深刻さのゆえにもここで顧みなければならないのは占星術(astrology)，すなわち，天体の描く絵模様による前兆判断(divination)の技術である。その起源はバビロニアの第一王朝のころまで溯ることができる。

天体観測——とくに惑星の運行，[1・23] 日蝕，月蝕，彗星の出現など——の正確な記録と史誌とを参照してそこから見かけ上の法則性を見出したのが占星術のはじまりであった，と言えば，古代人の宗教的な心性への理解をないがしろにして話を近代的に色あげしたきらいもあるだろうが，いずれにしても占星術の前提にはよく整頓された時制，暦法と，進んだ観測の技法，組織された観測所群，などがなければならないことは明らかである。前二十世紀のバビロニア人は充分にその科学的実力をそなえていた。その観測値の正確さは後代の史家がその記事に基づいて彼らの歴史の年代を確実に推定できることからもうかがわれるだろう。

わたくしはここでバビロニアの占星術の詳細を一般科学史に譲ろう。天体が直接に地上の事件を支配するものではないにしても，天の秩序に生ずる異変は事物の秩序における来るべき不順のしるしでなければならないとされたのであった。

注意しなければならないことは，この初期の占星術が，その背景にあった豊かな天文学的知識を反映して充分に密度の高いものであった一面，天体の異変というスケールの大きな現象をしるしとする地上の事件は，おのずからそれと見合って，国事とか国王の身上のこととかいった重い意味をもつものにかぎられていたという事実である。それはまことに腰の据わった見識であった。占星術がかの十二宮図(horoscope)なるいわば「身分証明書」に基づいて、微に入り細をうがって個人の運命——生死、富、地位、結婚、子孫、恩讐、などにかかわるとされるように矮小化された[1・24]のはむしろギリシャを経て中世に及ぶ後代のデカダンスに属している。したがって、格調高いバビロニアの占星術は、流行病という大衆的、公的事件を別にすれば、個々の患者を対象とする医術と本質的に深くかかわるところがなかった、とみてもおおむね誤りがないだろう。

話を本論の医術に戻そう。

いま占星術について言ったことは、実はこれも多く政治的な意味をもった前記の肝視術にも通じるのだが、それらはしばらく措くとしても、さまざまの占卜が病気という悩みごとに援助の手をさし伸べることは当然の話であると言ってよいだろう。それは占いずきのメソポタミアの医術に大きな役割を演じていた。

前兆の探索が、いつどこでも病者の最大の関心事である予後(prognosis)の話とつながっていることは言うまでもないが、同時にまた、占卜の重要な機能の一つである神意をうかがう手続きが、ずっと前にも言ったように、ある意味で原因論的(causal)な性格の強い呪術的・宗教的医術の世界において大切な役目を果さなければならないこともまた見やすい理である。ここに呪術と占卜とが握手するきっかけがある。人は、何が神々の怒りを招いて彼を病気にしたか、誰が彼を呪って病魔を導き入れ、あるいは異物を体内に打ちこんだか、をまず確かめて、そこに「医療」の方針を求めることはそれなりに筋が通っているとみてよい。その「病因論」がそこでは多分に超自然的のものであった——彼らももちろん、たとえば何某なる男がサソリに咬まれて病気になったことを弁えないではないが、その場合にも、仲間が大勢いる中でほかでもないその何某がサソリに咬まれたわけが問われなければならない——ために、それを探る方法もまた占卜という超自然的[1・25]な形をとった。発掘された粘土板にみられる数多くの記述はその辺の消息をよく示している。

医学史家の中に、占卜がもっぱら予後判定のためであったか診断のためであったかをやかましく論ずる人がないでもないが、われわれはその種の論議がともすれば現代のものさしで古い医学、医術を律する見当はずれに陥りやすいことを警戒する必要がある。

上にみたように、たしかにメソポタミアの医術は、当初医術(archaic medicine)の例にもれず強く呪術的・宗教的の性格をもっていた。しかもエジプトの場合と相違して、経験的・合理的要素の分化の徴もそこでははっきりみられなかった。新しい史料の発見がわれわれの判断を変える可能性はことにこのような古い時代を対象にした話ではいつも念頭に置かなければなるまいが、諸般の事情から、この地方であのエジプトのエドウィン・スミス・パピルスに相当するような革命的意義をもつ文書が今後発見される可能性はごく小さいと言われる。

だがそれにしても、あのような精度の高い天体観測の行われたこの地の医術に経験的な要素が入りこまなかったと考えるのも愚かなことで、事実、発掘された多くの文書には、たしかに宗教的要素と縒り合わさっているにはしても、その臨床観察にしても薬物治療にしてもすぐれて経験的な文字の含まれていることを見落してはなるまい。

比較的短命に終った新バビロニアも、ずっと前から衰退期に入っていたエジプトも、ともに前六世紀にイラン高原に擡頭したインド・ヨーロッパ語族のペルシャ人に征服される。代ってオリエントの支配者となったペルシャは西はエーゲ海から東はインダス河にまで跨る大帝国を築いたが、その文明はむしろ折衷的で、独特の要素はあまり多くない。

ペルシャの医学に関しては[1・26]、改革者ゾロアスター（ツァラトゥストラ）の名で憶えられるその深い宗教性に基づいて呪術的な要素をしめ出そうとした医術があったこと、高い水準の衛生学がそこにみられたことが注意されるが、むしろ高踏的なその潮流が長い時期にわたって広く人々の間に滲透したとは思われない。通じてみるにその地の医術の力の弱さは、前にも一言したように、キュロス王、ダリウス一世らの宮廷でエジプトの医者たちが重用されていたことからも察せられるだろう。

ペルシャがなお政治的にも最盛時にあったころ西方にギリシャが勃興して文明史に新風をもたらした、と言うよりは新しい人類文化の歴史を書きはじめる。おのずから医学もそこに再出発するはこびとなる。わたくしはここで筆をあらためてそのギリシャ医学を少々ていねいに考えてみよう。

第2章　ギリシャ医学の揺籃期

1　ギリシャ医学の前歴

古代オリエントの話に続けて、ヒポクラテスの出現に先き立つギリシャの医学的情況を手短かに検討してみよう。(2・1)このたびのわれわれの舞台は西に移って、あの明るいエーゲ海世界である。

古代オリエント文明がその偉容を誇ったBC第二の千年間に、そこにもまたクレタ――または伝説上の王の名をとってミノス――やその影響を強くうけたミケナイのすぐれた、オリエントのそれとは多分に異質な、文明が栄えた。

ミケナイの文明は、BC一二〇〇年ごろ、西北から来たドーリア人によって破壊される。ドーリア人の侵入はギリシャ本土の南部とクレタ島――その地の異色ある平和的な文明はそれに先き立ってBC一四〇〇年ごろ消滅していた――を通って東に向い、小アジアの南部クニドスのあたりに至るが、あい前後してその北をイオニア人、さらにその北をアェオリア人が同じく東漸して、つまり三つの平行した帯をつくって小アジアにまで植民する。ドーリア人は後のポリス国家スパルタの方言を、イオニア人は同じくアテナイの、つまり古典ギリシャの哲学、科学と医学――ヒポクラテスを含めて――の言葉を語った。ドーリア人の侵入から前八世紀におけるポリス世界の成立に至るまでギリシャには暗黒の歴史が続くが、その間に先住民の宗教、文化との混淆が行われ、オリュンポスの神々の信仰もこの時期に成立したものとみられる。

いまわれわれの主要な関心事であるギリシャ医学の揺籃時代もおよそこのころの小アジアにはじまるとみてよいだろう。そこではクレタ、ミケナイの先蹤文明と、地の利に恵まれて――しかもギリシャ人は海上の移動にたけていた――流れこんできたエジプト、メソポタミアの医学との豊かな将来性を孕んだ融合が成立して、やがてあの古典ギリシャの学芸の一翼となる日の用意をしつつあったと思われる。

ギリシャの医学はどのような過程で形成されたのか。この地の当初医術(archaic medicine)はおよそどのような性格をもったのか。

ギリシャ世界では、前に述べたエジプトやメソポタミアと相違して、われわれはごく古い文献に恵まれていない。ミケナイの線型文字Bは解読されたが、それは医学に新しい史料をもたらさなかった。だが幸いにわれわれは、ミケナイの伝承を多く含むと考えられているホメーロスの叙事詩――およそ前九世紀、ただし異説は多い――から、それが医学者の手になったものではないにしても、古いころの医事の模様をかなりな程度まで推測することができる。ホメーロスの医術、いわゆる Homeric medicine については古くから数多くの研究がある。(2・2)

ホメーロス、ことに先に書かれたイーリアスを読んで人の注意をひく事実は、そこにわれわれがすでにあちこちの世界で見なれたあの呪術的・宗教的要素の思いのほかに稀薄なことである。もっとも一つにはそれらが戦争と英雄たちの物語で、おのずから外傷とその手当ての話が多く、疫病のほかには(内科的な)病気がそうたびたびは出てこない——たしかにジゲリストがユーモラスに言うように英雄が赤痢になったりするのはあまり体裁のいい話ではない——ためでもあろう。外科が本質的に呪術となじまないのは前にも指摘されたことで、これらの物語におけるその話に経験的の色彩の強いのもさして異とするに当らないかもしれない。だが、同じ傾向は病気の記述についてもはっきりみられることで、たしかに病気は神々の怒りによって人界に送られるし、それが神話であるからにはその中でさまざまな異象(ミラクル)にわれわれが出会うのはおよそ予期される通りだとしても、そこにはあのなんとなく引きこまれるような呪文や、手のこんだ呪術的、宗教的儀式のたぐいの見出されることが稀で、神々も英雄たちもその行動の原理はむしろ経験的、合理的なそれに大きく傾斜していた、とみてたぶん誤りがない。

負傷者や病人の手当ては誰彼の別なしにそれに当るのが習いだったが、おのずからやがて英雄たちの間にとくにすぐれた技能をもつものが現われてくる。中で目立つのはマカエオン(Μαχάων, Machaon)とポダレイリオス(Ποδαλείριος, Podalirius)の二人で、ともに、アスクレピオス('Ασκληπιός, Asclepius)なる「非のうちどころのない医者」(ἀμύμων ἰητήρ)[2・3]の子であった。そのアスクレピオスがアスクレピオス祭儀(Asclepius cult)なる歴史的現象の主人公に転化するあたりから、ここのところ神話の世界に遊んでいたわれわれの話が現実の歴史的世界に戻ってくる。

オリエントの密儀宗教の空気とはおよそ縁の遠いヘラスの国でも、もとより宗教は別の形で人々の魂をかたく捉えていた。

オリュンポスの神々や半神(デミゴッド)の中で病気を癒す力をもったものは数多いが、医術の神としてまっさきに挙げなければならないのがアポローン('Απολλών, Apollo)であることは後述の有名な「ヒポクラテスの誓い」の冒頭の呼びかけ[2・4]をみてもたやすく納得できるだろう。イーリアスに出る「神々の医者」パイエーオン(Παιήων, Paieon, あるいは Paean)——それに因んで後世の医者の別名 Paeonii がうまれたほど名高いのだが——には不明な点が多い。ここではそれをアポローンの別名と考えておこう。

だがやがてアポローンに代って人々の篤い信仰の対象となったのは意外にも前記のアスクレピオスである。イーリアスではまだ人(モータル)にすぎなかったアスクレピオスは、前六世紀ごろにはすでにアポローンの子とされて、ケンタウロス(半人半馬の無法者)のケイローン(Χείρων, Cheiron)[2・5]から学んだその神秘的な医術によって医神の筆頭と崇められるようになった。もともとテッサリアの地方伝説に由来すると考えられるアスクレピオスがどうしてそのような破格の「出世」をとげるに至ったかという論議の多い問題はしばらく措いて、[2・6] われわれの大きな関心をひくのは、そのアスクレピオス祭儀(Asclepius cult)が古典ギリシャにはじまってローマ世界にまで及ぶ——エジプトに入ってイムホテップ('Ιμούθης, Imhotep)と合一したことは前に述べた——長い間続いた独特な形の呪術的、宗教的医術をうみだしたという事実である。アスクレピオス信仰の根強さは、後にキリスト教がローマに入ったときそのもっとも有力な競争者がそれであったことをみてもわかる。

われわれの話が年代的にかなり先廻りするふしのできることをあらかじめ一言注意しておいた上で、いま各地に栄えたその神殿医学(temple medicine)の模様をざっと眺めてみよう。

アスクレピオス神殿(アスクレピェイオン Asclepieion)は前六世紀の終りごろから各地に建てられて、その数はギリシャ全土でも数百に達したと言われる。盛況思うべしである。エピダウロス、コス、ペルガモンなどのそれがとくに有名であった。とくにエピダウロスのアスクレピェイオンについては、近年の発掘と古代の紀行文——AD二世紀に大旅行家パウサニアスがその地を訪問したとき建立後七百年(!)を経たその神殿はなお繁栄していたという——とからかなり詳しくその模様をうかがうことができる。

アスクレピェイオンは多くは郊外の丘にある小川や清い泉をもった聖域であった。神殿がその中心にあるのはもちろんだが、宿泊所(病室)、水浴場(しばしば鉱泉浴)、ギムナジウム、野外劇場などの設備をもった一種のサナトリウムでもあった。徒歩で、あるいは驢馬に乗ってそこにやっとたどりついた多くは慢性の病気に悩む患者たちが、その清浄で静かな環境と、ところ狭しと飾られた奉納品(votives)——かつてそこで回復した病人たちの感謝のこもった捧げ物で、それぞれの病徴をあらわした彫刻、レリーフの類や、その奇蹟的な快癒の記録を刻んだ大理石板など——からうけとる印象には、浅からぬものがあったに相違ない。さまざまの難症がその日から好転に向う。神癒の中心(クライマックス)の行事はしかし、言うところのインクバチオ(incubation, ἐγκοίμησις)にあった。とある夜、患者は神殿の背後にある至聖所(abaton, ἄβατον)に導かれ、そこで聖なる眠のうちに神の来臨をまつ。[2・7] 突然、アスクレピオスが女神ヒュギエイア('Υγίεια, Hygieia)および蛇——おそらくミノス文明に由来する医術の象徴——を伴って夢にその温容を現わし、親しく手を触れ、薬を与え、ときには手術さえもして(!)去る。夜明けとともに患者はその病が癒されているのを見出して驚喜する。

前記の奉納品の病歴からそれらの病気の分析や神癒の解釈を試みるのも興味ある仕事だが、[2・8] それはさておき、われわれはここでは、この種の神癒と称される現象の記録が、その後今日に至るまでそう珍らしいものでないこと、それらは一括して別途の大きな研究題目を構成することを指摘するにとどめたい。

神殿医学(temple medicine)がギリシャ医学史の主要な話題の一つであることは疑いがない。だがかつてしばしば考えられていたように、次章以下に詳しく述べられる古典ギリシャの医学が神殿に発祥したとみては話がわからなくなるだろう。

たしかに各地にアスクレピエイオンが続々と建てられたのは前五世紀のころだけれども、実はアスクレピオス祭儀はずっと遅れてヘレニズム時代になってその全盛期を迎えたものとみられ、神殿医学と後にギリシャの正統となった経験的、合理的医学との間には並行関係はあっても、時代的にみても思想的にみても一つが他をうみだしたというような直列的の関係は認めがたい。

アスクレピオスの子ないし末裔を意味するアスクレピアド(Asclepiads)——前記のマカエオンやヒュギエイアは文字通りそれであったし、またたとえば次章に述べられる有名なコスのヒポクラテスもしばしばそうよばれた——という言葉が多くの医者たち、ことにしばしば神殿所在地のそれにあてられたことが、かつて話をいろいろに混乱させたのは事実である。だが今日では、アスクレピオス神殿で患者に接した神官たち——彼ら自身もしばしば何ほどかの医術の知識をもっていたにはしても——とアスクレピアドとはまったく別の、しかしおおむね親善関係にある、グループを形成していたと考えるのが定説である。しかもそのアスクレピアドは、往々考えられていたように血縁関係によってまとまった集団ではなかったもののようだし、また前にも一言したテッサリアの地方神から昇格した神殿医術の神アスクレピオスを崇める宗教結社でもなしに、ホメーロス医術の象徴としてのアスクレピオスを理想として崇める医師たちのギルドであったろうと言われる。それについては次章でやや詳しく考察される折があるだろう。

いずれにしても前六世紀も終りに近づくころには、小アジアやイタリア、シチリアの各地、つまり広い意味でイオニア文化圏には属するがギリシャ辺縁の植民地のあちこちに、もっぱら経験と人の知恵にたよって診療を営む医師たちの集団が続々と現われるに至った。そこに内容的にも形態の上でも近代との間に断絶のない職業としての医術がすでにしてスタートについていることを人はみるだろう[2・9]。それはオリエント社会ではまだたいそう遠い消息であった。

その新風を孕んだ医者たちの医術はすでにかの当初医術(archaic medicine)からの脱皮をほぼ完了していた。たしかにギリシャでも、前六世紀にはオリュンポスの神殿が衰退して、ホメーロス世界の翳りのない精神が、おそらくオリエントの神秘主義の影響と重なり合って時とともに薄れて行く傾向は一面では否まれず、アスクレピオス祭儀以外にも呪術的、宗教的要素がその医術にしだいに強く滲透してきたこともほぼ明らかなのだが、このヘラスの地で医学における経験的、合理的要素の分化がきわめて明確な、しかも不可逆的な形で進行しはじめたことは誰の眼にも映ることである[2・10]。そしてその現象は、なぜかはしばらく問わないにはしても、前五、六世紀にエーゲ海世界に突如としておこったあの不思議な人の知恵の目覚めの一環としてしっくりはまる動きであったとみてよいだろう。

だとするとわれわれは、そうした新しいタイプの医者たちをそうんだ背景、古典ギリシャの学問と思想とについてここでぜひとも一考してみなければなるまい。それをわたくしは次節の話題とする。

2　イオニア文化圏の自然哲学

ホメーロスと前五世紀の複数の著者の執筆にかかると推定される後述の「ヒポクラテス集典」との間に挟まる長い間、ギリシャ医学に関するまとまった著作はほとんど見当らない[2・11]。その文献的な空白は、おそらくはギリシャの医者たちの業態に基づいて、技術の修得がはじめのうちはもっぱら口伝による師承の形をとったためと解され、かつて往々説かれたように、トロイア戦争以後の医術の全面的な衰退を意味するものではないだろうが、いずれにしてもその史料の不足は残念ながら初期のギリシャ医学についてしっかりした根拠のある発言を不可能にする。

時代と場所とを問わず当初(アルカイック)医術が一様に神罰や魔力に病気の原因を求めた消息はくり返すまでもないだろうが、前にも指摘したように、それは畢竟、彼らが、言うならば「前自然の」世界の住民であったことを意味するもので、今日のわれわれが考えるような意味での「超自然」が自然に上積みされていたわけではないとみるのが正しいだろう。

であってみれば、医術、医学を含めて人の知恵の最初の大きな革命期におこった古典ギリシャのできごとを、人々が超自然の世界から、あらかじめ樹立されていた自然の世界に眼を転じたものとうけとっては軽率と言うべきだろう。そこには、人がふと醒めたときに、まったく新しい世界の中に置かれているおのれに気づいたという思いもかけない事態があった。そのみずみずしい驚き(θαυμάζειν)の中で永い呪縛から解き放たれた人は、その新しい世界をとりあえず「自然(ピュシス)」(φύσις; φύω 生まれる、生成する)と名づけ、その本質を理性によって究め、多様な現象の底にある秩序をたしかめようとした。そうした知的作業の最初のチャンピョンがあのイオニアの自然哲学者[2・12]たちであった。

ギリシャの学術が、バビロニアやエジプト、フェニキアなどの科学技術の遺産に負うところのきわめて大きいことは、今ではほぼ常識になっている。だがその反面、ギリシャの科学を単にオリエントの連続と理解するのも偏頗で、そうした見方には、科学が、オリエントのあの緩慢なテンポとそして終局的な退潮をよそに、そこでは堰をきったように、しかも不可逆的に発展しはじめたという事実がみのがされている。

もとよりそこには何が上に言った目覚めのきっかけになったか、どうしてとくに前六世紀のギリシャでそうした意識が芽ばえたか、という昔からの難問は残っている。そしてその背景、あるいは根底に、地中海世界における科学技術の実際的成果の蓄積と交流、それをもたらしたギリシャの宗教の性格とその社会の構造の問題のあることをわたくしも何ほどかは知らないではない。だがそこまで立ち入って論ずるのはさし当って本書のもくろみの外にある。オリエントと違うギリシャの宗教の特性についての論もまた同断である。

前六世紀の前半に活動したミレトスのターレスがそうした新しいタイプの学者の先頭をきった。明らかに彼は後に輩出したような思弁を専一にする哲学者でなく、数学、天文学に通じ、航海術や農業などに熟達した技術家で、さらにまた政治、経済に関与した実際家でもあった。ミレトスはそうした人物の出現にふさわしいイオニアの繁華な港町であった。

ターレスが水をもって世界がそこに発しそれに帰する基本の要素としたことは周知だが、その真意が正確にどこにあったかはいろいろの解釈があるにしても、いま言った彼の前歴（バックグラウンド）を考え合わせてもおよそわかるように、それは宗教的、神秘的な思考形式の埒外にある「自然」界の説明原理にほかならないものであったことはほぼ明らかである。それは人の醒めた知識の歴史の第一ページであった。そこには、呪術にも、また進んだ宗教にさえしばしば同伴する無感動（アパッシー）――現代の科学にも別の形でそれがないとは言いきれまい――をふりすてた人間の若返りがあった。

やや遅れて現われたこれもミレトス生まれのアナクシマンドロス、アナクシメネスもまた自然学者(φυσιολόγοι)であった。経験の与える驚きにはじまって現象の底に横たわる原理をば徹底して自然の中に求めようとした醒めたアナクシマンドロスの姿勢はターレスと一つであった。人はそれをイオニアの自然哲学の無神論的（アシースティック）傾向とよぶ。無神論とはしかし多義な言葉である。そこでは哲学と科学とはなお融けて一つである。諸物の根源(ἀρχή)としての無限定者(τὸ ἄπειρον)を考えてイオニア最大の哲学者とされたアナクシマンドロスは、またヒトを含めた生物の発生を論じて生物学史の古典的記述の一つを残したし、[2・13] その弟子アナクシメネスの哲学の中心にある生命原理としての気（プネウマ）(πνεῦμα)は、本書でもおいおいに学ぶように後々までの医学にきわめて大きな波紋を残した。

人はイオニアの哲学者たちの物質観が、ものの中にいのちの内在を認める物活論（ヒュロゾイズム）(hylozoism; ὕλη 物質、ζωή 生命)とも言うべき立場をとるものであったことを注意する必要がある。それはある意味で古代ギリシャ思想の体質をあらわすとみてよいものであった。

「万物は流転する」(Πάντα ῥεῖ)という有名な言葉で広く知られているエペソスのヘラクレイトスはBC五〇〇年前後に活動した深い思想家の一人だが、彼は火を万象の根源と考えた。火は古代においては物質の一つであった。この生成と諧調を闘争に帰する哲学者の思想は、やや遅れて南イタリアに出たエレア学派のパルメニデスの静的な、存在の哲学、不変性(immutability)の観念ときびしく対立し、それぞれ後代に深い影響を与えた。

同じくイオニアの文化圏には属しているが、しばらく眼をマグナ・グラェキア(Magna Graecia)とよばれた西方の植民地——南イタリアとシチリアの各地——に転じよう。

そこで最初に注目されるのは、イオニアのサモスに生まれ、逐われて前六世紀の後半に南イタリアのクロトンに居をかまえた賢人ピュタゴラスとその学派である。それはしかし学派であると同時に、東方の密儀宗教の影響をうけた禁欲的、倫理的な宗教教団でもあった。霊魂の不滅、輪廻の説を基調としてすぐれて倫理的なその宗教は、ときに呪術的反動に傾斜する気配をみせながらも、前向きに自然に対処する心構えをもっていた。数の神秘と宇宙の諧調についての思弁に裏うちされた数学、天文学、音楽理論などにおけるこの学派の高度の達成はよく知られているが、生理学、治療医学などにもいろいろ貴重な寄与があった。とくに精神の平衡を重んずるこの派の思想が医術に深く触れるもののあることは当然予期されることで、事実それが直接間接に後のギリシャ医学に及ぼした影響[2・14]ははなはだ深い。ピュタゴラス教団に属していた多くの医者は、前五世紀の半ごろ政治的な理由で教団が解散の運命に陥った後は、ギリシャ全土に散って各地にすぐれた学問の種を蒔いた。後に述べる有名な「ヒポクラテスの誓い」[2・15]を実はピュタゴラス教団に由来するものとする近時有力な学説がある。

前五世紀の前半——前六世紀説もある——に活動した哲学者、医者、アルクマイオンはターレスにはじまるこの節の独創的な哲学者たちと並ぶほど大きな名ではないかもしれないが、医学史の上では忘れることのできない足跡を残した[2・16]。彼自身はピュタゴラスの徒ではなかったとされるが、クロトンの出であるからにはその影響を考えてよいだろう。その著作の残された断片——それはわれわれのもつギリシャ医学の最古の文献である——と後代の著述の該当個所から察するに、彼は感覚器官、ことに眼の生理学に詳しく、また脳を記憶と思惟の座とする卓見——後のアリストテレスはじめ古代の多くの学者が精神作用を心臓に帰したことを想え——の持ち主であった。彼はみずから動物を解剖し、実験を試みたと伝えられる。また、乾、湿、寒、暖、甘、苦などの本性(δυνάμις)の均衡に健康があって、一つの専制(μοναρχία)が病気を招くとする彼の病理学説をここで記憶しておこう。

同じマグナ・グラェキアに属するシチリアのアグラスカには前五世紀の半ばごろ、医者にして哲学者、詩人、政治家でもあったエンペドクレスなる多彩な人物が登場する。

場所がらからみても彼がピュタゴラス派の教説の影響をうけていたことはほぼ確かだが、ヘラクレイトスはじめイオニアの哲学者たちの学問にも精通していた彼にとって、知識こそ自然を支配する力でなければならなかった。彼がさまざまの奇蹟を行う魔法師(マジシャン)としてうけとられたのは、一つには彼自身の、見た眼にはたしかにはでで奇矯な身ぶりのゆえであったろうと察せられるが、一つには神々に授けられたものと彼の自覚するその能力の卓越を証するものとみてよいだろう。彼には「自然について」(Περὶ φυσεῶς)

と「浄化」(Καθαρμοί)――認識は浄化(ピューリフィケーション)であった――という二つの韻文の著述[2・17]と多くの断片が残されている。

エンペドクレスの自然観によれば、すべての存在は水、火、空気、土の四つの要素、「根」(ῥίζωμα, -τα)よりなるものとされる。生物も含めて万物はこの四つの「根」のさまざまに異なる組合せからなっている。その離合集散を招くものは愛(φιλία)と争い(νεῖκος)言いかえれば牽引と反撥とである。彼はその愛憎の劇を宇宙と人生の規模にまで拡げるのだが、ここではその詩と哲学とにまでは立ち入らないとしても、もっぱら空間における運動の相から事物の変化を考えた古代の主流とも言うべき思想の間にあって、彼が後の親和力を前触れする考えを明晰に提示しているのは興味が深い。

その四元素説に立って彼は生理学、生物学の諸問題にもさまざまの思弁を展開する。その門からはすぐれた医学者が輩出した[2・18]。

エンペドクレスの四元素説はやがて、言うところの液体病理学と結んで後世の医学に深い影響を残すのだが、それは後段の話である。その四つの元素の考えは、イオニア初期の大哲学者たちの一元論的な宇宙論の困難を救う面もあった。多元論的な方向はイオニアのクラゾメナエのアナクサゴラスによってもう一つ推し進められる。

マグナ・グラェキアにはピュタゴラス派やエンペドクレスのほかに、前に触れたパルメニデスをその一人とするエレア学派なる有力な哲学者たちの流派があった。その派の哲学は認識論の歴史には省くことができないにしても、本書におけるわれわれの話の筋からはやや遠いところにあるように思われる。

ギリシャのきわめて重要な思想の一つである原子論の創始者は前記パルメニデスの門に学んだレウキッポスと伝えられているが、それは弟子のデモクリトスの手で大成した[2・19]。彼はトラキアのアブデラに生まれ、前五世紀の後半に活動した。晩年精神を病んで、アブデラの人たちが彼のためにヒポクラテスを招いて診療を乞うたという伝説がある[2・20]。

世界は原子(アトム)(ἄτομοι)、すなわち分割できない充実した粒子と原子間の「非存在」(τὸ μὴ ὄν)としての空虚(κενός, void)から成立する。原子はみな同質で不変――エレア学派のパルメニデスの余韻を人はここにみる――だが、大きさ、形、配列、位置はさまざまで、空虚の中を運動し、その離合集散によって森羅万象が成立する。ここにはまたヘラクレイトスの力動的な哲学の影響がある。原子と空虚と運動だけを認める彼は、当然、人の感覚をもその立場から物質的に説明しようとしたし、また、生命とたましいを同じものと考え、それにも火の原子という見方で唯物論的な説明を与えた。それが後代の科学思想に与えた影響は言うまでもなくきわめて大きい。

一言ここにつけ加えておきたいのは、デモクリトスが生物学に深い蘊蓄をもっていたという事実である[2・21]。不幸にして彼の著作がすべて失われてしまったために、われわれは後にアリストテレスが彼に向けた論争によって間接にそれを知るほかないのだが、今日になって考えればその争点はしばしば彼の方に分があって、その並ならぬ見識がうかがわれる。

前ソクラテス期とよばれる古代ギリシャの哲学者たちの言説に関する粗雑なスケッチをこの辺でとどめ、われわれの本論である医学とのかかわりを少々考えてみたい。

前に述べたように人が呪術や神々と訣別したときに彼は「自然」の中におのれを発見した。アナクシマンドロス以後学者たちの著作がしばしば「自然について」(Περὶ φύσεως)[2・22]という標題をもっていたことからもうかがわれるように、彼らの驚きと問題提起の方角とはたしかにまっとうであったとみられる。その背景に前に述べたオリエントの技術の蓄積と移入とがあったことは忘れてはならぬ事実だし、また、しばしばそれらの哲学者の自然観が現実的な問題へのはね返りを期待していたこともみのがしてはなるまいが、そうした状況がどのような形で学者たちの意識とかかわり合ったか[2・23]は、言うほどに簡単な問題ではないように思われる。

ところで、問題提起の方角はたしかに誤っていなかったにしても、個々の事象をとびこえて、大上段に「自然とは何か」と気負って問うたその問題の立て方には批評が向けられてよいだろう。自然界の万象の構成と変遷とを、生物までも分別せずに含めて統一的、原理的に把握しようとするその素朴で若々しい意図は、呪術的な道具立てをいっさい用いないという点ではまことに新鮮であったには相違ないのだが、おのずから、しばしば自然を論じながら自然の中でそれを検証する手だてのない思弁に思弁を重ねざるをえない仕儀となった。しかも当時のギリシャにはそうした象牙の塔の住人をうみだす社会的の条件がしだいに固まりつつあった。もとよりわたくしはそれらの卓抜な学者たちの思想の華麗さと、今日までも生きているさまざまの科学思想の原形が掘りだしたままの鉱石のような形で勢揃いしている壮観には感嘆せざるをえないのだが、それにしてもその作業が経験を離れれば離れるほど、はじめ暗黙に期待されていた経験的世界における有効性の達成が望みがたいものとなるのは避けがたい運命であった。危険はことに、乏しい経験的知識と、それに基づく奔放な思弁ないし宇宙論と、そして演繹の手続きとが絡み合って整合した円環をつくり、そのどこをとっていとぐちにしても話をどこにでも導くことのできる無法な思考が許されている点にあった。それは呪術に代って人の前にはからずも設けられていた新たな陥穽であったとみてもよいだろう。もとよりわたくしはここで、そうした壮大な遊びを、人の精神の豊かな可能性の示現として認めないほど狭くありたくはないし、またその詩に高揚を覚えないほど乾いた心をもちたくもない。だがいまこの書物で考えようとしている医学は、どうやら、少なくとも一次的には、もっとなまぐさい、なま身の病気、経験的な世界の話でなければならないのであった。

そのような批判は批判として、人がそこまで自然に深く沈潜したという事実は、もはやかの前自然の酩酊に容易には後戻りのできないことを示しているし、またオリエントの技術にしばしばみられたような形での科学と呪術との雑炊と異なって、科学と哲学的思弁との混淆ないし相互の越境は、幸いにも内在的な調整の契機をそなえているとみてよいだろう。やがてギリシャの土壌に自然科学の花が咲いたのも不思議なりゆきではなかったと言わねばなるまい。

ここで本書の主題にかかわる一つのことを注意しておこう。自然哲学の最盛期にそれとほぼ並行して、医学は、次章にあらためて述べられるように、呪術の世界とは袂を分った形で着々とその地盤を固めつつあった。たしかに上にみたすぐれた哲学者たちがしばしば医者でもあったことは事実だが、わたくしのここで言うのは、多くはそれと別途の有名無名の医者たち[2・24]の仕事についてである。それはかの呪術的、宗教的の要素を払拭した経験的、合理的の医術と医学であった。どうやらギリシャ科学の先頭をきったものは、ほかでもないわれわれの医学であったようにもみえる。一つにはそれはあの自然学、宇宙論とは性格を異にして、いつも個々の病人が目の前にあって誰かの助力を待ち焦がれている、という医療の緊急性とその強く技術的な性格とが、人にもって廻った思弁へと誘う余裕を多く与えなかったことに基づくとみることができよう。

もっとも、その医学の領域もやがてあの自然哲学の横波を強くかぶって、ともすれば思弁が経験をリードする傾向がしだいに現われてくる。しかも、一度そうなると、物理的世界とは異質の生物現象の極度の複雑さのゆえに、いったん忍びこませた自然哲学的思弁との悪因縁から容易には解放されずにとどまらねばならぬはめになった。しかも、いまも言ったようにいつも個別で具体的な現象と正面から対決しなければならない医療の性格が、それを思弁の誘惑から遠ざけている反面、そこに法則性への志向をとかくあいまいにする医学の宿命的な弱味がかたちづくられているのも事実である。それらがあいまって、一応先にスタートをきったはずの医学の科学としての成熟が逆に遅れをとって近代にまで推移する顛末をわれわれはおいおいに詳しく学ぶだろう。

第3章　ヒポクラテス

1　「ヒポクラテス集典」について

ヒポクラテスと「ヒポクラテス集典」(Corpus Hippocraticum)の話に入る前に、その背景となっているギリシャ医学の初期の動向を一瞥しておきたい。

誰もが病気の治療に当ることができたギリシャでは、医者たちのほかにギュムナステース(γυμναστής, gymnast)とよばれる闘技の教師たちが、外科的治療はもとよりしばしば簡単な医療をも行った。[3・1] ほかにもたとえば薬草採集者(ῥιζοτόμος, rhizotomist)、その他広義の医療を分担するいろいろな業態があった。実を言えばそうした種類の手がるに相談できる技術者の役割なり、それとは本性の違ったいかさま師(quack)などの出現の必然性、ないしはある意味での存在理由については、いつも、それらがうまれた社会の分析、とくにそれを要求した患者側の状況——その貧困と心術など——に溯って論じなければ対象をとりのがすおそれが多いのだが、その種の論議にはここではしばらく立ち入るまい。

そうしたいわば低水準の業態とみずから区別して、一応型のできた教育課程[3・2]をもち、規約ないし職業倫理[3・3]を掲げ、初期形態ではあっても専門職(プロフェッション)としての自覚をもった医師の団体が、前五世紀のはじめごろまでには、ロドス島、クロトン、シチリアのシラクサ、キュレネ、クニドス、コスなど、あちこちの植民地に成立していた。そのあるものはアスクレピアドとよばれたが、前にも記したようにそれはかならずしも神殿との関係を意味しない。

それら各地の新しいタイプの医者たちはそれぞれ伝統を異にする別派を構成した。たとえばクニドス派とコス派との間には後に述べるような顕著な学風の相違があったし、クロトンのそれには当然予期されるようにピュタゴラス教団の思想の強い影響があった。だがいずれにしても、それは医学の歴史の上で、新しいタイプの医者たちの出現であったと言ってよい。わがヒポクラテスはその一つ、コス派の巨頭であった。

古今東西——蘭学移入後の日本をも含めて[3・4]——医聖ヒポクラテスの声名はきわめて高いが、もちろんそれには充分の理由はある。だが、正確に考えて、ヒポクラテスとは誰で、そしていかなる医者であったのだろうか。

前五世紀の後半に小アジアの西岸に接したコス島で生まれたアスクレピアドの一人にヒポクラテス(Ἱπποκράτης, B. C. 460–?)とよばれた評判の高く人格のすぐれた医者がいて、アテナイその他各地をめぐっていわゆる巡歴医(itinerant)として医業に従事した後、テッサリアのラリッサで死んだ。それはソクラテス(B. C. 469–399)とほぼ同世代、つまり古典ギリシャの学芸の絶頂期であったあの絢爛たるペリクレス時代に該当している。伝記としてこ

こまではまず問題がない。[3・5]

ヒポクラテスの名はすでにプラトンの対話篇[3・6]の中に出ているし、またアリストテレスが有名な「政治学」の中で彼の名をすぐれた医者の代表といったような意味合いで引用している[3・7]のをみてもわかるように、彼は早くから遠近に有名であったらしい。それが、やがてヘレニズム期に編纂されたあの不滅の医学論集に彼の名が冠せられたゆえんでもあったろうし、さらにはその集典を綿密に研究したガレノス[3・8]をして「もっとも卓越した医人にして哲人」(ὁ ἄριστος ἰατρὸς καὶ φιλόσοφος)あるいは「すぐれて神々しいヒポクラテス」(ὁ θειότατος Ἱπποκράτης, the most divine Hippocrates)[3・9]とまで歎ぜしめるに至って、その声望はまったく確立したようにみえる。しかし幸か不幸か一面そのことが彼をしだいに伝説的な人物に仕立てあげる結果になって、すべて後世の作である彼の伝記――最古のものはエペソスのソラノス(AD二世紀)のそれでその後の記述の主な拠りどころとなっていると言われる――の信憑性をうすいものとする。

だが幸いにもわれわれの前にはかの「ヒポクラテス集典」[3・10]なるきわめて貴重な資料が残されている。とにもかくにもいまそれを検討してみなければならない。

今日われわれの手にある「集典」の諸篇をすべてヒポクラテス自身の手になるものとする素朴な考え方、つまり、それを無検定に「ヒポクラテス著作集」と同定する見解は今では支持者を失った。

「集典」の編纂は、前三世紀ごろプトレマイオス王朝の官命によってギリシャ全土から有名なアレキサンドリアの図書館に集められた医書をもとにして――コスでヒポクラテスの開いた「医学校」の書庫の蔵書が核になったろうという説がある[3・11]――行われ、その後時代とともにかなりの変貌があったものと推測される。

それらはおよそ六十篇の無署名の文書よりなり[3・12]、イオニア方言で記され、大多数が前五世紀から四世紀にかけて前後百年あまりの間に執筆されたものと推定される。現存の最古の写本はAD十世紀から十五世紀ごろのものである。(本文批評(テキストクリティーク)の概要に関してはジョーンズを見よ[3・13]。)その内容はかなり雑多で、あるものは形の整った教科書ないし論文だが、病歴集、研究ノート、講義の書抜き、素人向けの医書のほか、哲学者、とくにソピストの医学論――ヒポクラテス自身ソピストのゴルギアスの弟子であったという説もある――といった種類の文書までも含まれている。中で多少とも正規の医書の形をとったものをとり出して眺めてみても、かなり粒の揃わない印象をうけるが、とくにめんどうな問題は、それと明記されているものを含めてその多数がコス派の医書には相違ないとしても、明らかに他流、たとえば有力なクニドス派、あるいは前記アルクマイオンやシチリア派などの手になるとみられるものがしばしばそこに入りこんでいる、という事実である。それらの内容はかならずしも瑣末な異同にとどまらず、往々医学、医術に対する根本的な姿勢にかかわる深い亀裂をさえ示しているのである。しかも、今に伝わる古代文献一般の例にもれず、所持者たちの勝手な改編、挿入などの手続きがしばしばそこに加わっていて、話をもう一つやっかいなものとする。したがって、いわゆる「ヒポクラテス集典」の中からどれをヒポクラテスの真正な(genuine)著作として摘出するかという問題がすでにガレノスの昔から——当然今日に至るまで——多くの学者の頭を悩まし続けてきた。[3・14]

上にも記したように、われわれは、いま問題の「集典」の諸文書を除けば、昔コス派のアスクレピアドの一人にヒポクラテスとよばれる名医がいた、というほかにはその伝記に関してほとんど実質的の知識をもたないわけだから——年代の近いプラトンとメノンの該当個所がヒポクラテスなる人物が実在した[3・15]か否かの論をめぐってよく引用されるがそれにはむずかしい問題がある——上記の問いに対する答は「集典」の内的な根拠にたよるよりほかはない。その意味でたとえばローブ古典叢書で碩学ジョーンズ[3・16]が、「予後論」、「急性病の養生法」、「流行病I」、「同III」の四篇を分析して、文体、思想内容などからそれらを古典ギリシャ盛期の同一著者——当然ヒポクラテスという名では断定していない——の筆と推定し、他の諸作品との関連に説き及ぶとき、そこにはよくある一人合点のヒポクラテス礼讃の危なかしさから遠い学問の方法があるとわたくしはみる。およそそうしたてだてを尽して集典を徹底的に分析することこそヒポクラテスについて語る人のまずとらねばならぬ手続きであるに相違ない。

もとよりそれにはおのずから一定の制限がある。だがそうした史料上の吟味を回避して結論を手早くえようとするならば、ヒポクラテスなる歴史的の人物がいかなる医学者、医者であったかを何ほどかあらかじめきめてかかった上、その恣意に発したものさしで「集典」を裁断するよりほかはない。史家エーデルステインがきびしく指摘しているように、[3・17]「彼が哲学者であったか単なる実際家であったか、さてはドグマティスト(後述)、経験主義者、懐疑論者、あるいは、液体病理論者またはプネウマティストの一人であったか、外科医であったか、理論科学者であったか」を人がどのように了解するかによって、どれとどれとを真正のヒポクラテスの作品とするかはおのずから大幅に変ってくるはずである。だが、おちついて考えてみれば、いま記されたような問題の答をえようとして人はまず真作の鑑定書がほしかったわけだから、話が堂々めぐりになってしまうのである。

こうしたディレンマは、やがて次節以下でみるように何とか実際的な解決を求めるよりほかはないように思われるのだが、わたくしがこのような煩瑣とみえる論議をあえて本書の中にもちこんだのは、一つには次のような理由に基づいている。

本書でも後にたびたびみるように、医学が行き詰まったりどこかに迷いこみそうになったりした場合に、古今判で押したようにもち出されるスローガンは、「ヒポクラテスに帰れ」(Zurück zu Hippokrates!)であった。それは正しくまた賢い、と言ってよい。だが事情が上のようであってみれば、人めいめいがもつヒポクラテス観はしばしば各自の主観によって濃く彩られる可能性が大きい。それが人々の議論のくい違いをもたらすのも困ることだが、もっと悪いことには、人めいめいがつくり上げたヒポクラテスの理想像を敬仰することによって、おのが偏見、短見の裏書きをえたとする錯覚に陥る、といった事態が往々にしてみられるのである。ヒポクラテスを新たな祭儀(cult)の対象とすることは、およそヒポクラテスの精神からは遠いとしなければならないのだが、ましてそこに実はヒポクラテスが不在だったとすれば、そのオマージュは滑稽でしかない。

2　ヒポクラテスの医学(1)

前節に述べたことを一応底に置いて、ここで「ヒポクラテス集典」に含まれる作品の文献学的批判に関する先進の成果を借用して、それらの間からどんなヒポクラテス像が浮んでくるかを考えてみよう。多くの問題が残されているにはしても、それらの背後に一人の巨大な、徳の高い人物が、深い洞察の上に立ったすなおで健全な医術を体現していたことはどうやら否定できないように思われる。もっとも仔細に眺めたときにそこにうまれるかずかずの矛盾を一人に背負いこませないためには、むしろ、ヒポクラテスなる傑出した医師に率いられたコス派の医者たちの医学の内容を問うという形でことを処理するのを正確とすべきだろう。記述を簡単にするために以下にヒポクラテスとよぶのはおおむねその意味である。

「流行病I」、「同III」(Περὶ ἐπιδημιῶν α', γ')」の二篇はいわゆる真正作品のリストからいつも漏れない重要な著作である。「気象条件」(κατάστασις, epidemic constitution)——医学史の上でたいそう重要な意味をもつこの概念については後を見よ——の論議と並んでその内容の大きな部分を占める病歴集は、そのままの形での発表を予期しなかったろうと推測されるふしもあって、繁簡は一様ではないが、そこに示された観察の精密さ、記述の的確さは人を驚嘆させる。それらの病歴(clinical histories)には病気の過程、時間的の継起が仔細にたどられていて、それは後にも言及するようにヒポクラテスの生物学の性格を示唆している。彼の観察眼のたしかさ、鋭さは、これも「集典」の中で指折りに重要な著作の一つである「予後論」(Προγνωστικόν)の、そこでは継起というよりはむしろ種類別に眺められた症候の角度からみた記述についてもまったく同様である。観察された事実を出発点とする経験的な医術というヒポクラテス医学の特質の表明を人はここにみるだろう。

この、医術において観察と経験とがもっとも重んぜられなければならない、という趣意は、「古流の医術について」(Περὶ ἀρχαίης ἰητρικῆς)というしばしば「集典」の劈頭に置かれている論文の強調するところであった。もともと経験を尊重した「古流医術」は、哲学者たちによって迷路に入り、もとの面影を失ってしまった、と彼はきびしく非難する。そこにうまれたのはすべての人々の病気や死を、たとえば対抗する性質、(作用)(δύναμις)[3・18]としての「熱と寒」、「乾と湿」、「甘と苦」というような、ほしいままに設けた仮説から演繹的に説明し、処理しようとする「新しい」傾向である。いまここに仮説(hypothesis)と直訳されたὑπόθεσιςには前記ジョーンズの訳が採っているように、むしろ要請、根本原理(postulate)という訳語を当てるのが妥当だろう。それは近代科学の有力な方法の一つとしての仮説とは異なり、経験を離れたところでそれを基礎に(ὑπο-)置いて(τίθημι)論理を構築する原理であった。

この傾向がとくに斥けられなければならないわけは、医術(ἰητρική, ἰητρικὴ τέχνη)なるものが、ほかでもない人の病気という「きわめて重大な実地の」機会に出番をもつ技術(あるいは科学、τέχνη)[3・19]にかかわっているからである。それは天上や地下の話と違って(第一節)実地に真偽をためすことができる。しかもからだに由来するいろいろな悩み(παθήματα)は万人の経験であって、その成り立ちの原因や進行のしくみは誰にも「わからせ、納得させることのでき」るはずのものでなければなるまい(第二節)。彼の思想はまことに平明、健康であった。

だが、前章以来述べてきたことを思い出せばおよそ了解されるように、彼と彼が批判の的としている哲学者たち――あからさまにここでその名の挙げられているのはエンペドクレスだが[3・20]――やその影響下にある医者たちとの間の見解ないし方法の相違は、見方をかえれば、ともに呪術から解放された、大きくみれば同じ陣営に属する学者たちの間のいわば主導権の帰属の問題であったとうけとることもできよう。それはいわば二正面作戦であった。その点をはっきりさせるためにしばらく目を転じて別の作品を眺めてみたい。

「神聖病(Περὶ ἱερῆς νούσου)について」という有名な論文がある。これは後述のこれも名高い「空気、水、場所について」と同一ないし同系の筆者によるものと推定され[3・21]、前記「流行病I」、「同III」、「予後論」、「急性病の養生法」の一群とは同じ手ではないまでも、広い意味での真作の一つとして認められているものである。ここに言う神聖病とは今日の癲癇をさすものと一般に理解されている。もちろんいろいろな形の神経性の発作もしばしば混同されてはいたろうが、ここではそれを深く訊す必要もない。

当時世に広く行われていた見解に逆らって、彼はこの病気が憑きもの(possession)あるいは神業によるものではなしに、他のいろいろの病気と同じく自然的原因によるものであることを強調する。病気のあるものは自然的であり、あるものは神的であるという二元論を彼は斥け、すべてを統一的な自然の中で考えようとする。たしかに奇態な病気には違いないのだが、それを神聖化して実は神を隠れ簑に使い、身すぎ世すぎをしている呪術師や山師たちを批評する彼の言葉(第二—四節)は痛烈をきわめる。彼は怒ることを知っていた。

彼はこの病気が脳に発する[3・22]——さらに溯っては遺伝と季節その他環境にその原因があるとされている——こと、そこから溢れた粘液(次節参照)が生命現象を支配しているプネウマ(πνεῦμα)の通路である脈管(φλέβες)をふさぐことによってそのさまざまな症状を説明する。このまことに印象ふかい論文はヒポクラテスの医学に対する姿勢を明確に物語っているようにみえる。

わたくしはしかし、いまこの文書に説かれている病理発生論(パソジェネシス)に深入りするのを避けよう。それは上に一言したプネウマにアクセントが置かれて後に述べる体液の比重が軽いという点で、ヒポクラテス論のきわめて重要な一面に触れているのだが、その問題を仔細に考察するためには、ここでbreath(Jones, Adams), spirit(同じくAdams)、「呼吸」(小川)などと訳されているプネウマ(πνεῦμα)という、前章でも触れたようにたいそう古い起源をもち、しかも後々こみいった発展をとげた観念のヒポクラテス的理解について[3・23]、また彼の病理学における後述の体液説とプネウマとの関係について、さらにはまたそれらの出所である諸著作の文献学的問題などにわたって仔細な考察を必要とし、残念ながらこのような通史の枠にははまりきらないからである。

癲癇の発作というようなまぎれの多い対象に対してすらヒポクラテスがいま述べたような腰のすわった姿勢を示したことは、彼が、あるいはコス派の医者たちが、呪術的世界とは無縁な心術の人々であることを人に思わせる。だがその意味では前にわれわれが学んだイオニアの哲学者たちもまったく同じではなかったろうか。人知の歴史においてギリシャと古代オリエントとを画する一線がそこにあることはあらためて言うまでもない。われわれは、前述の「古流の医術について」におけるヒポクラテスの「新しい」医学に対する非難がかならずしも哲学そのものに向けられていたのでなしに、その哲学を医学、医術の領域にそのまま持ちこむことにあったことを注意すべきだろう。わたくしがさきに主導権争いと言ったのはその意味であった。

岐れ道は次の点にあった。哲学者たちは[3・24]、「人間とは何か」(τί ἐστιν ἄνθρωπος)を知らない人は医術を知ることができないと説く(「古流の医術について」第二〇節)。言いかえれば、人間の自然(ピュシス)についての知識を医術の前提とする。そのかぎりにおいてヒポクラテスにも異議はない。だが、その哲学的な医者たちが問うている「そもそも人間とは何であるか、最初どのようにして生じたのか、それは何からできているか」(同上、第二〇節)といった形の問い、つまり、その原始物質(primordial matter)と生成の秘密といった哲学的の思弁は医術にとっては何の関係もない、と彼は主張するのである。あの自然哲学者たちの関心が宇宙論(コスモロジー)から生物論(バイオロジー)へと移ってきたときにも、前にも触れたようにその観念的・演繹的な性格はそのまま保たれていて、それがまた医学にももちこまれようとする。ヒポクラテスはそれに強く反撥する。

だとすると、問題は彼がその代りに何を示しえたかにかかっているとみなければなるまい。

人間の自然(ピュシス)を問うことなしにはもとより医学ははじまらない。だがその知識は医術の実践から経験的に求められるほかない、と彼は考える(同上、第二〇節)。人の自然について問うことと医学とは彼にあってはほとんど一つのこととみられていたように思われる。[3・25]

だがその反面、不幸にして彼はなまの臨床的な観察——それが時代をこえて範とするにたる精確なものであったとしても——とその上に立つ直接的な推理のほかにはほとんど方法をもたなかった。しかも、しばしば指摘されているように、解剖学と生理学に関する知識の貧困はたしかに彼をもって代表されるコス派の大きな弱点であった。彼はこの「古流の医術について」の中でもかたち(σχῆμα)と作用(δύναμις)の問題に言及はしているが、それはとりあげるほどの内容をもっていないし、「集典」に含まれる解剖学、生理学上のいくつかの文書も、筆者の詮議もさることながら、実質的に問題にならない態のものであった。彼の主な拠りどころは、その長い豊かな臨床経験によって蓄えられた「人間の食べもの、飲みものに対する関係、その他の習慣に対する関係」つまり、言ってみれば[3・26]栄養と消化に関連した、おおむね正確ではあっても初歩の知識にとどまっていたものと思われる。それは彼らが自負したように「ほかならぬ医術そのものの全体を正しく把握した」[3・27]などと言うには残念ながらはなはだ遠いものであった。

そのことが実はヒポクラテスないしコス派の医学、より正確に言えばその病理学の弱点を構成していたのは余儀ないことでもあった。それはどのような病理学であったのか。

3　ヒポクラテスの医学(2)

今日の言葉で言うならば、人間を一つの開放系としてとらえる理解は、ヒポクラテスの生物学、ひいてはその病理学のすぐれた特質とみるべきものであった。[3・28] おのずから環境論が彼の愛好する大きなテーマとなる。

「空気、水、場所について」(Περὶ ἀέρων, ὑδάτων, τόπων)という有名な論文にはその思想がきわめて明確に表現されている。この文書はほぼ二つの部分よりなり、その後半は人の体質、気質などに及ぼす環境の影響について論じた興味ある記述だが、前半は土地土地の季節、気候とその変化、水、など、環境諸条件の病気の発生および経過に及ぼす影響が精細に述べられている。いささか断定的な筆致が気になると言えないこともないが、それは病気をまったく自然現象としてとらえ、しかも、環境のもつ重い生物学的意義をはじめて明晰に指摘した古典的論文であるということができる。前記「流行病I」にも同じ趣旨の論があった。

したがって、病気の自然的原因としては、食事その他の不摂生、不健康な職業、季節、気候の不順、などがまず挙げられなければならない。だが、上の神聖病の場合にも触れたように、彼は遺伝、体質などが病気の成立にしばしば大きな役割を買っていることもまた見のがさない。それはすぐれた臨床家として、個々の患者についての観察をゆるがせにしなかった彼——それをヒポクラテスの Individualismus(3・29)(個別主義、個体性尊重)とよぶ人がある——の大きな長所であった。

こうしてみると、ヒポクラテスの病因論の見当が今日の眼でみても基本的にきわめて正確なものであったことを人は知るだろう。しかもその病因論はその後の病理学の歴史がどうしたわけかしばしばどこかに置き忘れてしまう重要な話題であった。

もとより病因(エティオロジー)は未だ病気そのものでないばかりか病気の成り立ち、病理発生論を教えるものでない。病気は彼においてどのように理解されたか。

病気をヒポクラテスは身体の平衡のみだれとみる。それは明らかにかの「虫」や「神罰」の世界とは訣別していて、前にも言ったようにイオニア、シチリアの哲学者たちと共通する面をもっていた。同時にそれは、基本的には今日のわれわれの病気観にも通ずるふしがあるとみてよいだろう。問題はむしろその先にあった。

そのような平衡の攪乱を、前にも触れたように、アルクマイオンは、寒・熱、乾・湿、というような対抗する性質、作用(δυνάμεις)のどれかの専制(モナルケイア)に基づくものと考えた(3・30)。だが、平衡あるいはそのみだれ、と言うからには、何が平衡するか、つまりその実質が問われなければならない、と彼は考える。それは原理(アルケー)から話をもってゆく哲学者(形而上学者)と違った科学者ヒポクラテスの立場であった。そこにもち出されたのが、後世まで医学の主流となったかの体液(humors, χυμοί)の説であった。

体液の思想は前記の「古流の医術について」にもかなりはっきり記されてはいるが、そこではその種類なり数なりはまだかならずしも明確に限定されていないし、「集典」中の他のいくつかの著作についても事情はほぼ同じである(3・31)。それが有名な血液、粘液、胆汁、および黒胆汁(3・32)の四つの体液(3・33)の形で後世に伝えられたのは「人の自然性について」(Περὶ φύσιος ἀνθρώπου)という著者のはっきりしない——それをアリストテレスは部分的にヒポクラテスの女婿ポリュボスの作とし、後述のように四体液説を祖述したガレノスはその論文全体をヒポクラテスの真作とする——著作に明記されている(3・34)。少なくともこの著述にみるかぎり、ヒポクラテスにとって人の自然性あるいは「自然(ピュシス)」——「それら〔の模様〕によって〔人が〕病みもしすこやかでもあるところの」(καὶ ταῦτ᾽ ἐστὶν αὐτῷ ἡ φύσις τοῦ σώματος, καὶ διὰ ταῦτα ἀλγεῖ καὶ ὑγιαίνει)(3・35)——とは四つの体液にほかならないものと理解されていた。

それらの四つの体液が調和した「混和(クラーシス)」(κρᾶσις, blending)の状態にあるときに健康が保たれるが、その混和が失調に陥った場合そこに病気が成立する。混和の変調の結果が局所に集中した場合におこるさまざまの局所的な病気を彼がみのがしているわけではない(3・36)が、それにしても彼の関心が多く全身的(システミック)な病気にかかっていたことは争われない事実で、それはこの辺にはじまるいわゆる液体(体液)病理学(humoral pathology)の基本的な性格を形成した。

いま言った体液の正常な混和は、人体の内在熱(ἔμφυτον θερμόν, innate heat)(3・37)——生体の起動力であるこの内在熱は心臓にその座があるとされる——による「調理」(πέψις, coction 小川訳では煮熟)の過程によって成立するものと考えられている。もっともこの見解の戸籍調べについてはいろいろむずかしい問題がないではない。(3・38)

二、三の重要な問題をここで指摘しておこう。それはこの文脈での病理学の話だけにとどまらずに、溯ってヒポクラテス論の根本的な問題とかかわっている。

さきにも触れたように、彼は単に諸作用(デュナメイス)(性質)の対抗を論ぜずに、何が調和し、またみだれるか、を考えようとした。しかも彼の説く四つの体液は、かのエンペドクレスにおける根源物質(アルケー)としての四元素——水、火、空気、土——とは異なって、彼の豊かな臨床経験に基づく(3・39)ところの、そのまま現実に存在する物質として理解されていた。もっとも、偶然の符合かもしれないが体液が四つという数をもっていたり、後世ほど図式的ではないにしてもそれらの体液と寒熱、乾湿の諸性質との関係が論ぜられたりしている辺に、著者自身が考えているほどそれが「哲学」から脱却していたかどうかについては、いろいろ異なった見解もあるだろうが、(3・40)それにしても彼が新しい道を志向していたことはまちがいがない。

ところで、さきにも指摘されたように、彼(コス派)には解剖学が欠けていて、おのずから生物学的な構造の観念が薄かったから、そこに体液といった、いわば質的(3・41)な見方が正面に出てくる。もっとも、体液とその病理とについて考えたのはヒポクラテスがはじめてでなく、おそらくエジプトに由来する長い伝統があったらしい。(3・42)外から出入りする空気と、血液、胆汁、などの体液とが医学の物質面に目をつぶらない先達たちに恰好な手がかりを提供し、「科学的な」考究を促す機縁を与えたことは納得しやすい話である。

ヒポクラテスの言うところの調理(ペプシス)(coction)とか混合(クラーシス)(blending)とかいう「料理人的」(3・43)な言葉が何を意味するかはしばらく措いて、たしかにその液体病理学説が物質の——それも観念的な元素でなくして具体的な生物質の——変化を考えているという意味で、病理化学を先き取りしていると言えなくもない。しかしその反面、さきにも触れたように構造観念の稀薄な彼にとっては人体の自然(ピュシス)とは体液で言いかえられるもので、有機体(オルガニスムス)——器官(オルガン)をもつもの——の観念が稀薄であったことが、ヒポクラテスの生理学、病理学の本質的な弱点をなしていたことは否まれない。

ヒポクラテスの液体病理学説はそのいわゆる「分利」(κρίσις,

crisis)の話をおいては完結しない。(3・44)

　さきに臨床的な病歴についての彼の正確な観察を紹介したが、病気を一つの過程(プロセス)として眺めたところに彼のすぐれた洞察があった。そこに病理学者ヒポクラテスの真面目があった。

　彼の関心の中心を占めていた急性の熱病——マラリア、かぜ、肺炎、肺結核症、等(3・45)——の経過を彼は上の液体病理学説に基づいて次のように説明する。

　前記「流行病Ⅰ」で詳述されている外界の「気象条件」(流行条件)(κατάστασις, epidemic constitution)その他、外界からの影響で前述の体液の混和(クラーシス)が破綻したとき、そこに熱病が成立する。鼻汁や膿や、尿の変化などはそうした体液の失調の表現であるが、熱(fever)は身体の反応(reaction)として正しく理解されている。

　そうした異変が前記の調理(ペプシス)の過程によってもとの平衡の状態にまで引き戻されれば、病的生産物は大量の尿、発汗などに伴って体外に排出され、病気は回復する。それは「分利」(κρίσις, crisis)とよばれ、通例ほぼきまった日数で急に登場する。人はここであの急性大葉性肺炎などでこの分利(crisis)——それは言うまでもなく危機ではなしに勝利の時である——という概念が今日でもほぼそのまま伝承されていることに思い当るだろう。それは確かな臨床観察の上に立った説明であった。もっとも「流行病Ⅰ」(第二六節)や「予後論」などで、彼が予定された分利日について論ずるとき、いささか数を弄ぶきらいがあって、そこにピュタゴラス教団の数の神秘に関する思弁の影響——さらに溯ってもしかしたらメソポタミアの思想の残響——を認める人もあるのだが、ここではその問題を問いつめるにも当るまい。

　体液の「混和(クラーシス)」を司り、また、異変に際してその平衡を回復させる生体の内在的のしくみを彼は人の「自然」(φύσις, nature)と理解した(3・46)。自然は彼にとって物質であると同時に人体の法則性であったとみてもよいだろう。イオニアの哲学者たちがさまざまな思弁を試みてきた自然(ピュシス)という概念が、医学者ヒポクラテスによってすぐれて経験的な内容——人はもしかしたらホメオスタシス(3・47)という近代生物学上の概念を連想するだろう——を与えられていることが注目をひく。

　「自然は病気の医者である。」(Νούσων φύσιες ἰητροί)(3・48)

　究極的な原理——それは物質なり作用(デュナミス)なりの形をとることもある——をまず設定して、それから論理的に演繹した帰結をもって病気を截断しようとする哲学の影響をうけた「新しい」医術の弊を鋭く見抜いて、経験的な事実のかかわり合いに病気の説明を求め、その説明を再び経験によって検証する手続きに一貫してたよろうとしたヒポクラテスの姿勢はきわめて高く評価されなければなるまい。その意味で彼は医学、医術の領域に現われた最初の偉大な科学者であったと言ってよいだろう。もとよりそこには、上に記したところからも何ほどかうかがわれるように、時代の制約による方法の貧しさが目につくのは余儀ないことであった。

　少々意外なのは、「集典」中の主要な著作にみるかぎり、この液体病理学説が臨床家としてのヒポクラテスの実技にあまり強い指針となっているようにはみえないという事実である。液体病理学説が医学、医術における錦の御旗となったのはどうやらガレノス以来のことであるらしい。

4　ヒポクラテスの医術

「指針」(Παραγγελίαι, Precepts)という題の一篇は「集典」の中で真正とみなされる作品の数には入らないが、その中にある(第四節)次の有名な言葉は医学の父とよばれるヒポクラテスにふさわしい重みとそして光輝とをもっている。いわく、

「人への愛の存するところには、またいつも学術への愛がある。」[3·49] (ἢν γὰρ παρῇ φιλανθρωπίη, πάρεστι καὶ φιλοτεχνίη)

高い倫理感と知性の尊重との美しい結合の表現としてこれは記憶に値いする。医術の理想がこれほど的確な言葉で語られたためしをわたくしはほかに知らない。

医術(ἰητρικὴ τέχνη)が言葉の通り癒しの技術であるならば、それにかかわるすべての営みは治療(therapy)ないし正しい処置(treatment)へと収斂するものでなければならないはずである。その認識はもちろんヒポクラテスにおいてもきわめて明晰であった。

ところで、合目的の処置の第一歩は的確な診断にはじまるということは今日ではほとんど自明のように考えられているにもかかわらず、ヒポクラテスないしは彼によって代表されるコス派の医者たちがそれに大きな注意を払うことなく、予後(prognosis)がその関心の全部であった、という医学史教科書によくみられる記述はわたくしたちを当惑させる。しかも一方その診断に大きな努力を注いだクニドス派が型にはまったように史家たちに貶しめられているのはどうしたわけだろうか。いまこの点を中心にヒポクラテスの医術の特質を探ってみたい。それはその後の医学論のたいそう論議の多い問題の一つともかかわっている。

あらためて言うまでもないが、技術(τέχνη, art)こそヒポクラテスの持場と自覚するところであった。そのテクネーという言葉は科学(science)から職人仕事(craftsmanship)までかかわる幅の広い意味をもっていたと解すべきだろう。[3·50] してみれば、「悩み」の中にある病人に対したとき、ことがほかでもない医術であるからには、彼がすべて治療を中心にものを考えたと推測して無理はないはずである。それは、もろもろの精密な臨床検査手段を駆使して、「病名」の決定を往々自己目的にしかねないいわゆる現代医学に比べて、むしろ医学の原点に立つものと評価されてよい。別の言葉で言えば、彼は呪術師や神官の世界に漂っていた医術をはっきりと世俗化(secularize)させたが、まだあの不幸な専門化(specialization)の方向を強めない古きよき時代の子であった、と

言うこともできよう。

経験的な治療は、たとえば前記パピルス・エーベルスにみるように、すでに呪術の世界と訣別の徴をみせていたあのエジプトにおいても、多くのレパートリーをそなえた薬物療法の形で、すでになにほどか確実な地歩を築いていたことは事実である。だが、経験的・合理的(empirical-rational)なヒポクラテスにとっては、治療は単なるあてがい扶持の薬剤の投与であってはならず、病気とは何か、その回復はどのようにして実現するか、の科学的な理解の上に立つものでなければならなかった。

前にも言ったように、彼は病気を外から人に臨む「実体」として[3・51]でなく「病んだ人」として眺める、言いかえればそれを人の状態として把握する。それは彼の理解によれば、局所的なできごとである前に全身的な異変、とくに体液の変調であった。それを招くものは、さきに記したように主に気候の変化、不適正な食事、その他外界の激変であるとされる。したがってまずその原因を除くことこそ治病の要諦でなければならない。そうした原因が除かれたとき、人体はその自然(ピュシス)(前節を見よ)に従って、かの体液の混和のみだれ(δυσκρασία)を正しい混和(εὐκρασία)にひき戻して、病気はそこに回復に向うだろう。医者の任務は人体にそなわったその自然治癒のはたらき――後人言うところの vis medicatrix naturae[3・52]――を助長すること[3・53]、つまり養生法(δίαιτα, δίαιτημα, regimen)でなければならない。それはまことに筋の通った考え方であった。

ところで、人が外界とかかわるもっとも重要な媒体の一つは言うまでもなく食物で、それはまた体液の源でもあると考えられる――たとえば「古流の医術について」を見よ――ところから、彼は食餌療法をとくに重視する。

「急性病の養生法」(Περὶ διαίτης ὀξέων)という「集典」中の重要な著作の中ではとくにこの見解が詳述されている。さまざまに工夫された食餌が病人の状態の綿密な記述に合わせて指定される。後にしばしばこの論文の別名とされたプチサン(πτισάν, ptisan)とよばれる大麦の重湯ないし粥のような食物がとくに推奨され、また飲物として蜂蜜水(hydromel)、酢入りの蜂蜜水(oxymel)などの用法が詳しく指示される。処置としてはほかに温罨法、入浴、灌腸――後世盛んになった瀉血はここではまだあまり頻繁には行われてないようにみえる[3・54]――下剤その他薬剤の投与、などさまざまの工夫を含んでいる。その注意ははなはだゆきとどいていて、たとえば個々の患者の日ごろの習慣を重んじた食事回数の指定、睡眠に対する注意、など、古代、中世の紋切型から遠いその臨床的な配慮は、コス派の医者たちの訓練のほどを偲ばせている。しばしばくり返される「時期」(καιρός)に関する適切な指示はあの有名な「生命は短く……」にはじまるアフォリズムの中の一齣「機会はすぎやすく……」(ὁ δὲ καιρὸς ὀξύς)をはからずも思い出させるだろう。

上にも一言したように、コス派が薬剤を知らなかったわけではない。が、下剤にしても吐剤、利尿剤等にしても、すべて上述の趣旨にそった養生法(regimen)の補助手段として解されたのであった。養生法は、少なくとも明晰に意識され、ゆきとどいて組織された形では、ヒポクラテスのはじめて教えたことであったとみてよいだろう。

誰でも気づくように、上の話では病名がいっさいスリップしていた。たしかにたとえば前に記した「流行病」の論述の中には三日熱、四日熱、焼熱、脳炎、肺癆などの言葉のみえているのは事実で、彼が病気の区別を立てなかったわけではないが、「急性病の養生法」における治療法の説述に際してはそれはほとんど考慮されていないようにみえる。

これに対してコス派と双璧をなすクニドス派――ヘロディコス、エウリポンなどの名医がそれに属していた――は診断をもっとも重んじたことがよく知られている。われわれは、オリエントや西イタリアの医学の影響を深くうけたこの古い歴史をもつ有力な学派について残念ながら知るところが貧しい。[3・55] コスとは地理的にも近接して、相互に縁の深かったろうと考えられること――ヒポクラテスもその地に学んだことがあると推測されている――は、「集典」の中にクニドス派の文書、[3・56] ないしは部分的の插入とみられるものがかなり多く含まれているのをみてもわかるが、不幸にもその派の主著とみられる「クニドス派要綱」(Κνίδιαι γνῶμαι, Cnidian Sentences)――エウリポンの作と伝えられる――が失われて、主として前記「急性病の養生法」の中にみられる、つまり対抗するコス派の学者の手になる論争的な記述からその内容を想像しなければならないという事情[3・57]が、公正な判断を損う惧れの大きいことを充分考慮しなければならないだろう。

クニドス派にいつも向けられる批判[3・58]の第一は、彼らが患者の症状(symptoms)を無検定に指標として、病気の細別と分類をこととした、という点にかかっている。ガレノスによれば彼らは、胆汁病を七つ、膀胱病を十二、腎臓病を四つ、腸狭窄を十二、等々というふうにこまかな区分を試みたという。

たしかに上の「急性病の養生法」の著者が論難するように、そうした現象面からみるならば、種類の違う無数の病気が存在するというおかしな話になってしまうし、それに対して彼ら――その時代のと言いかえるのを正確とするだろう――の用意する治療手段はいかにも貧しい。だが、今日の眼でみれば、病気を分類しようとする、より正確に言えば病気のカテゴリー[3・59]をまず立てようとするクニドス派の思考形式はむしろ医学の将来を正しく志向していたものと考えることができる。ただ不幸にして彼らのたよりとする手段の貧しさがその診断を無意味なものとし、それに基づいて合理的な治療に向かおうとする彼らの筋の通った方針を事実上むだな試みに終らせたものとみてよいだろう。

一方、コス派は上にも言ったようにひとまず病名ぬきで治療に取り組んだようにみえる。その指導原理は有名な「助力せよ、せめて損うな」(ὠφελεῖν ἢ μὴ βλάπτειν)[3・60]という言葉にほぼ尽されている。その底には前節で述べた人体の自然、あるいは自然治癒力

(vis medicatrix naturae)に関する正しい洞察とかたい信頼とがあった。

だから、その保全的(コンサーヴァティヴ)な治療に対しても、アレキサンドリアのアスクレピアデス[3・61](後述)をはじめとして往々痛烈な批判のあったことは事実である。わたくしはヒポクラテスを偶像化しないその批判に半ば同意したい。病気のカテゴリーに応じて治療の方途はそれぞれ異なる面の大きいのは当然だからである。にもかかわらず、クニドス派とコス派とを比べて、ヒポクラテスをもって代表される後者がより大きな名声を博したのは、筋道から言って一見より科学的であったようにもみられる前者が、時代の制約のゆえに不毛な努力を続ける結果に終ったのに対して、意識的にかあるいは直覚的にか、節度を守ってその中で最善を尽そうとした後者が、そのむしろ単調な手続きにもかかわらず、底にある深い生物学的・医学的洞察に支えられて、むしろ合目的にふるまい、おのずからより大きな実績に恵まれたためであった、とみることができるだろう。

両派の優劣を論ずることは、ことに前記のようにクニドス派に関する資料が乏しいだけに、あまり意味のあることではない。だが、クニドス派の鏡にコス派の医術を映したときに、ヒポクラテスの偉大さと、それに欠けたものがいっそうよく理解されるように思われる。その欠けたところを正しく補うことこそ、その後の医術のもっとも重要な任務の一つとなるものであった。

常識的な意味での「診断」(diagnosis)、つまり病名の決定をさしおいてヒポクラテスが予後の判定を重んじたのは争われない事実である。予後の問題が患者の最大の関心事の一つであるのは昔も今もたぶん同じだが、ことにまた多く巡歴医(イティネラント)として土地から土地へと移って生計を立てた当時の医者の業態がおのずから予後の判定をその重要な役目としたためであったとも言われる。よい評判(δόξα)がそうしてえられる。

だが「診断」という言葉を素朴な常識になずんで単に「病名の判定」とうけとるなら話はそれまでだが[3・62]、もしそれを、病人の現症を正確に把握する(γιγνώσκειν τὰ παρεόντα)という医学的により適切な意味[3・63]に理解するならば、それはヒポクラテスの深く留意し、またその卓越した腕前のみせどころであった。考えてもみるがよい。現状を正確に抑えずに誰が予後について語れるだろうか。それはもとよりかの星占いや臓卜によって前兆(オーメン)を語るのとはまったく異質の、科学的な予知(pro-*gnosis*)の前提となる資料でなければならないものであった。

今日でもそのまま通用するあの有名な「ヒポクラテス顔貌」(facies Hippocratica)[3・64]の記載を含む「予後論」(Προγνωστικόν)はヒポクラテスの傑作の一つに数えられるものだが、それは予後論には相違ないがむしろ臨床観察(clinical observation)の範例とも言うべきもので、医師ヒポクラテスの卓抜な資質をうかがわせる。体温、脈拍の測定、視診、触診、聴診、震盪診(succussion)などを駆使したその記述は見事である。そこにはクニドス派と共通する技法も多かったろうと想像される。病気を、既往から現状を経て明日へと進む生物学的な過程(プロセス)と解するヒポクラテスにとって、予後の判定はむしろ自然に浮び上ってくるものだったろう。そこには前に一言したように個別患者の個体性、についてのヒポクラテスの精密な観察があった。その個別の重視がまた彼の治療を、前述のような弱点は弱点として、意外に成功させたゆえんでもあった。彼は稀にみる臨床医家(clinician)であったのである。

いま言った臨床医家の仕事は、ヒポクラテスが正しくも自覚したように、本質的に技術(テクネー)あるいは手仕事(χειροτέχνη)であった。だがその技術に独特なのは、その対象がほかでもない人であるという点にあった。それは生物としてのヒトであると同時に「悩(パテ)み」の中にある人である。医者の仕事の大きな部分がそのヒトの病気の処理であることを軽くみてはならないけれど、彼が対面しているのが病人[3・65]であることを忘れては医術はそこに自壊する。この節のはじめに医師の倫理の話がもち出されたのはそのこととかかわっている。そしてまたヒポクラテスが後世医学の父と敬仰されるゆえんの一つはこの面での彼の稀な高みに達した教えにあった。

義務論(deontology)——ただしこの言葉は近代的のものである[3・66]——の分野でもっとも有名なのは例の「(ヒポクラテスの)誓い」("Ορκος, Oath)[3・67]である。それは今日でも往々典礼的な意味をさえもっている。この「誓い」は古くより一般に真正のヒポクラテス派の作品の一つと認定され、おそらくはコスのアスクレピアドの入会の宣誓文であろうと解されていたが、二、三解釈に難渋する問題の含まれていたのも事実であった。截石術(lithotomy)——ひいては外科手術一般——の禁制、毒の投与、人工流産の問題などがそれである。近年ではしかしこの「誓い」はコスあるいはクニドスのものでなくして、前四世紀以後に、後期ピュタゴラス派の医師の手になったものとする学説[3・68]が有力である。古代にはいろいろ抵抗がないでもなかった「ヒポクラテスの誓い」がしばしば医学教育のカリキュラムに組み入れられるまでにポピュラーになったのはキリスト教世界の成立後であると言われる。すでに体制と化したキリスト教会の徳目とそれがよく嚙み合ったゆえだろう[3・69]。往々、冒頭のよびかけ「医師アポローン、アスクレピオス……の名によって誓う。」が「イエス・キリストの父なる神、云々」に読みかえられて儀式に用いられた[3・70]。

この契約(covenant)とコード(code)とがうまれた社会的背景なり意義なりは別として、率直に言ってわたくしはこの「誓い」の倫理を評判ほどにには買えないのだが、「集典」中にはほかにも義務論の面でいくつかのすぐれた作品のあることを忘れてはなるまい。前記の「指針」(Precepts)、あるいはまた、その巻頭の一齣「生命は短く、技術(art)は長い……」(Ὁ βίος βραχύς, ἡ δὲ τέχνη μακρή……)——しばしば逆にして Ars longa, vita brevis——で周知の「アフォリズム(箴言)」(Ἀφορισμοί, Aphorisms)、さらには「学則」(Νόμος, Law)、「礼節」(Περὶ εὐσχημοσύνης, Decorum)、「医師」(Περὶ ἰητροῦ, Physician)など、一連の作品の中にちりばめられている珠玉のような言葉の底に、医術が、少なくとも個人を対象とするそれのかぎりにおいては、その後もめったにこえられなかった高みに達していたことを人は見まがうことがないだろう。それらの多くは若い医師ないし志望者に対する教育的の意図をもったものと察せられるが、その内容を正しく解釈し評価するためには当時の医師の業態、その競争者、ギリシャ社会の構造などについての何ほどかの知識が必要とされる。[3・71] ここではしかしそれに深入りしている余裕がない。

大ヒポクラテスの名に帰せられるそれらの作品の多くは比較的遅れて成立したものと推定され、たとえば「礼節」や「学則」にはストア派の、「指針」[3・72]にはエピクロス派の倫理学の影響がそこに認められるという。ギリシャの哲学もソクラテスをその先達としてようやく初期の自然哲学からその関心を人の倫理、人の認識に移しつつあって、医学に対するその影響もまた形をかえてきたことがわかる。有名な「(なぜならば)医者にして知恵を愛する者(ピロソポス)は神々にひとしい」(ἰητρὸς γὰρ φιλόσοφος ἰσόθεος)[3・73]という言葉は、そうした背景を置いて読まないと誤解を生ずるだろう。[3・74]

古来一般に真正なヒポクラテスの作品と認められているものに有名な「頭部外傷について」(Περὶ τῶν ἐν κεφαλῇ τρωμάτων)、骨折(Περὶ ἀγμῶν)、「関節について」(Περὶ ἄρθρων ἐμβολῆς)、「槓杆」(Μοχλικόν)、「診療室で」(Κατ᾽ ἰητρεῖον)など、一連の外科医書[3・75]がある。それは、内科と外科とが未だ後世の不幸な分裂を経験する前の幸福な時代の話に属していた。

それらは主として戦場、闘技場などで発生する今日の言葉で言えば災害外科にかかわる諸問題を扱っているが、骨折の処置、脱臼の整復、傷の手当て、包帯術、などについて述べたその記事はヒポクラテスないしコス派の外科の水準が驚くべき高さに達していたことを明確に示している。前にも触れたように解剖学一般については貧しい知識しかもたなかった彼らも骨および関節の形と機能については充分な心得をもっていた。

ギリシャの外科には長い伝統があったと考えられる——エジプトとの関係は薄くギリシャ独自の達成が大きいらしい——から、そこにはおそらくいろいろな面でクニドス派とも共通なものが多かったろうと推測される。クニドス派はまた婦人科学をもってもきこえ、「集典」中のこの領域の作品はその派のもの——伝エウリポン——と考えられている。[3・76]

彼らはまたさまざまの観血手術も行った。その診療室(ἰητρεῖον)に備えられた外科用器具の記載は彼らの高い技術をうかがわせる。実際的の成果という観点からみるならば、外科治療はヒポクラテス医学のもっとも注目すべき面と考えられ、その作品にはガレノスをはじめ古来それについての註解も多く、その後長い間それらは教典としての役目を果した。

余談ながら一言すれば、前一世紀にキティオンのアポロニウスが上記の「関節について」について書いた註解書は、[3.77] 挿図入りの医学書の最古のものの一つ——もちろん現存の写本はずっと後代のもので原図でないには相違ないが——として有名である。図解という近代ではルーティーンとなった工夫によってわれわれ[3.78]はヒポクラテスの外科治療の状況を如実に知ることができる。

第4章　ギリシャ医学の展開と集成（上）

1　ヒポクラテス歿後の医学とアリストテレスの生物学

前章で述べたヒポクラテスの医学と医術とはたしかに医学史上の一つの見事な再出発であった。もっとも、有名な「誓い」がピュタゴラス派の思想であり、義務論に関するすぐれた作品のいくつかは後のストア派やエピクロス派の倫理学に立つものだと強い論拠に基づいて言われてみると、歴史的なヒポクラテス(historical Hippocrates)の影がだいぶ薄くなるのは事実だが、少なくともその時代にコスを中心にはじめてヒポクラテスの名に帰一した高い倫理的な自覚をもつ医者の集団が形成されていたことは疑いがない。その意味は深かった。

しかも彼らは呪術師や神官とは質の違った技術(テクネー)をみがく職人(アルティザン)たちであった。おのずから経験的、合理的であることが彼らの流儀であった。彼らは空疎な思弁を斥けて、個々の病める人をその環境とのかかわりを忘れることなく凝視し、そこから回復への言うならば法則性(Gesetzmässigkeit)を読みとった。それを彼らは「人の自然(ピュシス)」とよぶ。それは遙かに近代生物学を予感していたとさえ言うことができる。

倫理と術と学と、その三つを合せて、今日われわれが考える医術がはじめてそこに一応の完成をみせたと言って誰にも大きな異存はないだろう。その派の象徴としてたしかにヒポクラテスは医学の父とよばれるにふさわしい。

もっとも、ヒポクラテスの医学が、その志向と方法とにおいて歴史に前例をみないほどまっとうで逞ましかったにもかかわらず、その成果が、見方によってはかなり不満足なものだったとしてもそう不思議はないし、その辺から上に言った彼の渾然たる「医術」に亀裂の入る弱味がなかったわけではない。この章で述べられる何人かのすぐれた医学者たちのヒポクラテスに対する強い反撥もその辺の事情に胚胎するものと思われる。「ヒポクラテス流」は、一見容易なようにみえて、実はその成功には大ヒポクラテスのようなすべての意味で稀な資質をもった医師を要求するものであったとみることもできるだろう。

ヒポクラテスからガレノスに至るおよそ六百年にわたる間に現われた諸学派(次節以下)に籍をもつ医学者たちのあるものは、むしろ低調な亜流(エピゴーネン)にすぎなかったし、あるものは後退ないし反動であったが、またそのあるものはヒポクラテスの透明とスケールの大きさとには遠く及ばなかったにしても、その欠けたところをある程度正しく補って次代に譲り渡す役目を果すものであったとみてよいだろう。諸派に属する各個の学者たちの仕事がしばしば多岐にわたっていて、その功罪の評定がかならずしも一意的でないことは、これからも医学史の上で再々くり返されるやっかいな問題の一つである。

ギリシャの諸学が前三世紀に入って二度目の、そしておそらくは最大の活況を呈したアレキサンドリアを中心とするヘレニズム期の医学者たちについて述べる前に、ヒポクラテスとそれとの間に挟まるおよそ百年ほどの時期――ただし前にも触れたようにまだあの「集典」の編纂は完了していなかったことを念のため注意しておこう――の医者たちの動向を一瞥してみたい。彼らはおおむね亜流にすぎなかったとよく言われるが、しかし一面、やがて花咲くアレキサンドリア医学の先駆者としての意義をたしかにもっていた。

後世一般にドグマティスト(λογικοί, dogmatici, Dogmatists)[4・1]とよびならわされている一群の学者たち――教説「学派」(dogmatic School)という学派があったわけではない[4・2]――は、ポリュボス、テッサロスその他ヒポクラテスの縁者、直弟子たちを含めてコス派の医学者たちにはじまるが、それらの人たちは液体病理学説を中心に置いて、ピュタゴラス教団や後に述べるプラトンの「ティマイオス」の思弁的な生理学の思想をとりいれ、しだいに手のこんだ教説(δόγματα)を組み立てるようになった。それは、コス派本来の健全な経験主義や、クニドス派の、たしかに偏向は免れなかったにはしてもそれなりに科学的でもあった姿勢からの後退であったと批評もされるが、ヒポクラテスの、学問的にはむしろ素朴ともいうべき自然を分析して考えようとする企てが、コス派の中からうまれることはむしろ予期されることであったとみることもできる。

一口にドグマティストと言われる中にも[4・3]、たとえば「第二のヒポクラテス」(ἄλλος Ἱπποκράτης)とよばれて人々の尊敬の的であったカリストスのディオクレスや、コスのプラクサゴラスなどのような、すぐれた前進的の医学者があったことを忘れてはなるまい。彼らの大きな貢献は医学(病理学)に解剖学、生理学を導入してその科学的な基礎を固めようとする点にあった。その新風は、体液説を重んじながらも生命原理としてのプネウマの説を強く採り入れたその病理学説とともに、実はシチリア医学の伝統に由来するものであったとみられる。このころその派にピリスティオンというプラトンとも交遊のあったすぐれた医学者があって、シチリア系の学風をコス、クニドスに結びつける上に大きな役割を果した。エンペドクレスの四元素説の考えが医学の畑に入ってきた重要な経路がこの辺にあったらしい。

ヒポクラテスを深く重んじたディオクレスなどが、臨床家として養生法の開発に実質的な貢献の大きかったことは不思議もないが、いま言ったように、解剖学、生理学に力を入れたことから、当然そこに病症の所在と臨床症状との相関の着眼、診断法の開発――プラクサゴラスが脈拍の科学的研究を重視したことはとくに注目される――などに新生面を開くことになったことを注意したい。たしかに全身に対する配慮は忘れられてはいなかったけれど、そこにはしかし、まぎれもなくあのクニドス派への接近がみられる。このようにみてくると、人はヒポクラテス歿後に、コス、クニドス、シチリアなど実力ある諸学派のシンクレティズムの形成がはじまりつつある傾向を読みとることができるだろう。たしかに、病人を全身的に眺め、諸機能の釣り合いを重んじ、環境、たとえば気候、気象などの状況に注意を怠らないコス派と、おかされた器官を重視し、局所的な治療に傾くクニドス派の医者たちとは、並立する大きな学派であった。また、四元素論やプネウマ説など、イタリア、シチリア医学にはもともと手のこんだ医学説の強い伝統があった。だが、そうした諸地方の医学はようやく収斂して一つの医学になろうとする傾向がしだいに強まってくる。それはポリス国家としてのギリシャの政治経済形態の変貌、と照応するできごとだが、いずれにしてもそれはみのり多い方角をめざす努力であった。

クニドスからはこのころエウドクソス、クリュシッポスなどのすぐれた学者が生まれている。前記ピリスチオンに学んだクリュシッポスはまた、エジプトに遊学してオリエント思想の影響をうけ、血液にたましいが内在すると考えた。彼は瀉血と峻下剤とを排し、温和な薬剤を愛用した。

上記の医学者たちとほぼ同時代の二人の偉大な哲学者、プラトンとアリストテレスについて、本書の諸問題とかかわるかぎりにおいてしばらく考えてみよう。

古くは熱心に研究された後期の対話篇「ティマイオス」(4・4)は今日のわれわれにはたいそう読みづらい書物であるのは事実だが、それは現存する最古の、そして充実した宇宙論として科学史の上でも看過することのできない作品であるには相違ない。しばしばユダヤ・キリスト教のそれに比べられる——その当否にはここでは触れない——その創造説、その霊魂論、数学的、幾何学的な思考に貫かれたその異色ある物質論、等、興味ある問題は多いが、本書の話題からはかなり遠い。

この対話篇は、生理、病理、病因、精神作用など、医学上のさまざまな問題にも触れているが、その内容は、もちろんこの偉大な哲学者の思想の中に組み入れられてはいるものの、エンペドクレスの四根論の基礎の上に発展したシチリア医学の考え方が著明にみられるほか、コス、クニドス、等諸派に由来する要素——とくに前記ディオクレス——もはなはだ多いようにみえる。(4・5)

だが、この大哲学者の深邃な観念論に基づく論議が、その雄大な宇宙論は別としても、生理、病理現象というような人の感官でも触れることのできるような対象に向うと、いつも原典を綿密に読んでいる学殖深い史家ライプブラントが評しているように、(4・6)その論には多くの詩('dichterische Interpretatives')が介在していて、医学がたっとぶ現実の有効性からははなはだ遠い国の消息になっているようにみえる。もとよりそれは双方にとって次元の違う話であった。

プラトンのイデア論がアリストテレスの哲学に深い刻印を押したこと、(4・7)おのずからそれは間接的な意味で医学史にも大きな影響をもったことは言うまでもないが、別途、プラトンの医学思想と初期ドグマティストとの間の相互の影響ははなはだ深かったと言われる。しかし、後世の医学史の上でプラトンの名は、「ティマイオス」の著者としてよりは、むしろ、ヘレニズム期に端を発したネオプラトニズムの哲学思想という形で、とくに思い出される。しかしそれは、いまここでとりあげる話題ではない。

このあたりでもう少々ていねいに考えてみなければならないのは、そのプラトンのアカデメイアから出た巨匠アリストテレスについてである[4・8]。「科学者」としてのアリストテレスが、ほかでもない生物学の領域でもっとも創造的であったことは衆目の一致するところである。生物学と医学とが不可分のものであることは言うまでもないし、また、後に千年の余にわたって医学の世界を風靡するガレノスの医学体系の形成に当って彼の残した深い影響を考えてみても、アリストテレスを顧みないでは医学の歴史の理解に大きく欠けるところができるに相違ない。

その生物学者アリストテレスが哲学者アリストテレスと切り離すことができないところに、さまざまの重要な、しかしたいそう困難な問題がある。いまその辺の消息を探りながら、大アリストテレスを医学史の中で位置づける試みをあえてしてみたい。

わたくしはここでプラトンから岐れたアリストテレス哲学の基本的な範疇である質料(ὕλη)と形相(εἶδος, μορφή)について、質料において潜勢(可能性、δύναμις)として存していたものを現勢(ἐνέργεια)化する運動(κίνησις)について、とくにまたその一貫した目的論(テレオロジー)の視角について、及び腰の解説を試みるつもりはない。だが、それに触れて一言あえて盲蛇に怖じずに言うならば、その師プラトンが、超越的世界からしばしば現象界に下りてきて後者をねじりふせようとしたのに対して、アカデメイアより出てそのイデア説の系譜をひくアリストテレスの形相が、いわば此岸に存する実現された目的として、経験に逆らわず、と言ってそれと密着もしないで設定されているのをみて、その弾力的な哲学の構造に、ほかでもない彼の生物学――それはかたち(μορφή)を離れては成立しえない科学である――が射影されている思いがある。いままずその生物学、生物学者としてのアリストテレスを眺めた上で、溯って医学史における哲学者アリストテレスについて少々考えてみよう。

有名な「動物誌」(Περὶ τὰ ζῷα ἱστορίαι, Historia animalium)、「動物の諸部分」(Περὶ ζῴων μορίων, De partibus animalium)、「動物の発生」(Περὶ ζῴων γενέσεως, De generatione animalium)及び、「霊魂論」(Περὶ ψυχῆς, De anima)――もとよりそれは狭義の生物学からははみだすふしが大きいにしても――にみられるこの偉大な動物学者の仕事の巨大な量と充実とは、人をしんそこ驚嘆させる。

すぐれた観察家であったアリストテレスは、その手にするかぎりのさまざまな動物――その関心はとくに水棲動物に深かった――をあくことなく解剖し、その所見を正確に記録する。それは漫然たる記述の羅列ではなく、すでにして一つの先駆的な比較解剖学であった[4・9]。たとえば、相同、相似という思想の萌芽がすでにそこにある。

そのようにしてえられた豊かな知見に基づいて、彼はまず動物の分類を試みる。その分類は、彼自身の記述についてみるかぎりでは、かならずしも系統的のものでなかったかもしれないが、その眼は生物のかたちを見抜いて、たとえば人が今日言う脊椎動物と無脊椎動物の区分をその中に見つけたとしても、無理な読みこみとは言えないだろう。彼は後にまた述べるようにそれらの動物の「諸部分」(μόρια, parts)のかたちとはたらきについて、つまり解剖学と生理学とについて詳しく論じた。

彼はまた諸種の動物の習性やその適応についても深い関心をもった。とくに生殖と発育とは彼の努力を傾注した面の一つであった——その論議はしかししばしばきわめて難解である——が、それに関連して、かたちにいつも目を離さなかった彼は、そのかたちの変遷でもあるところの動物の発生についてもかずかずのすぐれた業績を残した。その詳細はしかし、さし当ってわれわれの関心から多少それたところにある。

生物学(バイオロジー)の長い歴史を眺めて、博物誌(ナチュラル・ヒストリー)(自然誌)一辺倒の姿勢から人が立ちなおって、「生命の科学」(bio-logy)が学として確立するまでに、たいそうてまひまのかかったことは誰も知る通りだが、その中にあって、上に大まかな輪郭を示したアリストテレスの業績が、時代を遙かに先き駆けて生物学の基本的な課題にまっとうに取り組んだものであったことが人を深く印象づける。疑いもなく彼は古今のもっとも視野の広くまた透徹した眼をもつ生物学者の一人であった。

裏返して哲学者アリストテレスの物質観ないし生物観を瞥見してみたい。彼がとくに医学史に残した影響の深さは主としてその面にかかっていた。

彼は物質的宇宙を、アクラガス(シチリア)のエンペドクレスの言葉をとって、土、空気、水、火の四つの元素[4・10]——そのほかに彼は地上(月下世界)にはないエーテル(αἰθήρ、後世言うところの第五元素(クイントエッセンス)(quinta essentia)を設ける——からなるものと考える[4・11]。彼は物質の究極的構成要素としてのアトムの説を斥け[4・12]、プラトンの試みた数学的理解の道も避けて、むしろ質的な四元素説をとったことをまず注意しよう。だが、エンペドクレスの四元素が感官から遠い万物の根源(アルケー)にほかならなかったのに対して[4・13]、アリストテレスがその話を、冷・熱、乾・湿なる触知可能の四つ、二対の対立性質と結びつけた点で、一歩経験的世界に引きよせたと見てもよいだろう。もの(知覚可能な物体)のすべての差異——粗滑、硬軟、軽重、粘脆、など——は、もはやそれより少数には還元されえないそれら四つの「性質」(ποιότης)の相違に帰着する[4・14]。その四つの結合には当然六組のそれが考えられるが、冷と熱、乾と湿とはそれぞれ本来対立して組み合わせ不可能だから、残るのは、熱にして乾、熱にして湿、冷にして湿、冷にして乾、という四組で、これらの四つの組み合わせはそれぞれ、火、空気、水、土の四つの元素(στοιχεῖα, elements)と対応する。[4・15] 厳密に言えば、単純物体(τὰ ἁπλᾶ σώματα)または第一物体(τὰ πρῶτα σώματα)としての元素(ストイケイア)とは、第一質料に上記の諸性質が対をなして限定しているもので、いろいろな意味で動く混合物であるところの経験的な火、空気、水、土、をただちにそれと同一視しえないのだが、いまそうしたこみいった議論には立ち入らない。

われわれはこの対立「性質」に基づいた単純物体の話が彼の「生成消滅論」(Περὶ γενέσεως καὶ φθορᾶς, De generatione et corruptione)という、実体の生成・消滅と質的変化(ἀλλοίωσις)、つまり、ものの変化(μεταβολή)を論じた書物の中で展開されていることに注意しよう。それは天界の運動――そこには生成も消滅もない――と地上(月下世界)にみられる諸変化とを一貫して考えようとする彼の自然学にとってもっとも基礎的な考察の一つでなければならなかったのだが、われわれはここで、その書物に詳しく論じられている「端的な生成」(γένεσις ἁπλῆ)と「ある種の生成」(γένεσίς τις)、後者すなわち質的変化における接触、作用する・作用される、混合、等々の難解な説述を忠実にたどっている余裕がない。また、その言う元素(ストイケイア)相互の間にも転換を認める――その意味でアリストテレスの元素が今日われわれのエレメント概念とは異なることを注意しよう――質的な、いわば「化学的」な彼の物質観と、彼が深い敬意を表明しながらしかも強く斥けたデモクリトスの原子論とを今日の眼で比較商量するという興味の多いエクササイズもここでは割愛したいのだが、本書のたてまえに照らして、彼が上に記した物質とその変化の問題を、生物現象のいわば質料因の問題としておよそどのように考えていたかを検討してみる必要がある。[4・16]

生物を合成する物質もまた当然その四元素以外にはない。それらはさまざまに変化し結合して、すぐあとに言う等質部分(同質体)と非等質部分(非同質体)とをつくる。[4・17] (ついでながら言えば、アリストテレスの生物学には、後にガレノスが採用したヒポクラテス流の四つの体液を生理学の中心におく考えはみられない。)その生物現象もまた原理的には月下世界の運動の話と理解され、自然は段階的な一つをなすものと観ぜられる。彼は言う、

「……自然界は無生物から動物に至るまでわずかずつ移り変って行くので、この連続性のゆえに両者の境界もはっきりしないし、両者の中間のものがそのどちらに属するのかわからなくなる。すなわち、無生物の類の次にはまず植物の類が続き、植物の中の各々は生命を分与されていると思われる程度の差によって互いに異なるが、植物の類全体としては他の物体に対してほとんど生物のようであり、動物の類に対しては無生物のようにみえるのである。」[4・18]

動物の諸部分をみるとき、そこには血液、精液、骨、腱、などのような硬軟さまざまの等質部分(ὁμοιομερῆ)――彼が今日の「組織」(tissue)概念をすでに予感していたことに注目せよ――と眼や手、内臓といったようなそれらの組み合わせからなる非等質部

分(ἀνομοιομερῆ)とが区別される。元素的質料は等質部分のためにあり、等質部分は一定の機能あるいは活動をもつ非等質部分のためにある。(4・19)（かたちの諸段階に応じてしだいに手のこんだはたらきが成立する、という今日のわれわれのコンセンサスとも言うべき理解は、目的を先きに立てる彼の論理から言えばむしろ逆立ちとされるだろう。）

それらの生きものの世界の秩序を支えているのは「アニマ」(ψυχή, anima, soul)――しばしば霊魂、ときに精神とも訳される(4・20)が誤解を避けてしばらくアニマと記しておこう――である。それはアリストテレスにとって、ピュタゴラス派やプラトンなどが考えたような肉体から分離しうる実体としてでなしに、自然学に属する話で、生命の本質とも言うべきものであった。それはアリストテレス的表現にしたがえば、「可能的に生命をもつ自然的物体の形相(エイドス(フォルマ))」(4・21)、あるいは「自然的・有器官的〔有機的〕物体の第一の現実態(エネルゲイア)」である。アニマと身体とが一つであるかどうかを問うには及ばない。それは「封蠟と押型とが一つであるかどうか」(4・22)と一般である。

そのアニマをもった生きものにもいくつかの段階があると彼は考える。いわく、

『生きていること』は多くの意味で言われるから、たといそれらの意味にあたるものが、もののうちに何かただ一つあるだけでも、そのものは『生きている』という。(4・23)そしてそれらの意味にあたるものというのはたとえば理性、感覚、場所による運動と静止、さらに栄養にもとづく運動すなわち衰弱と成長などである。」

彼はこうして、植物、動物に共通の植物的アニマ（栄養、生殖）、と動物的アニマ（運動、感覚）とを区別する。思惟のある面も後者に属するとされるが、彼はその上位に、これだけは身体のいずれの部分にもつながりをもたない「神的な」人の理性(νοῦς)を置く。後の人が能動的理性(νοῦς ποιητικός)とよんだその問題は中世――たとえば後述のアヴェロエス――以後今日までもたいそうむずかしい論議のある哲学上の論点である。わたくしにはそこまで立ち入って論ずる用意がない。

このアニマの説は、それが可能態(デュナミス)においてあるか現実態(エネルゲイア)ないしは完全現実態(エンテレケイア)(4・24)にか、といった種類の手のこんだ議論はしばらく措くとしても、素朴な観念としてのいのち、生命を学問の世界に導き入れた強靭な論理として、後々の生物学思想に大きな意味をもった。

言うまでもなく、アリストテレスの思考の枠組みは、生物学史の常套の分けかたで言えば、原子論者デモクリトスに端を発する機械論に対する生気論(ヴァイタリズム)の陣営に属している、と言うよりは生気論は彼においてはじめて学問的な形をとったとみることができる。そのいずれが正しいか、みのりが多いか――今日のわれわれはそれをかならずしも動きのとれない二者択一の問題とは考えないでもよいと思うのだが――はここでは問わず、こうした指導原理があったからこそ、さきにも述べたように彼のあのきわめて豊かな経験的知識は、単なる賑やかな博識に終らずに、芯の通った生物

学に組織されたのであった。

　だがその反面、この思量に絶して巨大な頭脳の中で、哲学がなお科学を使役しつづけようとしていたのではあるまいかと危ぶまれる。言うところの目的因(causa finalis)が彼の自然学(ピュシカ)の中での生物学においても、と言うよりはそこではことのほか目立って、すべてに優先することは、科学にとってはまぎれの多い道であったことが指摘されなければならないだろう。もとより、「すべての人間は、生れつき、知ることを欲する」[4・25]なる有名な言葉にはじまる彼の原因論なり目的論なりは、ここに短い言葉で応対できるような底の浅いものではないだろうし、近代科学のコンヴェンションに甘えて怠惰になりがちのわれわれに思考のエクササイズを強くつきつけているのは事実だとしても、彼が「動物の諸部分」の中で語っているように[4・26]「目的性の相互関係にあることが必然的である」かどうかは、科学の方法に照らして、きびしい吟味がいるだろう。学殖深い医学史家ノイブルガー[4・27]が鋭く指摘しているように、Naturtechnik の観点が Enträtselung der Naturmechanik に先き立っていることには大きな問題があるはずだし、それは、別の言葉で言えば、事象の継起関係を不当に単純化してその間の諸過程を短絡させる危険を孕んでいることは否むべくもない。しかも、生物現象において、一々何が目的(終点(テロス))かは、彼が考えたほどに一意的な話ではないのである[4・28]。すぐあとに述べられるアリストテレスの生理学の争われない弱さがおよそその辺に基づいていたと考えられる。

　アリストテレスにとって医学も当然自然学者の仕事であった。あまり知られてない彼の次の言葉は医学と生物学の歴史においてきわめて重要な意味をもっているものと思われる。いわく、

「また健康と病気とについてその第一原理を調べることもまた自然学者の仕事である。というのは、健康も病気も生命を欠くものに生ずることはできないからである。このゆえに、自然について研究する者のうちほとんど大部分の人たちや、医者のうちその術(テクネー)を一層学問的に研究する人たちは、前者はその研究の終りにおいて医術に関する事柄に到着するし、後者は自然に関する研究を基礎として〔医術に関する研究を〕始めるのである。」[4・29]

　だが、アスクレピアドの家に生まれた彼の手になる病理学ないし臨床医学上の著作はほとんど残っていない。しかし、生物学と医学との接触点である人体の生理に関する記述は、「動物誌」にも「動物の諸部分」にもはなはだ多い。

　中でも注目されるのは、彼が心臓の役目をはなはだ重くみた点である。(前にも述べたようにアリストテレス主義者ハーヴィ[4・30]はそれを継承している。)それは、血液の源泉であり、有血動物がそれなしには存在しえない熱——体熱の生成は後々[4・31]まで生理学史のもっとも重要な問題の一つとして残った[4・32]——の起源と考えられ、さらにはまた、運動と感覚の始め、感情や思惟の場[4・33]であるとされる。それに伴って、古くアルクマイオンその他多くの人々が考えていた脳と感覚その他精神現象とのかかわりは否定ないし無視さ

れて、[4・34]「水と土とに共通した〔冷たい〕性質をおびて動物体内に存在する」脳には、心臓の熱を調節する[4・35]という端役がふりあてられることになる。もっとも心の座を心臓におく考え方はアリストテレスにはじまるものでなく、たとえば「ヒポクラテス集典」の中のシチリア派の作と考えられる「心臓について」(Περὶ καρδίης)などにも明瞭にみられるものであった。

　アリストテレスはまた、肺臓の役目も、呼吸によって生体の過熱を防ぐ、言うならば空冷の装置と理解した[4・36]。もっともいま述べた「心臓について」の著者もほぼ同じ見解をとっていて、心臓の内在熱がそれを包みこむ肺によって冷やされると考えたし、それはまたプラトンの採用する考えでもあった[4・37]。

2　アレキサンドリア医学

　アリストテレスの弟子たち、いわゆる逍遙学派（ペリパテティーク）の中には医学と接触した人も少なくないが、とりたててここで論ずべき話題に乏しい。アリストテレスの存在が医学史に深い刻印をおすのは、とんでガレノス以後の話である。

　アリストテレスを師傅としたアレキサンドロス大王の死（ＢＣ三二三年）に続くその大版図の分裂の結果、豊沃なエジプトは配下の将軍の一人、プトレマイオスの統治するところとなった。プトレマイオス王朝には聡明な王たちが次ぎつぎと出て、その庇護、奨励によってその後数百年間、首都アレキサンドリアを中心に、いわゆるヘレニズム文明が栄えた。

　ヘレニズム文明とは、アレキサンドロス大王の外征によって急速に伝播したギリシャ古典文化が、オリエントの遺産を吸収して新たな展開を示すことによってうまれたもので、西地中海地方の経済的発展を背景にしてそこに絢爛たる学芸の花が咲いたのであった。言うところのヘレニズム期とはアレキサンドロスの外征からクレオパトラの死（ＢＣ三一年）に至るおよそ三百年間——絶頂はしかしその初期、前三世紀ごろにあった——をさすものとされるが、その文明は粗剛な征服者ローマを逆に征服したと言ってよいだろう。アレキサンドリアや小アジアのペルガモンは、ローマ時代になっても長い間その文化的優位を保ちつづけ、余韻は七世紀アラブの到来まで続いた。

　プトレマイオス二世がアレキサンドリアに建設した有名な図書館、動物園、植物園、ムゼイオン（一種の研究施設）などにうかがわれる恵まれた環境で専心学術の研究に従事することのできた学者たち——おのずからそこには創造を欠いて悪達者な博識を競うといった態の弊風も醸されはしたが——の手ではじめて諸学の専門家がうまれ、また科学の思弁からの解放がようやく軌道に乗ってきた。エウクレイデス（ユークリッド）、アリスタルコス、アルキメデス、ヒッパルコスなど、初期の学者たちの名をいくつか拾ったただけでも、その時代における数学、物理学、天文学などのめざましい躍進ぶりを察することができるだろう。それはまた文献学の時代でもあった。前記「ヒポクラテス集典」の編纂というわれわれにとって感謝すべき事業がその一端を示している。

　医学もまたその隊列に加わった。それは前記コス派のディオクレス、クニドス派のクリュシッポス、シチリア学派、その他さまざまの影響のもとに成立したのだが[4・38]、アレキサンドリア医学の大きな成果——不幸にしてこの時代の重要な著作の多くは失われて、その内容はケルススをはじめ後人の引用や紹介によってうかがい知るよりほか今となってはすべがないのだが——として何よりもまず解剖学の進歩を挙げなければなるまい。人体解剖に対する古代の強い抵抗が薄れたことがそれに幸いした。解剖学に対する大きな関心は、しかし、むしろ医術ないし医学に対する科学的な思考様式の前進の一つのあらわれと観ずべきだろう。ドグマティストの間にすでにその徴があったことは前にも一言した。そこにはまたおのずから医学の分化への兆しがみえる。

　アレキサンドリア医学の最初の巨匠は、BC三二五年ごろカルケドンに生まれたヘロピロスである。コス派のドグマティストであるプラクサゴラスとクニドス派のクリュシッポスに学び、何よりもまず解剖学史を飾る偉大な学者として知られている。

　前にも触れたように、運動器官(骨、関節等)の構造に関する実際的知識は、とくに戦傷その他の手当ての必要から、外科医の間に古くから広まっていたし、内臓の形についての部分的な知識も、祭典のいけにえ[4・39]や日常の料理などの間にある程度蓄積されていたには相違ない。また、ドグマティストたち、ことにプラクサゴラスの解剖学上の貢献を忘れてはなるまい。ヘロピロスの功績は、とくに諸器官をその関連の相において眺めたこと、今の言葉で言えば系統解剖学の問題意識をはっきりともっていた点にあった[4・40]。

　脳神経系に関する彼の業績はもっとも目立っている。彼は脳がこのシステムの中枢の器官であることを認知し、またアリストテレスの心臓中心説を排してコス派のプラクサゴラスとともにこころの座をその脳に置いた。彼はまたすべての脳室を記載[4・41]し、知覚神経と運動神経——神経(νεῦρον, nervus, nerve)はもともとサンスクリットに由来する紐を意味する言葉でそのころにはなお今日言う神経と腱とが混同されていた——とを区別した。彼はまた血管系、内臓諸器官、——十二指腸(duodenum, δωδεκαδάκτυλος)前立腺(prostate, προστάται ἀδενοειδής)はその命名にかかり、また乳糜管(lacteals)を発見した——眼の解剖などにすぐれた仕事を残した。

　そうした人体の構造の基礎の理解の上に彼は心臓の弛緩と収縮の脈拍に対する関係、その他さまざまの生理現象を研究し、それを病気の症状と関係づけることを試みる。さきにドグマティストのディオクレスらにその兆しをみた病気の科学的理解への努力がここに一歩また大きく前進する。それはアレキサンドリア医学全般を通ずる目立った特徴の一つであった。

だが、この卓抜な解剖学者は臨床の領域では彼の科学からかなり自由にふるまって、ヒポクラテス流の液体病理学と保全的な診療方針とに従った。彼は患者の診療における時代の知識の射程をよく心得ていた。「可能と不可能とのけじめを正しく弁えることがもっともすぐれた医者の条件である」[4・42]というその有名な発言に彼のすぐれた見識がうかがわれる。彼はまた、外科および産科領域ですぐれた技能を示した。

ヘロピロスとともにアレキサンドリア医学の双璧をなすエラシストラトスは前者にやや遅れて前三世紀の終りごろケオス島のイウリスに生まれた。彼はクニドス派のクリュシッポスの弟子メトロドロスに学び、ヘロピロスと異なって反ヒポクラテス主義者であった。医術を科学の基礎の上に置こうとするのは前にも触れたようにこの時代の多くの学者に通ずる傾向であったが、このエラシストラトスにおいてその代表をみることができるだろう。

彼もまた解剖学にすぐれ——病理解剖学の先駆者でもあった——多くの貢献があった。ヘロピロスと並んで脳神経系の仕事にもみるべきものが多いが、とくに心臓弁膜の記述とそのはたらきにその一端をみるように、生理学者としてもきわめて高く評価される。

彼は四元素説と液体病理説を斥け、人体を分割できぬ粒子アトム——言うまでもなくそれはデモクリトスの系譜に属する思想で後の固体病理学がここに端を発する——からなると考える。それは血液によって養われ、プネウマによって統御される。プネウマ(精気、πνεῦμα, Spiritus, spirit)[4・43]はいわば生命の本体で、吸いこんだ空気が気管支から「静脈性動脈(肺静脈)」を経て——気管と動脈は一つの系、直接連絡するものと考えられている——心臓に入り、左心室で「いのちのプネウマ」(生命精気、πνεῦμα ζωτικόν, Spiritus vitalis, vital spirit)となり、[4・44]動脈によって全身に運ばれて——動脈は血液を運ばず、また静脈はプネウマを含まない——生命諸機能を支配する。その一部は頸動脈を通じて脳に至り、おそらく(第四)脳室で一段と精化されて「プシュケのプネウマ(霊魂精気)」(πνεῦμα ψυχικόν, Spritus animalis, animal spirit)——往々「動物精気」[4・45]と訳されるが、[4・46]あえてそれに従わない——に転化し、そこから神経を伝わって全身に配分され、運動、感覚を支配する。このプネウマ説は爾後永く医学史を賑わすことになった。

彼は生理学において徹底して機械論的な立場をとった。

彼の関心は実際的な医術よりも多く病気の科学的な理解をめざすことにかかっていた。彼は医術は病理学とのみかかわり、解剖学や生理学はそれと無関係な純自然科学の研究に属するものと割り切って考える。その発言をもとより額面通りうけとることはできないにしても、これは医学史に比類の稀な驚くべき頭の冴えである。

食物の過剰ないし消化の失調を病気の主因とする古来広まっていた見解に彼も従うが、彼はクニドス流に病気の症状を局所的な病変と関係づけて考え、その諸器官の病変を一様に、消化の失調を伴った血液の局所的な集中、「多血」(πλήθωλη, plethora)によって招かれるものとする。それは血液を運ぶ静脈壁の損傷を、さらに彼の言う吻合部[4・47]から血液の動脈への逸出とそれに伴うプネウマのはたらきの故障をもたらすと説明される。それは上に一言した彼の病理解剖による局所的な病変の発見――液体病理学説の棄却、からうまれた一つの「合理的な」説明であった。

　臨床家としてのエラシストラトスは診断を重んじ、また個人の体質に深く留意した。その治療法は一般に温和で、師クリュシッポス[4・48]とともに瀉血を強く斥ける。医療の歴史とともに古く、その根拠はしらず、本書でもこの後あきるほどくり返されるように、近代深く入るまでほとんどすべての医者たちが愛用したこの瀉血なる手続きに逆らった先覚者の一人――そのゆえに彼はガレノスに「血液恐怖者[4・49]」と非難される――としてエラシストラトスの名は記憶されてよい。

　上に述べた二人[4・50]の偉大な医学者のあとにそれぞれヘロピロス派、エラシストラトス派がうまれ、とくに後者はAD二世紀ごろまで続いた。もとより双方とも中にすぐれた学者はいたにしても、おおむね先師の亜流で、しかも閉鎖的、セクト的な弊がそこに強くまつわって、激しいが不毛な論争が続いた。

　上に述べたヘレニズム初期のすぐれた医学者たちにほぼ共通する仕事の方向はおおむね正しかったとわれわれはみる。しかも、神秘主義と言うよりはむしろ迷信とよぶべきものが跋扈したあのアレキサンドリア時代の文化的、社会的背景を考慮すれば、それらの学者たちの科学性はいっそう高く評価されなければならないものであった。もとより今日のわれわれの眼でみれば、アレキサンドリアのすぐれた解剖学と生理学とを重ねても病気の理法を究める上にはなおはなはだ非力であったことは争われない。それはよいスタートであったことは確かだが、用意を尽したアプローチと言うにはもとより遠かった。おのずからそこにはやがて再び思弁への強い郷愁が顔を出すし、また、節度を忘れた独断が一見辻褄の合った論理をつくり上げる弊がしばしばうまれる。迷路にも似た対象を前にして、独断に立った陶酔は多くの力量ある医者たちが近代に至ってすらくり返し陥ったあやまちであった。

　医療において合理的、科学的であろうとした人たちは、当然挫折を味わざるをえなかったし、他面独断の誤りは遅かれ早かれ覿面に患者の上に反映するから、おのずからそこに医療において第三の途を模索する人々が出たとしても意外ではないだろう。いまわれわれが新しい話題としてとりあげようとするエンピリシストたちがおよそこのような状況において登場する。

　エンピリシストたち(ἐμπειρικοί, empirici, Empiricists, 経験派)は病人の治療という医学の本務から終始目をそらさない流派であった。彼らは以下に述べるような特質をもっていた。

　その派はドグマティストたちの不毛な理論癖に対する反感と、

アレキサンドリアの新しい解剖学によせた期待の挫折感から発生した。だが、彼らが医術における自他の経験を深く重んじたのは正しかったが、それがしだいにセクト化し、調子づいて、ついには医術の科学的な基礎づけ一般の否認にまで至ると、もとよりそれは行きすぎと言うよりほかはない。

有名なエンピリシストの「三脚」(鼎足 τρίπους, tripods)——自家観察、伝承と類比[4・51]——は、経験の組織化という彼らの基本的な姿勢の敷衍にすぎぬとみてよいだろうが、彼らは経験を重んずるに急で、個別の認識と一般原則との間に成立するディアレクティークを見失っていた。それでは彼らが重んじたヒポクラテスの半面しかみなかったことになると言わねばなるまい。エンピリシストたちの道は浅薄な合理主義者が医療というきわめて困難な課題をくみしやすしとみて独断に陥ったり、学理を重んじて病人を忘れる弊に対する抗議としては正しかったし、実地面の功績もしばしば大きかったが、その姿勢には本質的な発展の契機を求めるすべもなく、やがて、当時広まっていた懐疑論の哲学と結びついてみずから衰微を早めた。だがこの派の出現した歴史的文脈と似た情況において経験主義は医学史の上でその後もたびたび登場する。

この学派は前三世紀の半ばごろヘロピロスの弟子であったコスのピリノス、アレキサンドリアのセラピオンらの尖鋭な論客にはじまるとされ、すぐれた人々も少なくはなかったが、中でも傑出した学者として後にまで名を残したのは前一世紀のタレントゥムのヘラクレイデスである。彼の生涯は不明だが、その著作の断片から察するに、真率で明晰な学者であった。養生法、内外科疾患の治療法、薬物学等に大きな貢献があったが、中でも治療薬としてのアヘンの使用は彼から広まった。

アレキサンドリア時代の医療における目立った成果のいくつかをここで簡単に記しておこう。

この時代における外科の技術的な進歩にはいちじるしいものがあった。ヘルニア、骨折その他技法上の諸種の改良もさることながら、マンドラゴラによる麻酔法の開発、血管結紮法の発明、包帯法の改良等、一般的な意味で注目すべきものが多い。有名な外科全書——それは失われたが後述のケルススが多くそれに準拠した——を著わしたピロクセノスをはじめすぐれた外科医が少なくない。外科が専門科目として独立する徴がこの時代にははっきりする。産科、婦人科、眼科等の領域にも大きな進歩があった。

薬物学に関しても多くの知識がこのころまた新たに蓄えられた。ヒポクラテスの時代には医師がみずから行った薬草の採取は、大植物学者テオフラストス——アリストテレスの高弟——のころには薬草採集者(ῥιζοτόμοι)なる専業者の手に多く移ったが、アレキサンドリア時代には医者と薬剤師のある程度の分業もできたらしい。もっとも後者の中にはいかがわしい業態を示すものも少なくなかった。

薬学ないし薬物学は当然それらの人々の手で発達した。そこには当然毒物に精通した学者も出たが、その毒と解毒とについては、医学的関心とは別に、政争につきものであった暗殺(毒殺)とその防衛という身ぢかな実際上の必要から、権力者たちの間に深い関心をもつものが少なくなかった。ペルガモンの王アッタロス三世(前二世紀)、ポントスの王ミトラダテス四世エウパトルらが中でも有名で、後者の名に因む万能解毒剤ミトリダティウム(Mithridatium)——三十七の成分を含むと言われる——はその姉妹品テリアカ[4・52](Theriacum, theriac; θηρίον, wild beast より)と並んで、後世まで伝説的な声価をもった。

　毒物の研究、秘伝的な解毒剤、万能薬(panacea)の探究、そうした一連の現象は、権力者の頽廃、いかさま医者の貪欲、人々の無際限な欲望、耽奇癖などと結びついて、東西古今、医術の暗い半面とつながっている。

第5章　ギリシャ医学の展開と集成（下）

1　ギリシャ医学のローマへの浸透

アレキサンドリアに栄えたギリシャの医学は前一世紀の半ごろからしだいにローマに滲透し、そこに根を据えて、ギリシャ医学の集大成であるガレノスの巨大な体系をうんだ後、やがてそこに西欧中世が訪れる。

ローマの土着の当初(アーカイック)医術[5・1]についてここに詳述する必要もないだろうが、それは神話と民間信仰の色濃いきわめて旧式な姿で永く停滞を続けていた。前に述べたソフィスティケーテッドな南イタリア、シチリアとそれはまったく別の世界であった。一つ注目をひくのは、そこを支配していたエトルリア人たちの公衆衛生面におけるすぐれた能力で、上下水道、浴場などの施設にみるべきものが多く、後に述べるローマの衛生学へよい伝統を残した。

ローマ人が東地中海世界のすぐれた医術にはじめて接したのは、ギリシャ人の奴隷たちからであった。やがて自由人の医師たちも[5・2]その国に徐々に入ってはきたが、それが定着するにはそこにいろいろな障害があった。一つにはこの国では医師の社会的な地位がはなはだ低かったためでもあるが、より大きな理由は、ギリシャの医学が、ギリシャ文化一般とともに、「剛健な」ローマ人たちの肌合いになじまない点にあったとみられる。有名なカトーの激しい敵意はかならずしも医学だけに向けられたのではなかったにしても、その間の事情を物語っている。

その障壁がようやく除かれるに至った背景には、言うまでもなく、世界国家にまで発展した前一世紀のローマの社会状勢の変化が医術の需要と文明に対する人々の見方を否応なしに変えさせたという学説史以前の事態があった。AD四六年ユリウス・カエサルによる外国(自由)人医師の開業の公認がその消息を反映している。

多くの流派のギリシャ人医師たちがローマに流れこんできた中で、もっとも成功し、影響も大きかったのはアスクレピアデスなる異色ある、どぎつい性格をもった医学者であった。

アスクレピアデスはBC一二四年ビチニアのプルーサで生まれた。修辞学、哲学、医学を学び、若年のころローマに居を定めたが、そこでもはじめ弁論家として名をなしたと伝えられる。医学の上ではエンピリシストの師についたと言われるが、またエラシストラトス派の強い影響をうけて、デモクリトス流の原子論をその学説の根底に置いた。

彼によれば、生体は不連続の、互いに牽引しまた反撥するアトムからなる。生命現象は一義的にそれらのアトムの大きさ、数、運動などの状況によって規定される。生命に特有な原理がそこにあるわけではない。それらのアトムの間には空隙(πόροι, pores)

があって、血液およびプネウマ――それらもそれぞれ不連続な粒子よりなる物質と理解される――がそこを流れる。病気はアトムの運動の停滞によって発生する。それはアトムの構成の異常、空隙の屈折その他による異常に基づくものとされる。当然多くの場合病気は局在的のものとして理解される。もっとも発熱などにその例外がみられないではない。

こうしてアスクレピアデスは生理学領域で最初の原子論者、機械論者としてわれわれの前に現われる。おのずから彼はヒポクラテスの体液説も自然(ピュシス)の説もともに強く斥けることになる。

このアスクレピアデスはローマにおいてははなはだ人気のある医者であった。彼はマルクス・アントニウス、キケロ、その他多くの貴顕、有識者の知遇をえた。何よりもまずそれは、彼自身の言葉と伝えられる「安全で、速やかでそして快適な治療」('curare tuto, celeriter et iucunde')なるモットーにうかがわれる彼のすぐれた臨床家的資質に基づくものであったろう。確かな臨床家の眼をもっていた彼は、治療においてもギリシャ末期からようやく目につきだしたあの過剰処置(polypragmasia)の弊から免れていた。液体病理説を排した彼は、その説としばしば結んだ瀉血をはじめ、峻下剤、吐剤、発汗剤などの消耗的な方法を採らず、マッサージ、他動的な運動、体操、水治療法、食餌療法、薬用アルコール、などの温和な方法に主としてたよった。おのずから慢性病はとくに彼の独壇場であった。

そのアトム説に基づいて彼がどのようにその治療方針を割り出したかをわれわれはここで深く詮索しまい。その時代までの諸派の医学理論と治療方針とのかかわり合いが本質的にはこじつけを多く出なかったことは、前記のエンピリシストたちの臨床家的直観がつとに見抜いたことでもある。見方をかえれば、ヒポクラテス以来ヘロピロスにしてもエラシストラトスその他にしても、すぐれた臨床家たちは、その抱く理論のいかんにかかわらず、患者を前にしたときはその学説をおおむねよそに、「経験派的に」ふるまうのをつねとした。だがわれわれはアスクレピアデスが上述のような大綱方針の治療法の適用に当って、個々の患者の状態を仔細にたしかめ、一々それに応じた指示を与えたことに留意したい。臨床家としての彼の成功はその意味でゆえのないことではなかったと考えられる。

その多面の著作が早く喪失して[5・3]、主にガレノスのような強力な反対者の著述を通じてその学説の内容を知るよりほかないこと、しかも前章でも一言したようにその激しい反ヒポクラテス主義がおそらくは彼を災いして、アスクレピアデスの名はヒポクラテスを錦の御旗とする後世の医学者たちによって不当に低い評価をうけ続けてきた傾きがあるが、それは公平を欠くとみねばなるまい。

アスクレピアデスのローマにおける成功は、その大きな臨床上の成果によることは言うまでもないだろうが、さらにその底には、原子論の上に立つ――やや遅れて前一世紀後半に有名なルクレチウスの作品[5・4]が出る――その直截な理論がローマ人たちの体質に同調したためであるとしばしば指摘されている。その辺の消息は、そのギリシャ的な柔軟性を失った形で彼の系譜をついだとみられる次のメソジスト学派の登場によってもう一つ明らかになる。

2 ロマノ・グリーク諸派

今日のわれわれの眼には荒唐無稽ともみえる「学説」が医学ないし医療の歴史には再々登場する。もしわれわれがいま本書で医学の「進歩」の跡をシャーマニズムからコンピューター診断まで一筋に追おうとしているのだとしたら、それらは一時の迷いとして一括して切り捨てても惜しくないものだろう。だがしかし、眼をあけてみるならば、それと同質の「学説」は、ときには時代錯誤の姿のままで、また、しばしば「近代的の」武装を借り着したヴァリエーションの形で、今日でも再々登場する気配をみせることを思うならば、それは医学の本質と、同時にそれと向き合う人々の思考と行動のパターンをうかがう上に大切な資料でなければなるまい。

ラオディケイアのテミソンは前述のアスクレピアデスに永く従(5・5)った忠実な弟子で、その師の歿後メソジスト(Methodists)——「方法学派」と訳しておおむね当っている——とよばれる一派を新たに樹立した。生涯ははっきりしないが、前一世紀の中ごろに活動した。

テミソンはその師に倣ってドグマティストたちの病因論と液体病理学説とに鋭く対立した立場をとる。病気の治療にその原因を問うのは無意味で、その共通の姿(communitates, κοινότητες)——普遍概念(ユニヴァーサル)と言いかえることもできるだろう——を求めればたりる。すべての病気はそのコンムニターテスに従って、緊張状態(status strictus, στέγνωσις)と弛緩状態(status laxus, ῥύσις)の二つに分けられる。それは全身の微小管空隙の状態いかんに基づき——師アスクレピアデスのアトミズムの面は薄れているようにみえる——分泌物、排泄物の多寡がほぼその指標となる。彼は後に多様な臨床的事実の説明に窮して第三のコンムニタス(communitas)として混合状態(status mixtus, μεμιγμένον)、つまり両者が同時に併存する状態、をそれに加える混乱に陥った。もっとも、臨床家としての彼が同時に経過の側から病気をみて、急性病と慢性病の別、上昇期と下降期など病期の区分、をとりあげることを忘れなかったのは注意されてよい。

体液の性状の変化に代えてからだの「固体部分」(solidae partes)に発病病理の機序を求めたという意味で、それはヒポクラテス流の液体病理学(humoral pathology, Humoralpathologie)に対して固体病理学(solidistic pathology, Solidarpathologie)——すでにエラシストラトス、アスクレピアデスにその先蹤がみられるのだが——とよばれる。この言葉の意味については後に仔細に吟味する折があるだろう。

こうした独断的な「病理学」の上に立った治療の方針は、contraria contrariis(対抗療法)の原則に基づいて一応きわめて明快であった。緊張は解かれなければならないし、弛緩は引き緊められなければならない。それは俚耳に入りやすい理論であった。その理論を正面きって批評するにも当るまいが、現実には、薬剤をあまり用いずに、多く物理療法、食餌療法等にたよったその治療は、その病理理論の大きな相違にもかかわらずコス派のそれともそう遠くないものであったとみてよいだろう。またとくに慢性病の食事療法などに独自の貢献のあったことも記しておかなければなるまい。

だが、テミソンに従う医者が多く出たのは何よりもまず彼らが仲間うちでみずから「方法」(μέθοδος, methodus)[5・6]とよんだその定式の魅力にあった。断定に怯な学問よりも、とかく早わかりの指針を求める安易な途につきやすい医者たちと、割り切った結論と確信ありげな行動を暗黙に医者に期待しがちの患者たちの無理もない甘えとがしばしば馴れ合って、こうした独断説が洋の東西を問わず形を変えては歴史の上に再々登場する。しかもこの場合、見かけ上直截簡明で実際的なその定式はローマ人の好尚にうってつけであった。

硬直したメソディストたちの間からやがてトラレイスのテッサロスにみるような学問的デカダンスが発生したとしてもそれほど不思議はない。たしかに能力には恵まれていた彼は、彼の教案によれば六ヵ月で医学の全課程を修得できると誇称して弟子を集め、ヒポクラテスの「箴言」を嘘っぱちときめつけ、大通りにみずから記念碑を立てて「医者どもの征服者」(ἰατρονίκης)[5・7]の称号を刻む厚顔をあえてしたと伝えられる。医学の歴史にはしばしばこの種の有名な人物が現われ、その背景には多くの場合このケースと大同小異の事情があることを注意したい。

有力な学派となったメソジストの中にはしかしエペソスのソラノスのようなきわめてすぐれた学者もあった。メソジストの第一人者(methodicorum princeps)とよばれた彼はその派の敵であったほぼ同時代のガレノスからも正当な評価をうけた古今のすぐれた医者の一人であった。彼はトラヤヌス、ハドリアヌス帝のころ、すなわちAD一世紀の終りから二世紀のはじめにかけて活動した。

ソラノスの名とともに思い出されるのはそのすぐれた産科学である。その内容にまでここで立ち入っているいとまがないが、幸いにも今日完全な形で残っているその名著「女性の病気について」(Περὶ γυναικείων παθῶν)は彼を古代における産科学、婦人科学の頂点に置くのに充分である。彼はまた外科にもたけていた。

さきにわれわれはコス派のすぐれた外科術について一言するところがあったし、もっと古くエジプトまで溯っても外科は医術の中で早くから格別に開けた領域であった。産科、婦人科もまた、骨折、脱臼などを主な対象とした外科とはもちろん話は違うにしても、病巣が外から近づきやすい形で存するという意味では外科的な色合いの濃い領域である。そこではたとえば熱病や、水腫や、癲癇などのようなその本性がまだ厚いカーテンで隠されていた内科的のさまざまの病気と趣きを異にして、手のこんだ医学「理論」に煩わされること少なく、事象に即して考え、処理する契機に恵まれている。(これも早くから進んだ眼科もその列に加えてよいかもしれない。) ソラノスの産科学はそうした線に沿う水準の高い仕事であった。解剖学、生理学を無用視したはずのメソジストの彼がそこでは解剖学の上に立って仕事を進める。その矛盾を訝るのは無用である。

ソラノスの著作も多く失われてしまったが、上記と並んでもう一つ残っている「急性病および慢性病について」(Περὶ ὀξέων παθῶν, περὶ χρονίων παθῶν) では彼ははっきりとメソジストの構えをみせ、固体病理学に基づくコンムニターテスの枠で病気を眺める。だが、すぐれた臨床家であった彼はかならずしも初期メソジストたちの固い殻の中に閉じこもることなく、臨床的、経験的な事実を重んずることを忘れず、発病の因果についての考え方、精確な観察の上に立った病徴(signs)および症状(symptoms)の区別、診療法の開発、鑑別診断、——病因論と診断学は元来メソジストたちには異縁のものだったはずである——など、人を首肯させるものが多い。その治療も当然メソジストの流儀にそっていた——もともとメソジストにあっては治療のために病気の理論が立てられた——が、彼が実地に示したものは、かつてアレキサンドリアに学んだこの学者が囚われない判断の人であったことを示している。ソラノスの精神医学領域における足跡については後にまた言及する折がある。

メソジストに次いでローマに現われたプネウマティスト(Pneumatists)——精気派、気息派とでも訳そうか——とよばれる学派はセクトとしてはかなり短命で、まもなく次に述べるエクレクティック(Eclectics)——折衷派と訳しておこう——に流れこんでしまうのだが、両者を合せて手短かに紹介しておこう。

ローマの医学界の主流を占めるに至ったメソジストにも、また病床に出づっぱりのエンピリシストにも、ともに本質的な発展の契機が欠けていた。そこから打開の途を求めようとしたのが、AD一世紀にクラウディウス帝のころ活動したアッタレィアのアテナイオスにはじまるプネウマティストの一派であった(5・8)。彼は中期ストア派のポセイドニオスに哲学を学んだすぐれた医学者(5・9)であったが、これまで本書でも再々話題になったかのプネウマ説に基づいてその生理学、病理学を組織した。

アテナイオスのプネウマ説には、アリストテレス・逍遙学派(ペリパテティーク)の影響が強いが、それによれば、世界に滲透する(διῆκον διὰ παντῶν)いわば生命原理(5・10)としてのプネウマは、内在熱の形で生来人(5・11)にそなわってもいるが、また、呼吸によって空気から補給され、——この辺の話が今日の読者に支離滅裂のような感を与えたとしてもそれはたぶんわたくしの責任ではない反面われわれのそれと構造の違った原著者らの学問の評価を誤ってはなるまい——心臓から動脈を通って全身に送られて諸器官のはたらきを司る。心臓の生理は彼の大きな関心事であった。病気はそのプネウマのみだれに基づく。彼の考えは、当時とくにその倫理面で人々に迎えられていたストア哲学のプネウマ説——世界理性(ロゴス)(神)でもあり根源物質でもあるところの——とも通ずる面をもっていた。[5・12]

アテナイオスは、医学の課題を生理学、病理学、養生法、薬物学(マテリア・メディカ)、および治療法——むしろ臨床一般——の五つに区分して順序を立てて考察する。アレキサンドリア医学が正当にも重んじた解剖学がスリップしているきらいがないでもないが、病理学(τὸ παθογνωμικόν)を加えたその医学の構想は合理的な性格をもつものであったとみられる。プネウマティストの脈拍論、発熱論にはきくべきものが多く含まれている。

プネウマティストの理論はかならずしも治療法と直結せず、彼らはそのかぎりではむしろ「経験的」であった。アテナイオスは、アレキサンドリア以来の弊風であった多剤濫用(polypharmacy)を排し、養生法を重んじた。彼は、医療は医者だけで完遂されるものでないことを弁えた少数者の一人であった。彼はまたすぐれた外科医でもあった。

アテナイオスが衛生教育の力を注いだことは注目されなければならない。それはプネウマティストの特質の一つをなしている。

アテナイオスは多くの追随者をもったが、やがてその派はエクレクティシズム——折衷「派」というセクトがかならずしもあったわけではない——とよばれる傾向に移行する。もともとプネウマティストは、メソジスト、エンピリシストの偏向をともに斥けて、むしろドグマティストたちに近い性格の立場をとろうとしたものであったとみられるが、アテナイオスが部分的にはメソジストの緊張・弛緩の考えを採用したことからもわかるように、もともとはその言葉の慣用の意味で折衷的(エクレクティック)であったと言ってもよいだろう。だから、プネウマティストの立場を基本に置いて、諸セクト間の反目、敵視をよそに、とくにその治療面におけるメソジスト、エンピリシストの長を採り入れようとしたエクレクティックスとよばれる穏健な学者たちがその後アテナイオスの系列に現われたとしても不思議な話でもない。

エクレクティックスの中でまず挙げなければならないのはアパメィアのアルキゲネスである。彼は古代のもっとも傑出した学者の一人に数えられる。トラヤヌス帝のころ活動したこの卓抜な医者——ガレノスもたびたび彼を引用する——は脈拍の研究、[5・13]痛みの性質の区別と病気の座(seat)、交感性(sympathetic)の病変すなわち一次性と二次性の症状の判別など、その高い臨床的実力を思わせる仕事が多い。

カッパドキアのアレタイオスは今でもしばしば読まれているその名著[5・14]「急性病および慢性病の徴候について」(Περὶ αἰτιῶν καὶ σημειῶν ὀξέων καὶ χρονίων παθῶν)および「同、治療について」(Περὶ θεραπείας ὀξέων καὶ χρονίων παθῶν)によってたいそう名高いが、その伝記は不明で——ガレノスも彼について記すところなくその名はずっと遅れて六、七世紀になってはじめて引用される――有力な医学史家の中にそれは上記アルキゲネスの著書が二世紀ごろになってリライトされたものであろう[5.15]と推測する人も少なくない。しかし、その結論はどうあっても、その書物がヒポクラテス主義を奉ずるプネウマティストの一人――しかも彼はアテナイオスと違ってアレキサンドリアの解剖学を重んじた――によって著わされた古代臨床医学の傑作であることは人々の一致して[5.16]認めるところである。糖尿病やジフテリアについての見事な記載はそれぞれその病気についての最初の文献と言われるし、片麻痺(半身不随)が脳の病巣の反対側に、脊髄では麻痺は病巣と同じ側におこることを彼は知っていた。

医師アレタイオスは医者は不治の患者からも離れてはならないと説いた。この話がいろいろな書物に引用されているのは、それがさきに一言した古代の医者の通念なり風習なりといちじるしく異なっていたためで、それは医術の歴史的変遷を考える上に重要な意味をもっている。

アレタイオスと似た身許のさだかでないそのころの偉大な名の一つがエペソスのルポス(ルーフス)――それをここでプネウマティスト・エクレクティックスの文脈で考えるのが適切であるかどうかはしばらく別にして――である。トラヤヌス帝のころ活動したと言われるが、著作の内容のほかにわれわれは彼について知るところがない。彼の高い声望は主としてアラビアの医学者たちを通じて後世に伝わった。ルポスはヒポクラテスの伝統に沿ったきわめてすぐれた臨床家であった。臨床医学上の貢献もはなはだ多い[5.17]――病気の経過に及ぼす発熱の影響、腺ペストの最初の記載その他――が、また解剖学に大きな足跡を残した。AD一世紀のころにもなると人体解剖は再びむずかしくなって、彼の解剖学ももっぱら動物のそれではあったが、たとえば視神経交差(chiasma opticum)の発見その他神経系の解剖学、眼球の構造、水晶体被膜の確認等、多くの業績を挙げたほか、「身体諸部分の命名について」(Περὶ ὀνομασίας τῶν τοῦ ἀνθρώπου μορίων)によって、解剖学上の命名に大きく貢献した。言うまでもなく安定した名称は解剖学の前提である。脈拍の研究に関連して彼が心臓の収縮時に心尖が胸壁を打つことを観察したのはその眼の確かさを示す一つの例証である。古代の生理学の通説に反するその所見は不幸にして忘れられてはいたが、本来ハーヴィの仕事の準備の一つとなるべきものであった。

プネウマティストのアテナイオスがすぐれた外科医でもあったことは上に一言したし、またアルキゲネスも外科に精しかったが、AD一世紀の後半はアレキサンドリア医学の成果をさらに発展させて、ギリシャの外科学の黄金時代となった。ことにプネウマティスト・エクレクティックスの派にすぐれた外科医が輩出した[5.18]。

中でももっとも傑出したのは、AD二世紀のはじめごろ(?)活動したアンティロスであった。その伝記はほとんど不明だが、彼は古代の最高の外科医の一人に数えられ、手術上さまざまの独自の寄与と改良とがあった。彼の名をもっとも高くしたのは、動脈瘤の手術、および今日言う形成外科(plastic surgery)——眼瞼、鼻、耳その他——であった。白内障における水晶体除去の手術もまたきこえている。

ほかにも、頭部の外傷——ゾンデの使用——や血管結紮[5・19]その他止血法の技法の完成で知られるヘリオドロス、四肢の切断術に大きな改良を加えた前記アルキゲネス、むしろメソジストに近かったアレキサンドリアのレオニデスその他、すぐれた外科医が多かった。

こうしてしだいにこみいった手術が行われるようになった基盤には、細心な清浄法、麻酔法の開発、いまも言った血管結紮法はじめ止血法の改良、さまざまの器具の工夫——ポンペイその他から発掘されている——巧みな包帯術など、技術水準の堅実な上昇があった。それはアレキサンドリア医学の項で記されたのとある程度重複するが、このころの学者たちの多くがアレキサンドリア——もはや学問的には凋落の色が濃かったにしても——に遊んでいることを思えば、その間の事情は了解にかたくない。

広い意味でのエクレクティックスの最大の学者であるガレノスについて述べる前に、往々百科全書家(エンサイクロペディスト)とよばれる著作家たちの残した医学文献について一瞥してみたい。

3　医学書、科学書の著述家たち

炎症(inflammation)という病理学上の難問を論ずる際に今日でもしばしばもち出される有名なその四徴候、「赤く、腫れて、熱くて痛む」('Notae vero inflammationis sunt quattuor: rubor, et tumor cum calore et dolore.')[5・20]がローマ時代の著作家アウルス・コルネリウス・ケルススの「医学について」(De medicina)[5・21]に出ていることはよく知られているところである。

ＡＤ一世紀の前半に著わされたこの書物の写本は十五世紀に法王ニコラス五世によって発見され、早くも一四七八年にはフィレンツェで印刷されて、以後医学の領域で今日までわれわれの手に残されているもっとも重要な古典の一つとして広く読まれているのだが、不思議なことに、ガレノスを含めて古代から中世にかけてこの書物に言及した人はきわめて少ない。それはティベリウス帝のころ、すなわちＡＤ一世紀のはじめごろ活動したこの著者がみずから医業に従事しない文筆の人であったこととかかわっているかもしれない。いつの世にもある偏狭な専門家気質がこのすぐれた書物——それは当時の学術用語であるギリシャ語でなしに後世人文主義者たちのこぞって推す見事な文体のラテン語で書かれていた——を無視させたとすればそれはたいそう不幸なことであった。ケルススにはこのほかに農学、軍事技術、修辞学、哲学、法学などの著述もあったと伝えられる。それらはすべて失われた。ローマにはすでに前二世紀に有名なヴァロのようなすぐれた百科全書家(エンサイクロペディスト)——彼も医学に触れている——がいたが、ケルススの書物も同じような性格をもった一般知識人向けの医学摘要(コンペンディウム)とみてよいものだろう。

八巻よりなるこの「医学について」は有名な序論(Prooemium)——簡潔でしかも今は失われた多くのすぐれた文献の内容をよくうかがわせる貴重な古代医学史をなしている——に続けて養生法(個人衛生)、病理学、予後論、治療法、薬物学、処方集、二巻の外科学、についての叙述からなっている[5・22]。きわめてしっかりしたその構成と正確な内容とは、上にも一言したように著者が医学の正規の訓練(ディシプリン)をうけた人でないと考えられるだけに、その成立の由来についてはギリシャ語文献からの翻訳説などいろいろな憶測をうんでいるほどである。

この著者が、今ではほとんどまったく失われたアレキサンドリア医学のそれを含めてきわめて豊かな文献を自由に利用できたことは想像にかたくないが、中でも多くたよったとみられるのは、「ヒポクラテス集典」、エラシストラトス、エンピリシストの名医ヘラクレイデス、アスクレピアデス、テミソン、シドンのメゲス(メソジストのすぐれた外科医)等で、中でも「集典」とアスクレピアデスに負うところが多かったようにみえる。前節で述べたローマの諸派のうちプネウマティスト以下は時代が彼よりもあとになる。

そのことからもおよそ察せられるように、彼は幅の広い、中道をとった(via media)学者であった。上にも一言したように、医学史に言うところのエクレクティックスはいまだ舞台に登場していなかったけれど、彼は言葉のもともとの意味で折衷的(エクレクティック)であったと言えよう。

同じくAD一世紀の著作家プリニウス(Plinius the Elder)の有名な「博物誌」(Naturalis historia)は本書よりはむしろ生物学史の重要な話題だが、医学との関連で言えば、民間療法の消息——薬物、迷信、呪術を含めて——をうかがう上に大切な資料となっている。

医学の歴史に大きな影響をもったのは「博物誌」にやや遅れて出たディオスコリデスの「薬物について」(Περὶ ὕλης ἰατρικῆς, Materia medica)五巻である。アナザルバ——キリキアのタルソスに近い——のディオスコリデスはタルソスとアレキサンドリアに学び、後ローマに落ちついたドグマティストの系統に属する医者で、ネロのころ軍医として各地に転じ博物誌上の豊富な知識を蓄えた。いま言った「薬物について」はケルスス、プリニウスと異なってギリシャ語で書かれているが、古今の資料の渉猟——ただしどうしたわけかアリストテレスの高弟、つまり逍遙学派(ペリパテティーク)の大植物学者テオフラストスが漏れている——と彼自身の蘊蓄をもととし、そこに記載された薬物の種類の多い——六百種の薬用植物、八十種の動物性薬物、五十種の鉱物質——こと、製法、鑑別同定、保存、用法用量、配合、効能等の詳細にわたるその記述の正確で独断の少ないこと、配列に創意のあること、プリニウスにみられるような伝説や迷信的要素の稀薄なこと、などいろいろの面できわめてすぐれた内容をもつ著作であった。これはケルススの著書と相違して早くからしばしば引用されているし、近代に至るまで薬学ないし薬物学[5・23]の古典としてきわめて高い声価を保ちつづけている。

注意するまでもないだろうが、このような科学的の側面がかならずしもこの時代の薬物学の全貌を示すものではなく、前にアレキサンドリア医学の項で記したようなスキャンダラスな面がこの時代にも続いていた。そうした裏通りの歴史を書くことは、容易に想像されるように、史料の関係でたいそうむずかしい。

4 ガレノスの生物学と医学(1)

——とくにその方法について——

ギリシャ医学をしめくくったのは巨匠ペルガモンのガレノスである。[5・24]

ヒポクラテス以後およそ六百年間の医学の歩みは、上にその概略をたどったようにたいそう錯綜しているが、相互のセクト的な論難の当否は別として、そこには医学と医術の本質を模索する苦闘の跡がにじみ出ていて、今日の医学の構造を近代のコンヴェンションを離れて考えなおす上に、貴重で興味の深い資料を提供している。

わたくしは、それらをすべてもともとヒポクラテスに含まれていた要素の展開とみる医学史家の間に往々みられる見解にかならずしも同意しない。たしかにヒポクラテスの医術(イアトリケー・テクネー)がドグマティストとエンピリシストの二つの方向に分れたとき、それらは、それぞれコスの巨人の一面の展開とみてよいだろうが、降ってアレキサンドリアのあの解剖学、生理学に至ればそこには質的に新しい要素の加わったことが否めない。もっともそこに新たに敷かれた軌道がさし当って医術の実地に何をもたらしたかはひとまず別の話である。さきにも記したように開拓者ヘロピロス、エラシストラトスのようなすぐれた学者は、さすがにその射程をよく弁えて、学と術とが半ば乖離したまま、有能な臨床家としてとりあえず「経験的に」——経験「派」(エンピリシスト)的にではないが——ふるまったことが這般の消息を人にうかがわせている。ローマの諸派にも似た姿勢の学者は少なくなかった。

およそそうした意味で歴史はけっして立ちどまってはいなかったのだが、はた目にも容易には収拾できそうにもない混乱が永くそこに続いていたことも争われない事実である。それだけにそれをひとまず見事にしめくくったガレノスの功績はきわめて大きい。

ガレノスの体系こそは古代ギリシャ医学の総決算であった。あのコスの名医を「神のごときヒポクラテス……」(ὁ θειότατος Ἱπποκράτης, the most divine Hippocrates)[5・25]とたたえた彼はみずから正統ヒポクラテス主義者をもって任じた。しかも、前ソクラテス期、プラトン、とくにアリストテレスとストア派の哲学を踏まえて、上記ヘレニズム期の学者たちの業績を批判し包摂して、その上にそれを大幅に発展させたその仕事は、構想力の大きさにおいて医学史上まったく比類がないと言ってよい。

ガレノス(クラウディウス・ガレーヌス)[5・26]はAD一二九年小アジアのペルガモンで生まれた。ペルガモンは古くからアレキサンドリアと並ぶ学芸の中心地で、また有名なアスクレピェイオンの所在地であった。

ガレノスはその著述の中に多くの自伝的記事を残していて、その生涯はかなり詳しくこれをたどることができる。彼の父ニコンは人格のすぐれた、数学、哲学に素養ある建築家であったが、母はガレノス自身の回想に照らしてもたいそう評判の悪いじゃじゃ馬で、後年のガレノスの圭角の多い性格——皮肉にも「γαληνός とは静かな、温和な、というほどの意味である——は母親譲りのものであったと言われる。

幼時その父親から学問の手ほどきをうけた彼は、十四の年から多くの師について諸派(ストア派、エピクロス派、プラトン、アリストテレス)の哲学を学び、十七歳以後——彼の父が夢にえたお告げに従ったものと伝えられる——は医学に専心した。最初は生地ペルガモンで、父の死後はスミルナ、コリント、パレスチナ地方、アレキサンドリアなどを遍歴して多くのすぐれた師につき、解剖学、薬物学、臨床医学、神経病学、外科学その他を学んで倦むところがなかった。そのころ、すなわちAD二世紀の半ばごろにはまだ前述の諸派の多くは各地に残っていて互いに鎬を削っていたが、彼はそのいずれにも属さなかった。

九年間にわたる遍歴時代を終えてAD一五七年ペルガモンに戻った彼は、剣技場の外科医に任命されて数年間を過ごした後、一六二年、すなわち三十歳をややすぎたころローマに出て開業し、また解剖学を講じた。当時ローマの医学、医術は沈滞の底にあっていたずらに医者相互の競争のみ激しかったが、その中で彼の学識と臨床家としての手腕は大いに光って、その地の社会で評判は高まり、やがて多くの貴顕の知遇をうるようにもなった。そうした成功に対する人々の嫉視や、その地における同僚の無学やいかさまぶりに対する彼の歯にきぬきせぬ批判、大言壮語、そうしたことが重なり合ってしだいに立場がむずかしくなったためでもあろうか、一六六年、宮廷入りを推挙される直前、不明の理由でローマを去って故郷に戻った。

しかしまもなく(一六八年)彼はマルクス・アウレリウス帝にその遠征地によびもどされ、その侍医となったが、ゲルマニア遠征には固辞して従わず、皇儲——後のコモドゥス帝——とともにローマに戻った。後半生の三十年間についてははっきりしない点が多いが、宮廷の医者としてはたらく余暇をそのみのり多い著作活動に捧げたものと考えられる。ＡＤ一九九年、ローマかペルガモンでその類いまれな精励の生涯を閉じたが、その学説は以後千数百年にわたってヨーロッパ・アラビアの世界を文字通り支配することになる。

ガレノスは視野の広い学者で、その著作の範囲は医学のみならず、今はすべて失われたが哲学、修辞学などにもわたっていた[5・27]。彼の晩年の不幸であったその書庫の火災のために医学領域の著述も少なからず失われたものと考えられるが、今日残っているもの——原典のほかラテン語訳、アラビア語訳[5・28]などの形で——だけでも数百篇を数える。その内容は、医学論一般、ヒポクラテス註解[5・29]、解剖学、生理学、衛生学、養生法、薬物学、病因、病理学、診断、予後などに大きく分けられる[5・30]が、著作の年代を追うと、初期は解剖学・生理学に関するものが主で、しだいに病理、臨床方面の作品が増すと言われるのは、彼の関心の所在の移り変りを示して興味が深い。

ガレノスの著書の中でとくに注目すべきものを挙げればほぼ次のごとくである。

「人体の諸部分の役目について[5・31]」(Περὶ χρείας τῶν ἐν ἀνθρώπου σώματι μορίων, De usu partium corporis humani)、「自然の諸能力について[5・32]」(Περὶ φυσικῶν δυνάμεων, De facultatibus naturalibus)、「解剖法について[5・33]」(Περὶ τῶν ἀνατομικῶν ἐγχειρήσεων)、「治療の方法[5・34]」(Θεραπευτικὴ μέθοδος, Methodus medendi)。

その他広く読まれたものに「脈拍について」(諸書よりなる)、「侵された場所について[5・35]」(Περὶ τῶν πεπονθότων τόπων, De locis affectis)、「腫瘍について」(Περὶ τῶν παρὰ φύσιν ὄγκων, De tumoribus praeter naturam)、「健康の保持について[5・36]」(Ὑγιεινά, De sanitate tuenda)などがある。こうしてヒポクラテスのそれとともに古代の学者としてはめずらしく多くの原典が今日まで残されているのはわれわれの大きな幸いでなければならない。

ガレノスはその比類のない博識の庫からさきにも一言したように先人の業績を自由に利用したが、もとより単なる百科全書家(エンサイクロペディスト)からは遠い稀代の学者で、医術を科学の基礎の上に組織しようとして壮大で堅固な体系を樹立した。そこには見事なギリシャ的の諸学の統一があった。中世キリスト教会のお墨付き——彼はキリスト教徒ではなかったがその思想は教会の教義とコムパティブルであるとみられた——をえて人々に臨んだその権威に対する近世医学者たちの反撥は近代に入ってもそのまま続き、その真価が不当に低くみられていたことは不幸であったが、今日ではその種の誤解はほぼあとを絶った[5・37]。

医術を科学によって基礎づけようとしたガレノスは次節でやや詳く述べるように[5・38]、巧みな研究技術と「みずからの眼をもった」(αὐτὸς αὐτόπτης)実力ある解剖学者であったし、また卓抜な、実験生理学者であった。だがその偉大な自然科学者としての彼と、前にも触れた哲学者としての彼とが一つであったこともまた誰の眼にもはっきりした事実で、それを合わせ考えることが彼を正しく理解する上には必須の手続きであるばかりでなく、その骨の折れる作業の中から実は生物学の本質を解く手がかりの一つが見出されるようにも思われるのである。

テイラーはその簡明で示唆にとんだ著述「ギリシャの生物学と医学」(5・39)の中で、ガレノスは心の底でヒポクラテスとアリストテレスとの統一を意識していたに違いないと推測する。それはもとよりオリジナルな見解とは言えないにしてもガレノス論の核心に触れている。ヒポクラテスの自然(ピュシス)をアリストテレス流の目的論の線に沿って掘り下げることに彼の生物学の中心的課題があった(5・40)。

生体は目的に率いられて動く統一的な存在である。その目的の原理は生体の諸部分(μόρια, parts)にまで滲透していて、全体に(5・41)向って仕え、そこには何一つ目的なしにむだにはつくられていない。ガレノスは生体のかたちとはたらきとの驚嘆すべき合目的性にほとんど宗教的とも言うべき畏敬の念を表明する。おいおいに述べられるように、中世キリスト教会が異教の世界のこの大学者になみならぬ好意をよせたゆえんがおよそこの辺にあったとみられる。

近代の学者たちによってしばしば酷評の的にされるガレノス生理学の中心概念、「能力(ファカルティー)」(δύναμις, facultas)はその見方から眺められなければならない。

生体のさまざまなはたらき——より正確に言えばはたらくこと(ἐνέργεια, activity)に対してははたらきの果、しごと(ἔργον, effect)(5・42)——をひきおこすもの、目的原理、それが自然の「諸能力(ファカルティーズ)」である。胃には消化の「能力」が、子宮には胎児を保持する「能力」が、時期が来ると代ってそれを娩出する「能力」が、水腫(ドロプシー)という病的現象に際しては水を引きよせる「能力」が、それぞれその仕事を成就させる。こうした発言を次ぎつぎと重ねてみたところで、それらはそれぞれ無益な同語反復(トートロジー)にしかすぎない、という批評は、われわれにはほとんど自明のようにも思われる。だが、切れ味鋭い「医学思想発達史」の著者キング(5・43)がゆきとどいて理解したように、錯綜した生物現象の事実の塊(cluster of facts)の中から、ガレノスが解析と相互の関連づけとにたえる事象をひろいだして、それらを一つずつ袋に小分けし、それぞれ「能力(ファカルティー)」の名でよんだと解すれば、それは見かけほど気ままな話ではない。「能力」とは、再びキングの言葉をかりれば、記述の単位(a unit of description)であった。彼は事実(effects)を正確に観察し、記述して「目的」を確かめようとする。言うまでもなく今日のわれわれの思考の枠組みでは、彼の言う「目的因」を立てない別の流儀の因果論によって事象の説明を求めようとするのがならいだが、よく考えてみるとガレノス流の手続きの有効性が現在でも生物学領域でしばしば無意識にたしかめられているとみられるふしがないでもない(5・44)。

目的論是非はしばらく措き、その「記述の単位」として何を選ぶかによって、その手続きの背後にある生物学的直観ないしは構想の質の高下が測られるだろう。それならばガレノスの生物学の骨組みはおよそどのようなものであったのだろうか。いまそれを少々ていねいに探ってみたい。

生物現象を動き(κίνησις, motion)の相でとらえたガレノスは明らかにアリストテレスの思想を承け、それを発展させている。動きとは先行する状態からの変化(ἐξάλλαξις τοῦ προϋπάρχοντος)の謂いである[5・45]。その動きの基本的なものとして彼は生成(γένεσις, genesis)、成長(αὔξησις, growth)、栄養(θρέψις, nutrition)の三つに着目する。彼の頭はすぐれて生物学的であった。

それらは位置の変化(φορά, transference)としての動きでなしに、共通に質の変化(ἀλλοίωσις, alteration)であると彼はみる。しかも彼は、生成が質の変化に加えて形づくり(διάπλασις, shaping)を、成長が同じく質の変化に加えて増大(ἐπίδοσις καὶ διάστασις, increase and expansion)を、栄養が同じく同化(ἐξομοίωσις, assimilation)を伴うことを指摘している。それははっきりとアリストテレスの「生成消滅論」の系譜をうけているのだが、今日の生化学を先き取りしているとも言える彼のこの視座は生物現象の基本的な範疇とその関連の理解において、近世、近代の多くの生物学者たちをとびこえてむしろ現代のわれわれに近いとさえ思われるのである。

生成、成長、および栄養は、自然(ピュシス)の、つまり生体の、最初のそして言うならば主たるはたらき、仕事(τὰ πρῶτα καὶ οἷον κεφάλαια τῶν ἔργων φύσεως)である[5・46]。おのずから、それらの仕事をつくりだすための三つの「能力(ファカルティーズ)」は生体の主要な、基幹的の「能力」でなければならない。だがそれだけではまだ生体の諸部分(μόριον, -ια)——彼はアリストテレスに倣って等質部分と非等質部分つまり組織と器官とを区別する——に触れず、それらに内在する「諸能力」——われわれの言葉で言えば器官生理学の諸問題——をば尽していない。わたくしがこの話のはじめに彼の言説の中からむしろ気ままに挙げた胃の消化の「能力」、子宮の保持(リテンション)の「能力」などは実はこうした文脈をもつものであった。その背景には人体の諸部分、つまり解剖学に関する彼のすぐれた知識と、生理学に関する精確な観察とがあって、それらの「能力」の話もさらに敷衍されなければならないのだが、それは次節の話題としよう。

こうして生物現象における質の変化(alteration)を重視するガレノスは、エラシストラトス、アスクレピアデスなどアトミズムの立場に立つ医学者たちの機械論をきびしく批判する。ガレノスが強く論難するのは、質の変化を認めないその立場が[5・47]、自然(ピュシス)——それは生体でもありそれを支配するプシュケ(アニマ)でもある[5・48]——にそなわっている精妙な「諸能力」、言いかえれば自然の「技術」(τέχνη, art)である生命の原理の否定をもたらすと考えたからであった。言うところの生気論(vitalism)のプロタゴニストとして彼はここにアトミズムに挑んでいるのである。

だが、アトミズムを斥けてアリストテレス流の物質の連続観と、冷・熱、乾・湿の四性質(ποιότης, -τες, qualities)の混合(ブレンディング)(5・49)とを拠りどころとした彼の説くところもまた、おいおいに詳しく述べられるように、遺憾ながらしばしば例の「能力」を切り札にもちだすことで話に解決を求める独断的な手続きに終って、そのかぎりではわれわれを納得させるに遠いと言わなければならない。

そのような弱点は彼の場合にも実は余儀ないことであった。生体の特質をその動きにとらえて、それを質の変化の面から眺めた彼の着眼は非凡なものであったけれど、彼は、その説を経験的な方法に基づいて実証する手続きを近代のわれわれのような意味で必須のものと考えなかったようにみえるし、かりに考えたとしても、不幸にしてそのすべをもたなかった。生体の「部分」つまり諸器官の「能力」を論ずる解剖学にたけた彼も、当然のことながら生体の動力と微細構造の知識に欠けていた。そうした空白を彼はアプリオリの概念と緻密な論理とで補った、と言うよりはむしろ、たしかに事実を深く重んじはしたが、感官(αἴσθησις, sense)によって認識される事実を、その強靭な演繹的論理(λόγος, argument)——彼はあの幾何学者エウクリデスをことのほか敬重した——によって堅固に構築された体系の枠にはまるかぎりにおいて容認したのであった。

5　ガレノスの生物学と医学(2)

——解剖学、生理学——

この節の話をガレノスの血液学説(5・50)からはじめよう。解剖学をあと廻しにしてまずこの生理学の話題をとりあげるのは、それが序章で述べたヴェサリウス、ハーヴィとの間の歴史的な争点(イッシュ)としてガレノスの名とともにすぐ思い出されるポピュラーな問題と絡んでいるばかりでなく、彼の生理学の骨組みの理解に手がかりが多いとみえるからである。

まず血液がどうしてでき、どういう役目を果すかを彼にたずねてみよう。

前節で言った栄養も成長も血液によってなかだちされることを彼はよく見抜いていた。後にも述べるように伝統的な四体液説に帰依する彼も、血液を他のすべてに優先させる。そうした血液の力は食物によって提供される(presentation)と考えるよりほかはないわけだから、食物が血液に変るプロセスが当然まず問題になる。

食物はまず胃で消化される。それはエラシストラトス(5・51)が考えたような機械的な磨砕、細片化でなしに、人体の内在熱による調理

(coction)である。[5・52] こうしてできた乳糜は腸から吸収されて肝臓にとどき、主としてその実質(parenchyma)で血液につくりかえられる。

　こうして肝臓から発した血液は静脈(序章を見よ)によって諸器官に配給され、栄養を与えるが[5・53]、同じ血液があるいは骨、腎臓、心臓といったような質の異なった組織の栄養物、材料となるという彼にはまことに不思議にみえた事実——ここではしかしとにもかくにも彼が早くも代謝(メタボリズム)のかなめの問題の一つをはっきりと抑えていたことが注目されてよい——言いかえれば、異なった組織(等質部分)が同じ血液の質をそれぞれ特異化させる事実の説明を彼は求めて、その間に血液の供給(プレゼンテーション)・停留(リテンション)、特異的牽引(アトラクション)、同化(アシミレーション)、などさまざまの「能力(ファカルティーズ)」を次ぎつぎと設けて、その過程を継起的に説明する。それは一見言葉に言葉を重ねただけの話ととれないこともないが、前述のように、生物現象の基本的な諸「能力」を深い洞察力をもって的確にえらび出したガレノスの眼が、こうした生理学的・生化学的現象のディテールズの解析に当ってもまた、今日みて実にたしかに的を射当てていることははなはだ印象的である。

　話を血液の流れの問題に続けよう。前述のように肝臓でつくられた血液は、全身諸器官を養い、また下大静脈を通じて右心に入る。肝臓に発した血液の運行をガレノスが潮の干満にたとえて行きつ戻りつするもの(to-and-fro movement)とみたという従前医学史家——たとえばフォスター、シンガー、ノイブルガー、ノルデンショルドら本書でも再々引用される学殖深い学者たちを含めて——によって一般に伝えられているところは、近時の研究[5・54]によればいろいろ訂正を要するふしがあるようだが、さし当って以下の大筋は動かないものと考えてよいだろう。

　ガレノスは、古代多くの人々が動脈を目して空気を運ぶ管——たしかに前に述べたように屍体の解剖に際して人は通常動脈内にほとんど血液ないしその凝塊をみることがない——とした誤りを見抜き、動脈もまた血液の導管であることを証明した。だが、注意すべきことには、静脈血が暗く濃いのに対して、その動脈を流れる血は明るくうすい。

　動脈血のその軽やかな性質はそれがプネウマ[5・55]を含んでいるからであるとガレノスは考える。「生命精気」(πνεῦμα ζωτικόν, Spiritus vitalis, vital spirit)とよばれるそのプネウマは生体の活力を司るもの[5・56]とされるが、それは次のような由来をもっている。

　彼は気道と血管系との直接の交通という古い説——エラシストラトスもそう考えた——を認めない。たしかにガレノスにあってもプネウマは空気(ἀήρ)に由来するが、吸気は肺臓で予備的な精製をうけた後、肺静脈において血流中に滲透し、心臓でプネウマが生成し、動脈血とともに全身に配分される。

　プネウマの話はまだあとに続くが、ここでいま言った動脈血なるものがどこから現われるかを問い訊さなければなるまい。

たしかに右心からいわゆる動脈性静脈——今日の肺動脈——に

よって肺に向う血液はある。しかしそれはもっぱら肺を養うためであるし、また右心に出入りする血管の太さから考えて、その肺に向う血液は右心に流入した血液の一部にすぎないと彼は(誤って)判断する。

ところで一方、心臓中隔には多くの小さな凹み——孔は見えないけれども——がある。前節でも記されたように、何ものもむだにはつくられていないはずの造化の妙を考えるならば、それに何かの有用な役割があると推測される。ここで彼一流の姿勢で感官の眼(corporeal eye)のとどかないところに推理(テオーリア)の眼(eye of reason)(5・57)をもち出す。すなわち、右心に流れこんだ血液は心中隔を通して左心に入らなければならない。(5・58)

ヴェサリウスが格闘したガレノスの心臓中隔説はこのような内容をもっていた。

血液の話とも関連して、プネウマについても少々述べなければならない。

ガレノスは脳をこころ、すなわち表象、思考、および記憶(φανταστικὸν καὶ νοητικὸν καὶ μνημονευτικόν)の座——彼はここでは心臓にこころのはたらきを求めるアリストテレスに背いてアルクマイオンやヘロピロスの徒である——とする。同時にまた彼は、脳が脊髄および神経を介して筋肉の運動を支配することをはっきり理解していたし、また随意筋と内臓の不随意筋との区別をすら弁えていたと言われる。

ところで、頸動脈の末が硬脳膜を貫いて脳底にとどくと、(5・59)血管はそこで枝分れし、医学史上有名なrete mirabileなるネットワークをつくった後、再び二本の血管に収束して脳実質に入る。血液の流れは自然とここで緩やかになるが、その間に心臓から来た前記の「生命精気」はそこでゆっくりと精製されて「霊魂(プシュケ、アニマ)精気」(5・60)(πνεῦμα ψυχικόν, Spiritus animalis, psychic *or* animal spirit)に変貌する。こうして脳で完成した「霊魂精気」は、神経の細い導管——ガレノスはもはや神経を一本の中空の管と考える古い説をとらない——を伝わって運動や知覚を司るものと考える。

プネウマ学説は前にエラシストラトスが古い伝統を背景にしてひとまずまとめあげた生命論である。(アリストテレスにもむしろ副次的な意味でプネウマ論がなかったわけではない(5・61)が、ガレノスはここではむしろ原子論的なエラシストラトスの徒であるようにみえる。)上に記されたことからほぼわかるように、エラシストラトスは吸引された空気をほぼそのままプネウマと同一視したのに対し、ガレノスはこみいった精製の手続きを考えたこと、気管と動脈の関係、(5・62)動脈による血液輸送の有無など、両者の間には多少とも目立った差異があって、そこにガレノスのエラシストラトスに対する激しい論難があったわけだが、もう一つここで注意しておかなければならないのは、ガレノスだけにみられる「自然精気」(πνεῦμα φυσικόν, Spiritus naturalis, natural spirit)の問題である。それは体液に養われて肝臓で生じ、消化、栄養、排泄、生殖等、いわゆる植物性機能(vegetative functions)を支配するプネウマであると言われる。二つのプネウマを考えたエラシストラトスにあっては、それらも「生命精気」の担当するところであった。プネウマを三つに分けるという考えはどうやらプシュケ(soul)の三分というプラトン以来の考え方を底にもつらしい(5・63)が、この「自然精気」の考えはガレノス医学とともに後々まで伝承されている有力な学説の一つとなった。しかし実はこの「自然精気」の問題には不明のふしが多く、ガレノスの原典にはかならずしも明確な主張としては見当らないと言われる。(5・64)

この点を含めて一つ大切な注意がある。

後世ガレノスの名とともに有名なプネウマ(精気)に関して、実は当のガレノス自身の記述が隅々まで明確であったわけではなかったことを忘れてはなるまい(5・65)。それが模式化されて後世の教条主義に組み入れられ、その模式が往々無検定にコンヴェンショナルな医学史に語りつがれ、しばしばもっともらしい図解までされていることが、多くの混乱を今にうみつづけ、かえって人の理解を迷わせているようにみえる。

そのプネウマの物質的な本性に関しては、ガレノス自身も知るところがないと告白する。(5・66)

ガレノスの生理学におけるもう一つの重要な概念はアリストテレス流の内在熱(ἔμφυτον θερμόν, innate heat)――溯ればそれは「ヒポクラテス集典」にもみられる思想でもあったが(5・67)――である。

熱(体温)なしに生命現象がないことは見やすいところだが(5・68)、ガレノスはアリストテレスに倣ってそれを生得の内在的のものと考える。それはたましい(アニマ)と同じかきわめて近い関係にあって、心臓に中心をもち――心臓が体内でもっとも高い熱をもつという説はずっと後のデカルトにもなお残っている――そこで「生命精気」によって養われている。もっとも、念のために言うならば、この辺の叙述がまたも読者に何ほどかの混乱を招いたとしても、それはたぶん現筆者の罪ではない。いのち、たましい(ψυχή, anima, soul)、プネウマ(πνεῦμα, spiritus, breath *or* spirit)、空気(ἀήρ, aer, air)、内在熱(ἔμφυτον θερμόν, calidum innatum, innate heat)、自然(φύσις, natura, nature)などの諸概念は、古代の学者たちを通じて、また同じ人の頭の中でも往々にして、明確な識別(ディスクリミネーション)が欠けていたように思われるのである。古代医学史のむずかしさが多くそこにあると考えられるし、近代がそれを充分に解決したわけでもない。

心臓の熱――自然の火(φυσικὸν πῦρ)――は放っておけばそれを燃やし尽すだろう、という危惧(5・69)が昔から人々にそれを冷却する装置を探させた。内在熱を冷やすのは呼吸による冷たい空気であるとガレノスは考える。それはかならずしもめずらしい見解ではなく、たとえば前記「ヒポクラテス集典」の「心臓について」などにも同じ考えはみられるのだが、――ガレノスは「水」と「土」とからできた冷たい脳が冷却にあずかるとするアリストテレスの説に強く反対する――呼吸が一面プネウマの供給源であり一面内在熱の空冷装置でもあるという歯切れの悪さは何とも蔽いがたい。

遅まきながらここでガレノスの解剖学を少々覗いてみよう。心臓についてはすでに再々述べたからくり返さない。

解剖学は彼のペルガモン、スミルナ以来の深い関心事であった。ただ、前に述べたアレキサンドリアの学者たちの時代と違って、彼には人体解剖の機会が与えられず、その検索をサル、ブタ、ヤギ、ウシなどの動物に求めなければならなかったのは残念なことであった。彼はそれを隠さなかったが、遺憾なことに彼はその所見を人体にそのままあてはめる。

そうした事情が彼を災いして、彼の記載にも誤りの少なくなかった——たとえば子宮の双角構造、肝の四分葉、前記の rete mirabile、下顎骨や胸骨の形態等——ことも事実だし、また、そうした研究資料の制約による余儀ないまちがいは別としても、これも上に述べた有名な心中隔の小孔のような、その理論癖に基づく虚構の説のあった咎めは免れない。しかし、全体としてみれば、その詳しく正確な記述は、彼を古代最大の解剖学者とみなすに充分である。

もっとも、記述的な性質をもつ解剖学の書物がいつもそうであるように、そこには当然先人の記載が多く踏襲されているに相違ない。歴史の古い解剖学領域にはアレキサンドリアのヘロピロス、エラシストラトスのような巨匠がいたことは前に述べた通りだし、またガレノス自身も引用し、それに拠るところが多かったろうと想像されているアレキサンドリア末期の解剖学者マリノスの大著(5・70)は今では失われてしまったので、ガレノスの記述のどこまでが彼自身の貢献であったかは充分に明らかでない。だが、いずれにしても、脳神経系、眼、筋肉、骨、などの解剖学に関して彼がきわめて大きな仕事を残していることは明らかである。彼はまた解剖学において局所関係(トポグラフィー)を重視する。言うまでもなくそれは外科医術に貢献するところの大きい視角である。

ガレノスの解剖学の詳細(5・71)はここでは省かなければならないが、たとえばそこで、正確に記載された七対の脳神経——彼は反回(回帰)神経の走行とその作用についてさえ正しい知識をもっていた——に接して、もちろん今日みてそこにいろいろ見落しはあったにしても、これまで眺めてきた医学の古代がこの面ではいつのまにかわれわれにだいぶ近づいた感を禁じえない。彼はアリストテレスを含めて古代の学者がしばしば混同していた神経と腱との区別をはっきりと弁えていたし、また、神経を一本の中空の管と考える一般の理解の誤り——その代り中にごく細い導管があると考える——を知っていた。なお彼の言う「軟かい神経」は知覚神経を、「硬い神経」(5・72)は運動神経を意味している。彼は眼のような感覚器がその両者をそなえ、運動神経が眼筋に達していることを記載する。

解剖学は、言うまでもなくそこにあらわにされた構造物のはたらきの問題、すなわち生理学と一つでなければならない。いま言った脳神経系のはたらきに関するガレノスの進んだ見解の成立にあずかって力のあったのは、彼自身の勤勉に行ったさまざまの生体解剖(ヴィヴィセクション)(動物実験)であった。彼は機械論的なエラシストラトスに対して露骨な敵意を示したが、自身は上述のように多分に観念的な操作を弄んだ半面、古代におけるもっともすぐれた実験生理学者——科学における実験的方法の射程についての自覚をどこまでもっていたかは問わず——であった。彼はいろいろなレヴェルにおける脊髄の切断実験を行って、その階層構造を鮮やかに示したし、また前記の反回神経の切断が声帯の麻痺を招く事実をすら観察している。

その他、実験生理学者としての彼は、前記神経のはたらきの問題と関連して胸郭の運動を解析して外呼吸の生理に寄与したし、視覚の研究、腎機能の生理の実験的研究、その他すぐれた仕事が少なくない。

6 ガレノスの生物学と医学(3)
——病理学、その他——

ガレノスは前にも触れたように、コスの大先達ヒポクラテスに傾倒した。

ガレノスの時代すなわちAD二世紀にはギリシャ医学の文献の多くがすでに失われていたが、幸いに「ヒポクラテス集典」の写本はあちこちに残っていて、彼はそれを充分に利用できた。彼には「集典」に含まれる諸文書の真偽に関する批判の著述もあったと伝えられるし、また前にも一言したように多くの註解書も著わして、そのヒポクラテスに関する蘊蓄の並々ならぬものがあったことを示している。おのずから彼はその病理学においては少なくとも彼自身の意識の上ではヒポクラテスの体液の説に忠実に追随した。後にみるように中世以後液体病理学説(humoral pathology)が永く医学の主流になった[5・73]のはひとえにガレノスの権威のゆえであったと考えられるからには、その問題はここで少々ていねいに考えてみなければなるまい。通り一遍の教科書的な記載には腑におちないふしが往々まかり通っているからでもある。

くり返すまでもなく、液体病理学説によれば、血液、粘液、(黄)胆汁、黒胆汁の四つの体液の混和(κρᾶσις, blending)の不調が病気をつくるものとされる。顧みれば、コス派の系統をひくドグマティストはそれをそのまま採用したが、ガレノスに先き立ってエラシストラトス、アスクレピアデス、メソジストたちへと系列をひくいわゆる固体病理学者たちの学説はそれに正面から挑んでいた。

注意しなければならないのは次の点である。「生物学的」にはその形態学的側面の弱さのゆえに明らかに未熟であったとみられるヒポクラテスないしコス派の場合には、四つの体液がとりもなおさず人の自然(ピュシス)であったことは前にも述べた通りである。だが、上にわれわれが学んだように、アレキサンドリア医学の遺産を承けて解剖学に精通し、諸器官の生理学をそれなりに弁え、ことにまた、前にも言ったように、栄養の「生化学」とそれにあずかる血液に深い関心をもったガレノスにとって、彼がその辺をどう意識したかはしらず、話はそう単純にはいかなかったはずである。前にも指摘されたように、ヒポクラテスの後に生まれた大生物学者アリストテレスには四体液の考えがなかったことがあらためて思い出される。

アリストテレス学徒であったガレノスがその四元素と四性質の説に通暁していたことは言うまでもない。ところで、生物学者ガレノスにとって、コス派の言う四つの体液は、人体を構成する液性の等質部分(ホモイオメール)――これまたアリストテレス的概念である――を構成するものであった。それらは食物に由来し、他の――固形の――等質部分および非等質部分(諸器官)を養う意味をもっている。ガレノスの四体液説において血液がしばしば別格の扱いをうけているゆえんの一つがそこにあるとみてよいだろう。

およそこのようにしてガレノスの生物学における物質的な階層(ヒエラルキー)が成立する。それをヒポクラテスとアリストテレスとの融合をはかったものとみても大きく見当は違わないだろう。横合いから前述のプネウマという別系の思想――コス派にもアリストテレスにもプネウマの考えがまったくなかったとは言わないが(5・74)――が介入してきて話をもう一つこみいったものとするが、ここではその問題に立ち入らない。

こうみてくると、栄養にあずかる血液は別格として、四つの体液の話が、ガレノスの生物学(解剖学、生理学)においてあまり前面に出ていなかった消息がなにほどか了解されるように思われる。血液だけでも彼の生物学はほぼ完結する。

ところが、話が病気になると、「ヒポクラテス主義者」ガレノスは、まったく四体液説の呪縛の虜となって――前記「人の自然性」の作者に関しては今日でもいろいろの説があるがガレノスはそれをヒポクラテスの真正の作品として疑わない――それを彼の病理学説の中心に置く。その生理学と病理学との間の断層をどう解釈してよいかをわたくしは知らない。

ガレノスによれば、人それぞれに四つの体液のいずれかが気質(テンペラメント)を支配するし、またその配合(complexio)は気候、環境、その他によっても動揺する。(もともとtempero, よい比率を保つ、というほどの動詞から出たtemperamentumはgehörige Mischungの意で、それが精神的な「気質」にも通ずるという考えはガレノスにもたしかにあったが、有名な血液(多血)質(sanguine)、粘液質(phlegmatic)、胆汁質(choleric)、黒胆汁質(melancholic)という表現をとったのはずっと後世の話である(5・75)。こうした前提で、それぞれ「適正な混和(エウクラシア)」にあるとき、人は健康で、その混和(クラーシス)が不調に陥ったとき、すなわち「混和失調(デュスクラジア)」が病気であると彼は説く。

もとより、eucrasia, dyscrasiaの説はガレノスの発明ではない。だが、前にも記されたように、生体のかたちとはたらきとの合目的性をとらえて離さないガレノスにとって、その機能を円滑にすすめる条件としてこの体液の適正混和(エウクラシア)があった。そこにヒポクラテスの自然(ピュシス)と解剖・生理学とをつなげたガレノスの前進があったとみることもできようか。

彼はさらにヒポクラテスを超えて――正しく超えたかどうか、かの「古流の医術について」の著者の反批判にそれがたえるかどうかをここでは問うまい――アリストテレス流の冷・熱、乾・湿の四性質(ポイオテーテス)の論を下敷きにして、その混和(クラーシス)をさらに分析して考える。血液は熱で湿、粘液は冷で湿、胆汁は熱で乾、黒胆汁は冷で乾の性質をもつ[5・76](それらはそれぞれかの四元素の空気、水、火、土に似た性質をもっているが、しばしば見うけられるように、ガレノスの四体液説を四元素説とあいまいのままに関係づけるのは大きな誤りであるとわたくしは考える)。そして混和失調(デュスクラシア)を単に四つの体液の比率(ディスプロポーション)のみだれとしてではなしに生体の機能にかかわる「性質」の見地から細論する。実験生理学者ガレノスはどうやらここでは思弁に堕している憾みが深いし、その四性質論もアリストテレスのあの逞ましく精緻な思索から一歩後退している感もないではない。そうしたスペキュレーションが、治療上の対抗療法(contraria contrariis)の理論をうみだして、しかも奇妙な薬剤観がそれと結びついたのはありそうな話だが、中世医学は不幸にしてそのガレノスの好ましくない面を教条化した。それはしかし後の話である。

液体病理説をとったガレノスは、ヒポクラテスの調理(煮熟、coction)、分利(crisis)の過程をほぼそのままに――名称は初期、増勢期、極期(アクメ)(acme, ἀκμή、この言葉は今日まで残った)、減退期というふうに変えたが――承認する。だが、分利日(critical days)などの話ではたいそう行きすぎて、ピュタゴラス派の数の思弁ではないまでも、天体の影響というような妙な説明ももちだして後世にそれを伝える。

しかし、みずからヒポクラテス主義者をもって任じ、機会あるごとに反ヒポクラテス陣営に属する学者たちにきつい批判を向けたガレノスは、その病気理論において実はかならずしもコス派の立場を純粋に貫いたわけではなかった。

その細目はここでは省きたいが、中でも注意されるのは、前述のように解剖学、生理学に深く通じた彼が、その一貫性にかけても、局部的なさまざまの機能の障害に目をつぶるわけにはいかなかった――それは前にも学んだようにクニドス派は言うまでもなく、コス系のドグマティストの系列にも、ことにまたアレキサンドリアのすぐれた学者たちにすでにみられた傾向ではあったが――という点である。

そうした病気の局在説(ローカリズム)と、病気を終始全身の問題としてとらえる原型の液体病理学説とをかならずしもあれか・これかの対立関係にあるものとはみないまでも、少なくともそこにしっくりゆかぬふしのあることを一応認めた上で[5・77]、われわれはそこにこそガレノスが病理学者として比類まれな高みに立っていたことを思わざるをえないのである。

広い意味での病理学に関するガレノスの主著は前にも記した

「侵された局所について」である。ほかにもいくつか関連した著作がある[5・78]。原理的には四体液説をかたくとった上で、彼は病気を人体の機能の障害、つまり生理学的な問題として把握する。それは症状としてあらわれる。患者に接した医者はその症状をしらべて、それがどの「部分」(part)の話であるかを見さだめなければならない。リーゼが指摘するように[5・79]、それは遙かにモルガーニ(後述)から現代に至る病理学の方角を志向していると言わなければなるまい。ただ、その「部分」にいかなる変化がおこるかについて彼の言うところは当然のことながらかならずしも明確ではなく、場合によっては彼がきつく斥けたはずのメソジストの緊張・弛緩の考えさえとりいれているのだが、炎症、腫瘍、など近代の病理解剖(形態)学が後に輪郭づける病変の概念がここである程度はっきりした形で登場していること、しかも彼がそれらの病変なるものを一種の新たな「等質部分(ホモイオメール)」つまり組織(ティッシュ)に相当するものとして——今日の言葉で解釈すれば病理組織学の問題として——いることがわれわれの注意を強くひく。これはまことに卓抜な見識であった。

もとより彼はここで四つの「質」のかね合いの上に立った体液の変調による病気の成立の考えを棄てているわけではない。器官の生理的なはたらきが、その実質(パレンキーマ)に存することにまだ彼の理解がとどかなかった[5・80]とみられるからにはそれはなおさらのことである。また、多分に「折衷的(エクレクティック)」な彼の病理学は、ある場面ではプネウマの話を前面に押し出したりもするのだが、いずれにしても病変の考えをとりいれたことによって病気の理解はここに大きく具体性を加えることを注意しよう。一例を挙げれば、もともとの液体病理説の立場では黄疸は病気だろうが、局在説の立場では、それは病気でなしに一つの症状にほかならないということになる。

この種のいわゆる局在的な病気観が人体の全体を忘れているというしばしばくり返される非難は、少なくともガレノスについては当らない。「部分」——それは前述の等質部分(組織)あるいは非等質部分(器官)である——は彼においては「全体」のためにはたらくものでなければならなかったはずだからである。

「部分」から診断をはじめる彼は、病気の原因、病気の成立、症状の発生、経過、予後論、等に関していろいろな点でたしかにヒポクラテスから大幅に前進した。その一面、彼一流の体系癖に基づいて設けられた概念のかずかずがいたずらにわれわれを煩わしく感じさせる場面の多いことも事実である。

基本的にヒポクラテス主義を旨とするガレノス[5・81]の治療は、同時にまたその体系的(システマティック)な病理学の上に立つ合理的な手続きでなければならなかった。病気は人体の「自然(ピュシス)」の力で回復に向う。それが力負けしそうなとき、あるいはすでにそれが歴然としたとき、そこに医者の出番がある。その出にきっかけを与えるものが「適応」(indication)である。ガレノスはその病因論、病理学、診断に基づき、さらには患者の特性および環境条件を参酌してその「適応」の諸相を正確に規定する。それは疑いもなくヒポクラテス主義に基づく治療の方針であるが、ここでもまた彼はそのもちまえの合理性を貫こうとする。彼は症状とその底にある病気とを明晰に区別し、治療は病気にこそ向けられなければならないとする。それはまことに正しい。彼はその科学的な解剖学、生理学と病理学とをむだに積み重ねていたのではない[5・82]。

しかし、ガレノスの治療法を具体的に検討すると、それはヒポクラテスのそれとはかなり異なった色合いをもつものであった。コス派の治療において養生法、ことに食餌療法にかけられた重みはここではよほど減じた。

体液病理学説に拠るガレノスにとって、不調の体液から生ずるいわゆる「邪悪物質」(materia peccans)を排泄する「能力(ファカルテイー)」は、自然(ピュシス)の治癒力の大きな要素の一つなのだが、瀉血(静脈切開、venesection)は当然それを補う意味をもっているものと考えられた。ことに、体液の不調の中でもガレノスは血液のそれに重い意味を与えていたことを思い合わせる必要があるだろう。起源の古い瀉血の技術はエラシストラトス、メソジスト系統の、つまり固体病理学説に立つ医者たちによって斥けられたが、ガレノス以来上り坂となって、周知の中世、近世を通じての全盛期を迎える。それは後々の話題である。灌腸もまたほぼ同じ趣旨でガレノスの好んで用いるところであった。

コス派と異なってガレノスは薬剤を多用した。その趣旨は、四性質の説に基づいて対抗療法(contraria contrariis)の原理に立つものだが、体液説をふまえたその病理発生論と薬剤の分類、薬剤のはたらき方の「直接性」(actu)と「潜勢性」(potentia)の論、薬剤作用の段階論、等、はなはだ手のこんだ理論をあみだし、一定の方式(method)をつくり上げる。後世広く読まれたその大作「治療の方法」[5・83](Θεραπευτικὴ μέθοδος, Methodus medendi)はそのような趣旨によって著わされたもので、大きな影響力をもったが、それは今日となって考えれば、むしろガレノスの芳ばしからぬ面が強く出た局面であったと言わなければならないだろう。彼の薬物療法は多剤濫用(polypharmacy)の非難の免れないものであった。ガレノス医学に対する後世の強い批判の一つがそこにあった。そのヒポクラテスへの傾倒にもかかわらず、臨床家としてもガレノスをヒポクラテス主義者と目するのは無条件には妥当でないと言うべきだろう。

薬剤の話に関連してついでながらここで一言しておこう。

常時みずからの身辺に警戒を怠ることのできなかった権力者たちに秘蔵される解毒剤「テリアカ」についても前にも一言した。秘薬として当然一定した処方はないが、その名でよばれたものは通じてきわめて複雑な組成をもっていた。それは予防の目的でも用いられ、しだいに、ことに中世以後迷信的な万能薬(パナケア)(panacea)の性格をもつようになった。テリアカの名がどれほどポピュラーであったかは、唐代(七世紀)の本草書に「底野迦」の名がみえていることによっても察せられるだろう。それはわが国最古の医書「医心方」(十世紀、丹波康頼)にも記載されている。ガレノスはこの奇怪な薬剤に大きな関心をよせてみずからも多くのテリアカの処方を残した。テリアカをめぐる後世さまざまのスキャンダルはもとより彼の責めではないにしても、はからずもそれは彼の薬物療法の性格の一端を示している。

ガレノスに関する長い話をこの辺でそろそろしめくくろう。

ガレノスをヒポクラテス以後ギリシャ医学がもった最大の学者とみることに異論はどこにもないだろう。彼はヒポクラテス以来のギリシャ医学の長くすぐれた伝統を集大成して、解剖学、生理学、病理学を通ずる壮大な体系を構築した。こうして医術は彼においてはじめてその科学的な基礎を確立する。「折衷的（エクレクティック）」なその学風——もっともときどき見うけられるように前述の諸派の一つとしてのエクレクティックス（折衷派）の中にガレノスを含めるのは医学史的には不正確の咎めがあるだろう——をみて彼に独創がないという人は、彼の実験科学的方法と病理学との近代性の歴史的な評価を見損ったものと言わなければなるまい。

近代に入ってからの学者たちの間に広くみられたガレノスに対する手のひらを返したように低い評価は、主として、後に詳しく述べるように、中世から近世にかけて永く医学界を風靡したあの頑くなな教条主義の教祖としての彼に対する反撥から出ている。その反撃は当然でもあったが、「教条主義」の責任はもとより彼にはない。

ガレノスの医学体系が千古不易の教典と仰がれるに至ったのは、一つには、やがてはじまるヨーロッパ世界の学術の硬直化の時代に生まれ合わせた医者たちの眼には、それが堅固な論理と時代の水準を抜いた科学的方法とによって構築された不可侵の殿堂として映ったこと、さらにはその時代を風靡したストイシズムとも無関係でない、ある意味で宗教的とも言うべき色彩をもった彼の目的論（テレオロジー）が、まず次章に述べられるイスラム文明ないしその医学の世界にすなおに迎えられ、やがてまた中世キリスト教会の認知によって権威づけられたことの両面があずかっているものと判断される。それらの具体的な消息についてはおいおいに詳しく述べられるだろう。

7　ギリシャ医学の晩期
——ビザンチン時代——

消えかかった蠟燭が大きな光芒を放つように、ギリシャ医学はガレノスの偉大な頭脳の中にその豊かな蓄積を注ぎこんで、いっとき見事に燃え上った後、急速に退潮する。後にも述べるように、歴史に名の残るようなすぐれた医者たちがその後も生まれなかったわけではないにしても、あの探究的、創造的なギリシャ医学ないし科学の精神は地下を流れて、ほぼ千年の間その行方をわれわれはおおむね見失うことになる。言うまでもなくそれはローマ帝国の衰微に次ぐ分裂とその行をともにしたギリシャ文化のたどった運命と一つであった。

ここで、その後の医学史の理解に必要な範囲でごく簡単にローマ帝国の運命に触れておこう。

ガレノスの活動期は、ローマ文明の最盛期からはかなり遅れてAD二世紀の後半、マルクス・アウレリウス帝、コモドゥス帝の二代の治世にわたっているが、それはすでにかの大帝国に政治的、経済的、社会的な動揺が歴然としてきた時代に該当する。ガレノスの体系の性格はどうやら興隆期の社会の学問のそれではないとみられないでもない。

やがて三世紀に入って深まった経済不安やあい次ぐ内乱、さらには専制君主制の樹立(後期帝政時代)による秩序の回復、等を経過して、四世紀になると、多くの競争者に打ち勝って帝位についたコンスタンチヌスによるビザンチウムへの遷都(AD三三〇年)、さらにその臨終に当ってのキリスト教への改宗、という本書にとっても到底無関心ではありえない大きな事件がおこる。キリスト教はさらにテオドシウス帝によって国教と定められた(三九二年)。

テオドシウス帝の歿後帝国はその二人の子に分割され、さきにコンスタンチノポリスと改称されたビザンチウムを首都とする東と、永遠の都ローマを首都とする西との二つの「ローマ」がここに成立する。その東ローマはアラブの侵略を防いで一四五三年オスマン・トルコに滅ぼされるまで連綿として続いたが、西ローマは内紛と北方蛮族の侵入によって急激に衰え、ついに四七六年、帝はゲルマン人の手で廃位され、西ローマはここに滅亡する。

上にも触れたローマ社会の頽廃は当然医者たちの間にもくい入った。

草創期のローマ社会の話は別として、BC四六年ユリウス・カエサルが外国人医師にローマの公民権を与えて以来、かつては主として奴隷ないし下層自由民の業務であったその国における医者の社会的地位はいちじるしく高まったが、ことに帝政時代に入ってから後、ハドリアン帝による公課の免除、地域による定員数の制定、その他国家によるさまざまな保護に恵まれ、公医や軍医の制度の確立もあって、その業態はしだいに整備した(5・84)。その内容は前にやや詳しく紹介されたような諸派の医学——その主流にメソジストたちがあった——で充実していた。もっとも、当時は言うまでもなく定まった資格もなく医業は自由に営むことができたから、充分な訓練を経た医師——ギリシャにおけると相違して内科と外科との分業がすでにかなりの程度にまで進んでいたことを後々の話のために注意しておきたい——から医療類似行為ないし〝いかさま医者〟(ワック)までさまざまな質のものがそこに包含されてはいたが、ひとかどの医者たちは多く上層階級と密着し、その報酬もしばしば驚くほど高かった。それだけに医業の腐敗があのローマ社会の頽廃の波をまともにかぶって急速に進行することになったのも自然の勢いであったと言わねばなるまい。ガレノスのころにはすでにそれがかなり深刻であったことは彼のくり返す嘆息からもうかがわれるところである。

他面、ローマの医療がもともと土着の民間信仰によって濃く彩られていたこと、民間薬汎用の風習の強かったこと、そこにはまたオリエントの神秘主義や迷信が加わり、しかもしだいに深まりゆく社会的不安がその傾向に拍車をかけたこと、さらには有名なアントニウスのペスト(AD一六五―一八〇年)、キプリアヌスのペスト(二五一―二六六年)[5・85]――それらが今日言うペストであったかどうかの詮索はしばらくおいて――等、しばしばくり返された疫病の流行に際して露呈された医術の無力、そうしたことが重なり合って人々の民間医療への傾斜をいっそう強めた。

こうした末期的の状況において、医学の堅実な発展が容易に期待すべくもないことは見やすい理で、その伝統をどうにか温存することが望みうるほぼ精一杯のところであった。その役割は前記の大ローマ帝国の分裂後は、余燼のなお続くアレキサンドリアを含めて東方ビザンチン文化圏の医者たちの主として担当するところとなったし、遅れては、別の経路から東漸したギリシャ医学に心酔したアラビア人たちの手に委ねられることになった。以下順を逐うてそれらの消息をたずねてみたい。

ビザンチン期の最初で最大の編纂家は四世紀の前半ペルガモンに生まれたオレイバシオスである。彼はアレキサンドリアで当時有名な医学者ゼノンに学んだ学識すぐれた医師で、コンスタンチノス大帝の異母弟ユリアヌスの侍医となり、ガリアに扈従したが、その即位によってコンスタンチノポリスに移った。七十巻に上るその「医学集成(シュナゴーガイ)」(Συναγωγαί)は惜しくもその三分の一ほどしか残っていないが、それはネオプラトニストであったその主君――有名な「背教者(アポステート)ジュリアン」――の宗教的に寛容な姿勢とギリシャ文化尊重の立場とを反映して、古代の西洋医学史がもつ最後の、しかも充実した「異教的」(pagan)文献となった。後世西欧の史家の記述に従って、われわれもいまオレイバシオスを「異教的」とよんだが、それははからずも、医学をとりまく精神的雰囲気が徐々にキリスト教世界のそれに変ろうとしていることを示唆している。

オレイバシオスの著作には医学を前進させる独自の貢献はほとんどなかった。彼は多くその同郷の偉大な先輩ガレノス――念のために言えばその間ほぼ二百年を経過している――に拠った。彼の博引旁証はまた古代の文献にはめずらしくその出典が明記されていて、今日われわれがプネウマティストのアテナイオスやアルキゲネス、あるいはルポス、アンティロス、その他多くのすぐれたローマの医学者たちについてもっている知識は、オレイバシオスの正確で信頼できる記述に基づくところがはなはだ多い。ケルスス、ガレノス、オレイバシオスらをもし欠いたなら古代医学史に関するわれわれの知識はまったく片輪になったろう。

在位の短かかったユリアヌス帝の歿後、彼はコンスタンチノポリスを去らなければならなかったが、晩年、医者であるその子エウスタティオスのためにガリアの地で執筆した前者の要約、「摘(シノプ)

要」(Σύνοψις πρὸς Εὐστάθιον)が今日まで残っている。

それに関連してここで一、二の点を注意しておこう。

オレイバシオスの前記「医学集成」は、彼自身の言葉をかりれば、[5・86]「読者が個々の症例に当面して必要な事項をただちに引き出せる」ような便覧書を読者に提供することを目的とした。四世紀の終りごろともなるとパピルスの巻物に完全にとって代った羊皮紙(パーチメント)の書冊(ソト)が閲覧の便とともにそうした需要を大きくしたことは想像にかたくない。だが一面、この種の企ては当の著者にはもちろん深い学殖と大きな努力を要求するにはしても、怠惰な読者を鼓舞することのないのがつねである。そればかりか、それを手にした多くの読者、東西古今とかく繁忙の日を送りがちな医者たちは、簡略なダイジェスト――前記の「摘要」がその一例であった――や箇条書の規準、処方集など、当節の言葉で言えば「ハウ・ツーもの」を要求する傾向をしだいに強くし、著者たちもおのずからそれに妥協ないしは迎合する。羊皮紙と書写の費用が、今の言葉で言えば情報の複製が、きわめて高価なものについたことが大部の著述に不利であった事情に変りはないが、需要がふえれば本はどうしても小型、安直なものになる。一方で活気ある創造が進行している時代ならばしらず、すでに沈滞期に入っていた医学にとって、この種の著述の出現はしだいに深まる学問の形骸化の前触れともなるものであった。

さきにも記したように、ビザンチン帝国はたびたび内外に危機を迎えながらも十五世紀にオスマン・トルコに滅ぼされるまで続いたが、その長い歴史をイスラム教徒に脅やかされた七世紀ごろを境にして前後二つに分けるならば、医学史的な話題はそれがなお末期ローマ帝国とも言うべき性格――有名な法典をつくったユスティニアヌス帝(六世紀)によって象徴される――を多分にもっていた前期ビザンチン時代にもっぱら集まっている。

この時代の医術の状況を詳しくみるためには、ヘレニズム期にはじまったネオプラトニズムに象徴される哲学上の強い神秘主義的傾向、オリエントのいろいろな密儀宗教、国教となったキリスト教、さらには土俗の民間信仰、等の混淆(シンクレティズム)が醸し出す独特の精神的気候――医術の上にはそれらはしばしば魔神論(デモニズム)とでも言った形であらわれる――や、アリストテレスの宇宙論で仮装したメソポタミア由来の占星術の流行、などについて充分の考慮を払わなければならないだろう。だがわたくしはいまそれらの問題に深入りしている余裕がない。[5・87] ここではこれまでの話に続けてなおしばらくギリシャ医学の行方を見とどけることにしよう。こうした時代になおその純血を保ちつづけていた学者たちの果した役割は貴重である。

前述のように最後の「異教的な」医学者となったオレイバシオス――この意味でも彼はビザンチンと言うよりはむしろアレキサンドリア医学の末期を飾る医学者とみてもよいのだが――から約二世紀遅れて、キリスト教時代の最初の注目すべき医学者アェティオスが現われる。

アエティオスは六世紀の半ごろメソポタミアのアミーダに生まれ、ユスティニアヌス帝に仕えたすぐれた医者であった。テトラビブリオンとよばれる——実は十六巻で Βιβλία ἰατρικὰ ἑκκαίδεκα の名が正しい——その著書は今日ほとんど原形のまま残されているが、それはギリシャ医学の伝統をよく消化したすぐれた内容をもっている。ことにそれは毒物学の歴史にとって貴重な文献であると言われる。アエティオスの治療法には、しかし、民間信仰やキリスト教の影響がまぎれもなくみえ、非合理的の要素がそこに含まれている。

アエティオスにやや遅れて生まれた同時代者のトラレスのアレキサンドロスはその生涯の大部分をエジプトとフェニキアに送ったが、ガレノス以後中世を通じてもっとも格の高い医学者の一人であった。彼の兄弟たちも諸方面でそれぞれすぐれた才能を示し、その一人アンテミウスはかの有名なコンスタンチノポリス(今日のイスタンブール)の聖ソフィア寺院を建てた大建築家であった。アレクサンドロスもまたすぐれた編纂家であったが、その著作には自家の経験と識見に基づくとみられるふしが少なくない。敬虔な、志操の高い医者であった彼は、解剖学、生理学には大きな関心を示さず、食餌療法[5・88]、養生法を重んじたヒポクラテス主義者であった。彼の著書はかなり早いころラテン語に翻訳され、後に述べるサレルノの医学校で熱心に研究されて、その健全な学風をつくるにあずかって力があった。

次いで七世紀に入れば、これも有名なアエギーナのパウロスがある。おそらく彼はアラビア人の侵掠に先き立ってアレキサンドリアに医学を学んだと想像されるが、彼の著作は先進諸家の説の梗概をほとんど出なかったようにみえる。しかし、外科の領域などにはみるべきものが多く含まれている。

パウロスとほぼ同時代のテオピロス・プロトスパタリオスは解剖学にすぐれた学者であったが、彼の中世医術に対する深い影響は、検脈法と視尿術(uroscopy)に関するその詳細な記述によるものであった。脈拍が理論の上でも、また診断上もガレノスをはじめ古来多くの人々の深い関心の的であったことは記憶しなければならないことの一つである[5・89]。一方、体液のいわば捌け口としての尿の診断的意義はすでにガレノスも説いたところで、その後しだいに思弁的要素を深め、中世から近世にわたって医業のスキャンダラスなルーティーンとなったあの視尿術[5・90]の「体系」ができ上るのだが、古い話の例として、それがいつ誰にはじまるとは確言できないにしても、テオピロスの著述がその流行になにがしか大きな役目を買っているとみて誤りはないと思われる。

さきに記したことに続けて、その後の時勢の流れをここで一瞥しておこう。

いまわれわれはビザンチン医学に焦点を合せながらギリシャ医学の末流を追いかけて七世紀ごろまで来ている。前に一言したように、すでに五世紀の後半には西ローマは滅亡しているから、一般史の時代区分で言えばすでに中世に片足をかけていることになる。

ところで、預言者マホメットの死(六三二年)に次いでまもなくアラビア砂漠からスタートしたイスラム教徒の地中海地方一帯への進撃が八世紀の前半まで約百年間にわたって続いたのは周知の通りだが、その間、ビザンチン圏でもシリア、パレスチナ、エジプト、北アフリカはイスラム教徒の手に落ちたが、ビザンチウムおよび小アジア一帯はついにキリスト教に温存された。

イスラムの興隆はビザンチン医学にも思いがけない形の間接の影響をもたらした。ビザンチウムをアラブの攻撃から見事に守った(七一七年)レオ三世は、イスラムの厳格な一神教的信仰に基づく徹底的な偶像拒否に深い感銘をえ、それが動機となって偶像破壊(アイコノクラズム)を強い施策としたが、それをめぐってその後百年にもわたる宗教的な紛争がはじまる。その所業が極端に走ってそこに多くの非違はあったかもしれないが、彼を異端ときめつけた後世の勝利者側の史家たちの評価とは別に、そこには当時のキリスト教主流よりもむしろ深い宗教性があったように思われないでもない。いずれにしてもその紛争によって醸しだされた深刻な文化的混乱のあおりをうけて、多くの学者がイタリア南部に逃れたこと、ギリシャ医学の伝統はそれを転機としてビザンチウムを離れて西方に移りはじめたことが注目される。

八世紀以後、つまり後期ビザンチウムの学者たちの関心は神学論争に集中して、少なくとも医学の領域では、ずっと遅れてたとえばヨアンネス・アクトゥアリオス——十三、四世紀の境目——のような傑出した学者の何人かを生んだにはしても、おおむね不毛の時代が続いたとみてよい。それは十五世紀モンゴルの侵入によるビザンチウムの陥落によって終止符をうつことになる。

こうして、古代ローマ帝国が東西に分裂し、やがてその西ローマは北方蛮族に滅ぼされてそこでは学芸がまったく荒廃していた時代に、東に定着してビザンチウムの学者たちの手で守られたギリシャ医学の伝統は、八世紀の中ごろより反転して西に向い、西方ラテンの世界であらためて新しい道を踏みだすようになる。

だがそのラテン世界の医学にはやがて合流するもう一つの太い源流がある。それは、ビザンチウム経由のそれと同じくヘレニズム医学に淵源をもつが、一度イスラム教徒たちの手に入って色あげされたいわゆるアラビア医学がそれである。それらの諸問題については章を改めてゆっくり考えてみなければならない。

第6章　中世前期の西と東

1　キリスト教と中世前期の医学

ビザンチン医学にしても、後に述べるアラビア医学、つまり一時期イスラム圏内で保育されたギリシャ医学にしても、やがてはともに再び西方に向うことになったのだが、それが実現したのはだいぶ遅れて、前者はおよそ九世紀ごろ、後者は十一世紀ごろからの話である。だが、長い間道草をはんでいたギリシャ医学が西方ラテン世界に戻ってくるまで数百年の長丁場を、そこに本質的な進歩がなかったとする通説をかりに認めたとしても、空白のままに残しておいては、その後の進歩について正しく語ることができないだろう。

中世前期における西方医学の状況について述べる前に、大ローマ帝国がようやくその盛りを過ぎようとしたころ、その東のはずれの一属州ユダヤに、はじめは貧者や虐げられた人々への福音として出現したキリスト教という渺たる一新宗教が医学の歩みに及ぼしたいろいろな形の影響について簡単に記しておきたい。言うまでもなくキリスト教は当初には予想もできなかった深く大きな意味を医学史の上にももつことになるのだが、ここではひとまず中世初期までに話題を限定する。
はじめに一つのことを注意しておきたい。
現代のわれわれの境位、つまり、医師という専門職業（プロフェッション）がとうの昔に確立していて、その基盤には科学がどうやらしっかりと根づき、しかも科学と宗教とはそれぞれの節度を守って互いに越境し合わない黙契をとり結んでいる、およそそうした境位をひとまず忘れないことには、とくにこれからわれわれが眺めようとする時代の消息は歪みなくつかむことがむずかしいだろう。

われわれはたびたび言ったように、病気を一次的（プライマリー）にからだの故障に基づく「悩み（パテーマ）」(suffering)と今日判断するけれど、それが、ほかでもない人の悩みであるからには、宗教がそこで出番を見出すのは当然としても、その舞台でしばしば科学の役までくってしまおうとするのも避けがたいことであった。宗教は病人と医者ないし医学の双方に、別の意味で深くくいこむポテンシャリティーを秘めていた。

一口に宗教と言ってもその実質、様相はさまざまだが、いずれにしても、宗教一般が、これまでわれわれが本書でたどってきたような、ギリシャに目覚めた経験的、科学的な医術、医学の性格と背馳する要素を多分に含んでいて、その手に托された「医療」がしばしば土俗迷信とえらぶところがない道を歩むばかりか、往々前に述べた呪術と紙一重の行為に陥ることさえあることは、遺憾ながら、進んだと言われる宗教においてもしばしばみられる事実である。もとよりキリスト教もその例外ではありえなかった。

四福音書や使徒行伝にみられる多くの癒しの記事には[6・1]、この新興の宗教が、病気の治療に深くコミットしていた当時の諸宗教とその面でも競合を余儀なくされた事情を反映するふしが大きかったわけだが[6・2]、その問題はここではしばらく措く。たしかにキリスト教がシュヴァイツァーが言うような意味での「倫理的な」[6・3]宗教であることが、言いかえれば世界をいかに認識し、いかに説明するかよりは世界の中で——同時に世界とは異なるものとして——いかに生きるか、にかかわるところの深い宗教であることが、病気の理解にもまたその治療にもある独特の性格と香気とを与えていることを見のがしてはなるまい。宗教は、科学が捨象した悩み(パテーマ)(病気)のある重要な面をまともに捉えて、後者と互いに補完する道を拓こうとする任務を自覚する。だがそうした見方が正しいとしても、それはむしろキリスト教の本質にかかわる問題で、残念ながら現実とは遠いたてまえの話であった。たしかにもともと言うところの「異教」とは異質のものを多くもっていたはずのキリスト教徒も、まもなく「異教徒」たちと区別しがたい行動をまじえるようになり——たとえば東方の教会の中には会堂内でかのアスクレピオス神殿のインクバチオとほとんど同じことをキリストの名において行うものがあったと言われる——しかも悪いことには、やがてキリスト教会が獲得した強い権力をかりて、キリスト教の看板をかたった迷信のみが公認され、奨励さえもされるようになる。それが中世、近世にますます強調され——あの旧いローマの神々のように種々の病気の加療を「分担」する聖人信仰、復活した偶像礼拝、その他さまざまの形で——そのある面は今日にまで至っている情況は周知の通りである[6・4]。そうしたスキャンダラスな姿についてはここに詳しく述べるにもあたるまい。それは一概に迷信と評しさることのできない人性の弱みに根ざしている。

だが、それはそれとして、キリスト教が多くの新しいものを携えて現われた宗教であることは争われぬところである。それは人が人を見る眼を一変させる。ある有名な古典学者の言葉をかりれば[6・5]、compassion はキリスト教以前には徳(virtue, καλόν)であったが、以後には義務(duty, δέον)——新しい律法とそれを言いかえてもよいだろう——になった。してみれば、もともと貧しい者、寡婦、不具者、病人の友であったキリスト教会が、病院の発達に寄与するところが大きかったのはごく自然な話でもあったと言ってよい。

病院のはじめとして伝えられるのは[6・6]、四世紀の終りごろ聖ヒエロニムスの書翰に出ているローマの貴婦人ファビオラが私財のすべてを抛って建て、みずから中で奉仕したそれである。まもなく多くの信徒の喜捨による病院がエデッサ、コンスタンチノポリス、リヨン等あちこちに続々とできた。同じころカェザリア(カパドキアの)の司教バシリウスが設立した有名な救貧院(Basilia)にも医者が常置されていたことは確かである。近代のそれに多少とも近い形の病院がうまれたのは十三世紀ごろの話だが、それまではこの種の施設は一般にカテドラルや教会に付設されて聖職によって管理運営される、かねて病人をも収容する救貧院であり、老人、孤児、浮浪者の収容所であり、また同時に旅人の簡易宿泊所――後代有名なパリのそれをはじめあちこちにできた Hôtel Dieu の名称がそれに由来する――でもあった。

もっとも、病院の起源をキリスト教の普及と結びつける西欧史家の通説は注意して読む必要がある。それは何を「病院」と解するかにもかかっているわけだが、アショーカ王(前三世紀)のころからその種の施設はインドにもあったはずである。また、かのアスクレピェイオンは別としても、ギリシャのイアトレイオン(ἰατρεῖον, 'surgery')――もともとは外来診療所とみるべきものであった――のあるものは規模も大きく公的な任務をもっていたし、ローマの valetudinaria[6.7](軍隊の傷病兵収容施設)は明らかに病院――ヴィトゥルヴィウスはそれを hospitalia という言葉でよんでいる――の性格をそなえていた。歴史的にはそれらがすべて一度跡を絶ったころ、キリスト教の影響での諸施設が各地に発生したとみるのが妥当だろう。だがいずれにしてもキリスト教信仰のあらわれとしての人道主義が病院事業の促進という形で医療の向上に資したことは疑いがない。後にみるように、いわゆるアラビア医学の時代にイスラム圏内の病院はたいそう充実していたが、慈悲にとむイスラム教の思想はそれとして、形式、運営の面ではそこにもキリスト教病院の影響が大きかったと言われる。

われわれはまた、ギリシャの医師たちが――溯ってはエジプトでも――不治と判断された病人をみとることをみずからの職分外とみなしていた意外な事実をきいている。[6.8] それは医業の守則の一とも言うべきものであった。この点に関する古代の医師たちと今日のそれとの間の姿勢の違いをもたらしたのはキリスト教の滲透であった。イスラム教徒の医師たちがそれを踏襲する。

唯一神教に特有な非寛容性をもってあらゆる異教の信仰を排撃したキリスト教は、一面ではしかしその護教論の要請にせまられて、ギリシャ哲学と結んでキリスト教神学を組織することになる。その経緯は西欧の精神史のきわめて重要な問題の一つに相違ないが、もとより本書の話題ではない。われわれの注目をひくのは、アレキサンドリアのクレメンス、テルトゥリアヌス、やや遅れてはヒエロニムス、その他多くの教父たちと医学との強い接触である。一つにはそれは、近代の病いの一つとも言うべき、専門家と素人とのある意味で不幸な乖離が成立する前の、古きよき日のすぐれた頭脳が、ほかでもない人の病気と健康の問題に示したまっとうな関心に基づいているが、より重要な動機はむしろ別のところにあるようにみえる。

たしかに使徒後教父たち(Apostolic Fathers)の中には、ヒポクラテス、ガレノス、ソラノスその他の医学文献にかなり深く通じ、生理学、医学に高い見識をもつ人々も少なくなかったのは事実だが、その関心はむしろ前に述べたプネウマやアニマ――もともとは生物学的、自然哲学的であったそれらの概念は神学者たちの問題意識においてはしばしば救拯の対象としてのたましい(「霊魂」)の問題に変貌する[6・9]――の話、同時にまた機械論としてのアトミズムの排撃、というような神学と絡んだ哲学の角度からよせられる場合の多かったことは察するにかたくない。これまでわれわれが学んだように、ギリシャの医学は人間論とかかわるところが多く、そしてその人間論は言うまでもなく神学の正面にたちはだかっている問題であるからには、ヘレニズム世界で神学と医学とが一つ土俵に上ったのは、考えてみればさして不思議のない話でもあった。

わたくしはここで教父たちの医学論[6・10]の内容に立ち入るつもりはない。わたくしがここでこの話をもち出したのは、一つにはこの医学史的には一つのエピソードともみるべきいわゆる教父医学の中に医学の本質のある面を示唆するものをみたからでもあるが、一つにはこれが、後にみる中世後期における医学と教会との深い交渉のいわば前触れとしての意味をもっているものと考えたからである。この種のことがらに関する「教師」としての教会の自覚がすでにそこにはっきりと芽ばえている。そこにうかがわれる教会の過剰とも言うべき自信は学問にとってもキリスト教それ自体にとってもあまり幸いな予兆ではない。

教父たちの医学上の著作の中には、たとえばエメサ(シリアの)のネメシオス(四世紀)の「人の本性について」(Περὶ φύσεως ἀνθρώπου)などのように早くからラテン語にも翻訳されて広く読まれ[6・11]、中世の医学に小さくない影響をもったものもある。

医学とは関係のない神学論争や、また宗教や思想とは実質的に無関係の教会的の主導権争いが、間接に医学の動向に深い影響を及ぼした事例は少なくない。神学や教会政治の問題はもとよりわれわれの関心事ではないけれど、幸か不幸かキリスト教会が巨大な世俗的権力――学問との接触面を含めて――としての面をもつに至った中世においては、医学の歴史もまた、教会の動向にまったく無関心であることは許されないことを今後の話のために憶えておこう。

2 いわゆる修道院医学の時代

ガレノスに昇りつめたあとは急坂を駆け下りるような凋落を示したローマ世界の医学は、ＡＤ四一〇年、ローマがいったん西ゴートの手に落ち、さらには四七六年ゲルマン人傭兵隊長によって皇帝が廃位されて瓦解するに伴って、行方知れずになる。三百余年を隔てて八〇〇年、フランク王カールのローマ皇帝戴冠は、政治的にきわめて大きなできごとであったばかりでなく、それを転機に西方の文化も回復の兆しをみせるが、いずれにしても五世紀から十一世紀ごろまでおよそ五、六百年の間、ヒポクラテス以来の伝統をもつ医学の光栄は西方ラテン世界ではひとまず過去の話となっていたことは否定すべくもない。その間医学の正統は前述の東方ビザンチウムからさらにはイスラム圏内を巡歴していた。その中世前期における西方と東方の医学について順次考えてみたい。

さきにも記したように、ローマ社会における医業の頽廃はすでにガレノスのころには眼に余るものがあったようである。医学もそれと歩調を合せて、三世紀から五世紀にかけては、カェリウス・アウレリアヌス(五世紀)その他何人かの名の残った著者たちや本草書の名を挙げることはできるにしても、かつての光輝はもはやそこにはない。その医学、医術の退潮が政治的な破局といわゆる北方蛮族の侵入によって加速度的な進行をみせるに至った状況はおよそ想像される通りである。

前にも一言したように、もともとローマは迷信のよい土壌であった。ギリシャ医学のおさえがとれて古い迷信は再びその勢をもり返し、キリスト教もある面ではそれに合流する。一方、医学諸派のうちエンピリシストたちはローマ世界で無競争にその命脈を保っていたが、もともと本質的な発展の契機に乏しいその派の前途には、とくにこのような時代的背景のもとには、しだいに深まるデカダンスがそこに待つばかりであった。聖書も典礼文も読めない文盲(イリテラシー)というにちかい僧職さえ稀でなかったのをみてもほぼ察せられるような知識水準の低下がそれをとりまいていた。

もっとも、「蛮族」に蹂躙された西方では医学にもまったく暗黒の日が永く続いたと一面的に思いこむのは軽率のそしりを免れまい。その間にも修道院や寺院の学校を中心として、伝統の灯は細々ながら絶やされることがなかったし、俗間にも後に開花するすぐれた医学の芽ばえが、地底に潜んでいた。今日ではほぼ常識となったように、暗黒の西欧中世というイメージはこの面でも修正が要請されている。

医学にかぎらずローマ文化の保存に早いころ大きな足跡を残したのは最後のローマ人とも言われたカッシオドルスである。彼は六世紀のはじめイタリアを治めた有名な東ゴートの王テオドリック——彼は幼時人質としてコンスタンチノポリスにあって古代の学芸と無縁でなかった——の宰相をつとめた政治家、また歴史家であった。ローマ法王に献言してローマにキリスト教の大学を建てようとした彼の計画は実らなかったけれども、政界から退隠した後南イタリアの郷里の近くにヴィヴァリウム(Vivarium)と名づけた修道院を立ててみずからそれに加わった。彼には歴史、神学、文法等の著述があるが、ことにその「教程」(Institutiones)(6・12)はキリスト教と古典世界とを結ぶ教養テキストとして中世に広く行われた。

カッシオドルスの大きな仕事はキリスト教、異教を含めて古代文献の蒐集と保存とに力を尽したことである。彼は修道僧たちを督励して多くの古典のラテン語訳をはじめてつくった。医学文献も当然そこに含まれていた。六世紀ともなれば医者たちももはやまったくギリシャ語を解さなくなっていたから、それらのラテン語訳——その古典ラテン語もようやく死語になりかけていたが——の意義はきわめて大きかった。ディオスコリデス、ヒポクラテス、ガレノスのラテン語訳や上記カェリウス・アウレリアヌスがその修道院の初心者に与えられた教程の中に含まれていた。なおそれが誰の手になったかはつまびらかでないにしても——地理的な関係で南イタリアにはギリシャ語を解する人も多かった——そのほかにも古典医学書のラテン語訳が早いころすでにあったのはほぼたしかである。もっとも知的水準の低下した中世を通じて多く流布したのは前にも触れた実用向きに簡易化された虎の巻の類い、右から左に役に立つ処方集などであったことを注意しておこう。

カッシオドルスのほかに、七世紀のはじめごろ遠く西方セビリアの司教イシドルスの百科全書家（エンサイクロペディスト）としてのすぐれた業績が医学を包含し、それが大きな意味をもったことを忘れてはなるまい。医学は僧籍をもつ人の訓練の一つであったし、当然それは医者としての実際的な活動を伴うものであった。昔も今も医療はしばしばキリスト教の伝道に随伴する。

こうした文脈においてわれわれはとくにベネディクト派の修道院が医学の歴史の上で演じた役割をたずねてみる必要がある。それは、古いローマの貴族の家に生まれたベネディクトゥスが五二九年[6・13]ローマとナポリの間にあるモンテ・カシノに開いた修道院——のち一度サラセン人に破壊され、十世紀に再建されたこの由緒ある建物は一九四三年爆撃によって惜しくも失われた——にはじまる。この教団は後々ローマ教会および世俗の政治にも大きな影響をもつことになるのだが、それはわれわれの話題ではない。ベネディクトゥスは学芸を奨励し、また病者に深い関心をもった。

六世紀の半ごろ[6・14]から後半にかけてヨーロッパ一帯はユスティニアヌスのペストとして歴史に名高い腺ペストの大流行にくり返し見舞われ、その惨禍は、たび重なる天災、止むことを知らぬ戦乱、おのずから醸し出された社会的の混乱と絡み合って疲弊をますます深める。このような時代に修道院の静寂と勤労とが医学、医術の伝統を温存する役割を演じた消息は象徴的である。医学と医術とは修道僧の初級課程の一部をなしていたし、また少数ながらそれを専攻として選ぶ者もあった。修道院は病気の、また老年の僧のための保養室(infirmatorium)と旅人のための宿泊施設兼病院(xenodocium)とをもち、また薬草園が付設されていた。その図書室には神学書と並んでラテン語訳の医学書が多く備え付けられていた。それはその後建てられた多くの僧院の雛型となった。

ベネディクト派の隆盛とともに、あちこちに修道院がつくられたが、それに関連して注目したいのは、海を隔てた北方からの信心および文化の逆輸入である。アイルランドには五世紀以来キリスト教および古典学芸の伝統が絶えなかったし、またイングランドでは六世紀の終りごろ法王グレゴリウス一世から送られた布教師たちによってオクスフォード、ケンブリッジ、ヨーク等に修道院文化が栄えた。七世紀ごろになると、そこから出たケルトやアングロサクソンの修道僧たちが逆に大陸に渡ってフランク王国内に入り、スイスからドナウ河流域にまで布教活動を続け、各地に修道院を建てた。こうしてライヘナウ、フルダ、ザンクト・ガレン、ボッビオ、ランス等にも修道院医学が芽ぐむ。

モンテ・カシノをはじめとして各地のベネディクト派修道院はこうしてたしかに医学の伝統を継承し伝達する役目を果したには相違ないが、その学力の水準は、早いころにはたかだかラテン語訳をたよりに古典医学を大きな歪みなく理解する程度を多く出なかったものとみられる。九世紀に入ってカルル大帝の学芸奨励の結果の一つとして[6・15]、修道院およびカセドラル・スクール(司教区聖堂学校)における医学教育はいちじるしく改善されたが、薬草に関する知識の拡大――たとえば九世紀ライヘナウの修道僧ワラフリド・ストラボの著作その他――を別にすればいわゆる修道院医学から医学の進歩に積極的に貢献したというほどのものはほとんど出なかったと言ってよいだろう。一つにはそれが何と言っても修道僧の片手間仕事としての域を出るのがむずかしかったのと、一つには神学との共存が医術の発達にとってとかく妨げの多い道だったからでもあろう。事実、そのキリスト教中世的な肉体観に面して、からだに発する悩みを癒そうとする医学はしばしば肩身の狭い思いを余儀なくされたはずだし、また、教会の「正統的な」みかたによれば、すべての治癒は基本的には「奇蹟」にほかならないと理解され、――もしそれを恩寵と言いかえるならばそこにはたしかに宗教的な意味で当然でもあったろうが――それは往々にしてさまざまの低い迷信と択ぶところのない行為に広い席を設けることになる。さきにもくり返し述べたようなこの時代の社会の混迷と知識水準の低下、一般の蒙昧とを思い出すならばその実状は想像にかたくない。キリスト教はある場合には呪術に顚落し、他の場合にはその「篤信」が不幸にも人から理性を奪った。

修道院医学の伝統は永く続いたが、一一三〇年クレルモンの宗教会議で、修道院内の静寂を維持するために院内の医療が禁止されるに及んで終止符がうたれた[6・16]。十二世紀には有名な尼僧、ビンゲンのヒルデガルトがある[6・17]。その著書「フィジカ」(Physica)は自然科学的医学とキリスト教的神秘主義のまじり合った当時の修道院医学の姿をよく伝える文献として高く評価されている。

一言つけ加えておきたいのは、中世前期における医学、医術の伝達に僧職の演じた役割はたしかに大きかったにはしても、他方、世俗の医者たちのはたらきをまったく無視してはそこに大きな見落しができるという点である。たとえば、前に言ったテオドリックが六世紀のはじめ都にしたラヴェンナ――中世思想史上きわめて重要な位置を占めるボエチウスもとテオドリックの高官としてそこにあった――では、短い間だが医学が栄え、オレイバシオスの訳もつくられた。また有名なサレルノ医学校の前身については後に述べよう。

もう一つとくに注目しなければならないのはあえてこの時代にかぎらず医学史の蔭にあって重要な活動を示すユダヤ人医師たち

の存在である。

エルサレムの陥落(AD七〇年)とともに四方に散ったユダヤ人たちは、西方でも――たとえばフランスにはいくつかのユダヤ人医学の中心地があった――活動の場を見出したが、彼らには公民権すら与えられず、多くタルムード(6・18)に基づく固有の体系をもつその医学・医術はまったく隔絶された現象としてとどまっていた。彼らはもとよりギリシャ医学にも通じており、しかもすぐれた語学力をもつ者も多く、翻訳家としても西欧医学の歴史に大きな役割を演じた。それはわれわれの後の話題である。

ここでわれわれの話は、中世キリスト教世界からしばらく離れる。キリスト教神学の問題は数百年を隔てて十三世紀ごろ再び医学史にはでに登場することになるだろう。

3 アラビア医学(1)

――翻訳の時代――

中世医学のもっとも大きな話題の一つはいわゆるアラビア医学、より正確に言えばおよそ八世紀から十二、三世紀に至るイスラム圏内の医学、である。それはおいおいにみるように全体としてはかならずしも独創的なものだったとは言えないにしても、前述のビザンチン医学が衰退期に入り、古風な歴史観では西方世界が「暗黒」に蔽われていた時期に、ギリシャ医学の伝統をよく守り、貴重な文献を保存し、なにがしかの範囲では東西の医学を融合し、やがてそれを西方に還付して中世後期の医学の基礎をつくったという意味で、医学史の上に大きな一章を残したことはよく知られている通りである。

八世紀あたりから目立って盛んになるアラビア医学の前史として、われわれは、イスラム教の勃興よりよほど前に溯るギリシャ医学の東漸について一瞥してみたい。

AD四三一年――マホメットの活動に先き立つことおよそ二百年の話である――エペソスに開かれた宗教会議は、コンスタンチノポリスの大司教ネストリウス(6・19)をその聖母マリアに関する鋭利な神学説のゆえに異端と宣言した。この教会内の神学論争がはからずもその後の医学の歴史に大きな意味をもつことになった。

こうして逐われたネストリウス派は、早くよりシリアにおけるキリスト教の中心地の一つでもあり有名な学院の所在地でもあったエデッサに移ってそこに新たなキリスト教的学問の拠点をつくり、その医学校は一時はアレキサンドリアのそれと競うほどの力をもつに至った。四八九年、その学校も勅命によって追い打ちの形で閉鎖されるに及び、彼らはそのころにはペルシャ領になっていたニシビスに移り住み、さらに東に向って西南ペルシャの古い学都ジュンディ・シャプールに医学を中心とする学院を建設した。(6・20)

ジュンディ・シャプールの学問はペルシャの皇帝の庇護をえて

大いにふるい、予言者マホメットの生誕のころにはその絶頂に達していた。そこにはギリシャと東方の学問の融合がみられたが、前者はギリシャ人の学者よりはむしろ勤勉なシリア人たちの力によるところが多かった。ヒポクラテスその他多くの医書のシリア語訳――今日ではほとんど残っていないが――がつくられ、その多くが後のアラビア語訳のテキストになったものと考えられる。

こうしてギリシャ医学の一つの重要な株がビザンチウムを早いころ逐われた「異端」ネストリウス派の手で、シリアを経てビザンチン帝国の宿敵であったササン朝ペルシャ帝国に移植され、それがようやく根づいたところでアラブの征服時代を迎え、やがてその手に接収されるはこびとなる。光栄あるアラビア医学はその基礎の上に発展する。もっともイスラム世界へのギリシャの学術の導入はもとよりこのルートだけではなく、アレキサンドリアから東方に向ったネオプラトニストたち、その他考慮を要する要素もあるが、それにしても、この東方キリスト教会中の争いからうまれたネストリウス派を顧みることなしにはアラビアの文化(6・21)、おのずからその医学を語ることができないのである。

ネストリウス派の布教の範囲はきわめて広く、中央アジア、シナ――そこでは景教とよばれた――に至るまで、その文化的な影響の痕跡が見出すことができると言われる。

AD六三二年、予言者マホメットの死に続いてはじまったイスラム教徒の武力による征服は、六三四年シリア辺境への侵入を皮切りに十年たらずの間に当時ビザンチンとペルシャの両帝国によって分割支配されていたオリエントの地図をまったく塗りかえた。百年に及ぶその長征の結果、サラセン人たちは西はイベリア半島、北アフリカから東はインド北部に至る未曾有の大版図をつくった。

ところで、前に一言したように、首都ビザンチウムは辛うじてキリスト教徒によって守られたにしても、エジプト、シリアなどの手足をもがれたビザンチン帝国の学芸にはかつての光輝は戻らなかったし、西方世界の医学は前に述べたように沈滞の底にあったが、幸いにも医学を含めて古典ギリシャ以来の学問の伝統は八世紀ごろから当分の間、思いがけずもこのイスラム世界の中で温存されることになった。

名高いアラビアの学術は八世紀の半ごろ、つまりその武力による征服が一段落し、アッバス朝(七五〇―一二五八年)がその都をシリアのバクダッドに定めてからにわかに進んだ。ウマイア朝からアッバス朝への政権の交代は、アラブ族の特権的な地位が失われ、そこに世界宗教となったイスラム教を中心とする新たな秩序が成立したことを意味している。アラビア学術の振興に力のあった第二代のカリフ、アル・マンスールの母はペルシャ人であった。

そこには宗教的な寛容と、古代ギリシャの学術に対する畏敬の念とが進歩的な空気を醸し出していた。彼らはその武力と資力とを注ぎこみ、さらには外交手段を尽して医学、哲学、数学、天文学等、諸学の古典文献の蒐集につとめ、人々を督励してそれをアラビア語に翻訳した。詩文の類いだけがそれから漏れていた。バグダッドの図書館は古代最大のものの一つであった。(それは惜しくも十三世紀モンゴルの侵入によって失われた。) いずれも蒐集がボカラ、カイロ、あとで述べる西方のコルドバにもみられた。

それに歩調を合せて医学の領域でも八世紀ごろから古典の翻訳が盛んに行われた。[6・22] 有名な翻訳者たちの中にはたとえばバクティシュア家の代々の医者たち、[6・23] マサワイヒ(メスエ、Mesue)家の人たちなどのように、前述のジュンディ・シャプールの医学校――これはアラブの征服後もひき続き栄えていた――に属していたもの、ないしはその系統をひくキリスト教徒が主力であった。

いま記した二つの家柄はともにシリア人で、その翻訳は前述のシリア語本をテキストにしたものと思われるが、さらにすぐれた原語からの翻訳はアラブ人のキリスト教徒フナイン・イブン・イスハク――中世西欧ではヨハンニチウス(Johannitius)の名で知られる――の手で行われた。彼ははじめメスエに学んで不仲に陥り、諸方で刻苦してギリシャ語とアラビア語をマスターした後、バグダッドに戻って重用された。彼の訳業は、ヒポクラテス、ガレノス、その他の医学書のほか、プラトン、アリストテレス、エウクリデスから七十人訳聖書(セプトゥアギンタ)[6・24]にまで及び、アラビア・ルネッサンスのエラスムスとも称される碩学であった。彼はまた高貴な人格をもったすぐれた医者でもあった。[6・25] ヨハンニチウスの著書「ガレノス医学入門(イサゴーゲ)」(Isagoge in artes parvam Galeni)[6・26]は、ガレノス医学の真髄を簡明に記すものとして、次章で述べるコンスタンチヌス・アフリカヌスによってラテン語に訳され、中世西方の諸大学ではなはだ広く用いられた。

このフナイン(ヨハンニチウス)、前記マサワイヒ家の老マサワイヒ(西方名ではメスエ)、あるいは老セラフィウン(同、セラピオン、Serapion)――ただし彼はギリシャ人であった――アル・キンディ(同、アルキンドゥス、Alkindus)ら、すぐれた医者でみずからも著書をもち、同時に多くのよい訳業を残した学者は多い。また、かならずしもみずから医業を営むことなく、医学古典の翻訳に従事した人々も多い。そのギリシャ風のゆえにヘレノポリスとよばれたハランの町の翻訳者たち、あちこちのユダヤ人たちなどがそれである。こうして十世紀の半ごろまでにはギリシャ医学の代表的な著作のアラビア語訳はほぼ出揃ったとみてよい程度になった。前にも記したように、今日アラビア語の形でしか残っていない貴重な医学文献のあることをみてもその辺の消息が何ほどかうかがわれるだろう。ヒポクラテス、ガレノスのほかに彼らが重んじたのはエペソスのルポス、オレイバシオス、アェギナのパウロス、トラレスのアレクサンドロス、ディオスコリデスらの著書であった。眼が高いと言うべきだろう。

上にみたようにアラビア語医学文献のかなりの部分がシリア語を中継とする重訳だったし、また、上記の翻訳者たちの語学力もさることながら、爛熟したギリシャ世界の学術文献を、未墾の、そして語学的にも異質のシリア語やアラビア語に移す場合、語彙や造語法、文章論等、さまざまの問題が当然そこに発生して、いろいろ問題を含んだ翻訳ができ上ったに相違ない。わたくしは残念ながらその種の詮議を専門家の論議[6・27]に譲るほかはない。

4　アラビア医学(2)
――東方の最盛期――

翻訳を手がかりに滑り出したアラビア医学は九世紀の半ごろからおよそ二百年間にわたってその最盛期を迎える。容易に想像されるように、それは数学、天文学、物理学、錬金術等、名高いアラビア科学の興隆とほぼ歩調を揃えている。

「知恵の楽園」(ラテン語訳はないらしい)の著で知られているアリ・イブン・ラバンは、これもすぐれた学者であったその父の名ラバン(師)からみてもわかるように、ユダヤ教徒のペルシャ人であったが、それは医学を含む科学全書で、すでにヒポクラテス、ガレノス、アリストテレスなどがこの世界で完全に根づいていたことを示す水準の高い作品であった[6・28]。彼は次に述べる巨匠ラージーの師の一人であった。

テヘランに近いライのアル・ラージー(ラテン名はラーゼス、Rhazes)、正しくはアブー・バクル・ムハンマド・イブン・ザカリアはアラビア医学が生んだもっともすぐれた医学者であったと言われる。その伝記には不明の点が多いが、三十歳にしてはじめて医学に志し、古今の名医の一人とよばれるようになった。彼は音楽に長じ、また哲学を深く学んだが、後述の巨匠アヴィセンナと鮮やかな対照をなして、思弁よりは経験と実証を重んずる学者であった。彼はまた錬金術を深く究め、八世紀のジャビル・イブン・ハイヤン(ラテン名ゲベル、Geber)と並んでアラビア錬金術の双璧として化学の歴史にも大きな足跡を残した。

二百に上るラージーの医学上の業績のうち、「医学の庫」、後世Continensというラテン名で広く知られている浩瀚な主著は、遺著として弟子たちの手で編纂されたため体裁の整わない面もあるが、ヒポクラテスからフナインに至る古今の医学文献の広範な引用に彼自身の豊かな診療経験に基づくコメントを添えたきわめて高く評価される著述である[6・29]。また前記の昔のすぐれたカリフ、アル・マンスルに捧げられた彼の主著の一つ「アル・マンスルの書」(Liber medicinalis Almansoris)は要領をえた有益な医学全書として後々まで大いに重んぜられた。

卓越した臨床医学者としてのラージーの力量は有名なその「天然痘および麻疹」(De variolis et morbillis)なる小冊子[6・30]によくあらわれている。その経過と病状に関する精細な記述は人にヒポクラテス以来とも言うべきみずみずしい印象を与える。それはまた区分された病気――病気のカテゴリー(後述)――についてのもっとも古い記述の一つとしても注目されなければならない。彼にはまた、ほかにも小児疾患――小児病が医学史に現われるもっとも古いものの一つであろう――や泌尿器疾患に関するすぐれた記述もある。

臨床家としてのラージーが、病気の本質と患者・医者関係とについて深い洞察をもっていたことは、それらの主題をめぐる数々の小篇に示されているが、それにおのずから伴って彼が精神療法の意義を充分に心得ていたことを示す記録が少なくない。これはしかし、ラージーにかぎらずアラビア医学のすぐれた医者たちに広く通ずる特質であった。

その驚くべく深い学識と卓抜な力量にもかかわらず――あるいはそのゆえにと言うべきだろうか――ラージーは医術の目標と人の力の大きな開きに鋭い自覚をもっていた。その醒めてきびしい学問観と芯の通った人間観とは[6・31]われわれのたびたび耳にする学者たちの傲りとも、情緒に甘えた医者たちのきれいごととも隔たった謙虚で充実した響きをもっている。それはアラビア医学の質の高さと、その風土に滲みていた深い宗教的心術とを思わせる事実でもある。

そのころ北アフリカで活動した高名なユダヤ人、アブ・ヤコブ・イスハク・イブン・スレイマン(イサク・ユダエウス、Isaac Judaeus)も養生法、熱病論等、多くのすぐれた著述を残した。

これもペルシャ系のアリ・イブヌル・アッバス(アリ・アッバス、Ali Abbas)は十世紀後半のすぐれた医者であった。ペルシャの王侯に献じたその「王者の書」(Liber Regius)は、批判的な、しかも周到な叙述によって魅力ある医学全書をなしている。それはイスラム圏でたいそう重んぜられたばかりでなく、後述のアヴィセンナよりも早くからサレルノに伝えられて、西方医学にも大きな影響をもった。

こうしてわれわれは、ただにアラビア医学の名とともに思い出されるばかりでなく、ヨーロッパ中世の思想の歴史にもきわめて深い影響をもった巨峰アヴィセンナ(Avicenna)に到達する。

西方にはアヴィセンナの名で広く知られるアブ・アリ・フサイン・イブン・アブダラ・イブン・シーナは哲学者、医学者、科学者、また詩人としてイスラムの学芸の絶頂に立つ偉大な学者であった。第二のアリストテレスとも称されたし、またしばしば「大師」の名を冠してよばれた彼は、また政治家としても活動した。

彼は九八〇年――ラージーの歿後およそ五〇年――ボカラの近くで生まれたペルシャ人である。幼時より神童の誉れ高く、哲学、数学、天文学、物理学等、諸学を修めたが、十六歳にして医学に志し、やがて身につけたすぐれた医術を携えて壮時諸方を遍歴して諸侯に仕え、浮沈の大きい生涯を送った。反逆罪の疑いでハマダーンの大臣の地位を逐われたあと仕官したイスパハーンの宮廷で過ごした最後の十四年間にその主著「カノン」を完成し、主君に伴われて赴いた旅先ハマダーンで一〇三七年、五十八歳で世を去った。今でもそこに彼の墓がある。政治と宴楽と、そして学術における並はずれの能力と精励と、それらが一身に集まった稀にみるスケールをもった人物であった。

酒杯を手にしながらしばしば徹宵して記されたと伝えられる彼

の著作は百五篇に上ると言われ、哲学、医学、法学、天文学、地質学等にわたっている。彼は中世におけるもっとも早い、そして偉大なアリストテレス主義者の一人であったし、哲学者、神学者としての彼の影響は東西両洋にまたがってきわめて深い。

医学の領域で彼の名が永く憶えられたのはもっぱらその大著「医学の典範(カノン)」(al Qanun fi't-Tib, Canon medicinae)[6・32]によるものだが、彼にはほかに自家の豊かな経験を集めた未刊に終った医学書があったと伝えられる。アヴィセンナのその面を自身の記述によってみるすべもないのは残念だが、それにしてもその体系家としての比類稀な資質と力量とがあますところなく示されている「カノン」が完全な形で残されているのは幸いなことと言ってよい。

この書物は五巻に分れる。(1)一般原理、(2)単純な薬剤、[6・33](3)個々の器官の——「頭から踵までの」(de capite ad calcem)——病気、(4)発熱論、症候論、分利論、予後論、外科、等。(5)処方集。

いわば総論とも言うべきその第一巻は四部に分れ、第一部はガレノス流の解剖学および生理学、第二部は病理学、第三部は主として養生法、そして第四部は治療を論じている。それらはそれぞれ整然と配列された章、節、項に区分され、この第一巻だけで一つの完結した体系とみることができる。いまそれをもう少々立ち入って眺めてみよう。

今日の読者はその第一部第一章を開いて、そこにまず医学の二、三の基本的な概念、目標などが正面きって規定された後、すぐさまアリストテレスの原因論——質料因、作用因、形相因、目的因——が健康および病気とのかかわり合いにおいて講述されているのに接して、ひとまずどぎもを抜かれ、ひと落ちつきしたところであらためてこの古典の性格について何ほどか思い当るふしがあるだろう。そこでは、医学の明らかにすべき問題は次の諸点であるとされる。すなわち、元素、体質(テンペラメント)と素因、体液、[6・34]諸部分(器官と組織)、「諸能力(ファカルティーズ)」、はたらき、身体の状態(健康、病気、そして中間態)それらの原因(食物、環境、等から性、年齢、職業、習慣その他)、養生法、治療法がそれである。こうして、宇宙論的な元素(エレメント)と四性質からはじまる堂々の論陣が上に記した四部にわたって展開される。

この大著の内容をここに詳しく検討している余裕が残念ながらない。たしかにそこには長い伝統をもつギリシャ・アラビア医学の豊かな蓄積と、東西交易の要衝ペルシャの生まれにふさわしい東方の知恵の摂取がその内容を豊かに肉づけしているには相違ないが、その体系の内容がガレノス医学にほかならないことは誰の眼にも明らかで、後世往々アヴィセンナとガレノスとが同一視されたとしても無理もないことであった。「カノン」の解剖学はガレノスそのままであったし、能力(ファカルティー)観に立った生理学も言うまでもなくガレノスに由来する。局在的な病気観が基本的には液体病理説で統一されているのもガレノス医学以外のなにものでもないし、その反面、永く有力な伝統として続いていたかの歴史的に有力な流派、メソディズムは決然と斥けられている。

それにしてもそれは雄渾な医学体系であった。ガレノスのあの堆高い著作集の多岐な、そして重複と矛盾の多い論述を、その後の知識を考慮しながら見事に整頓された一つのシステムに組みなおすというアンビシャスな、しかししばしば強引にみえる仕事はアヴィセンナの稀代の膂力をまってはじめてできる相談であった。西方中世の医学に与えた彼の深い影響[6・35]については後に述べる折があるはずだが、東洋のイスラム教国ではあちこちで今日でもそれがそのまま「典範(カノン)」であると言われる事実[6・36]が、それをわれわれがどううけとるにもせよ、この書物の「実力」のほどを物語るだろう。だがおいおいに述べられるように、とくに近世以来ガレノスとともにこの巨匠に対する風当りのまことに強いこともまた否まれない事実である。

アヴィセンナ批判の手がかりをみつける上にたいそう重要な意味をもっていると考えられる発言が前記第一部第一章の終りにみえている。それは中世スコラ学に深い影響を与えた哲学者としての彼の医学観をうかがわせる重要な一齣であるとわたくしは理解する。彼はそこで、元素とその数、生命力、体質、体液の数と所在、「諸能力(ファカルティーズ)」、等は医学にとって証明なしにうけとるべき基本的な範疇であるとしている。それに続くところの諸器官とそのはたらきは、たしかに彼にとっても観察と分析との対象として、つまりわれわれの言葉で言えば科学の領域の中に、残されているが、次いで病気とその原因、症候、さらには治療の問題になると、再びまた彼はそれを論理の力で証明さるべき事項であると考える。畢竟、彼の説くところは、演繹論理を重んじて経験と実証とにごく狭い座をしか与えない、その意味で前記ラージーとはまったく流儀の違った医学の体系化であったとみられる。この意味ではアヴィセンナをガレノス主義者とよぶには少々留保がいるようで、幸か不幸かガレノスにはアヴィセンナほどの「徹底」が欠けていたようにすらわたくしには思われる。

こうみてくると、いつも犀利な、しかし温かい批評眼をもつ碩学ノイブルガー[6・37]が、アヴィセンナを論じて、偽科学(Pseudowissenschaft)、託宣(Orakel)、さらには毒(Gift)というようなどぎつい言葉をめずらしくも控えないのにも無理もないふしのあることを認めなければならないだろう。その体系の堅固さ、論理の緊密さが容易に歯の立たない高度のものであっただけに、人々がガレノスの光暈を背にしたアヴィセンナの呪縛から永く放たれなかったという歴史的な事実がこの古代・中世の医学史にきわめて造詣の深い碩学をそうした激語に駆ったとわたくしはみる。

そうした「哲学」はしかし、卓越した実地家としてのアヴィセンナとかならずしも両立しえないものでなかったことを人は忘れてはなるまい。残されているかずかずの逸話の信憑性は別にしても、養生法における、また、物理療法、薬剤療法等における彼の貢献ははなはだ大きかったし、[6・38]さらにまた近年彼の精神医学に対する寄与が高く評価されていることも注意しておこう。同じような方角の話だが、彼はまたいろいろな情動の身体に対する影響を「カノン」の中で論じている。それはその後の医学が現代に入るまで永く忘れていたことであった。

東方におけるアラビア医学は十三世紀モンゴルの侵略まで続くが、その最盛期はアヴィセンナをもってほぼ終る。

われわれはここで、やや遅れてもり上ったアラビア医学のもう一つの高い山を眺めるためにしばらく眼を西方イスパニアに転じよう。その二つはやがて別々のルートで中世後期にヨーロッパ世界に入りこんで行くことになる。

5　アラビア医学(3)
――西方イスラム圏――

舞台は西の端にとんで、イベリア半島の南部、つまりアンダルーシアのイスラム文化圏にしばらく移る。

アンダルーシアでは東方と違ってアッバス朝の覇権が及ばず、ウマイア朝が八世紀からひき続きかなり後まで半ば独立の政権をもち、コルドバを中心に繁栄した。

西方イスラム圏の文化ははじめ東方に出遅れたが、十世紀に入って有能なカリフたち、アブデル・ラハマン三世、アル・ハキム二世らの治世下に急速に伸び、天文学、錬金術等の諸科学がまず高い水準に達し、哲学がそれに続いた。コルドバの有名な図書館については前に一言した。

それに伴って医学の領域にもすぐれた学者が輩出したが、まず、十世紀の後半――年代から言えば東方のアリ・アッバスとアヴィセンナとの間に挟まる――コルドバで活動したアブル・カシム・イブン・アッバス(西欧ではアブルカシム(Abulkasim)、アルブカシス、その他いくつかの異なった名でよばれる)である。

「伝授」(Liber theoricae)という題の医学書がその主著であるが、とくに早いころラテン語にも訳されたその外科の巻が有名である。アブルカシムの外科学は、アェギナのパウロスの記述によるところがはなはだ多く、アラビア医学に対するビザンチウムの影響の深さをあらためて思わせるが、外科学の弱い憾みのあるアラビア医学の中で貴重な文献となっている。それは後々まで、ことに西欧ではきわめて高い声価をもった。手術法――メスの代りに焼灼法が賞用される、これはアラビア外科の特徴の一つである――の記述はすぐれているが、それはまた外科器具の数多い図解によって貴重な史料となっている。[6・39]

遅れて十二世紀にセビリアの近くで生まれたアブ・メルワン・イブン・ズフル(アヴェンゾアル、Avenzoar)は代々すぐれた医者を出したイブン・ズフル家の出で、彼の父はアヴィセンナの「カノン」をほご扱いにしたほどみずから恃むところのあった人と伝えられる。彼はとらわれない心術をもった学者で、医術の進歩は権威者の提言と論証といった手続きよりは病人そのものの注意深い観察に基づかなければならないことをはっきりと弁え、病床に臨んでそれを忘れなかった中世離れのタイプの医者であった。彼を東方のラージーと並ぶ大臨床家としてたぶん異論はないだろう。その著「処置」(Rectificatio medicationis et regiminis)はなおおむねガレノス医学の枠の中にあったにしても、病気の正確な記述、――彼は心嚢炎、縦隔炎、腸結核症、その他をすでに見分けていた――解剖学的配慮の加味、豊かな経験に基づく処置の適切さ、等においてすぐれた内容をもつ医書であった。彼はまた疥癬虫の最初の記載者であると言われる。

アヴェロエス(Averroes)の名で中世神学、哲学の歴史に大きな波紋を投じたアブ・アルワリド・モハメッド・イブン・アハマド・イブン・モハメッド・イブン・ルシュドは十二世紀の前半コルドバの法律家の家に生まれ、法律学、哲学、天文学、医学等を深く学んだ。彼のアリストテレス註解書――彼はしばしば‘the Commentator’とよばれた――はイスラム圏よりはむしろ西方中世の思想界に深刻な影響を及ぼし、信仰とそれに基づく知識に対する理性(ラチオ)の権利を説いた彼の学説、とくにその霊魂に関する説、後に人の言うアヴェロイズムはスコラ学の内部で多くの追随者をもつ一方、そのいわゆる「二重真理説」は後に、中世キリスト教神学者たちの激しい論難の的となった。

アヴェロエスは友人アヴェンゾアルを目してガレノス以後の最大の医師とまで高く評価したが、彼自身の著「医学の一般原理」(西方ではColligetの名でよばれた)はアヴェンゾアルのそれとまったく性格を異にして、逍遙学派(ペリパテティーク)の自然哲学と弁証法の上に立つ力作であった。彼の方法はラージーやアヴェンゾアルのそれと違って医術に新しいものを加えることにならなかったのは事実だが、一面、それはアリストテレスの学問を深く究めることによって、形骸化したガレノス医学の伝統を墨守する医学者たちと異なって、むしろ自然それ自身に近づく道を見当正しく予感していたとも評されている。

イスラムからはややそれるが、ここでアヴェロエスと同時代のユダヤ人モーゼス・イブン・マイモン(モーゼス・マイモニデス、Moses Maimonides)をここに付記しておこう。彼は十二世紀の前半コルドバに生まれユダヤの諸学を修めた――寛容な西方イスラム文化圏にはユダヤ人が多かった――が、ユダヤ人迫害の勢いをました悪い時勢にめぐり合ってアンダルーシアを逐われた後は諸方を放浪し、ついにエジプトに定住した。稀代の学識をもつ彼の著作活動はきわめて多方面であったが、アリストテレスの深い理解に立ったその宗教哲学は、ユダヤ教のみならずトマスをはじめとする中世のキリスト教神学にも深い影響を及ぼした。医学者としてのマイモニデスは、醒めた眼でしばしばガレノス批判をあえてした――もっとも中世的な形でのガレノス医学の独裁がまだ成立していない時代であった――が、しかし彼もまた畢竟伝統の囲いを大きくでることはできなかった。しかし、その残した金言集、毒物学、養生論等は高く評価されている。

さしものアラビア医学も十三世紀ごろには急速に退潮をはじめる。東方ではモンゴルの侵入による混乱が、西方では急にきびしくなったキリスト教会の不寛容（イントレランス）が直接のきっかけとなった。そこで話を転ずる前に、しばらくふり返ってアラビア医学の特質を概観し、なお二、三の事項を付記しておこう。

西欧後世の学者たちがよく言うように、かりにイスラムの医学者たちが光栄あるギリシャ医学を祖述したにすぎなかったとしても、ビザンチン医学が衰退期に入ってすでに久しく、西方ラテン世界では医学がほとんど壊滅にちかい状態になっていた時代に、古典ギリシャ以来うけつがれたその貴いバトンをうけとって保全した彼らの功績はきわめて大きい。たしかに形の上では西方でも前述のベネディクト派修道院が、しばしば迷信と共棲しながらも似たような役割を演じたと言えないことはないが、ラージー、アヴィセンナ、アヴェンゾアルその他をうんだアラビア医学の学的水準の高さの前には影のうすいものであったと言わなければなるまいし、また彼らがギリシャ医学とペルシャ、インド等の東方の知恵とを結びつけた功績を見落してはなるまい。

だが、アラビア医学に伝統保持の役割のみを認めて、それが独自の新しいものを医学にもたらさなかったとする「定説」には、十字軍以来のキリスト教的西欧の偏見が絡まっていないとは言えないだろう。絢爛たるサラセン文明に対する憧憬と敵視との奇妙な混淆が古くから西欧学者の心術に存したことは、よく言われる通りである。そうした点を考慮に置いてここでアラビア医学の内容をあらためて検討してみよう。

アラビア医学の大きな弱点と考えられるのは解剖学の不在であった。人体解剖がイスラムの国々でも許されていなかったのはおよそ予期されることだが、動物の解剖すらもほとんど例外的にしか行われた形跡がない。解剖学の不在はおのずから実証的な生理学への道を塞ぐ——もっとも本書の序章で記したイブン・アン・ナフィスによる肺循環の発見[6・40]のような顕著な例外はあるが——初期アレキサンドリアからガレノスへと進展してきた実証的な科学への志向は停止して、ガレノスの思弁的な面のみが強調されて、言うところのガレノス主義(Galenism)[6・41]、より正確にはアラビア版ガレノス主義(Arabo-Galenism)が固まってくる。われわれが中世西欧の医学についてほぼ共通にもっている香んばしくないイメージの原型は実にアラビア——むしろその象徴としてのアヴィセンナと特記（スペシファイ）するのがより正確だろう——においてでき上ったものとみてよい。後に詳しく述べるように、パラケルススその他近代医学の開拓者たちによってしばしばアヴィセンナが目の仇にされたのはこうしたわけであった。

なお解剖学の不在は、アラビア医学における外科の沈滞——前記アブルカッシムのような例外はあったにしても——という事実と無関係ではないはずである。もっともイスラム圏における外科の遅れの原因は医師の業態の問題や、血をみることへの強い嫌悪などさまざまなことが絡んで、話はそう簡単ではない。

だが、アラビア医学がその強い体系癖、理論癖の反面、さきにラージーやアヴェンゾアルにかいまみたように、臨床経験を重んずるすぐれた医者を輩出したこと、大ぶりな病気談議でなしに個々の病気に関する経験的、具体的な知識——老メスエの眼科学をその一例に挙げよう——が、後に述べる各地の大病院を地盤にして着実に集積されてきたことを忘れてはなるまい。それは医学の歴史の上では新しい、しかも豊かな将来を約束する方向であった。

アラビア医学はまた薬物学にも長じていた。前記アヴィセンナの「カノン」や十三世紀のイブン・バイタルの著作にそのすぐれた記述がみられる。ここでもディオスコリデスが重んぜられたことは言うまでもないが、彼ら自身も薬用植物に関する知見の拡大につとめた。また有名なアラビアの錬金術が、当然予期される奇怪な発言を多くまじえながらも、おのずから化学の技術の進歩を招き、医者たちの処方に化学薬剤が新たに多く加わったことが見落されてはならないだろう。他面、盛んな東西の交易——人の交流もまたそれに伴い、バグダッドの病院にまでしばしばインド医師がみられたという——によって、インド、シナの薬物が新たに輸入されて、その面からも薬剤のレパートリは目立って豊かになった。薬学の盛況は彼らの間からはじめて薬剤師なる職業がうまれたこと、また薬局方(ファーマコピーア)の編纂——その萌芽は八世紀のジュンディ・シャプールに見えるのだが——がはじめて行われたことをみてもこれを察することができるだろう。

個人衛生についてのいろいろな戒めがコラーンにある。コラーンに記されていることがイスラム教徒にとって何を意味したかを思えば、アラブ族のその伝統、言いかえれば医学史的に言うアラビア医学のアラブ的前史、がアラビア医学に強く反映されたのは当然のことであった。その言うところはその民族的特殊事情も考慮すればおおむね正しかったし、それを発展させたアラビア医学の養生論、および治療におけるその適用は、前記の進んだ薬剤療法とあいまってアラビア医術の声価を高めた。

イスラム文明の誇りの一つにその病院があった。それは五世紀末のジュンディ・シャプールの病院をモデルにしたものとみてよいが、バグダッドには九世紀のころ最初のりっぱな病院がたち、その後、バグダッド、ダマスクス、アンティオキア、エルサレム、メッカ、メディナ、ハラン、アレッポ、ライ、イスパハン、アレキサンドリア、カイロ、コルドバ等、つまりイスラム文化圏内の全域の町々に数多くの病院が多くは寄付、遺贈などの形——言うまでもなく喜捨はイスラム教のもっとも重要な戒律の一つである——で続々と建設された。[6・42] 十三世紀にさるスルタンが病気の回復を感謝して建てたカイロのマンスールの病院——前記イブン・アン・ナフィスはそこの院長としてはたらいた——はそのもっとも有名なものであった。

それらの病院にはすぐれた、そして充分に余裕のある数の医者が勤務して診療と教育に従事し、病気の種類によって区別された病室をはじめ、諸施設が完備して、近代的なクリニックの先駆とみてもよい内容をもっていた。しばしばそれにモスク、学院、図書館、孤児院等が付属した。ラージーやアヴェンゾアル、アリ・アッバスのようなすぐれた臨床家の輩出にはこのような背景のあったことを忘れてはなるまい。

　どのような学問と設備とがあっても心のともなわない医療は成功しないだろう。彼らの医療や看護がどのような性格のものであったかは、たとえば前記のカイロのマンスールの病院では患者は退院時になにがしかの金子を与えられて、早すぎる無理な就業が避けられるように配慮された、という事実からもおよそ察することができる。

　イスラム教の人道主義（ヒューマニタリアニズム）はまた精神病者に対するその扱いにもあらわれている。もっとも正確に言えばそれには精神病の解釈をめぐる宗教上の問題が絡まっていて話はそう単純でもないのだが、いずれにしてもそれは後に述べるキリスト教国で近代まで続いた精神病者の悲惨な運命と鮮やかな対照をかたちづくっている。

　イスラム文化圏でも、徒弟修業の形による医術の修得は可能であったが、医学教育は通例学校で行われた。それは独立した医学校の場合もあったし、また有名なカイロの「知恵の館」のような大学の一部をなす場合もあった。ギリシャ、ビザンチン医学の医学書の講読の課程を修了した後に行われる臨床医学教育はすべて上述の病院で実施された。それを当然のこととうけとるのは今日のわれわれの常識にほかならないこと――後に述べられる十八世紀ごろまでの西欧医学教育の実状と比較せよ――を思うべきである。医学校の入学がキリスト教徒にもユダヤ人たちにも拒まれなかったことも注目してよい。

　バグダッドやコルドバで医師の開業に試験による認可が必要とされる時期のあったことが確認されている[6・43]。それは誰でも意のままに医業を営むことのできた古代、中世の医術の歴史の中で注意をひく事実であるが、それは常置的の制度にはならなかった。

第7章　中世後期の西方医学

1　サレルノの医学校

数多くの国々の言葉に翻訳され、今日でも広く読まれている有名な「養生訓」(Regimen sanitatis salernitanum)のうまれたサレルノは南イタリア海岸の風光明媚な町である。北に山を背負ったその温暖な環境は、また清冽な水に恵まれ、遠い昔のコスと同じように多くの病人をその地にひきつけていた。病弱な人々の集まるところには当然医業も栄える。しかもシチリアから南イタリア一帯はピュタゴラスの昔から学問に縁の深い地域で、サレルノも以前からその道できこえが高かった。その地方にはまた、東方との盛んな交易に伴って、ギリシャ語――もはや古典ギリシャ語は崩れていたが――を解する人々も少なくなかった。有名なサレルノ医学はこのような土壌に成育した。

記録に徴すればサレルノの医師たちの名声はすでに九世紀ごろには遠近にきこえていたが、名高いサレルノの医学校[7・1]が歴史の舞台に登場するのは十一世紀に入ってからの話である。その起源はしかし残念ながら明らかでない。それぞれギリシャ語、ラテン語、ヘブル語、アラビア語を母語とする四人の医者たちが協力してそれを創立したという記事は、象徴的な意味をもった伝説の域を出ないが、この医学校のおこりを前述のモンテ・カシノの修道院に求めるかつては有力であった説は今ではほぼ否定され、僧籍をもたない医師たちの教師団(Collegium Hippocraticum)によってはじめから運営された世俗的な教育組織であったと考えられている。それが制度としての学校の形態をとるまでには長い時を要したにしても、修道院で行われていたような教義問答の暗記にも似た古風の医学教育とは面目を異にした新しい教育がそこではじまりつつあった。

早期サレルノの医学書はおおむね古典の編纂であった。この地が「ヒポクラテスの町」(Civitas Hippocratica)とよばれたこと――この名は古くジュンディ・シャプールにも与えられていた――からもおよそ察せられるように、迷信や魔術、あるいは多剤濫用(ポリファーマシー)から遠い医学が早くから根をおろしていた中世初期にあって、それは不思議なオアシスであった。

このような早期のサレルノ医学は、コンスタンチヌス・アフリカヌス(Constantinus Africanus)なる異彩にとんだ人物の出現によって大きな影響をうける。彼の伝記は謎にみちているが、言い伝えによれば、一〇一〇年ごろ北アフリカのカルタゴで生まれ、三十余年にわたって東はメソポタミアからインドまで、さらにはエチオピア、エジプト等を遊歴して諸学を究めた。その後故郷に戻ったが、博学が彼を災いして魔術師の疑いをうけ、逃れてサレルノに至った。そこで奇縁あってその地の大公の宮廷に数年間仕えたが、後に改宗して――彼はもともとイスラム教徒であった――モンテ・カシノの修道院に入り、一〇八七年世を去るまでの十数年間をもっぱら医学上の著作活動に捧げた。

彼の東西にまたがる学識の深さはその半ば伝説的な経歴に照らしてもほぼ察せられるが、彼の著書として残された多くの書物は、実はオリジナルのものでなしに、アリ・アバス、イサク・ユダエウス、フナイン・イブン・イスハクその他アラビアの医学者たち――なぜかラージーも約五十年ほど前のアヴィセンナも漏れているが――の著作の翻訳ないしその忠実な編纂であることが後に明らかにされている。それはたしかにあまり嬉しい話ではないが、それをもって、ときたま史家の間にみられるように彼を剽窃者ときめつけることができるほどわれわれは当時の事情に明るくないことを思うべきだろう。学術書に出典をきびしく明記する習慣の固まったのはずっと後世の話だし、また彼が深い知遇をえた有名な僧院長デシデリウス――後のローマ法王ヴィクトリウス三世――の意向を汲んで、それらの貴重な知識があの「忌むべき」イスラムの国にあることを表面に出すことを控えたのではあるまいかという弁護論も一考に値いする。

コンスタンチヌスはまた、ヒポクラテスの「箴言」、ガレノスの「小治療書」[7・2]、同「ヒポクラテス註解」、さらにはビザンチン医学のテオピロスの検脈法、視尿法などを多くはアラビア語からの重訳の形でラテン語にした。実のところ彼自身が医者であったかどうかははっきりしないのだが、すぐれたラテン語で書かれていたその訳業はもっぱら医学書にかぎられていた。

さきに述べたように、コンスタンチヌスはサレルノの町と無縁ではなかったが、その時期に彼が医学校と関係をもったかどうかは判明しない。だが彼の著作(翻訳)はすぐにモンテ・カシノからそこに流れて、それに大きな影響を与え、史家が盛期サレルノ(Hochsalerno)[7・3]とよぶ華やかな時期がそこにはじまる。

往々考えられているように、コンスタンチヌスの仕事の影響でサレルノにおけるガレノス主義の制覇が確立したとみるのはかならずしも当っていない。臨床観察を重んじ、治療においては待期(エクスペクタント)的な方針を主眼とするサレルノの伝統、言うならばそのヒポクラテス主義的傾向が急旋回したようにもみえないのである。完成したアヴィセンナの体系がそのころはまだ入っていなかったこともう一度思い出されてよい。だがそれにしても、むしろ素朴な経験主義を特徴としていた早期サレルノの学風が、言うところの盛期サレルノに入ってしだいにもっともらしい形を整えるようになったこと、その伝統の一面であったメソディスト派の影響が払拭されて体液説一本に固まってきたあたりに、その中世的なガレノス主義への転換がはじまりつつあることもまた確かである。

盛期サレルノ医学の内容をざっと眺めてみよう。

コフォン[7・4](Cophon)の「豚の解剖」(Anatomia porci)は十一世紀末の著述であるが、それがブタを対象とするにしても、アレキサンドリア以来まったく久しぶりの、そしてキリスト教世界における最初の解剖学書として注目に値いする。ブタの解剖示説はサレルノの医学校で正規の課程であったとみられるが、これは中世医学の歴史の中での新しい動きの一つであった。

早期サレルノの言うならば牧歌的の学風はなおよく保たれていたが、新たに接したアラビア、ギリシャの文献によってサレルノ医学の内容は目にみえて向上した。バルトロメウスの「プラクティカ」(Practica)はその後各国語に訳されて中世に多く流布した医学書だが、プラテアリウスやコフォンその他にも似たような趣旨の書物がある。「病気の治療について」(De aegritudium curatione)はそうした進況を背景に集成された無署名の医学書で、発熱論と「頭から踵まで」[7・5]の各論とからなり、十二世紀サレルノ医学の実力をうかがわせる。

早期サレルノでは外科は振わなかったが、十二世紀に入ると有名なルッジエロ——西欧ではロージェル(Roger)の名で知られている——の「外科実地」[7・6](Practica chirurgiae)がある。それは西欧中世での最初の外科書とみられるが、アェギナのパウロスの系統をひき、自家の豊かな経験を加えたすぐれた内容をもち、十三世紀ごろからイタリア、フランスを中心としてはじまる外科学の再興に大きな影響をもった。十字軍から帰還した戦傷患者の処置がサレルノの外科学の進歩を促した機縁の一つであった。

修道院と違って世俗の医学校であったサレルノに産科や婦人科があってもさして不思議はないが、それは主に女医たち[7・7]——多くはそこの医者の夫人や娘であった——の担当するところであった。トロトゥーラ[7・8]、アベラその他数々の、教師としてまた著者としてすぐれた能力を示した女医たち——「サレルノの女性たち」(mulieres Salernitanae, Ladies of Salerno)として有名である——をもったことはサレルノの特色の一つで、女性の位置がきわめて低かった古代、中世医学の例外的な現象であった。

時がたつにつれて、はじめはそれに抵抗を示したサレルノの医学にもアラビア風(Arabism)がだんだんと滲透してくる[7・9]。伝承の処方——四性質説に基づく似而非科学的な理論づけをもっていた——を軸とする処方療法(Rezepttherapie)の流行がその一つである。ニコラウス・プレポジトゥスの「解毒剤論」(Antidotarium)プラテアリウスの「単純な薬剤について」(De simplici medicina)——その冒頭の二語をとって'Circa instans'という通称をもった——などがとくに有名で、後々まで広い用途をもったがこの類の書物はほかにも少なくない。

また、同じくアラビア風に属する現象として、マウルス、ウルソらの鋭い著者たちに代表される視尿法(uroscopy)の重用がある。ビザンチウム、アラビア以来しだいに手のこんだ形になったこの「診断技術」——ちょうど十九世紀以来の聴診器のように尿壜がしばしば中世開業医のシンボルとされた——は、液体病理観に立って尿を体液組成の反映とみる見解に由来する工夫だが、多少の経験的事実を野放図な思弁で組みあげた「理論」に基づいて、尿の量、濃淡、色調、混濁、壜内の層構造、等の所見から病気の

鑑別診断、予後等を論ずるもので、中世医術の諸相の中でも弁護の余地のもっとも狭いものの一つと思われる。(7・10)

このようなアラビア風の滲透はもとよりサレルノだけでなく十三世紀ごろからあとの西欧医学全体に通ずる現象であった。

このような歴史的文脈の中で中世の医者たちの間できわめて広く読まれた二つの書物を挙げておこう。その一つはサレルノで学びパリではたらいたジル・ド・コルベイユ(Gilles de Corbeil)の詩形の「尿と脈について」(De urinis et pulsibus)(十二世紀)である。(7・11)それは十六世紀ごろまで視尿法の教科書となった。もう一つはパリとモンペリエで学んだ医者、哲学者ペトルス・ヒスパヌス(Petrus Hispanus)——後の法王ヨハネス二十一世——の有名な「貧者の宝」(Thesaurus pauperum)(十五世紀)である。これは中世に広く流布した処方集でアラビア色が強かった。われわれはここに、西欧へのアラビア医学の影響が徴候論(セミオティックス)(視尿法、検脈法)および薬剤療法というような実際的の面でまずあらわれはじめたことを注意しておこう。

サレルノに由来する文書の中で何と言っても格段に名高いのは前に一言した「サレルノ養生訓」(Regimen sanitatis Salernitanum)、あるいは「医学の花」(Flos medicinae)とよばれる詩形式の書物である。(7・12)それはもともと素人向けにつくられた養生法手引きであるが、すぐれた内容と耳になじみやすく記憶に便利な表現とによって十五、六世紀ごろから広く世に迎えられ、数多くの国語に翻訳されて多くの版を重ねるに至った。古今の医書の中でこれほど広く流布したものはないと言われる。

この書物の用途なり性格なりから考えれば不思議もないが、長い間に多くの手がそれに加えられて、初期の写本では三百数十行にすぎなかったものが、近代にはそのほぼ十倍の分量にまで膨らみ、内容的にも簡単な医学全書の体裁をそなえるに至った。おのずから異本もまたはなはだ多い。

「サレルノ養生訓」はガレノスの体液説を基礎としているが、全体を通じて経験主義的で中庸をえた、そして親切な衛生指針で、サレルノの伝統にふさわしい啓蒙書の傑作であることにはどこにも異論はないのだが、その著者も著作の年代も不明のままにとどまっている。単純な推定を裏切って、それはどうやらサレルノの医者の筆になったものではないらしい。次節に述べるビラノーバのアルナルドはこの「養生訓」のすぐれた註解書を著わしているが、実はその作者でもあるとする有力な説があったが、近年ではそれにも強い反証があって、(7・13)おそらくずっと遅れて十四世紀ごろ北のミラノあたりで書かれたものであろうと考えられている。

サレルノ医学を単に中世医学史の一つの幸福なエピソードとみるのはかならずしも正確な理解とは言えないだろう。

たしかにそれはアラビア医学を媒介とする西欧医学の復興に先鞭をつける歴史的に大きな役割を果した。それは永く沈滞の底にあったラテン世界の医学に活気を注入した。そこには、起源はさだかでないが、水準の高い医学を受けいれる下地があったばかりでなく、幸いにもその体質はもともと健全で、しかも新たにえたものによってそれが多く損われることがなかったとみてよいだろう。

だが、サレルノ医学の意義はそれが単に東方アラビア、ペルシャを迂回した医学の伝統を中世後期の西欧にうけ渡すチャンネルとなっただけでないこと、そこには近世・近代へと発展する新しい動きの萌芽(ルディメント)のあったことが注意されなければなるまい。

われわれが上にみたのは幼い形の医師のギルドとそれによって運営される医学校であった。前世紀来研究の大いに進んだサレルノ古文書[7・14]の多くのものが無署名のテキストであったことはその医師団の性格を示唆するもののように思われる。サレルノの医学校の制度的な基礎はいろいろな意味で薄弱なものであったには違いないが、それは近代へと続く専門職業(プロフェッション)としての医業と、その修業のための教育制度の確立への最初のステップとみてよいものだろう。

サレルノの医学校は十三世紀に入って急に衰退に向い、次節に述べるモンペリエの医学校がそれに代って西欧の医学史に登場する。サレルノ医学は十九世紀のはじめナポレオン軍によって破壊されるまで細々と続くには続いたが、完全に忘れられた存在であった。

サレルノ医学の退潮は、その町が聖俗をまじえた政争と戦乱の渦中に入ったこと、好学のホーエンシタウフェン家のフリードリッヒ二世が近くのナポリに建てた大学との競争に破れたこと、はじめは自由な雰囲気の中にあったその学問が、政治権力のコントロールの下に置かれるようになって、その強制がいろいろな面で学問の進歩を阻むモメントとしてはたらいたことなど、さまざまな原因が絡み合っていた。そのことは、制度としての医業および医学の研究、教育というこれまでわれわれがあまりとりあげなかった種類の問題が、そろそろ医学史の重要な項目(アイテム)の一つとして考慮されなければならない時期にきたことをわれわれに示唆している。次節以下に次ぎつぎとその種の話題が顔をみせるだろう。

2　モンペリエの医学校
——(付)古典の翻訳事業——

サレルノ医学の声望は、前にも言ったような事情で十三世紀に入るとめっきりと衰えたが、代って南フランス、モンペリエの医学校——それは近代まで医学史の重要な舞台になり続ける約束をもっている——が新たに医学史に登場する。

ここで忘れずにおきたいことは、十一、二世紀、つまりちょうどサレルノが上り坂から最盛期にあったころとほぼ時を同じうして、いわゆる「暗黒な」中世にもようやく新たな光がさしこんで、ヨーロッパの知的状況が、その拡がりにおいても、またその内容においても、大きな変化をみせてきたという事実である。そしていまわれわれが足を踏み入れようとする十三世紀、不世出の神学者トマス・アクィナスをもって象徴されるその世紀は、あのペリクレス時代、後の十七世紀などと並んで、西欧の学問思想の歴史にとってきわめて重要な意味をもつ時代を形成する。医学の動きをもっぱら追いつづけているわれわれの話もやがて後段でその種の思想史上の問題と否応なしに対面せざるをえないことになるだろう。

モンペリエの医学校の起源もサレルノ同様明らかでない。有名なシャルトルやトゥール等の司教区聖堂学校(カセドラル・スクール)とは関係なく、ピレネー山脈をこえて南から入ったアラビア・ユダヤ文化の影響で育った世俗的の組織であることはほぼ確かで、十二世紀の終りごろにもなるとサレルノの有力な競争者としての実力をそなえるようになった。

モンペリエの医学校——それはサレルノと異なって学芸学部および法学部をもつ大学でもあったが、その中心は何と言っても医学にあったのでここではしばらく慣習にならって医学校とよんでおこう——は、後に述べるボローニャの大学などと性格を異にして、最初は世俗権力の政令の下にあったが、為政者側の関心がやがて薄れるとともに教会がそれに代り、その地の司教の指揮の下に入った。しかし教授たちの発言権も大きく、聖俗合同の会議の結果が学則化される形で、しだいに学校の形態は整ってきた。この学校は土地がらもあって宗教的、人種的にはなはだ寛容であったことを注意しよう。

一二二〇年の学則では医学校の教師の資格が定められ、さらに三〇年には試験による医師の認可制度が法文化された。それは学長、司教たち、教授団、学生の合意によるもので、モンペリエを中心とする広い地域に有効であった。

ついでながら医師の認可制度について言えば、一二三〇年、前にも記したフリードリッヒ二世[7・15]がシチリアで国権による試験制度を設けたことがよく知られている。それはサレルノやナポリの医学校の出身者の利益を保護するためのものであったと考えられるが、いずれにしてもこれらの制度は専門職業としての医術の歴史を考える上に重要なできごとであったし、一面それは医学および医学教育の輪郭がこのころになってなにほどかはっきりした姿をとるに至ったことを示す歴史的に意味のある事実である。

モンペリエの話を続ける前に、時代を少々溯って西欧医学の歩みに大きな意味をもったアラビア語文献の翻訳についてこの場所をかりて述べておこう。

本山である中東から北アフリカの回廊でつながって西の方イベリア半島に花咲いた異教イスラム文明(サラセン文明)の実力は、かねてより、そこで接触した眼力のあるキリスト教徒たちのひそかな畏敬の的であった。かてて加えて十一世紀の末から十三世紀の半ばまでたびたびくり返された十字軍の遠征に加わった多数のヨーロッパ人が東方イスラム圏の文化に肌で触れてえた強い刺激が、学問の領域におけるアラビア・ブームとも言うべき事態をうみだしたとしてもそう不思議のない話である。その成果を摂取しようとして、十二世紀以降アラビア語文献――もはや人々が原語では読めないギリシャ古典のアラビア語訳を含めて――のラテン語への翻訳が多くの人々によって熱心に進められるようになった。かつてアレキサンドリア、ビザンチウムから東に向った西洋の知恵はアラビア風に色あげされた形で、再び西方に逆流する。数百年のその不在中にその西方では主人の血筋も宗教も大幅に変っていた。

さきに述べたコンスタンチヌス・アフリカヌスの医学書翻訳は年代から言っても場所の上でみてもどうやら孤立した現象で、アラビア語文献の組織的な翻訳はそれよりおよそ百年遅れてオリエントではなしに西方イベリア半島の中部の町トレドに成立した。そこは十一世紀の終りごろキリスト教徒に奪還されたが、豊富な古典文献の所蔵と、その地にはアラビア語を解する人々の多かったという二つのよい条件に恵まれていた。この地方に多かったユダヤ人たちの演じた大きな役割もそれに関連して忘れてはならないだろう。

コンスタンチヌスの場合と異なってそれらの翻訳は医学書にかぎらず哲学、天文学、数学、錬金術、等の諸学を含み、後にみるようにヨーロッパの学問の歴史に大きな意味をもつことになるのだが、実を言えばその訳、ことに初期のそれ、の質は一般にはなはだ低いものであった。しばしばそれはラテン語、アラビア語のいずれか一つを充分に解さない二人の人の合作になるもので、まずアラビア語原文が土地(ヴァナキュラー)のカスティリア語に口訳され、もう一人がそれをラテン語に移しかえる、というような無理な手続きがとられた。しかもそこで底本とされたギリシャ古典のアラビア語訳が前に述べたように、しばしばシリア語を介する重訳であったことを思い出すならば、その間に数々の学術用語が発明されなければならなかったり止むをえず音訳されたりする事情も併せ考慮して、われわれはむしろそうしてラテン語化された書物が十二、三世紀のヨーロッパにあのように深刻な学問的影響をもたらしたことに驚かざるをえないのである。一面また、皮肉な見方をすれば、そうしたテキストの混乱が、まずその整理を緊急な要請とし、校註の仕事に熱心なスコラ学者たちの学問的意欲をそそる機縁となったことでもあった。やがてトレドには翻訳学校もできたし、学者たちの努力によってしだいに語学的、学術的に高い水準の翻訳ができるようになった。

クレモナのゲラルド(Gherardo)はもっとも有名な翻訳者であった。彼はプトレマイオスの文献を求めてイタリアからはるばるスペインに来て、木乃伊とりが木乃伊になってトレドの地に一生を翻訳に費やした。七十篇以上に及ぶ彼の翻訳は哲学、天文学ほか諸学にわたっているが、医学について言えばヒポクラテス、ガレノスなどのほかに、前に述べたコンスタンチヌス・アフリカヌスの訳業には含まれなかったアヴィセンナの「カノン」をはじめアラビア医学の文献が多く含まれていた。

もっともトレドを中心とするスペインの地の外にもたとえばシチリアその他あちこちで盛んに翻訳が行われたことを見落してはなるまい。時勢がそのようであってみればギリシャ語原典からのラテン語訳もだんだんと出はじめたのも当然の動きであった。それらの消息を一々述べるいとまがないが、およそこのようにして比較的短い間にグレコ・アラビア学術書の多くが——もちろん地元アンダルーシアのアヴェロエスその他のそれを含めて——ヨーロッパの学界に提供されるに至ったのである。その直接間接の波紋についてはこれから再々言及する機会があるだろう。

話をモンペリエに戻そう。

その学校の制度的な面については前に述べたが、その学問的な面で、それが古い独自の伝統をもったサレルノと違って、地理的にも近いイベリア半島から上述の翻訳書とともに流れこんできたアラビア風の影響を多少とも強くうけたことは容易に想像される通りである。しかしその学風は後に述べるパリなどに比べればよほど柔軟であった。

ビラノーバのアルナルド(Arnaldus, Arnaud de Villeneuve, 1235?–1312)は中世医学史におけるもっとも卓抜な、そしてきわめて魅力にとんだ人物の一人である。[7・16] 彼は一二三五年ごろスペインのバレンシアの近郊——異説も多い、ビラヌオバあるいはビラヌエバという地名はあちこちにある——で生まれ、幼時を不自由に過ごして満足な教育もうけなかった。彼が神学、哲学、医学、物理学、錬金術、等の諸般にわたるそのファウスト的な学識をどこでえたかは明らかでないが、ナポリの大学に学んだほか、きわめて広い範囲にわたる学旅の間にえたものが多かったに相違ない。

彼の生涯の振幅ははなはだ大きく、アラゴンの宮廷に仕えて政治外交に永く携わり、その間にまたその革新的な神学的見解のゆえに異端の宣告をうけるなどまことに波瀾にとんでいた。一二八九年から九九年にわたってモンペリエの医学校で教鞭をとり、その間に彼の医学上の重要な著作を完成した。

アルナルドは多産な著述家で、その対象は諸学にまたがっているが、「医療箴言(パラボラエ)」[7・17](Parabolae medicationis)および「簡約医学(ブレヴィアリウム)」(Compendium medicinae practicae breviarium)の二つをその代表的なものとみてよいだろう。前者には幸い近づきやすい現代語訳があるが、[7・18] それは中世医学の最大傑作の一つに数えてよい珠玉のような作品である。いわばその総則ともみるべき第一則[7・19]のごとき、私見によればかの「ヒポクラテスの誓い」をこえた倫理的、学問的の高みに立つものと思われる。またたとえば、主として薬物療法の原則について記されたその第二則は、ほとんどそのまま今日にも適用できるもので、その医学的洞察の深さは人を驚歎させる。

彼は何よりもまず真の医師であった。史家ノイブルガーの言葉をかりて言えば、医師なる職業に関する彼の倫理的な把握は、真の敬虔と深い責任感とにみたされたほんもののヒューマニズム

(„eine hohe sittliche Auffassung des ärztlichen Berufs, echte, von wahrer Frömmigkeit und tiefem Verantwortlichkeitsgefühl durchdrungene Humanität"[7·20])の上に立ち、それが、中世的な形式主義から遠い柔軟な合理的精神によって貫かれた医学・医術の理解と一体をなしていた。

彼は臨床観察に精しかった。その豊かな蓄積に基づいてえた病気観によって、彼は病気の分類――これは本書で後に重要な話題の一つになるだろう――の先駆者の一人に数えられもするのだが、一面彼は患者の個体によるそのあらわれの差異をみのがさなかったばかりか、医術における個体性の斟酌の重要性を強調する。治療については無用の薬剤依存を排して養生法、食餌療法の重んずべきこと、――前に一言したように彼は「サレルノ養生訓」のすぐれた註解書の著者でもあった――を説いた。彼はまた、つとに内科と外科とを分ちがたい一つのものとして考えるすぐれた見識を示している。

医学者としてのアルナルドはもとよりガレノス医学、ことにその液体病理学の大枠を出ることがなかった。しかし彼は時代を先き駆けてしばしばガレノスを無遠慮に批判することを辞さなかったしアヴィセンナに対しては「西方の医学者たちを惑わせた」("qui in medicina majorem partem medicorum latinorum infatuat")とまで酷評する。つまり彼は、学問の骨法を忘れたなりゆきまかせの経験主義に溺れなかった一面、アラビア文献とくにアヴィセンナ輸入が動機となって当時医学の領域にもようやく浸潤しはじめたスコラ学的風潮、その抽象的な形式主義を強く排したのであった。彼が同じアラビア医学の巨擘の一人であるラージーに深く好意的であったのも[7·21]、彼の医学の性格に照らせば当然のことであった。

だがわれわれはそのアルナルドが同時に占星術や錬金術のような秘術(Geheimwissenschaften)に練達な学者としてきこえていたこと、さらにはその医学が魔術とさえも無縁でなかったことを見落してはなるまい。それは典型的に中世的な「自然」の理解のしかたであった。それは近代科学の先駆者の一人である同時代の偉大な学者ロージャー・ベーコン(後述)を思い出させる。その矛盾は思想の歴史をたどる上でのたいそうおもしろいエクササイズである。

モンペリエにおけるアルナルドのすぐれた弟子の一人にスコットランド人、ゴードンのバーナード(Bernard de Gourdon)がある。有名な内科書「医学のユリ」(Lilium medicinae)ほか多くの著書があるが、すでにスコラ風からフリーでないと言われる。十四世紀に入ってからのモンペリエにその傾向はいっそう強まってくる。

十三世紀の半ばごろモンペリエの医学校に外科学の非公式の講義のあったことが知られているし、後述のアンリ・ド・モンドヴィルも十四世紀のはじめここで教鞭をとったが、この学校と外科との関係には不明な点が多い。

モンペリエの医学校も十四世紀の半ば以後目立って衰退する。

黒死病(ブラック・デス)の大流行がもたらした社会的の混乱をはじめいろいろな原因が絡み合っているが、法王の「バビロン幽囚」や大分裂(シスマ)にうかがわれる教会勢力の衰微が、次節に述べる諸大学と成立の事情を異にしてもともと聖職によって管理されたこの学校の運命に大きく響いたのは争われない事実である。

3 大学の誕生と医学

大学(ウニヴェルジテート)は、「…西洋の歴史においては、真理について組織だてられた認識をえようとする努力、すなわち学問的知識の理念(イデー)を体現している社会制度である。」同時にそれは「つねにまた職業教育の場でもあり、その成員たる個々の人間に対して、より高い身分に上るチャンスを、それも当時の社会ではほとんどえられなかったチャンスを提供している。」[7・22]であってみれば、そうしたヨーロッパの大学[7・23]が形をとりはじめた十三世紀にいまちょうどさしかかっているわれわれの医学史にとっても、大学の動向を無視することは許されない。[7・24]

ボローニャとパリの二つを典型とする中世の大学がおよそ十二世紀の終りないしは十三世紀のはじめごろから、しだいに形を整えてきた新しい制度であることは周知の通りである。しかしながら、後に近代の大学が遺産として享受した法的、精神的な自由を獲得するために、つとに苦しい戦を続けたその二つの先進大学の間にも、その構成や管理の形式において目立った相違があるし、さらにその後いろいろ異なった経緯であちこちにうまれたものを加えれば、一口に大学とは言ってもその性格はけっして一様のものでない。おのずから大学の中で医学の置かれた位置も一律ではなく、そうした事情はおのずからそれぞれの大学の医学の性格にも反映する。

教授と学生との組合(universitas magistrorum et scholarium)[7・25]のオートノミーを制度化した大学(ユニヴァーシティー)の原型の一つがボローニャにあることは周知の通りだが、その町の大学は十二世紀の中ごろ法律学校として出発した。医学校が加盟したのはその世紀の終りごろと考えられている。

後に述べるパリ大学では自由学科(artes liberales)[7・26]を教授する学芸学部(facultas artium)の上に法学部と並んで医学部が置かれたのに対して、ボローニャ――続くパドヴァ、ピサその他のイタリアの諸大学がそれに倣った――では、医学部は独立の形態をとらなかったが、いずれにしても医学はもはや知識人の常識ないしは修道僧の片手間仕事でもなければ、サレルノや、ある意味ではモンペリエでもみたような、言うならば単なる職能訓練でもなしに、諸学にたちまじってそのアイデンティティーを保つことになるのだが、そのことは一面、それが中世的な学問体系の中にしっかりと組みこまれる、と言って不正確ならば、その強力な「方法」のあおりをうける機縁を提供する。不幸にしてそれは医学にとってかならずしも好ましい結果をもたらさなかったようにみえる。

ボローニャ医学の名が全ヨーロッパにとどろくのは十三世紀後半の話だが、後にあらためて述べる外科をしばらく別にして、その代表的な医学者はタッデオ・アルデロッティ(Taddeo Alderotti, 1223?–1303)である。フィレンツェで生まれ、ボローニャで哲学と医学とを学んだこの高名な学者——ダンテの「神曲」にその名がみえる[7・27]——世間的にも成功した医者は、スコラ医学の創始者の一人と言われる。教師としてまた著述家としての活動は一二六〇年以後のことで、次章で触れる大神学者トマス・アクィナスの晩年に当っている。

西洋中世の学問とほぼ同意語であるスコラ学については、次章で医学を含めて近代科学の胎動に触れる際にその輪郭を画くことを試みなければなるまいが、ここで言うスコラ医学とは、そこでも述べるあの一流の癖の強い学問と教育(インドクトリネーション)の方法の医学領域への応用をさしている。それは設問・証明・反論・答弁、そして結論といった一連の形式を踏んで、厳密な三段論法による論証の積み重ねによって医学を体系化する努力であったと言うことができるだろう。史家パーゲルは、スコラ医学の醸しだす異様な雰囲気はオリジナルのテキストに接した人でなければ推量もできないだろうと述べて、「人は睡眠中も感官をはたらかせることができるか」というタッデオのまさしくスコラ的な設問とその弁証をドイツ語訳で例示している[7・28]。その教えられるところの多い長文の引用を転載する紙面のないのが残念だが、それはわれわれを七百年前の音にきこえたスコラ学者の悠長な——スコラ(schola, 学校)とはさらに溯れば閑暇(レジャー)を意味している——世界に遊ばせて興味が深い。もともと神学領域にはじまり、アラビア経由のアリストテレス論理学で練成されたスコラ学の方法は、やがて法学の再興とともにそれに採り入れられていっそう折り目の正しい手のこんだものとなったのだが、ボローニャが、もともと有名な法律学校であったことと、医学のスコラ化がボローニャで大成したこととは無関係ではなかったろう。

その演繹的な方法はおのずから典拠ないしは権威を要求する。そして古典の教説を厳密に整頓し、註釈し、そして一貫した体系に組織することに学者の大きな努力が傾注される。

医学領域における典型的なスコラ学者としてのタッデオは、ヒポクラテス、ガレノス、ヨハンニチウス(フナイン・イブン・イスハク)らの註釈書を著わした。彼はギリシャ臭(グレチスムス)が強かったと言われる。しかし彼が逞ましい弁証家であったことは、同時に彼が前にも触れたように有能な臨床家であることを妨げるものではない。「コンシリア(参考集)」(Consilia)と言われる新たに拓いた形式の教育的な医学書——後それに倣うものが多く出た[7・29]——の中で、彼はみずから観察した多数の症例の記録に医学的な指示、助言を添えたすぐれた記述を残している。それは人に新しい時代の到来をほのかに予感させる。タッデオにはしかしまたイタリア語の著作のあったことを一言注意しておこう。

ボローニャにおけるタッデオの門ないし系統からは多くの名高いスコラ医学者が出た。中にたとえばトマソ・ディ・ガルボ(Tomaso di Garbo)は当時の医術をあれほどきびしく批判し憎んだペトラルカすら高く評価した名医であったが、彼はガレノスを福音書のように仰いだと言われる。「ガレノス主義」[7・30]がスコラ陣営の中でようやく固い地歩を獲得してきた消息がうかがわれる。

ボローニャのもう一つ重要な話題はその外科学・解剖学であった。それはしかし、イタリア、フランスあちこちの外科学・解剖学の動向と関連するところが多いので、次節であらためてまとめて述べることにしたい。

パドヴァの大学は一二二二年ボローニャの分校の形で出発したが、六〇年ごろには名実ともに独立した。ここではアリストテレス、とくにその自然学と研究方法とが重んぜられたことが後々までその大学の学風の形成に大きな意味をもった。

序章以来たびたび名の出たパドヴァの医学校がその初期にもったもっとも有名な学者はピエトロ・ダバノ(Pietro d'Abano, 1250-1320, ペトルス・アポネンシス)である。彼はパドヴァに近い温泉地アバノ(またはアルバノ)で一二五〇年に生まれたが、その経歴には不明の点が多い。ギリシャ古典を学ぶためにコンスタンチノポリス(かつてのビザンチウム)に赴き、次いでパリで哲学を教えた――彼はそこで「大ロンバルディア人」(le grand Lombard)の尊称をえたほど傑出した人物であった――が、後には故郷のパドヴァに戻ってその医科大学で晩年の約十年間を教授と著作に費やした。最後は悲惨で、その学説が異端の咎めをえて焚刑に処せられようとする直前病死したが、遺骸が掘り出されて焼かれたという。われわれはここで、さきに述べたビラノーバのアルナルドも異端と刻印されたことを思い出す。学問の世俗化(セキュラリゼーション)の動向に教会がそろそろ無関心ではありえなくなっている。

そのパリ時代に着手された後々まで影響の大きかった著書「コンキリアトール」(Conciliator differentiarum quae inter philosophos et medicos versantur)の題名――「調停者」というほどの意――にもうかがわれるように、ピエトロもまた時代の子として、典籍(ブッフウィッセン)の知識の操作をこととしたという意味では典型的なスコラ陣営の一人ではあったが、鋭い学的衝迫をもった真の学者であったと思われる。彼が一面占星術の研鑽に大きな力を注いだとしても、それは中世の医学者の常道の一つを歩んだものとみてよい。たしかに「コンキリアートル」の中には、たとえば「頭は脳のためにあるのか眼のためにあるのか」、「水銀は〈冷〉であるか〈熱〉であるか」といった態のスコラ的論議を多く含んでいるが、同じ彼はすでに空気には重さのあること、虹が光の屈折によって空に浮ぶこと、脳は神経の、心臓は血管の源であることを知っていたし、また医学の学問としての方法についても深い考察を試みる用意をもっていた。

ピエトロは学問(サイエンス)に、根源的な原因より結論をひきだす総合的

(compositive)な方法と、認知しうる結果(knowable effects)、あるいは経験された事実より出発して原因に至る分析的(resolutive)な方法との二つがあることを認める。しかし中世人としての彼にとっては後者、すなわち経験的方法は人の知能の弱さに基づくものとして容認されるにとどまった。こうした方法論的な反省は、症候の観察、診断、処置といった医術の日常(ルーティーン)の手続きを対象にして、ジャコポ・ダ・フォルリ(Jacopo da Forli)、ウゴ・ベンジ(Ugo Benzi)ら——いずれもピエトロに続くパドヴァのすぐれたスコラ医学者の一群に属する——によってさらに深められ、resolutive と compositive の二つの方法の統一がはかられる。[7・31] それはパドヴァの大学の伝統に発展してやがてガリレオにつながると言われる。われわれはここに近代の扉を開く鍵の一つが、ほかでもない医学の領域で探し当てられようとする状況をいま、はからずもかいまみているように思われるのである。

ボローニャと並んでヨーロッパのもっとも古い大学の一つであるパリ大学の医学部は、十三世紀のはじめごろ、サレルノ、モンペリエの医学の影響の下にスタートしたが、アルナルド、タッデオ、ピエトロのような傑出した学者を生まなかったようにみえる。

次章でまた述べるように、パリの大学は十三世紀ヨーロッパにおける神学、哲学の中心的存在であった。おのずからその医学もスコラ風の強い支配の下にあって、ついにその枠から出ることがなかった。

ところで、パリの大学では早くより学制がよく整備されていて、[7・32] バッカローレアト(Baccalaureat)、リケンチアト(Licentiat)と階段を踏んでマギステル(Magister)[7・33]、つまり一人前の医師にして教師、の資格をうるまでの教科課程、資格試験、等が厳格に規定されていた。しかもそうして仕上がった医師たちの法人団体(コーポレーション)は強い王権をもつフランス国の首都パリの大学を中心とするだけに、広い地域にわたってさまざまな競争者にうちかつ世間的な力をそなえていた。こうして歴史的にみてパリの医師たちは専門職業(プロフェッション)としての医業の確立に大きな役割を演じたが、一面それは彼らの偏狭な同業意識を強化して、とくにフランスでその後永く続いた医者と外科医との対立抗争の契機ともなった。その問題に関しては後にまたあらためて述べる折があるだろう。

ボローニャの制度は多少違う点があったし、また、その都市は法王庁に属して政治上の勢力が弱かったために、そこでえられた医師、教師の資格が適法と認められる地域はあまり広くはなかったが、その代りにはその大学の学問的な名声のゆえに、ボローニャ認許の医師はヨーロッパ各地でとくに信用があった。

パリにしてもそのほかの諸大学にしても、研究と二本建ての近代の諸大学と違って、それらは純粋な教育機関であった。そこではギリシャ・アラビア医学の教典——しばしば占星術が正規に加わっていた——による「スコラ的な」講解(lectio)と討論(disputatio)、そして試験がほぼその全部であった。病院と大学とが結んだのさえよほど後で、その点では前記のようにアラビアの方が遙かに進んでいた。教科書はもちろん学校によって一様でないが、広く用いられたものにたとえばヒポクラテスの「箴言」、「急性病の養生法」、「予後論」、ガレノスの「人体の諸部分」、アヴィセンナの「カノン」、ラージーの「アル・マンスルの書」、フナインの「イサゴゲ」等があった。

　およそこのようにして、十三世紀の半ごろ、すなわちサレルノにようやく衰微の色濃いころから、ヨーロッパ各地に誕生した大学(ユニヴァーシティー)なる新しい制度(インスティテューション)は医学および医術の歴史に大きな意味をもつことになった。もっとも外科医たちの動向はしばしば大学とは別個に追わなければならないし、また、大学の弱かったスペインにその実例をみるように、伝統の強く、学問的実力もあなどりがたいユダヤ人医師たちのはたらきも無視することは許されないだろう。だがそれにしても中世後期の医学の歩みが大学を軸とすることは、争われぬところであるように思われる。

　イタリア、フランスの上記以外の諸大学、さらにはイギリス(オクスフォード、ケンブリッジ)、神聖ローマ帝国(プラハ、ヴィーンその他)、あるいはイスパニア(サラマンカその他)等の諸大学の成立とそれらにおける医学とについてはここでは筆を省きたい。

4　中世後期の外科学

医学(medicine)——わざとここにはそれを「内科」とよばないでおこう——と外科(surgery)との関係という歴史的にもつれた因縁のある問題を考える上に、十三、四世紀ごろのイタリアとフランスはたいそう重要な意味をもっている。

　コスに見事な外科のあったことはさきに「ヒポクラテス集典」でわれわれの学んだところだし、ガレノスのころからようやくその二つに分離の徴があったにしても、ビザンチウムではなおすぐれた医者はしばしば有能な外科医でもあった。しかし中世に入ってからは外科はおおむね日陰の位置に置かれていたようにみえる。たしかに、アヴィセンナの「カノン」の中には外科術も含まれていたし、また西方には有能なアブルカッシムもいたには相違ないが、アラビア医学はけっして外科に熱心であったとは言えないし、一方「血をみることを厭うた」('Ecclesia abhorret a sanguine')西方キリスト教会の傘下ではもとより外科が大きく育つはずもなかったのである。

　サレルノのルッジェロ(またはRoger)の「外科実地」についてはさきに一言したが、そのイタリアは伝統的にすぐれた外科医に恵まれた。

　ボローニャでは外科医の名声が先にあがった。ボルゴニョーニ家なる名家の出であるウゴ・デ・ルッカ(Ugo da Lucca, ?–1258)は十二世紀の半ごろはたらいたすぐれた外科医で、ボローニャの市医をつとめまた十字軍に従軍してその経験を深めた。彼は著作を残さなかったが、その技術の内容は彼の弟子であった学識ある医僧[7・34]によって伝えられている。中でももっとも注目すべき彼の業績は、傷の治癒に化膿が歓迎される(pus bonum et laudabile, laudable pus)という古来の迷説[7・35]——サレルノの医師たちもそれに従った——を強く排して、「乾燥」こそ創傷の一次的な治癒の条件であることを見抜き、それと関連してアルコール(葡萄酒)包帯を実地に用いたことである。彼はまた骨折や脱臼の処置においても時流を擢んでていたし、また麻酔の歴史にも名を残している。

　彼の子テオドリコ(Theodorico)もすぐれた外科医であったし、またボローニャの学校で教科書としても用いられた外科書「ロランディーナ」(Rolandina)——それは前記サレルノのルッジエロの書物に拠るところが多かった——の著者ロランド(Rolando)など、いろいろな話題もあるが、何と言ってもここでぜひとりあげなければならない傑出した学者はギリエルモ・ダ・サリチェト(Guiliermo da Saliceto, 1210?–1280)である。

　十三世紀最大の外科医と言われるギリエルモは、イタリアのピアチェンザに生まれ——マギステル・ピアケンティウスの別称がある——タッデオ・アルデロッティの義弟に当るすぐれた外科医ブオノ・ディ・ガルボ(Buono de Garbo)に学んだ。一二六〇年代から七〇年代にかけてボローニャで教え、ヴェロナで世を去った。五巻からなる彼の「外科学」(Cyrurgia)は経験を重んじてしかも批判的な合理精神を身につけた練達の外科医の手になる格の高い書物である。彼はもはや単なる創傷医(ウンドアルット)の域を遙かにこえて、局所解剖学的な配慮のとどいたさまざまの手術技法に通じていた。彼はまた前記のテオドリコと並んで、アラビア医学で広く用いられていた焼鉄に代えてメスの復権を要求した。彼にはまた「保健と治療大全」(Summa conservationis et curationis)なる名著があって外科はその一部をなしている。彼は自分で述懐しているように外科を特に愛していたが、外科術の水準を高めて永く分れていた内科との合一をはかり、一つの医学をめざそうとする高い見識をそなえていた。それはまたとかく理論を弄ぶ弊のあった医学に経験を重んずる風を強く導き入れることでもあった。

　こうした動向はもとよりギリエルモのすぐれた資質に基づくところが多いには相違ないが、イタリアではすぐれた外科医の社会的地位がかならずしも低くなかったこと、大学においても外科が充分尊重されていた事実をその背景に見のがしてはならないだろう。イタリアの大学がどういうわけで外科を差別視しなかったかについては充分な説明がない。

　ミラノ生まれのランフランコ(Lanfranco, ?–1315?)はその師ギリエルモにまさるとも劣らぬと言われるすぐれた外科医であった。

一二九〇年彼は政治的紛争にまきこまれて、ミラノから追放されてフランスに逃れ、ひとまずリオンに落ちついてその著「小外科」(Chirurgia parva)を公けにしたが、その後諸方を廻って九五年パリに至り、その地に永住した。パリにおけるランフランコは[7・36]フィリップ四世(美王)の侍医であった外科医ジャン・ピタール(Jean Pitard)、パリ大学の医学部長ジャン・ド・パッサヴァン(Jean de Passavant)の知遇をえ、その大学で教えた[7・37]。彼はまたモンペリエとも関係をもち、前に述べたその巨頭バーナードとも親しかった。彼はその師ギリエルモの風をついで、空論を避けて、実地経験を重んじ、しかも合理精神を忘れないすぐれた外科医であった。彼の博識はその師にまさっていたが、しかし一面いささかのアラビア・スコラ風をまじえていたようにみえる。

彼がパリで脱稿してフィリップ美王に献呈した大著「外科術総覧」(Ars completatotius chirurgiae)の内容はノイブルガーの医学史に詳しく紹介[7・38]されているが、そこにも、ギリエルモにみたと同様に、外科医が医学の理論に通じていなければならないこと、理論と実地とは一つのものであることが強調されている[7・39]。人はイタリア外科学の体質をそこにみるべきだろう。

政治的亡命者であったランフランコは、十三世紀イタリアの進んだ外科学をフランスに移植してその国の外科学の創始者となった。そのフランスの外科学はおいおいに述べられるようにやがて全ヨーロッパをリードすることになる。

十三、四世紀の境目にすぐれた外科学者アンリ・ド・モンドヴィル(Henri de Mondeville, 1260?-1325)がある。彼はノルマンディーの生まれだが、モンペリエで医学を学んだ後、ボローニャでテオドリコに、パリでピタールおよびランフランコに外科を学んだほか、とくにまた戦場でその腕を磨いたらしい。彼はモンペリエその他あちこちで教えたが、パリの生活が最後で、もっとも長かった。修学にしても教授にしてもこのようにあちこち転々するのは当時一般の風習であった。

その著「外科学」は未完の断片にとどまっているが、彼は自由な精神をもったすぐれた外科医で、古典を尊重したが権威に叩頭せず、進歩の可能性についてかたく信ずるところがあった。これはランフランコなどすぐれた外科医たちにも通じてみられることだが、中世人にあってはむしろ異例の世界観であったとみてよい。

アンリ・ド・モンドヴィルは、前に一言した化膿なしの創傷治癒の強い支持者であった。また彼が一三〇〇年代のはじめモンペリエで解剖学を教えた際に用いた解剖図は、解剖図譜の発達の歴史に貴重な資料となっている。それは後にあらためて述べるボローニャの進んだ解剖学を反映するものとみてよいだろう。

十四世紀最大の外科学者と言われるギイ・ド・ショーリアク(Guy de Chauliac, ?-1368)は一二九〇年代にオーヴェルニュの田舎で生まれ、僧籍をえた後トゥールーズで外科を、モンペリエで医学を学び、さらにボローニャで外科学と解剖学とを学んだ。後リヨンではたらいたことが知られているが、その後永くアヴィニョンで「バビロン幽囚」時代のローマ法王に三代にわたって仕えた。一三四八年の黒死病の流行にも一人その地にとどまって医業に従事したと伝えられる。彼をモンペリエの学者に数えて十四世紀モンペリエ医学校の高い評判を説く人もあるが[7・40]、異論もあって、わたくしにはその当否の判断がむずかしい。

彼は古典にきわめて豊かな知識をもっていた。しかしイタリア以来の伝統の上に――彼はしかしランフランコをきびしく批評した――自家の明晰な方法と経験とを盛った彼の「大外科学」(Chirurgia magna)は十六世紀ごろまで外科学のもっとも権威ある教科書としての声価をほしいままにした。十九世紀フランスの大外科医マルゲーニュはその見識にとんだ中世外科学史の中で[7・41]、ヒポクラテスを除いて古来この水準に達した外科学の文献を知らないとまで激賞している。もっともギイ・ド・ショーリアクの外科学に批判の余地がないわけではない。創傷治癒に化膿を歓迎する旧説に固執したのはその一例で、ほかにもその姿勢の充分に前向きでないことを思わせるふしがある。

なおほかにもたとえばランフランコの弟子でフランダース人のイーペルマン(Jan Yperman, 1297–1329)などのようなすぐれた外科医もあった。彼はその外科書をフラマン語で書いた[7・42]。

5　専門職業としての医業の確立

ギイ・ド・ショーリアクは前記の「大外科学」の中で医師について次のように述べている。

「医師は行状にすぐれ、治療や処置を誤らないために、大胆でしかも危険に対しては細心でなければならない。彼は病人にはやさしく、同僚には温かく、予後を言うに賢明でありたい。彼はまた、身持ち正しく、まじめで思いやりがあり、憐み深くなければならない。欲深く金銭を貪らずに、彼の労力と患者の経済的能力と、処置の成果とに応じ、また彼の品位を保つにふさわしい報酬をうけとればよい[7・43]。」

わざわざこのむしろ凡庸な言葉を引用した意味はおいおいに明らかになるだろう。ギイはまた医師が幾何学、天文学(占星術)、論理学等、諸学の研鑽を怠ってはならない旨を説いているが、同様の趣旨はランフランコやイーペルマンの強調するところでもあった。

十四世紀ごろになって、この種の発言がしばしば文献にみえるのは、一つの社会的な制度(インスティテューション)である専門職業(プロフェッション)としての医師の身分がようやく確立されつつあることの反映とみることができる[7・44]。

専門職業にはいつもそれぞれの職業規律(professional code)が要求される。前に記した「ヒポクラテスの誓い」のアポローンやアスクレピオスをイエス・キリストと読みかえて医学教育の場でくり返し誦せられるようになったのもおよそこのころの話とみてよいだろう。中世盛期から後期にかけてのようやく大幅に変ろうとする社会の中で、新しい専門的訓練をうけた医師たちが専門団体としてみずから標榜するためにようやく新しい規律(コード)の必要性を自覚する。いまその辺の事情を少々立ち入って考えてみよう。

言うまでもなく医術は医者と患者との間に成立する。だがそこには、たとえば法律家の場合などと同様に、階梯をふんだ訓練(ディシプリン)を経て修得される高度に専門的な技術がなければならない。したがって、その訓練を経た適格(コンピテント)な人々を不適格者から区別するために、何らかの形の社会的な規制によって一定の資格を与える、という手続きがおのずからそこに工夫される。一面、医師が患者の要請に適切に応えたか否かは、その技術内容の専門性のゆえに外部から容易に判断しがたいふしをもつために、社会から彼らに与えられた資格、つまり特権に見合う内なる規律(コード)が自主的に設けられなければならないだろう。「ヒポクラテスの誓い」はその原型であったとみることができる。それはコス(?)の医師たちの社会的な意識の高さを示すもののようにわたくしには思われる。

それを一般のならわしに従って「職業倫理」とよんで当らないことはないだろう。しかし、かの「誓い」(Hippocratic Oath)がヒポクラテスの深い倫理的な心術(ゲジンヌング)からはひとまず離れた場所にあったとみられるように、でき上った形でのそれらの義務論(デオントロジー)、——これは後世にできた言葉(後述)である——言うならば徳目のリストは言葉の深い意味での倫理——わたくしはここではからずも前に述べたビラノーバのアルナルドの言葉を思い出すのだが[7・45]——であるよりはむしろ一つの社会的な約束ごととみるのがより正確であろうと考えられる。たしかにそれは仁術をめざす医者の心と無縁でないとしても、同時にそこには、医者とよばれる仕事の社会的なイメージを高めるため——残念ながら医者たちが古来しばしば幇間、騙り、はなはだしくは人殺しといったようなどぎつい非難の言葉を浴びる場合の少なくなかったことも事実である——の勧め、また同業者間の掟、報酬規定、等、病気を中にした患者と医者との人間関係からは離れたさまざまの附帯事項が織り合わされていることがその見方を裏書きしている。わたくしはしかし、この場所で、本質的な意味における医師の倫理の問題について深入りする気持はない。

いま記したような、医師の資格を定め、それによって医業を何らかの形で規制することは、たしかに、いつの世にもあるいかさま医者たち(quacks)——実は大きい声では言えなかったが司祭たちの「医療類似行為」も含めて——から患者を守るために必要な手続きであると言わなければならないだろう。

われわれはさきにフリードリッヒ二世の時代にシチリアでそれ

に関する最初の政令が設けられたのをみた。その際試験はサレルノの医師たちが担当したらしい。次いで十三世紀にあちこちに誕生した大学は、専門職業としての医師の資格(クオリフィケーション)をうるための課程と諸手続きに一応はっきりした根拠を与えた。その運営は大学の教授団(ファカルティー)の担当するところとなる。しかしその決定が学内においてはともかくとして、社会的な効力をもつためには、おのずから世俗の、あるいは教会の権力の後楯がなければならない。国によって、また地域によってその間の事情は当然まちまちではあったが、いずれにしてもこうして大学は専門職業としての医術の確立に大きな役割を演ずることになった。

大学が正規の教育をうけた医師たちを社会に送り出し、そこに医業という専門職業が確立したこと——それは現実にはおおむね都市にかぎられた現象であったにはしても——は、医学が進み、社会が大きく変った事態に即応する前進であったには相違ない。だが医学と大学との結びつきにも現実にはそこにさまざまの弊害の伴うことを免れなかった。その一例をわれわれは外科学の運命にみる。神学を頂上に置き、法学と医学とを従えた中世の大学の学問はおのずから強く思弁的であった。文法——それはラテン語の習得を意味している——と修辞学と論理学によって訓練された蠹魚のにおいの強い大学の囲いの中の「理論的な(セオレテイカル)」医学は、たやすく予期されるように医学の歴史の宿命的な不幸である医学(メディシン)と外科学(サージェリー)との乖離をいっそう強めた。外科の本質に潜む逞ましいリアリズムは医学を危険な思弁から救い、正しい道に発展させる可能性を秘めているだけにそれは残念なことであった。

ボローニャのように外科を教科に加え、外科医の資格を正式に認定した大学はむしろ例外で、多くは外科を閉めだしていた。それが単に内科(メディシン)と外科(サージェリー)との疎隔ならばまだしも罪は軽いのだが、上に述べたことの当然の帰結として医学(メディシン)の理論(セオリー)に通暁した医者たちは単に手をうごかす職業(メチエ)の外科医たち——周知のように日本語の外科に当るドイツ語、フランス語の Chirurgie(英語の surgery も語源的には同じ)とはもともと手仕事(χειρουργία)の意である——を号令し監督する権能をもつものと思い上っていた。当然そこに大きな摩擦がうまれるが、教会も王侯もつねに医者たち(medicus, -ci)の味方であった。

圧迫されたのは外科医だけではない。教会と結んだ大学は、伝統ある有能なユダヤ人医師たちを閉めだし、彼らの開業を困難にした。専門職業の成立は、内部における激しい競争とは別に、相互の利益を守るための同業者の団結(ソリダリティー)を高める。

もちろんわれわれは、曲りなりにもこうした制度がしだいに固まってきたことによって、多くの患者がいかさま医師の手から救われたことを認めなければならないだろう。また、さきに記したような自主的な規制が、医師たちにおのが職業に対する反省を深める機縁を与えたことも見落してはなるまい。だが、さし当ってこの時期における医師の専門職業化(プロフェッショナリゼーション)に妥当な評価を下すには、さきざき詳細な功過表の用意を必要とするもののようである。

外科医をめぐる諸問題について、有名なパリのサン・コームの外科医組合を例にとってもう少々考えてみよう。

前に述べたランフランコやアンリ・ド・モンドヴィルなど「教養ある」(lettered)外科医たちの活動した比較的短い時期を除いて、パリの医科大学はボローニャなどと異なって外科に対しておおむね非寛容の態度をとりつづけてきた。外科医が大学によってある種の資格を認定された時期もあったが、その場合にも彼らは薬剤師と同格に扱われて、外科処置以外の診療に従事することを禁ぜられた。また外科医が志を立てて大学で医学を学ぼうとする場合には、以後外科処置にみずから当らないという宣誓が要求された。

こうした事態が双方の強い敵意を醸し出すのは当然であった。多くの史書の記すところによれば、パリの医科大学に対抗してコレージ・ド・サンコーム(Collège de St. Côme)——もともと外科医の守護者としての聖コスマスおよび聖ダミアンの名をとってConfrères de St. Côme et St. Damien とよばれた——なる外科医の組合が早いころから組織され、十八世紀に至るまで大学と鋭い対立抗争を続けたという。そして人々のサン・コームに対する評価は概して高く、しばしばそれは後年におけるフランス外科学の光栄と結びつけて考えられている。その気持は理解しがたいことではない。上に記されたような永く抑圧されていた外科医の立場を知っている人ならば誰でも外科医の側の肩をもちたくなるのも自然だろう。

だがサン・コームについて多くの史書の記しているところは後代のそのセクトの学者の筆になる党派的な記述を無批判に採用したとみられるふしが多く、史実についてはいろいろ疑義があるという。[7・46] 残念ながらわたくしにはその見方の当否を正しく判断する力がないが、いずれにしても十四世紀の前半——詳しい史料に拠ったマルゲーニュの説得力ある見解に従って通常言われている十三世紀説を採らない——には、このパリの「俗的な」(noncle-rical)外科医たちの団体が大学の外にあって外科医の資格認定の公許をうるまでに勢力をえた。

大学、サン・コーム、王権、市長などいりまじったその間のこみいった経緯については述べないし、またその後数百年にわたるサン・コームの履歴も本書の深入りする種類の話題ではないがここで注意したいのは次の点である。

外科医たちが専門職業として制度化された大学の医者たちと対等の社会的な地位を獲得するために闘ったのはたしかにフランス医学史の光栄ある局面の一つともなったのだが、その一面、世間の承認をうる必要と、おそらくはまた彼ら自身の心に潜んだ劣等感とから、「学識ある実際家」を志したのが妙な方角にそれて、ラテン語は心得ているが手術や瀉血のような手仕事は理髪外科師(barber surgeons)たちに任せて、みずから手を下さずにそれを監督する「長袖の外科医」——当節流に言えば労働貴族——なる中途半端な階層をうみだすような仕儀となった。言うまでもなくそれは見かけ上の地位(ステータス)の向上とひきかえにおのが実力を弱めるはめに陥ったばかりでなく、ながい眼でみれば社会的にも不利益な結果を招くことになった。こうした状況において、大学はむしろ理髪外科師のギルドを庇護して、解剖学の初歩を彼らに教授するといったような妙な事態がやがて発生したのもそれほど意外な展開ではないと言えるだろう。

第8章　近代の黎明期と医学

1　近代科学の前にあったもの
——スコラ学瞥見——

前章でわれわれはいわゆるスコラ医学の問題に触れたが、一つにはそれを補足する意味で、一つにはまた、医学の歩みもそろそろ近代にさしかかろうとする今、そのスコラ学について少々考えてみたい。中世前期の長い眠りから覚めて十三世紀ごろ一度生気をとり戻したかにみえた西洋医学の十四、五世紀における不思議な沈黙(8・1)、本書にとっては空白——ミケレ・サヴォナローラ(Giovanni Michele Savonarola, 1390–1462)とかアントニオ・ベニヴィエニ(後述)というようなほんの二、三の名を除いてその辺には少なくとも本書でぜひとりあげなければならない名が容易に見当らない(8・2)——のよって来るゆえんが前にも一言したスコラ医学の体質に求められるとするならば、それをうみ出したスコラ学の方法なるものが一応問い訊されなければなるまいし、しかもその方法が、実はやがてうまれる近代科学のきびしい対決(アウスアイナンダーゼッツング)の相手であったスコラ学の本質ときり離せないものとみられるからには、おいおいにその新しい科学と同調する約束をもった医学の歴史にとっても、それは重要な意味をもった話題でなければならないのである。

スコラ学(Scholasticism)とは、中世カトリック教会の土壌に育った神学・哲学の方法と内容とを意味しているとしばらく言っておこう。

ところで、往々考えられているように、近代に近づいた今ようやく中世から抜け出そうとする科学者が対決を強要されたのが時代をこえて揺がぬスコラ学の壁であった、とみるのは歴史的に不正確の譏りを免れまい。それらの先駆的な科学者たちが応接した当の盛期スコラ学(ホッホショラスティーク)、すなわち、カトリック教会によってオーソライズされたアリストテレス的世界観は、それが激しい動揺の結果十三世紀にようやく行きついた、しかも内部にもしかしたら枝変りの予徴をもった、長いスコラの流れの一つの形にほかならなかった。千古不易のようにみえた教会でさえやがてあの宗教改革によって大きく揺らぐ。まして学としてのスコラが終始一つの地点にあったはずのないのはみやすい理である。

わたくしは上にスコラ学とは中世教会の神学・哲学であると記した。

キリスト教の信仰はもともとこの世の「智恵(ソフィア)」とは距離をもったところに成立する。使徒パウロは言う、「ユダヤ人は徴(しるし)を請い、ギリシャ人は智恵を求む。されどわれらは十字架に釘けられ給いしキリストを宣伝う(のべつたう)」(コリント前書一・二二、二三)。それは「神の能力(ちから)また神の智恵たるキリスト」であった。したがって逆に、パウロがアテナイの市場(アゴラ)でキリストの救いを説いたとき、それをきいた「エピクロス派ならびにストア派の哲学者数人」は「この囀る者(さえずるもの)なにを言わんと欲するか」(使徒行伝一七・一八)とそれを一笑に付した。両者の間には深い断絶がそこにあったのである。

だがその一面、イエス・キリストの受肉という歴史的な事実の宣教は、「創造された」世界、人間、歴史というある意味で両者に共通の論議の対象となる重要な問題とかかわっている。当然、キリスト教と哲学とはあらためて対面しなおさなければならない運命をもっていた。それを避けたままではキリスト教の信仰はついにオブスキュランティズムの譏りに甘んじなければならなかったろうし、おのずからまたこの新しい宗教がヘレニズムの世界で生き残ることはできなかったに相違ない。この世の智恵、つまり信仰以前の——異教(ペイガン)世界の——学問の射程に目を開かれた人たちが、この世で自覚した生を送ろうと欲しつづけるかぎり、その断絶を残したままで安堵しては、信仰のシンセリティーが問われなければならないだろう。

こうして、AD二、三世紀ヘレニズムの世界で人々の神学への執拗な努力がはじまる。アレキサンドリアのクレメンス、あるいはオリゲネスというような頭脳がそこに登場する。その古代の神学をしめくくったのがあのアウグスティヌスであった。この偉大なヒッポの司教の歿年、AD四三〇年は大ローマ帝国崩壊の直前で、ユヌティニアヌス帝によるアテナイのプラトン・アカデミーの閉鎖、つまり文化史的な意味における古代の終焉に先き立つことおよそ百年であった。

だがそれにしても、神学(セオロジー)といい、とくにまたキリスト教神学の中心問題ともみられるキリスト論(クリストロジー)といい、まことに不思議な言葉ではないだろうか。神(Theos)またはキリスト(Christos)と学(logos)とをそれこそどんなロゴス(理法)がハイフンで一つにつなげるというのだろうか。それは誰にもすなおに浮ぶ疑問だろう。だからこそ、信仰(fides)と理性(ratio)とのつながりがやがてスコラ学の中心問題となったのはみやすい理であった。

スコラ学、すなわち中世の神学は、六世紀のボエティウスに端緒をもつと言われる。(8・3) 彼は東ゴートの王テオドリクスに仕えたが、そのテオドリクスの名ははからずもわれわれに本書でずっと前に述べたカッシオドルスの足跡を思い出させる。医学がそうであったように、古代の学的伝統がひとたび断たれたあとに再出発した哲学・神学にとって、古典ギリシャや教父神学の文献の翻訳がその最初の仕事であった。ボエティウス自身も大きな貢献を残したすぐれた翻訳家であった。同時にそこには文化的荒廃の中で古代の貴重な遺産をまず整頓し、分類し、定義し、註釈する仕事が山積していた。それは当然教育のためでもあり、(8・4) おのずから白墨(チョーク)のにおいの強い、学校(スコラ)の屋根の下の仕事であった。スコラ学(Scholasticism)の名がそれに胚胎し、やがてアラビア風(アラビズム)と合体してあの手のこんだ論理で織り上げられた閉鎖的な学風の樹立へと流れこむ。スコラの方法についてはまたあとで触れよう。

上にも記したように、信仰(fides)と理性(ratio)とのかかわりはスコラ学がボエティウス以来深く思いを潜めてきた問題であった。スコラ学の父ともいわれるカンタベリーのアンセルムス(十一世紀)の有名な言葉「知解をたずね求める信仰」(fides quaerens intellectum)がスコラ学の底にある*ratio*-nalisticな精神を象徴しているとみてよい。そこには信仰と理解とが一つに融け合う至福の境が予想されていた。

アンセルムスの上の言葉は、人がすぐ気づくようにかのヒッポの司教の深い思想の直系とみられる。で、われわれはここで遠く溯って、キリスト教神学の礎を築いたあの偉大なアウグスティヌスとその残した影響について少々考えてみなければならない。

好著「十三世紀革命」[8・5]の著者ファン・ステーンベルヘンの言葉を借用して言えば、アウグスティヌスにおいては「神の啓示に対する信仰によって照らされた理性(圏点現筆者)の、より高次の綜合、したがって神自体の智恵に基づく綜合」がめざされていた。この圏点の部分にもうかがわれるように、それはネオプラトニズムの影響をうけていたが、しかしそれはほかでもないキリスト教的な綜合をめざす学問観であった。そのアウグスティヌスにおいては、理性による啓示(Revelation)の理解がすべての問題に優先する。その理性はいわば彼岸に発する理性で、この世ときびしく対立する恩寵の世界の消息であった。それはなお「世の智恵」でなしに「神の智恵」の世界の話に属していた。

初期スコラ学においてはそのアウグスチヌスの神学・哲学が人々の主要な関心であったとみて大きな誤りはあるまい。そこには、もともと教会の学問であったスコラ学が科学と接触する機会は乏しかったとみてよいだろう。そうした問題にはまだ席が与えられていなかった。前に言った自由学科(アルテス・リベラーレス)はもともと異教的なローマの系統のものだったとしても、この時代には神学の研究に予備的な性格をもつ面のみが残される。「哲学は神学の婢」[8・6](Philosophia ancilla theologiae)という有名な言葉はこのような文脈(コンテキスト)において考えられなければならないものであった。

アリストテレスの西方ラテン世界へのカムバックがこのスコラ学の様相を大きく変えることになった。

その思想の流れが西欧の歴史で途絶えることのなかったプラトンとは違って、アリストテレスは、実は中世も十二世紀ごろになってヨーロッパの思想史にいわば帰り新参の形で登場した。

もちろんアリストテレスの論理学はその全貌ではないまでも前から西方に知られてはいたし、その哲学思想が、何ほどかそれに色あげされた姿にはしてもプラトンの傘の下で部分的には連綿と伝えられていたのは事実である。だが、十二世紀の前半になって、その「自然学(ピュジカ)」、「形而上学(メタピュジカ)」、「霊魂論(デ・アニマ)」、「ニコマコス倫理学(エティカ・ニコマケア)」、「政治学(ポリティカ)」、その他いくつかの著作が、アラビアの註釈書とともに西方キリスト教会に一斉に紹介された衝撃ははなはだ大きかった。それは初期スコラ学がなにがしかの落ちつきをみせてきた一面[8・7]、その内部に孕んでいたさまざまの問題がようやく人に意識されればじめてきた折であったからである。

アリストテレスの著作の行方とその翻訳の歴史とに関する詳しい記述はここには省こう。ネストリウス派とともに東に出て、アラビア圏で養われて——アル・ファラビ、前記のアヴィセンナ、アヴェロエス、傍流ながらユダヤ人のモーゼス・マイモニデスらの卓抜なアリストテレス学者がそこでうまれた——トレドその他でラテン語に翻訳された経過は前に述べた医学書の場合にほぼ並行した。

さきにも記されたように、初期スコラ学のプラトン・アウグスティヌスに鼓舞(インスパイア)された神学的宇宙観・人間観に沈潜していた人々にとって、アリストテレスの自然学的著作(リブリ・ナトゥラーレス)に提示されてその中で一応見事に合理的な完結を示す自然世界の内容と、具体的な経験に向って開かれたその有力な方法とは、大きな学的関心をそそるものでなければならなかった。それはキリスト教的ラテン世界がはじめて味わった古醸の美酒であった[8・8]。思想史の十三世紀がおよそこのような状況において開幕する。

こうした衝撃をうけたスコラ学者のアリストテレスに対する態度は、頑くなな反撥か摂取への苦闘かのいずれか一つでなければならなかった。反撥がまず教会側の禁令ないし規制の形をとってあらわれたことを注意しよう。当時スコラ学の中心であったパリの大学では一二一〇年以来、教区会議によってアリストテレスの講述が禁止された。この種の禁令は法王庁のそれをまじえその後たびたび更新されているのだが、なぜか忠実に遵守されたようにはみえない。事実としてアリストテレスは避けがたい勢いでパリ、オクスフォードをはじめヨーロッパの思想界に浸潤しはじめる。

周知のように、アリストテレスは中世最大の神学者トマス・アクィナス(Thomas Aquinas, 1225–1274)によって十三世紀の半ばすぎ、神学の世界、言いかえればヨーロッパの学問の世界に定着する。

だが実を言えば、その前に、若い日のトマスがケルンで師事したドミニコ会士アルベルトゥス・マグヌス(Albertus Magnus, 1193–1280)なる偉才が、アリストテレスを真向からうけとめた最初の学者として記憶されなければならない。Doctor universalis とよばれたこの逞ましい知性の人の自然学とくに生物学における顕著な貢献についてはここでは述べないが、事物についての直接的な認識の方法に眼の開かれた彼にとって、理性(ラティオ)がもはや単に形式的に正しい思考の能力にとどまりえなかったのは予期にかたくないところである。彼において理性は世界に向って開かれている。そして、伝統になじまないその新しい姿勢はトマスに正しく引き継がれたとみてよいだろう。

有名な「神学大全」(Summa theologica)や「対異教徒大全」(Summa contra gentilles)その他かずかずの著述に展開されたあの壮大なトマスの神学大系について語るのはもとよりわたくしの背伸びの限度をこえることだし[8・9]、また本書の任務でもないが、われわれはここでは、できるだけ短い言葉で本章の文脈の中に大トマスを無理にはめこんでみよう。

トマスは「……西ヨーロッパに起りつつあった知的革命を理解し、……キリスト教思想の統一性と生命力を守るためにもっとも緊急な仕事をみずからに問うて、「哲学の助けによってすべての神学上の問題を再考した」[8・10] 不世出の学者であった。

思うに、強いスポットライトを浴びた舞台の俳優には、土間（パール・テル）の観客がたぶんよく見えないように、プラトン・アウグスティヌスの光をたたえた浄福の世界に沈潜する観想者たちの眼には、本書の主題である科学がその対象とする散文的な事物は輪郭もさだかでないうす暗いイメージとしてのみ存しえたに相違ない。トマスはしかし、事物についてのわれわれの認識が、あの永遠の諸根拠において、ではなしに感覚にはじまると考える。こうして彼は知識の自立性をゆるし、その根拠を考えることによってスコラ学を新しくする。

そこからはじまるトマスの認識論、すなわち、感覚による所与と、人めいめいにそなわる永遠不死の能動的理性（インテレクトゥス・アゲンス）[8・11]とに関する彼の考え方について、さらにはまたその存在論と普遍（ウニヴェルスム）をめぐる諸問題についても、それらを何ほどか正確に論述する用意がわたくしには欠けているが、畢竟、彼にとっては、すべての論議はおのずから「それ自身によってある存在そのもの」(ipsum esse per se subsistens)である神と、頒けられた存在をもつ被造物の世界の話との両極に至りつくだろう。その被造物、さまざまの段階にある質料的存在者――可能態（ポテンティア）でもあり現実態（アクトゥス）でもあるところの――の最上位には魂と肉体とよりなる人間がある。そのような理解から当然、世界の永遠性と創造、あるいは個々の人の魂の本性、といったたいそうむずかしい神学上の論点がうまれるのだが、ここではそこまで立ち入るつもりはない。

公式的にトマスをアリストテレス主義者ときめこんで、一方彼におけるプラトン・アウグスティヌス思想の強い影響を見落してはなるまいが、それにしてもまごうかたなく十三世紀のアリストテレス陣営に属する彼の哲学がそこに成立する。そこには神によって創られ、神を冠にいただく美しく調和した世界がある。救いの秩序としての教会も、倫理と自由も、さては世俗の秩序(国家と法)も、すべてその世界の中でおのおの処をえて考えられる。

溯って信仰（フィデス）と理性（ラティオ）というスコラ学の伝統的な問題に関して、彼は個々の人における理性の自立を許し、理性に信仰とは異なる領域(realm)のあることを認めたが、啓示、あるいは信仰によって信ぜられた事実の理解を理性の正しい使用によって深め、究極的に解決することが彼の学的な努力の目標となる。そこには、「自然的理性は信仰の真理に反しえない」とする彼のオプティミズムがあるようにみえる。ある意味でさきに記した「神の智恵」と「世の智恵」とが融合したかにもみえるこの盛期スコラ学を代表する偉大な調停者のまどかな学問には、哲学、科学の側からも、プロテスタント神学の側からも、さまざまな批判がありうるだろう。実はカトリック教会の内部でもそれは無事ではすまなかった。

もしわたくしがここで十三世紀スコラ学の歴史を書こうとするならば、この偉大なドミニカンが、いわば教会内の右派ともみるべきフランシスコ会士の学者たちからうけた激しい攻撃について、さらにはまたいわゆるラテン・アヴェロエス主義[8・12]、あるいは異端的アリストテレス主義なる神学上の左派についてもなお多くの筆を費やさなければならないだろう。前者はともかくとして、後者の思想は科学史も無関心ではありえないのだが、話を長くしないために、わたくしはこの辺でこの節をしめくくりに近づけたい。

信仰と理性とが究極的に一致するというトマスの「信念」は、実は理性に独立を許した途端にすでに問いなおされる可能性を孕んでいたと考えなければならないだろう。それが尖鋭な形で具体的に現われたのが神学思想史で近年大きな注目をひいている一二七七年の大断罪(Condemnation)[8・13]である。その年の三月七日、かねて法王ヨハネス二十一世――前に記した医学者ペトルス・ヒスパヌスの後身――の命をうけて審問に当っていたパリの司教エティエンヌ・タンピエはラテン・アヴェロエス主義者ブラバンのシジェ(シゲルス)一門の説く実に二百十九ヵ条の命題を異端と断罪した。ところで、シジェの神学説に含まれる世界の永遠性、理性の単一性、等の言説が、創造説、霊魂の不滅、あるいは意志の自由など、教会の教義に抵触するゆえをもって咎められるのは余儀ないこととしても、その二百十九ヵ条の中には神学上の問題よりは教義と直接かかわりない哲学上の論点が遙かに多かったこと[8・15]、しかもその中には三年前に歿したあの穏健なトマスの見解と合致するものさえ多く含まれていたという意外な事実がそこにあった。それは「キリスト教の知性が異教の学問の全面侵略にゆさぶられる危機に対する粗暴な解決」[8・16]と言いすてすますことのできない問題を孕んでいるようにわれわれには思われる。一体「正しい」学説とは何だろうか。

本書の後の話題をあらかじめ考慮してしばらく話を科学――言うまでもなく当時それはまだ哲学に含まれていたわけだが――に絞ろう。科学にとって――あえて科学者にとってとは言わず――信仰の世界の消息は一応無縁のものとみることができるだろう。「見ずして信ずる者は幸福なり」(ヨハネ伝二〇・二九)と言われるのが信仰なら、それは科学のアンテナにはかからないはずだからである。一般に宗教に対する無感覚はよきにつけあしきにつけ科学の特性の一つである。不謹慎な言葉で言えば、科学は宗教を「相手にしない」でもすむだろう。これに対して、神学にとっては、事物の世界について世俗の学問の教えるところ――宇宙観、人間観、歴史観――が、しばしばそのヴァイタルな教義に強く触れる可能性をもつゆえに、それは科学や哲学の動向に到底無関心であることができない。つまり、科学――自然科学と言うのを正確とすべきだろう――にとっては神学はまったく場所がないか、たかだか並置された領域、つまりよその国の消息と了解して当座妨げがないのに対して、神学はしばしば貪欲に科学と哲学とを包みこもうとし、そうでない場合にもそれらの動向に敏感であるといういわば片務的な関係がそこにある。その接触のもっとも目立った例として、十六、七世紀における宇宙観の転回の問題と十九世紀における進化論との二つを挙げよう。前者はカトリック教会がアリストテレスを援用して組み立てた正統説に一八〇度の転回を要請するものとして、後者はもっぱら聖書に基づく――そのゆえにこの場合にはカトリックもプロテスタントも共同戦線をはることになるのだが――創造説に挑むものとして、ともに強く教会の忌諱にふれるものをもっていた。

　だが、神学が学にとどまるかぎり、それは諸学と論争はしてもそれらを「裁く」ことはあえてしないだろうが、不幸にも、みずから宗教的・学問的世界秩序の管理者と自任する中世教会という巨大な権力が、いま言った守備範囲の広い神学と一体をなしていた。そして、およそ権力なるものに体質的に潜んでいる過誤を教会もまた免れなかったところに科学史が上にもちょっと触れたように近代の初頭以来たびたび記録する周知のさまざまな悲劇が由来した。教会がどんなに充足し完結した世界に住んでいたかはさきに述べたあのスコラ医学的方法の選手の一人であったピエトロ・ダバノがアヴェロエス主義のかどで極刑を宣せられたのをみてもわかるだろう。科学の真理を教会の外に(extra ecclesiam)位置づけることすらすでに重大な異端であった。

　裁き裁かれる基準は当然「正統性(オーソドキシー)」に存するとみなければなるまいが、その断定的な、傲岸な言葉をわれわれは学問の語彙の中には見出さないし、また教会も、それをきめる権能を神学それ自身に許したわけではなかったろう。

正統性をきめる神聖な任務と権能はかかって教会にある、と言われる意味は、それこそカトリック教会の存立にかかわる問題で、もとより本書の出る幕ではないが、それはしばしば諸学までもまきぞえにしたし、しかも現実にはそれらが往々、権力機構としての教会内部における非キリスト教的な権力闘争の道具ともなった、という残念な事実も否定しがたいようにみえる。

　その教会が学問上の拠りどころとしたスコラ学の内容はおよそ上のような変貌の経過をたどった。それならば、そろそろ歴史に登場しようとする近代科学が、対教会の話はしばらく措いて学問的、実質的な意味で、まず対決しなければならなかった抵抗が盛期スコラ学と結んだアリストテレス主義であったとしばしば言われるのはどのような意味においてであったのだろうか。

　アリストテレスの復興によって自立する理性が中世キリスト教の世界ではじめてそのアイデンティティーを確かめる。それ自体の因果性に従い、それ自身の法則性をもつ世界の姿が、なおルディメンタリーな姿であるが、ようやくそこに浮び上ってくる。

　その意味でアリストテレス主義はそれが教会に与えた衝撃を裏返して、科学にとってはむしろ友軍とみるべきふしが多いのだが、一面、教会によって幸便に同化されたその目的論的な世界観、自然哲学が、近代科学の方法と背馳するものを多分に含んでいたこと、それが権力機構でもある教会によって強く保証(エンドース)されたことによって、そこにたいそうもつれた事態がうまれたのであった。

なおいささか道草のきらいがあるが、ここで一言触れておきたいのは、十三世紀におけるもっとも目立った学者の一人であるロージャー・ベーコン(Roger Bacon, 1214–1294)である。オクスフォードで学び一時パリの学芸学部で教えたこともあるこの古典に深く通じたフランシスコ会士は明らかにスコラ学陣営の学者ではあったが、同時に数学、光学、錬金術等に深い関心と蘊蓄とをもち、魔術とさえ無縁ではなかった。時代に先き駆けた面の大きい彼の学問については、とくに実験科学的方法の開拓に関連して永く記憶される。前に一言したアルベルトゥス・マグヌスにしても、このロージャー・ベーコンにしても、いわばスコラと科学とが平和的共存をした顕著な事例とみられるのだが、どうやらそれは永くは続かない運命をもっていたようにみえる。

上に述べた一二七七年の断罪はスコラ学自体に内在していた困難を顕在化したようにみえる。トマスにおいて頂点に達した「スコラ学の黄金時代」、「神学と哲学との蜜月時代」(ジルソン)は終り、不毛な論争の時代がはじまる。もちろん、十四世紀の前半ごろまでにも、ドゥンス・スコトゥス、ウィリアム・オヴ・オッカム、遅れて十五世紀にはクサのニコラウスらの卓抜な神学者、哲学者がないではないし、それらの人々の思想は本書にとっても無関心ではありえないのだが、ここでは話を先に急いで、これまで触れなかったもう一つの問題であるスコラの方法について一考してみたい。

上のような神学の展開と論争の経過の間にはじまったいわゆるスコラ学的方法はやがて大学の法学部に入ってそこで法律家的な磨きがかけられる。自然法、教会法(キャノン・ロー)が法学者の大きな関心を占めていたからには、それはもともとスコラ学と無縁だとは言わないが、しかしそこに輸入されたのは主に方法、形式であったとみてよいだろう。

それは中世大学における講義(lectio)――通例何かの命題集に基づいて行われる註釈――と討論(disputatio)という教育の基本的な形式にはじまるものとみられるが、やがてそれは著作活動の形式、ひいては学問の方法となったものであった。

その討論には個々の主題――たとえば真理、可能態、悪、についてというような――をかなり長い期間にわたって定期的に考究する正規討論と、年に二回、降誕祭と復活祭の前に行われる自由討論の二つがあったが、その討論における pro と contra と、その論争のあとに来る解決、という手続きが、やがて中世スコラの学者たちの著述の形式となった[8・17]。今はほとんどすたれたが、かつて日本語でスコラが煩瑣哲学とよばれたのは、不正確ではあっても、そのある一面をとらえていたと言ってよいだろう。この方法はおのずから典拠、ないし命題から出発する点で、なまの経験に話を求める近代科学のそれとその性格をいちじるしく異にすることは言うまでもない。

さきに述べた十四、五世紀のスコラ医学はこうした時代の所産であった。おいおいに述べられるように、十四、五世紀は人間の知識が外に向ってめざましく開けてきた時期である。おのずからそこには、すでに近代科学の胎動の感じられる場面さえある。にもかかわらずさきにも記したように医学がそこでむしろ沈滞の相を深めたのは、時代を通じてあまり変らない医学ないし医学者の体質的な保守性に基づくと言ってしまえばそれまでの話だが、自然の中での生きもの――それはいのちなる不思議な表象ときってもきれないことはすでにわれわれもみたところだが――の取り組みにくさ、しかもほかでもない人の病気というその対象がむしろ形而上学的(メタフィジカル)な扱いになじみやすかったこと、したがって医学者たちにとって饒舌な論議への誘惑が大きかったこと、を見落してはならないだろう。しかも、医学においてはスコラ学的方法がいつも要求する過去の権威として、ガレノス――実は多分にアラビア化してはいたのだが――なる恰好の典拠があった。それはすでに充分の年輪を重ね、体系的、論理的で充実した内容をもち、しかも、明らかにアリストテレスの目的論に拠ってはいるが、その一面プラトン的あるいはほとんど唯一神教的(モノシーステイック)ともいうべき摂理の思想[8・18]、創造観、に濃く彩られていることが、教会に歓迎されるものを多分にそなえていたものとみられる。不幸にしてそこでは前に述べたようなすぐれた科学的方法に拠って仕事をした当のガレノスの半面はほとんどまったく無視されていた。

　本節のはじめに記した十四、五世紀における西欧医学の沈滞は、学者たちのそのような型(ステレオタイプ)にはまった方法への埋没に主として基づいていたとみて、おおむね誤りがない。それはスコラ神学ないし哲学の実質と深くかかわることのない、医学者自身の責任における科学への裏切りであったとみることもできるだろう。

2　ルネッサンス期と医学の内外

大学や僧院の緇衣の学者たちの思索の筋を追ってしばらく内に向けられていたわれわれの眼をここでもう一度風通しのいい外に転じて、十四、五世紀における医学の背景を眺めてみよう。

　われわれが前に注意した十四世紀から十五世紀へかけての医学の沈滞――外科は話が少々別だが[8・19]――は、たとえばアショッフ・ディープゲンの「医学史年表」をみてもこれをおおむね空白として確かめることができる。ところで、誰しも気づくように、その十四、五世紀――一四五三年にコンスタンチノポリスが陥落する――は学芸が華やかな模様を描いたあのイタリア・ルネッサンスの時期に当っている。そしておいおいに記されるように、そのルネッサンスの晩期、十六世紀に入ると医学はようやく若々しい活力をえて――序章で述べたヴェサリウスはその一例である――近代の黎明を告げるようになる。だとすると、往々みられるように、それを遅咲きの同種と見立てて「ルネッサンス医学」と気らくに言ってしまってよいかどうかはしばらく措いて、少なくともルネッサンス期とよばれる時代[8・20]と医学とをめぐってはそこにいろいろな問題がありそうである。それをこの節で少々考えてみたい。

ルネッサンスの発祥の地であり中心でもあった十四、五世紀イタリアの歴史を読んでわれわれが深く印象づけられるのは、そこに登場する多くの「独自な人間」(l'uomo singolare)の脂っこい姿と行動である[8・21]。それは「あらゆる手段を以て、何物にも拘束されずに権力と名声とを贏ち得ようと努力する専制君主や傭兵隊長、凶悪極まりなき非行や恐怖すべき企図を以て一世を震駭せしめ、神をも地獄をも無視して放縦な原始的衝動に身を任せて動いて行[8・22]った犯罪の巨人や「悪魔の子」――我々はチェーザレ・ボルジアの一生を想い起こす――更にまた己れの一切の才能と力との発展と拡大以外には何等の掟をも有せず、同時代と後世とにおける名声以外には何等の生の目標を有しなかったような芸術的天才や人文学者[8・23]」たちであった。中世とは何か根本的に異なったもの――神も地獄も恐れなかった中世人がかつてあったろうか――が人々の間に醱酵しつつある。それは多分に衝動的、感覚的な人間解放への志向であった。

もとよりそういった社会的の現象が一次的に人の心なり頭なりで起こったとは考えにくい。だからわれわれはここで、十四、五世紀イタリアにおいてそうした現世的であざとい、しかしいきいきした精神をうみだしたところの、中世世界の解体へと強く傾斜する経済、政治の大幅な変動――都市国家の興隆、商品経済の発展と封建社会の崩壊、諸王と皇帝に集約される普遍的権威の失墜、(後期には主権国家の成長)等――を掘り起こして考えなければ、足の地についた理解をうることがむずかしいだろう。だが、そこに絡み合っている社会科学的の諸条件とルネッサンスの精神とのかかわりは月並な公式で裁断できる問題でもないらしい。

なおここで少々先き廻りして言うならば、上に記した多面で人間(ヒューマニスティック)的なルネッサンスの精神は、疑いもなく中世末期の社会的状況によって醸しだされたものと考えられるにもかかわらず、少なくとも直接にはそれがはね返って新しい社会をうみだす動機となることがなかったようにみえる。それは幅広い抵抗ではあったが積極的に近代をうみだす社会的な動力を欠いていたという見解[8・24]はわたくしを首肯させる。ルネッサンス精神はポジティヴな意味では主として学芸の世界で見事な形をとったが、そのエリートたちの教養主義は概してむしろ既存の体制に密着する結果を招いた。われわれがこの場所でとりあげるのは、多くその学芸の世界とかかわる問題である。

ルネッサンス(Renaissance, Rinascimento)という十九世紀以来広まった言葉は、かつて「文芸復興」という訳語――外国語にも Revival of Learning という成語がある――が広く行われていたことからもうかがわれるように、もともと学問的、芸術的の含意(インプリケーション)をもっている。それは上に記した衝動的な人間解放のエネルギーが、学芸の世界に迸って出たものであった。個人の力とその可能性とに対する無限の信頼とも言うべきもの――レオナルド・ダ・ヴィンチにおいて典型的にみられるあの「全人(万能の人)」(l'uomo universale)がその精神の体現であった――はもっぱらその中で見事な花を咲かせたのであった。

それが解放であるからには当然それを繋いでいた桎梏がなければならなかったわけで、それをいささか乱暴に中世というものであったとも言えるだろう。地上の事物を天界の影とみ、この世を、東洋風の表現をかりて言えば穢土と観ずる世界観は、その宗教的、哲学的な当否の論なり評価なりはしばらく別にしても、それがイデオロギーと化したときにそれは教会と世俗権力とを頂点とする中世的な体制を安定化させる上に役立つことになったし、民衆の生活の悲惨と蒙昧とを救う途はそれによって閉ざされ、現世から汲み出せるはずの真と美とは窒息したとは言えないまでもきわめて偏した、型にはまった形でしかそこに浮んでこなかった。底の浅い近代合理主義礼讃に対する反感が中世への憧憬をひき出すのは無理ないとしても、そうした心情によって現実の全貌をみる眼までも曇らせてはなるまい。

あの人間的なルネッサンス美術はここでわれわれの話題にしないが、その反中世的志向が学問の世界で明晰に意識されたときに、言うところの人文主義(ヒューマニズム)がそこに成立した。人文主義とは十四、五世紀のイタリア人がみずから永く喪失していたと考える人間の理想像を古代ローマ、さらには溯ってギリシャに求めて、古典――文学、歴史、哲学――の研究に力を傾注する学問的姿勢をさしている。それはまさに「再生(ルネッサンス)」であった。バルバロ・ラテン語[8・25]による饒舌なスコラ学が蔑視されて、原典が珍重され、学者たちは正調のラテン語を操って優雅な著作を試みる。もっとも、単なる古典の尊重なら中世に目立った例の先行したこともないではなかった。[8・26]だがくり返して言うように、このたびは人間の回復がひたすらめざされて、スコラのパターンが決然と斥けられていたところに、イタリア・ルネッサンスとその系譜をひく人文主義者たちの特質があった。

「源泉に(ad fontes)戻れ」という人文主義のスローガンが学芸一般の領域においてきわめて多彩で充実した収穫をもったことはここに喋々するまでもない。だが、われわれの医学にとっては問題の性格はよほど違っていた。

われわれがすでに知っているように、少なくとも形の上では医学はその源泉を前から忘れていたわけでないばかりか、むしろそれに密着しすぎていたきらいさえある。その点では人文学(ヒューマニティーズ)がキケロやヴェルギリウスを、哲学がプラトンの原典――ネオプラトニズムでなしに――の多くを永く見失ったままでいたのとはよほど事情を異にしていたとみなければなるまい。しかし、その原典がアラビア風・スコラ学的な歪曲をうけた形で追随されていたという意味で、中世医学がルネッサンスの精神と背馳するものであったこともまた認めなければなるまい。[8・27]しばしば引用されるペトラルカの痛烈な医学批判の解釈にはいささかむずかしい問題もあるようにわたくしには思われるが、いずれにしても当時の医学が彼の反スコラ的心情にとっては到底我慢のならないものであったことだけはまちがいない。

だが、人文主義者の「源泉に戻れ」を医学領域では「源泉を正しく学べ」と読みかえたとしても、それが人文主義的の書物の知識(ブッフウィッセン)にとどまるかぎり、医学を真に富ます道ではなかった。医学がスコラから解放されて前進するためには典籍を離れて直接事物に就くのが本道であった。それは実はヒポクラテスのつとに志し、見事に実践したところでもあり、またガレノスの真面目の存するところでもあったには相違ないのだが。

もとより、典籍をよく選択し、正確に読む人文主義的傾向は医学の領域にも当然波及した――人文主義医学者(medical humanists)(8・28)とよばれる一群のすぐれた学者があった――し、それによって、多くの歪みをもっていた医学の伝統(8・29)が正された面のあったことまで無視してはなるまい。ケルスス、アエギーナのパウロス、ルポス、アレタイオスらの著作の発見もこの流れの中のできごとであった。それにしてもルネッサンスの軸とも言うべき人文主義が医学の前進に積極的に寄与することの乏しかったのは争われぬ事実でもあり、また医学の本質から考えて当然のことでもあった。その両者の性格に否みがたい不一致の存することは、すぐれた人文学者たちが、しばしば、医学に――むしろ科学一般にと言うべきだろうが――対して示した無理解ないし反感の裏書きするところでもある。スコラ風の論弁(ディスピューテーシャス)的な医学を解放する道は、今から考えれば、おのずから人文主義とは別の流儀に求めなければならないものであったと考えられる。

残念なことには、あのいつもながら保守的なわが医学者たちの主流は、人文主義者や美術家たちの活況をよそに、なお当分の間みずからの道を見出すことなく、大学の中でスコラの迷路を歩み続ける。試みに千四百年代(クワトロチェント)の造形美術のあの豊饒な作品目録と前にも言った医学史年表の貧しさとを比べてみるがよい。

だが、ルネッサンス後期の十六世紀ごろともなれば、さすが惰勢の強い医学の畑にも遅ればせながら新風が吹きこんでくるという事実はみのがせない。それは次章に残された話題だが、その辺の用意のために、ここで少々視角をかえて、その時代の背景の一面を眺めてみたい。

往々みられるようにルネッサンスを発明と発見の時代ととること、言いかえれば、時期的にほぼ重なり合っているあの賑やかな発明と発見とを、人文主義や美術と同列にルネッサンス精神の所産とみることは、ルネッサンスという言葉の理解のしかたにもよることながら、わたくしにはにわかに同意しがたいもののように思われる。人文主義(ヒューマニズム)や多くの美術作品は、スコラ学なり中世の約束ごとなりの反措定としてのルネッサンス精神の所産にほかならないのだが、すぐあとで述べられるさまざまの技術的な発明や地理学的発見は、貨幣経済の登場、初期資本主義の成立といったような諸条件と並んで、ルネッサンスを準備し、あるいは育てたものではあっても、ルネッサンスがうみだしたものではないとわたくしは考える。

よく知られているように、中世の後期からこのころにかけて、羅針儀、望遠鏡、時計、火薬と火器、錬金術つまり初期形態の化学、印刷術、あるいはまた有名なアグリコラの著書「冶金術」(De re metalica, 一五五六年)によってうかがわれる採鉱、冶金術の発達、等、重要な技術上の発明があい次いだ。

その中でわれわれの主題に直接深い関係をもつものとして十五世紀半ばの活字印刷術の発明——有名なグーテンベルクの聖書は一四五四年に刊行された——にとくに注目しよう。中世の終りごろイスラム圏を経由して中国から伝わった製紙技術の地盤の上に成立したこの新しい技術は、高価で億劫な羊皮紙の筆写に代って文献の流布を容易にして、古来少数者の手に独占されていた知識の解放をもたらし、情報の伝達をそのきわだった特色とする近代への途を拓いた。だが、早いころ印刷に付せられた医学関係の印刷物には、(8・30)「瀉血カレンダー」といったような、われわれにはまったくむだにみえるものも多かったし、またおよそ予期されるように、その書目の選択はかならずしも適切だとは言えなかったのも事実である。だが、やがて一四九〇年にはラテン語訳ながらガレノスの全集がヴェネツィアで刊行されるし、十六世紀の前半にははじめて「ヒポクラテス集典」がラテン語と原語で出版された。諸般の事情はあったにしても、あまりにも長い間人々は、ヒポクラテスはもちろんのことガレノスにしても、ろくに原典も読まずに膨れた論を立てる場合の多かったきらいがある。

ルネッサンス期前後の技術の意味するところは多岐である。印刷術についてはいまみたばかりだが、それとはまったく違った面でたとえば火薬の発明と火器の進歩は古い戦術を一変させ、ひいて封建制度の崩壊に大きな意味をもったほか、すぐあとに述べる新世界の征服を容易にしたし、羅針儀の発明はその新世界の扉を開いた大航海を可能にした。またこの時期のもっとも注目すべき技術上の成果である採鉱冶金術の発達は容易に想像されるように広範囲の経済学的影響をもったほか、技術学的には木製機械に代る金属性機械の登場を促し、科学的には錬金術と並んで化学の端緒を開いた、というように多方面の影響をもった。

近代科学ないしは近代医学のいわば前哨としての技術の意義については、しかし、後にあらためてやや詳しく考察する機会がある。

ルネッサンスはまた周知のように西洋歴史の上で地理学的大発見のあい次いだ時期に該当している。

マルコ・ポーロの東洋旅行は溯って十三世紀の話であったが、中世の終りからルネッサンス期にかけて新たな資源の発見をめざす大旅行者たちが簇出する。上に一言したように、十四世紀ごろ実用化された羅針儀の発明が大航海を可能にして陸路の諸制約を破った。コロンブス(一四九二年)とアメリゴ・ヴェスプッチによる新世界の発見、ヴァスコ・ダ・ガマによるインド航路の発見

(一四九九年)、さらにはマガリャエンシュ(マジェラン)とその隊員による世界一周(一五二二年)など、目立ったものを拾い出しただけでも、十五世紀後半を中心とする世界の拡大はまことにめざましい。もちろんわれわれはずっと古くアレクサンドロス大帝が遠くインドの北まで迫ったことを、さらにはローマと漢とが文化的に浅からぬつながりをもっていたことを思い出さないわけではない。しかし少なくとも中世ラテン世界が昔ながらの地中海世界に北方イギリスあたりまでを加えた小天地ヨーロッパに跼蹐していたことも争われぬ事実である。そこに住む人々にとっては、地球の端よりはむしろ天国と地獄の方が身ぢかなところにあるものとして意識されていたと言ってもよいだろう。

　それらの地理学的発見の影響は多岐かつ深刻であった。インド航路や新大陸の発見がヨーロッパの政治経済に及ぼした深くかつ広汎な影響については本書で述べないでもよいだろう。わたくしがここで確かめておきたい[8・31]のはそれらの地理的発見の思想的、学術的意義についてである。

　海路による世界一周の成功は、世界が球状であること、つまりわれわれが地球の上に住んでいる事実を確認させた。その認識の上に、前からよく知られていたいろいろな天文学的現象を無理なく説明するためには、おのずから地球が動くものという考えがやがて浮んでくるだろう。言うまでもなくコペルニクスがその革命的な学説を先導した。コペルニクスについては後にあらためて述べなければならないが、いずれにしても、長い間教会が固くとって動かなかった地球中心説がここに根底からゆさぶられる。地球は無限の宇宙の中における「天体」の一つにすぎない。それはまた当然、伝統的な人間観の根本的な再検討を要求する。

　なお、派生的な問題に触れるならば、反対側の半球にも航跡が及んでそこにも同じ人の住む事実の判明したことは、いわゆる「対蹠人」(antipodes)の存在を邪説として斥けていた教会の権威をいちじるしく傷つけた。これらのできごとは、正統的な神学説が異なる神学説によってでなしに、経験の教える事実によって検討を強いられるという、こののち近代に入ってはたびたびくり返されなければならなかった事態のおそらくはじめての事例であったとみてよいだろう。

　大地の形状の問題と並んで、別の意味できわめて大きな波紋を投じたのは新大陸の発見であった。中世的統一を破ったルネッサンスの思想家たちがキリスト教的中世の世俗化(セキュラリゼーション)に成功した際にもなおその住む世界はヨーロッパ[8・32]を出ず、過去のそれを含めたその小天地の中で話は一応きれいに完結していたわけだが、そのヨーロッパがかならずしも世界のすべてでなくなったことは、地球が宇宙の中心でなくなったことが教会を動揺させたと似た意味で、世俗的な思想にも影響なしにはすまないだろう。どこでもなく、また過去の黄金時代のものでもないユートピアを(utopia; οὐ, no+τόπος, place より)描いた作品群の登場はこうした背景をおいて眺めると示唆にとんでいる。

地理学的の発見によって急に拡大された世界が蔵している豊かでものめずらしい動植物の世界は人々の眼を開いて、アリストテレス・プリニウス的自然のもっていた制限をはっきりと覚らせるという予期しない結果を招いた。学問——自然学もまた当然その一部を構成するものでなければならない——のすべての光栄は過去にあったとする人々の信念はこの面からも大きく揺らいで、人は学問に新風を求める。それがルネッサンス後期における自然誌研究の隆盛をもたらした有力な契機の一つであったとみて誤りはないだろう。後にまた述べるように十四世紀の黒死病の流行を経験した医者の中には、その病気(ペスト)については大ガレノスを含めて古代の人々よりも多くの知識をもつに至ったことを「不遜にも」自覚する者が出る。時代が大きく変りつつある消息を人はその辺に察知できよう。

ルネッサンス期の自然誌学にはたとえばチューリッヒのコンラッド・ゲスナー(Conrad Gesner, 1516–1566)、——そのフォリオ四巻の Historia animalis は古今もっとも美しい生物学書の一つに数えられる——ボローニャのウリッセ・アルドロヴァンディ(Ulisse Ardrovandi, 1522–1605)、植物学領域について言えば、後にリンネが植物学の父とよんだマインツのオットー・ブルンフェルス(Otto Brunfels, 1489–1534)、レオンハルト・フックス(Leonhard Fuchs, 1501–1566)、血液循環論に関連して序章でも述べたアンドレア・チェザルピーノら、有名な学者が輩出したが、それらの記述にはまた印刷術の発達、とくに木版、銅版による図版製作の進歩に助けられた精密な插図が添えられて情報量の画期的な増加があった。

たしかにルネッサンスの自然誌学はなおアリストテレスの自然学から完全には脱却していない。その意味ではあの十三世紀の大スコラ学者、アリストテレス主義者でもありすぐれた自然学者でもあったアルベルトゥス・マグヌスのそれとも多く異なる性格のものではなかったとみられる。だがわれわれは自然学者アリストテレスがほかならぬ動物学の領域では今日の眼でみて自然科学者でもあったことを忘れてはなるまいし、また記述的な自然誌学は、同じ十六世紀の宇宙論や力学、あるいは序章の生理学(血液循環論)などと相違して、激しい変革を経ることなしにむしろなだらかに近代に移行するとみるのが当っているように思われる。だがそれにしても、ルネッサンス期の自然誌は次章で述べる解剖学と並んで、知識における経験の意味をあらためて人に深く教えたという意味で、近代科学の誕生に大きな役目をもったと言うべきだろう。

地理学的発見や技術上の発明の影響について述べてきたわれわれの話はその一面である自然誌学に触れていつのまにか十六世紀に入りこんでいた。

上に言ったような、後期ルネッサンスの土壌の上に、いろいろ注目すべき問題を孕んだ十六世紀の医学が育ってくる。おいおいにみるように、その下地にルネッサンス的要素が見え隠れすることまで否定してはなるまいが、その背景はきわめて多面で、ルネッサンスとの結びつきはいわば偶然（インシデンタル）であるとみるべきふしも多く、それに「ルネッサンス医学」の名が往々与えられているのはいささか不正確なきらいがあるように思われる。いま章をあらためてその辺の事情を少々ていねいにしらべてみたい。

第9章　十六世紀における近代医学の胎動（上）

1　流行病が医学者に教えたもの

ルネッサンスの後期に当る十六世紀は、後にも述べるようにまたコペルニクスの世紀でもあったが、そこには近代医学の淵源をたずねようとしているわれわれの関心をそそるいくつかの重要な動きがあった。それをこの章で逐次検討してみよう。

前章で述べた新世界の発見は、典拠と釈義の方法によってでなしに、事実について学ぶことを人々にあらためて教えたが、似たような意味でパニックとしての流行病(エピデミック)という事実から人が多くのことを学びはじめたのは、実はそれより溯って中世後期の話である。流行病の歴史について詳しく述べるのはもとより本書の枠をはみだしている。(9・1) ここではとくに、中世からルネッサンス後期にかけての医学の歩みに大きな意味をもった代表的な三つの流行病、レプラ、黒死病(ペスト)および梅毒に焦点を合せて語ろう。

よく知られているように、旧約聖書「レビ記」(十三、十四章)にそのきびしい規制のあるところからみても、(9・2) レプラは古くから人々に忌まれる病気として熱帯を中心にかなり広く存在していた(9・3) ことはほぼ明らかである。それはAD二世紀ごろにはすでにイタリアに侵入しているが、六世紀の終りごろオルレアンやリオンの宗教会議でその処理が重要な議題になっているところからみて、そのころにはこの病気がようやくヨーロッパの大きな社会問題となったことがうかがわれる。その激しい流行はしかし十字軍の中東土産であったと言われ、十三世紀にはその絶頂に達した。

レプラについての教会の発言とその影響力とははなはだ大きかった。この病気は自然現象として扱われる代りに、罪と神罰という的外れの「宗教的な」観点から眺められるのを例とした。医学者は残念ながらその病気に対してまったく無力だった一方、教会はその「汚れ」に聖書の裏書きをもちだすことができた。

はじめは主として教会の権威によって、後には世俗的な権力による規制がそれに加わって、誰もおよそ知っているように、不幸なレプラ患者は社会から完全に放逐される。その冷酷な諸規則なり風習なりの記述はここには省く。(9・4) いつもながらキリスト教会がもつ二面性に基づいて、この病気によって憶えられる「聖人たち」の事蹟に象徴される少数の奇特な信者たちの愛の奉仕が何ほどかそれを償ったにはしても、それは病気の歴史を通じてのもっとも痛ましいページの一つであったと言ってよいだろう。

だが一面、この病気をいとぐちにして伝染病患者の隔離という手続きが開けてきたことを注意しよう。この場合、近代的な意味での伝染性(コンタジオシティー)が認識されていたと言うよりは、むしろ宗教的な「汚れ」をきびしく遠ざける趣旨に出たものであることを見損じてはなるまいが、いずれにしても各地に建てられた多くのレプロザリウム(leprosarium)あるいはラザロ舎(Lazar-houses)(9・5)とよばれるそのための隔離所は結果において多数の健康者を未然に感染から守ったに相違ない。

十五、六世紀ごろになると、中世後期にさしも猛威をふるったヨーロッパのレプラも目にみえて下火になる。その原因がどこにあったかは諸説の分れるところである。

それにまさって医学史にも、また一般歴史の上にもきわめて大きな影響を残したのは、ボッカチォの「デカメロン」とともに思い出されるあの十四世紀の黒死病の大流行である。黒死病(black death)とはこのときの腺ペストの流行にはじめて与えられた名で、出血性素因(ヘモラジック・ダイアセシス)による死体の黒斑のゆえにその名があったものと考えられる。

ペストはアジア内陸を源とするもともと野生の齧歯類の流行病であるが、ヨーロッパにいつごろはじめて入ったかは明らかでない。ローマ時代の有名なアントニウスのペスト(AD一六五—一八九年)、およびキプリアヌスのペスト(二五一—二六六年)(9・6)と言われる二回の大流行はその本性に疑問の点を残しているが、ユスティニアヌスのペスト(五三一—五八〇年)と言われる東西ローマ帝国に拡がった流行病は、天然痘も中にまじっていたかもしれないとしても、それはまちがいなく腺ペストの流行で、その影響はきわめて大きく、ローマの文化に終止符をうったと言われる。その後ヨーロッパには、局地的な流行は別として、十四世紀までペストの大流行は記録されていない。

さて、その黒死病の足どりをかいつまんで述べれば次のようである。(9・7)

一三四七年の春アジアからコンスタンチノポリスに入ったペストはギリシャと地中海の島々を経てその年のうちにシチリアから南フランスに拡がり、翌一三四八年の秋までにはフランス、イスパニアの全域からイギリス、アイルランドにまで達した。それはさらに一三五〇年までにはロシア、スカンディナヴィアを含むヨーロッパ全土を席巻した。これに先き立って一三一五年から一七年にかけてヨーロッパは史上もっとも大きな飢饉の一つに見舞われ、その疲弊からようやく回復したところにこの疫病が到来した。

この黒死病の流行による死者は推定二千五百万と言われ、ヨーロッパ(9・8)はその人口の三分の一ないし四分の一を失った。個別にみるとたとえばフィレンツェでは六万人が斃れたし、マルセイユはその人口の実に五分の四を失ったという。人影のまったく絶えた村や部落はヨーロッパ全土で二十万に達した(9・9)と推定されている。

この空前絶後の大流行——しかも当時英仏間には百年戦争が続いていた——がもたらした社会的経済的の深刻な影響については一般史に譲ろう。ヨーロッパの中世はここに終り、その廃墟の上に近世はスタートした。その後も十七世紀ごろまで大小のペスト流行がたびたびくり返される。しかしそれはいまわれわれの話題ではない。

この黒死病の大流行は大衆のパニックをひきおこして、「鞭打ち兄弟団」(Brüder der Geissler, Flagellanten, Kreutzträger)[9・10]やスキャンダラスなユダヤ人迫害[9・11]のような常軌を大きく逸脱した群衆心理を醸し出したゆえんも理解しがたいことではない。

医者たちのうけとめ方が概してそれなりにまっとうであったことに注意しよう。この疫病の跳梁の間に彼らははなはだ多くのことを学んだようにみえる。今世紀はじめ、ズートホフらの努力によってヨーロッパ各地から発見された数百に上る「ペスト文書(トラクタート)」の多くは、大衆に対する言うならば公衆衛生学的な指示を与える、必要がうんだパンフレットの類だが、そのほかにもいろいろな記述――中で当時ローマ法王クレメンス六世の侍医としてアヴィニョンにいた前記ギイ・ド・ショーリアクのそれが有名である――もあってその間の消息が何ほどかうかがわれる[9・12]。それは古代の終焉に拍車をかけた六世紀のユスティニアヌスのペスト流行に際してすべての医学文献が奇妙な沈黙を守りつづけていたのと鮮やかな対照をなしている。

この黒死病に面した人々の間では接触伝染(contagion; tangere, to touch より)の説がほぼ確立していた。この悪疫の流行を、呪術的な悪霊のたぐい、ないし倫理宗教的な神罰に帰する見方や、さまざまの超自然的な説明が斥けられていた――みずからの篤信のゆえに、あるいは教会の顔色をうかがって神罰説を口にする人も現実にはおおむね伝染説に基づいて行動した――ばかりでなく、すぐ続けて説明されるように古典的なミアスマ説が修正されて、この病気が一斉に人々を襲うものでなく人から人にうつることによって拡がるものであるという見解がほぼ一般の採用するところとなった。

古来のミアスマ説対コンタギオン説については後にあらためて述べる折があるはずだし、その詳細はこれを伝染病学史あるいは細菌学史の専書[9・13]に譲らなければならないが、ここで必要な範囲で手短かに説明しておこう。

ペストや天然痘などに代表される流行病(エピデミック)[9・14]が人から人にうつることによって発生するという今日のわれわれの常識になっている考え方は、意外なことに医学史の上では永く少数意見に属していたことを人は記憶する必要がある。この問題についてある程度正しい認識をごく早くからもっていたのはユダヤ人たちであったが、いささか不思議なことには、ギリシャ、ローマの医学者たちの間では伝染の考え方がほとんど採用されることなしに、いわゆるミアスマ説が圧倒的に優勢であった。

急性の熱病の形で多数の人々が一斉にかかりそして死んで行くような病気については、そこに一つの共通な原因を考えざるをえない。超自然的の考え方をすでに棄却している彼らは、そこで万人の呼吸する空気に着眼し、ミアスマ(μίασμα, miasm, よごれ、というほどの意)によって汚染された空気をその原因に擬する[9・15]。そのミアスマは多く局地的ないし局所的に有機物、とくに埋葬されない人や動物の屍体、の腐敗(ピュトリファクション)や頽化(ディケー)、沼沢、溜り水、等から発生するものと考えられた。暑気や異常な気候――ヒポクラテスの言う「気象条件(カタスタシス)」――がそれを促進する。それはいまわれわれのもっている知識をバックにして考えれば、その起源、同一性(アイデンティティー)などあいまいな点を残してはいるが、伝染説にまつわるさまざまの困難を回避した一つの理づめの考え方であったとも言えよう。ミアスマ説の論者たちは、そうした万人に共通に臨む病因に接しながら一部の人々が発病を免れる事実を説明するために、個体に体質の差異の存することを指摘する用意をも忘れなかった。

これに対して、有名なアテナイの疫病のすぐれた記述を残したトゥキュディデスや遅れてはルクレティウスなどのように医者以外の著者たちの間にはむしろ伝染説(コンタギオン)をとる人が多かった。「学説」に溺れない医学圏外の人たちがかえって事実を曇らぬまなざしで見ていたのは皮肉と言えば皮肉なことであった。たしかにヒポクラテスの著作の中には接触伝染(コンタギオン)の可能性が考慮されたことがないとみるのが通説だし、ガレノスには眼病や肺癆等についてそれを認める記載が見当るにはしても、基本的に彼もミアスマ説の強い支持者であったことは確かである。その流れは当然予期されるようにそのまま中世に伝わった。

だが、中でかのイスラム圏の巨匠アル・ラージーのようなすぐれた臨床家は、レプラ、疥癬、結核症、ペスト等について伝染を考えていたし、西方でも眼病、疥癬、ジフテリア等からはじまってしだいにその眼で眺められるものがふえてきたから、黒死病という苛烈な事実の前に、十四、五世紀の医学者たちがこぞって伝染説を採用したのはかならずしも唐突ではなかったとみるのが正確だろう。

しかしながら、ここで注意しなければならないことは、この時期には誰もまだ近代的な(微)生物伝染(contagium *animatum*)の説、つまりみずからふえる生きもの、ないし粒子状の原因に想到していなかったという点である。多くの人々は、伝染の契機をもはや見のがすことはなかったとしても、腐った空気あるいは毒を含んだ空気が患者から人に伝わるといった風の考え方――後世人のよぶところの miasmatic contagious theory――を棄てきれないでいた。ミアスマかコンタギオンかといった明確な二者択一はまだ人々の念頭になかったようにみえる。

だが、そうした見解の首尾の整わないこと(インコンシステンシー)を今日のわれわれがあげつらうのは無用のことである。われわれは、人が「感染」――それは inficere(汚す)という動詞に出ている――の認識の上に立ってさまざまの合目的的な施策をとったことに注目し、評価しなければならない。患者の届出(ノーティフィケーション)制、[9・16]隔離所(ラザレット)の設定、ベッドや衣服などの焼却、商品、通貨等の「消毒」、港の閉鎖、検疫期間(クワランティーン)の制定、等、少なくとも原理的には今日でもほとんどそのまま通用する一連の防疫措置の端緒がここにあったとみることができる。ヴェネツィア港ではじめて三十日間の検疫停船期間が設けられたのは一三七四年、[9・17]マルセイユで四十日間――quarantine という言葉がここから出た――の期間が定められたのは一三八三年であった。もとより見当違いも抜け穴も多かったに相違ないそれらの手続きの実効を今日となって正確に評価するのはむずかしいが、いずれにしても黒死病というのっぴきならぬ事実の重みを人々がむだにしなかったことは賞讃されてよい。

人は新世界の発見がもたらした多くの新しい事実に眼を開かれたように、黒死病の襲来という予期せぬ事実によって医学を学び直す貴重な機縁を与えられたのであった。十四世紀の低ドイツ地方――それは文化的にはなお辺境であったはずである――のある医者が、われわれはペストについては古代およびイスラムの医学者たちよりはずっと多くのことを知っている、と述べたと伝えられるが、[9・18] それには充分の根拠があったわけで、みずから恃むところのあるその言葉は、医学の領域にヒポクラテス、ガレノスを超える可能性のあることがようやく人の意識に上るようになったことを例示するものとして、意味が深いと言ってよいだろう。

中世後期からルネッサンス期にかけてようやくその地歩を固めてきた流行病の伝染説は黒死病を中に挟んでレプラがその露払いを、梅毒が仕上げの役目をつとめたと言われる。

よく知られているように、梅毒の起源に関しては、西洋でも東洋でも議論がはなはだ多い。

古くからの通説によれば、それは一四九五年、シャルル八世のフランス軍がナポリを包囲した際、[9・19] その傭兵が土地の女性を介して守備側のイスパニア人からその病気を貰ってフランスに戻り、全ヨーロッパから数年後には中東、インドにまでその病気は伝播したが、溯ってそのイスパニアにはハイチで感染したコロンブス隊の船員が持ち帰ったものであったと言われる。[9・20] その話の信憑性はともかくとして、この病気が十五世紀の終りから十六世紀にかけてはじめてヨーロッパに激しく流行したことだけは確かなようである。

もっとも、この病気の新大陸由来説にはいろいろな異論がある。性病が古くから旧大陸に存在していたという強い証拠も提出されている[9・21]し、また古い骨の標本に梅毒性の病変を証明したと主張する学者もある。中世の僧医たちが、容易に想像されるように、性病患者に手を下さなかったこと、また、梅毒がかりに前からあったとしても、その発疹は皮膚病として下級の外科医に処置されて正規の医者の眼を逃れていたために記録に残らなかった可能性も考えられないことでない。今世紀に入って碩学ズートホフは多くの確実な文献史料に基づいて旧大陸説をきわめて有力なものとした。[9・22]

ところで、上に言った新大陸由来説はすでに十六世紀の前半には登場しているのだが、その説が広まったのには、[9・23] 特効薬として新たに登場した新大陸産のグァヤックを一手に輸入して巨利を博していた有名なアウグスブルクの豪商フッガー家の商策があずかって力があったとする見解もある。[9・24] その説の当否もさることながら、資本の力がわれわれの話題にも加わってきて、ようやく時代が近代に入りつつあることを思わせる。

史料を渉猟した西欧の医学史家たちでさえどちらにも軍配をあげない人の多いこの積年の論争にわたくしはここでこれ以上深入

りするつもりはない[9・25]。それはわれわれの話の大筋にはさしてかかわりのないことでもある。

いずれにしてもこのおそらくは新顔の病気——まだシフィリス(syphilis)の名はなく、普通フランス病(morbus gallicus)[9・26]とよばれ、フランス人はナポリ病(maladie napolitaine)あるいはgrande vérole、イスパニア人はポルトガル病とよんだ——は前にも言ったように十五、六世紀の境目ごろからヨーロッパ各地で猖獗をきわめる。レプラやペストがそうであったように、疫病は社会の下層に拡がりやすいのが通例だが、この病気にかぎっては身分の高下、貧富の区別はまったくみられず、王侯も、聖職者も、学者も詩人も次ぎつぎと発病した。今日のわれわれにはこれは足どりのもっとも容易につきとめられる病気の一つであると思われるにもかかわらず、はじめの二、三十年の間はそれが普通の流行病の一種として眺められていたことは、一つにはそれが淋病などと違って——念のために言えば梅毒と淋病とがはっきりと区別されたのはずっと後の話だが[9・27]——気がつくときには往々全身病の姿を呈しているという事情も手伝ってはいるだろうが、性に関する当時の社会の習慣がおよそどのようなものであったかを想像させる。もっとも往々言われるようにそれをルネッサンスの風俗と短絡させてよいかどうかは検討を要するだろう。やがて——およそ一五二〇年から三〇年のころ——それが性病にほかならないことが判明したあともなお、それが'galant'な病気[9・28]、恋の道を躓かせるやっかいな邪魔もの、といったぐらいに、いわばふざけた扱いを一般にうけていたことは、婚外交渉に対する人々の見方がことに近世勃興した中産階級のそれとはまったく違っていたという事情を忘れては正しく理解ができないだろう。

こうした状況の中で十六世紀最大の医学者の一人であるフラカストロが登場する。

ジロラモ・フラカストロ(Girolamo Fracastro あるいは Hieronymus Fracastorius, 1478–1553)はヴェロナに生まれ、十五、六世紀の変り目に有名なパドヴァの大学に医学を学んだ。ピエトロ・ダバノがパドヴァで教えたころからは二百年たっているが、その医学部はアヴェロエス主義者でもありすぐれた解剖学者でもあったアキリニ(Allessandro Achillini, 1463–1512)のようなすぐれた学者を擁して、内外にきこえが高かった。仲間の医学生の一人にはポーランドから来た若い日のコペルニクスもいた。

フラカストロは短い間パドヴァの大学で論理学を教え、またしばらくヴェロナではたらいたが、政治的な動乱を避けてやがて北イタリアの湖畔に居を定め、医業の傍ら詩文、音楽と科学(天文学、地質学等)上の思索に耽って優雅な生活を送る。彼は典型的なルネッサンスの人文主義者の一人であった。医者としての名声は高く、法王パウルス三世の知遇をえた。

とくに彼の関心を強くひいたのは有名な医学人文主義者のニッコロ・レオニチェノ[9・29]がその著書の中で「恋愛病」と名づけたあのフランス病であった。彼はその起源の物語、病気の諸相、治療法等を「シフィリスあるいはフランス病」(Syphilis sive morbus gallicus)(9・30)と題されたヘキサミターの長い詩にまとめ、一五三〇年にヴェロナで出版する。今日一般に用いられている病名シフィリス(syphilis)がここにはじまった。

正しいラテン語で書かれたこの梅毒論はフラカストロの文名をもっとも高めた著作であったし、後に発展した彼の思想の萌芽があれこれとその中に認められることも事実だが、いろいろあいまいな点も多く、内容的には十数年後の「コンタギオンとコンタギオン病、ならびにその治療について」(De contagionibus et contagiosis morbis et eorum curatione、一五四六年)(9・31)が遙かに注目すべき意味をもっている。それは医学史を通じて指折りに重要な文献の一つとなった。

この書物は三巻に分れ、第一巻は伝染(コンタギオ)一般について(De contagione)、第二巻は諸種の伝染病について(De contagiosis morbis)、第三巻はその治療について(De curatione contagiosorum morborum)述べている。いまその主部とみられる第一巻の要点をかいつまんで述べよう。

伝染(コンタギオ)とは一つの個体から他の個体へと移る感染(インフェクチオ)であると彼は説く。そこには同じ病気が再現されることを彼は指摘する。(9・32)この書物の正確な分析を試みている当代の微生物学者ウィンスローの言葉の近代臭を厭わなければ伝染における'reproducible specificity'をフラスカトロがすでに正確に言い当てていた、とみるのはまことに的確である。しかしそれは、類焼の場合と異なって、全体がいっときに燃えるのでなしに、身体の部分からはじまって全体に及ぶことを彼は炯眼にも指摘している(第一章)。

その伝染には直接接触によっておこるもの、物体――彼はfomes(ほくち、つけ木tinder)という今日でもfomites infectionという形の専門語として残っている言葉を案出した――を介するもの、遠距離にとんで伝わるものの三つの区別がある(第二章)。

彼は伝染病をブドウやリンゴのくされが接触によってうつるのと似た現象とみるのだが、甲の果実から出た湿ったそしてしばしば熱がそれに重なった粒子――彼は古典的な冷・熱、乾・湿の説になおつながっている――が乙の果実のくされの要素(プリンシノル)であり「種」(ジャーム)となるように、伝染病にも眼に見えない「種」(seminaria)がその要素となっているものと理解する。

フラカストロのseminariaをgerm(Keim)と訳してそれを微生物感染説の先きどりとみてよいかどうかについては当然近年でもいろいろの論議がある。彼自身はそれを生きているともいないともはっきりとは記していないが、それが増殖し(プロパゲート)(9・33)、しかもそれぞれ独自のものとみられていること、外界からの強い影響によってはそのはたらきを失うこと、伝染病と中毒の別がはっきりと考えられていること、等の記述をみて、今日われわれが微生物と名づける実体の諸性質がそこにはっきりとつかまえられていることを見誤ってはなるまい。

この第一巻にはなお、いろいろな伝染(コンタギオ)ないし伝染病の言うならば特異性(スペシフィシティー)について、それらの「種」の起源について、病原性について、腐敗と対比してみられた病気の諸相について、流行と天体の運行ないし気象等の関係について、その他いろいろの卓見が含まれているが、あまり一つところに長居も許されないので、ここではそれらの話を割愛しなければならない。

レーウェンフックが顕微鏡下に微生物を発見する百年も前に、フラカストロが伝染病の本質についてこうも正確な洞察を示していたことは驚嘆に値いする。[9・34] その後パストゥール、コッホの出現に至る三百年間、人々はこの先駆的な伝染病観からむしろ後退していたことは後にまたあらためて述べるように細菌学史の教えるところである。その「種(セミナリア)」は実証を伴わない思弁(スペキュレーション)と言えばたしかに思弁であった。だがそれは、われわれがすでにうんざりしているあの自然哲学的な思弁ではなしに臨床家として、また流行学者(エピデミオロジスト)として、時代の水準を抜く確かさをもって集めた諸事実を説明するための見事な仮説であった、とみてよいだろう。

諸種の伝染病の記述にあてられたその第二巻(冊)は、上とは別の見地から医学論上きわめて重要な、しかし往々見のがされている問題を含んでいる。

ここで多くの章に分けて記されている伝染病は、天然痘、麻疹、「流行熱」、(pestilent fever)、イギリス発汗病、[9・35] 発疹チフス、ペスト、肺癆、狂犬病、梅毒、象皮病、レプラ、疥癬、の多岐にわたっている。当然のことながら今日のわれわれがそれをみたとき、その記述には出来不出来もあって、たとえば彼の手なれた梅毒――ここでは前著に比べても格段の進況があってその性病性も明確に指摘されている――の記載のようにどこに出してもはずかしくないような部分もあれば、当然不充分な面の眼につくふしもある。だがいずれにしてもいま挙げられたような多数の病気が、彼自身の「種(セミナリア)」説を背景にして臨床的、流行学的に明確に区別され枠づけられていることに注目しなければならない。

われわれはさきにイスラムの巨匠ラージー(ラーゼス)が天然痘と麻疹とをはじめて区別したことを紹介したが、甲の病気を乙から区別するという手続きが医学的、ないし医学史にどのような重大な意味をもっているかについては、後に詳しく考究される折があるだろう。長い間濃い霧につつまれていた病気の世界の整理が、ここで伝染病という一群の病気の分野でその緒についたとみえることはたいそう興味のあることである。フラカストロがそのような見解に到達したのには、その由来についての論議は別として、梅毒という新顔の流行病の登場に負うところが多いものとみられる。

ところで、後に学ぶ十九世紀末の細菌学黄金時代の学者たちの、伝染病の病理発生論(パソジェネシス)に関する理解が概してはなはだ皮相であったのに比べて、フラカストロの見解がかなり具体的で、しかもおおむね正しい見当をもっていたことが注目されてよい。それは、この書物の第一巻で彼の詳しく論ずるところだが、いまわれわれがとりあげている第二巻の第三、四章「流行熱」(De pestilentibus febribus, De differentiis pestilentum febrium, & accidentibus earum) の論は、もとよりなお時代の制約を免れていないにしても、その科学的な筋に人を傾聴させるものをもっている。それに関連して彼が熱病の病理発生の問題を論じて、同時代の医学たちの言説はもとより、大ガレノスの液体病理学説に対してさえ、鄭重ではあるが決然とした批判をあえてしているのが注目される。ヴェサリウスがその「ファブリカ」の第二版でガレノスの権威に楯ついたのに先き立つこと九年である。

第三巻には諸種の伝染病の治療の問題が述べられている。その大綱において、彼は瀉血、峻下剤等の処置を避け、食餌療法等の穏やかな方針を重んずるヒポクラテス流に従っているが、伝染病の間に区別を立てるその病理学の筋に沿って、それぞれ特異的な治療の可能性が考慮されていることに注意しよう。梅毒については彼はグァヤックを推奨する。

伝染病は、その実害のきわめて大きいことは言うまでもないが、一面、それなしにはおこらない (sine qua non) の病因がはっきりしているという点で、科学的な病理学を打ち樹てる上にきわめて大きな意義をもったことは後にわれわれの詳しく学ぶところである。フラカストロは病因論の近代医学における確立に三百年以上先き立って、すでにその成果を先き取りしていた。

2 解剖学の再興とその意義

たいそう長い道筋をたどったわれわれの話もそろそろ序章で述べたヴェサリウスの時点に戻ろうとする。いま偉大なヴェサリウスの背景と他の諸領域とのかかわり合いについて、しばらく考えてみたい。

前に述べたように、ルネッサンスにおける人間の再発見、それと無縁でない自然への開眼――いわゆるルネッサンスの自然主義(ナチュラリズム)――を人体に関してまずまともにうけとめたのは、レオナルドを頂点とする芸術家たちであった。彼らの職人性が解剖学を先導した。

レオナルドに一世代遅れる医学者ヴェサリウスもまた疑いもなくルネッサンスの子であった。だが、これも前に一言したように、彼には美術家たちと違って先蹤がなかったわけではない。いま、解剖学史におけるヴェサリウスの位置をたしかめるために、少々時代を溯って医学者たちの足跡を眺めてみよう。

中世においては、教育の目的で主にブタの解剖が行われることはあったが、永く人体解剖は行われず――教会の禁制がきびしかったためという通説はかならずしも正確ではないらしい――にとどまったが、十三世紀の半ばごろから十四世紀にかけては、おそらく、今日の言葉で言えば法医解剖あるいは疫病の死因究明というような動機から人体の解剖があちこちで行われるようになった。[9・36]

その方面で早くから進歩的であったボローニャに十四世紀のはじめ序章にも記したモンディーノが登場する。彼は前に記した有名なスコラ医学者、タッデオ・アルデロッティの弟子であった。後まで広く用いられた彼の著書 Anothomia[*sic*](一三一六年)は独立の解剖学書――外科書の中で言及された局所的な解剖でないという意味で――で、プラクティカルな技術上の指導書でもあったが、その内容はかなり不正確なもので、しかもなお中世的、論証的な要素を多く残していた。[9・37] しかしモンディーノについて高く買うべき点は、何よりもまず彼が**みずから**手を下して解屍した点に存していたと言うべきだろう。

人体解剖はその後パドヴァ、モンペリエ、その他各地の医学校の教育にしだいに広く行われるようになった。モンペリエにそれを伝えたのはさきに述べたフランスの大外科医ギイ・ド・ショーリアックで、モンディーノの孫弟子に当っている。

しかし、モンディーノがせっかく示した手本はその後一般には守られず、序章でも記されたように、実際の解屍は理髪医に行わせて、「学者」は高い壇上からそれを監督(シューパーヴァイズ)しながら典籍を講述し、学生たちはそれを参観する、といった悪い習慣が定式化してしまった[9・38]のはたいそう残念なことであった。

もっとも、人体解剖がはじまってからヴェサリウス出現に至る二百余年間をガレノス主義の呪縛から一歩も出なかった暗黒時代と一概にみてよいかどうかは別の話である。それについていま考える前に、解剖学の再出発の道を滑らかにした二、三の副次的な現象について記しておかなければならない。いずれもそれは前章のルネッサンスの話題とかかわっている。

人文主義の一環として、前にも言ったように医学上の古典がいろいろ発見された中で、われわれの当面の話題に関係の深いのは一四七八年にフィレンツェでみつかった前記ケルススの「医学について」(De medicina)であった。その格調高いラテン文がその後の医学文献一般に及ぼした影響もはなはだ大きかったが、それはまた、解剖学の用語を定着させる上に大きな役目を果した。たとえば今日広く用いられている次のような言葉がケルススに由来する[9・39]と言われる。**abdomen**(腹部)、**anus**(肛門)、**cartilago**(軟骨)、**humerus**(上腕骨)、**occiput**(後頭部)、**patella**(膝蓋骨)、**radius**(橈骨)、**scrotum**(陰嚢)、**tibia**(脛骨)、**tonsilla**(扁桃)、**uterus**(子宮)、**vertebra**(脊椎)。

また、当時の学者たちが熱心にとりあげたガレノスの正確なラテン語訳をつくる作業の間に新たに鋳造された多くの新しい言葉――前に述べたような事情でしばしば重訳の産物であったバルバロ・ラテン語のガレノスがどのような姿であったかは何ほどか想像できないでもない――が厳密な解剖用語の確立に貢献した。学術用語法(ターミノロジー)を正すことが、記述的の学問としての解剖学にきわめて大切な意味をもつ手続きであるのは言うまでもない。そうした意味で、人文主義的傾向をもつ語学に堪能(9・40)な解剖学者たち——おのずから彼らの多くは保守的なガレノス主義者であったにはしても——の努力は、とくにこの時期において高く評価されなければならないものであった。パドヴァのアレッサンドロ・ベネデッティ(後述)その他数多くの学者があるが、その一人にヴェサリウスのパリ時代の師で彼がその著書の註釈を出すまで一時傾倒したヨハネス・ギュンター(Johannes Guenther, 1487–1574)がある。かのセルヴェトウスもとその門に学んだ。

　解剖学とルネッサンス期にかかわるもう一つの話題に挿図のいちじるしい進歩がある。自然を見る眼が一変したことと印刷技術の進歩との反映が科学書の挿図の精度を画期的に高めたことは、前に触れたルネッサンス期の植物学書などでも顕著にみられるところだが、同じ現象がこの解剖学領域でも認められる。序章に述べたレオナルドの解剖図は別格としても、本文(テキスト)に照応する挿図を具えた最初の解剖学書とみられるベレンガリオ(Jacopo Berengario da Capri, ?–1550)の著作、前記のモンディーノにすぐれた図解をつけたドリアンデル(Johannes Dryander, 1500–1560)版、有名なシャルル・エティエンヌ(Charles Estienne, 1504–1564)の解剖書等、すぐれた出版があい次ぐ。その絶頂が前にも述べたヴェサリウスの「ファブリカ」のあの見事な図版であった。

　教育的な意味で挿図なしの解剖学書をわれわれは考えることができないが、一面、観察の所見を図にしてみる習慣は当然解剖学者の眼を養って、おのずからそれは解剖学研究の進歩の副木にもなるはずのものであった。

　序章のヴェサリウスをここであらためてわれわれのパースペクティヴの中に置いて眺めなおしてみよう。ヴェサリウスの前にあったものは前記の解剖示説に象徴される固陋なガレノス主義解剖学で、彼がその教条主義を一挙に打破したことによって人体解剖学の目鼻だちがはじめて整い、同時に近代医学の礎がすえられた、という常識的な理解は、誤ってはいないまでも正確だとは言いがたい。

　ガレノスを千古不磨の教典とする訓詁の学、ことに教権を背後にちらつかせた無謬正統性の押しつけ、そうしたものをもしガレノス主義とよぶならば、ヴェサリウスは明らかに反ガレノス主義のプロタゴニストであった。だが、もし大ガレノスの学風なり学的遺産なりを嗣ぐことがガレノス学派であるとするならば、序章でも一言したように、ヴェサリウスはむしろ嫡系のガレノス学徒の一人であったとみるべきだろう。彼の大著「ファブリカ」は、みずから人体解剖——たしかにそれはガレノスのもたない方法ではあったが——に労苦してえた所見によってガレノスを補完し訂正したものであったし、その生物観の根底(フィロソフィー)にはガレノスの目的論が横たわっていたことは序章でも記した通りである。たしかに彼はガレノスの解剖学がブタのそれであることを彼自身の人体解剖の所見と比較してしばしば強く指摘する。しかしその言葉に刺のあるのは彼の性格にもかかっていることで、彼が人体解剖を創始したのでないこととも考え合わせ、両者の間に本質的な差異があったとみるのはかならずしも当らないだろう。

そう考えれば、あれだけの仕事が突如出現したようにみえる不思議もなにほどか理解できるわけで、そこには、長い間中断されてはいたがヘロピロス、ガレノスによって昔しっかりと置かれた解剖学の基礎の上に、人体解剖が再開されてから後の学者たちの仕事——上に一言したカプリのベレンガリオや彼のパリ時代の師ギュンターがその目立った例である[9・41]——がその前提になっていることは疑いないように思われる。もとよりそこには序章で述べたように、不幸にも短期で打ち切ることを余儀なくされた彼の驚くべき精励と、それにもまして形態学者としての彼の天賦とが、それを境として医学史が二つに分けられるほどの偉大な業績を結晶させたことを誰も見損うことはないはずである。

だが一面、ヴェサリウスの精密な解剖学の成果を充分に活用しうるほど当時の医学も、外科学でさえも進んではいなかったこともまたどうしようもない事実であった。だから、それはすぐに役立つ実用のためであるよりは、それ自体のために('for its own sake')追求された正確な知識、言うならば「純科学」(pure science)とみるべきものであった。われわれはここに近代の足音をはっきりときくことができるだろう。

解剖学についてもう少々話を続けよう。

ヴェサリウスとほぼ同時代に、耳管(auditory tube または Eustachian tube)でよく知られているエウスタキオ(Bartolomeo Eustachio, 1520–1574)が出た。彼は、伝統的にすぐれた医学者を輩出した北部イタリアの諸大学からは遠いローマで活動した大解剖学者で、不幸その著書が歿後およそ二百五十年にもなる十八世紀のはじめまで出版されなかったため、真価が永く認められなかった憾みがあったが、その書物(Tabulae anatomicae, 一七一四年)の内容はきわめてすぐれ、ヴェサリウスを凌ぐふしさえ少なくない。上記耳管のほか、交感神経系の見事な図解、胸管の発見、その他彼のすぐれた業績は多い。史家シンガーの評価によれば[9・42]彼の著書がもしすべて生前に公表されていたらヴェサリウスと並んで解剖学の創始者の一人に数えられたろうという。

ヴェサリウスの弟子であったコロンボと小循環をめぐる問題については序章で述べたからここにはくり返さないが、コロンボの後をうけてパドヴァの解剖学の教授となったもう一人の弟子ファロピオ(Gabriello Fallopio, 1523–1562)は彼の名を冠した(輸)卵管(Fallopian tube)の発見者で、女性生殖器の解剖、鼓索神経(chorda tympani)の発見その他かずかずの業績があるほか、すぐれた教師として影響が大きく、すぐあとで述べるコイター、ファブリツィオらの逸材を育てた。

若くて死んだファロピオの弟子の一人にフランダースのグローニンゲンで生まれたコイター(Volcher Coiter, 1534–1574)がある。彼はボローニャでも学んだし、またローマでエウスタキオに、モンペリエですぐれた魚類学者でもあったロンドレ(Guillaume

Rondelet, 1509–1566)について解剖学を学んだ。しばらくボローニャで教えたことがある。コイターはそうしてえた広い素養を生かして、比較解剖学の創始者の一人となった。その方面における彼の業績は多いが、中でも骨格の比較解剖ははなはだ重要である。彼はまたニワトリの卵の発生にすぐれた記述を残したが、それはアリストテレスを別にすれば発生学(エンブリオロジー)の先頭をきったものであったとみられる。

これも有名なファブリツィオ(序章参照)がファロピオの後をついでパドヴァの解剖学の教授となった。名高いその解剖学講堂(シアター)が今日もなお残っている。ファブリツィオは、人体解剖学、比較解剖学、——当今免疫学の新しい展開と絡んであらためて強い脚光を浴びているニワトリのファブリキウス囊(Bursa Fabricii)も彼の発見であった——や発生学の領域に多くの業績を残した。発生学者としての彼はまだ顕微鏡をもたなかったから、ニワトリの発生の初期段階に関しては次の世代のマルピーギにまつところが多かったにしても、肉眼で扱える範囲についての観察と記述との水準ははなはだ高かったし、また、各種動物の胎児についての比較発生学的研究も見事であった。

ファブリツィオは、序章に述べたようにウィリアム・ハーヴィの師でもあった。De motu cordis(序章を見よ)に載った唯一の插図である静脈弁のそれは、ファブリツィオの原図を転載したものであった。ヒトの静脈のあちこちに弁のはめこまれていることを誰が発見したかについては諸説があるにしても[9・43]、ファブリツィオの記載が中でもすぐれたものであったことは確かである。

ファブリツィオはまた、呼吸、視覚その他生理学的問題にも深い関心をもっていた。心臓の役割を知らなかった彼の呼吸生理に関する見解は、部分的には——その機械学(メカニックス)の面で——すぐれていたにしても、見当違いの多かったのは余儀ないことでもあった。だが、前記のコイターが諸種の動物の生きた心臓の動きについて興味ある記述を試みていることなどと並べてそれを眺めれば、形態学者の研究がようやく目的論的見地を離れて生体のはたらきの探究を誘導する傾向の萌芽がそこに認められる。やがてそれはあのハーヴィの仕事につながった。

解剖学におけるパドヴァの大学の栄光はファブリツィオの後もしばらくは続くが、同時にそのパドヴァ系の解剖学は世紀の変り目ごろからアルプスを越えてスイス、オランダ、イギリス——フランスはモンペリエに独自の伝統があった——その他に拡がり、胸腺死やクレチン病の最初の正確な記載者として有名なバーゼルのフェリックス・プラター(Felix Plat(t)er, 1536–1614)、同じくバウヒン(Caspar Bauhin, 1560–1624)、ライデンのパウウ(Pieter Paauw, 1564–1617)、前記デンマークのバルトリンその他高名な解剖学者が各地に輩出する。

だが、純形態学としての解剖学の進歩は上にも一言したようにやがておのずから学者の関心を生体のはたらき、生理学の領域に向わせるようになってきた。パドヴァでファブリツィオに学んだハーヴィがあの De motu cordis を公けにしたのは一六二八年だが、それに先き立って後述の医物理学派の先駆者であるパドヴァの医学教授サントリオ(Santorio Santorio, Sanctorius, 1551–1636)は「医学静力学について」(De statica medicina, 一六一四年)を著わして代謝の定量的研究という近代的な実験医学の先駆的業績を公けにしているし、また序章で記したようにパヴィアのアセッリはイヌで乳糜管を発見して消化の生理に貢献している。チェザルピーノ、セルヴェトゥスらの小(肺)循環の問題に関してはここにはくり返さない。

それらの問題のいくつかについてはあらためて後に述べる折があるだろう。だがいずれにしても、この時期にわれわれの遭遇する学者たちの仕事が、冷・熱、乾・湿のかね合いでもなければ仮想のプネウマでもない語彙と方法とをもつ新しいタイプのそれにようやく変りはじめてきたことに人は気づくに相違ない。われわれの話はいつのまにか十七世紀に入っているのである。

解剖学的方法が病理学、すなわち病気の理法の理解にきわめて有力な手段を提供することは今日お互いの常識である。

だが、ルネッサンス期に人体解剖が再開されたときにも、その対象の多くは刑死なり変死なりの屍体であったという事情が、術者の注意を病気に向けるきっかけを乏しくしていたと想像されないこともない。事実当時の解剖学書に病変の記載がまったく欠けていたとは言わないが、その多くはいわば通りすがりに言及されたにとどまっていた。

今日言う病理解剖学の先駆者の一人となったのは、やや溯って十五世紀後半のアントニオ・ベニヴィエニ(Antonio Benivieni, 1443–1502)である。メヂチ家のロレンツォやマキアヴェリの時代にフィレンツェで開業していたこの外科にすぐれた医者の遺著「病気の隠れた不思議な原因について」(De abditis nonnullis ac mirandis morborum et sanationum causis, 一五〇七年)は、みずからは家族を説得してえた(9・44)、したがって生前の病歴のよくわかっていた二十体を含む百余例の病理解剖所見を記録したもので、もとよりそこには時代の制約はあるし、小冊子で記述もはなはだ不充分ではあるにしても、病理学の歴史に古典として残る重要な業績(9・45)であった。彼はなお液体病理説を信奉していたにはしても、「隠された」原因を諸器官に探し当てた彼の仕事は、後にモルガーニが明晰にした病気の「座」(seat)の観念を素朴な形でつかんでいたとみてよいだろう。彼がしばしば病理解剖学の祖とされるのには充分の理由がある。

なお、ベニヴィエニにほんの少し遅れて、人文主義的解剖学者の先達の一人でパドヴァの教授であった有名なアレッサンドロ・ベネデッティ(Alessandro Benedetti, 1460–1525)の著述に含まれている病理解剖学的記述——胆石、脳溢血等——をベニヴィエニのそれに並べて高く評価する人も少なくない。次の十六世紀に入ってはヴェサリウスも病理解剖を行ってそれに関する著書を公けにしようとして果さなかったと伝えられるが、ヴェサリウス以後では、前記のコイターやフェリックス・プラターがある。解剖学者による病変の記載は少なくないが、彼のそれは、例数と種類が多い上に、生前の症状と照合されて、病理学的配慮がそれなりにゆきとどいていたと言われる。彼はすぐれた臨床家で、病気の分類――後に詳しく説く疾病分類論(ノソロジー)――をはじめて試みた学者として知られ、また精神医学領域にも大きな足跡を残した。

　その仕事の性質上、かたちにあらわれる病変に日常接している外科医たちの間に、おのずから病理解剖に興味をもつ人が多かったとしても不思議はないだろう。ここではこの領域でも貢献の大きかった外科医の代表として、次節のアンブロワズ・パレと、ずっと後に記されるファブリ・フォン・ヒルデンの名だけを挙げておこう。

　こうした状況を反映して、剖検例の編纂の企てがあちこちにあったが、中でもっとも重要で後々までしばしば引用されるのは、ヨハン・シェンク(9・46)(Johann Schenck von Grafenberg, 1530–1598)のそれである。彼はテュービンゲンで学び、ストラスブルク、フライブルクではたらいた医者であったが、有名なそのフォリオ版九百ページの大著「医学観察集」(Obervationum medicarum rararum, novarum, admirabilium et monstrosarum, 一五八四年)は既往の多くの学者による所見の集成として、後述のテオフィル・ボネーの著書「墓地」にも比せられる貴重な文献として残っている。

3　外科の新風

手でする仕事が不当に低くみられ続けていた中世の精神的風土のいわば鬼子のような形で、サレルノにはじまった外科術がやがてボローニャからフランスへと移って行って、十三、四世紀という医学史の停滞期にもそれなりに進展のあったことはわれわれの前にみたところである。傷や骨折や腫瘍、さてはヘルニア、膀胱結石症、といったような手にとってみられる事象に日常対面し、適切な具体的処置を要請される外科医たちは、スコラ的思弁に煩わされるひまもきっかけもなかっただけに、その仕事の世間的な格づけとは別に、実質的に今日のわれわれの理解での――つまり'surgery'を当然'medicine'にインテグレートした意味での――医学に大きく貢献した。前に述べたサリチェトのギリエルモやギイ・ド・ショーリアクがその代表的な学者であった。

　前に述べた解剖学者たちの多くはすぐれた外科医でもあったし、ほかにも名を残した外科医が出なかったわけではないにしても、十五世紀ごろの外科学はその前の世紀に比べてどうしたわけか一般に低調で、本書の精度に合せて言うならばとくに語るべき話題もないように思われる。

十六世紀になると、フランスの理髪外科医の間から二人の傑出した外科医が出る。ピエール・フランコとアンブロワズ・パレがそれである。いままず後者について述べよう。

外科学の近代史のはじめを飾るアンブロワズ・パレ(Ambroise Paré, 1517–1590)は一五一七年ブルターニュの田舎で生まれた。[9・47]一五三二年パリに出て理髪外科医の徒弟としての訓練をうけたが、幸いに有名なパリのオテル・ディユ(Hôtel Dieu)[9・48]に住みこむことを許されて三、四年間そこで外科を修業し、やがて理髪外科医のマスター[9・49]の資格をえた。

つとに頭角をあらわした彼は、一五三六年フランソワ一世とドイツ皇帝カルル五世との戦にモントジャン将軍の外科医に抜擢されて従軍し、はじめて戦傷患者に接した。彼はラテン語を解さなかったから文字による学問に乏しかったが、ギイ・ド・ショーリアク――その後すでに二百年ぢかくたっているが――以来のフランス外科学のよい伝統と、彼自身の開けた眼がそれをよく補った。

火薬の発明に伴って銃器がはじめて戦闘に用いられたのは十四世紀の半ばごろだが、おのずからそこに銃創というかつて人の知らなかった戦陣外科の大問題が新たにうまれた。しかも当時の銃弾は二十ミリ以上にも及ぶ大きな口径をもっていたから、当然その創傷は大きく複雑で、しかも挫傷が招きやすい感染を伴うのがつねであった。したがって、それが「火薬の毒」をうけた傷と了解されたのも無理のないふしがあった。(銃創の話に触れて言えば、種子島にポルトガル人がはじめて渡来したのはその二年前一五四三年であった。)

銃創中毒説の主唱者は十五、六世紀の変り目のイタリアの外科医ジョヴァンニ・デ・ヴィゴ(Giovanni de Vigo, 1460–1519)であったが、彼は、焼鉄(烙鉄)で傷を焼灼するか、または煮え立つ油で局所を充分洗滌してその毒を消すことを勧めた。法王ユリウス二世の侍医であったこの外科医の著書「外科実地」(Practica in arte chirurgica copiosa, 一五一四年)はギイ・ド・ショーリアク以来はじめてのまとまった外科書であったが、各国語に訳されて大きな影響力をもった。そのフランス語訳は一五二五年に出て、フランス軍の外科医たちもこぞってそのむごい処置を採用したから、耳をつんざくような患者たちのうめき声は野戦病院を阿鼻地獄にした。

手持ちの油がきれたという偶然の事情も手伝って、パレはある日、彼自身もこれまで人に倣って行っていた煮えた油を傷口に注入する代りに、卵黄とバラ精油とテレビン油とでつくった膏薬で患者の手当てを行った。彼自身の述懐によれば、その試みの成り行きを案じて眠られぬ一夜を明かした彼は、翌早朝見舞った患者たちが、炎症も腫脹もなく、傷の痛みも軽く経過し、常用の処置が例外なしに発熱、激痛、激しい炎症をひきおこしたのとは比べものにならない良い結果をもたらしたのをみて、もはや二度とあの哀れな戦傷者たちを惨酷な処置で苦しめまいと決心したのであった。

一五四二年再び従軍した彼はさらに戦傷外科についての経験を

深めたが、若いパレの仕事を高く評価したパリ大学の有名な解剖学教授ジャック・デュボア(シルヴィウス)——序章で記したように彼はヴェサリウスのパリ時代の師でもあり後年の激しい論敵でもあった——の勧奨に従って、それらの収穫をまとめたのが彼のもっとも有名な著書として今日も読まれている(9・50)「銃創の処置法について」(La methode de traicter les playes faictes par les harquebutes et aultrees bastons à feu: et de celles qui sont faictes par fleches, dardz et semblables: aussi des combustions specialement faictes par la pouldre à canon, 一五四五年)〔原綴のまま〕であった。

その後平和の続いた数年間彼は解剖学の研鑽に大きな力を注いだ。外科術の基礎としての解剖学の重要性は彼の明晰に認識したところであった。彼が知遇をえた前記シルヴィウスの剖検助手をつとめたこともあったらしい。前記コレージュ・ド・サン・コームに加入してからはみずから人体解剖の便宜ももった。彼が屍体の左側を解剖してその構造——筋肉、血管等——を究め、対比のため、右側を残して外科手術の参考に資したことはたいそう有名な話である。後にはまた野戦の間にもしばしば解屍した。後年の彼はヴェサリウスの業績をよく知っていて、それを高く評価している。(9・51)

銃創の処置に続く彼のきわめて大きな貢献は四肢切断術(アンピュテーション)の術式の画期的な改良であった。それは一五六四年出版された「外科学十篇」(Dix livres de chirurgie)に詳しく記述されている。広く行われていた焼灼法による止血(9・52)に代えて彼が血管結紮法——それはかならずしも彼の独創でなくアレキサンドリア医学以来知る人は知っていた技術であったには相違ないのだが——を採用したことがその大きな成功を導いた。頭部および胸部の外傷に対する処置でも彼の寄与ははなはだ大きかった。そのほかにもさまざますぐれた業績がその数多い著述の中に残されている。(9・53)

アンブロワズ・パレはとらわれない、そして正しい自然観察と天才的な外科医の術とをもって外科学を一新したと言われる。彼は中世以来スタンダードの実地医書であったガレノスの「治療の方法」(Methodus medendi)をよく知ってはいたが、伝統と権威あるいは弁証よりも経験を重んじ、事実の教えるところに学ぼうとした。

幸か不幸か「正規の医学」の課程をふまなかった彼には、たとえばヴェサリウスや後述のパラケルススなどのように伝統の医学理論の重圧がのしかかることが少なかったようにみえる。それはまた、本節のはじめに述べたように、外科学なるものの本来の性格に基づくことでもあったろう。経験を深く重んじた彼は、古代以来の知識をこえた広い未開拓の領域が人々の前に残されていることをはっきりと予感していた。その意味で彼は無意識のうちに近代人であったとも言えよう。いつも目の前にちらついているガレノスやアヴィセンナの強迫と対決するといった身構えは素朴な彼にはどちらかと言えば縁遠いものであったが、しかし場合によってアルブカッシス、アェギナのパウロス、ケルスス、さらにはヒポクラテスさえも批判することを彼が辞さなかったのも事実である。彼はまた解毒薬としてのミイラや伝説的な一角獣を強く排撃した。

　外科医としてのパレの名声はきわめて高かった。前記のようにラテン語を解さず、つまり「文盲の」理髪外科医(barber-surgeon)というその低い学歴にもかかわらず、彼は一五五五年、特例をもって前に述べたコレージュ・ド・サン・コームに入会を許される。もちろんそこにはいろいろの無理があったし、医者の側、とくにパリの大学医学部との間にその後も永く陰に陽に軋轢がなかったわけではない。しかしここではその種の問題に深入りしまい。[9・54]

　モントジャン将軍に愛された彼はやがてアンリ二世の侍医としてその深い信任をえたが、その後もフランソワ二世その他代々の国王の主任外科医として重用され——新教徒(ユグノー)であった彼が一五七二年の聖バルトロメオの大虐殺から免れたのはシャルル九世の特命であった[9・55]——小波瀾はあったにしてもいわゆる功なり名とげて一五九〇年、七十余歳で世を去った。

　理髪師の徒弟から身を起して栄達を極めたこの歴史的な大外科医は、篤信の、気高い、真率な人物であった。多産な著述家——生前にフォリオ版千ページに余る全集が出版されて版を重ねている——でもあったこの勤勉な学者は、また患者に対して深い情を注いだ医師であった。しばしば引用される彼の次の言葉は勁く、深く、そして美しい。

《Je le pansay, Dieu le guarit.》[9・56](わたしが彼に包帯したが神が彼を癒したもうた。)

　前に一言した、同じく理髪外科医出のピエール・フランコ(Pierre Franco, 1505–1570)はローザンヌ、ベルン、故郷のオランジュ等ではたらいたが、ヘルニアの根治手術、膀胱截石術、とくにまた高位切開術の発明、兎唇、口蓋破裂の形成外科、白内障手術等に卓抜の技能をもち、名声が高くあがった。パレとはその得意とする領域を互いに異にしたが、彼をパレに比肩する大外科医と評価する人も少なくない。

　なおそのころには、形成外科とくに造鼻術できこえたボローニャのガスパレ・タリアコッツィ(Gaspare Tagliacozzi, 1546–1599)、チューリッヒのフェリックス・ウィルツ(Felix Wirtz, 1518–1574)らがある。外科医としてもきこえたパラケルススについては次節であらためて述べられるだろう。

第10章　十六世紀における近代医学の胎動（下）

1 反アラビア・ガレノス主義

ルネッサンス後期におけるもっとも有名な医者であったパラケルススとその時代について考えてみたい。ゲーテのファウストの成立の背景の一つにもなっていると言われるこの振幅の大きい人物には、[10・1] 古来激しい毀誉褒貶がたえないし、その破格で難解な学説は、それをどう評価するにしても、前章で述べた同時代のヴェサリウス、パレ、フラカストロなどとは趣きを異にして、そのまま今日に引き継がれるものに欠けているようにみえるのもまた否みがたいところである。にもかかわらずわたくしがここに彼を大きくとりあげるゆえんは、いま中世から近世に移ろうとしている本書の結び目にあって、彼の英雄的(ヒロイック)な存在がいろいろな意味で医学史と医学論の本質に深く触れるものを多く含んでいると考えるからである。

そのパラケルススの思想を問うためには、伝説的な部分も多い彼の一生を顧みる必要がある。

テオフラストゥス・フォン・ホーエンハイム(Theophrastus von Hohenheim, 1493–1541)[10・2]——その姓ホーエンハイムをラテン化してパラケルスス(Paracelsus)[10・3] という別名で広く知られた——は一四九三年スイス北部の片田舎、アインズィーデルンで医師の子として生まれた。父のヴィルヘルムは北イタリアのフェララの大学で学んだ医者で、植物学[10・4] および錬金術(化学)の素養が深く、それがその子に大きく影響したことはほぼまちがいがない。パラケルススが少年時代にうけた教育の詳細は不明だが、僧職の、しかも秘教的な傾向をもった教師たちについて学んだことが知られている。

早くから家を出て、ドイツ——とくにヴィーン——フランス、イスパニア、イタリア等、諸国の大学を渡り歩いたが、ついにかつて父の学んだフェララで医学の正規の課程をとることになった。後に彼はむしろ外科医として知られたし、著述も講義も異例にも俗語(ヴァナキュラー)、つまりドイツ語で行って人々の顰蹙を買ったが、彼が当時の正統医学の要目(シラブス)に通じていたことはほぼまちがいがない。

ルネッサンス風に建てかえられたこの新味ある活気にとんだ町の大学は、パドヴァのアリストテレス主義に対して、フィレンツェを中心にルネッサンス期哲学の主流となったネオプラトニズムの風が濃く、その思想は若いパラケルススに深い影響を与えたものとみられる。フェララの医学部にはニコロ・レオニチェノ[10・5] やそれを継いだジョヴァンニ・マナルディ(Giovanni Manardi, 1462–1536)のような学者がいて、その空気はかならずしも保守的ではなかったとみられるのだが、もとよりそれは典籍医学の範疇にとどまっていて、醒めた心をもつパラケルススの失望は深かった。

彼がフェララで学業を了えてドクトールの称号をえたかどうか

は明らかでない。およそ月並調(コンヴェンション)から遠い彼がそれに背を向けたとも考えられるし、またたまたま戦乱がスイス生まれの彼にイタリアでの修学を続けることを許さなかったという説もある。

いずれにしても一五一七年フェララを離れた彼の十年に近い大遍歴行がそこにはじまる。それはイスパニア、イギリス、スカンディナヴィア、ロシア、等ヨーロッパの各地からトルコ、中東にまで及んだと称するが、その詳細は明らかでない。後年彼自身の記すところによれば(10・6)、見せかけだけで空疎な医学とまったく無能な医者たち――「彼らは病人を損い、殺し、多くの患者を不治として見棄てるだけで虫歯一つ満足になおせないではないか」と彼は憤激する――とに深く失望した彼は、真の医学の所在を求めて、いたるところで医者、理髪外科医、浴湯師(10・7)、錬金術師、等の門を叩き、またあらゆる形の民間伝承を採集しようと故老からお祓い師の言葉にまで耳を傾ける。若い医学の求道者の姿がそこにある。何度も挫折しようとした彼を支えたのは「健かなる者は医者を要せず、ただ病める者これを要す」(マタイ伝九・一二)というイエスの言葉であった。この彼の自伝的な述懐には激情と高邁な志操とが競い合って内的な緊張度が高い。

長い彷徨の後、彼はみずから嚮うべき方角を見出して一五二四年いったんザルツブルクに旅嚢を解く。彼が温泉療法に関心をもちだしたのはそのころであった。再洗礼派(アナバプティスト)(10・8)の貧者たちの同伴者となったパラケルスス――彼は終始カトリック教会に属したが、にもかかわらずこの後も改革派の人たちと近しい関係をもち続けた――は騒乱にまきこまれて逮捕されるが、まもなく釈放され、一五二六年にはストラスブルクにおちついた。

そのころ三十歳を少々過ぎた彼は外科医として高い評判をもち、その大学で教鞭をとる希望をもったが、博士ホックなる外科の教授に彼の解剖学の知識の乏しさ――後に述べるように彼の解剖学軽視は実はその医学観の本質にかかわっていたのだが――を衝かれ、不面目のうちにその町を去らねばならなかった。しかし彼はまもなくバーゼルに移ってその生涯のクライマックスを迎える。当時バーゼルにいた大人文主義者エラスムスは彼の患者の一人となった(10・9)。

当時バーゼルの町には改革派とカトリック教会と大学との三者をめぐってこみいった係争があった。パラケルススは、その地で当時大きな実権をもっていた改革派の有力者オェコランパディウスによって市医兼大学教授に推薦される。彼の資格問題、前記ホックとの論争などが表面上の理由となって抵抗ははなはだ強かったが、結局変則的な形で大学で学生を教えることになる。

「ドクトール・テオフラストゥス・ボンバスト・フォン・ホーエンハイム、医学生諸君に挨拶を送る。」にはじまるそのドイツ文の掲示は、一五二七年六月五日の日付をもっているが、開講に当って彼の教育方針を簡潔に示したものであった。その文書で彼はまず医学の高貴な任務について記した後、その学習がアヴィセンナ、ガレノス、ヒポクラテスなど古人の規範に小心翼々と追随することによってでなく、自然について学び、経験を重んずることによって果さるべきことを強調する。これからはじまろうとする彼の講座は古来の学説から自由に、事実とそれに基づく論理とにたよる医学の革新をめざしている。

われわれにはまったく正論ときこえるその公開の文章は不可侵の典籍を誹謗する造反のマニフェストとして教授団の憤激を買った。さらにそれに油を注いだのは同じ月の二十四日、学生の祝祭日である聖ヨハネ祭のかがり火(ボンファイヤー)の中に、彼がアヴィセンナの「カノン」——その書物が何であったかには異説も多い——を投げ入れて伝統医学との訣別を宣言した、という有名な事件であった。

いささか稚気をおびたその行動をどううけとるかは別にしても、彼の正しとする医学観なり医学教育なりが、当時の大学という体制(エスタブリッシメント)の中で容易に存在の許されぬものであったことは察するにかたくない。おのずから大学当局との間に摩擦は絶えなかった。

圭角の多い彼はバーゼル市の薬種商の監督の権限に関する件で、もともとは彼の支持者側であった市参事会とも衝突する。そのほかさまざまの紛争が重なったところに、彼をバーゼルに招いた出版業者フローベンの死によって有力な味方を失い、一五二八年のはじめ、逐われるようにしてバーゼルを立ち去る。だがその約十ヵ月の間に彼の医学思想がほぼまとまったことは、やがて続々とうまれるその著書の示すところである。

わたくしは本書でパラケルススのその後の経歴を詳しくは記さない。ドイツ、スイス、オーストリア、ボヘミア等の各地をへめぐる十数年間の放浪生活の内容は、彼独特の流儀によるあくことなき医学の探求と、貧しい患者の友としての勤勉な診療生活と、宗教的な社会思想家としての活潑な活動と、そしてどこでも判で押したような衝突と転住のくり返しであった。彼の強い主我癖(エゴティズム)、粗暴な行動となってあらわれた正義感と反権力的性向、狷介な一面傷つきやすい(タッチー)その性格、そうしたさまざまな要素が縒り合わさって彼の異常な行程となったが、その放浪の間に後世に残る多産な著作活動が織りこまれる。晩年はむしろ宗教的活動に力を注いだが、一五四一年九月、ザルツブルクで彼は貧窮のうちにその波瀾にとんだ一生を終えた。古諺 Alterius non sit qui suus esse potest(「自己を保ちうる者は他人のものとなるなかれ」)をモットーとした彼は、その言葉の重みにたえて終始独立不羈の生涯を送ったのであった。

前記の聖ヨハネ祭事件に象徴されるパラケルススの反アラビア・ガレノス主義が、講壇の学術論争としてでなしに医療の現場から出たものであることに注意しよう。

医学史を読んでわれわれがいつも不審にたえないのは、あの図式(シェマーティッシュ)的な液体病理学説——その頽廃した形が患者を見ずに(!)病状の報告と視尿術(ウロスコピー)で診断し処方するあの長袖のお医者様(メディクス)たちの言動であった——とその上に立った対抗療法(コントラリア・コントラリイス)なり「吸血鬼」療法(Aderlassvampirismus, 後を見よ)なりその他さまざまの無意味なコンヴェンションが厚顔にも積年続いて、ほとんどとがめられることがなかったという奇怪な事実である。だからたとえばペトラルカ、エラスムス、後のモリエールと言ったような局外者の非難や揶揄としてでなく、このパラケルススのような医学陣営の内部から、医者は病人をなおしていないではないか、という自己批判――みずから恃むところのあった彼の場合にはむしろ告発と言うべきだろう――の声をきいて、われわれにはむしろホッとした思いさえある。

このようにして、パラケルススがアヴィセンナやガレノスに楯ついたのは、学説上の疑義であるより前に、医者たちの無力という事実に基づいていた。それはわれわれがここまでほとんどきいたことのない現場からの誠実な声であった。だからこそ医学は革新されなければならない、と彼は考える。

同時に、そうした無能が医業の腐敗と結びついていたことが廉直なパラケルススの激語をもういっそう誘ったのであった。喧嘩早く、飲んだくれの法螺吹き、という往々彼に向けられた非難(10・10)に何ほどか当るふしがあったとしても、彼自身の身辺がきわめて清潔であったことは人のほぼ一致して認めるところである。彼は単に貧しい農民や鉱夫の患者たちの味方であったというだけでなしに、当時のきわめて乱脈だった患者と医師の関係を正しい姿にすることに深い関心を終生よせつづけた。いま十六世紀の半ば、医学にはすべての意味で再出発が要請されていた。もちろん、人は医学二千年の歴史を無意味であったなどと軽々しく言ってはなるまい。大ヒポクラテス――さすがのパラケルススもそれだけは充分に尊重して「箴言集(アフォリズム)」は彼の講義のテキストの一つでもあった――については言うまでもないし、そのヒポクラテスが不幸にして往々医者たちの隠れ蓑になったきらいがないではないにしても、その真の精神を嗣いだすぐれた医者が絶えたわけではない。また、そのヒポクラテスの学問の欠けたところを補って、アレキサンドリアの巨匠たちやガレノスによって正しく育くまれたかずかずの実質的な医学上の遺産も、これを無視してはもったいない。しかしそれは畢竟、医学史の中に断続する筋の話であって、現状の認識としては、むしろ見かけ上壮大で手のこんだ医学の殿堂とその司祭たちとが、病人をなおす上に無力で虚妄にみちているという同時代(コンテンポラリー)のパラケルススの判断を遥かに正確とすべきだったろう。さまざまな人間的の欠点にもかかわらず、そしてまた挑発的でしばしば独断的でもあったその学説に対していかさま医者(ワック)、妖術師(ソーサラー)、医学界のルッター――皮肉にも彼の宗教的・社会的見解はルッターのそれとはおおむねあい容れないものがあったのだが――その他さまざまの悪罵がはね返ってきたにもかかわらず、真実を愛し、いつも病人の側に立つ医者であったパラケルススの曇りない眼がよくそれを見抜いたのであった。

巨匠の列伝が学問の歴史をつくるものでないことはいつも心しなければならないことの一つだが、この場合もまた例外ではない。部分的にもせよ「正統の」医学、つまりアラビア・ガレノス主義(Arabo-Galenism)に対する批判の火の手は実はほぼ時を同じうしてあちこちにあがりはじめていた。

言うまでもなくルネッサンス人文主義者たち——パラケルススの心術からは遠いところにあったとみられるが——の強い反スコラ意識はおのずから医学者たちにも反映して、反アラビズムの形をとると同時に、医学の畑でも古典の新たな吟味があちこちではじまった。さきにも言った医学人文学者たちの歩みがそれを示している。いまその話には深く立ち入らない。

不調の体液を排除するという意味での瀉血(Aderlass, venesection)は、峻下剤の投与、灌腸などと並んでガレノスの治療体系の中で重要な意味をもっていたが、中世にはそれはますます重くみられるようになり、諸病の治療にはもちろんのこと、衛生(!)の目的で「瀉血カレンダー」に従って定期的に——しばしば占星術と絡んでその時期が設定される——行われるようにさえなった。一回に一〇〇ccからときに一リットル(!)にも及ぶ血液が放出された。しばしば「吸血鬼」療法(Vampirism)と評されるゆえんである。

ところで、スコラ医学者たちは、いわゆる‘revulsio’の方式をかたく保った。それは、患部の反対側のなるべく遠い部位に静脈切開(venesection)を行うもので、独特の理論に基づいたアラビア医学の伝統によるものであった。蛇足ながら一言すれば、静脈切開の部位にこだわるのは腑に落ちないと思う人には、それが十七世紀のハーヴィによって血液の循環がはじめて明らかにされるより前の話であることを注意しておこう。その伝統に大きな波紋を投じたのはピエル・ブリッソー(Pierre Brissot, 1478–1522)であった。彼は肺炎(pleuro-pneumonia)[10・11]の瀉血に際し、上記の‘revulsio’を斥けて、同側の近接部位にそれを実施する‘derivatio’——それはギリシャ医学の方法であった——の採用を強調した。その説によって彼はスコラ医学の殿堂であるパリの大学を放逐されてリスボンに客死したばかりでなく、彼の死後もその学説をめぐって激しい論争が続き、皇帝カルル五世や法王クレメンス七世までその渦中に入る、といったような今日のわれわれには理解に絶する事態まで生じた。

それはしかし、われわれからみれば同一陣営内における派閥の争いにすぎなかったわけだが、そのころになると、瀉血万能の風潮にもようやく反省がはじまって、ヒポクラテス流の待期(エクスペクタント)療法に戻ろうとする学者があちこちに出た。後述のフェルネルの弟子であったギヨーム・ド・バイユウ(Guillaume de Baillou, 1538–1616)[10・12]、ヨハネス・ランゲ(Johannes Lange, 1485–1565)、前記のチェザルピーノらがそうした「流血嫌い」(Hämatophoben)の代表である。もっともその反面、ボタロ(Leonard Botallo, 1530–?)に代表される「吸血鬼」療法がけっしてあとを絶たなかったことも見のがしてはならないだろう。(先き廻りして言えば、瀉血が決定的に斥けられたのは十九世紀に入ってからの話である。)

病気の診断や予後の判定に重用された視尿術(ウロスコピー)[10・13]および検脈法はアラビアに入って異様な理論で練り上げられたが、これに対する深刻な疑惑の声もあちこちで強くあがるようになってきた。それをさらに一歩進めて、ガレノスの脈拍論を公然と批判する学者まで

現われるようになった。(10・14)

医学教育の面でも、患者をよそに古典の釈義講述に明け暮れする旧弊な形式を離れて、今日言う臨床講義の端緒を開いたパドヴァのダ・モンテ(Giovanni Battista da Monte, 1498–1551)のような学者も出る。

保守主義の抵抗はなおはなはだ強かったし、ガレノス主義は、往々早合点されているところと異なり、なお安泰で、十八世紀ごろまでもアカデミーの中にその命脈を保つのだが、いまわれわれの話の時点で、すでにその伝統を重圧として感じ、叛旗をかかげようとする人々がようやくその数をましてきたのが見のがせない。

2　医学における化学的思考の胎動

パラケルススなる独自性のきわめて強い、しかもはなはだ難解な学者の思想と業績の話をなるべく簡単にするために、彼の医学上の仕事の重要な一面を、無理を覚悟で若干近代風に色あげして手短かに叙述した上で、その思想的背景を明らかにするという便法をとることにしよう。

前節で述べたように、彼の反ガレノス主義は、とかく人がことの原点を見失いがちな講壇上の論議でなしに、眼の前の病人たちが現実になおっていないという医術(ハイルクンスト)にとっては致命的な事実の反省から出発する。治療こそが彼にとって医術の目標でなければならなかった。医術が治療だと言うのはまさに同語反復(トートロジー)だが、ことの原点というものはいつもそうしたあたりまえにみえるものであることを思い出すのはむだではない。

不可侵の権威をもって人々に臨んでいた正統医学のみじめな実績があの体液説と冷・熱、乾・湿の図式から割り出された虚構の治療法であることを直観的に見抜いて、その改革に彼は一生を賭ける。

彼は前述の大遍歴行の間に、さまざまに質の異なる病気の存在を知ったが、治療学史上にはなはだ大きな足跡を残した彼の仕事の根底には、「神は、それぞれに特効薬(specificum)を用意することなしにはいかなる病気の存在をも許し給わぬ」(10・15)とする彼一流の宗教的信念があった。それはパラケルススなる人物の研究の動機づけ(モティヴェーション)の性格と効用をたずねる上に注目すべき発言と言ってよい。

ところで、液体病理説是非もさることながら、病気の「薬物」療法がむしろ多分に経験的な由来をもつ事情は古今東西一つである。だが、病気に対する薬効のような、たいそうこみいった、しかもいろいろな角度から心理的要素の入りこむ公算の大きい課題を前にして、素朴な、往々蕪雑な、経験内容をよく吟味し、正しく組織することは思いのほかむずかしい。だから、薬物ないし薬草に関する古来の厖大な伝承に基づく本草書の刊行が印刷術の発明以来あい次いだとしても、それらの提供する情報の信憑性は容易に想像されるように大きいものではなかった。かてて加えて、とかく藁にもすがりたい気持に人が陥りがちの病気というものの本性に基づいて、そこにあのミイラの粉末やナイル河のワニの糞、あるいは架空の動物、一角獣(unicorn)の角といったような珍品から人畜の糞便、尿、月経血その他のいわゆる「汚物薬」(Dreck-apotheke)さらには刑死人の骸骨に生えた苔、その他さまざまの奇怪な物品が医療の場に泥靴のまま入りこんできて、薬物の世界の混迷をはてしないものにしたのであった。投薬がまたしばしば呪術的の意味をもっていることは、切り傷の膏薬が患部にでなく人を傷つけた刃物(武器)に塗られる一種呪術的な習慣——いわゆるweapon ointment——がこのころになってもなお一部の間に広まっていたという事実からもその一斑が察せられるだろう。

当然そこには一応まともに残るものだけを択り出した上で、それらを整理し筋を立てる合理的の思考が入ってこなければならなかった。その一つの道はたとえばすでに古くケルススに見られたもので、それらを症候的(シンプトマティック)な立場から下剤、発汗剤、利尿剤、吐剤、鎮痛剤、等といった形に分類し、用途を勘考する。薬物学の水準の高かったアラビアの一部の学者がそれを採用したし、また前記のサヴォナローラやレオニチェノ——おそらくフェララにおけるパラケルススの師の一人——などもそれに従っている。

だが、中世医学の主流をなしたのは上にも一言したように、体液説と冷・熱、乾・湿の理法による観念的な病気観に基づいて、対抗療法(contraria contrariis)を原則とする薬草の処方であった。通例多種類の生薬(しょうやく)が浸剤——往々儀式的な手続きを遵守して——の形で与えられる。パラケルススはしかし、それらのいずれにも従わずに病気そのものにはたらく特効薬(specificum)を探究する。実を言えば、彼はこの辺で病気と病因とを混同していたきらいがあって、その意気さかんな姿勢には問題がないではないし、まして往々見うけられるように彼を今日の化学療法——それは典型的な病因論的(エティオロジカル)治療法として二十世紀に登場する——の始祖とみる見解の誤りは言うまでもない。

彼は単にある薬が効いたというだけで満足せずに、何がそこではたらいたかが確かめられ、その「秘物(アルカーナ)」('Arcanum')あるいは「第五原質(クイントエッセンス)」(quinta essentia)[10・16]がとりだされなければならないとする。彼はすでに薬の力(virtus)がもの(corpus)に存することを看破し、それを単離する技術を工夫するという近代的な感覚を身につけていた。

いま記したような、特定の物質を分離し、その性質を確かめ、さらにはそれらの離合集散の理法を明らかにすることは、当然化学の——当時にあっては当然錬金術(アルケミー)の——仕事に属するわけだが、その錬金術こそはパラケルススの特技とする技能であった。錬金術への彼の強い傾斜と造詣の由来についていま詳しく考察している余裕がないが、ヴュルツブルクで有名なシュポンハイムの修道院長トリテミウスからうけた思想的影響と、チロルの貴族ジークムント・フューガーの工房でえた金属化学上のさまざまな技術的訓練、の二つはとりだして記しておかねばなるまい。いずれも前記バーゼルに到りつく前の彼の修業時代の話である。

エジプト、メソポタミアやシナにはなはだ古い起源をもち、アレキサンドリア、アラビアで育てられて西欧中世に根を下した錬金術の全貌を画くのは、もとより本書の枠の外にある話である。[10・17] だがその多岐なあらわれの底に共通する目標は、地上の「不完全な」素材を「完全な」姿に引き上げようとする——ユダヤ教・キリスト教的には創造(Creation)の姿に戻ろうとする——秘法の発見に存したとみておおむね誤りはないだろう。よく知られているように、しばしばそこに卑金属を黄金に変える、あるいは不老長生の霊薬(Elixir)をつくり出そうとする実利的な動機がなかったとは言わないが、本質的にはそれは「哲学」を秘法によって「実証しよう」とするファウスト的な無際限の努力であったとみることができるだろう。

パラケルススの錬金術はその主要な目標が前にも記したように医薬としてのアルカナの精製にあったという点で錬金術の歴史の中では多分に異色をもっていた。後にも述べるように、それは秘法的(occult)な思想に支えられていたという意味ではまさしく錬金術の域内[10・18]にとどまってはいたが、かの「哲学者の石」(philosopher's stone)による「変成」(transmutation)といった自然魔術(後述)であるよりは、物質を分離しその間の反応を確かめ整理する化学に近づこうとする志向が強かった。

彼の用いた化学的技法は、抽出、蒸溜、昇華、等といったおおむね伝統的な錬金術者のそれを多く出なかったし、また個々の成果について言えばそのどれを真に独創的な貢献とみるべきかについていろいろの議論[10・19]もあるだろう。だがこの方面での彼の主著「根本知」(Archidoxen)は、多くの独断と象徴的で晦渋な叙法はそれとして、化学の領域におけるおそらくははじめての体系的叙述として、また化学を医学と結ぼうとする野心的な試みとして、歴史に残る意味をもつものであった。

彼の提供したアンチモン剤、砒素剤、水銀剤、銅剤、鉄剤、等について一々述べているいとまがここにはない。[10・20] 有名な業績の一つは梅毒の水銀療法である。彼は前章に記された豪商フッガー家とそれに密着する医家たちの商業主義に毒された梅毒のグァヤック療法をきびしく攻撃し、水銀を推奨した。言うまでもなく水銀は外用の形で梅毒の治療に前から広く用いられていたもので残酷なまでの副作用を伴うのがつねであったが、彼ははじめて内服用の水銀剤を調製して中毒を軽減した。彼はまた水銀剤の利尿作用を知っていて、それを水腫の治療に用いた。その卓越した化学技法に基づく諸種の金属剤の毒性低下は彼の大きな功績の一つであった。また彼は薬量(dosis)の問題にいつも深く留意した。言うまでもなくそれは薬草類の浸剤の時代には考えられなかったもので「純粋な」薬剤の登場によってはじめて考慮に上る話である。彼はまたエーテルの精製法とその麻酔効果を知っていたと言われる。[10・21] 化学者としてのパラケルススの実力の一端がその辺にもうかがわれるだろう。

ここでパラケルススの有名な「三原質」(tria prima)の説について一言しておこう。[10・22] 彼がアリストテレスの四元素（エレメント）の代りに新たに硫黄、水銀、塩の三原質を立てたと考えるのは明らかに誤解で、それは多分に錬金術家の思想とみるべきだが、しかしその説の意味するところはいつもながらきわめて難解である。

ものを構成する硫黄は揮発(燃焼)の部分を、水銀は液性で可変形の、塩は不燃、固性の部分を象徴する原質（プリンシプル）であるとうけとって大した見当違いはあるまいと思うのだが、彼の追随者たちの間にはそれを元素（エレメント）と扱った人も多かったようにみえる。いずれにしても、新規に登場した塩は別としても水銀および硫黄には多分に中世錬金術の残響があって、彼の魔術家的な側面がうかがわれる。

三原質はパラケルススのいわば基本的な範疇に属していて、錬金術だけでなしに医学上の話に関連してもしばしば出てくるのだが、ここではそれに立ち入らない。

上に言ったように、錬金術（アルケミー）(化学)を特効薬（スペツィフィクム）としての医薬の領域に向けたところにパラケルススの大きな貢献があったが、その錬金術は、単に薬剤のみにかかわる話ではなしに、哲学、天文学、および徳の力(virtus, Redlichkeit)と並んで、医術（アルツナイ）の四つの柱[10・23](Säule)とされるものであった。卓抜な化学者として変化の問題に鋭い勘をそなえていたパラケルススは、同時に医学者、生物学者として、はたらく生体の特質が、その変化の相にあることを洞察した。おのずから彼は、医学、生物学のアプローチを化学の方法に求めるというまったく新しい道を拓くことになる。いまその大筋を検討してみよう。

奇才パラケルススの医学・生物学も体系的（システマティッシュ）と言うにははなはだ遠かったが、その生物観がすぐれて力動的（ダイナミッシュ）であったことは人のほぼ一様に認めるところである。前にも記したように彼がかたちの記述に終始する解剖学にきわめて冷淡であったのは功罪は別としてそのことと関連する。

生物は変化し、はたらく。土に蒔かれた種子は発芽し、成長し、果を結び、そして枯れる。そうした生物の形の上での千変万化と並んで体内でもさまざまの活潑な、玄妙な変化が進行する。彼は指摘する、パンには血が含まれていないのに人のたべたパンは血液と化するし、また美髯を蓄えるために誰も毛をたべるわけではない。なおまた注意しなければならないことは、ウシは草を喰んで成育し乳を出すが、そのウシを育てた草にはヒトを養う力がない。つまりそこには、特異的（スペシフィック）な撰別の現象、今の言葉で言えば代謝（メタボリズム）がある。

パラケルススは上に記したような生物学的の変化の問題を、多分に直観的ながら生体内における物質の変換（トランスフォーメーション）、つまり化学（アルケミー）の問題と理解し、生体内の「術者（アルケミスト）」('Alchemist')たちがその仕事を分担すると考える。種々の技能をもったアルケミストが神によって体内に配置されている。無理を覚悟でその擬人法的な表現をあえて現代の言葉に翻訳して、そのアルケミストを酵素と読みかえれば、彼の言おうとした意味はもう一つはっきりとするだろう。

有名な彼の「アルカェウス」(Archaeus)——生命力とでも言うべきか——の解釈はたいそうむずかしいが[10.24]、このアルケミストと同意語とみるべき一面をもっていたと考えられる。ヒトのアルカェウスはウシのそれとは異なり、さらに諸種の植物のそれらともそれぞれ異質である。

それはなお一つの考え方にとどまっていて、生体の化学は残念ながらこの十六世紀の卓抜な錬金術家にも実験的に歯の立つような対象ではなかったから、ままみうけられるように右に述べたことをもってパラケルススを医化学ないしは生化学の創始者と目するのは過褒と言わなければなるまい。一方また、生物学を具体的なはたらきと変化の相において捉える姿勢は、実はパラケルススの敵視しつづけた大ガレノス——ガレノス「主義者」たちはしらず——のものでもあったこと、しかも形態学をふまえたガレノスの生理学はパラケルススのそれに比べてより精緻で実証的な面を多くもっていたとさえ言えることを思い出さなければならないだろう。にもかかわらず、ガレノスの生物学が、あの「能力（ファカルティー）」の切り札の提示によっていつも話に区切りがついて、本質的に現象論をこえる道をみずから塞いでいたのに対し、パラケルススが、物質の変化の学である化学を、変化し変化させるものとしての生物の実証的な研究に導入しようとしたこと、生物現象の理解に、手にとって確かめることのできる物質界の因果の鎖をもちこもうとした先駆者的意義は充分高く評価されてよい。

3 哲学と魔術と科学と

前にもことわったように、わたくしはこれまでパラケルススをことさらに「近代的な」学者に仕立てあげて話を進めてきたが、この辺で、実は奇矯で矛盾の多いその思想の再検討を試みることによって、中世から近代へのかけ橋の一人としてのパラケルススの位置を確かめると同時に時代の背景を少しばかり探ってみたい。

上に記された[10.25]パラケルススの薬物療法は、病因と薬剤との交感(Sympathie)ないしは彼一流の言葉で「磁力」(Magnetismus)に基づくものと説く点で広い意味では同種療法——少なくともそれは液体病理説に立つ対抗療法（コントラリア・コントラリイス）とはまったく異質のものであった——に属するものとみてよいだろうが、その薬効を考える場合に、それが「星の下に」あることを忘れてはならないと彼は強調する[10.26]。星辰の世界と人体との間の「対応」('correspondence')なしには彼の医療はありえないのであった。哲学と天文学は彼にとって前に言った医学の四つの柱の中に互いにかかわり合って大きな意味をもつものであった。

中世が解体して医学が近代に入ろうとする際にそこにあった障壁がスコラの論証の技術と結んだアラビア・ガレノス主義であったこと、その教条主義の核心にある体液説の批判に近世はじめて照準を定めたのがほかでもないパラケルススであったことはもはやくり返すまでもない。だが医学が中世の桎梏を脱して「近代化」されるためには、言いかえれば、その功罪はここでは問わず医学が脱皮して科学となるためには、ガレノス教条主義に加えて、別途重い首枷がそこにあった。さまざまの流派を形成する自然哲学と、プロテアンな様相をもつ魔術(マジック)とがそれである。その二つはしばしば入り組んだ形で絡み合う。言うまでもなくそれらはともに一般科学史と共通の問題だが、その呪縛は医学ないし生物学にとってとくに強かったとみられる理由がある。

パラケルススの化学上の業績は別としても、たとえば後に述べる梅毒や創傷外科の領域における彼のすぐれた仕事にみられる経験的、実証的方法への強い傾斜にもかかわらず、医学者としての彼が、哲学的な思弁に広い席を設けていたという矛盾がわれわれをしばしば当惑させる(10・27)。彼はまぎれもなくルネッサンス期のオッカルト的な思想家の一人であった。

生きてはたらく人を世界——あえてここでは自然と言わず——の中にどう定位するかは、言うまでもなく医学史の根底に横たわって今日に至っているたいそうむずかしい問題である。近代医学の主流がとくに啓蒙期以後、病気をみてとかく病人をみず、別の言葉で言えば病気の場である人の問題をいわば括弧に入れたまま遮二無二発展を続けてきたことはそれなりに充分正当な理由はあったのだが、今日になってわれわれに深い反省を要請していることは多くの人の気づいているところである。幸か不幸か近代科学の誕生以前には、ひとかどの医学者はいつもまずその人の問題に対決しなければならなかった。もとよりパラケルススもその例外でありようはずはない。

さきに記したようにパラケルススの生物観はすぐれて力動的(ダイナミック)であった。生体をそのはたらきの相で眺める姿勢の確かさにおいて、彼は、アリストテレスを別格とすれば、彼の敵視したガレノスと並んで、近代以前のもっともすぐれた「生物学者」の一人であったとみることもできるだろう(10・28)。

ものとしてのからだ(body)と、それを動かし指図する独立の実体(エンティティー)としてのいのちあるいはたましい(soul)との二本立てという図式は、それが今日の常識にも太い命脈を保っているのをみてもおよそわかるように、古来広く人々にうけ入れられた見解であった。しかもそれはおおむねものよりもたましいをより高い価値をもつもの、よりリアルなものとする考え方を含みにもっていたようにみえる。さまざまのヴァリエーションをもつそうした考え方への傾斜は洋の東西を問わない。

もとより、うごき、はたらきを終始ものの域内で理解しようとする唯物論の強力な伝統が古来一方に強い流れをつくっていなかったわけではないし、同時にまた、生物のあの玄妙なはたらきをそうして物質のレヴェルで説き明かすことの困難が、ものの中にいのちが(物活論)、さては神が(汎神論)内在するとみる第三の立場を誘ったのも当然のことであった。もっとも、パラケルススの思想を、およそそのような既成の大枠の中にはめこむのはむずかしいが、彼の自己流の強い世界観にもともとよりこみいった系譜がたどれないわけではない。

史家パーゲルが明晰に指摘しているように、パラケルススの自然哲学のめざすところは、可視界を支配し動かす、隠れた不可視の力を探究することにあった。それは当然、医学者としての彼の考え方の基調ともなっていて、何が生体を動かし、何が病気をつくり、どんなしくみでかの特効薬が病気をなおすかの問題はすべてその中心問題とかかわっていたとみられる。

奔放で矛盾にみち、整合した体系の形をそなえない彼の思想を正確に跡づけるのはたいそう困難だが、それにしても、あのめったに人に許すことのないパラケルススが、フィレンツェのアカデミーの長である有名なネオプラトニストで医学者でもあったマルシリオ・フィチーノ(Marsilio Ficino, 1433–1499)をきわめて高く評価していることは彼の思想的背景を考える上に示唆にとんでいる。

パラケルススにとって、人は他の物体とは格の違った「小宇宙」、すなわち宇宙の縮図であった。このたいそう長い伝統をもつミクロコスモスの観念を彼はルネッサンス期の多くの思想家たちとほぼ共通にしていた。

いま言ったフィチーノをその一例としてルネッサンス期の哲学思想がネオプラトニズムで濃く彩られていたことはよく知られている通りである。存在の彼岸にある「一者」(τὸ ἕν)、至高の善、力の充溢が「流出し」て、世界理性から物質に至る存在のヒェラルキーをつくるとするその宇宙観は、周知のようにアレキサンドリアのプロティノス(AD三世紀)に発し、アウグスチヌスをはじめ中世の哲学に深い影響をもった思想だが、そのコスモスの形而上学が人にそのまま転写されて、同じ原理がこの小宇宙をも現勢的に、また潜勢的に動かすものと観ぜられる。

パラケルススのミクロコスモス観[10・29]――それはいま言ったネオプラトニズムに加えて、中世カバラ(Cabala)の秘義思想の影響が濃いとも言われるのだが――創造のクライマックスである人においては、可視界と不可視界、元素の世界(elemental world)と天上界(celestial world)とがかかわりあって小宇宙をなしている。前者は彼のからだに仕え、後者は彼のはたらきとたましいとを構成する。別の言葉で言えば、人体は物質(元素)体(elemental body)と星晨体(astral body, corpus sidereum)との合一である。人を動かすものは宇宙の原理と一つであり、それは星晨にはたらく力とつながっている。星晨に学ぶ(天文学)ことが医学の四つの柱の一つに数えられたのはこの意味においてであった。

このような多分に象徴的で寓喩的でもある彼の晦渋な思想[10・30]――残念ながらその時代的背景に暗いわたくしには理解のとどかない

ふしも多いことがみずから危ぶまれるのだが――は、その挑発的とも言える活力をそのままにうけとめて、無理に辻褄を合わせた解釈を試みないのをむしろ賢明とするだろうが、いずれにしてもそれは科学からは遠いと言うよりはそれとは異質の思弁であった。もっともそれは書斎の整合した思索であるよりは、彼の場合、無礙な直観のお筆先とも言うべきふしを多くもっていたことはくり返すまでもない。宇宙と小宇宙とは互いにかかわり合うとは言っても、そこで言われる必然性とは、もとより因果のそれではなしに対応(コレスポンデンス)、交感(シンパシー)、反感(アンティパシー)、表徴(シグナチュア)(10・31)というような形で象徴的に理解されたのであった。それはわれわれの考える科学とは異なる枠組みの話だが、人を含めて宇宙を貫く理法がそこには強く要請されていた。もとよりそれはスコラとは雰囲気も方法もまったく違ってはいるが、疑いもなくルネッサンス期の刻印をもつ学問の世界である。そこでは典拠と三段論法(シロジズム)を楯にとるスコラ学者の自信とはまったくたちの違う密教的な閉鎖性がわれわれを困惑させるが、一面単なるプラトン復興の時流をこえたある意味での実証主義者としてのパラケルススにあっては、経験的要素と鋭い直観とが激しい渦をまきながら、そこに独特の大きな魅力を醸しだしているようにもみえるのである。

彼の言う天文学(アストロノミー)が正確に何をさすか、また、宇宙と小宇宙との間に存すると説かれるさまざまな「対応」(10・32)――それはかならずしも彼独自の説ではないのだが――が具体的に何を語っているかはわたくしにはなお充分に明らかではない。だが、いずれにしても彼は天体の絵模様、かのホロスコープが一方的に人の運命なり病気なりを支配するとみるあの占星術(アストロロジー)を斥けていた――その代りに大気を介するある「物質的な」影響という荒唐無稽な説を立てるのだが――という点で、占星術を重んじた前記ピラノーバのアルナルドやフィチーノ、さては大数学者でもあったカルダーノ(Girolamo Cardano, 1501–1576)などのすぐれた医学思想家たちとも別の道を歩こうとした。彼は運命論者(フェイタリスト)でなしに、その思想はむしろ人間中心的(アンスロポセントリック)であり、前にその薬剤療法でもみたように、彼の医学は、今日の言葉で言えば、病気の科学的な制御をめざしていた、ともみるべき性格をもつのである。

人はこのようなパラケルススを目して、しばしば、後にも折にふれて言及するようなルネッサンス期における偉大な魔術家(magus)たちの一人とする。それはある意味で当っていないではない。たしかに彼がほぼ同時代(コンテンポラリー)のヴェサリウスやフラカストロなどのような「科学者」たちとは異なった体質の学者であることは否みがたい。それならば、魔術家とは何だろうか。

予想と制御とは科学がその重要な目的とするところであるが、それが大きな成果を収めるようになったのは、言うまでもなく近代科学が自然法則の認識に鋭意力を注ぐようになって以来のことである。自然法則概念の誕生の消息は、われわれが次章で詳しく考えてみたいと思っている問題だが、法則の代りに力が、ことに、隠された(occult)、つまり五官にうったえるところのない秘義と

して の力が自然の制御のためによび出された場合、そこに魔術(magic)の出番があった。

「呪術」とも、あるいはまた「魔術」とも訳される magic[10・33] は、本書の第一章でも覗いたように、先史時代から今日にまでいたるところで多彩な形をとりながら連綿と続いている執拗でエネルギッシュな人間の営みである。

それは言うまでもなく、トリックを器用に弄ぶ娯楽としてのあの奇術(マジック)とは質を異にし、いつもリアルな、大まじめな人の操作(オペレーション)であった。したがってまた、似たような現象ながら、たとえば水[10・34]が酒になった養老の滝や、シナイの荒野で天から降ったマナは、人力の積極的な介入がなく、ひたすら恩寵とうけとられている、という意味で、奇蹟(ミラクル)ではあっても呪術(マジック)とは区別すべきだろう。

マジック(magic)の様相はきわめて多彩である。

さきに第一章でやや詳しく述べた広い意味でのシャーマニズムをはじめとして、さまざまの奇怪な、そしてしばしば凶意を底に[10・35]した黒呪術(black magic)ないしは妖術(sorcery)や加持祈禱といった形の宗教的な色彩をもつ白呪術(white magic)から、前に一言したように、近代の化学の前身とみるべきふしも多い錬金術に至るまでの種々相は、それ自体たいそう興味のある話題だが[10・36]、もとよりわたくしは本書の中で話題をそこまで野放図にひろげるつもりはない。その呪術にみられる共通な特質のいくつかを指摘すればおよそ次のようである[10・37]。

第一に、その原型における呪術は、人と、それ自体に内在する法則に従う自然との二つから整然と構成されている今日のわれわれの世界とはまったく異質の世界の住人の話であると言ってよいだろう。そこにはたとえば森や沼の妖精たち——「真夏の夜の夢」の作者シェークスピアが同じようにルネッサンスの子であったことを想え——や、悪魔(デモン)や、死者のたましいや、そうしたさまざまの不思議な存在が人とともに住み、互いに交渉し合う。それは、自然的、倫理的秩序とは無縁の、われわれの眼にはあるいは夢幻の美しさをもって、あるいは奇怪、猥雑なものとして、映る——「ファウスト」第二部のあのワルプルギスの夜を連想せよ——デモンの世界である。しかしそれは、当事者にとってはこの上もなくリアルな白日夢であった。

もっともそれにはさまざまのヴァリエーションがある。もとより一神教の神は、そうした怪しげなデモンたちとは本質的に同席しえないものである以上、教会が伝統的に呪術を斥けてきたのは当然だが、にもかかわらず一方でカトリック教会がたとえば聖物信仰というような形で、名目上はそれを奇蹟とよぶにはしても内実はしばしば呪術の誘惑に溺れようとした[10・38]こともどうやら否みがたいように思われる。

また一方、文明の誕生以後の話である数や図形あるいは文章の神秘といったような超自然の観念もしばしば呪術の世界に加盟する[10・39]。

第二に呪術は、さきにも「欲望の外在化(エクステリオリザシオン)」と評されたように、いつもさまざまの具体的な目的——たとえば戦勝、病気の治癒、雨乞い、等——の実現をはかる人間の行為である。その意味でそれは技術と共通の性格をもっている。それは言うならば虫のいい偽(プソイド)技術であった。その術をマスターして隠れた(オッカルト)力を移動させる稀有な技能をもった職能人がいわゆる呪術師であった。人々の信頼と、反面、畏怖ないし憎悪のいわれがそこにある。味方とすればまことにたのもしく、敵に廻せばはなはだ怖ろしい。

第三に呪術の特性として挙げなければならないのは次の点である。呪術の世界にもそれなりに筋道はあるわけだが、一面それは望むところにしたがって自然を命令し、それを服従させることができるとするむさぼり——たとえばファウストやウェーバーの歌劇「魔弾の射手(フライシュッツ)」の愛すべき若者マックスのように——あるいは傲りとも言うべき精神に支えられている。もとより彼らといえども気らくにそう考えているわけではなく、自然の手強わさは充分に知っているから、呪術師たちは当然さまざまのきびしい訓練をみずからに課し、手のこんだ儀式と酔ったような空気の中で魔力を振うエリートとして舞台に登場する。それは言うならばベーコン的な近代技術者(後述)とはいちじるしく違う性格をもっているものとみられる。

ところで、およそ上に挙げたような特質をそなえた呪術一般の中に、わがパラケルススをその典型的な一例として、とくに上に記した第三の点でよほど姿勢を異にした新しい時代の呪術の一つのタイプが区別される。[10・40] 言うところの「自然魔術」(magia naturalis, natural magic)がそれである。

もとより一口に自然魔術と言ってもその内容はさまざまだが、そこでは一般に、デモンのような超自然の力を強要するむさぼりはすてられて、彼らなりに理解された自然の理法に随順してことをはかろうとする点において古来の呪(魔)術から区別される一面、いろいろな形の秘義的な知識を背景にして、一様に自然界の隠れ(オッカル)た、非経験的の力の存在を確く信じ、それを引き出す工夫によってさまざまな実際的目的の実現を図ろうとする点では呪術の性格を多分に残している。

たしかに自然魔術家たちには近代の経験的な技術者のそれと共通な姿勢が認められ、その意味で自然魔術(ナチュラル・マジック)を近代自然科学の端緒的な形とみる今では広まった見方には充分の理由があると言ってよいだろう。もとよりそこには、近代的な自然観、すなわち、自然を、それがひとたび「創造された」後には、神すらも意のままに左右することのできない法則(後述)に従って動くものと観ずる視座が確立されたわけではない。自然はまだ法則の総体によって完結した像を示すには至らない。また、呪術の仕事は「自然とよく調和しており……自然が前もって準備したものを方向づけ」るにあると自覚した後述のアグリッパ[10・41]がまぎれもなくそうであったように、そこになお特別の啓示に接した、あるいは修練を積んだ魔術師(マーグス)たちにのみ参入の許される秘法の世界がある。その意味で、それはなおまぎれもなく呪術であって科学でも技術でもない。だがそれにしても、そこでは古来呪術の特質の一つであった経験的方法に対する体質的な不感性(インミュニティー)がいちじるしく緩和されていることが注目されなければなるまい。伝統的な呪術の枝変りとしての自然魔術が近代科学と技術の誕生に当って、その地ならしの役をつとめたとしばしば人のみるゆえんである。それがわれわれになじみがたく見えるのは、たとえばパラケルススにもそのよい実例がみられるように、その世界で好んで用いられる交感(シンパシー)(consensus)、対応(コレスポンデンス)、表徴(シグネチュア)、等々の象徴的(シンボリック)な諸観念にうかがわれるところの、彼らにほぼ共通するルネッサンス的・ネオプラトニズム的の自然観と、今日のわれわれのそれとの間に存する断層に基づくものとみてよいだろう。

このタイプの魔術家(magus)たちは、もとよりパラケルススを嚆矢とするわけではなしに、その系譜は、たとえば前にも触れた十三世紀の哲学者で先駆的な科学者の一人である有名なロージャー・ベーコンや、医学の畑ではこれも前述のすぐれた医学者ビラノーバのアルナルドあたりにまで溯ることができるし、ことにまた、パラケルススと同時代の大器、ネッテスハイムのアグリッパ(Agrippa von Nettesheim, 1486–1535)は魔術家の代表ともみるべき人物であった。長い間、教会の眼からのがれたところでいわば日蔭者の位置にあった魔術(自然魔術)にいまや公然と市民権が主張され、魔術は「哲学の絶頂(アクメ)」と理解されて多くのすぐれた頭脳をひきつけた。デラ・ポルタ(Giambattista della Porta, 1538–1615)の「自然魔術」(Magia naturalis, 一五八九年)のような注目すべき著作も出た。

魔術的(マジカル)な心情は今日に至るまで人の心に深く巣くっているからには、いろいろな度合いにおける魔術と科学との共存は、近代に入っても同じ一人の学者の中にしばしば見出されることをここであらかじめ注意しておこう。(10・42)

4　パラケルススにおける医学と医術の問題

錬金術家としてのパラケルススの仕事が魔術と化学との混成(アマルガメーション)であったように、彼の病理学もまた、不可視の力の支配を信ずる自然哲学的・魔術的要素と、経験的な、とくに「化学的」な発生病理説(パソジェネシス)との間を動揺し、難解でしかも矛盾にみちてはいるが、そこに時流を高くこえたひらめきのあることも争われぬ事実である。わたくしはいま、いつもながら体系的(システマティック)でない彼の病理学ないし病気観のいくつかの主要な点をそのままの形で多少ルースに並べておくだけにしよう。

経験を重んじて、あの多彩な病気の諸相を脳裡に収めていた臨床家としてのパラケルススは、液体病理説の単純な図式を斥けて、彼の宇宙論、世界観に基づいて、生命現象を支配し、また病気をおこす五つのEntia(原理、力、領域)を考える。(10・43) Ens astri(星の)、Ens veneni(毒の)、Ens naturale(自然の)、Ens spirituale(たましいの)およびEns dei(神の)がそれである。それは一つの思弁を他の、ルネッサンス風のそれで代えたものではないかという批評にわたくしも残念ながらおおむね同意しなければならないのだが、この五群の病気の内容を検討してそれがかならずしもその評者のように簡単に裁断できない理由を説くには、もう一度あの晦渋な思想をなぞらねばならず、いま本書でそうまで深く彼と付き合う義理合いもなさそうである。

だが、その話とも実は関連して、パラケルススの「病理学」を考える上に、後々まできわめて大きな問題になるのは、彼が病気を、漫然と「病んでいること一般」、ないしは連続的な移行をもったさまざまの状態——その見解は伝統的な液体病理学とうらはらである——とみずに、いろいろな病気の間にはっきりとした区別を設けようとしたことがその第一段である。おいおい詳しく述べられるように、そこまでは彼の病気観は「近代的(モダーン)」なそれと同じ方角を向いてもいるのだが、彼はその上に、前記のさまざまなEntiaの理解を底に置いて、それらの病気をそれぞれ人にいわば対立する独立の実体——悪(イヴィル)——と観ずるところの、言葉のもともとの意味での存在論的(オントロジカル)病気観(ontological view)[10・44]をはっきり採っている点が注目される。ところでこの存在論的病気観とその当否の問題は今日でも再々蒸し返される医学論上の尖鋭な論点の一つで、当然本書でもこれからたびたび触れる折があると予期され、その仔細な検討はもう少々話が進むまで残しておきたいのだが、まず注意しなければならないことは、彼がすべての病気にそれぞれ特異的(スペシフィック)な原因がなければならないと考えた点である。それをあたりまえとうけとる人には、医学史をたどってこれまでその意味の明確な発言がいつ誰によって行われたかを思い出すのが容易でないことをここで指摘しておこう。パラケルススのとくに関心をよせた病気が、ペスト、梅毒、鉱山病、等といった、本書で後に詳しく述べる外因(äussere Ursache)に基づく病いであったことが、そうした見解を誘ったものとみて、たぶん誤りがないだろう。

ところで、原意における存在論的病気観がいつも免れなかった——たとえばあの未開民族ではしばしば「虫」が、日本の土俗では「キツネ」が病気そのものであった——ように、彼においても往々病因と病気との混同がなかったとは言えないように思われる。そのことは、前に述べたように、彼が病気ごとに特効薬(スペシフィクム)を求めつづけたのはよいとして、それをもって彼を今日の化学療法の先駆者と目する見解に無条件で同意するのをわたくしに躊躇させる。

これまで述べてきたところから容易に推察されるように、パラケルススの病気に対するアプローチは多分に化学的であった。たしかに彼はここでもしばしば星辰との「対応」や、器官や薬にあらわれた「表徴」について語る。しかしそうした前近代的の理論はしばしば化学によって方法化されるはこびとなった。また、すぐれた観察眼をもつ臨床家としての彼は、大ガレノスは別としてその後の観念的な体液論者たちの忘れつづけていた病変の局所的なありか(locus morbi)——局在論——の課題をみのがさなかったが、そこにも彼は化学の方法によって筋道を立てようとした。

　彼の病理論の中で重要な位置を占めるものの一は主著の一つOpus Paramirum[10・45]にある有名なタルタル(Tartar,「酒石」)の説である。[10・46] 医学領域における「タルタル」の観念は前記アルベルトゥス・マグヌスにはじまると言われ、沈澱一般をさすものと解されるが、パラケルススにおいては、それはかならずしも腎臓、胆嚢等の結石症、ないしは彼が大きな貢献を残した痛風——それはとくに中世の難病の一つであった——にかぎられた話ではなくして、広い意味の消化の失調によって生ずるさまざまの「残滓」、つまり代謝(メタボリズム)の異常が諸病の発生病理(パソジェネシス)にかかわることを説いたものとして、素朴ではあるが深い洞察を含む所論であった。ここにその詳細を記すことができないが、人はその中に医学史にこれまでなかった生化学的(バイオケミカル)思考の多望な萌芽を認めるに吝さかでないだろう。それはあの冷・熱、乾・湿の四性質の拮抗、協力に基づく「体液の配合」(complexion)の変動といった種類の図式とはまったく質を異にする言うならば実体論的な思考方法であったとみてよい。

　タルタルはしかし、病気のすべてを尽すものではない。中で注目されるのは鉱夫病(Bergsucht, miner's disease)あるいは鉱山病である。

　大地に蓄えられている宝を奪う採鉱の仕事は、その罰としてさまざまの鉱山病をもたらすという迷信は人々の間に永く滲みこんでいたが、逆にこの領域におけるパラケルスス[10・47]の仕事は彼の医学的業績の中でももっとも経験的、科学的の色合いの濃いものとして残っている。それは、前記の消化管および肝臓に発する諸病と異なって、食物の代りに空気を養いとする肺の病気である。空気は星辰と人体との間にあって、前者の力を人に伝達する媒質と理解され、それに基づいて諸種の「肺病」(Lungensucht)——たとえば喘息、せき、その他——が発生するが、鉱山の中では、空気はそこで生ずる鉱物の蒸気によってみだれ、そこに鉱山病('Bergsucht')が生ずる。彼は、砒素、アンチモン、水銀、鉛等による慢性呼吸器病の臨床像を見事に記載する。それは職業病の科学の古典となった。

　梅毒(フランス病)の治療に関する彼の仕事についてはさきに述べられたが、この病気の臨床像——それは内臓の梅毒や先天梅毒までも含んでいた——の観察の記述はまことにすぐれたもので、十九世紀に至ってはじめて整理されたこの複雑多彩な病気の臨床経過をつとにほぼ正確にとらえていた。[10・48]

　しかしそれにもまして彼の臨床家としてのすぐれた資質は外科医として——世間の流儀になずまない彼は外科と内科の兼業に臆するところがない——発揮された。諸国語に訳され[10・49]て影響の大きかったその「大外科書」(Der grossenn Wundartzney)は彼の生前に出版された唯一の著作であった。彼は手術にほとんど手を染めず、その対象は外傷、潰瘍等にほぼかぎられていたが、創傷感染の本質をつとにある程度まで洞察して、殺菌法ないし無菌法に該当する処置を採用したのは卓見とすべきである。彼は創傷の治療に無用な干渉をできるだけ避けようとする。

パラケルススは人体の自然治癒——彼にとってはそれは神の力を意味したが——の大きな役割に信頼をよせるヒポクラテスの徒であった。その考えがもっともはっきり出たのがいま記した創傷の処置をめぐってであったが、前に述べた薬物療法の底にも実はその考えのあったことを見落してはならないだろう。

精神病領域におけるパラケルススの足跡については本章の後段で述べたい。

この辺で本書におけるわたくしの長いパラケルスス談義をひとまずしめくくろう。神学者ないしキリスト教社会思想家としてのとくに晩年の彼の活動もはなはだ活潑で、その方面のユニークな著作も厖大な量に達しているのだが、[10・50] 本書ではこれを割愛しなければなるまい。さきにも一言したように彼はカトリック教会に属したが、その行動の間に再洗礼派(アナバプティスト)に接近した。だが、上にわれわれの詳しくみたように、医師、医学者として、その多くの弱点と、こえがたい時代の枠とその誤謬とにかかわらず、言葉の深い意味で誠実(sincere)であったパラケルススは、内実においてどの宗派(セクト)にも属さない純乎たる——誠実(シンシア)とは sine cera すなわち蠟をまじえない(蜜)というほどの意ではなかったろうか——キリスト者であった。その激しい言葉は医学的著作におけるそれと同じ「血管(ヴェイン)」から出たもので、人はそこに、彼が真に畏れたものと、彼の心にうずく痛みと憤りとが一つであったことを読みとるだろう。化学史家スティルマンの幸いに邦訳のある小さなパラケルスス伝[10・51]が、わたくしのみるところではその辺の消息をしっかりととらえていて異色を放っている。

それはそれとして、この何とも人騒がせな医師に対する毀誉褒貶のはなはだ大きかったことはおよそ予期される通りだが、あの晦渋——少なくとも今日のわれわれにとっては——で矛盾の多く、八方破れともいうべき表現にもかかわらず、学者としてのパラケルススがきわめて大きな注目を集めた人物であったことは、今日でも複刻の形で通用しているフーザー編の浩瀚な全集が、[10・52] 歿後その世紀内に刊行された辺にもうかがわれるし、ヤコブ・ベーメその他すぐれた学者で彼の思想をつとに高く評価した向きも少なくなかった。とくに化学薬剤の創始者という意味で彼のうけた大きな評判——しばしば彼の真意が歪曲されたのも事実だが——とその意義については、後にまた詳しく論ずる折があるだろう。半面、伝統医学の全面的な革新を標榜する彼に強い反撥のあったことも言うまでもないことで、中でも、彼の死後まもなく、ハイデルベルク、後バーゼルの医学教授エラストゥス(Erastus, Thomas Liebler, Libau, 1523–1583)の批判[10・53]がもっともきこえている。

それはそれとして、医学者としてのパラケルススの、具体的に形を残した貢献についてここで語るのが目的だったとしたら、わたくしが上に割いた紙面は、本書の枠の中ではたしかに過大に失した感がある。だが、わたくしの話が思わず長くなったのは、これまでも数えきれない人々がそうであったように、一つには、わたくしもまたこの人物の独自の魅力の虜となったためでもあるが、実は本章のテーマである古代・中世から近代への医学の転換に際してわれわれがとりあげなければならないきわめて重要な問題がほとんど総ざらいの形でそこにあらわれているとみたためであった。それはある意味では今日にも生きていると考えるゆえに、多少の重複を厭わずにここでもう一度まとめて考えてみたい。

バーゼルでパラケルススとも接触のあった人文主義者エラスムスは、その「痴愚神礼讃」の中で、「……医学というものは修辞学と同じで一種の阿諛追従というものです[10・54]」と罵倒しているが、同じ時代の医術の頽廃を、何よりもまず医者であったパラケルススは、観客席のエラスムスのように、そう言いすてですますことのできなかったのは当然であった。それが彼に激語のかずかずを吐かせる。

医者の使命に関するパラケルススの自覚はきわめて深かった。彼の著作のいたるところ――たとえば「パラグラヌム[10・55]」、「七つの弁疏[10・56]」その他――に鏤められた高い調べの言葉のかずかずは、医学の詞華集(アンソロジー)の中でももっとも美しいものの列に並ぶだろう。彼においてはそれは暖衣飽食の名医たちの口さきのきれいごとでなしに、貧者と病人とともに歩いた生涯を貫く実践をともなっていた。

ところで、医術の頽廃は、もとより時代によってさまざまな背景をもつ社会的、職業倫理的な現象で、かならずしも学問の問題と一つではない。だが、とくにこの時代のそれを強く条件づけるものとしての医学における硬化した教条主義を見抜き、それを衝いた医学者パラケルススの眼に曇りはなかった。聖ヨハネ祭に彼が火にくべたアヴィセンナ――同じアラビア医学のメスエ(マサワイヒ)だったとも言われる――の書物に象徴されるアラボ・ガレニズムとそれをエンドースした教権が彼の眼には諸悪の源として映ったのであった。

権威と戦って挫折の一生を送った彼の拠りどころは一にかかって経験と聖書とにあった。彼にとっては文字通り experientia は scientia であった。錬金術を地盤とした科学者パラケルススはおのずから化学を医学に結びつけようとした。不幸にしてしかしそれは早産に終った。錬金術は、新風をよびよせたパラケルススにおいてすら未だ近代化学にははなはだ遠かったし、同時に彼の取り組もうとした人体は実は極度にこみいった有機体(オーガニズム)であった。化学は、周知のように、均質的(ホモジーニアス)な対象にその偉力を発揮する方法である。今日になって言うのはたやすいが、人体の理解には解剖学と生理学とが、つまり、構造とはたらきとの連関についての確実な知識が先行しなければならなかったのに、彼は前にも記されたように解剖学を無視する過誤をおかした。後に述べる医化学派(イアトロケミスト)の草分けに彼を擬するかなり広まっている見解には若干の保留がいるが、この面では彼はその派と弱点を一つにした。

だから、彼の挫折の原因は権力機構なり世俗なりの強圧によるところが大きいには相違ないが、一面、その経験知を求める正しい志向が時代の早すぎたために充分な実力によって裏付けられていなかった点にもあることは否めない。それは、過渡期のすぐれた人物が、たびたび演ずる悲劇でもあった。

ここであらためて考えれば、パラケルススが終生抗争した「ガレノス主義」の教祖であるガレノス——ガレニズムとよばれる後世の教条主義とそれは当然区別して眺めなければならない——の解剖学・生理学がいま言ったパラケルススの弱点をこえた高みにあったことが了解されるだろう。その面からガレノスを近代につなげたのが次節に述べるパラケルススの同時代人で、高邁で静かなガレノス主義者ジャン・フェルネルであった。

中世の桎梏からの脱出をせつに求めたパラケルススは、たしかに近代の経験主義的な方法を部分的には身につけていた。だが、言うまでもなく彼は未だ近代科学者ではない。個別の知識と法則とを、言うならば禁欲的に追求する近代科学の特質はまだ彼のものではなかった。しかしその反面、はたらくものとしての生物に目の開けていた彼、しばしば奇怪(ビザー)な表現をとりながらもすぐれてbiologically-mindedであった彼は、あの、はめ絵の断片のような、組み合わさって模様ができ上るまでは人にほとんど語りかけることのない個別の知識をこえて、先き廻りしてそこに生物学の本質に迫ろうとした。しかも、時代の子であった彼は、たまたま古代、中世のプラトン主義哲学が、科学をよそにして用意していた形而上学的な宇宙論と一つにつながる人間論——それは彼の詩人的、直観的な資質と親和性(アフィニティー)をもつように見うけられるのだが——を下敷きにしてみずからその独自の全体像をつくりあげた。

わたくしがここで、ガレノス・スコラ体制に勇敢に挑んだパラケルススに、大ガレノスのルネッサンス的な鏡像(シュピーゲルビルド)をみると言ったらとっぴにすぎるだろうか。未だ教条と化さないガレノスの生物学者としての洞察と衝迫とを彼は共通にしていたが、ガレノスのアリストテレス的な目的論と強靭な論証に代えるにネオプラトニズム・カバラ的な直観をもってした。あの「ファカルティー」に代って「アルカェウス」や「アルケミスト」が登場する。同時に彼はガレノスの後世忘れられた半面である強い実証性への志向を共通にする。上にも言ったように、彼らはそれぞれ生物学の相補的な二つの面に眼を向けたが、パラケルススには千数百年を隔てる新しさのあったことも争われないところである。近代の足音はようやく近づきつつある。ヴェサリウスの「ファブリカ」の出版はパラケルススの歿後二年のことであった。

明らかにパラケルススは近代の人ではない。中世・スコラあるいはアラボ・ガレニズムの図式に照らせば徹底したアウトサイダー——体制側が彼を目したようなアウトローではもちろんなかったのだが——であった彼は、ある意味で典型的なルネッサンスの子として近代とは異質の体質をもっていた。

おいおいにみるように、物理学を先頭にして近代科学はまもなく産ぶ声をあげるのだが、その物理学とは構造をことにする生物学・医学の近代は、これからさき二、三百年の長きにわたって難産の経過をとる。パラケルススをめぐる本章の長話は、一つにはおよそうした近代医学・生物学の難産の由来を、その母体について眺める作業の一つであったと言ってもよいだろう。

本章でもう一つわたくしのとりあげたかった話は、さきに述べたビラノーバのアルナルド以来の、と言えば不正確だろうが、いずれにしても稀にみる高みに達した医者としてのパラケルススの自覚と行動とについてであった。ずっと前に記したようにヒポクラテスは「人への愛(ピラントロピネー)の存するところには、またいつもテクネーへの愛がある」と語ったが、パラケルススこそそれを体現した医師、医学者であったとみることができるだろう。

その学術(テクネー)の視座でみるパラケルススの人間観は、おのずから、今日われわれの考える人の生物学(ヒューマン・バイオロジー)であるよりはむしろ、言葉の尽した意味での人間学(アンスロポロジー)であった。彼は人間を近代的の自然の中におけるヒトとしてでなしに、神・人・自然よりなる世界の中での人としてとらえようとする。今日のわれわれには、そこに生物学の面でくいたらぬものを感じさせないではないにしても、そのことが、医者としての彼の逞ましい実践――パラケルススにおいて社会はまだ宗教的ないし人道主義(ヒューマニテリアニズム)の枠の中で理解されるにとどまっていたにしても――を支え、その医術を、ともすれば「人間機械」の修理に堕そうとする近代のそれに比べて、すぐれて奥行の深いものにしたのであった。彼は言う、,,……Denn der Arzt ist nicht dem Menschen unterworfen, sondern durch die Natur allein Gott.''(10・57) 人がそれに同意するにしてもしないにしても、またそれがどう批評されるにしても、そこには深い精神がある。本書でもやがてはじまる近代の自然科学的医学の上に立つ医術が、誰も否みえない巨大な実績の一面、それをはりめぐらす索漠たる空気が医者を訪れるほとんどすべての病人の心情に不満を与えているばかりでなく、実質的にあちこちで大きな破綻をみせつつある今日、パラケルススの医学がわれわれに示す大きな魅力がこの辺に秘められているようにわたくしには思われるのである。

5　フェルネルの医学

われわれの話がそろそろ中世と別れを告げようとするに当って、十六世紀のもっともすぐれた医学者の一人とされる巨匠(10・58)で、同時代人のパラケルススとはまったく違う意味で注目すべきジャン・フェルネル(Jean Fernel, 1497–1558)について短い一節をここに設けよう。

アンリ二世とその妃カテリナ・ド・メディチの侍医でもあったフェルネルは、野人パラケルススとも、また理髪師あがりのアンブロワズ・パレとも違って、由緒あるパリの大学で教えてもいた正規の医者(メディクス)であった。

フェルネルは一四九七年、アミアン司教区のモンディディエの毛皮商兼旅宿主の子に生まれ、パリに出て哲学、古典語、数学等を学び、フランス・ルネッサンスの人文主義の空気を深く吸った。

若くしてサント・バルブのコレージュで哲学を教えたこともある。やがて医学に転じ、三十歳をこえて資格をとり、その後はおのが召命(コーリング)と自覚した医術に生涯を捧げ、繁忙きわまる診療と研学とに明け暮れして倦むところがなかった。こうして、パラケルススのような波瀾の経歴のほとんどまったくなかった[10・59]学究フェルネルについての主な話題は、おのずから、そのかずかずの著書についてみられた彼の医学——先き廻りして言えばそれはギリシャ以来の伝統の精錬と、ある意味で近代への先き駆けであったのだが——の検討に限局される。

医学領域における彼の主著の一つは「医学の自然的部分」(De naturali parte medicinae, 一五四二年)である。その言葉にはスコラの匂いがしないでもない——後述のようにそれは十年あまり後に「生理学」と改題される——が、それは人の自然のはたらきを考究するもので、医学の序論の意味をもつものとされる。

その著書は、生理学の前提、そのはたらきの舞台と解された解剖学——彼自身練達の解剖学者で脊髄の中心管をみつけている——を扱った第一部にはじまる七部に分れる。ヴェサリウスの「ファブリカ」に先き立つこと七年、ハーヴィのDe motu cordis[10・60]より八十年あまり前に著わされたその書物は、四元素の混合(complexio)に基づく体質(テンペラメント)、内在熱、「諸能力(ファカルティーズ)」、体液、三つの精気(スピリット)、等々の論議を含み、その生理学の骨格は疑いもなくアリストテレス・ガレノス以来の伝統に基づいていた。もとよりそこには、随所に独自のすぐれた見解が鏤められてはいたし、ことに神経系から心理学の領域に踏みこみ、さらに自由意志に及ぶあたり、まことにすぐれた内容をもつものであった。現代生理学の巨匠シェリントンがその専門がらさすがに見事な解説を残している。[10・61]

このようにしてフェルネルの生理学は、たしかにガレノス以来の旧い枠からおおむね出ることがなかったけれど、ここでとくに指摘されなければならないことは、その強い人文主義的(ヒューマニスティック)志向に基づいて、彼が、その譲り渡された医学の伝統から、アヴィセンナをはじめとする「野蛮な」アラビア的歪曲を剝奪しようとした——それが「正統」的・保守的なパリ大学の中における彼の立場を苦しいものにした——という点である。つまり、前に再々出た言葉の、中世以来のアラボ・ガレニズムでなしに、彼は正調ガレニズムの徒であろうとした。

他面彼は、事実を重んじて、ルネッサンス的なオッカルティズム、すなわち錬金術ないし自然魔術、あるいはまた占星術、等の要素からまったく自由になっている、少なくともなろうとしている——彼の最初の医学的著述である「隠れた原因考」(De abditis rerum causis, 一五四八年)(別名「対話」, Dialogi)においてはなお占星術への志向がかなり強く残っていたようにみえるのだが年とともにそれは払拭される——という点で、あのパラケルススとは対蹠的な特質を示している。

およそうした意味で、フェルネルは明らかにハーヴィ・デカルト的な「近代」生理学者ではなかったけれど、生理学からその中世以来の水あかを洗い落し、整頓して、かのギリシャ的明澄性

――ガレノスがすぐれた実験生理学者でもあったことを思い出そう――をとり戻したきわめてすぐれた学者であったとみるのは文句のないところである。それを医学史の中でどう評価するかは評者によっておのずからさまざまでありうるだろう。

一五五四年に大著「医学」(Medicina)がパリで出版される。それは三部よりなり、その第一部には上記の De naturali parte medicinae が改訂増補された上、前に一言したように「生理学」(Physiologia)と改題して収録され、第二部には新たに書かれた「病理学」(Pathologia)が、第三部には「治療法」(Therapeuticē)が収められている。

その第一部については上に述べたからここでくり返す必要はない。ただし、古くから当然自然(ピュシス)の学問という意味で用いられていた physiology がここではじめて生体のはたらきの理法を意味するように限定された――日本語の「生理学」という訳語がそれに対応する――ことを注意する必要がある。

その第二部はフェルネルのもっとも有名な著作とみてよいもので、それはまた Pathologia と題されたテキストの嚆矢でもあった[10・62]。それは、液体病理学、すなわち、体液の混和(ブレンディング)の変調によってすべての病気を割り切っていた伝統の中で、はじめて、全身的な熱病のほかに、あれこれの器官にそれぞれその座をもつ病気――彼はそれを単一の器官の一部を侵すもの、全部を侵すもの、複合的に諸器官を侵すものに分ける――が系統的に分類され考察されたという意味で、近代的な病理学書(テキスト)の内容をもつものであった。たしかにそれにずっと先き立って十六世紀のはじめに出た前記のアントニオ・ベニヴィエニの著書[10・63]が病理解剖学の歴史に記念碑的の意義をもっていたが、それがなおいわば症例報告にとどまっていたのに対して、フェルネルのそれは、すでにして一つの系統的な病理学を志向していたとみられる。

フェルネルの医学が上にみたように古来の頑丈な枠組みの中にあったことは誰の眼にも明らかだが、この病理学について注目すべきことは、それが病変という具体的な所見に基づいているだけに、そこでは彼の生理学にみたような内在熱とか精気とかいうような抽象的な観念も、目的論的な「能力(ファカルティーズ)」の論もあまり目立たず、その姿勢が多分に近代的にみえるという点である。しかも彼は、後代のわるく「専門的な」、実は本末を顚倒した病理解剖学者たちがとかく病変の形態学的記述に終始する傾きをみせるのと相違して、彼は病気の原因を考えようとする[10・64]。彼はまさしく病理学をめざしていたのであった。その内容の詳細は省くが、中にはたとえば有名な潰瘍性心内膜炎の記述、虫垂炎とその穿孔、梅毒性大動脈瘤、等、かずかずの貴重な資料を含んでいる。

第三部の治療、とくにその薬物療法、については、ここでは立ち入って記すほどのこともないだろう。彼は瀉血の濫用に強く抗議する良識ある医者の一人であった。

この「医学」は大きな評判をえてたびたび版を重ねたが、彼の死後、終生の忠実な門弟であったプランシーの手で、前記「隠れた原因考」を加えて「一般医学」(Universa medicina, 一五六七年)と改題して新たにまた刊行され、次の十七世紀まで通じてその形でたいそう広く読まれた。[10・65] その化学薬剤の治療によってはなはだポピュラーであったパラケルススに対して、フェルネルがいわば玄人筋から十六世紀最大の医学者と評価されたのは、主としてこの書物の内容に基づいている。

上記のほかにもフェルネルの著書はそう少ない数でないが、[10・66] 中でも有名なのは遺著の一つとなった「梅毒の治療」(De luis venereae curatione, 一五五六年)である。シフィリス(syphilis)の同意語として今日でも広く用いられるルエス(lues)[10・67]はこのフェルネルにはじまる。彼はこの新しい病気を新大陸に由来するものと考えた。彼はそれが伝染性(コンテージアス)のものであること、数週間の潜伏期の後に発病することその他、病気それ自身には精通していたが、その治療に関しては、水銀剤をきびしく斥けたのはよいとして——たしかにそれははなはだしばしば眼に余る害を示した——も、例のグアヤックを採用したほか、彼の工夫になる多くの薬草の浸剤を「鎮静剤」として奨めた。これは彼の医者としての評判を少なからず傷つけることになったらしい。

フェルネルは多くの意味で典型的なルネッサンスの学者であった。彼のラテン文はやかましい人文学者(ヒューマニスト)たちの賞讃を買う古典的な格調をもっていたと言われる。その意味で、彼の医学の大きな特質が、古典を、その四元素と四性質を、その内在熱を、そしてその霊魂(ソウル)と精気(スピリット)を、正しく再生しようとした点にあったことは疑いがない。彼がしばしばフランスのガレノスと評されるゆえんである。だが、このすぐれた頭脳は単なる医学人文学者(メディカル・ヒューマニスト)たちと相違して、医学を支える事実の貧困をはっきりと認識していた。それは占星術をもちだすことによって、また魔術を事実ととり違えることによって、はぐらかしてはならないと彼は明晰に考えた。彼はその事実を臨床(ベッドサイド)から鋭意集めて、それを彼の「体系」に喜んで招き入れようとした。それはそのころまでの、あの片手に典籍、片手に視尿壜(ユーリナル)をもった長袖の人物の図に象徴される患者不在の医師、医学者たちとは、まったく異例に属する話であった。さきにも記したように、フェルネルの病理学が今日の眼にとくにすぐれたものとして映るのはそのゆえであった。これに対して、ハーヴィに八、九十年先き立つ彼の生理学は、ハーヴィの実験的方法も、その作用因(エフィシエント・コーズ)のみを問いつめる思考法をももち合わせず、アリストテレス以来の自然哲学をそこに鎮座させた。そのかぎりにおいて、彼は、いかにを問うて、なにか、なぜか、を括弧に入れたままにしておく近代科学者の精神とは傾斜を異にする過渡期の卓抜な学者とみてよいだろう。彼の生理学と病理学との裂け目を彼自身がどのように意識、ないし了解していたかをわたくしはまだはっきりつきとめていない。

それにしても、さきにも記したような病気の理法としての病理(パトロギア)学を医学の中心において、その手前に生理学(フィジオロギア)——その中で解剖学(ア)を正しく定位して——を、その先きに治療(テラピウティケ)を置いた彼の「医学」

の構成が、一見何の奇もないようで、実は何と深く、透徹した識見に基づいていることだったろう。今からふり返れば、後に詳しく述べる十八世紀の偉大な体系家たちの構想の源がどうやらここにあったように思われる。巨匠ブールハーフェが、その学風なり学問の内容なりの大きな違いにもかかわらず、フェルネルをきわめて高く評価したのも当然であったとみられる。

フェルネルが、近代の軸をもった眼鏡で眺めて医学の進歩に形の上でどれほど寄与したかは問わず、医学の歴史の中における彼の演じた役割の意味はきわめて重いものと判断される。[10・68]

6　精神医学の夜明け

いわゆる精神病およびその周辺の諸現象を医学の中にどう位置づけるかは、言うまでもなく今日でも医学論をめぐるもっとも困難な問題の一つである。その困難は当然医学史の中にもそのままもちこまれる。それをどのように捌くのが的確であるかについて残念ながら今のところ成案もなく、寡聞にして納得できるような範例も知らないわたくしは、言うところの身体・精神問題(Leib-Seele Frage)をしばらく棚上げにしたまま、それ自体独立の扱いを要求する精神医学史の中から目ぼしい動きを拾って医学史の間に挾みながら、そのときどきにそれらの意味を手短かに検討する手続きをとってみたい。さし当りいまわれわれが滞留している十六世紀はいくつかの見送ることのできない話題をもっている。

あらためて言うまでもなく、医学の歴史(ヒストリー)には、それに先き立って所与としての病気の自然誌(ナチュラル・ヒストリー)がなければならないわけだが、こと精神領域の病気の場合、その様相が時代によって、かなり大幅に異なるものであることは推測にかたくない。[10・69] 病気なるものがすべてそうには違いないものの、とくに精神病の場合、それは言葉の慣用の意味での「自然」誌でなしに人間の生き方の移り変りと強く絡んでいるからである。だがわたくしはいま、話をあまり長くしないために、ここではその点に立ち入らずにあとあと必要に応じてそれに言及することにしたい。

この領域においてもわれわれは偉大なヒポクラテスの名を省くことができない。おそらく癲癇およびそれに似た神経病発作を扱ったものと考えられるその有名な論文「神聖病について」[10・70]は、前に第3章で述べたように、この病気が憑きものあるいは神業によって生ずるものでなく、「他のいろいろな病気と同じ性質(φύσις)をもち、おのおのそのよっておこる原因(πρόφασις)をもっている」と説く。

それは精神医学がギリシャ[10・71]において新しい出発点についたことを意味している。神谷の記述を借用すれば、それまで人々は、「精神異常という現象に対してただ恐れや嫌悪や畏敬の念など、素朴な情緒的反応を示し、これらの情緒を基盤とする思考で、神や悪魔や種々の霊をその背後に想定しただけであった。従って精神病者に対する処遇も、祈禱やまじないやお祓いなど、すべて「感情の論理」(リボー)の命ずるものにすぎなかったからである。」それを脱出してギリシャ的、合理的な思考がはじまった。その道にさきざきどんな山坂が待っていたにしても、その選択は正しかったと言ってよい。

わたくしはいま、そのヒポクラテスから、ずっと前にも話の出たかずかずのすぐれた医学者を間に挟んで、ガレノスに至るギリシャ・ローマの精神医学の詳細は割愛しなければならないが[10·72]、とくに注意すべき二、三の点をここにかいつまんで記しておこう。

アリストテレスの心臓説は別として、アルクマイオンにはじまってヒポクラテスからガレノスに至る多くの医学者たちは精神を脳のはたらきと考えていた。おのずから精神病を脳の、あるいは一次的には他の器官に由来する、器質的な疾患として身体的な立場で理解しようとする傾向が一般に強かった。よく知られているように、ヒステリーなる病名が子宮(ὑστέρα)に由来し、メランコリーが「黒い胆汁」(μέλαινα χολή)を意味することをみても精神の病いが身体のそれと同質のものと眺められていた消息の一斑を察することができるだろう。

哲学者たちの間には、その本性が非物質的の、不滅のたましいは病むはずがなく、病むのは人間の低い物質的の部分よりほかにない、と考える人もあったが、医学者たちの身体論的学風は、そうした性格の「哲学的な」霊魂論に立つのではなく、精神病をただ素朴に「自然」の中にとり戻そうとしたものであったとみてよいだろう。いずれにしても、それを身体的・器質的にみたのはよいとして、一方こころの面からのアプローチ、つまり心理学的な扱いが、ソラノスやアレタイオスのような例外はあるにしても、一般に弱かったのはどうやら否めないようである。そのためか、今日われわれの考える狭義の、つまり「心因性の」精神病のかなりの部分が記載漏れである一方、たとえばいわゆるフレニチス(phrenitis)[10·73]――それはマニアおよびメランコリアと並んでもっともしばしば遭遇する病名である――のような急性熱疾患の部分現象(熱性譫妄?)とみられるものまで同じ次元で眺められている。

およそこのようにして、精神病学もまたギリシャからはじまった。

アラビア医学が精神病および病者に対してむしろ学問的、人道的であったのに対し、中世ヨーロッパではこの問題に関しては時計の針が逆に戻ったようにみえる。精神現象にあらわれるさまざまの異常は、再び古代ギリシャの発見した自然の世界から外に逐いやられる。そこでは精神病者は悪魔に憑かれた存在と観ぜられる。精神病は医学書からまったく消えて――実は大ガレノスもこの方面の用意に手薄のきらいはあったのだが――悪魔学の対象となり、悪魔祓い(exorcism)が医療にとって代る。それは中世の前期にも後期にも通じた現象であった。それは医者たちに代って精神病者を引きうけることになった呪術師たちにしても聖職者にしてもほぼ同断であった。呪（魔）術を斥けたキリスト教がそうした傾向を助長したと言えば矛盾のようでもあるが、一面その宗教はかねてより実体としての悪魔の存在を信じていたし、また、さきに一言したたましいを肉体から峻別する霊魂論を当然のこととして採択した宗教が、前記哲学者の解決のいわばヴァリエーションのような形で、精神病者を身体の病気でなしにたましいが入れ換ったものとみて、それを悪魔の国に逐いやろうとしたのもそれほど意外な話でもない。

　それにしても、早いころには精神病者に対する処遇は、特定の聖人の名による悪魔祓いといったような単純に呪術的・宗教的のものにとどまっていたが、やがて、前に述べた鞭打ち教徒[10・74]のような集団異常心理現象にみられる社会不安の高まり、十三世紀にはじまる宗教裁判に象徴される教会の動揺とがあいまって、中世も末期に近づくとその様相はしだいに陰惨なものとなった。

　この移りゆきを考える上に有名な中世ヨーロッパの魔女祭儀について一瞥を払う必要がある[10・75]。言うところの魔女(witch, Hexe)は、あのシェークスピアの「真夏の夜の夢」などに登場する妖精と並んでヨーロッパ辺土の民俗信仰に由来するものと考えられるが、だんだん形が変って魔女祭儀という形で中世ヨーロッパではあちこちで一種の反宗教的組織をつくって広まったらしい。それは地獄の劫罰をもって人を畏怖させる禁欲的な、しかし内実には多くの虚偽と腐敗を孕んでいた中世キリスト教への抗議、ある意味で彼らの粗野なヒューマニズムの表現ともみられるものであった。魔女集団に関するさまざまの伝説――入信式、夜宴、空中飛行、魔薬、凶眼(evil eye)その他の呪術的能力、等を通じてそこに性的色彩がきわめて濃厚であるのは、キリスト教がネガティヴな形で性にきわめて強い関心をもったのと対照して注目をひく。

　わたくしはここで魔女の話に深入りするつもりはない。だが、われわれの話の筋に照らして見のがすことのできないのは、その魔女なるもの、言いかえれば魔女集団の結盟者が、神の敵である悪魔――前にも触れたように教会も悪魔の存在を認める[10・76]――を首長とする赦しがたい異端とされ、有名な魔女裁判によって、きびしい糾問と処刑の対象になったこと、そして不幸な精神病者たちが、その魔女と同一視されたことによってその苛酷な運命をともにしたという悲惨な事実である。

　魔女なるものの異端性の立証とその認定の方法――そこには精神病の臨床像の詳しい記述が含まれる――および裁判手続きを詳細に説いて怖ろしいまでの影響力をもったのは、シュプレンガー(Johann Sprenger)およびクレーマー(Heinrich Kraemer)なる二人のドミニコ会の修道僧の著わした「魔女の槌」(Malleus maleficarum, 一四八五年)[10・77]であった。それは、教会は言うまでもなく人間の歴史にとってもっとも恥辱的な書物の一つと言わなければなるまい。

　悪名高い宗教裁判―異端審問(Inquisition)と結んだいわゆる「魔女狩り」の蛮行がその頂点に達したのは、ルネッサンスの後期――それはまた占星術や錬金術の興隆ともほぼその時期を一つにしている——から十七世紀のはじめにかけてであった。それは中世的ヨーロッパの既成秩序の崩壊に面した体制側の深刻な不安の反動的な表現であったとみてほぼ誤りがないだろう。彼らは、(彼らの)神、実は彼らのすがりついている教会制度、経済、政治、社会体制や既成の徳目、に逆らう悪魔と戦う聖戦の確信に燃えて、数えきれぬ人々を——数百万と言われるが実数はさだかでない——しばしば罪のない子供たちまで含めて、捕え、拷問し、火刑に処した。火刑は悪魔に拉致された人の魂を火によって解放し、天の国にもどす恵み(!)とされたのであった。不幸な精神病者に異端という「罪」をきせたキリスト教会の罪は大きい。

魔女狩りなる集団サディズムのもっとも大きな責任は、カトリック教会であったが、プロテスタント諸派もまた同じ責任から免れるものではなかった。ルッター派のドイツにも、イギリス国教会にも、後にはまた清教徒の移り住んだアメリカのニューイングランドにも十七、八世紀に至るまでその種の記録は少なくない。新教徒もまた悪魔の存在を信じた——代表としてルッターを挙げよう——し、また非寛容は遺憾なことにキリスト教の体質でもあったようにみえる。

教会や民衆の間にかぎらず、すぐれた医学者たちの中にも——たとえばアンブロワズ・パレ、ジャン・フェルネル、ヨハネス・ランゲ(Johannes Lange, 1485–1565)[10・78]その他——悪魔の存在を信ずるばかりでなく精神病をその力に帰する偏見がかなり広まっていたのは残念ながら事実である。実はそうしたジェスチュアを示すことによって、異端審問官の眼から韜晦するためであったろうと弁護する向きもあるが、それらの言葉の内的証拠がそれを許さないようにみえる。

だとすると、政治・社会的にも、「学問的」にも、そうした蒙昧が支配していたその十六世紀に、一方で「第一次精神医学革命」[10・79]とまで言われる時代を形成した学者たちが少数でも存在したという事実は、われわれを深く印象づける。

科学史が近代とよぶ十七世紀に入ってもなお盛んだった魔女裁判は、神的なものの裏返しとしての悪魔があって人間が不在であったという意味で、本質的に中世の精神的風土に属する話であった。だがわれわれはここで、一方ではルネッサンスの人文主義者たちが、その非実学的な方法についてはしばらく問わず、中世キリスト教世界が永く忘れていた人間の回復をめざしていたことを思い出さなければならない。

人間そのものに対する深い関心は、またそれとは一応別途に、スコラ哲学の解体に伴うルネッサンス期の哲学者たちの間にもうまれていた。わたくしはいまここでルネッサンス思想史における人間の問題に深入りするつもりはないが、このような背景において、神的理性の一環としての人の霊魂の本性、というような形而上学的な思索を離れて、経験的な人のこころのはたらきの探究、話をはっきりさせるために近代的に色あげした表現を厭わなければ、アニマによって動かされる行動の学としての心理学——

psychologia という言葉は一五九〇年ゲッケル(Rudolf Goeckel)の著書にはじまると言われる[10・80]——がその緒についたとしても不思議はないだろう。だがそれが、霊魂の不滅とか自由意志とかいうような神学上の重大な問題に接触する機縁の多い領域であってみれば、そのような客観的の立場で自己および他人を観察することは、ことのほか強靭な学問的精神と勇気とを要したに相違ない。この領域で寄与をした人文学者、哲学者、社会学者、医学者たちの名と業績を一々挙げて紹介する手続きを省きたい[10・81]が、後にあらためて述べるフランシス・ベーコンの「学問の進歩」[10・82]の中ではすでにその心理学は人間に関する学の中に生理学と並ぶ地位を獲得していたのが注意される。

わたくしがここで、それ自身独立した科学である心理学の話をいささか藪から棒にもちだしたのは、それがちょうど、解剖学・生理学が医学の身体的(ソマティック)な側面に対してもつ位置と似た関係を精神医学に対してもつものと考えたためである。

本質的には生物学(バイオロジー)の分科とみるべきその解剖学や生理学がほかでもない医学者たちによって開拓されたのに対して、医学者の心理学への貢献がなぜ小さかったかは、いろいろな意味ではなはだ興味のある問題である。だがそれはそれとして、おいおいにみるように、解剖学・生理学と病理学とが確実に手を結ぶのでさえまだずっと後の話だから、まして心理学と精神病理学とがつながるにはなお前途に多くの曲折があると予期しなければならないだろう。

だがこうした早いころすでに、ビベスのような心理学者が、精神病にも深い理解を示したことは注目に値いする。カタロニア生まれで永くイギリスで活動したこの真摯な人文主義者で教育学者、心理学者のビベス(Juan Luis Vives, Johannes Ludovicus Vives, 1492–1540)は、いろいろな意味で後期ルネッサンスの注目すべき思想家[10・83]の一人であるが、とくにその心理学に関しては彼に深く傾倒するやにみえるジルボーグの記述に譲ろう。有名な彼の言葉「霊魂が何であるかはわれわれの関知するところではない。それがどのようなもので、どうはたらくかこそがだいじである[10・84]」が彼の学問の体質を示唆するものとみてよいだろう。その彼は精神病の本性をほぼ正しく把握していた。その著書「霊魂と生命について」(De anima et vita, 一五三八年)の中で彼は言う、「……何よりも必要なのは、できるだけの平安を病人の精神に導入することである。これを通してこそ理性と正気が元に戻るのであるから[10・85]。」それが前記「魔女の槌」の出版からおよそ五十年、その猛威がなお酣わだったころ記されたものであることが思い合わされなければならない。

精神医学の領域でも大きな足跡を残したパラケルススは、はたらいた場所こそ違うがビベスとは同じ世代に属し、生年も歿年もほぼ重なり合っている。

彼は、南ドイツ、ボヘミア、モラヴィア等の遍歴の間に、政治的な挫折によって窮境に陥った再洗礼派(アナバプティスト)の残党の貧者たちの間に流行したさまざまの精神病理現象に身ぢかに接したことが、その精神病学に対する深い関心の源となったものと推測される。

　精神病を悪魔(デモン)や精霊(スピリット)と無関係の「自然」に属する病気であるとする卓見を示した彼は、同時に精神病者が刑罰でなしに治療の手をさしのべなければならない存在であることを身をもって示した医者であった。その二つの意味で彼は、ジルボーグの言う第一次精神医学革命にあずかった代表的な学者の一人であったと言ってよい。臨床家としての彼の眼はまことに確かで、古典的な精神病の三つの柱、マニア、メランコリア、フレニチスに代えて、癲癇、マニア、「真の」精神病、聖ウイトゥス・ダンス[10・86](St. Vitus dance または彼の命名にかかる chorea lasciva「はで者舞踏病」)および suffocatio intellectus(ヒステリー)等を区別し、きわめて正確な記述を残した。彼は、また、一次的に心因による種々の身体症状、今日の言葉で言えば精神身体的(サイコソマティック)な症状のある種のものをよく知っていたと言われる。

　パラケルススの精神病観はしかし時期的にかなり違っているようにみえる。比較的初期のころはもともと彼の地盤であった化学的の見方が強く、化学的身体論(ケミカル・ソマティシズム)とでも言うべき立場にあるように見うけられるが、後期になるとそうした学風は後退して、その言説には、「精神的偏向」とも言うべき要素が前面に出るようになる。そこには多分に中世・ルネッサンス的な、秘教的傾向、宗教的・神学的思考から、さらには悪魔論への後戻りの徴までみられないではない。その矛盾の多く晦渋な表現の中に、意識下のそれを含めた心理現象への模索に、まだ適切な言葉を見出しえない苦闘の表現をみる人もあるが、その解釈の当否は意見のいろいろに岐れるところである。

　十六世紀の精神医学におけるもっとも注目すべき学者はヨハネス・ワイヤー(Johannes Weyer, Vierius, 1515–1588)である。ネーデルランド生まれの彼は若いとき前記コルネリウス・アグリッパ——大魔術師として伝えられているこの人物もまた精神医学の革新に寄与があった——についてしばらく学んだ後、パリで正規の医学を修め、アルンヘムの市医として、また貴族の侍医として穏やかな一生を送った。彼は精神病を主たる関心事とした最初の医者であったと言われる。わたくしはいま、前掲ジルボーグの詳しくすぐれた記述にほぼ従って彼の仕事の意味を手短かに述べてみたい。

　長い間医者たちが身体の病気にみずからの仕事を限定してきたことは、ある意味では学問的に賢明な抑制であったとも言えようが、一面それは教会および世俗の権力に屈服した保身の術でもあった。それが上にも瞥見したような精神病者たちの大きな不幸をもたらしたとき、本来就業すべき持ち場を放棄した怠慢はきびしく咎められなければならなかったはずである。

　パラケルススやアグリッパのような反骨精神に燃えた先蹤がないではないにしても、ワイヤーは精神病者を医者の手にとり戻そうとした最初のすぐれた臨床家の一人であった。彼は医学を人間のための技術と認識して、精神病の臨床的諸問題を、神学、つまり人のたましいの救いの問題から切り離し、人間精神に関する経験的な知識の上に立って処理しようとした。

　それは、今日でも精神病学が対立するさまざまの流派を抱えていることからもおよそ察せられるように、たいそう困難な仕事へのスタートであった。なぜならば、ひとしく経験的事実とは言っても、内省を大きな手がかりとしなければならない精神現象は、人の外にある自然現象、たとえば物理学や生理学の対象とは異質の世界に属しているとみられるし、また、それがほかでもない人間の「異常な」行動にかかわるからには、精神病者の問題は、生物学——生理学、遺伝学——はもちろんのこと、当然、民俗、社会、法律、宗教等の諸問題と深く絡まるからである。それはまことにむずかしい、しかし野心的(アンビシャス)な学問である。ワイヤーがそれをどこまで進めることができたかはあえて問わず、彼はたしかにその道に一歩を踏み出したのであった。

　こうした立場をとった彼にとって、言うところの魔女は精神を病んだ患者であって悪魔に憑かれたものでないことは当然で、それらの哀れな女たちを拷問し、残酷な刑罰に処する人々こそ罰せられなければならないとする。彼の主著「悪魔の虚妄について」(De praestigiis daemonum, 一五六三年)はかの「魔女の槌」に対するきわめて強い反駁の書であった。

　それが当然強い神学的、法律的主張を含むにもかかわらずワイヤーの地位が晩年まで安泰であった——ワイヤーが悪魔(デモン)の存在を許しているのを戦術的なものとみるかどうかには問題が残っている——のはいささか不思議だが、いずれにしても彼の死後その著書が「忌むべき」魔女を擁護するものとして、教会の禁書目録に加えられて永く日の目をみないことになったのは事実である。彼は魔女を擁護することによってサタンの帝国を強め、人々に罪を犯させる機会を豊かにしたと断罪されたのであった。有名な法律学者ジャン・ボダン(Jean Bodin, 1530–1596)はいろいろな意味で近代的な社会思想家であったが、しかし、魔女裁判を弁護して「魔術師」ワイヤーを強く批判した。それからもうかがわれるように、十六、七世紀においてはパラケルスス、ワイヤーをもって代表されるような思想はむしろ少数意見(マイノリティー)にすぎなかったことを忘れてはならないだろう。

第11章　近代科学の誕生と医学（上）

1
近代科学の誕生
――天文学と動力学――

たいそう長い道程を経て、話はもう一度序章のハーヴィに近づいてきた。

先き立つ二つの章では、中世がようやくその幕を閉じようとする十六世紀の医学のスケッチが試みられた。そこにはたしかに新しい時代を前触れするいろいろな徴候がはっきりと現われていた。スコラの伝統はまだ当分頑強にも生き残るのだが、その動揺の色はかくせない。

だがそれにしても、序章のハーヴィの De motu cordis の内容を、一つ前の世紀のパラケルススやフェルネルのそれと比較したとき、その間には質の違いと言ってもよいほどの大きな隔たりのあることが誰の眼にも映るだろう。医学の域内で考えるかぎりでは、ハーヴィの出現はまことに唐突であった。その辺の移り変りのゆきとどいた理解を求めて、ここでしばらく同時代(コンテンポラリー)の学問の動向を広く見わたしてみよう。

もはやくり返すまでもなく、ハーヴィの血液循環論を直接用意したのは十五、六世紀にはじまる新しい解剖学上の知見だが、その焦点とも言うべきヴェサリウスの「ファブリカ」の初版が出版された一五四三年は、またあのコペルニクス(Nicolaus Copernicus, Nicolai Koppernigk, 1473–1543)の「天体の回転について」(De revolutionibus orbium coelestium)が公けにされた年でもあった。(この年ポルトガル人がはじめて種子島に渡来した。)

「それでも地球は動く」(だがそれは動いているんだ、"Eppur si muove")というのは、言うまでもなくそのコペルニクスの地動説を承けて異端審問にかけられたガリレオの言葉で、十六、七世紀以降その自覚を高めた科学者たちと教会との関係を象徴するには相違ないのだが、言うところの地動説がはじめから教会と正面衝突したものでないことは、上記のコペルニクスの著書が禁書目録に加えられたのがその出版――彼は同じ年に歿した――から六、七十年もたってからであったことをみてもおよそ明らかだと言えよう。新しい科学が表だって対決しなければならなかったのは、教会によって正統の科学と公認されたアリストテレスの宇宙論と運動論、つまり教会の教義を援護する整合した宇宙秩序の理解のしかたにかかっていた。

アリストテレスにはじまり、中世を経てルネッサンスに至るまで人々が描いていた宇宙の姿はおよそ次のようである。(11・1)

不動の大地――前述の大航海時代からその像はだいぶ変りかけてはいたが――は宇宙の中心にあって、それをとりまいて透明な天球が同心円を描いて層状に重なり、その各層には、内側から眺めて月、水星、金星、太陽、火星、木星、土星の順に諸惑星が一つずつ固定され、さらに第八の天にはすべての恒星が所属する。原動天とよばれる第九天の外側を神の住む至高天(Empyrean Heaven)が包む。宇宙はこうして単一で有限である。

天界は、月の下(sublunar)の世界と異なって、土、水、気、火の四元素とは異質の第五原質(quinta essentia)よりなり、朽ちることのない精妙なその物質には、古来運動の理想とされたはじめなく終りのない円運動のみが可能である。かくして天球――神の住む[11・2]とされる安息の至高天を除いて――は不動の地球を中心として二十四時間に東から西へと一回転する。

他の諸科学と趣きを異にして天文学は早くから観測データという経験的な検証の手続きにさらされる履歴をもった学問である。すでにあの、「とまっ」たり「逆行し」たりする惑星の奇妙な動き[11・3]を説明するためにアリストテレスにも天球の軸に関して一工夫があったが、その惑星の見かけ上の複雑な運動を、観測値に照らして充分満足できるまでに説明したのはＡＤ二世紀のアレキサンドリアの大天文学者プトレマイオスであった。

不動な地球――大地が球であるという知識はかなり古い――を中心に天体が層状の天球にそれぞれ「貼りついて」回転すること、天体の運動が完全な(τέλειος)円運動であること、そうしたアリストテレスの宇宙観の大筋はプトレマイオスによっても守られてはいるが、地球を中心とする上述の美しい同心円の構造は崩れて離心円を考えなければならないこと、惑星の副次軌道として多くの周転円(epicycles)が第一次軌道、導円(deferent)の上に設けられたことなど、そこにアリストテレスの自然学の理念とは何ほどか齟齬するふしのあったことは否みがたい。にもかかわらずプトレマイオスの体系が、中世――その著「アルマゲスト」(Almagest)が前に述べたクレモナのゲラルドによってアラビア語訳からラテン語に重訳されたのは十二世紀後半であった――をリードしたところにその「科学的な」底力を思わなければならないだろう。

古くは一般にコペルニクスが科学革命の先導者と見立てられていたことは、人の知る通りだが、その見解は近年では斥けられて、人は今日彼の天文学を本質的には古代の連続としてみるようになっている。

コペルニクスの観点は物理学的であるよりは幾何学的であった。彼の数学的天才は地球に代えて太陽を同心円の中心に――内側から水星、金星、地球、火星、木星、土星、恒星群――置くことによってプトレマイオス理論を単純化することに成功した。その詳細はここでは省きたい[11・4]。彼は副次軌道としての周転円を、数を減らしてなお残したが、離心円の構想を棄てることによってエカント[11・5](equant)とよばれる偏在的な点を無用にし、円運動なる古来の自然哲学理論へのいっそうの忠誠を表明したのであった。

なおまた、コペルニクスの太陽中心(ヘリオセントリック)の学説には、ルネッサンスのプラトン主義復興、ないしピュタゴラス・ネオプラトニズムの色調の濃い太陽讃仰の抒情主義(リリシズム)がその背景にあると言われる。高貴で神的(ディヴァイン)な不動の状態は太陽にこそふさわしい。われわれはここで天文学が中世の伝統ではかの自由学課(アルテス・リベラーレス)に属するものとされていたことがゆくりなくも思い出される。それは形而上学や数学と隣り合う自由人の優雅な学問であった。

一五四三年の「天体の回転」の出版がすぐさまヨーロッパの思想界に激しい衝撃を与え、科学革命の大きな運動がそれによって勢いづいたというふうに考えたら軽率だろう。たしかにルッターやメランクトンら、聖書主義(ビブリシズム)[11・6]の立場をとったプロテスタント側――実は史家バターフィールドが皮肉に評しているようにその聖書主義はしばしば聖書崇拝(Bibliolatry)に陥っていたのだが――からの攻撃はみられたにしても、さきにも記されたように、ローマ教会ははじめのうち地動説に対してどちらかと言えば寛容な態度を示していた。教会がコペルニクスを禁書としたのは十七世紀に入ってからの話で、それは、十五世紀の深い思想家ニコラウス・クザノス[11・7]の影響をうけたジョルダーノ・ブルーノの説いた宇宙の無限と世界の複数性(プルーラリテイー)の論によってひきおこされた神学上の動揺と、ガリレオが地動説に基づいて勇敢にも聖書解釈に口を挟んだ、というような事情が重なって遅蒔きながら地動説の再検討を迫られたためであったとみてよいだろう。だが、神学論はしばらく措き、地球が宇宙の中心でなくなったことは、実はアリストテレスの自然学の根底に触れ、おのずから科学「革命」のきっかけをつくることになるのだが、その問題がはっきりした形で表面に出るためには、なおガリレオ・ガリレイなる巨人の出現をしばらく待たなければならなかったのである。

話をガリレオに移す前になお一、二の大きな仕事に触れておかねばなるまい。

このころになるとアリストテレス・プトレマイオスの体系にもようやく動揺のきざしがみえる。その一つのきっかけが一五七二年におけるカシオペイア座の新星の出現であった。それは天界が万古不易であるという哲学説とも、創造は六日間で完了したとする聖書の説とも明白に撞着する。また、一五七七年の彗星も、それが月下の世界のものでないことを人々が確認したとき、彗星を大地から発するものとみた古来の説は否定されなければならなくなった。

こうした時代にそのすぐれた観測の工夫と成果とによって大きな足跡を残したのは、後年プラハではたらいたデンマークの大天文学者ティコ・ブラーエ(Tycho Brahe, 1546–1601)である。彼はしかし、コペルニクスの仕事を高く評価するにはしたが、地動説を採用せず、諸惑星を従えた太陽が地球を廻って動くという妙な折衷説を提出した。

ブラーエの観測データは望遠鏡登場以前のもっとも高い水準のものであったが、それを継承して科学史上不朽の足跡を残したのは、若いころ彼の助手であったヨハネス・ケプラー(Johannes Kepler, 1571–1630)であった。彼はその師には欠けていた卓抜な数学的実力をもっていた。しかし彼が多分に魔術的世界の空気を呼吸していたこと、音楽的な数の調和を信じ、その思考がネオプラトニズム的、宗教的とも言うべき心術に導かれていたことは憶えておく必要があるだろう。

惑星の運動に関する有名なケプラーの三法則——「新天文学」(Astronomia nova, 一六〇九年)と「世界の調和」(Harmonices mundi, 一六一九年)——は十七世紀の初期を飾る偉大な業績の一つである。

ケプラーがとくに火星の動きの仔細な観測に基づいてギリシャ以来の円への執着を断って楕円軌道をもちだしたことはたしかに大きな前進であったには相違ないが、天球の硬い結晶状の構造[11・8]がようやく疑われて空虚(void)がそれに代りつつあった当時にあっては、円を楕円に代えたとしてもかならずしも革命的であるとは言えないかもしれない。しかし注目しなければならないのは、彼が「不動の地球」に代えて太陽を単に幾何学的な意味で宇宙の中心に鎮座させたのでなしに、それを、諸惑星の運動を支配する物理学的な意味をもつ実体として理解したことであった。もっとも、溯ってコペルニクスも、地球から宇宙の中心たる地位を奪ったことによって、ある意味で運動の問題に会釈せざるをえなかったことは事実である。だがきびしく言ってコペルニクスの力学が実は円運動の「哲学」に辻褄を合わせるための弁証を出なかったようにみえるのに対して、ケプラーの場合には量的な見方を容れた運動と引力の観念の萌芽がそこにみられ、「創造」された宇宙を一種の時計仕掛け(クロック・ワーク)とみる機械論がようやくその姿をあらわす。天文学が神的(ディヴァイン)な宇宙の幾何学であることをやめて、天体の力学に基づいて再組織される予兆がそこにある。彼はウィリアム・ギルバート(William Gilbert, 1540–1603)がその著書「磁石について」(De magnete, 一六〇〇年)の中で地球を一つの大きな磁石と見立てた見解に深い影響をうけていた。

近代科学の扉を大きく開いたガリレオ・ガリレイ(Galileo Galilei, 1564–1642)のあの異端審問は周知のように地動説の提唱かどによるものであったが、彼の仕事の中心は天文学よりはむしろ動力学(ダイナミックス)にあった。

ガリレオの本格的な研究生涯はピサにおける落体の運動の研究にはじまる。一五九二年パドヴァに移った彼の関心は、はじめは主として機械学、材料強弱学、等技術的な諸問題に向けられていた。一六〇九年、当時オランダで開発された望遠鏡をみずからつくって天体の観測に従事し、目の前が一変したことに深く印象づけられる。「星界の報告」(Sidereus nuncius, 一六一〇年)がその消息をこまかに伝えている[11・9]が、中でも木星が四個の衛星をもつことの発見は、地球と月との関係を思わせ、地球もまた一つの惑星として太陽の周囲を回転するというコペルニクス的発想に有利な事実とうけとられた。そのほかとくに注目しなければならないのは、太陽の黒点とその消長に関する発見(一六一三年)で、それは天界の完全性をうたうアリストテレス的宇宙像に刃をつきつける意味をもっていた。こうして彼はしだいに深く天文学にコミットしたばかりではなく、上に記された動力学上の新しい天地の開拓とそれが嚙み合って、アリストテレスの自然学に対する深刻な疑惑が彼の思索の中心を占めるようになる。

いま言った「天文対話」[11・10]、正確に言えば「プトレマイオスとコペルニクスの二大世界体系についての対話」(Dialogo di Galileo Galilei……sopra i due massimi systemi del mondo Tolemaico e Copernicano)は一六三二年フィレンツェで出版された。それはヴェネチアのサグレドという貴族の邸宅の大運河に臨んだヴェランダで、サルヴィアティ[11・11]という名に仮託した著者自身と、シンプリチオ[11・12]とよばれるアリストテレス主義者と、中に立って素朴な良識を代表するその家の主人との間に四日間にわたって交わされた鼎談という設定になっている。

この著述が科学史上の記念碑的(モニュメンタル)な業績の一つであることは言うまでもないが、読みものとしても、イタリア・ルネッサンスの知的、芸術的な香気にみちた傑作である。もっともそれがまきおこした波紋、つまり、熱烈な称讃、イエズス会を筆頭とする教会側の憤激、審問、断罪、異端誓絶、といった一連の事実から推測して、その内容を、地動説に直截で決定的な証明を与えたものと了解するのはかならずしも正確とは言えまい。たしかにそこには、前記の太陽黒点問題以来、決然とコペルニクスの体系に同調したガリレオの一貫した姿勢はみられるのだが、ガリレオにとって問題はもはや天動説か地動説かの二者択一というよりはむしろアリストテレスの物理学と宇宙論の総体にかかっていたとみてよいだろう。「対話」の第一日がアリストテレスないし逍遥学派(ペリパテティック)の宇宙論、運動論の紹介と批判からはじまって、その論議がしまいまで書物の大きな部分を占めるという構成がそのことを示している。一面彼がコペルニクスの地動説を支持するもっとも強い根拠とした鼎談第四日の潮汐論が今日からみれば誤っていて、教会を含めて世上の評価とは別に、学問的な意味でこれが地動説を決定的にした業績でないことは注意しておかなければなるまい。なお彼は少々意外にもその十年以上も前に公けにされているケプラーの三法則にはまったく触れず、自分ではコペルニクスの円軌道をそのまま採用している。その辺に、精密な観測データの検討にはじまったケプラーの「天文学」とガリレオの「天文対話」との性格の相違に人は気づくだろう。

科学者としてのガリレオの実質的な貢献は、はじめにも記したように天文学よりもむしろ動力学の領域にあった。それはピサ時代の著作「運動について」にはじまって、内になお旧いものを残しながら「天文対話」へと続き、逆境の晩年の力作「新科学対話」、正確に言えば「機械学および地上運動に関する二つの新しい科学についての討議および数学的証明」(Discorsi e dimostrationi matematiche, intorno à due nuoue scienze, 一六三八年[11・13])に最後的な形をとった。それは科学革命の実質的な眼目(フィーチュア)の一つであるばかりでなく、やや遠廻しな意味では医学史にも響いた問題でもあると考えられるので、ひとわたりその辺の消息を探ってみたいのだが、それをはっきりさせるには溯ってアリストテレスの運動論をざっと顧みておく必要がある。あらためて言うまでもなく、前四世紀のアリストテレスの自然学は、今から僅か三、四百年前の科学革命の時代にあっては、古典と言うよりは「同時代の」いきのいい学問であったのである。

運動はアリストテレスにあっては宇宙の秩序の問題とかかわり合うものと理解されていた。重いものが高いところから落ちる、矢が弓から放たれる、それはわれわれにとっては単なる形而下的の物体の移動の現象にすぎないわけだが、アリストテレスにとってはそれは形而上学的な意味をもつものでなければならなかった。それは変化であり、生成であり、存在がみずからを顕勢化(actualization)する過程である。物体の落下は月下(sublunar)の世界における失われた秩序を回復しようとする過程である。それは、不動の地球の中心に向う「自然的な」運動であって、それが「自然の」場所に還帰したとき、言いかえればそこに秩序が回復されたとき、それはおのずから静止する。

そのような「自然的な運動」に対して、ものが投げられた場合、あるいは弓の弦から矢が放たれた場合、そこには自然に逆らった(contra naturam)運動が成立する。それは「強制的な」あるいは「暴力的な」運動である。ここではしかし、すぐにむずかしい問題がうまれる。運動が変化であり絶えざる生成であるならば、そこには持続的な原因がなければならないはずである。自然的運動の場合にはそれは物体の本性、その形相であったが、強制的運動にあっては、それを強いる原因が何であるかが問われなければならない。その原因がなければただちに自然に従ってその物体は直下に顛落するはずである。この投げられた物体は何によって動かされるか(a quo moventur projecta)という運動論上の難問をアリストテレスは、もとの動力者、つまり手なり弓なりが、その物体の通り抜ける媒質に与えた力が次ぎつぎと伝達される、というふうに説明する。よく知られているように彼が自然は真空を忌むと考えたのも、この運動論とかかわっている。

当然予期されるように、運動論はアリストテレス批判の焦点の一つとなった。[11・14] 中でも注目されるのは、スコラ学史上有名な普遍論争における一方の大立物であったイギリスのスコラ学者オッカム(William of Occam, 1300?–1349?)の系統をひく十四世紀パリの唯名論者たちであった。上に述べた運動の「原因」の問題に関連して後々まで影響の大きかったインペトゥス(impetus,「いきおい」、駆動力などと訳されている)の理論がそこにはじまる。もっとも、それにやや先立つオクスフォードの学者たちの仕事の意義とそれら二つの学派の相互の影響が注目されなければならないのだが、その辺の詳しい経緯は一般科学史に譲ってよいだろう。いずれにしても、アリストテレスの自然学に対する造反が「数理的物理学」(mathematical physics)とも言うべき学風となって、十四世紀の半ごろにはオクスフォード、パリを中心に目立ち、それが北イタリアにも強く滲透する。そのイタリアの革新的な風潮は当然ガリレオにも深く影響した。

顧みてアリストテレスの運動論には物理学的にみて二つの大き

な難点があった。その一つは、上にも言ったように、物体が動きつづける説明を求めて、媒体(空気)に無理な任務を負わせたことにあった。後のガリレオにはじまりデカルトによって確立される慣性(イナーシャ)の概念の先駆ともみられるインペトゥス(impetus)の論はそれに代る意味をもっていた。投げられた——あるいは自然落下中の——物体は、それが運動によって獲得したインペトゥスによって前方に駆動される。プラトン・アリストテレスが運動に必須の役割をふり当てた媒体(空気)は、強い風でも吹かないかぎり、動きを妨げはしてもそれにあずかることはない。このインペトゥスの論はなお多くのあいまいな点を残していたにはしても、古い形の運動論に比べて一つの大きな前進であったことについては疑いがない。

旧い自然学のもう一つの難点は今日の言葉で言う加速度の問題であった。それは経験的に以前から知られていなかったわけではない。その説明に人は窮し(?)て、月下の物体はそのお里に近づくにつれて急ぎ足をはやめる、といった態の「お話」ですませていた。インペトゥスの理論は、それが運動によって蓄積されると考えることによって加速度を考える上に一歩を進めたが、ガリレオも初期にはその考えの影響の下にあった。

こうして運動の理論はより物理学的になってくる。それが物理学になりきったとき、それは形而上学的な宇宙秩序(コスモロジー)や変化の説から自由になるのだが、その離脱をりっぱに果したのがほかならぬガリレオ・ガリレイであったし、またそこにあの多面な科学革命なるものの焦点、あるいは本質的な意味があったと考えられるのである。

さきにも触れたように、ガリレオが運動の問題、とくに物体の自然落下の諸現象に関心をもったのは、その若いころ、ピサの時代にはじまる。もっともそれを証明したと伝えられる有名なピサの斜塔の実験の話は彼自身どこにも記したことがなく、歴史的には信憑性に乏しいものとされている。

上に一言した加速度の問題について言えば、前述の数理物理学者たちの業績に親しんでいたガリレオが、平面幾何の形式をかりて早くから落体の法則の定式化を試みていた跡は、すでに一六〇四年パウロ・サルピなる友人に宛てた書簡に残されているが、そこには少々おかしな記述も含まれていて、その仕事の評価はむずかしい。自然落下によって物体の通過した距離が時間の二乗に比例することの正しい証明は、一六三八年のいわゆる「新科学対話」にはじめて記されている。

もっとも、その結論だけについて言うならば、ガリレオのそれは前記数理物理学者のある人たちがすでに到達していたところとかならずしも大きく異なるものではなかったとみるべきだろう。自然科学者としてのガリレオの大きな前進は、そこに記述された数学的定式が実験的にも成立する[11・15]、つまり可能である(posse)だけでなく自然の中に存在する(esse)ことを示した点にあったと考えられる。「新科学対話」の中で、サルヴィアティおよびサグレドの論証に承服した逍遙学派(ペリパテティック)のシンプリチオが、「しかしこの加速度が落体の場合に自然において遭遇するかどうかについては私はなお疑問をもっています」と言ったのに答えて、サルヴィアティ――さきにも記したようにそれはガリレオの分身である――が、「自然現象の上に数学的証明が適用される諸科学……においては、ひとたび、よく択ばれた実験に基づいて確立された原理がその全体の構造の基礎となるのです[11・16]」と語るのを読んで、人はガリレオの科学の性格と後期スコラ学者やルネッサンスの数学者たちのそれとの相違をあらためて考えざるをえないだろう。そこにはすでに近代科学がはじまっている。

そこに記されているのは有名な斜面の実験である。今日の単位に直して、長さ約七メートル、四度ほどの傾斜をもった長い斜面に平滑な溝をきり、羊皮紙をそこに貼っていっそう滑べりをよくした上で真鍮の玉を転がして、距離と時間――水時計が巧みに応用された――とが精密に測られた[11・17]。「優に一〇〇回はくり返され」た実験によって、つねに「経過距離が時間の二乗に比例すること、それが溝の傾斜のいかんにかかわらず成立すること」が見出されたのであった。こうして等加速度運動が実験的に証明された。

もう一つの慣性の話がまたこの斜面の実験によってはじめてその輪郭をあらわすはこびとなる。斜面によって物体に与えられる加速あるいは減速が、面が水平に近づくにつれて小さくなり、それが水平に達すると、もはや加速もなければ減速もない。したがって(摩擦のない)理想的な面では、媒体の介在もインペトゥスの出番もなしに、その運動は永久に続くはずである。こうして、運動はもはや結果に見合う原因を必要とする過程ではなく、唯名論者オッカムがつとに考えていたように、力が作用しないかぎり変らずに保持される運動体の状態とみなされるようになった。ガリレオは言う、「その上のすべての点がこの同じ共通の〔重力の〕中心から等距離にある水平面に沿うては物体はいかなる運動量ももたないのです[11・18]。」

ここには明らかに慣性(イナーシャ)の観念が顔をみせている。生成、消耗されるあのインペトゥスが運動を支えるのでなく、運動の持続は静止と同じく説明を要しないものとしてはじめてとらえられる。もっとも、実験に基づいてガリレオの考えたのは地球上の重力の場としての物理空間の中での慣性運動にとどまり、抽象的、幾何学的空間での真の慣性運動(等速直線運動)を説く役割は後のデカルトに残されたのであった。伝統的な宇宙秩序から訣別して無限の宇宙における自然の完全な数式化をめざす上に、さすがのガリレオにもまだ少々ふっきれぬものが残されていたようにみえる。

「新科学対話」にこの辺で別れを告げて、ガリレオの歴史的な座標をひとまず確かめてみたい。

英知にとんだ史家コイレが指摘するところをなぞって言えば[11・19]、十六世紀の科学革命がもたらした新しい知的態度は次の二点にこれを要約することができる。「ギリシャ的世界秩序(コスモス)」の崩壊と空間の幾何学化」がそれである。天と地との異質観は失せて、人の住む地上の世界は無限の宇宙(infinite universe)の中に放り出され――ガリレオの宇宙観はなお徹底を欠いていたにしても[11・20]――宇宙はその隅々まで同一の一般法則によって支配される、という新しい認識がそれに代って登場する。

それは近代科学の出発点であったと同時に、ギリシャ人がコスモスの概念をつくり上げて以来――中世の教会はその調和、秩序、目的を教義の弁証(アポロジー)に好都合とみてそれによって聖書の伝承の欠けたところを補った――人間精神が経験したもっとも深刻な転機の一つとなった。科学者の側がそこに進行しつつある知性の革命の意義を自覚し、その方法を確立するまでにはなお迂余曲折があったにしても、ジョルダノ・ブルーノの処刑やガリレオの異端審問に象徴される教会の動揺は、さすがに教会がことの意味を早くも鋭く肌でうけとめたためであったとみてよいだろう。もっとも一六一六年にはじめて行われたガリレオの第一次裁判にしても、前に述べた「天文対話」に基づく一六三三年の有名な異端審問にしても、かならずしも純粋な学問上の係争(イッシュ)としてのみみることのできないもので、そこにさまざまの複雑で、醜い人間模様の絡まっている消息は歴史の定石通りだが、それはそれで別の話である。

ところで、少壮のガリレオがパリや北イタリアの数理物理学者たちの後を追うて、ピサで落体の研究をはじめたとき、おそらくはその関心はなおもっぱら月下の世界にかかわっていたろう、と推測される。その新しい動力学が文字になって形をとったのは前記の「新科学対話」においてであったが、先き立って一六〇九年ごろまでにそれがおよそ目鼻だちを整えたとき、そこにでき上ったのはアリストテレスの「自然学」とは本質的に異なるものをもっていた。

前にも記したように、アリストテレスは運動を宇宙的な秩序からのある種のずれに基づくもの、言うならば存在論的の問題として理解した。そうした質的変化として説明される運動を、物体の相対的でまた永続的な状態として記述する今日のわれわれの運動観に置きかえる峻しい道を拓いたところにガリレイの歴史的な功績があった。われわれが今日習い覚えている知識をいったん全部はずして、物体の落下や投げられた石の動きをはじめから一人で素手で考えてみようとしたら、はじめてアリストテレスの逞ましさも、それと格闘したガリレオ、デカルト、ニュートンの膂力の大きさも、なにほどか理解することができるだろう。

そのガリレオがアリストテレスに挑んで新しい物理学をうち樹てた武器は、上に記したことからもほぼ察せられるように、実験と噛んだ数学的方法であった。物理学が厳密な数学的方法になじまない、というアリストテレスの見解は、「天文対話」で前記逍遙学派のシンプリチオが代弁している通りである。いわく、

「ぼくも君のこれらの根拠が決定的でありえないとは言いませんが、ぼくはむしろアリストテレスに倣って、自然学的なことがらにおいては数学的証明のもつ必然性をつねに求めるべきではないと言いましょう[11・21]。」〔圏点現筆者〕　数学的厳密性は天界にのみふさわしいものと理解されていた、言いかえれば宇宙論と物理学

とは分裂していたのである。

早いころからかの偉大な物理学者アルキメデスの影響を深くうけていたガリレオの科学はそれとまったく異なった立場の上に築かれる。イエズス会士某に対する反批判(ゲーゲンクリティーク)として著わされた戦闘的な書物「黄金計量者」[11・22](Il saggiatore, 一六二三年)にみえるガリレオのしばしば引用される次の言葉は、彼の新しい方法論のマニフェストであったと言うことができるだろう。

「知恵(フィロソフィー)はわれわれの眼の前に永遠に開かれている巨大な書物、すなわち宇宙の中に書かれている。しかし、それはそれが書かれている言語と文字とに親しむまでは読むことができない。それは数学の言語で書かれていて、その文字は、三角、円その他の幾何学的図形である。それらの手段なしには人力でそのひとことをも理解することが不可能である。[11・23]」

同時にそこでは、感覚にうったえるこの世界の多様性は、延長、形状、運動あるいは静止等というような後にジョン・ロック[11・24]の言う「第一性質」(primary qualities)によって統一的に把握できるというすぐれて近代的な立場が表明される。それは当然、量として扱うことのできる数学の対象でなければならない。しかも、望遠鏡に眼を開かれ、アリストテレスの思弁を強く排したガリレオは、天上と月下界の区別なしに一つの原理をそこに要求する。前にも触れたように彼がなお宇宙の無限を思わなかったこと、また円運動への執着を残していたことに彼の不徹底を指摘することもできようが、それを割り引いても、そこに新しくうまれたものの意義はかぎりなく大きい。

それは近代科学の誕生であった。

2 新しい自然学
——機械論的自然観——

そうして誕生した「新しい科学」(ガリレオ)の性格について、少々立ち入って考えてみよう。

当然のことながらガリレオは強く反スコラ的であった。「天文対話」の序文で、彼がシンプリチオを読者に紹介している手きびしい言葉「……この逍遥学派の哲学者ですが、彼がアリストテレスの解釈(圏点現筆者)でえていた栄誉こそ、かれが真実を知る上での最大の障害をなしているように思いました。[11・25]」にそれは端的にあらわれている。「天文対話」の中でシンプリチオが「アリストテレスはその主要な基礎を先天的(アプリオリ)な議論におき、彼のはっきりした明らかな自然学的原理によって天の不変でなければならぬことを示すのです。それからあとで同じことを後天的(アポステリオリ)に感覚と古人の言い伝えとによって確立したのです。[11・26]」と言うのをひきとってガリレオはその分身サルヴィアティの口をかりて言う、

「君の言っておられるのはアリストテレスがその学説を書いた

方法であって、彼がその学説を探究した方法であるとは思いません。と言うのは、ぼくは、彼はまず感覚、経験、観測でできるだけ結論の可能性をたしかめることを努力し、それからこれを証明する手段の探究にとりかかったに違いないと思うからです。……」

そのアリストテレス解釈の当否には仔細な考察を必要とするだろうが、ガリレオが、ある意味でアリストテレスの自然学を近代的な形で継承するものと自覚していたものとみても不当ではないだろう。

そうした学問の由来を史家ランダルが、しばしば引用される論文[11・27]の中で、北イタリアの諸大学の伝統、とくにガリレオ自身もそこで永くはたらいたパドヴァのアカデミックな圏内におけるアリストテレス自然学に対する深い関心――言うところのハーヴィのアリストテレス主義もまたパドヴァから携え帰ったものであった――に求めるのはおそらく正しい。だがときたま見うけられるように、ガリレイを無限定に「アリストテレス主義者」と格づけるのは皮相とすべきで、同じ論文の中でランダルが明晰に記しているように、自由なイタリアの諸大学は「アリストテレスの質的物理学の根拠地であり、それと訣別(圏点現筆者)すべき人々の訓練地であったのである。」その訣別の相[11・28]にはっきりみられるガリレオの数学的自然観を重視して碩学コイレが彼をプラトン主義者と規定するにも強い理由があると言えよう。ガリレオをプラトン主義者に格[11・29]づけるのに何ほどかのためらいを示すかにみえるギリスピーの表現をやや自由にかりて言えば、それはトスカナの輝く太陽のもとでいわゆるプラトン主義からその「秘教的ナンセンス」をはぎとって――あのゲルマン的なパラケルススの学風を思い出そう――宇宙のユークリッド次元の骨格を照らし出そうとするものであった、とみることもできようか。

何々主義という偏よりがちな言葉を避けてガリレオの学問の位相をつづめて言えばこうである。それは自然運動の「原因」を形相の中に求めるといった態の質的な物理学に代えて、自然の中に数学的な法則を見出そうとする新しい物理学であった。それは数学を単に測定、計量の方便に使うのでなしに、存在の、おのずからまた科学の構造にかかわるものと考える意味でアリストテレス・スコラの自然学とは異質のものであったと同時に、事物の世界を斜めにみたプラトン流の観想(テオーリア)の哲学[11・30]とも相違して、動かしがたい事実(stubborn facts, ホワイトヘッド)の上に物理法則をうち樹てようとする科学であった。

その新しい科学はすぐに国境をこえてフランス、オランダ等に拡がり、西欧世界における一般的な知性の運動になる。当然予期されるようにそれはさまざまの異なる要素を孕んでいるが、しばらく一括してその自然学の特質を眺めてみたい。

アリストテレス・スコラ流の形相・質料の説や目的論と訣別した物理学者たちは、あらためて自然現象の作用因(efficient cause)とその結果との間に存する規則性を追求してそれを数学的に定式化することにつとめる。

それは自然(物理学的)法則とよばれる。言うまでもなくそれは、今日の科学に引き継がれ、同時に、自然の制御をはかる近代技術の拠りどころともなっている根幹的の概念だが、言葉としてはまだガリレオにはみえず、デカルトにはじまり(loi, lois de la Nature)遅れてニュートンがその用語例を自然科学の中で確立したと言われる。(11・31)

この自然法則概念は、もともとはユダヤ教・キリスト教的な神の命令としてうけとられたおきて、法(lex, law)——これに対してギリシャ人は法よりも理性について多く語った——に起源をもち、スコラ的な自然法(lex naturalis)の観念を経て、道徳、法律の世界から自然の世界に拡張されたものと言われる。(11・32) ただこの法則が数学的秩序の規矩の下にあること、この法には違反がありえないばかりか、創造主としての神すらもその支配力をばこの法則に委任せざるをえないこと(11・33)——中世までは全能の神自身の意志による奇蹟はもとより、東洋風の表現をかりて言えば怪力乱神すらもありえたことを思え——という意味で、それをとりまく空気がまったく近代的に更新されていることを見落してはならないだろう。したがって、このような思想的の大変革がどうしてほかでもないこの時期にはっきりした形をとったかを、封建社会の崩壊期に当るこの時代の社会的基礎に溯って考究するいくつかの有力な試み(11・34)のあるのは当然である。それはしかし大がかりな研究のいる話で、ここで通りすがりに思いつきなり公式なりで処理してよい問題ではないから、いまその話に立ち入らない。

全世界を一口に呑みこみ、美しく調和した解釈をうち樹てようとするスコラ流の哲学とは異なって、上に再々述べたような手続きをふんで自然現象の因果関係の認識に専念する新しい科学にとっては、自然法則なるものはもとよりそこからすべてが演繹されるような単一な形をとることなく、次ぎつぎと積み重ねられてゆくものでなければならない。だがそうしたみのり多い努力を続けた科学者たちの仕事の、あるいは前提となりあるいはそこからうみだされたのは、言うところの機械論的自然観であった。それは、次章でまた検討されるように古くからの原子論者たちの立場でもあったが、そこにはスコラ流の質的ないし目的論的な自然観も、ルネッサンス風の隠れた性質も、さまざまな形で出没する古来のアニミズム的傾向もすべて払拭されて、機械の表象が研究の指導原理となった。その「哲学」の社会的ないし技術論的背景については後にまた触れる機会があるだろう。

その新しい自然観を雄大なスケールで、しかも一貫して考えたのが周知のようにデカルト(René Descartes, 1596–1650)であった。

デカルトは「方法序説」(Discours de la méthode)の中で彼の学問の来歴を詳しく語っている。(11・35) それによれば「生活に有用な(utile à la vie)すべてのことがらについて明晰で確実な認識(connaissance claire et assurée)をうるために幼時から人文学(文法、歴史、詩、修辞学)を熱心に学んで裏切られた彼は、人々がまことしやかに(vraisemblablement)さまざまな意見(opinions)を語っているだけの哲学［スコラの］にも深く失望し、書物による学問を捨てて「世界という大きな書物」から(dans le grand livre du monde)みずから学びとるために旅に出る。その後の彼の経歴を詳しくたどるつもりはないが、この出発はあとの用意に憶えておきたい。

若いデカルトはオランダで自然学者ベークマン(Isaak Beeckman, 1588–1637)と識り合い、その深い影響のもとに自然の数学的研究に従事する。落体の研究、音響学の研究等[11・36]いくつかの仕事がその最初の収穫であった。彼が後にその学恩を感謝しているこのベークマンとの接触はしかし短期で終り、若い彼は戦争——それは三十年戦争の序曲であった——への参加をもくろんでオランダを離れる。後に「方法序説」の第二部に記された有名な「炉部屋の」('dans un poêle')思索はその年(一六一九年)のはじめ、二十三歳のデカルトが部隊に戻る途中ある村里でのできごとで、それは彼の「方法(メトード)」の開眼となった。

「方法序説」の第二部に挙げられている有名な四つの規則、いわゆる明証性(évidence)の規則、分析(analyse)の規則、綜合(synthèse)の規則、および枚挙(renombrement ou énumération)の規則に拠る研究がまず大きな実を結んだのは数学の領域においてであった。少年時代の彼がラ・フレーシ学院で機械工学への準備として授けられ、以来彼の心を強く惹きつづけた数学は、ベークマンについてからは自然法則の探究、言いかえれば自然現象の因果性の数量的措定、に転用されたが、さらにここにおいて数学そのものの研究、その反省に深められる。彼は言う、

「この方法が私をもっとも多く満足させたのはこの方法によって私の理性［圏点現筆者］を、あらゆることにおいて……もっともよく使いうると保証されたことであった。[11・37]」

この橋頭堡をえたデカルトは、前にはすべてその原理をあの「不たしかな［スコラ］の哲学」から借りていた「他の[11・38]いろいろな学問に対しても」この方法を有効に適用しうると期待するに至る。それは普遍(数)学(mathesis universalis)すなわち、対象の質料を離れて順序と計量とのみにかかわる普遍的な学問でなければならなかった。光学も気象学も[11・39]、生物学[11・40]も、ただそれの「部分」としてありうるような知の統一的体系がそこに意図される。

このあたりに実はデカルトにおける分析的方法と体系的志向とのかかわりというたいそうむずかしい問題があって、わたくしの非専門的な口出しをよせつけないのだが、いずれにしてもわたくしは、「幾何学(ユークリッド的な)にほかならぬ」ものとされるデカルトの自然学の構築がどのような形で成功したかを知らないし、他面、近代物理学がガリレオからデカルトの頭上をとびこえてやがてニュートンに続く[11・41]はこびとなったいわれがおよそその辺にあったのではあるまいか、とも思うのである。もとよりそれはデカルト研究上の難問の一つだが、いずれにしてもそれは本書の話の筋を大きく左右するような性質のものではあるまい。

スコラの教説にそむいてすべてを疑いぬいたデカルトは、有名

な「われ思惟す、ゆえにわれ在り」(《je pense donc je suis》、「方法序説」第四部)で「われ在り」を回復し、さらに神の存在を証明したあと、物体(corpus)の本質、その明証的な観念を「延長」(extentio)に見出す。物体とは色、香、味、熱、等あらゆる感覚的なものをはずした長さ、幅および深さ、すなわち、その延長によってとらえられるもの、もっぱらその空間性においてあるところのものの謂いである。

物体的なものの観念を彼は「省察」(Meditationes de prima philosophiae)の中で有名な蜜蠟の例によって吟味しているが、そこで彼が明晰に(clair)判明に(distinct)知覚するものは「大きさ、すなわち長さ、広さおよび深さにおける延長、かかる延長の限定によって生ずる形体、種々の形体をそなえたものの相互に占める位置、および運動、すなわちかかる位置の変化、であって、これになお実体、持続および数を加えることができる。[11・42]」(圏点現筆者)

それはスコラ的なな質料と異なる量的な対象で、そこには第一次オランダ滞在中の物理学研究の余韻が感ぜられる。周知のように、デカルトにおいてその延長的存在としての物体(corps)は思惟的存在としての精神(âme)ときびしく対立し、それは本書の主題である医学の立場からも到底無関心でありえない問題を形成するのだが、その話はつごうで次章に廻そう。

物体の存在のこのような証明に孕まれているさまざまの哲学的困難については立ち入らないが、彼はその延長という観点から宇宙に限界の存しえないこと——無限の宇宙の観念の定立は誰よりもまずデカルトに帰せられる——を説いた。この無限に拡がっている等質的な物質の「ただ一つの世界」[11・43]にこそデカルトの「自然」(Nature)があった[11・44]。自然とは神によって創造された物質(la Matière)の保存と、分割と運動によるその変貌の姿にほかならない。

彼は生前には公刊されずに終ったその「宇宙論」(Le monde, ou Traité de la lumière)[11・45]において、世界——恒星、太陽、惑星、地球、鉱物、動植物、そして人間——の生成を、創造に際して神によって行われた分割によって生じた三種の階層的な粒子(corpuscules)の運動——それは彼にあっては単なる位置の変化と理解される——によって説明する。「物質のすべての変異、すなわちその形態の一切の相違は運動に依存する。[11・46]」

彼のこの雄大な宇宙発生論ないし宇宙進化論は、言うならば哲学的な「第二の創世記」であった。物質をつくり、分割し、それに運動を与えることによって神の創造は終り、世界は自然の法則に従って生成発展する。デカルトの粒子説は「分割しえないもの」としての原子と空虚とを否定[11・47]することによってデモクリトス以来の伝統的な原子論と区別されるが、スコラ的な実体的形相の論やさまざまの形のアニマ的原理を洗い落して、粒子の配列と運動とによって全自然の一貫して機械論的な説明を徹底するその世界観は、思想上の系譜からみて原子論とかなり近しいものとみることができるだろう。

自然の法則(lois de la nature)とは、デカルトにあっては、そのような物体の世界の変化が「それに従って行われる諸法則(11・48)」である。デカルトの大きな貢献として知られる運動量恒存の法則、および慣性の法則(11・49)——円運動になおこだわっていたガリレオの慣性運動の方向を彼は正しく直線にきりかえる——は神の不易性(immutabilité)というこれまた豊かな伝統をもつ思想から演繹されたものであった。それは今日われわれが考える法則とは異なった手続きによって設定されたものであることを人は見落してはなるまい。

　こうして自然の成り立ち、その本性を説明したデカルトにとって、本章でわれわれが関心の対象としている自然学(フイジック)とは何を意味したのだろうか。「哲学原理」のフランス語訳の訳者に宛てた有名な書簡(11・50)の中で彼の記すところによれば、自然学は、形而上学——神、心の非物質性、およびわれわれのうちにある一切の明確にして単純な概念の解明、すなわち認識の諸原理——を根とする幹であると理解され、その幹から出る枝が他の諸学、とくに医学(médecine)、機械学(mécanique)、および道徳(morale)であった。

　続けて彼は言う、「ところでわれわれが果実を収穫するのは木の根からでも幹からでもなく、枝の先からであるように、哲学の主たる効用もわれわれがはじめて学びうるような部分の効用に存します」〔圏点現筆者〕。前に記したように「生活に有用な知識を求めて、人文学、スコラ哲学を捨て」去ったデカルトの「哲学」、——学問と言いかえてもよい——の構想はこうして完結する。それはひとたび科学の洗礼をうけた近代の哲学の出発点となるものであった。

　上にみたようにデカルトの自然学、ことにその宇宙論が多分に演繹的であったことは争われないところだが、往々見うけられるように、自然学領域のデカルトをもっぱら思弁と演繹とをこととする自然哲学者と一面的に格づけることの誤りは、彼が「哲学原理」のすぐれた序文である前記の書簡の中で、「私の理論を支えかつ確かめるのに必要と思われるすべての経験(experience)」〔それはまた実験と訳すこともできる〕(11・51)を要請し、また他の機会には「経験(エクスペリアンス)に関しては、人が知識において進めば進むほどいよいよそれの必要を感じさせる……(11・52)」と言っているばかりでなく、この偉大な思索者がみずからの手で物理学の実験や動物の解剖にまで精出したことを見すごしてはならないだろう。宇宙進化論というような構えの大きな話から「より特殊なものへ降りて(11・53)」きたときに、単純で一般的な原理から「いろいろのしかた」で演繹される帰結のどれが正しいかを実験によって検証し(prouver)ようとする彼の姿勢(11・54)は、仮説の当否を実験に求めようとする近代科学者のそれを先き取りするものであったとみてよいだろう。広く読まれる「方法序説」をいわばその序論とする三つの論文のうち「幾何学」を除く二つ、すなわち「屈折光学」(Le dioptrique)および「気象学」(Les météores)、あるいは、死後に公刊された前記「宇宙論」に添えられた(11・55)「人間論」(Traité de l'homme)等にそうした意味での彼の仕事、つまり自然科学者デカルトの足跡をおよそたどることができる。

それにしてもデカルトは後代の科学者たちとはかなり異質の学者であったし、また過度に幾何学的であったその物理学には力学の「貧血(アニーミア)」(バターフィールド)が目につくばかりでなく、しばしば大きな誤りのあったことが指摘されている。[11・56] その詳細はいまわれわれの話題の外においてよいだろうが、いずれにしても、彼の宇宙的な規模における機械観を世界の隅々にまで実証的に貫くためには、なお後代の多くの頭脳と手とが必要であったことは言うまでもない。[11・57]

ところで、本章に入ってから、医学・生物学をしばらくよそにして、もっぱら天文学、力学を話題にしつづけてきたわれわれは、「方法序説」の第五部までできて、その大きな部分が「イギリス人のある一人の医師」[11・58]によって明らかにされた血液循環――デカルトがハーヴィの De motu cordis を読んだのは一六三二年のころであった[11・59]――の問題にあてられているのをみて、思いがけず里帰りをしたような感がある。その話は次章でもう一度詳しくとりあげるつもりだが、全自然の統一的な理解をめざしていたデカルトにとって、前にも触れたように、人体もまた当然自然学の省くことのできない一部でなければならなかったし、しかも、医学が早いころから終生デカルトの大きな関心事でありつづけたことは、「方法序説」の終りに[11・60]彼が次のように記していることによっても知られる。いわく、

「……今日まで知られているものよりも確実な、また、医学のための諸規則を導き出せるような、自然に関する知識を多少でもえようと努めること以外には私の余生を用いまいと決心した。」

医学とデカルトとのかかわり合いについては、次章の中でもう一度考えてみる折があるだろう。

第12章　近代科学の誕生と医学（下）

1　ハーヴィ再検討
——技術家と実験科学——

哲学者デカルトについて述べた前章の終りに、はからずも彼の口からハーヴィの名が出たが、そのハーヴィは十七世紀科学革命の大立物の一人であった。いま本書の振り出しに戻ってその業績の再検討をここで試みようとするに当って、およそ二つの問題がわれわれの前にある。何が伝統の路線の方向を大きく変えようとするその画期的な業績をうんだか、そして彼の仕事はこれからはじまろうとする近代医学の歴史にとって何を意味したか、がそれである。

十七世紀の前半に公けにされたハーヴィの仕事がすぐにかなり広い範囲の注目をひいたことは、いろいろな資料からもうかがわれるところ[12・1]だが、その新しい学説が一般にたやすくうけとられたわけでなかったのも事実で、血液の循環が学界の定説となるのはほぼその世紀の終りごろであった。

医学ないしは解剖学領域におけるハーヴィをめぐる pro and contra の論に対して[12・2]、ハーヴィ自身はおおむね超然としていたようにみえる。前にも記したようにそのほとんど唯一の例外が約二十年後、パリの医科大学長リオラン(Riolan *fils*)の執拗な攻撃に答えた二つの長い手紙となって残っている[12・3]。これはたいそうすぐれた論文である。

リオランの批判自体はとくにここでとり上げるほどの意味をもっていないが、その反論の中にみえるハーヴィ自身の言葉は、いまわれわれの話を進める上に重要な手がかりを与えるように思われる。彼は彼の批判者たちが、血液循環説を目して、先賢が唱道して何百、何千年も続いた権威ある学説に異を樹てる不逞の思想として非難し、しかもそれが医学の諸問題を解決する上に無意味の論であることは、現実に伝統的な瀉血や投薬の方針を定める際に何の役にも立たないことによっても明白である、と批評していることを記したあと、敢然として言う、

「……すべてこれらの批評に対してわたしはあえて答えよう。感覚(senses)にあらわれる事実(facts)は〔既成の〕学説(view)のお世話になるまでもない。自然のわざ(the works of Nature)は伝承とはかかわりがない[12・4]。なぜならば自然にまさって大きな権威はどこにもないからである。」

もとより、この反伝統的な姿勢と、知識の獲得に経験、実証を重んずる立場は、この時代にあってはハーヴィ一人のものではない。その辺をもう少々具体的に確かめるためにわれわれはそうした時の流れのよって来るところをざっと考えてみたい。

スコラ学——前にも記したようにスコラ(scola, 学校)はもと

もと閑暇(レジャー)の意であった——の主眼は「高尚な」自由学科(アルテス・リベラーレス)にあって、「下賤な」実学はその視野から漏れていた。本来実学でなければならない医学でさえ、それがスコラの中にとりこまれたときには、古典の講読と討議(ディスプタチオ)に終始して、患者不在の学問に変質してしまったことはさきにわれわれのみた通りで、そこで触れた外科医の蔑視も同じ偏向のあらわれであった。

であってみれば、史家ツィルゼル[12・5]が、近代科学の起源を、中世学問の本拠であった大学の囲いの外ではたらいていた技術家、高級職人(superior craftsman)たちのサークルに求めたのは説得力のある見解であるとみてよいだろう。十五世紀の三つの大きな発明である印刷術、火薬、羅針盤が近代社会の形成にどのような意味をもったかをここで詳しく述べる必要もないが、それらを先頭とする近代技術にしても、さては最初の化学書と言われるビリングッチョ(Vannucio Biringuccio, 生歿年?)の「火工書」(Pirotechnia, 一五四〇年)や有名なアグリコラ(Georg Julius Bauer, Agricola, 1494-1566)の大著「冶金術」(De re metallica, 一五五六年)にしても、すべてスコラ学とはまったく異質のものであった。

新興の技術家たちは、その職域内での知識に関してはしばしば「アリストテレスやプリニウスさえも無知者の列に加える」[12・6]とする自負をもっていた。われわれはさきに地理学上のあい次ぐ大発見が、古代、中世の学問の権威を大きく動揺させた事態について学ぶところがあったが、技術家たちの成果がそれに追い討ちをかける。スコラ学者や、反スコラ主義を旗印にはしたが蠹魚のくった典籍への郷愁に生きた人文主義者たちとはまったく肌合いの違った活気にとんだ人々がこうして新たに舞台に登場してくる。

ギルド的なルーティーンが大きく崩れて、新しく成立した資本主義の、日々に激化する競争の要請によってうまれた高級職人たち、技術家、たとえば測量や航海の用具、火器、楽器その他の製作者、航海者、砲術家、鉱山技術者等は、おのずから因果的な思考と量的な扱いとに親しむ機会を多くもったに相違ない。溯って十五世紀にフィレンツェのサンタマリア・デ・フィオレ寺院の大円蓋を建てたブルネレスキ(Filippo Brunelleschi, 1377–1446)にはじまる多くの芸術家・技術家たち——その頂点にレオナルド・ダ・ヴィンチがあるとみられる——も当然この列に加えてよいだろう。

技術家たちの手記や著作の多くは、当然予期されるように自国語(ヴァナキュラー)で書かれていて、かならずしも「学問」の体裁になじまなかったが、彼らの技術的な水準がしばしばきわめて高いものであったことは、たとえば陶工[12・7]あがりの幅の広い科学者パリシ(Bernard Palissy, 1510–1589)の仕事などをみてもわかることである。反面、それらの有能な人々も一般に理論と数学的扱いに弱味のあったのは争われないところで、おのずからそこに彼らの限界があった。その技術の新風にはなお科学との相互の補強が手探ぐりされていたとみてよいだろう。

われわれはここで、パドヴァの大学に移った若いガリレオが技術学(テクノロジー)に大きな関心を示したというさきに記した事実を思い出そう。

彼はみずから実験工房を設け、職人を助手としてさまざまな実験を行ったと伝えられる。機械に関する彼の深い関心は、後年の「新科学対話」の冒頭に彼がサルヴィアチの口を通して次のように語っていることからもおよそ察せられるだろう。

「貴下がたヴェネツィア市民のあの有名な造船所での、とくに機械工作場とよばれている部門でのたえまのない活動は、思弁的な頭脳の持主に哲学するひろびろとした余地を与えているように思われます。そこではたえず、多勢の職工たちがあらゆる型の器具や機械を働かせており、そのなかには先人たちの観察また自分自身の注意深さによってたえず獲得してきた観察により、きわめて行き届いて、きわめて巧妙に説明のできるものがあります。[12・8]」

パドヴァ時代の、すなわち一五九〇年代のガリレオには、「軍事技術入門」、「築城術」、「機械学」というような著述があって、とくにその「機械学」はアリストテレス流の物理学からアルキメデスを範とする近代的な力学への転換を示す重要な著作の一つに数えられるものであった。そこに人は技術と科学との幸福な結婚という新しい時代のしるしの一つをみることはできないだろうか。それを少々敷衍すればこうである。

ものをつくる技術家、職人たちの関心は、もとより終始その実際的な目的を見失うことはないけれど、彼らの活動が、めいめいの特殊な領域での経験から、しばしば、普遍的な理法の追求へとおのずから動いていって、それが結局科学に導かれたとしても不思議はないだろう。その意味で、近代科学を用意したきわめて重要な要素の一つが、さきに記した自然魔術からの流れとはおおむね別途に、技術家たち、職人たちの世界にあったことはほぼ疑いないと言ってよい。

わたくしが上に技術[12・9]と科学との結婚と言ったように、技術家たちのものに即した数量的で因果的な思考法が、アカデミックな訓練(ディシプリン)をうけた学者たちの上に強い影響力を及ぼすようになったことはこの時代の目立った特徴で、さきにガリレオや一時期のデカルトにみたような、ものに問いかけ、それを動かして答をひき出すところの実験、言うならば操作的(オペレーショナル)な形の経験が科学の研究の方法としてきわめて重要な役割を占めるに至ったのもこのころにはじまるとみておおむね誤りはないだろう。

もっとも、中世にもたとえばロバート・グロステスト(Robert Grosseteste, 1175?–1253)[12・10]、ロージャー・ベーコン、アルベルトゥス・マグヌスその他すぐれて実験的な思考を試みた学者がいなかったわけではない。だが、近代科学における最初のすぐれた実験的研究としては、ガリレオに先き立ってイギリスの医者、ウィリアム・ギルバート(Willam Gilbert, 1540–1603)の有名な「磁石について」(De magnete, 一六〇〇年)を挙げなければなるまい。ギルバートは地球を一つの大きな磁石と考えた最初の人で、その仕事は「天文対話」の中にも引用されているが、彼の行ったかずかずの実験——彼はそれを十三世紀のスコラ学者ですぐれた実験家、マリクールのペトルス(Petrus Peregrinus, 生歿年?-)に負うと言われる——は数理的な扱いに欠けていたという批評は免れないにしても、きわめて注目すべき豊かな内容をもっていた。彼はケンブリッジの医科大学長でエリザベス女王の侍医でもあったアカデミー陣営の学者だが(12・11)、その業績の背景には、明らかに彼が親しんだ鉱業や冶金術、あるいは航海術に従事する人々に多くを負うていると言われる。

われわれはしかし、科学革命の歴史に重要な一齣を残しているギルバートの業績の中になお多くの中世的ないしは自然魔術的要素の存することを見のがしてはならないだろう。そうした歯ぎれの悪さはもちろんギルバートにかぎった話ではなく、それは近代科学のくっきりした性格が一朝一夕に成立したものではないという、言ってみればあたりまえのことをわれわれにあらためて注意させる事実である。

それはそれとして、十七世紀も半ばに近づくと、前章にも記したように、新しいタイプのすぐれた実験科学者が、いろいろな領域に登場してくる。わがハーヴィはそのもっとも傑出した学者の一人であった。

前にも記したように、医学史を中世から近世へとたどってきて、十七世紀の前半にハーヴィに遭遇すると、急に眼の前が明るくなった感がある。De motu cordis とはそうした書物である。だが、見方をかえて、われわれが前章このかた多くの言葉を費やしてきた近代科学の誕生を背景において眺めると、ハーヴィのあの実証的、実験的な研究はそれほどすわりの悪いものではないことが了解されるだろう。

しかしそれにしても、ガリレオをはじめとしてわれわれがこれまで駆け足で眺めてきた初期の近代科学者たちの仕事がほとんど例外なしに——デカルトだけがその宇宙論の構想の中に人間(l'homme)を定位した——物理学、天文学領域に属していたこと、言いかえれば生物学領域ではハーヴィがほとんど唯一の近代的な実験科学者であったことを見落してはなるまい。ハーヴィの出現が医学史の中で縦にみて唐突だったとすれば、それを同時代の科学史の中で横にみてなにか孤立の相がある。

そのハーヴィの革新的な仕事の成立を準備したものはもとより単純でないが、その一つがわれわれのすでに概略を学んでいる解剖学者たちの仕事であることはあらためて言うまでもない。De motu cordis et sanguinis のあたまには Exercitatio *anatomica* とあったことを思い出そう。

ヴェサリウスの「ファブリカ」に大きな記念碑をつくった解剖学は本質的に経験的な性格をもっていた。天文学的観測データと並んで解剖学的記述はとかく思弁に走りがちな古代・中世の科学の中ではきわだって事実に即した遺産であった。しかもある意味ではたしかに経験的でもあった錬金術がその技法の未熟に実は深刻な欠陥をもっていたのに対して、天文学と解剖学には、方法こそまったく違え、とにもかくにも信頼のできる事実(データ)の蓄積があった。近代科学の二大分野である物理科学と生物科学とがそれぞれそこに端緒をもったのにはそれなりに強い理由があったのである。

そしてその解剖学者が、通例、医者たちの中では手仕事――前にも言ったようにドイツ語フランス語の Chirurgie はまぎれもなく「手の」「しごと」を意味している――として蔑視されがちの外科医の兼業であったこと、ヴェサリウスをはじめかずかずの近代的な解剖学者をうんだイタリアが前にもみたようにすぐれた外科学の伝統をもっていたことは、科学革命の成立における高級職人の役割を重くみる前記ツィルゼルの所論――彼ははっきりと外科医をその中に加えているのだが[12・12]――と考え合わせて人の興味をひく事実である。

パドヴァでファブリツィオについて解剖学を学んだハーヴィは前にも記されたように、帰国後も一六一五年以来ラムリー講座の講師として引きつづき人体解剖にも携わっていた。だが、彼がどこからあの血液循環の着想をえ、それをああも見事に展開したか、という今日でも議論の多い問いがなおわれわれに残されている。

ハーヴィがその著書の中で再三コロンボに触れていることからもわかるように、肺循環に関する先人の業績が彼の仕事の前提にあったことは疑いない。だが、今日でこそわれわれはそれを肺「循環」あるいは小循環とそれをよぶけれど、その時点ではそれはなお局所的な道路図の図面引きにとどまって、未だ循環の考えはなく、おのずからその道路の開通部分も円孤の一部分としては眺められていなかったとみるのが正しいだろう。

ファブリツィオの静脈弁は、前にも触れたように、たしかに血液循環論の重要な手がかりとなったとみられる。それはまた、物理学者のロバート・ボイルが晩年のハーヴィの直話として伝えているところでもある[12・13]。だが老境の学者の思い出話はそれとして、血流があるセクションで逆行しないということと、血液が全身を循環するという思考とは、かならずしも一つではないだろうとわたくしには思われる。

注意しなければならないのは、De motu cordis の緒言や第一章の冒頭の記述に照らして、ハーヴィの関心が何よりもまず心臓の動きにあったようにみられる点である。それは実は次のようなたいそう重要な含みをもっている。

神経系と並んで血液の全身的（システミック）な生理学的役割の重みを熟知している今日のわれわれが、心臓という器官をそのたいせつな血液に動きを与えるいわば道具として理解する――「ハーヴィの血液循環論」という広まったよび名がその間の消息をたくまずに表現している――のに対して、ハーヴィにあっては実は心臓が主役で血液はそれによって駆動されるものとしての脇役的な存在であった。それは、アリストテレスの生理学がほかでもない心臓を生命現象の中心に置いて考えていたこと、その若い日にパドヴァに学んだハーヴィが、その大学に強く滲透していたアリストテレス主義に終生帰依（サブスクライブ）していた事実からあまり無理なく説明できるように思われる。

ところで、それまでの学者たちが、アレキサンドリア医学以来の観念的なプネウマをいきと結びつけて、心肺のはたらきをひとまとめにして考えようとする混乱に陥っていたのに対して、ハーヴィが少なくとも仕事の上ではそこから観念的な要素をきびしく排除して、心臓の動きとその中を流れる血液のいわば流体力学（ギリスピー）の問題をぬき出して扱ったところにわたくしは科学者ハーヴィの時代に先き駆けた新しさをみる。

心臓は筋肉性の器官で、収縮によって血液を力強く押し出し、要所要所の強靭な弁でその逆流を防いでいる。それは彼の一六一六年の「解剖講義ノート」(Prelectiones)[12・14]によればポンプ——文献的に正確に言えば「水ふいご」('water bellows')にたとえられるようなはたらきである。

こうして心臓の拍動によって勢いをえた血液は血管によって全身に輸送されるわけだが、その血液の運命をたずねた彼は、まず量的な考察に基づいてそれが休みなしに循環するものと考えざるをえないことに思い及ぶ。たしかに彼はすぐそれに続けて（第八章）、アリストテレスの自然哲学、その宇宙論的規模における循環の思想を援用して、ミクロコスモスの中心としての心臓の血液循環を統べる役割、という自分の思想の権威ある裏書を求めてはいるが[12・15]、その前後のきっぱりと実証的な仕事の進め方に人はすでに自立をとげた学者の像を見誤らないだろう。その仮説は次いでさまざまの実験によって検証される。まぎれもなくそこには近代的な実験科学がはじまっている。

ところでその De motu cordis を読んですぐ誰の眼にもつくことの一つは、彼が驚くほどさまざまな種類の動物をその観察ないしは実験の対象としている事実である。ことに冷血動物をしばしば利用していることは、心臓のはたらきに関する実験研究者としてはまことに賢明な選択であったとみるべきだろう。

実はそのハーヴィに先き立って、動物——子ネコ、トカゲ、カエル、ウナギ、魚類——の心臓の動きについて精細な記述を残した学者にずっと前にも記したオランダの比較解剖学者、発生学者コイターがある。横道ながら言えば、その比較解剖学はもともと主に十六世紀の動物学者たちによって開拓されたもので、やがて、人体解剖学者が方法としての比較の意義に着眼するようになった。しかも人体と違って動物は生体解剖（ヴィヴィセクション）への道が開かれているために、おのずからその研究は生理学につながりやすいことは後にも再々みる通りである。

こうみてくると、ハーヴィのあの画期的な研究の種子が彼のパドヴァ留学の間に播かれたものであったことはほぼ疑いがない。そのパドヴァからはずっと古く十四世紀のはじめアヴェロエス主義者として断罪されたピエトロ・ダバノのような傑出した医学者が出て、もとより中世の枠内ではあるがある一つの指向性をもったすぐれた医学の伝統がそこにあった（第7章3参照）のだが、それがパドヴァ——コペルニクス、ヴェサリウス、ガリレオ、ハーヴィらがそこで育った——をメッカとする近代科学革命の土壌を用意したという説[12・16]がもし妥当ならば、それは医学史と科学史との関係について小さからぬ示唆を含んだ事実であるとみてよいだろう。

そのパドヴァにハーヴィが負うたのは二つの意味においてであ

ったとみられる。その一つは有名なパドヴァの大学のアリストテレス主義——あのガリレオもまたある意味でアリストテレスの陣営に属する学者であったとみられることはさきも述べたところである——であった。そして、上に記したような筋道で彼は心臓の生理学に深く執心するようになった。その二は彼がファブリツィオについて学んだイタリアの解剖学である。しかも、ファブリツィオが科学の心をもったすぐれた解剖学者であったことはずっと前にも記されたところである。こうして若いハーヴィは故国に帰って完成したあの歴史的な仕事の課題と方法——実はすぐあとで述べられるように方法の一面とみるべきだろうが——をパドヴァでえたものとみてほぼ誤りないだろう。

ところで、そのハーヴィのいわゆる血液循環論が彼の頭の中でいつごろはっきりした輪郭をとったかについては、彼の残した「講義ノート」(Prelectiones)の手稿に基づいて広く認められていた一六一六年説に対して近年有力な批判もあるが(12・17)、いずれにしても早くとも彼の帰国(一六〇二年)から十数年を経た後の話で、明らかにそれは十七世紀イギリスの空気の中で完成された仕事であった。そのイギリスは前に記したギルバート——ハーヴィの岳父がギルバートと親交があった——の「磁石について」なる近代科学史の先駆的な業績をうみ、また後に述べる同時代人フランシス・ベーコンを生んだ経験主義の国でもあったのである。こうしてパドヴァで播かれた種はイギリスの土壌で見事な花を咲かせることになった。

その十七世紀のイギリスがハーヴィを含めて近代科学の誕生にどのような役割を演じたかについては、次章でまたあらためて考えることにしよう。

2　デカルト再論
——機械論的生物学の誕生と心身二元論——

De motu cordis の出版後十年あまりの間はそれはほとんど黙殺されるか、あるいはいたずらに解剖学者たちの強い反撥を招くにとどまった中で、さきにも記したようにデカルトが「方法序説」(一六三七年)の中で血液循環論を高く評価し、それに多くの言葉を費やしているのが注目をひく。デカルトはそれを、学界の情報に詳しかった後述のメルセンヌを通じて知ったのだが(12・18)、彼はハーヴィの研究を自分の思索の文脈(コンテキスト)の中で正しく理解した。自然法則に従う物質の世界を眺めて無生物(corps inanimés)および植物から動物を経て人間に眼を移したデカルトは、人間の身体を、動物と同様に一種の機械(マシーヌ)と見立て、その諸機能を自然の理法に基づいて、言いかえれば延長を本性とする物質の世界の中で理解しようとする。

もとよりしかし、人間は動物のような単なる機械ではない。動物は「言葉(パロール)を用いる」ことも、それを組み立てて別の「合図(シーニュ)をつくる」こともできないし、また、「自覚によって動く」こともない。精神と身体とが緊密に結合して（なお後を見よ）「私どもにおけるごとき感情をも欲望をももつ」[12・19]ところの「真の人間」(un vrai homme)が成立する。彼は人間から方法的に機械を抽出して、いわば理論上の身体としての「人間機械」を考えたのであった。[12・20]

そうした見地に立って彼は「方法序説」の第五部で、「動物において注意される第一位の、もっとも根本的な運動」である「心臓および動脈の運動」について考察を試みる。循環系の解剖学についてかなり詳しい知識をもち、それを自負してもいたデカルトは、収縮時に心臓に吸引された血液が「身体の他のいかなる場所よりも高い熱」をもった心臓の中で膨脹し、それによって弛緩期に動脈を通じて身体と肺に送られ、そこで冷やされて心臓に戻る、と考える。

デカルトは、血液の駆動力を心臓の拍動に求めたハーヴィに反対して、運動の原因を心臓の熱——それは古来の内在熱(インネート・ヒート)とは異なるものとされるが——に帰した点で、後者とはまったく見解を異にしたし、また、いま記したように、心臓の収縮、弛緩の両期と血流との関係についても旧套をそのまま守っているが、それはそれとして、すでにガレノスをのりこえた彼の心臓と血液の動きについての見解は、血液の循環を要請することなしには完結しえないものであった。こうした文脈において彼はハーヴィを血液の全身的な循環を「……教えた最初の人として称讃」する。

デカルトのアプローチは経験主義的なハーヴィのそれとはまったく肌合いを異にしていたし、その血液循環論も上に言った意味における彼自身の動物機械論の土俵に引き入れて評価したには相違ないが、彼のハーヴィ評価が単なる口先きの辞令(リップ・サーヴィス)でなかったことは、彼が折あるごとにその仕事に触れていたことからも察せられる。

ついでながらここで問おう。生物学者ハーヴィはいったいデカルトのような機械論者であったのだろうか。

たしかにハーヴィの仕事の進め方が、器官の構造、輸送管としての血管のキャリバー、流体の量、結紮実験による血流の堰きとめ、といったようなもっぱら機械論の用語(ターミノロジー)にたよっていたのは事実である。プシュケー(霊魂(アニマ))もプネウマ(精気(スピリトゥス))も内在熱も、つまりいのちにかかわる伝統的な、観念とも実体ともつかぬ言葉たちが De motu cordis の中にほとんどまったく見あたらぬこと[12・21]も誰も気づくところである。しかも、さきにも触れたように、彼は心臓のはたらきを「水ふいご」にたとえるといった姿勢も示しているのである。

たしかに科学者としてのハーヴィもデカルトも、すでに中世スコラ学をはっきりと乗りこえた近代の学者であった。前にも記したように、ハーヴィは心臓中心の血液循環の着想をアリストテレスにえたと想像されるにしても、それは着想にとどまって、彼の研究方法は上記のようにまさしく経験的、実験的な近代科学のそれであった。しかも多くの先輩たちと違ってハーヴィにはスコラ学に対する意識的な造反の言葉さえ見あたらず、それにはまったく無関係とみえる態度で淡々と観察と実験の道を往く。

こうしてハーヴィは、そのすぐれて近代的な論文の中で、機械論的に対象に近づいてみせたが、みずからは前記の片言隻語を除けば機械論者として人々に語りかけることをしなかったし、心情ではむしろアリストテレスの目的論的自然観につながっていたように思われる。(12・22) 宇宙機構の一環としての人間機械論を大上段に構えて論旨を進めたデカルトと、そういった哲学的な「堅信礼」をよそに機械のはたらきを経験的に一つずつ明らかにしようとしたハーヴィとの対照は妙である。

ここでしばらくまたハーヴィを離れて、デカルトの「生物学」についてもう少々考えてみよう。

機械論者としてのデカルトは前記の「人間論」(L'Homme)の冒頭にちかく次のように言う、

「からだは粘土でつくられた像あるいは機械(《n'est autre chose qu'une statue ou machine de terre》)にほかならない。」

それに続く文章はいささか難解だが、彼は人体に組みこまれている機械の種類も機構の複雑さも限度があって、神の(不可知な)御業と考えるには当るまいと言いたかったようにみえる。(12・23)

しばらく本文をとびこしてその書物の結びをみると、彼は上記の冒頭に照応して次のように断定している。

「ちょうど時計その他の自動体(オートマート)の運動がおもりと歯車の配置(ディスポジション)から生じるのと同様に、この機械(マシーヌ)(人間)におけるそれらすべての機能(フォンクシヨン)も、単に諸器官のそれ(配置)にまったく自然に従うものである。それゆえその説明には、絶えず心臓で燃えている火、しかも物体のあらゆる火と本性の異ならない火(12・24)、の熱によって動かされている血液と精気(エスプリ)以外には、植物的(ヴェジェタティヴ)あるいは感覚的(サンシティヴ)魂(âme)とか、あるいは運動や生命の原理(principe)とかを考慮する必要がまったくない。(12・25)」

これは徹底した機械論であった。それは生物学を古典的な解剖学を土台にした物理学(力学)に還元して完全に理解できるとする立場であった。ここに言う物理学は今日の機械論を支えている物理諸科学(physical sciences)よりは幅の狭いものであること、ことにデカルトの物理学が前にみたように多分に幾何学的の性格をもつことを忘れてはなるまいが、それにしてもわれわれはここに近代生物学の方法論のマニフェストを見る思いを禁ずることができないのである。

ところでその「人間論」には上に述べたこととも関連してぜひ触れなければならぬきわめて重要な問題が含まれている。

彼が人体の諸機能と言うとき、そこには心臓や動脈の拍動、血液の循環、歩行、などのような現象だけでなしに、消化、呼吸、生長、感覚、等も当然そこに含まれていた。だが彼が話を食物の摂取、消化、吸収、肝臓、血液、心臓、というような順序で進めるとき、人は彼の論旨が凡庸な生物学者の月並(コンヴェンション)調と大きく隔たらないことに気づくだろうし、その叙述もおおむね粗略で、その辺にはとりたてて人の耳を傾けさせる内容もないように思われる。

　きわめて注目すべき論議が、しかし、ガレノス以来人々が深く触れずにすませてきた神経系の生理学に大胆に近づこうとしたあたりにはじまる。その話は彼が上記のように血液と並んで人間機械の説明原理とした「精気(エスプリ)」をめぐって展開される。心臓内でその高い熱によって血液からつくられる物質であるこのエスプリ——esprits animaux それはさきに「霊魂精気」と訳された[12・26]ギリシャ以来の Spiritus animalis と同じ言葉とみられるが、ここではデカルトの筋を通すためにそのままエスプリと記しておく——は「きわめて微妙な気流、あるいはむしろ、きわめて純粋できわめて強烈な焔のようなものであって、それは絶えまなく、驚くべく多量に、心臓から脳へとのぼってゆき、〔単に脳に栄養を与える血液と異なって〕そこから神経を通って筋肉のうちに滲みわたり、身体のあらゆる部分に運動を与える。」[12・27]

　「人間論」の中で彼が詳しく説くところによって少々敷衍すれば、それは「脳のほぼ中心にある小さな腺」[12・28](une certaine petite glande)——今日言う松果体(pineal body)をさす——の周囲の細い血管網で血液からいわば濾し出され、それを通じて脳室——脳実質の凹面(concavité)——に運ばれ、そこに貯えられる。こうしてもともと心臓でいわば血液から精製されてできたエスプリが、神経の「管腔」——神経は古くから中空の管と一般に考えられていた——を通じて筋肉に到り、ちょうど水流が水車を廻すように筋肉に動力を与えてその運動をひきおこす。その装いの古風さに目をつぶればそこにはすでに刺激伝導についての問題意識があったとみることもできるだろう。

　彼はそのような遠心的な刺激の伝導のほかに、神経が外界からの多種の刺激を求心的にうけることももちろん見のがしていない。彼は神経をそれぞれ多数の細い「管」(tuyaux)の束——神経の線維状構造が洞察されている——と考え、上記のようにエスプリが遠心的に流れるそれらの神経「管」の中心に、デリケートな「糸」(filets)よりなる髄(moelle)があって、その糸は皮膚ないし感覚器にはじまり、他端は脳室の内面に終ると説く。それによって外界の刺激はいわば張った糸を引くようにして求心的に脳に伝わり、脳室内面の対応した部分、言いかえれば該当する糸の他端の小孔(pores)を開き、そこから迸出したエスプリが神経の管腔を通じて遠心的に筋肉に配分され、それを動かす。内容的に言えばもちろん全面的な修正が必要だとしても、現代ふうに言えば神経系を反射弓の集合と観ずるこの徹底して機械論的な理解は、神経系の生理学についてそれまでおそらく誰も達しなかった高みに立つものであった。

　だが彼はそこで満足せずにもう一歩踏み出す。再び「方法序説」を引用すれば、「いかにして光、音、色、匂い、味、熱、および他のすべての外なるもののもつ性質は、感覚の媒介によって種々の観念(idée)を脳に刻みうるのか、いかにして飢え、渇き、その他の内的情念(passions intérieurs)もまた、これらの観念を脳に送りうるのか。これらすべての観念が摂取される共通感覚(sens commun)として認められねばならぬものはなにか。[12・29]」という問題を彼は提出する。

彼が「人間論」の中で多くの言葉を費やしている感覚――とくに視覚に詳しい――について示している卓見のかずかずについて一々ここで検討している余裕がない。だが、この辺からどうやら、徹底した機械論に立つ自然学者デカルトにとって新しい問題がはじまる。上の引用の中にもあったように、色、形、音などはこころに印象を刻み――たとえば膝蓋腱反射のようなこころ抜きで実現される過程を彼も知らないではないが――その印象はしばしば記憶として保存される。

あらためて言うまでもなく、デカルトにとって存在するものは物質(matière)と精神(âme)との二つであった。そしていま言った感覚も記憶も、まぎれもなく人体という物質の場でおこるできごとだから、それは当然自然法則に従うものでなければならないが、同時にそれはわたくしが上に俗語で言ったこころに刻まれた印象、デカルトの言葉では観念(idée)でもなければならない。

彼はその問題をおよそ次のように考える。

視覚を例にとろう。人が物体に面したとき、そこから来る光が網膜で焦点を結ぶと、視神経のそれに相応する一組の糸が作動して、それぞれの終点である脳室内面の小孔たちを開く。こうして脳室からいわばあるパターンをつくって解放されたエスプリが前に一言した松果体の表面に跡づけられ[12・30]、理性的精神(âme raisonnable)がそれを認知して、物体の像(イマージュ)という観念(イデー)がそこに成立する。

こうして外にあるものの世界は、神経の髄である糸やエスプリというような人体内のものを媒介として脳内面の凹部(concavité)を通じて松果体に伝わり、そこで形、色、匂い、音といった観念としていわば生まれかわる。

脳の中央にあるその松果体は、単に感覚の座(siège)であるばかりでなく、その感覚(外感、内感)やもろもろの情念(passions)――驚き、悲しみ、欲望その他――のような精神のはたらきのむしろ受動的な半面から、想像力(imagination)、知性、さらには思考、意志というような能動的なはたらきをひっくるめた精神の座でもあると考える。たとえばある動作が行われる際、松果体にできたいわば構想が、それに従ってエスプリの放出と神経管による輸送の手続きによって、予想された筋肉群の諧調をもった運動がそこに成立する。

上に記した「座」(siège)という言葉はたしかにデカルト自身も明記しているのだが、それによって身体(corps)と精神(âme)とが「船と水夫のような関係にある」ことを意味するものでなしに、その二つが、「或る単純に一なるもの(aliquid unum simpliciter)」に合一している、と理解しなければならないと言われる。彼はそれを実体的結合(unio substantialis)とよぶ[12・31]。たいそうむずかしい論議のあるところである。

いずれにしても彼がここで松果体――周知のようにその機能に

ついては今日でも定説がないにしても——をもち出したのはたしかにとっぴな話ではあったが、もしそれを脳と読みかえるならば、今日のわれわれ自然科学者がいわゆる心身問題について考えるところもおよその線から実質的に多く出ないとみることはできないだろうか。問題はしかし、むしろ彼の哲学の中にあった。

コギトを手がかりとしてその存在の確かめられた思惟的存在者としての精神と、延長的存在者としての物質を峻別することが、つまり言うところの物心二元論がデカルトの思想の竜骨をなしていたことはあらためて述べるまでもない。それがいま、いかにして松果体において——それを脳と読みかえたとしても話の筋は同じである——「実体的結合」をとげることができるのだろうか。

彼の賢い門弟エリザベート公女は彼に問うて言う。どのようにして、思惟する実体である人間が、意志による行為を行うために身体のエスプリの運動の方向を決定しうるのだろうか。延長のない精神[12・32]が延長としての物質にどのようにして接触、衝突し、どのようにしてそれに運動を与えることができるのだろうか。

それはまことにもっともな疑問であったし、よく知られているように、それはさまざまの形で、その後のすぐれた哲学者たちの深い思索をよびおこした問題であった[12・33]。もっとも、溯って考えれば彼の物心二元論、存在としてのわれ（精神）と物質、という辺に問題の中心がなければなるまいと考えられるのだが、わたくしはいま、これ以上背伸びを続けて哲学上の問題に深入りすることを避けなければなるまい。

話を本来の主題である医学史の枠内に戻して考えてみよう。

自然学者デカルトが、その後近代医学、正確に言えば生物学、がみのり多い形で採用した機械論的方法——しばしばそれが低俗化（ヴァルガライズ）されなかったとは言えないにしても——の開拓者の一人であったという事実は、当然その機械論的生物学が十七世紀科学革命の歴史の中で眺められなければならないことを示している。目的論的自然観を排して機械論に立って、ア・プリオリの目的を説明原理として含まぬ機械的因果の必然の理法が確かめられれば、その知見はおのずから人の設定したある目的に達するための手段の系列をわれわれに教えることになるだろう。そしてデカルトの自然学にもまたそうした「自然の支配」を求めようとするはっきりした自覚があった。自然の支配というかぎりでは魔術においてもそこに共通の意欲があったには相違ないが、それらが「自然離れ」した高み（?）から自然を強要して意に従わせようとしたり、隠れ（オッカル）た世界からの援軍を求めたりするのに対して、近代を導いたデカルトの方法が異質のものであったことは言うまでもない。

こうみてくると、医学が人の病気と健康との制御を志す実際的の学問であるならば、デカルトの生物学[12・34]は、たとい彼が病気についてはあまり触れなかったとしても、医学の歴史にとって少なくとも潜勢的（ポテンシャリー）にはきわめて深い意味をもっていたと言わなければならないだろう。

同時にまた見のがしてならないのは、彼が単に機械である動物と人間とを区別してそこに機械論からの精神の復権をはかった――その意味でデカルトを次章で述べる医物理学派(イアトロフィジシスト)の創始者とみるのは正解とは言えないだろう――こと、しかもその人間が足のない幽霊のような存在でなしに、人体をうちに含む人として具体的にとらえられていたという点である。そこにどのような解決があったかはさしあたって問わないが、人の病気に対面し、その理性的な処理を任務とする医学のもつ問題の本質をデカルトははじめて近代的な形で深く的確にとらえようとした学者であった。そうした二つの意味でわたくしは、デカルトを医学史の中でもとりたてていねいに考えなければならない学者の一人とみて再度ここに彼をとりあげたのである。

3　フランシス・ベーコンの歴史的座標

十七世紀科学革命は、上に略述したような、スコラ学的方法の排除とアリストテレス自然学の崩壊による近代科学の成立をその内容としたが、それは歴史家バターフィールドが指摘したように[12・35]、「ルネッサンスや宗教改革すら中世キリスト教組織内での単なるエピソード」に引きおろしてしまうほどの思想史上の意味の深い革命であった。科学をぬきにしてもはや誰も近代思想を語ることができないのである。

ところで、前節と、溯って前章2の二ヵ所に分けて考究されたデカルトのコギトと機械論的自然観とは、地動説による思想的旧秩序の根底からの動揺のさなかにあって、コギトによって人間を回復し、そして瓦解したコスモスに代って法則に支配される自然をあらためて定礎することによって、近代を再出発させた。その意味でデカルトは上記十七世紀科学革命の中でも逸することのできない学者の一人となったのであった。

だが静かに眺めて、そのデカルトの自然観は、ギリスピーが鋭く批評するように[12・36]、「明晰さを追求するのあまり世界をとり残してしまった」ようにみえないでもない。彼の機械論は基本的には正しいとしても、それにはなお仔細な吟味が必要であったし、また経験(エクスペリアンス)を重んじたとは言っても基本的に強く演繹的な彼の方法が彼自身を近代的な自然科学者にすることなしに終ったことはどうやら否みがたい。

医学史を語る人々がしばしば不注意に見すごしてしまうフランシス・ベーコンは、彼自身これと言った「科学的の」業績を残さなかったとしても、近代科学の性格や方法について考えようとする場合にはデカルトとはまた別の意味でそこに高く聳える巨峰の一つである。もっとも念のために言えば、ベーコンはガリレオとほぼ同じ世代に属し、本書でデカルトのあとに彼の話を続けるのは暦を少々もとに戻さなければならないのだが、それはかならずしもわれわれの視界に気になるほどのパララックスをもたらすものではないだろう。

フランス・ベーコン(Francis Bacon, 1561–1626)は一五六一年、ロンドンで有名な政治家の子に生まれた。母は古典語に通じた有名な三姉妹の一人で、また熱心なカルヴィニストであった。早熟なフランシスは十二歳でケンブリッジのトリニティー・カレッジに入り、やがてグレイ法学院で法律を学ぶ。学業半ばで彼はパリ駐在の大使に随行してフランスに赴き、そこで二年半ほどを過ごすことになる。十六世紀後半のパリの知的サークルにはアカデミーの外で新しい時代の空気が醸されていた。青年ベーコンはその雰囲気の中で多くを学んだに相違ない。

父の死によって急遽本国に戻った若い彼に弁護士、下院議員など実務家としての繁忙な生活がはじまる。エリザベス女王の治下で官職を求めてえず、巨額の負債に悩まされた彼の経歴には失意の色が濃いが、その間に多産な著作活動が織りこまれる。一六〇七年、さきに彼がその著書「学問の進歩」を献呈したジェームズ一世によって法務次官の職を与えられ、宮廷、官界を遊泳して国璽尚書、大法官、等の要職を歴任するが、汚職の嫌疑をうけて失脚し、閑地にあって一六二六年、六十五歳で病歿する。

くり返して述べるまでもなく、ベーコンの生きた十六、七世紀の境目は世界一周航路もすでに完成し、人々の眼に映る世界の姿が古代、中世のそれとは一変した新しい時代であった。その背景にある技術の発展とあいまって人々の心に中世人のもたなかった積極的な自信がようやく根をおろしかけていた。

そしてまた、ベーコンの活動したイギリスは将来の大英帝国への基礎を固めつつある若々しい国であった。一五八八年イスパニアの無敵艦隊を撃破したイギリスは、十六世紀末から十七世紀にかけて、オランダと並んで――やがてそれを決定的に追い抜くことになるのだが――海外に雄飛しようとする。一六〇〇年には東インド会社が設立された。そのイギリスの初期資本主義はその国のすぐれた毛織物工業を支柱としていたが、そうした工業にしてもまた盛んな遠洋航海にしても、あるいは良質の貨幣の鋳造にしても、それがさまざまな技術の発達に支えられていることは容易に理解されるところである。そしてそれは、宗教動乱の渦巻く大陸からイギリスに逃避してきた技術家たちの演じた役割に部分的には負うところがあることはよく知られているが、他面、その国の人々の体質的とも言うべき経験主義と十四世紀の唯名論者(ノミナリスト)オッカム以来の哲学的遺産とがそれによい土壌を提供したものとみて誤りがないだろう。ベーコンはそうした国のそうした時代に生まれた思想家であった。

ことわるまでもなく、ベーコンを単なる論理学の改革者とみるのは不当で、その生涯を通じて彼の追求してやまなかった目標は学問の全面的な革新(リノーヴェーション)であった。当然、本書の主題である医学はその一局面にすぎないわけだが、たまたま「学問の進歩」(The advancement of learning, 一六〇五年)という広く読まれている著作の第二巻に諸学の現状や任務の検討を試みている中で、彼が医学に触れて次のような失望を表明しているのがわれわれの注意をひく。いわく、

「医学はこれまでまともに研究されるよりはなりわいであったにすぎず、("medicine is a science which hath been more professed than laboured")、むだに研究はされてもそこに進歩はなかった("more laboured than advanced")学問である。すなわちその研究は、わたしの判断によれば、一筋に進むよりも堂々めぐりしている("rather in circle than in progression")のである。[12・37]」

それに続けて彼はほぼ正鵠をえた短い医学論を試みている。中で彼が解剖学と今の言葉で言う病理解剖学の方法の違いを指摘し、解剖学者たちが病気を見すごす手ぬかりを責める炯眼を示しているあたり、そのなみなみならぬ鋭さがみられるように思われるのだが、わたくしはここでは彼の医学論議についてこれ以上多言を費やすつもりはない。

「進歩」(Progress)すなわち、人類の文明が、ある「望ましい」方向に向って一筋に進行するという西欧近代の特質的とも言うべき観念の成立は、実はそれほど起源の古いものではない。それは黄金時代からの退行(デジェネレーション)を今と観ずるギリシャ的世界観と対立し、また摂理(プロヴィデンス)に信倚する伝統的なキリスト教的歴史観ともにわかになじまない現世的な新しい信条であった。進歩の観念の歴史[12・38]についての論述はしばらく措いて、その信条の成立に近代科学ないし技術の迫力をもった前進(アドヴァンスメント)がきわめて大きな役割を演じていたことを誰もみのがさないだろう。[12・39]

ところで、歴史の進歩の問題はしばらくおいて、知識の進歩、つまり人知が積み上げと修正によって漸進的に豊かになり高みに達するはずであるという理解、そしてその目標に向って協同して——そこではもはやギルドの秘密性は克服されているしそれはまたルネッサンスの人文主義者たちにしばしばみられたあざとい名誉心とも異縁のものであった——励むことこそ知識ないし技術に携わる者の規律でなければならない、とする考え方がこの時代の人々の間にようやく芽ばえようとしていた。たとえば理髪外科医の出身である前記の巨匠アンブロワズ・パレが「今までみつかったことよりも遙かに多くのことがらがまだまだ探究されなければならない[12・40]」と言い、そして彼の拓いた新しい外科術の成果を惜しみなく公開したとき、彼はその時代の進歩的な精神を体現していたとみられる。

だが、そうした科学者、技術家たちの意識の中でおこりつつあった「革命」を、もっとも明確な、組織的な形で説いたのがほかならぬベーコンであった。彼にとって知識は力であった[12・41]。だがその力が挙げて人間の福祉のために用いられなければならないとする点に、今となってはむしろ平凡にもみえる彼の特質と新しさとがあった。有名な「大革新」の序言の中で彼は言う、

「……心を楽しませるためにでもなく、争いや……のためにで

もなく、人生に対する価値と効用のために学問を求め、愛において学問を完成し、支配していただきたいと思う。……」[12・42]

その言葉の新教徒的な色合い(ティンジ)もさることながら、ここには新しいヴィジョンをもった現世的な学問観が語られている。それは同じく現世的ではあっても旧い体制の枠内にあったルネッサンスの人文主義者のそれとは異質である。ベーコンは「人生に対する価値と効用のために」、言いかえれば人間生活の物質的条件の改善[12・43]のために、学問の変革を求めた。よく引用されるようにマルクスが「資本論」の中で、デカルトと並べて彼を「生産形態の変化および人間による自然の実践的支配を思考方法の変化の結果とみなした」[12・44]と述べているのはその意味だろう。彼は時代を敏感にうけとめていた。その著作の一つが「時代の雄々しき生誕」(Temporis partus masculus, 一六〇三年)と題されたのが象徴的である。

そうした学問観をもつベーコンが、航海術の発達を背景とする新世界の発見、まだ幼いが機械的技術の前進とそれが人間生活に与えたさまざまの深い影響を心から歓迎した一方、手のこんだ学説(オピニオン)の積んでは壊しの反復に明け暮れしていた学問の世界の停滞と不毛とを見すごさなかったのは当然であった。新しい時代が今やそこまで来ていると確信する彼はこうして伝統哲学に対する批判を試みる。

彼は前ソクラテス期の自然哲学者たち――たとえば原子論者デモクリトス――を高く評価し、そこでは「実在が精神を支配した」が、やがてプラトンにおいては「観念が実在を支配」し、アリストテレスに至って「言葉が観念を支配」するに至ったと批判する。[12・45]さらに中世のスコラ学はそのアリストテレス哲学を宗教に組み入れて、自然哲学と歴史とを眠らせ、巧緻だが実は奇怪で不毛な論争に耽りつづけたものとして斥けられる。

ハーヴィのベーコン評として伝えられる「彼は哲学を大法官のように語る」[12・46]("He writes philosophy like Lord Chancellor.")という有名な言葉は、彼が伝統哲学が共通に自然に背を向けた結果うまれた不生産性を咎めた態度のきびしさをさすものかと思われるのだが、しかしベーコンの古典理解はそれなりにゆきとどいているようにみえるし、プラトンやアリストテレスの内的整合性を高く評価するに吝さかであったわけでもない。ベーコンはそれらと同じ次元の原理に基づいた別の哲学を代置しようとしたものでなしに、別の目的をもっていたのであった。彼にとって哲学の革新は人間と自然との新しい積極的な関係の樹立を意味していた。

それらの伝統的な学問の停滞と不毛性に対比して、上に記した航海術や機械的諸技術の発達は誰にもたいそう印象的だし、またベーコン自身も読んでいたアグリコラ、また彼がパリで接したパリシー、その他新しい自然学者たちの貢献はまことに大きかった。それは彼らの目標が実用に向けられていたため、また彼らの仕事が自然について離れなかったためとみるほかにベーコンにとっては解釈のしようはない。

だが、実用が意図され、自然に即したというのなら、あの錬金術や自然魔術に身を焦がした人たちの姿勢もおよそ同断ではなかったろうか。

　魔術と科学との関係については、前にも触れたが、いま当面の問題の所在を明らかにする意味で手短かにそれをふり返りながらベーコンの姿勢を眺めてみたい。[12・47]

　哲学とキリスト教とが、それぞれ異なった理由にはしても、ともにおのれと魔術とを分つ深淵を意識したのは当然であった。だからそれらは古来しばしば魔術に向って共同戦線を張ったし、またそこに魔術的要素の含まれる嫌疑のゆえに相互に非難し合う例も多かった。もっとも、前にも述べたように一口に魔術と言ってもそこにはたいそう大きな幅もあるし、また時代とともに変化もする。正統哲学の間でもたとえばネオプラトニズムは、言うまでもなく魔術と結びつきやすい触手(アンテナ)をもっていたし、これに対して教会も少なくとも名目上はそれを強く排撃しつづけたには相違ないが、前にも記したようにそこにも往々それに傾斜する誘惑がなかったわけではない。

　ところで、再々述べたように、魔術は人間の本性と深くかかわっているふしがある。したがって、教会の権威はなお大きく揺るがなかったとしても、その圧力が軽減して、世界内における人間の再発見、言いかえれば自然対人間の関係についての見方の変革がうまれた新生(ルネッサンス)の時代に、人間の復権とともに魔術の言うならば自由化が求められたのはみやすい理であると言ってよいだろう。この時期のすぐれた魔術家たちのはたらきは自然を支配するために――誰のあるいは何のためにであったかはここではしばらく問うまい――その隠れた(オッカルト)力を探って引き出そうとはしても、もはやそれを恣意に押し曲げようとする傾向は薄れていることを見のがしてはなるまい。魔術家たちが、それなりの流儀ではあってもほぼ一様に実験的方法を重んじたのは、そのゆえであった。

　一方そのころ、アグリコラ、ビリングッチョ、パリシー、パレらに代表される、それとは発生の系譜を異にする新しい科学技術家たちが成長しつつあったことはくり返すまでもないけれど、両派の間にはその意図においてはもちろん方法においても隠微のうちにあい通ずるものがあったとみても大きな見当違いはあるまいし、それらはある形での合流の可能性をも秘めていたように思われる。その意味であの多分に魔術家的であったパラケルススの足跡とその影響とがここで思い出される。そこには二つの要素の奇妙な混淆があった。

　ファリントンが「産業科学(インダストリアル・サイエンス)の哲学者」[12・48]とよび、生産における革命的変化の時代の先駆的な思想家と評価したベーコンも、自然の支配という意図を厚いカーテンの向う側の魔術家たちと共通にする。前記の、知識が力である、という彼の言葉は魔術家から直接かりたとさえ言われる。魔術ことに錬金術的思考の枠組みがその初期、後期を通じて彼の著作の中にしばしば再現されていることもまた見のがしがたい。[12・49]

　だが後に詳しく述べるように、彼にとって知識は自然から学びとられるものであると同時に、方法――それは前節に述べたデカルトのそれとはいちじるしく趣きを異にするものではあったが――に従う累積的（キュムラティヴ）の忍耐強い手続きでなければならなかったから、おのずからそれには人々の協力が要請される。学問の改造をそのような性格のものと考えた彼にとって、前にも述べた魔術家たちの閉鎖性と秘儀性、その方法の投機的とも言うべき無原則性、エリートたる自負と傲慢がゆるしがたいものとうけとられたのも当然であった。

彼は共同研究による知識の進歩をめざすために、科学者の組織化の必要性を強調する。その遺著となったユートピア物語「ニュー・アトランティス」(12・50)の「ソロモン学院」は言うならばその青写真であった。それはその島の「王様のもっともすぐれた事業」の一つで、神の御業とその被造物の研究に捧げられたところの、動植物園、気象台、工場、地上、地下の実験室、編纂室その他さまざまの宏壮で完璧な設備をそなえ、コンパクトな研究者の組織をもったその研究所の構想は、ベーコンの展望の広さを示して興味が深い。

こうして伝統哲学とも魔術とも袂を分ったベーコンの主著となったのは、有名な「ノーヴム・オルガヌム」を含む未完の大作「大革新」(Instauratio magna, 一六二〇年)であった。もっとも、わが国で普通に「大革新」と訳されているその instauratio (instauration) は実はむしろ復興ないし更新の意であることを注意する必要がある。彼が求める人間の生存条件の改善は、自然に対する人間の支配権の確立によってもたらされるはずだが、もともと、人間の堕罪とその後の誤った哲学とによって失われるまでは、それは人の手にあったというのが彼の信念であった。

その革新はそれならばどのような手続きで達成されるか。それには「経験の波に身をまかしている職人たち」のようにではなく、仕事を発展的に進めるための学問の新しい方法が定められなければならない。それは自然の支配ないし制御のための「機関（オルガノン）」あるいは道具をつくることであった。「大革新」の第二部「ノーヴム・オルガヌム」(Novum organum)すなわち、アリストテレスの「オルガノン」(12・51)に対する「新オルガノン」はその自然の解明（インテルプレタチオ）に正しい方法を与えようとするものであった。

人間の生存条件の改善をはかろうとする彼はあの不生産的な三段論法（シロジズム）を強く斥ける。もとより彼も形式としての三段論法を誤りとするわけではない。それが、中名辞において一致するものはたがいに一致するということを説くかぎりにおいてまったく正しいのだが、「軽率で早まった」自然の予断(anticipation)に基づいて引き出された命題がしばしばあいまいで「欺きが潜んでいる」ゆえにそれが学問の進歩に何ももたらさないことを彼は指摘する。「精神がいわば最初に消化した根本の誤りは、それから後にどんなにうまく手を尽してなおそうとしてもなおされないからである。」という彼の言葉はきわめて正確である。ベーコンの名とともに人口に膾炙されるイドラ(idola, 幻像)の論はこの文脈（コンテキスト）において大きな意味をもっている、なぜ人間の知性はそのように欺かれやすいかを自問して、彼は種族のイドラ、洞窟のイドラ、市場のイドラ、劇場のイドラなる有名なイドラ論——往々みるようにそれを「偶像」と訳すのは適切ではない——を展開する。[12・52] 人の精神を虜にするそれらの生具性の、また外来性の妨げの指摘は、今日でも人を深く考えさせる問題だが、先も急がれるので、ここではそれに立ち入らずにすませよう。

三段論法に基づく演繹法に対して彼は「感官と個別的なものから一歩一歩階段的に上昇し、最後にもっとも一般的な問題に到達する新しい帰納法の必須の意義を説く。それは彼の言うところによれば、在来の「子どもじみた」単純枚挙(simple enumeration)による帰納法とは異なって、「適当な排除によって自然を分解し、そうしてから否定的事例を必要なだけ集めた後、肯定的事例について結論を下」すところの、「諸学と技術との発見と証明に役立つ」新しい論理学的形式であった。[12・53]

もっともその帰納法がかならずしもベーコンの「機関」の全容ではないことを注意しよう。彼はさきに「学問の進歩」の中で、知性の技術すなわち論理学を、探究あるいは発見の術、吟味または判定の術、保管あるいは記憶の術、発表あるいは伝達の術、の四つの過程——それはルネッサンスの弁論法、とくにフランスの人文学者ペトルス・ラムスの論理学に負うところが多い[12・54]と言われる——に分けている。彼の言うところによれば、それまでとくに欠けているものが発見の術で、帰納法は前記のようにそれに正しい方法を与えるものであった。

自然を支配するためにはまず自然を知らなければならないわけだから、当然ここで自然のヒストリー('history')、自然誌が書かれなければならない。もはや言うまでもなくそれは、あの目的因論議や多くの誤りを含んだ概念で組み立てられた教説でなしに、直接自然から経験的に与えられるものでなければならなかったが、彼はしかし、感官が人を欺きやすいことを明晰に弁えていた。だから彼は「経験こそ他のものよりもずっとすぐれた論証である」と記したあとすぐに続けて言う、

「ただしそれがどこまでも実験であるかぎりである。」[12・55] ここで彼の言う実験が、正確に何を意味するかをわたくしはなお充分に確かめていないのだが、よく選択され組み合わされた一連の自然への干渉の手続きをさすとみておおむね誤りがないだろう。[12・56]

こうして彼が企てた知識の新しい貯蔵庫は「自然誌および実験誌」(natural and experimental history)とよばれる。それはたとえば天体、気象、動植物、鉱物、等の、「自由で解放された自然」(natura libera)についてのヒストリー(自然誌)と、人間の技術と干渉の手の加わった「拘束され苦しめられた自然」(natura vexa)[12・57]についての実験誌とからなっている。諸技能や機械的技術(mechanical arts)のヒストリーもそこに含めて考えられていることを注意しよう。

それはもちろん、それ自体のためにつくられた手あたり次第の無方向の蒐集——いわゆる「紐のとけた箒」——ではなしに、哲

学を建設するために蒐集された自然誌でなければならない。彼は言う、

「わたくしは主として成果と諸学の行動的部門を追求するけれども、しかしわたくしは収穫時まで待つのであって、コケや未熟な穀物を刈りとろうとは企てない。[12・58]」彼が「成果をもたらす実験」(experimenta fructifera)よりも「光をもたらす実験」(experimenta lucifera)[12・59]を重んじたのはそのゆえであった。

あらためて言うまでもなくおよそ観想的な学問とは無縁で、「まことの、実質的な、生き生きした」(true, solid, full of life)知識を求めたベーコンにとって、真理と効用は一つであり、効用は真理の保証でなければならなかったが、生活の便益のための即効を期せずに、まず原理への上昇が志向されていたことはベーコンを正しく理解する上に見損じてはならないことの一つだろう。在来の経験派をただ集めて使うだけのアリに、独断派を自分自身から巣をつくりだすクモに、そして自身の立場をそのいずれとも区別して、畑の花から材料を集めながらそれを自分の力で変えてこなすミツバチの営みに譬えた彼の有名な表白はその意味であった。

だがいったい彼はその自然誌に基づいて何を明らかにしようともくろんでいたのだろうか。

「ノーヴム・オルガヌム」第二巻の冒頭で彼は言う、

「所与の物体の上になお一つの新しい性質または新しい諸性質を発生させたり付加したりすることは人間の力のなす仕事でありまたその目標である。」であってみれば、自然における原因と結果(cause and effect)の理法を明らかにすることがおのずから学問の任務でなければなるまい。

彼はここでアリストテレスの原因論――質料因、形相因、作用因、目的因の四つ――の枠組みからとくにその形相因をとりあげる。この形相(forma)の概念はベーコン論をめぐるたいそう重要な、また人を悩ませる論点(イッシュ)の一つだが、アリストテレスの言うところの、ものの本性――個物を種(スピーシーズ)に帰属せしめる諸属性の総和――としての「形相」という由緒ある言葉を、十七世紀が明らかにしつつあるさまざまの物理学的、化学的語彙によって彼は解きほぐそうとする。いわく、

「……自然においては、それぞれ一つの定まった法則に従って個別的な純粋活動を営むところの、個物のほかに真に存在するものはない。しかしながら、学問(フィロソフィー)においては[12・60]、知識にとっても、作業(オペレーション)にとっても、まさしくこの法則とその探究、発見、説明こそが基礎でなければならない。わたしが形相というとき、それはこの法則とその条項とを意味している。[12・61]」

ものに新しい性質を附加し、自然を支配しようとしたベーコンが、不幸にして数学的訓練[12・62]と理解とを欠いたために、ものの物理学的性質とその変化(純粋活動)の法則、という新しい酒を形相という旧い革嚢にもろうとしたのに無理はあるが、彼の意の存するところはほぼこれを察することができるだろう。

「ノーヴム・オルガヌム」の第二巻は、こうした序論的な部分

に次いで、彼の言う形相の探究が帰納法に基づいていかにして進められるかを、まず熱の形相(＝熱の法則)[12・63]を例にとって具体的に詳述する[12・64]。それはさきにも触れたように、かの少数例の単純枚挙から気ままに引き出された在来の帰納法とは趣きの違ったもので、まず熱の存在に合致する数多くの事例を蒐集した上、否定的事例を除外し、程度の比較を試み、熱にかかわる諸現象の見通しをうるための一覧表を作製する。その三つの表に基づいて、彼は「与えられた性質が現存するような事例において見出されない性質、与えられた性質が現存しないような事例において見出される性質、ある事例において与えられた性質が減少するとき増加するが、与えられた性質が増加するとき減少するのが見出される性質」を一つ一つ排除することによって、その帰納的推理を進める。今日のわれわれには奇妙で退屈な記述がつづく。

ベーコンの仕事の科学史的意義を正しく評価するのは、たいそうむずかしいが、この辺で、そろそろ話をしめくくりに近づけることを試みなければなるまい。

わたくしはここで、さきにわれわれがガリレオ・デカルトにおいて学んだ自然法則と、いま上にみたベーコンの「形相」(＝法則)とがどうやら同じでない――さきにも記したようにガリレオとベーコンとは同時代人(コンテンポラリー)であった――ことをまず注意したい。前者の言う自然法則とは、作用因(動力因)とそれに継起する事象との間の因果性の数学的定式化を意味していた。他方、前にみたように、ベーコンも自然現象の因果性に深い関心をもつ。行動の規則は原因を知ることなしには与えられぬと考えるからである。ところで彼が手がかりをアリストテレスの原因論に求めたことは無理もなかったが、彼は作用因を不当にもとびこして、言うところの「形相」の究明に専心したところに問題が孕まれていたとみられる。それはたしかに彼自身再三ことわっているように、アリストテレスの観念的な質料、形相の論、さらにはスコラ学の実体的形相の説からはフリーに、物体の単純性質――それはさきに触れたいわゆる第一性質を連想させる――の従う「法則」を意味してはいたけれど、なおかつ、彼がその帰納法の操作によって結論した「熱の形相」すなわち「熱の法則」は、彼が「真の種差」という言葉をたびたび使っていることからもおよそうかがわれるように、そこにはなおアリストテレスの余韻が残っていて、それはわれわれがうけとる法則であるよりはむしろ熱の性質、その「真の定義」[12・65]の記述であるとみられる。彼はすぐれた意味で「自然誌家」であること――ただその蒐集された自然誌が上に向って収斂しなければならないことを強く自覚していたところにその新しさを見落してはなるまいが――をたやすくはやめなかったようにみえるのである。もとよりそれは彼の求めた技術の革新にとって筋違いでなかったばかりでなく、必須の手続きでさえもあった。だがそれは、彼の立場でも元来究明しなければならなかったものを尽していなかったこともまた見のがせないところである[12・66]。それは溯って彼の流儀での「自然学」と「形而上学」――「形相」の探究は彼によれば「自然学」ではなしに「形而上学」の問題とされる――との区別、ならびにそれと技術的操作一般とのかかわり合い、言いかえればベーコンの学問の構造という本質的な問題にかかっている、とわたくしには思われる。

いずれにしても、ベーコンが自然の形相あるいは法則を求めたのは、上にも触れたように、彼がランダムに蒐集された経験的事実に基づいて右から左に実用をはかったのでないことを示している。たしかに彼においては先哲と教会の権威のゆえに不可侵とされたもろもろの原理からの演繹を「自然の予断」としてきびしく斥けるのがゆきすぎて、科学的研究における仮説の意義に無理解であった弱点を免れなかったようにみえるのだが、それなりに実践を指示し、促進する手段としての理論的方法の探究に注いだ彼の努力は正しく評価されなければならないだろう。

ところで、そのベーコンの「形相」が、上に記したような数理的な自然法則とは縁の遠いものであったという事実は、彼のもつ世界のイメージが、デカルトにその典型をみるような、数学的原理で貫かれた合理的世界[12・67]、言いかえればプラトン的コスモスとはたちが違って、ロッシがその卓見にみちたベーコン論の中で指摘しているように、自然の迷宮、カオスの森――彼の遺著の題名「森また森」(Sylva sylvarum)がそれを象徴する――という相貌をもっていたことと照応するとみてよいだろう。彼は論理学をその森において道を見出す手段と考えていた。だとすれば、ベーコンがコペルニクスの理論的な天文学を斥けたばかりでなく、ガリレオをも正しく評価しえなかったのも[12・68]、ある意味では無理もなかったと言うべきだろう。たといガリレオが望遠鏡という実験的手段で何かを発見したとしても、彼はそこから一をもって十を推したようにベーコンの眼には映るのである。

たしかに近代科学の発展は、たとえばロッシも説いているように、世界を整理し純化して「形相」を発見しようとするベーコンの経験的実験主義よりも、ガリレオの量的、機械論的分析に基づく自然法則の定立に多くを負うている。近代科学における演繹とスコラのそれとを軽率に同一視してはならないのである。だがもし人が、非力学的諸科学(ノンメカニカル・サイエンス)の場合にはそれは実は多少とも長い間画かれた餅としてとどまっていたことを忘れるのは愚かである。デカルトの生物学のあの硬質性がそれを端的に示している。それらが一つに統一される兆しをみせる前に、ベーコン的な蒐集と整理とが忍耐深く重ねられなければならなかったことはその後の科学とくに生物学、医学の歴史の語るところである。

上に記した熱の形相を論ずるに当って、ベーコンが物質とその運動に諸現象の説明の根拠を求めていることが注目されなければなるまい。ベーコンが広い意味では原子論的な機械論的自然観に立って、自然現象をすべて物質の多様な運動によって理解しようとしたことは、ベーコンの科学思想の本質を解く重要な鍵の一つであると考えられる[12・69]。それは目的論と訣別し、「天上を支える思想のアトラス」(ロッシによる)を軽蔑して、感官にはじまる経験へのアピールをもっぱら求めた彼の思想とも、また、すぐれて実践的な彼の学問の体質とも諧調するようにみえる。マルクスが言ったように、ベーコンは「イギリスの唯物論と近代の実験科学全体の先祖であった。[12・70]」

こうしてベーコンは、はじめにも述べたように、近代科学思想の歴史の上で新しい途を拓いた先覚者として登場したが、体制内の逞ましい政治家、実務家でもあったこの幅広い学者の役目は畢竟予言者としてのそれ――もっともそれは故郷にも容れられた安穏な予言者ではあったが――にとどまり、彼の唱道した科学の進歩にみずからは実質的な寄与するところがまったくなかったのであった。

彼が、そのめざした自然誌および実験誌の百科全書の巨大な企てを中途で断念したのは、当然予想されることでもあったが、彼はその自然誌の蒐集においてとりあげるべき科学的記述と棄却さるべき瓦礫とを正しく弁別することを充分に知らなかったようにみえる。たしかに彼はたとえばプリニウスにみるような古代の自然誌からあらゆる文学的なものを追放しなければならないことを弁えていた。また、技術誌をその実験的な性格のゆえにとくに確実性の高い知識のソースとして重んじる卓見を示していることも事実である。だが、パラケルススを激しく攻撃した彼の著作の中に、初期の作品から遺著「森また森」までを通じてそこにはなお多くの魔術的要素が残されていたことが指摘されているし、[12・71]そうした中世的遺産の負担はこの時代の誰にとっても免れがたいところだったとしても、自然現象に対する彼の「科学的な」理解の底の浅さは残念ながら否みがたいところであった。

わたくしはこの節を近年の名著ロッシからの引用で結ぼう。[12・72]

「ベーコンはたしかに帰納法を発見したという理由で近代科学の建設者とみられてはならないのである。かかる見解はロイヤル・ソサェティーの創始者や十八世紀の百科全書家にとっては親しいものではあるが、ながらくすたれている。(中略)ベーコンはイドラからの解放、感覚に知覚されうるものと宗教的信念との区別、自然誌に基づいた一般的自然学としての形而上学、原子論的唯物論、技術の擁護、魔術的、錬金術的観念に対する反論、科学研究における共同作業、人間的条件改造の努力としての真理の探究、科学研究における道徳的責任の重要性、といった諸観念や確信の普及に実質的に貢献したのである。……」

この批評は正確と言うべきだろう。

4　科学研究の組織化

十七世紀科学革命の学問的な内容を離れて、しばらくその外廻りの情況を眺めてみたい。

「ニュー・アトランティス」の中でベーコンが彼の理想とする

研究の新しい組織について述べていることは前に紹介した。彼が画いた科学研究のイメージは、哲学者たちの知力の誇示といった形の学問でなしに、前にも触れたように、多くの人々の共同作業による計画にのっとった自然誌と実験誌の作製にはじまる一連の組織的な活動であった。

ところで、ベーコンのおのが方法に対する自負が彼の科学観を調子の低いものとしたという批評は、たとえば「ノーヴム・オルガヌム」の中の彼の言葉「……諸学の発見のためにわたくしがとる方法は、知力の鋭敏と強健にまつところが僅かであって、知力や知性の差をほとんどなくしてしまうものである。」(12・73)に照らしても、かならずしも全然見当違いだとは言えないし、それはある意味で近代科学のその後の運命を考える上に示唆にとんでいる。

よい意味でのベーコンの理想は、やがて有名なロイヤル・ソサエティーという形で一応見事に結実するのだが、容易に推察されるように、それは単発の事件ではなかったし、そうした機運は実は前からしだいに強く動きつつあった。いまその辺の事情をかいつまんで述べてみたい。

十六世紀の後半にもなると、かつてはもっぱら大学の壁の中にあった科学と科学者たちが、しばしばその囲いの外にもみられるようになる。ときにはそれは私塾に似た形——ティコ・ブラーエの観測所がそのよい一例であった——をとることもあったが、多くの場合それは富貴のパトロンの庇護の下に集まった学者の小集団であった。容易に想像されるように、そうしてうまれた小アカデミーには人文学(ヒューマニティーズ)を対象とするものが多かったが、科学的な性格をもったおそらく最初のものは、一六〇三年にローマにできたアカデミア・デイ・リンチェイ(Academia dei Lincei)(12・74)で、ガリレオは、その著書の扉にも明記しているように、その有力なメンバーの一人であった。これは、そのパトロンであったフェデリゴ・チェシ公の死とともに一六三〇年に消滅した。もっともそのずっと前から魔術的性格の嫌疑で風当りも強かったらしい。

一六五七年にフィレンツェに生まれたアカデミア・デル・チメント(Academia del Cimento)(12・75)の性格はもう一つ鮮明である。それはもとガリレオについて学んだ晩期メディチ家の二人の兄弟、トスカナのフェルディナンド大公およびレオポルド公が私的に設けた装備のよい実験室に年来出入りしていた科学者たちが設立したもので、ガリレオ晩年の忠実な弟子ヴィヴィアニ(Vincenzo Viviani, 1622–1703)および後述のトリチェリ(Evangelista Torricelli, 1608–1647)などのような少数ながら精鋭の学者たち——本書の角度から注目されるものに後述の解剖学者ボレリや発生学者レディがある——のいわば同志的結合であった。

このグループの行った質の高い物理学上の実験的研究——熱、大気圧、光学等——の成果は一六六六年に出版された有名な報告書として残された。このアカデミーは約十年間の活潑な活動の後、一六六七年パトロンのレオポルド公が枢機卿に任ぜられた年に、おそらくは教会政治上の思惑が絡んで、惜しくも解散される。それは、さしもの輝やかしいイタリア科学の退潮を不幸にも予報する事件となった。

　科学史の上にはなはだ大きな足跡を残したロンドンのロイヤル・ソサェティーの歴史に関しては、古くスプラットやビルシュ[12・76]以来たびたび詳しく語られている。いまここではわれわれの話の筋に照らして必要と思われるその初期の経緯の概要を記すにとどめたい。

　ロイヤル・ソサェティー(The Royal Society of London for Improving Natural Knowledge)の起源は、一六四〇年代の半ばごろ、フランシス・ベーコンの経験主義に私淑する学者たちの非公式な定期的会合にはじまると言われる。すぐれた数学者で聖職でもあったジョン・ウォリス、同じく聖職で物理学、天文学に関心の深かったジョン・ウィルキンズをはじめ多彩な学者を含んでいたが、その旗印は「新哲学」あるいは「実験哲学」の研鑽にあった。彼らの多くは議会派に属する清教徒(ピューリタン)であった。

　彼らは内乱の影響をうけてしばらくオクスフォードとロンドンに分散したが、王政復古後は再びロンドンに集まって、グレシャム・カレッジで定期研究会をもつようになった。その協会はチャールズ二世の治下一六六二年に正式に認可されて、今日まで連綿と続くこの歴史的な科学者の団体が発足した。ちなみにロバート・ボイルの言うところの'Invisible College'は以前広く考えられていたようにこの協会の前身ではなく、後述のようにもともとは別派で、やがて――五〇年代に――合流したものであった。[12・77]

　それは旧態依然たる大学の枠の外にうまれた自由な学者の団体であった。ロイヤルとは言っても、それは王室の特許状を与えられたというにとどまり、実質的には学者たちの自発的な意志によって結集し、篤志(ヴォランタリー)の援助者によって支えられた自由な団体であった。

　神学と政治とははじめから討議から外されて、実験科学上の研究報告、実験示説と会員相互によるそれらの検討、という近代色の濃いプログラムがその定例会の慣行であった。協会の業績の中で本書の主題と接触するものについては、折に触れて後に言及するつもりだから、ここで詳しく記述しないが、たとえばロバート・ボイル(後述)の空気ポンプの示説も、また、はじめ彼の助手であったすぐれた実験家ロバート・フックによるボイルの気体法則の実験的証明や、顕微鏡による樹皮の細胞(cell)の発見[12・78]もすべてその学会の収穫であった。

　やがて協会には天文学、技術学、解剖学、化学等の諸分科があらたに設けられ、また、定期刊行物(Philosophical Transactions of the Royal Society, 1665 *et seq.*)の出版、その他その活動はしだいに強化されるようになった。この協会が科学技術の進歩にきわめて大きな貢献をしたことはどんなにも強調されてよいことだが、その一面、しばしば指摘されるように、少なくともその初期においては、会員たちの研究に方向性なり計画性なりが欠けていたばかりでなく、往々魔術ないしは俗間信仰の裏づけを試みるといったような不始末さえもそこにみられたのは事実である。彼らの多くはよい意味でも悪い意味でもベーコン主義の魅力の虜であった。もちろん中にはフックのようなすぐれた実験家がいて、その水準はしだいに高まった。

だがそれはそれとして、ローヤル・ソサェティーの出発と活動とは、たしかに近代科学がようやくその地歩を固めて、言うならば一つの文明史的な活動となったことを示している。そして、それが天文学、解剖学、等の古典的な諸学のほかに、産業ことに採鉱冶金、海運、軍事などの技術学の諸部門を早くからもっていたことからも察せられるように、この協会の意義なり性格なりをよく理解するためには、それを単にいわゆる学術の角度からのみとりあげては不充分で、たとえばマートンがその有名な業績[12・79]で示したように、十七世紀イギリスにおけるカルヴィン主義ないし清教主義の科学者に対する深い思想的影響や産業、軍事等の外的圧力の科学者の課題選定に与える影響についての仔細な考察を必要とするだろう。それは実は当面のロイヤル・ソサェティーからさらに話を溯ってベーコンの学問——彼もまた前記のようにカルヴィニストの母をもった——についても考えなければならなかった問題のようである。だが、わたくしがここでその辺を素通りするのは、もとよりいま話を急ぐからでもあるが、一つには、マートンらの所論に対する賛否は別として、その諸論点が本書の主題である医学にはかならずしも直接にはかかわるようには思われないからである。それらの点には後にまた触れる折もあるだろうが、ここでさし当り一瞥しておきたいのは協会と医学との関係である。

ベーコンとの個人的な疎隔はそれとして、「実験哲学」の精神を見事に体現していたあのハーヴィは協会の正式発足に先き立つ一六五七年に歿していたし、また、ずっと前にも触れたように、王党派の彼は晩年その社会的な活動に制約があったから、前記準備時代における新進の学者たちとの接触の機会も多くはなかったろうと想像される。もっとも、ロイヤル・ソサェティーの初期の会員の中には多数の医学者が含まれていた——中には後述のウィリス、グリッソンら医学史に大きな足跡を残した学者の名がみえるし、また後に経済学者、統計学者として大成したウィリアム・ペティ[12・80]（後述）ももともと医学者、解剖学者であった——ことを忘れてはなるまい。通じて会員たちは狭い専門の殻に閉じこもることがなかったが、前記ウォリスの伝えるところによれば、初期の会合では、血液の循環や静脈弁の問題がしばしばとりあげられたという。だから実験科学者ハーヴィの影響は充分深いものがあったに相違ない[12・81]。

協会に解剖学部会が設けられたことは前にも記したが、やがて人体解剖も公認された[12・82]。この部会ではまた輸血実験——当然それは不首尾に終ったが——その他さまざまの動物実験が熱心に行われた。それは後々のイギリスのすぐれた生理学に種を蒔くものであった。

大陸の状況をざっと眺めてみよう。

フランス学界の動向をしらべようとするとき、まず思い出されるのは、少々溯って、前にも名の出たメルセンヌの活躍である。ガリレオの崇拝者でありデカルトの友人でもあったこの学者、聖職者のサロンで一六三五年ごろからその死まで十数年間にわたって開かれた私的な会合には、ガッサンディ、デカルト、パスカル父子らをはじめ多くの数学者、物理学者が出入りして報告と討議によって互いに知見を広めあったし、一方メルセンヌ自身は各国の学者たちと手広く通信して科学上の情報を交換し——かなり前から盛んに行われた個人的な通信による知識の交換は部分的に今日の学術雑誌に相当する役目を能率よく果していた——フランスにおける科学研究を推進する上に大きく貢献した。メルセンヌ以後にもパリには似たような私的な企てが続いて、ホッブス、ホイヘンス、ステンセン(ステノ)というような外国の有力な学者たちをも惹きつけた。

そうした地ならしの上に、お伽話で有名な文学者ペローの示唆に従って、有力な政界人コルベールは、ルイ十四世に新アカデミーの設立を献策し、それが容れられて一六六六年、科学アカデミー(Académie des Sciences)の最初の会合がパリに開かれるはこびとなった。それは数学と自然学——化学、植物学、解剖学、生理学を含む——の二つの部会に分れ、交互に定期集会をもった。ロンドンのロイヤル・ソサェティーがその名称にもかかわらず終始民間の団体としてとどまったのに対し、学問的にはおおむねそれを範としたパリの科学アカデミーがフランス流の国家統制の下にあって制度化されていたことは注意に値いする。それかあらぬか、その後いろいろ起伏はあったが、このアカデミーは、やがてニュートンにその頂点を示したロイヤル・ソサェティーのような生産的のものではなかったようにみえる。十七世紀後半のフランス科学はやがて啓蒙期を迎えるまでイギリスのそれに一歩を譲った。

ドイツにも小規模ながらいくつかの似たような企てはあったが、その国でもっとも重要な制度(インスティテューション)は、遅れて一七〇〇年にライプニッツを中心に設立されたベルリン・アカデミーである。詳細は省く。

通じてみるに、それらのアカデミーの部門に解剖学と生理学とが名を連ね、それにあずかったのは当然医者でありながら、医学という項目がどこにも見あたらないことがいまわれわれの注意をひく。医学はまだ、解剖学・生理学と、単なる職能(メチエ)である治療の実地とに乖離したままで、その二つをつなぐ広義の病理学の領域においてはなお液体病理学の教条主義が容易にその座を譲らなかったようにみえる。おのずから人々は医学を一つの営みとしてどう組織すべきかをまだ明晰に弁えるに至らなかった——さきに述べた前世紀のジャン・フェルネルの高い識見があらためて思い出されるのだが——と言わなければならないのである。独立した医学協会がエディンバラ、ロンドン、パリ等に設立されたのは十八世紀の後半であった。

5　新しい物質観

生物学・医学領域におけるウィリアム・ハーヴィの仕事の画期的な意義もさることながら、十七世紀科学革命の中心問題が天文学・物理学の領域に存したことは言うまでもないだろう。それに大きな区切りをつけて近代科学の礎を揺るぎないものにしたのが、ガリレオ、デカルトとほぼ入れ換りの世代に属するアイザーク・ニュートン(Isaac Newton, 1647–1727)の記念碑的(モニュメンタル)な業績「自然哲学の数学的原理(プリンキピア)」(Principia mathematica philosophiae naturalis, 一六八七年)における古典力学の定式化であった。

数学および光学を含めたニュートンの巨大な足跡にまでわたるのは本書の任務でない。ここではわれわれの文脈の中で必要と考えられるかぎりにおいて彼の力学をかいまみるにとどめたい。

ニュートンの運動の三法則および重力の法則についてはいまさらここに述べるまでもないだろう。彼は「プリンキピア」の中で、(12・83)科学の領域における「法則」(law)という言葉の市民権をはじめて確立したと言われる。

もとよりニュートンの仕事が歴史的に準備されていなかったわけではない。コペルニクスの地動説に伴った二つのきわめて困難な問題のうち、慣性については前にも述べたようにガリレオやデカルトがほぼそれを明らかにしていたし、もう一つの重力についてもギルバートの地球磁石説——それはものが世界の中心に向うべく定められているのでなしに物質それ自身(the stuff itself)の間にはたらく力と解された——をはじめとして、ほぼ正鵠をえた考えをもつ人々もぼつぼつ現われはじめていた。ことに前記のロバート・フックは、物体間の引力が距離の二乗に逆比例することまで考えていたといわれ、先取権(プライオリティー)をめぐってニュートンとの間に当時いろいろ愉快でないやりとりがあったのも事実である。また遠心力はつとにホイヘンスの研究の対象であったし、惑星の運動に関するケプラーの先駆的な業績に関してはあらためて述べるまでもない。だからニュートンの仕事がしばしば偉大な綜合とよばれるのはゆえのないことではない。上に言った諸家の仕事をふまえたニュートンの綜合は、ギリスピーの表現をかりて言えば(12・84)「理論と実験とがはじめて対等の資格で(on equal terms)遭遇した」ことによって成立する。ピカールによる地球の半径の正確な測定(一六七一年)は万有引力の法則の正しさを彼に確信させた。

ニュートンの仕事はたしかに十六・七世紀科学革命の完成であった。それは完全な円運動と重さによる落下というアリストテレスの自然学を新しい物理学に置きかえたものであった。十七世紀後半のニュートンの眼にはもはや以前の諸大家の格闘の相手であったアリストテレスの姿は映っていないようにさえ思われるので(12・85)ある。そして彼が「プリンキピア」の第三篇のはじめに置いた

「哲学することの諸規則」――ここに言う哲学あるいは「自然哲学」は言うまでもなく今日の言葉では科学と読みかえるべきものである――の中で明晰に記している因果律を含めて、時空、質量、運動等はわれわれの近代的な世界像の基本的な枠組みをかたちづくるものであった(12・86)。それはもはや引き返しのない道であった。

　だが一面、ニュートンの世界のスケールはあまり壮大にすぎて、地球とよばれる渺たる惑星の表面から離れることのない人間の生物学、医学に直接大きなかかわりをもつようにはみえなかったのもまた事実である。たしかに、惑星の運動と、リンゴの実の落下という伝説に象徴される地上の万象とを結ぶ一つ法則が生きものにもはたらいていないとは誰も言わないにしても、それはとりたてて生物学の動向に大きく響くとも思われない。その意味でニュートンは、物理学を軸とした十七世紀科学革命の終点の一つではあっても、かならずしもそれと医学との重要な接点ではなかったと言っても咎めはないだろう。生物学、医学にとってはむしろ、同じ近代自然学の、言いかえれば同じ決定論(ディターミニズム)の陣営に属するデカルトの機械論的生物観が遙かに身ぢかな震源地として感じられなければならなかったはずである。なぜならば、決定論は十七世紀の後半ともなればもはやアリストテレスを忘れて(?)しまうほどひた走りに進んでしまったが、それによって置きかえられた古い自然学の中核であった目的論は、もともと祖師の頭脳の中では生物学と同じ根をもち、その生物あるいは人は今日でもなお目的論的観点に人々をいざなう独自の不思議を秘めて眼の前に説明をまっているからである。

　だとすれば、その生物ないし人のからだをも機械だと言いたいならば、機械論はそこで小宇宙(ミクロコスモス)とどうかかわり合うかがあらためてていねいに問われなければならないだろう。それは言うまでもなく今日にまでもちこされているたいそう息の長い問題である。

　新しい機械論に立つ当時の人たちが、しばしば宇宙を「時計じかけ」(clockwork)という言葉で理解しようとしたのは事実である。だが、この場合には、からくりの精妙さもさることながら、ひとたびねじを巻けばあとに続く事象が完全に予測可能であるという意味での「機械的な」必然性こそが強調されていたのであった。そこには、星晨も魔術も横合いから介入する余地がないし、神ですら宇宙という機械の製作者の地位にまで後退したとみられた。

　機械の仕事は言うまでもなく一定の構造をもった物質(マター)とその動き(モーション)とによって成立する。当然、機械論的自然観はまず物質論に挨拶しなければならない。

　ここでもまた、人々の前に大きく立ちはだかっていたのは、スコラに媒介されたアリストテレスの自然観であった。月下の世界は冷・熱、乾・湿なる二対、四つの性質と結んだ互いに変換可能の四つの元素(エレメント)、土・水・空気・火によってすきまなしにみたされており、物体の性状はそれが含む四元素の比率によって定まる、という逍遙学派(ペリパテティックス)の基本的な理解に関してはくり返すまでもないだろう。ところで、広義の運動、すなわち場所、質、および量の変化を考究するアリストテレスの自然学は、自然物の運動変化を、それが内にもつ内的原理としての形相と不可分のものと考えた。スコラ学はこの考え方を一面的におし進めて、もののもつさまざまな性質——重さ、光、色、味、匂い、液体性、等々——を、ものの実質をかたちづくるもの、実在するものと観念し、質料を規定してはじめてそれを実体として構成する形相、言いかえれば事物の本質的規定という意味で実体的形相(forma substantialis)と名づけた。それは近代科学の出発時に、その前にたちはだかっていた大きな壁であった。

ガリレオは炯眼にもいわゆる第一性質に基づいて力学を論じたが、それを徹底させたのはデカルトである。彼はわれわれが物体によって経験する諸性質をいわば様態的のものとうけとり、それ自身において存在するものとは認めない。彼が物体を潔癖に延長においてとらえ、それを精神から峻別した動機の一つがスコラ学の実体的形相の哲学的・自然学的な贅肉性を忌んだ点にあったとみてよいだろう。前述のように、彼は延長としての物体の分割によって生じた三種の階層的な粒子を考え、それに基づいて、すべての性質を粒子の形、大きさおよび運動によって説明する。スコラ学の実体的形相の説は、いわば隠れた力として往々霊魂(アニマ)めいた意味合いを含んでいたともみられるのだが、デカルトはそれらを徹底的に洗い上げて精神の独立と物体の純粋性とを二つながら確保する[12・87]。もっとも、言うまでもなく多くの点で反アリストテレス的であったデカルトが、真空を拒んで粒子の「充満」(plenum)に固執したことをついでにここで憶えておこう。

ところで、ガリレオの「新科学」の旗あげ以来、しだいに強まる機械論的傾向に伴って、伝統的に根強かった汎霊的(パン・サイキック)とも言うべき物質観に代って、自然の姿も性質も変化もすべてそれを構成する粒子の大きさ、形、位置、動きによって理解しようとする、後にボイルがよぶところの「粒子哲学」(corpuscular philosophy)の土壌は十七世紀に入ってようやく豊かになりつつあった。顕微鏡の発達によって均質にみえていた世界の肌理がはっきりと人の眼に映りはじめてきたことも側面からその考えを援護した[12・88]。だからデカルトの「哲学的」な粒子説とその渦状運動の論は人々に広く迎えられ、その影響力はことに大陸において強く、それが長い間ニュートンの重力説のフランスその他への上陸を妨げる理由ともなった。

ガリレオもベーコンも広い意味で粒子論の陣営に属したが、その意味で注目されるのは、多くの点でデカルトの強い論敵であったガッサンディ(Pierre Gassendi, 1592–1655)による原子論(アトミズム)の復活である。

アリストテレスがその自然学的諸著作の中で強く論難するデモクリトスの原子論についてはずっと前にも簡単に記したが、原子論のもう一人の大立物はそれにはほぼ百年遅れたサモス生まれのエピクロスであった。その著述も不幸にしてほとんどすべて散逸してしまったが、幸いにわれわれは、彼に傾倒した前一世紀のローマの詩人ルクレチウスの憂愁にみちた長篇の哲学詩「事物の本性について」[12・89](De rerum natura)によってとくにその自然学方面を詳しくたどることができる。

エピクロスの原子論も不可分割の原子(アトム)と空虚におけるその運動とによって万象を説明するが、自由意志の問題に関連して彼が原子の運動にある種の逸脱の可能性を許した点で、そこにデモクリトスの哲学のきびしく必然的な性格は和らげられたかにみえるのだが、それらの問題はさし当りわれわれの正面の関心事ではない。われわれにとっては、それらがいずれも、感覚はもとよりアニマまで原子とその動きとによって理解しようとする徹底した唯物論として注目されるのである。前述のように近代になってはじめて確立された「法則」の観念がまだそこにみえなかったことさえ忘れなければ、古典原子論がしばしば機械論的自然観と言われるのを強いて咎めるにも当らないだろう。そこに偶然の要素が忍びこむかもしれないが、いずれにしても意志ないしそれに似たものに操られるふしはない。

よく知られているように、エピクロスの原子論は彼の倫理学、言うところのエピキュリアニズムとつながっていた。死への恐怖、もろもろの迷信を斥けて、平静(アタラクシア)の浄福を説くその思想は、自由で高邁な精神の所産であったが、彼が宗教の精神的な圧制からの解放を説いたことは、その唯物論(マテリアリズム)の哲学と絡んで早くから多くの敵をもったし、ことに中世にもなれば当然教会の忌諱を招くものでなければならなかった。エピクロスやルクレチウスの名は中世キリスト教世界では外道であった。しかも唯物論の名が卑俗な誤解をしばしば伴う事情は今日も変りがない。

上に記したように、メルセンヌのサークルの一人であったガッサンディがエピクロスを掘り出してその真価を人々の前に示した。彼の原子論はもとよりエピクロスのそれと同じではないし、聖職者であったこの自然学者の説にはキリスト教との調和の方途も当然用意されてはいるのだが、いずれにしてもスコラ学を排して無限の時空の中にある被造の原子の配列と運動とによって万象を説明しようとするその機械論的な自然観は、大局的にみてデカルトの粒子説と同じ陣営にあったとみることができるだろう。

デカルトの粒子論も、ガッサンディによる古代原子論の復活も、ともに十七世紀の「自然哲学」、すなわち数学と結んだ物理学の嫡子であったのに対して、その埒外にあった化学の市民権を「粒子哲学」によって獲得し、おのずから後々の科学の歴史に深い影響を残したのがロバート・ボイル(Robert Boyle, 1627–1691)であった。言うまでもなく化学はこれから本書の大きな関心事となる近代科学の一分科だから、ここで許される範囲で少々ていねいにその辺の事情を探ってみたい。

ボイルは一六二七年アイルランドの富裕な貴族の子に生まれた。少年時代ジュネーヴに送られて諸学を学び、イタリアにも遊んで――ガリレオの逝去の年彼はフィレンツェにいた――とくに自然哲学に深い関心をもった。一六四三年父の死によってロンドンに戻り、そこでサミュエル・ハートリブを中心とする前に一言した Invisible College[12・90] に参加する。それは有名なボヘミアの思想家コメニウスの思想に動かされた進歩的な学者たちの無組織のグループで、前記グレシャム・カレッジに屯ろして、後にロイヤル・ソサェティーの母体となった自然学者、医学者たちとはもともとは別派であった。両者の交渉はしかし一六五〇年ごろより密接となり、やがて合流してロイヤル・ソサェティーになる。その発足に当ってはボイルの努力はきわめて大きかったばかりでなく、後にはたびたび会長もつとめ、協会の重鎮として永くとどまった。

ハートリブのグループは、コメニウスの精神をうけて、公共に裨益する学問の推進に心を向け、おのずから反スコラ的な自然学にも深い関心をもったが、数理科学者を主流としたグレシャム・カレッジ派の自然(実験)哲学との相違はそこに産業科学との関連において化学を重んずる人の少なくなかったことであった。ボイルはそれに強い影響をうける。

しばしば近代化学の父とよばれるボイルは当代のすぐれた自然科学者たちと異なって数学が不得手であったし、ベーコンに傾倒した彼がケプラーの神秘主義やデカルトの形而上学にあきたらず思ったのは事実だが、卓抜な実験家であったばかりでなく勤勉な読書家でもあった彼——もっともボイルがデカルトもガッサンディも読んでいなかったと伝えられるのはいささか疑わしい——はガリレオ以来の「新科学」に通暁し、それを正しく理解していた。彼は熱心な清教徒(ピューリタン)であった。

一方、若いボイルがとくに深い関心をよせた化学は、周知のようにアラビアの錬金術以来の長い前史をもつが、近代科学の諸分科の中ではもっとも出足の遅れた領域の一つであった。だがそれにしてもずっと前に述べたパラケルススにはじまる化学への新しい動きが、あれこれ曲折を経てこの時点にもなるとたいそう活潑になっていたことを見落してはなるまい。前に一言した冶金学者や、卑金属の転換(トランスミューテーション)を模索する秘術としての錬金術に背を向けて、本草学によらず化学の方法に従って医薬の発見をめざす医者たち——医化学派(次章)の先駆——がそれを背負っていた。やがてその間から化学に医術の実用をこえた内容を要求する動きがみえてきたとしても不思議ではない。

こうした背景をもってボイルが登場する。まっとうな学者たちからはしばしば「瞞着と傲慢」に彩られた密室の一人よがりの術と蔑まれ、その非難が当らない場合にもとかく現象の表面を滑りがちの化学を洗礼して、近代自然学の中に正しく定位しようとするのがボイルの課題となった。それは一つの新しく重大な使命であった。

忠実なベーコン主義者であったボイルは終始巧みな実験に基づいて論を進めることを怠らなかったが、その仕事の根底に彼の言う粒子哲学[12・91]があった。彼はそれを機械論(mechanical hypothesis or philosophy)とも言っている——もとよりこれは機械論という多義な言葉のボイル的用例と理解しなければなるまい——が、それは十七世紀科学革命の指導精神である物質とその運動というあの「もっとも普遍的な原理」(the grand and catholic principles)に基づいて、ものの性質とその変化を説明しようとするものであった。彼の粒子論は、デカルトのそれとも、エピクロス、ガッサンディのそれとも同じではなかったが、しかし彼の研究対象はたしかにもっぱら「頑強な物質」('brute' matter)の運動——天体にしても落体の物理学にしても——の法則を論じていた自然学者たちの盲点であったとみなければならないだろう。

　前にも記したように、十七世紀にもなれば、錬金術から化学への切り換えが軌道に乗りはじめていたには違いないが、もとよりそれが一挙に成就するはずもなく、細目の解明を将来に残したまま、さまざまな性質を示し、たがいにもつれ合う物質に応接しなければならない化学者たちにとって、形式的には何でも割り切って説明してみせるスコラ流の伝統の重みがなおきつくかかっていたことは否まれない事実であった。言うまでもなく生物学、医学にも似たような事情があった。

　そうした残滓を整理しなければならなかったボイルの所論が、今日でも広く読まれている彼の「懐疑的な化学者」(The sceptical chymist, 一六六一年)[12・92]——この本はガリレオに倣って会談(四人)の形式をとっている——にその例をみるように、まず破壊に力を向けることになるのは当然だったと言えよう。その立場はそれよりも前に出た「自然学論集」(Physiological essays, 一六六一年)その他彼の数多くの著述を一貫しているのだが、そこで彼が対決したのはアリストテレスの四元素(エレメント)、パラケルススの三原質(トリア・プリマ)をはじめさまざまの元素(エレメント)の説であった。それはすべてのものに一揃い欠けるところなく含まれていて、そのまま回収できる——とくに火の力で——純粋で原初的な、ごく僅かな数の要素の謂いである。

　四元素の説が化学者たちを充分に満足させなくなってからすでにかなりの時がたっている。パラケルススの硫黄、水銀、および塩は、前にも記したように、それぞれ揮発性、液性、および固性の形相を与える三つの原質(プリンシプル)として、少なくない同調者をもっていた。それと四元素との関係については、しかしパラケルススにおいてもはっきりしない点を残していたし、またそうした原質は、人が何を共通な性質あるいは形相と判断するか——化学者たちは物理学者がつとに破棄した形相という言葉を容易に棄てきれないのである——によって「論理的に」入れかえのきくものであったし、現実には油、粘液(フレム)(水)、酒精(スピリット)などのようなものも登場して事態ははなはだ混乱していた。それは一面、物体にさまざまの形相を与える隠れた(オッカルト)力として、錬金術に後戻りする誘惑をも秘めていた。

　ボイルはかずかずのすぐれた実験の成績から言うところの元素(エレメント)あるいは原質(プリンシプル)なるものを、機械論的な粒子説に立って小気味よく論破する。ことに彼の攻撃は三原質——彼がパラケルススをどこまでゆきとどいて理解していたかはここでは問わない——ないしその系としての諸説に向けられ、それに伴ってあの長い伝統を背にした実体的形相の観念から完全に訣別する。たとえば彼が色を論じてそれが物体の表面の粒子が織りなす模様(テクスチュア)を光がうつして眼にうけたもの、と説くとき、彼がガリレオを見事に補完しているのを人は見誤らないだろう。

もとより、ものを構成する単・純な要素としてのエレメント(element)の概念まで彼が棄てたわけではない。彼は機械論哲学の上に今日のわれわれもおよそ承服する改訂された元素(エレメント)の定義を与えているし、また単なる混合物と化合物の区別もおよそ弁え、後には分子の概念に近いものももったようにみえる。しかし彼は具体的に何も元素と同定することをあえてしなかったし、金を含めて金属に対する考え方すら今からみてきわめて不正確であった。そのかぎりではわれわれは化学理論の確立をなお十八世紀のラヴォアジエまで待たなければならないのである。

たしかにボイルのそれはまだわれわれの考える化学にはかなり遠い。彼は物質の同定になお不確かで、おのずからその研究には量的な性格が欠けていた。だが彼がデカルトやガッサンディ流の物理学者と異なっていたことは、たとえば燃焼——それは彼が古い元素説と衝突する前線(フロント)であった——に際して空気の一部が消費されることを発見して、酸素の発見(詳しくは後を見よ)という化学史上のきわめて重大なできごとに先駆的の役割を果したし、また、後述のファン・ヘルモント以来の大きな話題であった酸・アルカリの問題にも正確な理解を示していることからもうかがわれるだろう。

化学を近代自然学に入籍する役目をりっぱに果して機械論哲学を強化したボイルの功績は顕著であった。彼の粒子説もまたたしかに仮説であったに相違ないが、巧妙で正確な実験によってそれを検討する科学の本道を彼は歩いた。まさしく彼はロイヤル・ソサェティーのチャンピョンであった。彼の著述は広く読まれたし、ニュートンもロックも彼の影響を深くうけた。

ベーコン的な意味における自然誌家(ヒストリアン)としてのボイルの研究は、物理学、化学から地質学、解剖学——ずっと前にも触れたように彼は晩年のハーヴィとも接触をもった——等にまでわたったが、それらの多くは本書の関心の外にある。ここではしかし、粒子論と関連して気体の物理学に関する彼の仕事について一言しておこう。

彼は助手のフックとともに改良した空気ポンプ[12・93]を用いて空気の物理学に関する広範な実験を行ったが、気体の圧力と体積の積は一定である、という形で今日知られている有名な「ボイルの法則」[12・94]はその所産の一つであった。彼は空気の弾性('spring')をその粒子論に基づいて理解した。

空気の弾性という考えはかならずしもボイルの独創ではないが、いずれにしても、人はいまや四大の一つとしての空気といった自然哲学の世界——かつて空気(アエール)は霊魂(プネウマ)のもとではなかったろうか——からたいそう遠い地点にまでいつのまにか案内されてきたことに気づくだろう。

話の都合でわれわれの話題はボイルの粒子哲学から空気の物理学に移ったのだが、この種の問題に対する人々の関心は、実は前に一言したトリチェリの有名な真空実験にまで溯って眺めなければならない。前にも述べたように、アリストテレスはその運動論の要請から論理的に真空を強く否定した。それはまた、彼が、空虚の間を漂う原子を世界の根源と説くデモクリトスの原子論を激しく斥ける根拠でもあった。こうして中世の伝統となった「真空の恐怖」(Horror vacui)の説は、機械論的自然観の興隆とさまざまな経験的事実の集積に伴って、ようやく支持しがたいものと考える人がベークマン、ガリレオをはじめあちこちに出てきたが、その問題の大きな転回点となったのがガリレオのすぐれた弟子であったトリチェリの、大気圧を利用して水銀柱の上に真空をつくった巧妙な実験であった。トリチェリの実験をフランスに紹介して人々の関心を集めたのは前記メルセンヌであったが、やがてパスカル(Blaise Pascal, 1623–1662)のこれも有名なピュイ・ド・ドーム山上の実験がこれに続く。さらに諸方でそのさまざまなヴァリエーションの形で行われた実験はついに真空を疑いえないものとした。一面それらの研究が初期の実験物理学の開拓に大きな手がかりとなったことを見落してはならないだろう。上記のボイルの研究もこうした歴史的文脈において眺めらるべきものであった。

真空の実験的な証明は原子論のスコラ学に対する勝利を決定的にしたと言われるし、またそれは、同じ機械論的粒子論の陣営の中でも「充満」を説くデカルトの考えに対してエピクロス・ガッサンディの原子論をはっきりと支持するものであった。もっとも、物理学的実験によって示された真空を、自然哲学としての原子論に言う空虚と不用意に等価のものとして扱ってよいかどうかは一考を要するだろう。いまその論議には立ち入らないでおく。

ボイルが同じロイヤル・ソサェティーの俊秀たちと轡を並べて呼吸生理学の発展に大きな足跡を残したことは後にあらためて述べる折があるはずだが、ここでとくに述べておきたいのは、自身医者ではなかったボイルの臨床医学に対する深い関心である。

彼はその粒子論・機械論的の立場が人体にも適用されることを当然のことと考える。彼はデカルト的二元論の立場をとって、人のからだの面に関しては「科学革命」の旗印のもとで思考する。彼の冷静な眼は、医学が近代に入ってからの最初の大きな成果、たとえば血液循環論やリンパ系その他解剖学上のいろいろな発見が未だかならずしも臨床医学に実質的な益をもたらさないことをよく見抜いていたが、科学としての解剖学・生理学について深い理解をもつと同時に、その先きゆきに至当な期待をもっていた。また、すでに自然が一つであるという確かな認識に立った「新哲学」の徒としての彼は、医学研究において動物実験のもつ意義を正しく弁えていた。同時にまた彼は、その生理学の理解に化学の方法がきわめて有力でなければならないことを強く説いた。卓抜な化学者であった彼は、その時代の化学の不完全なことを誰にもまさって知っていたからには、現状における化学の、医学への有効性（アヴェイラビリティー）について、後に述べる同時代の医化学派（イアトロケミスト）とよばれる学者たちのようなイリュージョンをもたなかったから、その発言は俗耳にうったえるところが小さかったかもしれないが、それだけに彼の姿勢はむしろ近代性の強いものであった。不幸は医学の本質的な複雑な構造が、なまなかな覚悟と方法とでは近代化学を容易によせつけようともしない点にあった。それはわれわれのこれからさきの長い話の中で少しずつ解けてくるだろう。

　化学者ボイルはまた伝統的な対抗療法（コントラリア・コントラリイス）――体液の混和の失調が冷・熱、乾・湿の四性質のぶれを招いて病気が生ずるという考えに立ってそのぶれを正常に戻す反対の力をもつ薬物を与えるのを主旨とする――を排して、特効薬（スペシフィクム）なる新しいタイプの化学薬剤の研究に力を注いで、近代的な薬物学（ファーマコロジー）に先駆的な役割を演じた学者の一人であった。その面では、彼は、その三原質論の前近代性を鋭く衝いたパラケルススとある意味で姿勢を一つにした。

第13章　近代医学の模索（上）

1　十七世紀医学概観

先き立つ三つの章で学んだ前世紀以来科学の畑でおこった革命的な動向を頭に入れて、いま十七世紀半ばの医学に話を戻そう。

ヴェサリウスやエウスタキウスの解剖学、フラカストロの臨床医学と流行学、パレの外科学、さらに、それらに比べて話は一意的ではないにしてもパラケルススの活動等を記録に残した十六世紀の医学が、たしかに多くの点で近代を先き駆けしていることは、さきにわれわれの学んだところである。ところで十七世紀の医学——言うまでもなく医学の歴史を世紀で区切るのはおおむね話の便宜だけのことだが——を単純にその延長とみてよいかどうかはこれからのわれわれの論究に委ねられた問題ではあるが、忘れてならないことは、いまわれわれの立つ地点には、上にその概要を述べた科学革命という隈どりの濃い背景がそこにあったという事実である。

天文学、物理学にまず突破口をみつけたその十七世紀科学革命の特質を、中世キリスト教的世界観と結んだアリストテレスの目的論に代る機械論的決定論のはでな登場、とやや乱暴に言うこともできようか。その機械論——この多義な言葉の吟味はしばらく措いて——はおのずから生物学領域にも拡張された。明晰なデカルトがその架け橋をつくった。十七世紀科学革命の代表的な業績の一つであり本書の話の出発点でもあったウィリアム・ハーヴィの血液循環論も、彼自身がそれをどこまで自覚していたかは別として、当然機械論の枠の中で理解することのできるもので、デカルトがつとにそれを高く買ったのもごく自然な話であった。

だが、一歩退いて考えると、そのハーヴィの仕事は、たしかにわが医学にも近代が到来したことを告げる巨大な狼煙であったとしても、それが人の病いを癒す上に直接には響かなかったのもまた否まれぬところである。かりにその新説が正しいとしても、一体それが医療に何の役に立つのか、というのが当時多くの保守的な医者たちがハーヴィを冷たくあしらったゆえんであったし、事実そこには多分にもっともなふしもあったのである。

あらためて言うまでもなく、ハーヴィの血液循環論は近代生理学史の第一ページを飾るものであった。だが、生理学は、十六世紀に再出発した解剖学と並んで、あるいはそれと提携して、病気の理法を明らかにする必須の前提であるには相違ないのだが、それがそのままに病理学の内容でも方法でもないことは、これからさきわれわれの順を逐うて学ぶ通りだし、まして、いまやっとよちよち歩きをはじめたばかりの生理学なる科学に、技術としての医療(medicine and surgery)に対する即効を期待するのは性急にすぎる話であった。

ヴェサリウスやパラケルススなどにはじまった伝統の権威のほ

ぼ全面的な崩壊――もとより医者たちの大多数はなおその傘の下に安住して、かのモリエール（一六二二年生まれ）の医者もの笑劇（ファルス）の主役を演じ続けていた(13・1)ことを忘れてはならないにしても――と、めざましく進行しつつある科学革命の本質的な意味をうけとめあぐねている医学者たちの戸惑いの間から、いかにして近代医学が今日の姿にまで築かれてきたかの道筋を順を逐うてたどることが実はいまわれわれに課せられている任務である。

話のオリエンテーションをつけるために、いままずハーヴィを支点にして十七世紀医学の概観を試みたい。

初手から精気（プネウマ）とか内在熱とか体質（コンプレクシオ）とかを大上段に思索（フィロソファイズ）する旧派の医学者たちと異なって、近代科学の方法の開拓者の一人としてのハーヴィが、課題を適切に区切って、心臓の動きと血液の循環についてのみ問うたことをまず注意しよう。それは上にも記したように、医療の実地にはすぐにははね返らなかったにして(13・2)も、生理学にとってはまことによいスタートであった。言う意味はこうである。

問題の枠を明確に設定し、自然をできるだけ等質の現象に還元して量的な処理になじむ実験を組み立てるという近代科学の定石的な手続きは、そのかぎりにおいては、確実な知見の積み重ねと新しい問題の展開への拠点をわれわれに与えるだろう。そこには、論理的な整合のみをめざして、かえって学問の発展の契機を摘みとっていたあの古代、中世の知識体系のもたない強味と新鮮さがあった。

もっとも、血液の循環は今になって考えればたしかに神経系の機能と並んでこと全身にかかわる生理学の枢軸の一つには相違ないけれども、その拠点からの問題の展開が当初案外はかばかしくなかったことも事実である。だが、おいおいに述べられるように、やがて世紀の後半にはロイヤル・ソサエティー――そこではハーヴィに私淑する医学者が少なくなかった――の俊才ローワー、メイヨーらによる呼吸生理学の発展、その他、疑いもなく血液循環論を前提とする目立った仕事があい次いでうまれてくる。ガレノス以来永く中断していた生理学にようやく近代が訪れ、それは次の十八世紀における斯学の急激な成長を予告する。その生理学は解剖学をふまえてやがて近代医学の心棒となるだろう。

その生理学は解剖学（形態学）、物理学、化学の三脚――今日ではそこに遺伝学、発生生物学なる時間の縦糸が織りこまれるわけだが――の上に立っている。ハーヴィの地盤は、前にも指摘されたように、主として解剖学にあった。

ところで、そのハーヴィが発見した血流のサークルの未完の部分をマルピーギによる毛細血管の発見がきれいに埋める次第は前にも触れたし、後段でもまた述べられるが、その話は、生理学の前提としての解剖学が、今にしてみれば当然ながら、ハーヴィがパドヴァから携え帰ったマクロのそれだけでは不充分で、ミクロの水準にはなはだ多くの話を残していることを端的に示している。

顕微鏡の発明という技術上の画期的な前進に支えられて、そのミクロの解剖学[13・3]――それを微解剖学(microscopic anatomy)とよぶことにしよう――という新天地がようやくこの世紀からめざましく開けてくる。マルピーギを筆頭とするかずかずのすぐれた顕微鏡家たちの業績と、その生物学的、医学的意義とは次節以下この章の重要な話題の一つとなるだろう。

機械論的自然観は、無機界に成立する自然法則が生物にもまたあやまたず適用されることを強く期待する。上に解剖学と並べて物理学および化学が生理学の鼎を立たせる足とされたのはその意味であった。

もっぱらいわゆる生体解剖の方法にたよって生体のはたらきを追究しようとしたハーヴィについてはもはやくり返さないが、やがていま言った物理学、および化学の方法をそれぞれ表看板とする医物理学派、および医化学派なる流派がそこにうまれた。それらの内容および功罪については後にあらためて詳しく述べられるが、何と言ってもそこで用立てられる物理学あるいは化学の方法がなお時代のきつい制約のもとにあったことを忘れてはならないだろう。しかも上にも言ったように問題を区切って一つずつ詰めてゆく科学のうまれもった方法に照らして、生理学が曲りなりにも恰好がつくまでにはまだたいそうこみいった手続きが先きにあると覚悟しなければなるまい。それは辛抱のいる話だが、現実に病人の介助という緊要で逃げることのできない要請をいつもつきつけられている医学の基礎として生理学を眺める医学者たちにとって、物理学、化学による彼らの開眼が、そうした長い行程への案内とうけとられずに、往々性急な一般化への誘惑と転化したのにも無理のないふしがあったとみなければなるまい。おいおいにみるように、そこにさまざまの偏向の強い病理論が登場した。それを近代版のガレノス主義とみては不正確だろうが、いずれにしてもそれがときに科学に対する新たな不信の種となったのも避けがたいことであった。

こうして、たしかに独断的体系と魔術とからは訣別した科学は未だ病気に充分に答えるすべを知らず、ある人々は再び新たな形の独断に陥ろうとしたときに、他方では新しい科学にどうやら背を向けるような素振りまで示して、もっぱら臨床的な事実を重んじ、経験的な方法に基づいて医療の技術を組織し、高めようとする臨床医家たちがあった。

十七世紀におけるその派の代表者である後述のシデナムがイギリスのヒポクラテスと称せられたのをみても思い当るように、それはヒポクラテス以来時代を通じて臨床医家たちの間に点滅しながらも重んぜられてきた伝統的な姿勢であった。それらの人々はさまざまの学説、とくに病理論に対しては折衷主義的――医学上この言葉はローマの折衷主義者(Eclectics)たちに由来するが内容的には当然時代とともに変遷する――の立場をとることが多かったし、いまわれわれのみる医家たちもおおむねその例に漏れなかった。それは、少なくとも科学革命の洗礼をうけたはずのこの時代となっては、きびしく言って一つのなまぬるい精神の所産とされなければなるまい。だがそれは病気の科学――しかもほかでもない人というユニークな対象のそれ――がいつの日に完成するかを勘考すれば容易に納得できるように、程度の差はあっても今日でも医術につきまとっている宿命ともみるべきものであった。

だがそれにしても見落してならないことは、そのような言うならばベーコン的な経験主義に徹した臨床家たちによって正確に観察され記述された病気についての豊かな知識――念を押すまでもなく人の病気はまずこれを病床に求めるよりほかはないし、研究室の成果はまたこれを病床に戻すことがかたい黙契となっているのである――が、やがては上に記した諸科学の成果を正しくうけとめる土台をつくりつつあるという事実である。教条的な学理の色眼鏡で患者を眺めていた旧派の医者たちとはまったく異なる新風はそこにも吹いていたのであった。

2 物理学と生理学の遭遇

医学史の上で医物理学派[13・4]あるいは医機械学派(iatrophysical or iatromechanical School)と慣用される言葉をしばらく物理学的思考ないし方法による生理学――かならずしも医学とは言わず――へのアプローチと解して話を進めよう。「医(イアトロ)ー」と冠せられたのは、生物学の分科としての生理学がまだ医学(medicine)から分化して独立の地位を獲得するに至らない時代の反映と解してよいだろう。後に述べられる医化(イアトロケミカル)学派についても同断である。

通例この派に含めて語られる卓抜な頭脳サントリオは前に一言したようにパドヴァの大学の医学の教授でガリレオの同僚でもあった。彼は古典医学に通暁し――後述の業績のあるものは彼が残したアヴィセンナの「カノン」の註釈の中に記されている――そのスタートは多分にスコラ的であったとさえ言えるのだが、また新しい科学の意義を深く理解し、やがて実験生理学のパイオニアの一人となった。

彼は一種の体重計を考案して、みずからその函に入り、諸種の条件下のおのが体重の変動を正確に追及し、摂取した食物および水と排泄物の計量値と照合して、体重の小さからぬ部分が彼の言う「無覚発汗」[13・5](perspiratio insensibilis)によって常住失われつつあることを発見した。ハーヴィの De motu cordis に先き立って一六一四年ヴェネツィアで出版された前記の小冊子「医学静力学について」(De medicina statica)で述べられたこの仕事は、物理的な計測の方法が生理学に有効に適用しうることを示した――アフォリズム形式のその記載は不充分なものではあったが――最初のそれとして注目されるばかりでなく、内容的にも近代の代謝(メタボリズム)研究の嚆矢として眺めることができる。しかもサントリオがその言うところの無覚発汗の現象を病気の理解への新しい道と考えたのは炯眼としなければなるまいが、残念なことにそれが生化学的なエネルギー代謝の研究へと発展するには時代があまりに早すぎた。

　彼はまた一種の体温計や脈拍計(pulsilogium)を発明した。まだ原始的(プリミティブ)なそれらの装置について詳しく記すまでもないだろうが、彼の医学、生理学に対する姿勢をその辺からもうかがうことができるだろう。そこにはたしかに新しい時代の波がうち寄せつつあった。

　デカルトを医物理学派の枠の中で眺めるには前にも記したように当然問題もあるが、本質的には同じ方角をめざしていたことについてはここにくり返すまでもないだろう。

　この派の代表的な学者は何と言ってもボレリ(Giovanni Alfonso Borelli, 1608–1679)である。ガリレオに私淑した彼は、少壮にして数学者、物理学者として頭角をあらわしたが、ピサに赴任してマルピーギと親交を結ぶに及んで――ボレリ、マルピーギおよび後述のレディは前記アカデミア・デル・チメントの中心的なメンバーを構成した――新しい解剖学が彼の深い関心事となった。

　稀代の学才に恵まれてはいたが圭角の多かった彼は、また政治にもまきこまれて、ピサ、メッシナ、ローマ――デカルトの愛弟子であった前記の有名なスエーデンのクリスチナ王女が当時ローマにあって彼はその庇護をうけた――等を転々として一六七九年その地で窮迫のうちに一生を終えたが、遺作としてローマで出版されたその主著「動物運動論」(De motu animalium, 一六八〇年)は、おそらくそれに二十年ほど先き立つピサの時代に行われた研究であった。

　医学の部分としての生理学(フィジオロギア)――中世後期の大科学者アルベルトゥス・マグヌスのころにはまだ「自然学」一般を意味していたphysiologia (φυσιολογική)は前記フェルネル以来「生理学」に限定されるようになりはじめた[13・6]――の方法としての数学の意義を洞察したボレリのまずとりあげた課題が動物の運動であったのはありそうなことであった。彼はそれを外的運動と内的運動とに分ける。その外的(エクスターナル)運動、すなわち骨格筋の運動については前にも触れたようにヴェサリウス、ファブリツィオらのすぐれた研究が前になかったわけではない。だが、ガリレオの力学の洗礼をうけたボレリの力学的、数学的な扱いはさすがにその水準を高く抜くものであった。人体はもはや特別な聖域(サンクチュアリー)でなしに、物理学的法則の支配下にあることが歴然とする。一方、その言うところの内的(インターナル)運動は、心臓その他の内臓器官や体液のそれを含むが、とくに心臓の運動と血液の流体力学について彼はハーヴィの仕事を大きく発展させるところがあった。

　ボレリはまた、彼の若い友人マルピーギや、同じくアカデミア・デル・チメントの会員であったデンマークのすぐれた解剖学者ステンセン(後述)の筋肉の構造に関する業績に通じていたし、また神経の生理にも強い関心をよせていたから、当然彼は、単に運動の力学的、数学的処理にとどまらず、筋肉収縮の機序についても考究した。物理学的思考に強く傾く彼はそこでもその姿勢を変えることなくついに正しい見解に到達しえずにとどまるのだが、いまはそれに深入りしまい。また呼吸の生理学に関するボレリの説については後に言及する折があるだろう。

　ボレリの影響はイタリアを中心にイギリスその他に及んだ。[13・7] 尿細官の発見できこえるベリーニ (Lorenzo Bellini, 1643–1704)や、後にまた別の話にふれて詳しく述べるバリヴィは医物理学派の中でもきこえた学者である。

　世代がだいぶ溯るが、かの偉大な天文学者のヨハネス・ケプラーがこの世紀のはじめ視覚の生理学にかずかずのきわめて大きな貢献を残したことを一言しておこう。実はデカルトにもその例があったのだが、光学は機械論的な生理学の触手にかかりやすい物理学の分科の一つである。

3　微解剖学と生理学

　形態学としての解剖学の正確な知識が、すでにして機械論の立場をとった生理学の重要な前提でなければならないことは言うまでもないだろう。その解剖学は、ヴェサリウスを頂点とする十六世紀の巨匠たち――それは解剖学の世紀とも称される――によって一応まとまった形をとったと言っても過言ではないのだが、そうしたマクロの水準の解剖学の上に構築される生理学の射程はかならずしも大きなものではない。たしかにハーヴィは、ヴェサリウスやコロンボ、チェザルピーノらの仕事の上に近代生理学の方角を明らかにしたし、ボレリの功績もある意味ではそれに並ぶものをもっていたと言えるのだが、はっきり言って前者はそこで行き詰まってしまったし、強引な後者はやがてあちこちで破綻した。

　十七世紀に輩出したすぐれた学者たちは、その解剖学の精度をもう一つ掘り下げて、生理学を大幅に前進させる土台をつくった。もとよりそこではまだ眼は細胞にまではとどかず、とくにまた化学的な見方がまったく欠けていたために、人はなお有機体（オーガニズム）――周知のようにそれが器官（オーガン）をもつものという意味に発したことが示唆的である――の機構を少々立ち入って眺めはじめたにとどまって、その材質と変化までも確かめるに至らない憾みがあって、もう一つ先きの限界が彼らを遮っていたのも事実である。しかしそれは後々の話題に残しておいてよいことである。

　前にガリレオに触れて記したように、望遠鏡はたしかに天文学者の宇宙をみる眼をかえたが、十六世紀の終りからこの世紀のはじめにかけて発明された複式顕微鏡――オランダの眼鏡研磨師ハンス・ヤンセンおよびザカリアス・ヤンセン、あるいは同じくオランダのコルネリウス・ドレッベルの発明にかかると言われる[13・8]——は、小宇宙を眺める生物学者の眼の前に新しい世界を開いてみせた。それはわれわれの当面もっとも重要な話題の一つである。

この世紀のうんだ卓越した顕微鏡家たちの中でももっとも足跡の大きかったのは一六二八年ボローニャの近郊に生まれた——前にも記したようにそれはDe motu cordisの出版の年である——偉才マルチェロ・マルピーギ(Marcello Malpighi, 1628–1694)である。[13・9]人は彼をハーヴィと並べて十七世紀医学史における最大の研究者として挙げるに躊躇しない。

ボローニャで医学を学んだ彼は、その大学で新しい学問の流れに理解の深かった教授バルトロメオ・マッサリの許に集まった若い学徒たちにまじってその薫陶をうけ、彼の歿後その大学の教授に任ぜられる。

前に一言した太公フェルディナンドの手厚い招きをうけてボローニャからピサに移った彼は、当時そこにいた前記ボレリと親交を結ぶ。二十年ほど若いマルピーギの温和な性格は、我の強いボレリのそれとは対蹠的であったが、それぞれの深い、しかし他流の素養によって互いに裨益されることはなはだ多く、何度かの疎隔を間に挾みながらもその交友は相互の深い敬意に支えられて終生続いた。

その後短期間再びボローニャ、メッシナ——そこで彼は水棲動物に親しむ機会をもちその視野を広める——等に転じたが、結局三たびボローニャに迎えられて、虚弱の身に鞭うって精励の後半世をその地にすごした。火災による資料や顕微鏡の喪失その他晩年の彼の身辺には不幸が多かったが、法王インノケント二世に招かれてその侍医となり、ローマで歿した。

マルピーギがボローニャに戻ったとき、彼はロンドンのロイヤル・ソサエティーの幹事オルデンバークの鄭重な要請をうけてその外国通信会員となり(一六六九年)、その関係は永く続いた。マルピーギの著作の大部分はその協会の手で出版された。

医学者マルピーギは枠にはまった「解剖学者」でなしに、比較動物学者——たとえばカイコの発生に関する彼のすぐれた研究の間にうまれた「マルピーギ管」(Malpighian tubule)の名を人は憶えているだろう——でもあり、また、イギリスのすぐれた顕微鏡家ネヘミア・グルー(Nehemiah Grew, 1641–1712)と並んで植物形態学の礎石を置いた視野の広い生物学者であったことをまず注意したい。マルピーギのこうした生物学上の素養が彼をミクロの解剖学の開拓者にしたことはまことに自然な話であった。

もとよりその前にも、人々が諸器官の構造についてなにがしかの観念をもたなかったわけではない。しかし、肉眼と手先きの剖検がすべてであったこの時代まで人はそこに線維と、枝分れした[13・10]血管の先きにあると考えられたパレンキーマ(parenchyma)とを区別するのがおおむね精一杯のところであった。

微解剖学(microscopic anatomy)におけるマルピーギの処女作となったのは、彼がボローニャからピサに移るころ、すなわち一六六〇年前後に行われた肺の構造に関する見事な研究である。彼はそこではじめて肺が胞状の構造をもつこと、気管の先きが細分化してそこに終ることを明らかにしたが、さらに、前にも記したように、顕微鏡の助けをかりて、カエルの肺の胞状構造の膜をとりかこむ毛細血管の網を発見し、動脈から出た血液が組織内に注ぎこまれることなく、その毛細血管の管腔をめぐって静脈に戻ることを観察した。くり返すまでもなくそれはハーヴィの血液循環学説の欠けたところを補って、その首尾を整えた歴史的意味をもつ業績[13・11]であった。その記述は今日みても人に舌を巻かせるほど精緻である。

遅れて書かれた報告の中で、彼はハリネズミの大網膜の毛細血管を流れる血液に今日考えてたしかに赤血球と思われる小体をみて、その記載を残している。しかしその赤血球をはじめて正確に観察し記録したのは、有名なオランダの顕微鏡家にして自然誌学者――しばしばみられるように彼を単なる好事家(ディレッタント)扱いにしては適正を欠くだろう――レーウェンフック(Antoni van Leeuwenhoek, 1632–1723)であった。[13・12]彼はマルピーギの毛細血管をあらためて一六八八年に確認しているが、[13・13]この天成の観察家が倦むことなくロイヤル・ソサェティーに送りつづけた三百篇をこえる有名な報告の中には、他のさまざまな貴重な発見に加えて、ヒトをはじめ諸種の動物の赤血球に関するきわめて正確な記載が残されている。赤い血液の色は、実は血球とよばれる扁平な小体(グロビュール)の中に蔵されていることが判明する。

赤血球の発見という生物学史上記憶すべき仕事は、しかし、これもオランダの傑出した生物学者スヮンメルダム(Jan Swammerdam, 1637–1680)――彼は昆虫の解剖学その他にすぐれた業績を残した――がつとに一六五八年これを果していたと言われる。[13・14]不幸にしてこの学者の仕事は一七三八年ブールハーフェ(後述)によって公刊されるまで永く埋もれていた。

マルピーギの形態学的・生理学的研究は、メッシナ時代の舌乳頭や皮膚――マルピーギ層(stratum Malpighii)の名が残っている――のそれからはじまって全身の諸器官にわたっている。中でも目立った仕事には、上記の肺のほかに、肝、腎、脾についてのそれがある。いまそれらについて記す前に、後々の話とも関連して、マルピーギの開拓した微解剖学の時代的背景を一瞥してみたい。

十六世紀イタリア解剖学の栄光は、このころにはようやくイギリス、オランダ、北欧等に分散したが、各地に輩出したすぐれた学者たちによって解剖学はなお急速に前進を続けた。前記アセッリ(一六二二年)、[13・15]ペケー(一六五一年)、前記バルトリン(一六五二年)、ルードベック(一六五三年)らによって積み重ねられたリンパ管系の発見は、マルピーギの明らかにした毛細血管と並んで循環系の輪郭を完成するものであったことはさきに序章でも述べた。そのほかにもたとえば、後述のウィリスによる脳底の動脈輪やハイモア(Nathaniel Highmore, 1643–1704)による上顎洞の発見、その他かずかずのマクロの構造物の新しい記載が解剖学史を彩っているにはしても、人々の関心の的はどうやら諸器官のこまかな構造とそのはたらきの問題に移りはじめる。やや遅れるがルイシュ(Frederik Ruysch, 1638–1731)の血管内注射法のような新しい技術もその眼でみてよいものだろう。脈管の解剖学的研究におけるその貢献は大きい。

中でも人々の注目をひいたものの一つはいわゆる腺(gland)の問題である。[13・16] そのころ一般に腺と解されたものの範囲が分泌機能をもつ器官という今日のそれよりずっと広かったことは、たとえばリンパ節がつい近年までリンパ「腺」とよばれていたところにもその名残りがみられるだろう。胸腺も同じような例である。

その腺についての人々の理解を深めるのに貢献の大きかったのは、イギリスの解剖学者ウォートン(Thomas Wharton, 1614–1673)およびデンマーク出のステンセン(ステノ、Niels Stensen, Nicolaus Steno, 1638–1686)の二人であった。顎下腺の排出管を発見し「腺論」(Adenographia, sive glandularum totius corporis descriptio, 一六五六年)の著述を残したウォートンの理解はなお多分に旧弊のふしを含んでいたが、前記バルトリンに解剖学を、ライデンで後述の医化学派の巨匠シルヴィウスに医学を学び、またイタリアでマルピーギとも交誼のあったステンセンは、耳下腺管を発見し、涙腺の研究にも大きな貢献があったばかりでなく、血流、腺組織、排出管の関係についてほぼ正鵠をえた認識に到達していた。彼はまた、顕微鏡を用いて筋肉の微細構造とその生理とに関してすぐれた仕事を残し、それはボレリの運動生理学にも影響したとみられる。カトリックに改宗して後半生を聖職についたステンセンの研究活動の期間は短かかったが、[13・17] 彼は生理学史に忘れることのできないすぐれた才能であった。彼はまた地質学に関心ふかく、古生物学(パレオントロジー)の樹立に大きな貢献があった。

こうした時代にあって、腎臓もまた腺の一つと一般に眺められていたのは当然でもあった。当時イタリアの傑出した解剖学者であった前記ベリニは、腎組織がその表面から腎盂へと放線状に集束する尿細管よりなることを見出し、尿の生成についてその師であったボレリばりの物理的な説明を試みた。マルピーギは、ベリニが直行するものとみていたそれらの尿細管が、実は折れ曲った走行をもつこと、その起始点が「魚の卵のような円い膨らみ——今日言う腎小体あるいはマルピーギ小体——よりなり、そこに結び目のようになった毛細血管が動脈の枝から「リンゴの実のように垂れて」いることを精確に記述し、[13・18] それが尿の「分泌」に重要な役目を分担するに相違ないと考えた。その器官を腺と考えたことの当否は問わず、その仕事が腎臓の形態と生理とに関する画期的な前進であったことを誰も否むまいし、事実、腎臓の生理に関してほぼ二百年の間その域をこえる業績は現われることなくしてとどまったのであった。

肝臓の解剖学に関しては、ロイヤル・ソサェティーの創立以来の会員であったグリッソン(Francis Glisson, 1596–1677)のすぐれた研究があった。しかし彼の仕事は主として今もグリッソン鞘(Glisson's capsule)にその名を残している肝の被膜とそれに接続する血管結合組織性の部分にその重点があって、実質部分に関しては、記載も理解も充分でなかったようにみえる。マルピーギの研究は肝の実質が肝小葉(acini)より構成されることを発見し、実質と血管系との関係をはじめて明らかにした。彼は肝臓を膵臓と同じような分泌腺の一種と考え、胆管をその排出管とした。おのずから彼は、胆汁が胆嚢によってつくられると考えた一部の人々の見解を斥け、実験的にその反証を提出した。

脾臓は例の「黒胆汁」の問題と絡んで古来多くの論議のあった器官であるが、その形態学についてもマルピーギはすぐれた記述を残している。彼はそれを腺とは考えず、収縮性の脈管性器官であるとした。それはかなりよい見当をさしていたとみてよいだろう。

心臓や腸管などは別として多くの器官を腺と観ずる立場はかならずしもマルピーギだけのものではなかったにしても、彼の強い影響がよい意味でも悪い意味でも永く残ったことは確かだし、またその立場を強くとった彼は、脳の解剖学について大きな寄与を残した一方で、大脳の灰白質をも腺と考え、神経を通じて筋肉の収縮をおこさせる「液」(fluidum)を分泌すると考えるような誤りをおかすことにもなった。

上に記された腺についての多くの重要な業績はマルピーギがメッシナを去る前までに行われた。ボローニャに戻ってから後の彼の仕事は、植物解剖学の開拓、昆虫学、発生学、等の領域にとくに目立っている。植物学、昆虫学に関してはここで立ち入らないが、ニワトリの卵の発生を仔細に追跡したマルピーギの記述はまことに見事で——ここでも彼は顕微鏡を自在に駆使する——彼を近代発生学(エンブリオロジー)の開拓者とするに誰も異存はないだろう。

この世紀に諸国に輩出したすぐれた解剖学者については上には記述を省いた向きも多いが、発生の話が出たついでに一言付記すれば、ライデンのデ・グラーフ(Renier de Graaf, 1641–1673)はヒトの卵巣に有名な「グラーフ濾胞」を発見した。それは言うまでもなく遙かに現代につながる意味をもった重要な発見の一つである。ここでも顕微鏡術(マイクロスコピー)なる新しい技術がそれをはじめて可能にしたことは指摘するまでもない。彼は次節に述べるシルヴィウスの数多い門弟の一人だが、まだ一介のデイレッタントであったレーウェンフックをロイヤル・ソサェティーに紹介する労をとったのがこのデ・グラーフであったと伝えられる。

そのレーウェンフックがいとぐちをつけた微生物学(マイクロバイオロジー)は、単に生物学の未踏の世界をわれわれの前に拡げたというばかりでなく、はね返って近代医学の性格形成の決定的な契機の一つとなったことをわれわれは後に詳しく学ぶだろう。

レンブラントの傑作「解剖学講義」——その画面の中心の教授トゥルプ(Nicolas Tulp, Tulpius, 1564–1617)は前記パウウの弟子で、結腸のトゥルプ弁(vulvula Tulpii)に名を残した有名な解剖学者であった——に象徴される十七世紀解剖学とくに微解剖学の進歩は、生体の構造に関するわれわれの知識をたいそう深めたが、それが同時に、生体のはたらき、つまり生理学に多くの実質的な寄与をもたらしたことは当然と言えば当然であった。中でも新たにみずから顕微鏡で武装したマルピーギの貢献は画期的であったが、彼を含めてすぐれた解剖学者がしばしば同時にすぐれた生理学者でもあったことは上にみた通りである。それは後々まで続くだろう。

しかしながら、たしかにもののかたちからはたらきについて推測を加える、あるいは解釈を試みる手続きはしばしばはなはだ有効であったとしても、それは畢竟常識論を大きくはこえることができず、そこには誤った意味づけ（ミスドイトゥング）の危険も多分にあった。ゆきとどいた形態学の前提に立って生理学は方法を要求する。その方法を単純な機械学（メカニックス）に求めてそこに前述の医物理学派が誕生した。だが力学を本陣とする当時の物理学が生物学の方法としては十全なものでありえなかったことは上にも瞥見した通りである。

近代生理学はたしかにスタートしたが、その模索はなお当分続きそうである。

4　化学と生理学の遭遇

現代の生物学・医学における化学の方法の意義はあらためて説くまでもないが、その化学がまだ揺籃期に属していたこの時代にあって、それがともすればかの実体的形相の独断論に戻ったり、あるいは例の「隠れた（オッカルト）」力によびかける迂散くさい訓練（ディシプリン）として、数理的な近代科学に眼を開かれた学者たち——たとえばガリレオに傾倒した偉材ボレリがそれであった——からとかく冷たい眼で眺められた消息は察するにかたくない。言うまでもなくそれには当っているふしもあったし、反面また短見でもあった。化学が医学の中でその市民権を獲得するまでにはたいそう屈折にとんだ歴史があったのである。いまその初期の経緯をかいつまんで述べてみたい。その話はボイルでなしに、ずっと前に学んだパラケルススをもう一度顧みることからはじまる。

医者としてのパラケルススが庶民層に熱烈に迎えられたゆえんは、被抑圧者の味方としてのその思想、行動と絡んで、確信をもって説くその新しい化学薬品による治療法の魅力にあったことは疑いない。その動きに対応して、ドイツを中心に十七世紀に輩出した医者、化学者の「晩期パラケルスス派」(post-Paracelsists, spätere Paracelsisten)なる、パラケルスス(13・19)の一面を強調した、言うところの「化学剤治療派」(chemiatrists)の形をとった。それはかならずしもさきに述べた医物理学派(iatrophysical School)に対応して化学の方法をもって医学を更新しようとする(13・20)「医化学派」(iatrochemical School)と厳密には同一ではなしに、パラケルスス流、ないしその亜流の化学薬品を専一にするいわゆる「化学医者」(spagyrische Ärzte)であった。

広い意味でのパラケルスス主義者の中には、最初の化学教科書と言われる「化学」(Alchymia, 一五九五年)の著者リバヴィウス(Andreas Libavius, Libau, 1550?–1616)——もっとも彼の説くところは一意的ではないが——や、十七世紀最大の化学者の一人に数えられるグラウバー(Johann Rudolf Glauber, 1604–1670)など化学畑のすぐれた学者や、ヴィッテンベルクの有名な医学教授でパラケルススとガレノス医学との調和をはかったダニエル・ゼンネルト(Daniel Sennert, 1572–1637)のようなむしろ穏健な学者も少なくはなかったが、しばしばそれがその教祖の中にたしかに多分に含まれていた錬金術的、オッカルティズム的側面が強調された頽廃に陥ったことが注意されなければならない[13・21]。その顚落の諸相を詳しく述べる必要もないだろうが、ここで一言記しておかなければならないのは、それら晩期パラケルスス派の時代思想とのかかわりについてである[13・22]。

ルネッサンス思潮の一面を浮彫りにしている前に述べたパラケルススの神秘思想が、ガリレオ、デカルトに象徴される近代合理主義——それは前に述べたように知的エリートのアリストテレス主義的伝統と新興社会の技術的精神との握手によって成立したものとみることもできようが——とまったく異質のネオプラトニズム・カバラ的要素によって濃く彩られて、むしろ自然魔術的性格を多分にもっていたことはあらためてくり返すまでもないだろう。ところで、十七世紀に入って、イエズス会を主流とするカトリック教会、言うならば体制側が新しい合理主義的哲学をあらためて公けに採用——それはカトリック教会の体質に照らしてそれほど意外な成り行きではない——して以来、しだいにきびしさを加える体制側の政治的・宗教的圧力をまともにかぶったプロテスタント社会層の一部に、反体制的なパラケルスス——彼自身は一応カトリック教徒ではあったが——にその高揚した発言者を見出した神秘主義的、自然魔術的思想が、ある種の宗教的心情と縒り合わさって強く滲透していった消息はそれほど了解しがたいものではない。錬金術と関係の深い神智主義的なバラ十字会(Rosenkreuzer, Rosicrucians)や、やや遅れてはそれと似た思想系列のフリーメーソン(Freimauerei, Freemasonry)のような、体制外の日蔭の結社の動きはそのような状況の中で理解すべきものであった。すぐあとに述べるファン・ヘルモントはそのバラ十字会員であったと伝えられるし、やがてわれわれは、ライプニッツ、ゲーテをはじめ、かずかずのすぐれた精神をこの系列の中に見出すだろう。ことの性質上、表だった動きなり、文字に残された業績なりの上ではっきりと跡づけることはむずかしいにしても、この辺から先きのヨーロッパの科学史、とくに生物学史・医学史のゆきとどいた理解は、この思想的底流を度外視しては期しがたいだろう。

話をもとに戻せば、パラケルススの化学は、前にも述べたように、薬学であったと同時に、萌芽的な姿ではあるが広義の生化学でもあったことを注意しよう。その衣鉢をついで近代生化学への懸け橋をつくったのは、偉才ファン・ヘルモント(Jan Baptista van Helmont, 1577–1644)である。彼はウィリアム・ハーヴィと同じ世代の学者だから、すでに十七世紀生まれのマルピーギやボイルについてほぼ語りおえたわれわれの話は、年代にして約半世紀を溯る勘定になる。

反アラビア・ガレノス主義に貫かれ、パラケルススに傾倒したファン・ヘルモントはしかし、前者が貧窮を友とし、社会的には急進的な再洗礼派（アナバプティスト）の同伴者、いわばアウトサイダーとして放浪の一生を送ったのと対蹠的に、フランドルの貴族の家に生まれ、保守的な教育をうけたカトリック教徒であった。思想的にはしかし当時主流のイエズス会のそれには遠く、むしろ新教の敬虔主義（ピエティスムス）に親近な面をもった。

ブリュッセルに生まれ、ルーヴァンに学んだ彼が多くの迂路をたどったあと、ついに医学に志すまでの自筆の思想的遍歴についてはここには記さないが[13・23]、それが後年の彼の、鋭い知性に裏うちされた宗教的・神秘主義的な独特の学風の背景となったことは疑いない。外面穏かな町の学徒生活のうちに秘められた叛骨が、アカデミーのイエズス（ジェスイット）会派の教授たちの忌諱に触れて異端審問にかけられた顛末はここでは省こう。

ファン・ヘルモントは十七世紀前半におけるもっとも影響力の大きかった化学者の一人であった。たしかに彼の実証的・思弁的とも言うべき化学は、たとえば前記ボイルの近代性に比べるとなお目立って古風な雰囲気をはりめぐらしているし、その説くところもたしかに異様に難解ではあるが[13・24]、にもかかわらず、そこには鋭い直観と、しっかりした実証とがしばしば貼り合わされていることが人の眼をのがれないだろう。

彼はアリストテレスおよびパラケルススの物質観を斥けて、水および空気の二つをすべての物質の基本――彼には思弁の一面が強く残った――と考える。ことに水は、空気を除くすべての物質がそれより発し、それに向ってすべてが変りうる基本的な要素とされる。われわれはいまここでその木乃伊とりが木乃伊になったような説を詳しく検討する手続きを省略してもよいだろう。だが、その問題に絡んで彼がヤナギの鉢植について行った有名な定量実験は[13・25]、植物生理学の古典的研究に数えられるのだが、今となってみれば不幸にして結果の判断が見当違いに終ったにしても、彼の仕事の性格の一面であるその近代への傾斜をよくうかがわせるものであった。

そうした彼の化学上の業績の中でもっとも重要なのは化学反応の間に生ずる諸種のガス――gas は chaos をもじって彼によってはじめてつくられた新語である――とくに炭酸ガス、彼の言うところの'gas sylvestre'の発見である。その名のようにそれは木炭(sylva; wood, forest)の燃焼によって生ずるが、またたとえばブドウの醗酵（ファーメンテーション）――同じ言葉は初期の多くの高名な化学者たちによってさまざまな意味で用いられている――によっても発生する。それは、物質に内在する非物質的、醗酵素（フェルメント）の力によってつくり出されたものであった。

その醗酵は彼にとって生体のすべての営みを解く鍵であった。彼はそれを胃の消化――消化における内在熱の役割を強調するがレノス説を斥けた彼の説く化学は消化生理の歴史に輝いている——吸収から造血、呼吸、代謝、等にわたる六つの段階に分けて「消化」を語る。とくにここで注目したいのはその第六の段階で、彼は、動脈血によって運ばれた栄養が、筋肉その他それぞれ異なる調理所(身体の諸組織)で、場所ごとにそれぞれ異なる醱酵素によって料理され、同化されると説く。漠然と諸器官が血液に養われるものと理解されていたのと比べて、そこには継起(シークエンシャル)的な生理の、たしかに近代につながる観点があった。

自然発生説論争史におけるファン・ヘルモントの奇妙な役割についてはずっと後に言及する折があるだろうが、それはさておき、生体の活動を化学の言葉によって語ろうとするファン・ヘルモントの企ては、もちろんまだいたって未熟な段階だとしても、ガレノス以来永く続いたコンヴェンションから人々を解放し、生理学の豊かな将来を人に約束するものであった。それは、ルーヴァンの大学で旧弊な伝統医学の教育——もとより十六世紀の末、さらには十七世紀に深く入っても、旧弊はこの大学だけの話ではない——に強く反撥して以来、終生反ガレノス主義を貫いた彼のみずから見出した新しい途であった。

だが、その反面、われわれは、ファン・ヘルモントの生化学が、彼がいろいろな面で楯つきながらも深く私淑したパラケルススとそのネオプラトニズム的・神秘主義的基調をほぼ共通にしていたことを注意する必要がある。前記ボイルの反撥がそこにあった。

彼は上述の醱酵素をそのはたらき手(エージェント)とする人体のさまざまな活動を支配する不可視の力としてのアルカェウス(Archaeus)——パラケルススにも同じ言葉があった——あるいはブラース(Blas)を説く。後者はファン・ヘルモントの新語で適訳がないが、彼自身アルカェウスとそれとをどこまで区別して論述していたかはいろいろ解釈の岐れるところである(また同じような内在的の作用因としてもう一つ「種子」(semina, seeds)なる概念があるのだがそれらのめんどうな論議には立ち入らない)[13・26]。人体各部にあるもろもろのArchaei insitiを、神意に基づくArchaeus influusが総括し統御する。

だがそのアルカェウスまでは、言うならば自然の世界の消息である。彼の人間観はその根本に、その自然を司る「不死のこころ」(mens immortalis)を置き、さらにはそれを殻のように囲んでアダムの堕罪後にうまれた「感性のたましい」(anima sensitiva)を考える。

その晦渋な人間観にここで深入りできないが、いずれにしても宗教的神秘主義に沈潜して元素、体液、器官といったような、ものの世界の話に終始する伝統的、「異教的」な医学に強く抗弁する彼は[13・27]、病気が一次的(プライマリー)に人のからだでなしにいのちをおかすものと理解する。部分的なさまざまの異状は、人のいのちが病んで二次的に結果としてあらわれるものにほかならない。

病気は上に言った生命を動かすものとしてのアルカェウスにかかわる話である。主務者とも言うべきアルカェウスは、しかし、病気をつくるものではあるが病気そのもの(ens morbi)ではない。

アルカェウスにプランあるいはイメージを刻印して現象としてのさまざまの病気をつくらせる「病のイデア」(idea morborum)こそが病気の本質(ens morbi)であるとされる。そのプランの相違によってさまざまの病気の種類がそこにうまれる。その過程においてさまざまの機会因(causae occasionales)のはたらく余地があるが、彼の深い関心はどうやらそこにはないようにみえる。こうみてくるとファン・ヘルモントが前にパラケルススのところで述べたいわゆる存在論(オントロジカル)病気観に立つことはほぼ疑いないようだが、その病気は外来性の敵であるよりは「生理学的な」変調とみるべきふしも多く、それをめぐって今日でも論議がたえない。[13・28]

先きを急ぐわれわれはここでファン・ヘルモントの病理論——発熱、カタル、炎症、等いろいろ注目すべき論議を含んでいるのだが——の内容に立ち入る手続きを省きたい。上記の彼の病気観からも当然察せられるように、伝統的な体液説の圏外に出た彼はそれに基づくあの瀉血療法を強く斥けた。パラケルススと同様、それぞれの病気に特異的な薬剤、アルカヌム(Arcanum)を求めたのも容易に察せられる通りである。

ファン・ヘルモントの主著となったのは死後その子フランツ・メリクリウスの手で出版された「新医学の門」(Ortus medicinae 一六四八年)[13・29]である。ファン・ヘルモントがバラ十字会に属したことは前に一言したが、神智学者(テオゾフィスト)として名のあった彼の子はライプニッツと交友があって後者の思想にファン・ヘルモントの影響を読みとることはかたくないと言われる。

前にも一言したように、化学者としてのファン・ヘルモントは十七世紀の前半にグラウバーと並んで令名が高かったし、またその濃く宗教的な科学思想は、当時強まりつつあった無神論的風潮に対する強い障壁として人々を鼓舞したにはしても、医学の歩みに少なくとも直接には大きな影響がなかったようにみえる。

医化学派の淵源をたどるために少々時代を溯ってファン・ヘルモントを眺めたわれわれは、ここで話をもう一度十七世紀の中葉に戻そう。

医学通史の上で前に述べた医物理学派(イアトロフィジシスト)としばしば並べて語られる医化学派(イアトロケミスト)(iatrochemists, iatrochemical School)[13・30]の大立物はライデンのシルヴィウス(Franciscus Sylvius, François de le Boë, 1614–1672)である。ラインラントのハナウで一六一四年に生まれたユグノー教徒で、セダン、バーゼルに学び、一時ライデンで解剖学を講じた後、アムステルダムで開業して名声が高かったが、遅れて一六五八年ライデンの医学正教授に迎えられた。

ライデンの大学は、十六世紀の後半、独立戦争に際しイスパニア軍とよく戦ったその町に対する褒賞としてオレンジ公ウィリアム(ウィレム一世)によって創立された。学生の宗派を問わなかった新興のこのプロテスタントの大学は、非寛容のイタリアの諸大学の栄光を奪って、十七世紀のこのころにはヨーロッパの学界に重い地位を占めるようになった。サレルノからモンペリエ、さらにはパドヴァと転じた医学の中心も、このころにはアルプスを越えてこのライデンに移った観があって、前記パウウ、その弟子のトゥルプ、血管内注射法の開発で大きな寄与を残した解剖学者ルイシュらによって代表される解剖学陣の名声は早くより高かった。シルヴィウスもはじめ解剖学者として知られ、シルヴィウス導水管(aquaeductus Sylvii)、シルヴィウス裂溝(fissura cerebri lateralis)等にその名を残している。

そのシルヴィウスは、ガレノス以来のドグマと訣別して、医学が解剖学と化学と、そしてハーヴィの血液循環論の上に築きなおされなければならないと考える、そういったたちの革新的な医学者であった。ちなみにハーヴィの学説がオランダに根づいたのは彼の力によるところが大きい。

十七世紀前半の傑出した化学者前記グラウバーの影響をうけたシルヴィウスは、ライデンの大学に化学研究室を創設したほどその道に関心が深かったからには、いまも記したように化学の方法の医学における意義についてほぼ見当の正しい認識をもったのは当然であったと言えよう。われわれは彼とほぼ入れ替りにその活動をおえたファン・ヘルモントをその道の先覚者として挙げることはできるが、ファン・ヘルモントに滲みわたっていた神秘的・生気論的な想念の飛揚は、シルヴィウスにおいては払拭されていた。彼はアルカェウスのような形而上学的原理をもちだすことなしに、ガラス器内(イン・ヴィトロ)の化学反応と生体内(イン・ヴィヴォ)のそれとが同一の法則に貫かれていることを疑わなかった。彼は逍遙学派の論理癖にも、ネオプラトニズム・ピエティズム的な神秘思想にも無縁であったし、またガッサンディやデカルト流の形而上学的な粒子論にもこれといった影響をうけない実証主義者(ポジティヴィスト)であった。彼は十七世紀の科学的雰囲気の中にあって、化学の方法をもって人体のはたらきを説明しようとした。シルヴィウスをもって医化学派(イアトロケミスト)を代表する学者に挙げて大きな異論はないだろう。彼の学説は、賛否は別として、同時代の多くの学者の関心をそそった。

その素材を多く臨床的な事実の観察に求めたシルヴィウスもまた生体内における醱酵(ファーメンテーション)――彼はまたしばしば泡立ち(エフェルヴェスセンス)とも言う――と醱酵素(フェルメント)の役割を強調するが、それはもはやファン・ヘルモントのそれとは違って、ガラス器内の尋常な化学変化と異質なものではない。

彼の仕事の多くは消化をめぐる諸問題にかかわっていた。前に述べたように、同時代の解剖学者たち――中には彼のすぐれた弟子であった前記のステンセンやデ・グラーフも含まれる――は、[13・31]膵臓、顎下腺、耳下腺、等の排出管を形態学的に証明していたが、彼らがしかし深く突っこまずに終っていたそれらの分泌液のはたらきが化学者シルヴィウスの好個の研究対象となった。もとより今からみてそこにいろいろな誤りがなかったとは言わないが、ファン・ヘルモントが鍬を入れた消化の生理学が大きくそこに発展する。人がここで解剖学を大きな盲点としたパラケルススの医化学の内容を思い出すならば、前世紀以来の解剖学の躍進を背景とする化学と生理学との幸福な遭遇の意味について思い当るふしが多いだろう。

ところで、シルヴィウスの説が化学的にはなおかなり不備なものであったとしても、もとより深く咎めるには当らないが、その方法論（メソドロジー）上の志向においてはたしかに実証的であろうとした彼も、実はそれは往々言葉（リップ・サーヴィス）の上の話にとどまって、その仕事も推理も近代科学の約束ごとからはかなり遠かったことが否めない。とりわけ、こと病気の話になると、彼もまた古来医学者たちがくり返し陥ったところの、早まった一般化の誘惑に抗しきれずに、しばしば大きな破綻をみせる。ファン・ヘルモント以来、化学者たちが好んでとりあげた酸・アルカリの問題はまたシルヴィウスが深い関心をもつ領域でもあったが、彼は彼の言う醱酵の異常に基づく体液の酸・アルカリの平衡の失調をもって多くの病気を説明し去ろうとする。酸性あるいはアルカリ性のいずれかのアクリモニア(acrimonia, Schärfe, 鋭さ)が血液、胆汁、リンパの変化を招いてそこに病気が発生すると彼は考える。おのずから治療の話もまたそのアクリモニアを修正する一種の対抗療法（コントラリア・コントラリイス）と古典的な体液の排除(吐剤、灌腸)といったごく単純な形――体力の保持のための食餌療法等の用意を忘れてはいないにしても――をとることになった。こうして化学者シルヴィウスは、別の意味では遙かに前近代的な要素を含んでいたファン・ヘルモントと奇妙な対照をなして、かえってガレノス流の液体病理学との融着をとげる。だが、古今医術に関してしばしばその例をみるように、その単純な学説がかえって人々の間に大きな人気を博した。

このように、医化学派の巨頭という資格で永く記憶されているシルヴィウスが、またみずから多数の屍体解剖を行った、という一面のあったことを書き漏らすことは許されないだろう。彼は結核結節と結核症の関係をつとにはっきりと認識した学者として、結核症研究の歴史に大きな名を残している。[13・32]

われわれの眼にはいろいろな矛盾の映るそのシルヴィウスは、しかし、強い影響力をもった学者であったばかりでなく、講述に巧みで、しかも人々の心を惹きつけ、[13・33] また学問的に後進を鼓舞する力をもったすぐれた教師であった。それに関連してここに一言しておきたいのは、ライデンの大学における臨床医学教育の画期的な改善である。

古典の訓詁と討議（ディスプタチオ）を旨とする中世以来の伝統を守る西欧大学においては、当時もなお患者ぬきの医学教育という今日では考えにくいカリキュラムが組まれていた。有志の学生は教授の自宅なり町の開業医のもとで個人的なレヴェルで徒弟的な臨床経験を積んだ。[13・34]

アラビア医学の古い話を別にすれば、いわゆる臨床講義を医学教育にはじめて導入したのは、十六世紀(一五四三年)パドヴァのダ・モンテ(モンタヌス、Montanus, Giovanni Battista da Monte, 1498–1552)であると言われる。残念ながらその試みはその後続く者がなかったが、十七世紀の前半になってライデンのファン・フールネおよびシュレヴェリウスなる二人の教授がそれを復活した。

その臨床講義の方法を改善し確立したのがシルヴィウスで、彼は二十床の公立病院を利用して、学生をそこに導き、「……病気の症状を彼らの眼の前に示し、患者の愁訴をきかせ、その病気の原因と個々の症例の合理的な治療の方針に関する意見をまず徴した後、ディスカッションに移って妥当な結論を導いた。こうして学生たちは、神が患者の健康の回復をよしと認め給うたとき、そこにとられた処置の幸福な結果をともに味わうことができたのである。」(13・35)

今から考えて何の奇もない話と言ってしまえばそれまでだが、十七世紀中葉におけるものの考え方一般の変革を背景においてこの記事を眺めたとき、医術の世界においてもやっと新しい時代がはじまったことを人は見誤らないだろう。それは教育方法の改善には相違ないが、その底には病人に対する医者のアプローチの切り換え、つまり医術の変革があった。

シルヴィウスのその教育は大きな成功をもって酬いられた。ライデンの大学には誇り高いイタリアまで含めてヨーロッパの全土から学生が蝟集した。その灯は今度は絶えることなく、やがて十八世紀にはそれを承けて偉大な臨床医学者ブールハーフェが登場し、ライデンは近代医学のメッカとなる。それはわれわれのもう少々後の話である。

医物理学派(イアトロフィジシスト)がアルプスの南に強かったのに対して、医化学派(イアトロケミスト)は化学剤治療派(晩期パラケルスス派)と並んでオランダ、ドイツ等に主として勢力をもった。フランスでは脳および心臓血管系の解剖学に大きな業績を残したヴィユサンス(Raymond Vieussens, 1641–1716)がまた医化学派の生理学者としてもきこえていた。

医化学派について語られる際にいつも名の出る有力な学者にロイヤル・ソサェティーに属したトーマス・ウィリスがある。この振幅の広い学者については後にあらためて詳しく述べなければならないが、醱酵や元素について説いた医化学派としての彼の系譜、とくにシルヴィウスからの影響に関しては史家の見解が岐れている。いずれにしても彼の化学はパラケルススあるいはファン・ヘルモントにむしろ近い古風な面と、新しい化学および粒子論的機械論との両面をもち、その影響も大きかったと言われる。

シルヴィウスをはじめとするいわゆる医化学派の学者たちの説くところはもとより一つでないが、生理・病理現象を初期の化学で截断しようとするその学風には、程度の差はあっても、しばしばそこに独断や飛躍の大きかったのも争われぬ事実であった。おのずからそれには強い批判者もあちこちでうまれた。中にたとえばライプツィヒの解剖学者ボーン(Johannes Bohn, 1640–1718)がある。彼は十八世紀の巨峰アルブレヒト・フォン・ハラーの前に出たもっともすぐれた実験生理学者の一人であったと言われる。生理学と化学とが互いになじまないという事態がなお当分つづく。

5　生理学の展開
——呼吸生理学、神経学——

十七世紀医学の主要な局面であるイギリスを中心とする生理学の進歩の模様を一、二の重要な課題に即してやや具体的に眺めてみたい。そこには上に述べてきた解剖学と物理学・化学とが統合されて、もとよりなお初歩的な段階ながら、新たな装いをもった生理学が建設されようとする気配がある。それは伝統のドグマでもなければまた物理学あるいは化学を旗指物にかついだモノマニア的の勇み足でもなしに、多分にイギリス流の経験主義的な、しかも科学革命の新風をはらんだ実験的な生物学の端緒である。

呼吸は、前節に話題となった消化、物質代謝と並んで、開放系である人体がものを外界と交換する二つの主要な窓口である。

ところで前にも学んだように、ガレノス以来の伝統的な見解によれば、呼吸にはおよそ三つの役目があった。それはプネウマ——とくにいのちのプネウマ(生命精気、Spiritus vitalis)——の生成にあずかり、他面、心臓の内在熱(インネート・ヒート)を冷やし、かつまたその燃焼によって心臓に生ずる「煤」を排除する。そこでは気道と脈管系の交通についての誤った解剖学が前提となっていたために話にたいそう大きな混乱があった。

この伝統的な呼吸論の崩壊はハーヴィにはじまるとみてよいだろう。たしかに De motu cordis は、前にも指摘されたように、手がたく「心臓と血液の運動」についての彼の新しい見解を実証して、しかもその域を逸脱しない科学的研究ではあったが、それが上記の古い呼吸論と両立しえないことは、その緒言に明瞭に言明されているし[13・36]、ハーヴィ以後の呼吸生理学者はすべて当然のことながら、その血液循環論を前提として研究を進めることになる。

ここにまた前記ボレリが登場する。彼自身の筋収縮の力学と、空気の弾性に関するイギリス学派の新しい知見の上に立って、彼は前にも記したように、呼吸運動(外呼吸)の力学をはじめて正しく説明した。だが彼は生体に必須のはたらきである呼吸の生理学的意義を、肺において血液中にとりこまれた空気の粒子のデリケートな機械的振動が身体各部分に動力を与えるものと解するにとどまった。いま考えてその見当はたいそうよいが、残念ながらそこには化学的な見方がまったく欠けていた。

呼吸の生理学の発展は、前に述べたように空気の物理学に新生面を開いたボイルをはじめとするロイヤル・ソサェティーの学者たちに負うところがはなはだ大きい。

ボイルは前に記した空気ポンプによって彼のつくった真空が、ローソクの焰を消すのと同様に、種々のトリ、子ネコ、マウス、カエル、その他の動物の生命を奪うことを実験的に示し、空気中に、通常の焰にも生命の灯(flamma vitalis)にも共通に不可欠の物質があると考えた。空気の科学の進歩と結んだいかにもロイヤル・ソサェティー風のその示説は、上述のギリシャ以来の旧い呼吸論がもはや根底から揺らぎはじめたことを示すものであった。

前に一、二度顔を出したロバート・フックの名を思い出そう。フック(Robert Hooke, 1635–1703)はそこでも記したようにいっときボイルの助手をもつとめたが、永くロイヤル・ソサェティーの実験室管理者(キュレーター)の職にあった守備範囲の広い、すぐれて有能な学者であった。生物学領域について言えば、その有名な「微視の世界」(Micrographia, 一六六五年)[13・37]に不滅の足跡を残したように、当代のもっともすぐれた顕微鏡家(マイクロスコピスト)の一人であった。彼がとくにきこえているのはコルクの細胞(cell, κύτος, 小室、桶より)の発見者としての仕事だが、細胞の生物学的意義の正しい認識についてはわれわれはなお二百年ぢかくを待たねばならず、フックの生物学上の功績は、むしろ、生物の微細構造の種々相を顕微鏡下に明らかにしてその機械論的理解を掘り下げることに貢献した点にあるとみるべきだろう。

彼は燃焼の問題にも一家言をもっていたが、一六六四年ごろからはじめられた呼吸の実験生理学的な研究は、この問題を大きく前進させた。もっとも一言付記すれば、フックの仕事は断続的にかなり長期にわたり、その間ボイルや後に述べるローワーなどのそれと互いに入りくんでいて、おいおいに記されるいろいろな論点についての最初の発言者を厳格にはきめにくいふしも多い。

フックは、イヌの胸を大きく開いて、横隔膜の大部分まで除いた上、気管に挿入したチューブを通じてフイゴで空気を送りつづける一種の人工呼吸を試み、それによって心臓の拍動は継続し、動物の生命は保たれることを証明した。それは、胸郭の運動という形で誰も知っている呼吸が、それなしにも機能的に成立すること、おのずからその本舞台が肺にあることを示すものであった。彼はさらにその主役が空気に存することを証拠立てるのだが、その点に関してはむしろ次に述べる同じロイヤル・ソサェティーのローワーの仕事を立てるべきだろう。

後に述べる有名なウィリスの助手であったリチャード・ローワー(Richard Lower, 1631–1691)が行ったイヌの動脈から他のイヌの静脈への輸血は、大建築家クリストファ・レン[13・38]の静脈内注射と並んで、初期のロイヤル・ソサェティーの生物学・医学領域でのもっとも評判になった実験に数えられるが[13・39]、その仕事やまた下空静脈の結紮による腹水貯溜の実験によっても何ほどか察せられるように、彼は循環の問題に深い関心と造詣とをもつすぐれた学者であった。それは言うまでもなく呼吸の生理を考える上にもたいせつなレフェレンスを提供する。

彼は静脈血がその色を変えて鮮紅の動脈血と化するのが肺における——かつて広く考えられていたように心臓の左室においてではなしに——新鮮な空気のはたらきであることを実験的に証明した。上にも一言したように、彼の仕事はフックのそれとあちこちで交錯するふしもあるが、いずれにしても循環血液に対する空気のはたらきの確認は小さくない意味をもっていた。前述のように循環系に詳しかった彼はもはや心臓を特別な熱の座とは考えなかったが、熱――しかしもはやそれはあの生気論的な内在熱ではない――を生命のはたらきの源とする見解をなお採っていたから、血液のその変化は当然熱の発生と関係するものと判断された。

前記ボレリがそうであったように、ローワーも空気は肺でそのまま血液に入るものと考えていた。その点で彼は次に述べるメイヨウとはもちろん、ボイルやフックがすでに、空気中のある要素が血液に入るとぼんやり考えていたのと比べても、今日の眼にはいささか見劣りのするふしがあったと言えるだろう。

呼吸の生理学にきわめて意味の深い仕事を残したのは、ローワーの協力者でもあったメイヨウ(John Mayow, 1643?-1679)である。彼はオクスフォードで法学と医学とを学んだ後、ロンドンその他で医業を営む傍ら、ロイヤル・ソサェティーのフェローとなった若い科学者である。

メイヨウを目して酸素の発見者とまでするのは過褒であるとしても、[13・40] 彼が空気の成分として考えたいわゆる spiritus nitro-aereus あるいは igneo-aereus (硝・気精あるいは燃・気精)は、そのどこまでを彼の独創とみるべきかはしばらく問わず、たしかにそれを予感していたとみてよいだろう。このわれわれにはいささか奇異にきこえる言葉は、実は火薬――火器が戦争に用いられるようになってからすでに久しい――の成分である硝石の性質に関する人々の深い関心に由来している。メイヨウは燃焼を物質の「硫黄性の」(sulphurous)、可燃性(combustible)の成分と、空気中に含まれるこの硝・気精あるいは燃・気精との結合に基づくものと考える。彼がそれと結びつけて考えたいわゆる空気の弾性(スプリング)(ボイル)の論議はここには省きたいが、[13・41] いずれにしてもそれは次の世紀のラヴォアジエの仕事を先き取りしているものとみることができるだろう。不幸にしてそれは、約三十年遅れて公けにされたシュタールのフロギストン説(後述)なる、それと真向から対立する有名な学説――そこでは燃焼は物質からのフロギストン(燃素)の脱出と理解される――の強い影響力によって消し去られてしまったのであった。

メイヨウは呼吸もまた空気中の硝・気精の消費にほかならないものと考える。それは生命に絶対に必要な過程であって、肺において血液と結びついたその硝・気精が血液に運ばれて身体の各部に到り、その強い醱酵(ファーメンテーション)――前にも記したようにこれは当時多くの化学者が生理学を論ずるに当って各自多少ずつ異なった理解のもとに好んで採択した概念であった――今日の言葉で言いかえれば生体内の化学反応、の力によって生じた変化が、筋肉の収縮その他諸般の生命現象の原動力となる。おのずから「呼吸が停止すればすべての運動に必要な硝・気精の欠乏によって心臓の拍動はやみ、脳への血液の流れは断たれて、必然的に死がそこに招かれる。」[13・42]

それはしっかりした、少なくとも吸気についてはほぼ間然とするところのない呼吸観であった。ところで、話の順序が逆になったが、メイヨウは外呼吸の生理学についてもボレリのそれにもまさって正確な解析を行っている。[13・43] 彼は肺の伸縮が胸郭の運動に伴って被動的(パッシヴ)におこることを正しく理解していた。人はメイヨウにおいて医物理学派、医化学派のそれぞれの偏向からフリーの物理学、化学と、手のよく動くロイヤル・ソサエティーのよい伝統の上に立つ生理学の若々しい姿とを眺めることができるだろう。

だが不幸にしてボイル、フック、ローワー、メイヨウにおいて十七世紀の後半に活況を呈した呼吸の生理学はそこで当分足踏みをする。それらの輝やかしい業績はなぜかおおむね忘却の底に沈んで、この領域におけるその後の前進はこれを次の世紀の後半まで待たなければならなかった。

ほぼ同じころに出た二、三のすぐれた生理学者の業績とその医学的な意味について手短かに記しておこう。何と言っても生理学は、上に微解剖学の見出しで記された諸器官の微細構造の解明と並んで、十七世紀医学史の大きな話題であった。

一つおいた前の節で一度名の出たグリッソンはイギリスの誇りとする解剖学者、生理学者の一人だが、上にわれわれが話題にしてきたロイヤル・ソサエティーの呼吸生理学者たちと、溯ってハーヴィとの間に挾まる世代に属している。彼は、さきに述べた肝臓の微細構造に関する解剖学的研究(モノグラフ)——彼はなお顕微鏡を用いなかった——や、くる(佝僂)病の専書でよく知られているが、また生理学者としてもきこえ、生体の重要な要素としての線維が、刺激に応じて——かならずしも神経作用を介しないでも——収縮する能力をもつことを説き、それに「被刺激性」(irritability)の名を与えた。その被刺激性は彼によれば血液その他液性部分にも存して、生命現象の基本となるものと解された。その言うところには明確でないふしも矛盾も多いのは事実だが、後にアルブレヒト・フォン・ハラーが組織する被刺激性学説の先駆として注目されるし、また眼の鋭い人は、新たに医学の強い主流となりつつあった機械論に対する反動としての新しい生気論の胎動をそこに認めるかもしれない。グリッソンはまた、筋肉の収縮に関してすぐれた実験的研究を行い、さきに医化学派の節で言及したウィリスの醗酵に基づく「爆発(エクスプロージョン)」の説を批判した。

近年まで正しく評価されなかった憾みがないでもないそのトーマス・ウィリス(Thomas Willis, 1621-1675)[13・44]は、十七世紀の生んだ卓抜な医学者の一人である。思えばガリレオあたりからかなり長い間病気をよそにして「科学づいていた」きらいのあったわれわれの話は、彼においてもう一度狭い意味の医学に戻るきっかけを見出すし、しかも今度こそは近代医学の端緒に触れることにもなる。

ロンドンで医者として盛名を博する前にはオクスフォードの自然哲学教授であった彼は、しかし強い反アリストテレス、反ガレノス主義者で、前に記した「新哲学」[13・45]の先達の一人であったウィリアム・ペティとも近しく、かなり早いころからロイヤル・ソサエティーに加わってその有力な会員の一人として活動した。ローワーとの関係については前に触れたが、フックもメイヨウもこのウィリスの弟子筋に当っている。だが彼は、主として清教徒派の学者たちのグループから成長したソサェティーの中では異色の王党派、国教会派にもともと属していたし、また、「新哲学」の旗印の下に集まった学者たちが概して好意をよせなかった化学——その意味では前述のボイルはやや孤立的な存在であった——に親近感をもっていたことも注意しなくてはなるまい。包容力の大きな彼の頭脳の中には、イギリスでも早いころ強かった晩期パラケルスス派[13・46]から若いころうけた影響が消えることなく残っていた。

もっとも、しばしば見うけられるように、ウィリスを大陸に発した医化学派(イアトロケミスト)の亜流とみる理解の当否については検討の要がある。たしかに「醱酵(ファーメンテーション)」について思いを潜め、それをもって多くの生理、病理の現象を説明し、病気の治療を策した彼を医学史家が医化学派の思想的文脈の中で考えるには充分の理由がある。しかし、醱酵についてのウィリスの見解は酸・アルカリのアクリモニア(前述)を説くシルヴィウス説とは異なり、もとよりファン・ヘルモント流の神秘主義的把握とはまったく異質で、明らかに「新哲学」が採用した粒子論的な理解に基づくものであった。その上、ウィリスの初期の体系の中核を占めていた醱酵説は、前述の若い呼吸生理学者たちの影響をうけてやがて後に退き、代って燃焼(コンバスチョン)の論が彼の生命観の中心となる。彼は生命を一種の「焰」(Flame)——前記ボイルをみよ——と考える。点火された生体の血液がその熱——ただしそれはかの内在熱ではなしに今の言葉で言えば酸化、昔ふうに言えば元素的(エレメンタリー)な火——を保ちつづけるのは、醱酵によるのでなしに、硝(ナイトラス)成分をもった空気の絶えざる補給と、血液からの「硫黄性物質」の脱出、すなわち燃焼がなければならない。ウィリスの燃焼説がどこまでフックらに負うか、そして逆に彼がメイヨウらに何を与えたか、さらにはウィリスの焰の論が——多分に修辞的(レトリカル)な彼はまた神経作用を光に譬える——現代の代謝観を何ほどか予感しているとみてよいかどうかは、いろいろ議論のあるところである。

ウィリスの著作の中で今日でもよくきこえているのは、その「脳の解剖学」(Cerebri anatome, 一六六四年)[13・47]である。この研究は、彼の指導の下に、永く彼の助手であったローワーの精励によって主として遂行され、同時に、これも前記の多面な大学者クリストファ・レン、後にウィリスの地位を襲ったトーマス・ミリントンらの協力をえてなった質の高い業績であった。解剖学、比較解剖学、生理学、発生学、病理解剖学、臨床観察にまたがるこの規模の大きな仕事の内容からわれわれの注意をとくにひく問題の二、三をぬき出してみよう。

ウィリス動脈輪(Willis' circle, circulus arteriosus Willisii)とよばれる脳底の動脈輪——前および後交通動脈による左右の前後大脳動脈の連結——の記載はウィリスの名を今日に残しているが、それは彼自身も認めていないように、かならずしも彼に先取権(プライオリティー)のある仕事ではない。[13・48] しかしそれは脳の血液循環と、脳神経系を支配する霊魂精気(animal spirits)[13・49]の産生に関連して一つの重要な意味をもつ構造物とされるものであった。

ウィリスの炯眼は、古来デカルトに至るまで――稀にジャン・フェルネルのような例外はあったにしても――はなはだ重くみられていた脳室からその伝統的な役割を奪って、脳のはたらきの座をその実質に、しかも正しく灰白質に移した。脳神経系を司る「精気」――彼はそのはたらきを「光」[13・50]に、それに対して血液のそれを前にも記したように「焰」[13・51]にたとえる――は、脳の実質で血液から蒸溜され、[13・52]白質を通じて脊髄および神経に配分される。脳梁(corpus callosum)はその交流の要衝となる。

彼は随意運動と不随意運動――心臓の拍動、呼吸、腸管の蠕動、等――とを区別し、後者は小脳で産生される精気(スピリッツ)によって支配されるものと考えた。

その不随意運動に関連して、彼が迷走神経とは独立の交感神経系[13・53]――彼はそれを'intercostales'とよぶ――の発見者として前に述べたエウスタキオとその功績を分つことが記憶されてよい。エウスタキオの死後その仕事が発見され上梓されたのはウィリスの Cerebri anatome の出版に数十年遅れていた。

彼は共通感覚あるいは一般感覚(sensorium commune)[13・54]の座を線状体(corpus striatum)に置く。内外の印象がうけとめられるのはこの場所においてであるが、その強度の大小によって、それは前記脳梁を経由して大脳皮質にまで伝達されるか、あるいはそこから「反射」されて運動の形に表現される。たしかに前にデカルトもその種の現象について記してはいたが、ウィリスの記述ははるかにしっかりしていて、しかもこの「反射(リフレクス)」(reflexus)という言葉も彼が Cerebri anatome の中ではじめて用いたものであった。

ウィリスは大脳を記憶および想像の座とした。しかし彼はこころの座としての松果体なるデカルトの説を、その名を挙げてはっきりと否定する。その器官が、記憶にも想像力にも遙かに貧しい動物によりよく発達していることを彼は見のがさない。いずれにしても、脳の諸機能の場所定め(ローカリゼーション)という歴史的には古い由来をもつ問題は、[13・55]ウィリスにおいてようやく近代を迎えたと言ってよいだろう。それが生理学をこえて後々に及ぼした思想的影響も小さいものではなかったようにみえる。

彼はまた、解剖学者として脳神経の――彼の挙げている脳神経は十対[13・56]――順序と走行に関しても在来の知識を進めて今日のそれに近いところに達していた。英語国では十九世紀の後半までウィリスの分類がそのまま教えられていたという。彼は中枢からはっきり区別して個々の末梢神経のはたらきを詳しく記述した。彼は neuroglia(神経膠)という言葉を新たに鋳造したばかりでなく、実質的[13・57]にも神経(病)学(ニューロロジー)――neurology という言葉はウィリスにはじまる――の歴史にきわめて重い位置を占める学者となった。現代脳生理学の耆宿シェリントン[13・58]も脳・神経系の解剖学・生理学がウィリスによって開かれた、とみている。

医化学派の傍流というような形で永く偏頗な評価をうけていたこの学者はまた実験的脳生理学の創始者でもあった。しかもロイヤル・ソサェティーの先達の一人であった彼の研究が、明らかにその流派の特質を示しながら、しかも上述のもっぱら実験室内で進められた呼吸生理学のそれなどと趣きを異にして、比較解剖学的研究のほかに、その資料を彼自身の豊かな臨床経験および病理解剖学的所見に仰いだこと、しかもその成果がまたはね返って医療に学問的な根拠を与えたという意味で、彼は、本書ではこれまでほとんど出会うことのなかったすぐれて近代的な医学者であったと言うことができるだろう。だが、主として生理学の動向について述べているわれわれの叙述の筋をみださないために、ここでは臨床医学者としてのウィリスの話を次章に残し、ここで彼の「心理学」を一瞥してみたい。

ウィリスの第二の主著とも言うべき「動物のたましい」(De anima brutorum, 一六七二年)は、たましい、ないしこころを病む人々がまだもっぱら僧職の手に委ねられていたこの時代に、それらの病気を医学に近づけたという意味でも注目されなければならない著作の一つである。その見方からすれば、それは次章に譲った臨床医学者としてのウィリスにかかわる話でもあるのだが、いずれにしても、Cerebri anatome によって脳の生理学を大きく開拓した彼にとって心理学がその関心の外でありえなかった――前にフェルネルにその先蹤のあったことが思い出される――のは当然のことでもあった。

いまわたくしは、アリストテレス以来人々がたましい(ψυχή, anima, soul)について、人のさまざまな生命現象と関連して、どのように考えつづけてきたかをふり返って詳しく眺めるいとまがないのだが、いずれにしても、「生きている物体の原因、あるいは原理」(アリストテレス)[13・59]としてのたましいをめぐっての思索は、それをどう理解するにせよ、あるいはそれを虚像として斥けるにせよ、心ある学者の脳裡に絶えることはなかったはずである。ウィリスももとよりその例外であることはできなかった。前にも記したように、「新哲学」陣営の一人だった彼は彼自身の科学――解剖学、化学、そして「病理学」――によってこの問題に対面しなければならなかった。

ウィリスはデカルトと似て、人に不死の、非物質的な「理性のたましい」(rational soul)――それは判断と推理にあずかるものとされる――を与える。篤信のアングリカンであった彼は、当時の一方の見解を代表するホッブス流の一面的な唯物論には同ずることができなかった。だが彼はデカルトに異を樹てて、その「理性のたましい」に従属する「からだのたましい」(corporeal soul)あるいは「動物のたましい」(soul of brutes, anima brutorum)のはたらきが人にも動物にも共通すると説く。

人に固有のたましいと異なって、この死を免れぬ・物質的な「からだのたましい」はさらに三つの部分に分れ、その一は、その座を血液にもつ「いのちの」(vital)、その二は「感覚の」たましい(sensitive soul, anima sensitiva)を構成し、その三は、親から子に伝わり、新しい個体の形成にあずかる「生成の(genital)」たましい――これはウィリスに独特の、しかも現代のわれわれにはとくに印象的な論であったとみてよいだろう――とされる。

少々立ち入って眺めればそこにはいろいろの疑問が浮ぶ。言うところのたましい(ソウル)と精気(スピリット)との関係――たとえば前記の sensitive soul と animal spirits との関係――がその一つだし、また、彼は「いのちのたましい」と「感覚のたましい」とをかならずしも異質のものとは考えなかったのはよいとして、不死の「理性のたましい」に「からだのたましい」が従属するというとき、それらの分担にもいろいろの不審が残されている。そこにはある種の連続性が考えられていたのではあるまいかと思われるふしもある。ことにまた、物質の世界の話とされた「からだのたましい」の生成とはたらきとが、彼の粒子論に基づいてどう説明されるかもウィリスの立場を明らかにするためには充分に検討されなければならない筋に属している。

前述の神経系を含めて生物を機械として把握しているという点で、まぎれもなく近代の洗礼をうけている「新哲学」派の先達ウィリスの言うところが、このあたりの論議になると、その気分を一変して、かのアリストテレスのアニマ論、その三分法、を思い出させたり、さらにはもしかするとアヴィセンナやトマスの残響をそこにきく思いを人に与えることもまた否まれぬところである。しかし、そこには実は、ウィリスという一個のロイヤル・ソサエティーの学者が伝統的思考の前に節を屈したかどうかというような形に矮小化することの許されない医学上の重要な問題が潜んでいるようにわたくしには思われる。

「動物のたましい」なる著述が、実は臨床的精神病学ともみるべき内容をもっていることは示唆にとんでいる。何よりもまず医者であった彼は、実験室の生物学者と違って人に対面せざるをえず、その人はからだとともにしばしばこころを病んで彼の許を訪れるからには、そのこころというホッブス流には解けたようで実はまったく解けない問題に否応なしに対決せざるをえなかったのであった。

前にも記したように、この問題に面して篤信の彼はデカルトとほぼ同じ位相に立って「理性のたましい」をまず許容する。だが次節でまた言及される卓抜な臨床家としてのウィリスの澄んだ眼に映った病人の姿は、こころのはたらきにも一種の階層(ヒエラルキー)の存すること、少なくともそのある局面においては心理学と生理学とが重なり合うこと、しかもすぐれた比較解剖学者であった彼は、その種のこころのはたらきは、デカルトの考え方に反して、動物にも明らかに認められることを承認せざるをえなかった。それはしかし教会にとっては異端とすれすれの考え方でもあった。こうして彼の「動物のたましい」論が定位される。

それが「理性のたましい」と異なって物質的のものとされるという意味で、彼は機械論的な科学との妥協をはかっているには相違ないが、それにしても彼の体系(システム)の性格がむしろ生気論(ヴァイタリズム)――この言葉はいずれあらためて検討される折があるはずだが――に近いものとみて大きな誤りはないだろう。(13・60) デカルトの透徹した哲学上の要請に発した機械論をそのまま採用するには、ウィリスの前にはあまりにも多くの目をつぶってすませられない事実があったようにみえる。

「脳の解剖学」における解剖学者、生理学者としてのウィリスの大きな貢献は別として、「動物のたましい」にみられる彼の見解を、「新哲学」陣営における後退ないし反動とみる――たしかに後々のいわゆる生気論者たちはしばしばウィリスに深い影響をうけたようにみえる――か、あるいは彼を粒子論的な物質観をこころの世界にもちこもうと企てたばかりでなく、近代の心理学の多くの問題をつとに洞察した学者とみるかは人々の判断の岐れるところだが、いずれにしても彼が問題の所在をかぎつけ、それをほぼ正確に射当てた点は高く評価されなければならないだろう。たしかに彼の性格には明らかに体系癖とでも言うべきものがあって、その論理は、ロイヤル・ソサェティーの先蹤格の学者たち(‘Virtuosi’)の中ではめずらしくしばしば経験的事実をこえて飛躍し、あいまいなふしも矛盾も多く残されていたことは否みがたい。だが、それが少なくとも当時にあっては一つの充分に有効な見解であったことは、臨床家――とくに脳・神経病の――としての彼の業績を後にわれわれが眺めるときにもう一つ明らかになるだろう。

第14章　近代医学の模索（下）

1 臨床医学の再出発
――シデナムとウィリス、諸分科瞥見――

十七世紀臨床医学を代表する巨匠トーマス・シデナムに話を進める前に、時代の概況をざっと眺めてみよう。

アラビアを経由してスコラ的に組織された形でのガレノス医学(14・1)の大伽藍は前世紀以来大きく揺れうごいていた。たしかに、医学者たちの体質に巣くっている守旧性――それはいつの世にも「名医」たちが多く貴顕、豪商のお抱え医者であったという身分の反映とみるべきふしも多いのだが――に基づいてか、ガレノス医学とそのスコラ学的学習方法(!)が時代の動きをよそにして十八世紀の半ばごろまでもヨーロッパのあちこちの大学で主流の地位を(14・2)降りなかったのが現実の歴史の流れであったことを見落してはなるまいが、少なくとも十七世紀科学革命の動向に無関心でありえない一部の学者たちの間に、伝統の内容とその方法に対する深刻な疑惑がすっかり根を下していたことは当然であった。

だが、新旧の交替が摩擦なしに行われがたい事情はもとよりいつどこでも同様であった。その新派あるいは「近代派」(the Moderns)と旧派(the Ancients)との確執――デカルトにもあるいはまたボイルに代表されるロイヤル・ソサェティーの学者たちにもさまざまな形でその例をみるように近代派の学者たちの多くも教会が監視するキリスト教の教義との接触面に対しては細心の警戒を怠らなかったから、その争点は主として科学上の話であったとしても――は十七世紀中葉の目立ったできごとであった。

医学の領域では、十七世紀中葉から後半にかけての混乱はもう一つ特殊な様相をおびていた。この世界でも、すでに詳しくみたように、ハーヴィ以来あちこちで新風が強く吹きはじめてはいたのだが、新しい解剖学・生理学にしても、あるいは医物理学派や医化学派の言説にしても、前にも触れたように医療(healing art)に未だこれといった実益をもたらさなかったことは、冷静に眺めれば誰も認めざるをえない事実であった。そればかりか、血液循環論の申し子としての薬剤の脈管内注射法や、前記の輸血の試みが今日のわれわれには当然予期される大小の事故の頻発を招き、やがて公けに禁止されるという不幸な事態さえおこった。ガリレオに象徴されるあの美しく明晰な近代科学の世界は、畢竟医学とは無縁の消息なのであろうか。この時期のすぐれた、同時にきれいごとのみの医学者たちの間から医学を捨てて他の領域に転じた人が少なくなかったと言われるが、その心情は理解できないことではない。

だが人は、ガレノス医学に対する尖鋭な攻撃が、広い意味での新科学陣営の学者たちとは別途に、錬金術的・オッカルティズム的色彩の強い、いわゆるパラケルスス派(Paracelsists)ないしは

「化学者」(Spagyrists)――前にも記したようにそれを医化学派(イアトロケミスト)に含めて考える人も多いのだが――つまり、伝統的な薬草療法(ハーバル)を斥けて化学薬品の探究をしばしばエクセントリックな形でその仕事の眼目とする人々からも向けられていたことを見落してはなるまい。その軋轢はとくに大陸において強かったが、その派の人たちが多くは「正規の」医学教育に欠けるところの多い医者、技術者であったことが、抗争の性格をもう一つ複雑なものとした。彼らが治療という医学の肝腎な目標をおろそかにしなかったメリットを見損ってはなるまいが、ガレノス医学に鋭く造反したゆえをもって彼らを近代派――たとえばシルヴィウスなどのような――に数えては話が混乱するだろう。

こうして、いまわれわれの立っている十七世紀の中葉において、ガレノス医学の破綻はすでにはっきりしていたにもかかわらず、さきに指摘されたこの世紀の医学における病理学の貧困からもうかがわれるように、新しい医学はなお青写真をもたない窮境にあったし、見かけ上新派とみられる学者たちの間にも実は同床異夢とも言うべき事態があって、その混乱ははなはだ大きかった。それはニュートンに象徴される十七世紀後半の物理学の前進のしっかりした足どりとはいちじるしく様子の違った消息であった。

「イギリスのヒポクラテス」('English Hippocrates')の名で広く知られたトーマス・シデナム(Thomas Sydenham, 1624–1684)がおよそこうしたむずかしい舞台に登場する。時代を通じてもっとも高名な医者の一人であった彼が忠実なヒポクラテスの徒として、あの「古流の医術について」の著者のはたらいた当時とある意味では似た医術の混迷期に、それを経験主義の大道にひき戻そうとした足跡はたいそう大きい。

トーマス・シデナムは一六二四年、イングランドの南海岸に近い田舎の紳士(ジェントルマン)の子に生まれた。[14・3] 十八歳のときオクスフォードに送られたが、その年、内戦の勃発とともに、清教徒(ピューリタン)の家の出であった彼は議会派に属してクロムウェルの下で戦った。四年の後内乱がひとまず収まって彼はオクスフォードに戻り、人の勧めに従って医学を選び、一年あまり後にバチェラーの資格をえた。政治上の混乱の余波をまともにかぶった当時のオクスフォードにおける医学教育ははなはだ不完全で、ことに臨床医学の古さ低さは実際的なシデナムの性向に大きな不満の種であったようにみえる。

一六四八年、戦争の再燃とともに彼は再び従軍し、歴戦の後、ウスターの戦で傷いてオクスフォードに戻る。そこで彼はほぼ同じ年かっこうのロバート・ボイルと深い交誼を結んだ。彼がウェストミンスターで開業したのは一六五五年ごろであったと推定される。官途についた兄の影響もあってか彼の政治に対する関心もとぎれなかったようにみえるが、一六六〇年の王政復古がシデナム一家の運命を左右し、彼も医業に専心するようになり、六一年ロンドンに移って終生そこで市井の開業医――彼が正規の試験に合格して医業の免許(ライセンス)をえたのは一六六三年、三十八歳のときであった――として一生を終えた。

上の略歴が示すように、シデナムは正規の学習を完了していなかった――彼がモンペリエに遊学したという古くから伝わる説は根拠が薄弱であるとされる[14・4]――し、しかも、若い日をおおむね軍馬の間にすごした彼は、たとえば前記ボイルなどのように物理(フィジカル)・科学(サイエンセズ)の専門的な訓練の後楯があったわけではない。それればかりか、彼はほぼ同年配のロイヤル・ソサェティーの学者たちと強い接触をもちながら、むしろ意外にも当時の科学の動向にあまり関心をもたなかったようにみえる。その全著述を通じてハーヴィの血液循環論に一言も言及していない[14・5]ことにもその一斑が察せられよう。そのシデナムがどのような意味で医学史に深く残る足跡を印したのだろうか。

彼は有用(ユースフル)なものをよし(グッド)とする多くの清教徒に通ずる心術をもった自立(セルフメード)の学者であった。彼は自然誌(ナチュラル・ヒストリー)すなわち、確実なデータの蒐集と、その間の近接した因果関係の解明にもっぱら意を注ぐベーコンの徒であった。そして、医学の進歩(the improvement of physick)は、彼にとって、何よりもまず諸病の経過(ヒストリー)の正確な記述と、病を除く凱切な方法の工夫にかかっている。彼はその指針をひとえに経験(エクスピリエンス)に求め、スコラ的な原理、あるいはオッカルト的な力はもとより、理論に発言の根拠を求める「合理主義的(ラショナリスティック)な」――理性(ラチオ)にだけ拠った――方法のいっさいを排しようとした。前にも述べたように同じくベーコン主義を忠実に奉じたロイヤル・ソサェティーの活動に彼がおおむね無関心だったのは、その実験的方法と成果とが彼の眼には医学に無用な理論化(セオライジング)をもたらすにすぎないと映ったためであったと解されている。学問における合理主義と経験主義とのかかわり合いは、もとよりここで通りすがりに論ずることのできるような問題ではないし、また、臨床家シデナムが果して終始、彼の言うところの「哲学的の偏見」(“philosophical hypotheses which hath prejudic'd the writer in its favour”)をもたなかったかどうかにも疑問はある。それらについては必要あればまた後に考えてみることにしよう。

ロンドンに流行した熱病をはじめとする急性、慢性の種々の病気についての彼の記述は、もっぱら臨床観察に基づく患者の症状と経過と、その置かれた諸条件を記録して、まことに詳密、正確であった。それは、成心(……“whilst writers, misled by these [hypotheses] assign such phenomena for diseases, as never existed, but in their own brains”[14・6])をまじえず、一点一画をおろそかにしない写実の記事[14・7]――彼はそれを画家の仕事にたとえる――として、あのヒポクラテスの筆を思い出させるものであったと言ってもよいだろう。シデナムに傾倒したその若い友人ジョン・ロック――この高名な啓蒙期の哲学者はもともと医者であった――が彼に触れて述べたように[14・8]、人々は眼の前にある城を仔細に調査するよりも、空中にみずから楼閣を築くことにあまりにも永くなれていたのであった。シデナムの登場ははからずもそうした長い間の医学の歪みを是正する役目を果すことになった。

ところで、現象としての病気をその経過にそうて正確に記述することは、古くヒポクラテスがつとに彼の患者たちの病歴（ヒストリー）の見事な記録において果していたことであった。だが十七世紀のシデナムがあのコスの巨匠と異なるふしがあったとすれば、それは彼が、個々の病人の症状と経過、つまりいま言った病歴の背後に、病気の自然誌（ナチュラル・ヒストリー）を明確に考えた点にあった。彼はちょうど「植物学者たち」が植物の間にみているように、病人の間にも病気の種類(certain and determinate kinds)[14・9]があると考える。言いかえれば、病人たちの個人的な記録の蒐集の上に、病気の区分（カテゴリー）が設けられなければならないことをはっきりと認識する。彼は言う、

「……特定の人々の体質(constitution)に起因するなにがしかの変動はあるにしても、自然は順序立った、恒常のしかたでいろいろな病気(distemper)をつくり上げる。そして同じ病気は異なった個体にほぼ似たような症状をひきおこす。だから、病んだソクラテスに観察されたところとお目出度い（シンプルトン）人間にみられるものとが変りのないことは、ちょうど植物の一般的な特徴が同じ種類のどの個体にも通じてみられるのと同様である[14・10]。」

あたりまえのことが言われているようで、実はこれは医学の本質にかかわる重要な発言であった。それは本書でもこれからたびたびとりあげられる問題の一つだから、その意味をここで少々ていねいに考えてみよう。

胃潰瘍、脳軟化症、糖尿病、はしか、ジフテリアというようなさまざまの病名をことあらためて思い浮べるまでもなく、病気に種（スピーシーズ）(species morborum)のあることは、今日では常識的に問題のない話であるようにみえる。実を言えばしかし、そうした病名[14・11]を人々の常識に滲透させたのは近代医学の普及（ポピュラリゼーション）の所産なのだが、同じ近代医学の陣営の中からも、そうした病気の種別の妥当性に強い疑義がすぐれた臨床家によって昔から今日までしばしば提出されていることを見のがしてはならないだろう。

たしかに、本書のはじめに述べられた悩み(suffering)としての病気とその治療が、個々の患者の、生記録（バイオグラフィー）(個人史)にかかわるできごと('biographical' events)[14・12]であって、同じ人間学的（アンスロポロジカル）な意味をもっては、けっしてくり返されることがない、という見方からすれば、病気に種（スピーシーズ）を設けることは、臨床医学にとって危険な抽象（アブストラクション）であると言わねばなるまい。近年でもそれに対する強い疑義が、たとえば神経症をめぐる論議などと絡んでしばしば提出される事実は示唆にとんでいるし、また、紋切型の医学観をふり廻す病人を忘れた医術に対する、心ある、同時に真の意味で学問的な臨床医家の反省の一つとして、慎重な考察に値いする見解であるとみねばなるまい。

だが、現場の息吹きをもった、そしておそらくは患者たちの愬えをある意味で正しく代弁する、そのような発言、主張の趣旨は充分了解できるとしても、医療が一つの技術であるかぎり、言いかえれば、病む人々の悩み（パテーマタ）の除去をめざして科学的な準則の正しい適用をはかる順序を踏んだ手続きとしてそれが理解されるかぎり、病気なる生物学的現象の種別の要請を断念しては、医術は

その基盤を失うほかはないだろう。「疾病記述」(nosography)(14・13)を欠いては、医学は成立しないのである。しばしば引き合いに出されるヒポクラテスのクニドス派批判を自己流につごうよく理解してはなるまい。(14・14)

われわれは病気の種(species morborum)の説が体液、生命力、緊張、弛緩、その他、「原理」の大鉈で病気を割り切る流儀、つまり医学における中世の遺構をきびしく斥けて、直接に個々の病人の治療をはかった生粋の臨床家シデナムの職業的な発言であったことを忘れてはなるまい。それは、当今われわれの周囲でもしばしばわけ知り顔に説かれている、医者は病気でなしに病人を診るべきである、といったお談義は百も承知での現場の達人の、言うならば分別をもった冒険であった。近代に近づいて、痛風、佝僂病などをはじめとして、それぞれはっきりと他から区別される病気の数がようやくふえてきた――なお同時代の趨勢に関しては本節後段を見よ――という事実がその発言の背景にあったことを見落してはなるまい。

だが、後世の医学史家の間にしばしばみうけられるように、病気の鑑別への方向に道を拓いたシデナムを、いわゆる存在論的病気観の代表者の一人としてみることは、細心の吟味を必要とする。いわゆる存在論的病気観(ontological conception of disease)の問題については、本書でもあとでまたたびたび論議の機会があるはずだが、おいおいに説かれるように、医学ないし医療の本質に触れるこの重要な概念は、たいそう混乱した用語例をもっていて(14・15)、それをなにほどかでも整理することを試みないかぎり、医学史のゆきとどいた理解はおぼつかない。残念なことに、そうした史的背景を度外視した独り合点の医学論が今日でも内外でくり返されて、混乱をますます深くしているようにみえる。

病気を、本質的に人体――病む人のからだ――から独立に主権をもつ他者(an alien element)としての存在者(ens, τὸ ὄν)と理解する(14・16)のが存在論的病気観の本来の意味とみるべきだろう。病気全体を外から人に臨む(exogenous)病魔そのものとして把握する――そのさまざまなヴァリエーションを含めて――原始人の見方がその典型とみられる。そこでは病因と病気とがまったく一つであった。

われわれはここであのパラケルススの病気観を思い出すのだが、たしかに彼のそれは、もとより未開人の素朴な病魔ではなしに、観念的な性格をたいそう強めていたし、その成り立ちもさまざまに理解されたにはしても、病気が一律に人体に対する敵としての独立した存在とみられている点で――前にも指摘されたように彼にあっても病因と病気とは一つであったとみられる――まぎれもなく存在論的であった。もとよりそれらは、今日のわれわれの思考にはなじまない考え方になっている。

その一方、病気をそうしたいわば「異物」、あるいは「独立した政府」(14・17)としてでなく、正常からのずれ('deviation from the normal')、害われた人体のはたらきないし状態とみる生理学的な病気観、つまり病気を他者としてでなく、人体の側にひきよせてみる見方も、そのさまざまな形を含めてギリシャ以来続いていたことは言うまでもない。

ところで、通常ヒポクラテスに帰せられる液体病理学に従えば、すべての病気は体液の混合の変調にほかならないわけだから、おのずから患者たちの種々相は本質的に連続的なものとして眺められた――実を言えば「ヒポクラテス集典」の中に三日熱、四日熱、その他かずかずの呼称のみえることからも察せられるようにヒポクラテスの場合にも萌芽的(ルディメンタリー)にそうした病気の区分の存したことはほぼ疑いないのだが――し、それとは流儀のまったく違う固体病理学派にしても、病気を一律に、言うところの緊張・弛緩というものさしではかろうとするその姿勢は、ここでも明らかにもろもろの病気が本質的に一つとみられていたことを示唆している。たとえば肺癌と肺結核症とを、肝炎と閉塞性黄疸とを、自明のように区別する今日のわれわれの常識は、医学史を読むときにはしばらく捨ててかからなければならないのである。

だが、上にも一言したように、たとえば佝僂病とか痛風とかあるいは梅毒とかのようにいろいろな意味で独特な姿なり経過なりをもつ病気の臨床的な記載がしだいにその数を加え、一方には病理解剖学的知見もだんだんと固まってくるにつれ、シデナムのように病気の鑑別(ディフェレンシエーション)を意識的に考える医学者が現われるようになった――この傾向は十世紀のアル・ラージー(ラーゼス)にまで溯ることができる――のはみやすい理であると言ってよいだろう。言うまでもなくそれは今日のわれわれに引き継がれている。もとよりそれはすぐあとにも説かれるように病気を正常からのずれと考える生理学的病気観と両立(コンパティブル)しうるのであって、ただその生理学がもはやかの四性質でも四体液でもなければ線維の緊張度でもないだけの話である。

話の混乱がこの辺からはじまる。上にも一言したように、このようにすべての病気を「一つ病気」としてみずに、いろいろ独立のカテゴリー(nosological categories)――シデナムの表現[14・18]に従えば病気の'kinds'――を設ける立場をもまた、後になっては人がしばしば存在論的(オントロジカル)病気観とよぶようになり、今日では病気の specificity を考えること一般をそう格づけるのがむしろ通説になってしまったようにみえる。

シデナムがはじめてはっきりした形で説いた病気の種(species morborum)の考え[14・19]が、病魔説、より正確に言えば external ontological *ens* (Niebyl)としての存在論的病気観と同じ言葉で以後よばれることになったのは医学史、医学論を読むわれわれをたいそう当惑させる。たしかに、病気――あえて病因がとは言わないことを後々の話のために注意せよ――が外来者であるかぎり、その顔が違えば病気自体も当然違うわけだから、原意の存在論的病気観はつねに病気の種別を伴うわけだが、逆に病気の specificity をとりあげることがかならずしもそれらを人体から独立した主権をもつ実体(エンティティー)と考えるわけでないことは言うまでもない。もっとも、シデナムが病気の区別を動植物の種(スピーシーズ)に類比させたことによって一部混乱のたねを播いたことは事実である。この問題はしかし本書のずっと後段で、疾病分類論(ノソロジー)をめぐる論議の中でまた言及される折があるはずだから、ここでは追及しないでおこう。

およそこのようにして、同じ「存在論的病気観」(ontology)という言葉が、それが適切であるかどうかは一応別にして、不幸にして二つの異なる意味に用いられている、と了解すれば、この問題をめぐる医学史上のもろもろの混乱を解くキイをえたと言うことができるだろう。後にまたみるように、その混乱は十九世紀以後今日までもう一つ複雑な形でまた再三くり返されることになる。わたくしがここでこうした煩瑣な議論に立ち入ったのは、一つにはそのときの用意を前もって一応ここで整えておきたく思ったからであった。

もっとも、根っからの臨床家(クリニシアン)であったシデナムにとって、いま言った存在論的病気観是非というようなきどった(ソフィスティケーテッド)問題が彼を煩わせたとは考えにくい。さまざまな形の悩(パテーマタ)みをもつ人々の病床(クリネー)に臨んで、その臨床病状と経過の丹念な蒐集に基づいて病気の型別を志したシデナムの平明な病気観は、言ってみればベーコン的、自然誌的(ナチュラル・ヒストリー)なそれであったとみられる。

こうして病気の種を説き、その臨床的な同定(アイデンティフィケーション)に意を用いたシデナムが、その一面、次の世紀の学者たちがしばしば鋭意試みたような形での病気の分類(クラシフィケーション)の誘惑に陥らなかった――往々シデナムが病気の分類に意を用いたと記されているのは軽率な誤解と言うべきだろう――ことをここで注意しておこう。

もとより、俗に病気の数は患者の数ほどあると言われるのは医術の場ではまったく正しい。さきに記した生理学的病気観に立って、そこにいろいろ‘specific’な病気のカテゴリーを設けたとしても、そのヒトには当然生物学的な個体差があるはずだし、同時にまた病気を一つの物語(イストワール)りとしてみた場合、そこには生物学的にも、人間学的(アンスロポロジカル)――こころをもち社会に縁どりされた――にも、当然それは一律でない。だがそうした話は、ひとまずシデナム的前提なしには、技術(アート)としての医術を進める上に不毛とみるほかないだろう。

天然痘、猩紅熱、麻疹、赤痢、梅毒、等の流行病、彼自身の持病でもあった痛風、あるいは水腫、小舞踏病(chorea minor または Sydenham's chorea)、ヒステリー、その他、個々の病気についての彼の見解にはここでは立ち入らずに、臨床医学者としてのシデナムの方法についてもう少々考えてみよう。

頭でっかちの医学者たちの宿弊を是正して、偏見のない観察(unbiassed observation)を何よりも重んずるヒポクラテス主義の初心に戻ったところにシデナムの大きなメリットのあったことは、くり返すまでもない。

さて、その上に立って医学の目標である治療について考えるに当っては、彼は個々のいわゆる治験例――そうした「実例」を楯にとって「経験屋(エンピリック)」のいちずな伝道の行われる消息はどこでも変りがない――のいかに誤りやすいかをよく弁え、忠実なベーコンの徒として、くり返された経験によって治療の方法(methodus medendi)——これはまったく流儀の違うガレノスのもっとも有名な著書の標題でもあったわけだが——を確立しなければならないと考えた[14・20]。上に述べた病気の種別はそのためにも当然の要請でなければならないわけであった。

ところで、正しい治療の方法は、病気の原因(causes)を確かめることなしには期しえない。彼はしかし、それを考えるに当って、直接に五官によって証明できる接続した原因(immediate and conjunct causes)のみがわれわれの知識の射程に入り、治療にも有用なものであって、究極的な、遠隔(リモート)の原因を探ろうとする学者の「虚栄(ヴァニティー)」を戒める。その批評が何を対象にしていたかはあらためて言うまでもない。

前にも言った通り、彼はロイヤル・ソサエティーの俊秀たちとの交友に多く恵まれていたにもかかわらず「新哲学」の実験的方法に親しまず[14・21]、具体的にはその解剖学・生理学、病理解剖、化学、等によそよそしかった。それはたしかに彼の限界であったが、一面、臨床家としての稀な天分をもつシデナムの直観がそれを見誤らなかったように、近代科学がまだ実質的に臨床医学に充分寄与しうるまでに成熟していなかったことを考えれば、それはむしろ時代の限界であったと言わなければならないだろう。たしかに、次章以下にもまたたびたび遭遇するように、一知半解の科学からまたも早まってさまざまの「医学体系」をつくり上げる実例も容易に絶えないわけだから、シデナムの保守性を一つのすぐれた見識とみることもできないことはない[14・22]。

シデナムの病因論は二つあるいは三つに分けて考えることができる。

その一は内部的の要因(インターナル・ファクター)である。多く急性の病気に目立つ発熱(フィーヴァー)、すなわち体熱(ヒート)の増強なる症状を、彼は、ヒポクラテス流の煮熟(コクション)によって血液中の病的物質——外来性(後述)の、あるいはその中に醸成された——を排除する機作と解する。それは血液の「動揺」(commotion)によってもたらされる。病気を、「自然」の平衡回復への力強いはたらき、とみる点でも彼はヒポクラテスの徒であった。

これに対してたとえば慢性病の痛風——遅れてモノグラフになった痛風の研究は彼の傑作の一つであった——は発熱を伴わないが、その病気は、体液の不調によって緩徐に生じた病的物質が局所に貯溜することによって招かれる。おおむね液体病理説の立場をとるシデナムの見解には、ウィリスの醱酵説の影響もみられるが、いま記されたことに対しても彼はとりたててこれといった実証的根拠(ヴィデンス)を示しているわけではない。この辺では彼がいっさい斥けたと思いこんでいる「理論」の虜にいつのまにかなっているようにみえる。

ボイルの勧めによって最初に手を染めた急性流行病がシデナムのもっとも大きな関心事としてとどまったことは、全集の中でその記述が占める分量からも察せられるところである。その流行病の発生に、環境因子の病因論的意義を重視するヒポクラテス学説を復活させたのは、シデナムのこの領域における大きな功績であった。流行病の季節的消長、そのリズム、等に関する[14・23]シデナムの確かな記述に、流行学者(エピデミオロジスト)としての彼の力量をみる。

だが、シデナムが、ヒポクラテスの言う外界の「気象条件」[14・24](κατάστασις)に典拠をもつ「大気(アトモスファイア)の流行条件(あるいは構成)」(epidemic constitution, genius epidemicus)について説くとき、彼はどうやらヒポクラテスのリアリズムを忘れ、たてまえに反しておのが観察に基づかない仮説(ハイポセシス)の深みにはまったようにみえる。コスの巨匠にあっては、いわば彼の説明しにくい部面に残された外界の「気象条件(カタスタシス)」の説が、シデナムにおいてはポジティヴに、大地に発する(from the bowels of the earth)一種玄妙な説明しがたい変化(secret and inexplicable alteration)に由来した大気の成分が人を「汚し」(infect)て病気を招くと考えられている[14・25]。その大気の「流行条件」のそのときどきの交替が、一々異なった流行の性質を規定すると彼は考える。彼は一六六一年から一六七五年までの十四年間を五つの時期に分ち、その間次ぎつぎとおこった間歇熱(マラリア)、ペスト(一六六五—六六年)[14・26]、天然痘、赤痢(下痢症一般)、さらには昏睡性の熱病(インフルエンザ?)といった流行病の発生をその見方から説明する。

ヒポクラテスのカタスタシスの説は十四、五世紀の「ペスト文書(トラクト)」のあるものや、前にも一言した[14・27]十六世紀のすぐれた流行学(疫学)者ギヨーム・ド・バイユーの著述——遺著として十七世紀に入って公刊された——などによって復活されてはいるが、それをデフォルメしたシデナムの「流行条件」の説はいまも記したように病気の特異性(スペシフィシティー)の強調されるところにも異色があった。それはまた、やや意外にも「新哲学」の驍将ボイルの粒子説の影響をうけているとみられるふしもあり、いろいろ曖昧な問題が残されている。だが、ロンドンの流行病についてはすぐれて事実に存した流行学的・臨床的の詳密な記録を残しているシデナム、そして理論一般に背を向けようとしたはずのシデナムに、この「流行条件」の考えが忍び入ったとき、それは不思議にもいわば切り札のような形で強調される彼の流行学(疫学)の中心的な理論と化した。その説は、当然不毛であったばかりでなく、彼の盛名が逆に災いして、永く有害な影響を残したことは本書の後段にもみる通りである。

シデナムの「流行条件」は前に述べたミアスマ説に近い面もあるが、一面彼は性病やペストにおいて接触伝染(コンタギオン)の説[14・28]とうけとれる記載をも残している。ただその見解は彼の流行学(エピデミオロジー)の中では一隅に小さな位置をもっただけだし、またそれと大気の変化との問題の両立性(コンパティビリティー)について彼はつきつめて考えることもしなかったようにみえる。ちなみに、シデナムの活動期はあのレーウェンフック[14・29]が勤勉にミクロの世界の開拓につとめていた時期であった。

シデナムにおける治療の問題をもう一度考えてみよう。前にも記したように治療の方法(methodus medendi)を確立しようとした臨床家シデナムは、単なる経験屋（エンピリック）にとどまることを嫌って、おのが手段に論拠（ラシオナーリ）を求めようとした。病気の種別とその原因の探求はそこに至る当然の手順であった。

自然（ネーチュア）を重んじ「自然の治癒力」(vis medicatrix naturae)に大きな信頼をよせる、という基本的な姿勢において、治療の面でも彼はまさしくヒポクラテス主義者であろうとした。だが、シデナムに「病理学」があったとすれば、その中軸は古典的な液体病理学——そこにシルヴィウスに代表される近世の医化学派の影響は見落せないようにも思われるのだが——の線に沿うものであった。おのずから、有害物質(materia peccans)を駆逐する主旨をもった瀉血、下剤、吐剤、発汗剤、等の伝統的な排出(evacuation)療法が彼においても大きな意味をもっていた。その意味でむしろ常識的であった彼は、しかし、理論にも、また伝統の権威にもとらわれずに、経験の示すところに従って、ことに応じて最良の手段をみつけようとする。天然痘の治療に当って、薄着と低栄養の「冷却療法」(cooling regimen)を推奨するという、当時評判になった工夫——当然多くの批判を招いたが——にその一例をみることができるだろう。一面そこには彼の治療方針の *ad hoc* な性格がうかがわれないでもない。

いま記した排出療法はもともと自然の治癒過程を助長する趣意に発したものだが、シデナムの姿勢は柔軟（フレキシブル）で、かならずしも世の医者たちのようにそれに固執しない。たとえば慢性病の痛風においては、彼はいろいろな形の排出療法を一々実地にためして、それらが好結果をもたらさないことを確かめ、ヒポクラテス流の一般養生法（レジメン）を強く勧める。新鮮な空気、運動とくに乗馬——彼の前歴を思え——適切な食餌、等の養生法はいつの場合にも彼の深く重んずるところであった。

ヒポクラテス流の養生法とも、また、液体病理説を背景にもつ排出療法とも、歴史的に両立しがたかった(特異（スペシフィック）)薬剤療法の領域でもシデナムの名はキナ樹皮とともに残っていることを注意しよう。

ペルー産のキナ樹皮は一六三〇年代から四〇年代にかけて、おそらくはイエズス会士たちの手で新大陸よりはじめてヨーロッパに輸入されたものと考えられている。それはたちまち広く世に迎えられたが、その卓絶した薬効は、明らかに古典的な四性質理論から導かれた対抗療法(contraria contrariis)とはまったく無縁の話と了解されるし、また、そのはたらきが熱病一般にでなく、とくに「おこり」(aigue, マラリア)にかぎる、言いかえれば特効薬（スペシフィクム）であることの認識は、間接にガレノス医学の凋落に一役買う医学史的な意味をもったのであった。

シデナムはキナ樹皮の応用に着眼した最初の医者ではないにしても、ウィリス、モートン(後述)と並んでその普及に大きな影響をもった人の一人であった。いわゆるパラケルスス派をこそ軽蔑したがウィリスその他を通じて医化学派の影響が強かったとみられる彼はまた鉄剤、水銀剤——濫用のきらいもあったのは事実だが——等、化学薬剤に対する関心が深く、同時に伝統的な、科学的根拠のない多剤療法(ポリファーマシー)を強く排した。治療の単純化はヒポクラテス主義者シデナムの基本的な方針であったと言ってよい。

こうしてみると、シデナムの一見不整合な治療指針の中に、むしろ、当時の医学の実態をよく抑えて一面的な偏向に陥らなかった経験主義者(エンピリシスト)としての彼の実際的な知恵を読みとることができそうである。たしかに歴史に時期を画するようなはでな話はそこにはないが、彼が臨床家として大きな盛名を博したゆえんは察するにかたくない。ソフィスティケーションのない彼の筆が今もわれわれに魅力的であるのと同様に、単純な彼の治療方針は患者たちに大きな実効をもったに相違ない。

ついでながらここで当時の治療問題を眺めてみよう。いま述べたところをみても、シデナムがたしかに知恵深い臨床家であったことはわかるのだが、キナ樹皮の話を別にすれば、十七世紀に至っても医学は肝腎の治療の面ではあいも変らぬ瀉血――史家アッカークネヒトはシデナム、ウィリス、バリヴィ(後述)[14・30]のような名医たちも「吸血鬼」(Vampyr)であったことを指摘する――その他旧態依然たる面がはなはだ多かったこと、薬草に代る化学薬剤の登場ははじまっていたにはしても、全体として本質的な進歩がほとんどなかったことがあらためて注意されなければならないだろう。フランクフルト・アム・マインその他ドイツのあちこちではたらいた医者ダニエル・ルードヴィヒ(Daniel Ludwig, 1625–1680)のような治療上の懐疑主義(therapeutischer Skeptizimus)[14・31]――それは十九世紀に至ってもさらに有名な発言者たちを見出すのだが――を公けに表明する学者の現われたことは、むしろ医学界の学的水準の向上とみてよい現象であった。もしモリエールが生まれ代ってくれれば、彼の医者観もよほど修正されただろう。

ところで、話をはじめからふり返ってみて、シデナムが、最初に記した「イギリスのヒポクラテス」とよばれても不思議はないたちの医者であったことは疑いない。もっとも、スコラ化されたガレノス主義が永く医学の強力な主流を形成していた間にも、いわば由緒ある「古流」としてのヒポクラテス主義を標榜するよく名の通った医者たちもしばしば現われたし、そうでないまでも、言葉の上(リップサービス)でのヒポクラテス礼讃はいつもガレノス主義と同伴することができた。そうした中で、シデナムを、しばしば言われたようにあのヒポクラテス以来の名医とするのは過褒としても、彼が医学史上擢んでたヒポクラテス主義者の一人であったことは誰にも異存のないところである。

だがその、いっさいの「理論」を排して経験につこうとした――それが果して可能であるか、と言うよりはそれが正しいかどうかはここでは問わず――シデナムが、しばしばみずから独断的な「理論」にひきずられた矛盾は当然批判の的になるだろう[14・32]。また、前にも触れたように、彼が当代の科学の動向に無反応(インミューン)であったことは、結果のよしあしは問わず、それがあの科学革命と言われる十七世紀半ばの話であることを考えれば、何か違和感を人に与えることも否まれない。

にもかかわらず、大学にも学協会にも実質的には属せず、しかもさして多産（プロリフィック）とも言えない著述のほかにはこれといった仕事を残さなかったこの市井の医者が、やがてしだいに評判を高め、ついに「イギリスのヒポクラテス」とまで尊崇されるようになった――現代のすぐれた医学史家アッカークネヒトはそれを「シデナム神話」(Sydenham-Mythos)ときめつけるのだが[14・33]――のは、おいおいにみるように、せっかくガレノスの呪縛を離れた近代医学がまま再び陥ろうとした体系癖にあきたらず思う十八世紀以降のすぐれた臨床医学者たちに、溯って近代の初頭にヒポクラテス主義を力強く復興させたシデナムの功績を思い出させ、若干の虚像的要素をまじえながら、彼を近代医学の祖に仕立て上げたのではなかろうかと考えられるのである。たしかに、後に哲学者として大成するジョン・ロック[14・34]のようなすぐれた後輩、共労者が彼に深く私淑したことをみても何ほどか想像されるように、臨床家シデナムがまた非凡な医学者であったことに疑いはないにしても、彼の声価がきわめて高いものとなったのは、多く次の世紀に入ってからで、しかも本国よりはまず大陸にはじまったと伝えられるのが示唆にとんでいる。

前章で述べたトーマス・ウィリスは、その当時ロンドンでもっとも盛業の医者であったばかりでなく、また、この世紀の西欧最大の臨床医学者の一人であった。シデナムとほとんど年齢は違わないが、晩学のシデナムに比べて医学上のキャリアにおいて先き立ったウィリスは、前にも記したようにもともと典型的なアカデミシァンであり、またロイヤル・ソサェティーの有力会員でもあったことをみれば、臨床家としての両者の肌合いがかなり違ったものだったとしても、さして不思議はない[14・35]。

臨床医学領域におけるウィリスの業績は多岐にわたっているが、中で当時広く読まれた「熱病について」(De febribus)は、流行学的にも臨床医学的にもきわめてすぐれた内容をもち、――たとえば産褥熱に関する古典的な記述やイギリスにおける発疹チフス('camp feaver')のもっとも早い確実な記載[14・36]その他――そのあるものは十九世紀後半の水準をもつとまで評される。ウィリスのすぐれた評伝の著者イスラーが説くように、シデナムのあの有名な急性熱病論が多く彼から吸収したものかどうかはにわかに断じがたいが、いずれにしてもこの急性熱病の諸問題に関する両者の言説には共通するふしがはなはだ多いし、また方面を変えて、医化学派の巨匠としてのウィリスが前記の「醱酵論」(De fermentatione)に説くところが、化学一般に対するシデナムの冷淡な姿勢にもかかわらず、後者に影響をもった事実もどうやら否まれないようである。通じてみるに、そこにはどうやらアカデミックで、そのゆえにまた何ほどか手のこんでいたウィリスの所論が――彼は往々それをこえて思弁的（スペキュラティヴ）でもあったのだが――のを、シデナムがその豊かな経験を背景に、むしろ実際家的にそれを簡明化したのではあるまいかと推測されている。さきにも一言したように後代になってシデナムが人々の高い評価をかちえたのは、もっぱら彼のその強く経験的な側面に基づくもので、そうした精神的気候の中では顧みてウィリスがとくに魅力ある学者として思い出されなかった——逆にその在世当時には王政復古と国教会のまき返しを背景としてウィリスの医学者、臨床家としての声望は遙かにシデナムをこえていたのも了解しにくい話ではない。

キナ樹皮が四日熱の治療にきわめて有効であることをはじめて記載したのも彼はシデナムに数年先んじていた。

糖尿病患者の多尿が「砂糖あるいは蜜のように」甘いことをウィリスが記載したのははなはだ有名だが、その糖尿病（'diabetes or pissing evil'）——この病気はそのころだんだんと頻繁に目につくようになったらしい——に関する彼の記述[14・37]は、生理学をふまえた臨床医学者としてのウィリスの実力を示すすぐれた作品であった。彼はそこで糖尿病を血液の病気として眺める洞察を示している。

そのほかにもウィリスの臨床的な業績としてきこえるものは多いが、前にも記したように、脳・神経系の解剖学・生理学に造詣の深かった彼の臨床医学上の仕事が神経病の領域にとくに目立つことは容易に想像される通りである。

痙攣を主徴とする諸病(morbi convulsivi)はウィリスの貢献のとくに大きかった領域の一つである。われわれはここで彼の神経生理学の話のくり返しは避けたいが、伝統的な霊魂精気(animal spirits)の用語をかりて説いた神経・筋肉のはたらきの機序（メカニズム）に関する彼の所論は、医化学派の有力な一翼としてのその立場を反映して、内容的には多分に物質的な角度から進められたものであった。もとより時代の制約をうけて、そこには実証を伴わない論が少なくなかったにしても、彼が神経・筋肉の運動の動態をきわめて正確に観察し、その本質を深く把えていたのはそのみのがせない功績であった。

そうした基礎に立つウィリスの、癲癇およびヒステリーに関する理解は、そのゆきとどいた臨床家の眼とあいまって、まことに見事であった。ヒステリーについてはシデナムの傑作と言われる記述[14・38]が史書にしばしば紹介されているが、ウィリスのそれは明らかに発表の年代を先んじているし、内容的[14・39]にもシデナムがむしろウィリスに負うところが多いとみる見解に充分の理由があるようにみえる。ヒステリーなる女性に多い病気が、その名称からもうかがわれるように、子宮（ヒュステラ）(ὑστέρα)の移動に発する、という古来常識にまで広まっていた説を決定的に斥けて、一次的にそれを神経系の疾患と考える点で、ウィリスとシデナムとはその見解を同じくしていた。

前にも触れたように、ウィリスの仕事は、このような神経病学の範囲をこえて*こころ*にからまる病気に踏みこむのだが、その種の話題はここでは割愛したい。

通じてみるに、臨床医学者としてのウィリスの仕事は、よきにつけあしきにつけシデナムのそれのような簡明な構成をもたず、おのずから、早わかりのすきな繁忙な医者たちの間に後者のような目立った影響をもたなかったのは事実だが、その代りに、前にも一言したように、われわれは彼において、ある意味でははじめて近代的な骨格をもつ臨床「医学」者に遭遇したと言っても大きく見当は違うまいと思われる。言う意味はこうである。

スコラ医学から完全に抜け出たウィリスは、まず、あいた眼で病人を診る「臨床（クリニシャン）」家であった。シデナムもそうであったが、それは病人をみないで尿や脈や、はなはだしくは天体の運行のみをみてもっともらしい思案をめぐらす医者たちがなお多かった時代にあっては、特記しなければならない新しい姿勢であった。と言うよりは医術はここでヒポクラテスの原点に戻ったのであった。さまざまな病気について彼の残している記述[14・40]は、彼がシデナムにまさるとも劣らない臨床医であったことを証拠立てている。だがそれだけでなしに、科学革命の洗礼をうけた新風のただなかに身を置いた彼は、時代の動向によく気を配り、前章で詳しく述べたように、みずからも解剖学、生理学、化学に思いを潜め、それによって臨床医学の諸問題を解く鍵をえようとした。

今日考えればまったく月並（コモンプレース）とも言うべきこの姿勢が歴史的にはきわめて新鮮なものであったことにあらためて留意したい。われわれがさきに長い筆を費やして説いた十七世紀科学革命の影響がようやく地道な形でこの辺にあらわれてくる。言うまでもなく、こみいった医学の構造と時代の制約との両側から挟まれて、そこには課題と手段（ミーンズ）との大きな不釣合（ディスプロポーション）いがあった。ウィリスの鋭い頭脳が往々純理的（スペキュラティヴ）にそこをとびこさなかったとは言わないが、少なくともこと病気に関しては、彼は経験的に確かめられた事実の近接的（プロクシマル）の因果関係を個別的に明らかにすることをその仕事の主旨とした。イスラーが適切にも指摘しているように[14・41]、たとえば有名なその重症筋無力症(myasthenia gravis)の記載にしても、また前記糖尿病について、わかるところまで問題を詰めた上、あとを未解決（オープン）としてはっきり残したのも、いずれも彼の医学の近代科学的な性格を具現する例証とみてよいものであった。前述の、頑固なまでに臨床（ベッドサイド）の所見から離れないシデナムの経験主義が、「医学」者たちの宿弊を正し、医術を原点に戻したという意味で、後々のすぐれた臨床医学者たちに心理的に強くアッピールし、精神的な鼓舞を与えた消息はよく理解できるが、一面、上にみたシデナムの学問の体質が、早晩彼の道を行きどまりに終らせる運命を孕んでいたことは否まれないだろう。これに対して、実質的にシデナムのすぐれた面を共有していたウィリスは、同時に、近代医学の鉱脈を掘り当てる方法をかなりはっきりと身につけていた、とみることができる。近代臨床医学が誰にはじまるか、といった形の問いは無意味にちがいが、少なくともわれわれがようやくいま、このウィリスにおいて近代を確実に指向する医学者に対面した思いを禁じえないのである。

治療の問題について付記すれば、ウィリスにとって治療も当然、彼の「科学的な」医学によって舵をひかれるものでなければならなかった。だが、瀉血その他の排出療法から、彼の学問的背景に照らして当然予期される化学薬剤はもとよりのこと、はなはだしくは慣用の種々の「汚物薬」まで収録する彼の治療方針については、その見る角度にしたがって、人々の評価がしばしば大きく岐れている。

シデナム、ウィリスらの時代、つまり十七世紀の中葉から後半にかけて、ほかにもいろいろな意味ですぐれた臨床医学者がいなかったわけではない。そこで注目されるのは、上にシデナムに関連して論ぜられたような形でのいろいろな――諸「種」の――病気についての知識が、具体的に一つずつ深まってくるという事実である。臨床医学者たちの足がようやくしっかりと地についてきたことをそこにわれわれはみるのである。いまその目立ったもののいくつかを拾って述べてみよう。

イギリスでは前記グリッソンは「イギリス病」の別名をもつ佝僂(リッケッツ)病についてすぐれた専書(De rachitide, 一六六〇年)を残しているし、またこれも名医の名の高かったモートン(Richard Morton, 1635–1698)は肺癆症についての詳密な著書(Phthisiologia, 一六八九年)を公けにした。それは液体病理学的な奇妙な説述に彩られているにはしても、臨床的な記述としてはすぐれた内容をもち、結核症研究史の序章を飾るものであった。キナ樹皮が熱病一般にでなしに、マラリアの特効薬(スペシフィクム)であることをはじめてはっきり認めたのもこのモートンであった。前に述べたアムステルダムの有名な解剖学者トゥルプはまたすぐれた臨床医学者であったが、熱帯病としての脚気(ベリベリ)についての最初の記述[14・42]を残した。熱帯病がそろそろ西欧医学に登場する。彼はまた、腫瘍その他病理解剖学上のすぐれた仕事も多く残している。

この時代の傑出した臨床医の一人であったシャフハウゼン(スイス)のヴェップァー(Johann Jakob Wepfer, 1620–1695)は、とくに脳卒中の研究によって永く記憶されている。卒中(ストローク)('stroke' or apoplexy)は昔から強く医者の注意をひいた現象であったが、その本態は永く不明のままにとどまっていたのを、彼は屍体解剖によって、その多くが脳実質内の出血に基づくことを確認した。ずっと前に記したベニヴィエニと同様、ヴェップァーは彼の診た患者の生前の所見と屍体解剖とを照合することに熱意をもち続けた。脳出血の事実は、次の世紀のはじめ、イタリアのランチシィによって再確認されるが、この脳出血にしても、あるいはまたこれもやや遅れて前記フランスのヴィユサンスが記載した心臓弁膜症の問題にしても、解剖学的方法以外にはその病理を確認するてだてのない種類の病気であったことを注意しよう。

わたくしはさきに生理学、微解剖学の成果できこえる十七世紀医学における病理学の貧困を指摘したが、ウィリスが痙攣病の理法を彼一流の神経病学(ニューロロジー)によって説明したとき、あるいは前記シデナムが流行病の原因を問うたとき、たしかにそこには病理学への志向がなかったとは言えまい。しかしそれらがなお学「説」にとどまっていたのに、同じころヴェップァーらの解剖学的方法に基づく病気のなりたちの究明がイギリス経験主義のお株を奪っていたことが注目される。

ここで記憶しておきたいのは、テォフィル・ボネー(Theophile

Bonet, 1620–1689) の歴史的な著述「墓、あるいは実際的解剖学」(Sepulchretum sive Anatomia practica, 一六七九年) である。ジュネーヴで生まれ、ボローニャで医学を学んだこの学者は、中年で聴力を害して引退し、著述に専念した。中でもっとも有名なその「墓」は、フォリオ版三巻、二千ページをこえる大著で、古来の、主として過去二世紀の間の剖検所見を臨床記録と対照して集大成した驚くべき労作であった。資料の整理、病変の分類等に不満な点が多いにしても、それは病理学史上の記念碑的な業績として残されている[14・43]。ボネー自身はしかし、そこから何の一般的陳述もあえて試みることがなかった。古典的の意味での解剖学でなしに、病変の所在を確かめる意味での屍体解剖が、病理学のもっとも有用な方法として確立されるには、なおわれわれは次の世紀を待たなければならないのである。

次章で話を次の時代に進める前に、ややわき道ながらここで外科学その他の領域をざっと眺めておこう。

上に述べたようにいろいろな面で進展のめざましかった十七世紀医学の中で、外科学の歩みはむしろ低調であった。

中でもっとも有名な外科医はヒルデンのファブリ (Wilhelm Fabry von Hilden, Fabricius Hildanus, 1560–1634) である。デュッセルドルフに近いヒルデンで生まれ、ベルンではたらいたこの卓越した外科医は、彼が深く尊敬したアンブロワズ・パレなどと同様に、理髪外科医の出で、解剖学を重んじ[14・44]、正規の学校こそ出ないが医学に深く通じて、外科学の内容の向上をひたすらその念願とした[14・45]。四肢切断術の改良その他多くのすぐれた業績とともに外科器械に多くの新案を加えたことが記憶されている。

外科器械と言えば、ウルムの外科医シュールテス (Johann Schultes, Scultetus, 1595–1645) の「外科装備」(Armamentarium chirurgicum, 一六五五年) は広く読まれた図入りの外科器械学で、三十年戦争のもたらした創傷外科の進歩を反映するものと言われる。

イタリアの外科学の改革者とも言われるマガティア (Cesare Magatia, 1579–1648) と並んで、ナポリの解剖学教授セヴェリノ (Maro Aurelio Severino, 1580–1656) もすぐれた外科医であったが、彼はまたその著「腫瘤の本性について」(De recondita abscessuum natura, 一六三二年) によって外科領域における病理形態学の開拓者として知られている。ここで言うアプセスとは今日の言葉の膿瘍(アプセス)とはかならずしも同一でなく、腫瘍などをも含んでいた。腫瘍の病理学についてはなお前記トゥルプも先駆的な業績を残している。

十七世紀医学で目立つことの一つは産科学の進歩である。パリのオテル・ディュにはじめて産院が付設され、組織的な助産婦の訓練が行われた。そこではたらいたルイズ・ブルジョワ (Louise Bourgeois, 1563–1636)、マルグリット・テルトル (Marguerite Tertre)、ドイツではユスティーネ・ジーゲムンディン (Justine Siegemundin, 1650–1705) のような高名な助産婦が輩出し、はじめて助産婦学の教科書もできた。男性の産科医もそこに登場する。ルイ十四世が宮廷にそれを採用して以来、心理的な抵抗もしだいに薄れ、フランソワ・モーリソー(François Mauriceau, 1637–1709)、ピエル・ディオニス(Pierre Dionis, ?–1718)、ギョーム・ド・ラ・モット(Guillaume de la Motte, 1655–1737)などのような外科医出身の産科医も現われ、技術の向上にみるべきものがあった。モーリソーの「妊産婦の病気」(Traité des maladies des femmes grosses et des celles, qui sont nouvellement accouchées, 一六六八年)は正常、異常の出産を詳しく扱った産科学の最初の科学的な教科書であった。彼はまた、永い慣習の分娩椅子の代りにベッドでの分娩を勧めた最初の医者であったと言われる。モーリソーは当時の帝王切開術を強く斥けた外科医の一人であった。

ほぼ同じ世代のオランダのデヴェンテルについてはつごうで後に述べることにしよう。

法医学の誕生について一言触れておこう。あれほど水準の高かったギリシャ医学は法律と結ぶ機縁をもたなかったが、ローマ以後には、法律上の諸問題に医者が関与する事例がもとよりなかったわけではない。だが、法医学(forensic medicine)の名に値いするものがうまれたのは十七世紀イタリアにおいてであった。法王庁の医者パウロ・ザッキア(Paulo Zacchia, 1584–1659)およびナポリの教授フォルトゥナート・フェデーレ(Fortunato Fedele, 1551–1630)のいずれも「法医学」の名をうたった著書はこの領域の古典と言われる。[14・46] ドイツではやや遅れて、前に記したライプツィヒのヨハネス・ボーンの名がきこえている。法医学の誕生は宗教改革の所産の一つで、カトリック教会の恣意な裁判に対する医学者の抗議の意味をもっていたらしい。[14・47]

死産と窒息死を鑑別する新生児肺の浮遊試験(docimasia)の原理を誰がみつけたかには諸説があるが、それが裁判の実地に用いられたのは、一六八一年シュライヤー(Johann Schreyer, 生歿年?)によってであった。そうした他殺の鑑別、あるいはまた中毒、性犯罪、詐病、その他さまざまの事件に関係して医学上の専門知識が必須である場合の多いことは言うまでもない。そこに法医学が成立するわけだが、それらは畢竟、法の世界への医学の応用であって、本来の医学の流れに沿う学問ないし技術とはやや異質なものとみてよいだろう。それは医学の幅の広さ、と言うよりは、人間とその社会の織り目の中での医学の、出づっぱりにも似た役割について、われわれにあらためて考えさせるところの多い事実である。この法医学については、しかし、本書ではここにその誕生を記録するにとどめ、その後の動向を仔細に追う手続きはおおむね省きたい。

ラマッツィニの職業病に関する古典的な著述が公けにされて近代的な衛生学がうぶ声を挙げたのはちょうど世紀の変り目、一七〇〇年であった。衛生学の問題はしかし後にあらためて詳しく述べる折があるだろう。

2　移行期の体系家たち(1)
——ホフマンの機械論的体系——

この節と次節の主役にそれぞれ予定されているホフマンおよびシュタールは、ともに一六六〇年——その三年前にハーヴィが逝去している——の生まれで、十年ほど遅れたブールハーフェと雁行してシデナム、ウィリスらに続く世代のもっとも傑出した医学者である。その活動の頂点は後にも記すように十八世紀の前半にかかっているが、以下にみるように、それはいろいろな意味で明るい「光」を浴びた啓蒙(エン「ライト」ンメント)の世紀の歴史的文脈の中で考えるよりは、むしろ科学革命の世紀——前にも指摘されたように革命が一息には成就しなかった医学においては、むしろ悩み多い過渡期——であった十七世紀の殿りに置いてそれを眺めた方が問題の所在がはっきりするだろう。

もっとも、人がもし、前節のシデナムの形で出なおした臨床医学が、科学、とくに俗に言う基礎医学の進歩によって逐次補強されて、「今日の医学」が一筋道にでき上ったというふうに安易に考えてそこに何も不安が残らないならば、ホフマン、シュタール、その他のような十八世紀のいわゆる体系家(ジュステマティケル)たちの努力は、おおむねむだで、反動ではなくても邪道であったとみるほかないだろう。だが、果してそう言いすてて、あえて医学史とは言わず、われわれの医学の理解に心棒が通るだろうか。

われわれはいま医学の歴史において重大な移行期にいることに注意しなければならない。不動の「原理」から発して事物の世界へと下る古来正統とされた学風はようやく見捨てられて、人は経験主義(エンピリシズム)のもっとみのり多い途につくようになった。とくに、人ないし生物を考えるに当ってさしも有力であったアリストテレスの目的論の枠組みはすたれて、粒子論的、決定論的理解がそれに代ろうとする。この二面は裏表になって、人々の具体的な知識は日ましに積み重ねられるようになった。人は進歩の味を歴史の中ではじめて覚えるようになったのである。

だが一面、この新しい道は、それなりに見事な整合性をもっていたあのガレノス医学に代る一貫した筋を未だ見出すに至らず、新しい方法が続々ともたらす情報量の増加を前にして、心ある学者に焦燥の深かったのも無理のないことであった。過渡期のつらさは、科学一般におけるとやや異なって職分上、課題をみずから択ぶ自由度の小さい医者、医学者にひとしおであったろうと察せられる。だからこそここには、十七、八世紀の医学に造詣の深い前記[14・48]キングがその著書[14・49]の中で発掘したリヴェリウス(Riverius, Lazar Rivière, 1589–1655)のようなすぐれた新ガレノス主義者が由緒あるモンペリエから出る余地があったし、以下に学ぶように、いろいろな形での新しい体系の樹立に苦闘する学者のあったのは、それがあとあとどういう運命をもったにしても、そこに充分の理由があったとみねばなるまい。それにしても、あのシデナムでさえも自戒に反してその頑強な経験主義を貫徹できなかったのをみてもわかるように、色合いと程度の差はあっても、すぐれた医学者はこの時代においてそれぞれ体系家的な側面をもっていたことは見落してならぬことである。そのときどきにそうした手続きを踏むことなしには、とくに医術は運転しにくい本性をもつのである。もっともそれはもはやかの古風のスキエンティア(scientia)、原理の演繹に基づく知識の体系でなしに、少なくとも気持の上ではいつでも修正の用意をもち、ひたすらに進歩を志すための仮の見とり図の作製以上のものではない約束であった。

フリードリッヒ・ホフマン(Friedrich Hoffmann, 1660–1742)はザクセンのハレで生まれた。イェナとエルフルトで医学を学び、しばらくエルフルトで教えた後、諸国を旅し——イギリスで化学者ロバート・ボイルと深く交った——ドイツに戻って十年たらず医業を営んだ。やがて、後のプロイセン王フリードリッヒ一世が開設したハレの大学に招かれて教授となり、中途ベルリンの宮廷に侍医として勤めた三年間を間に挾んで前後四十八年の長きにわたってその大学で教えた。ハレの大学は敬虔主義(ピエティスムス)の中心で、同時に哲学者ヴォルフ、法学者トマジウスら啓蒙思想の先駆者たちを教授にもっていた。後述のシュタールもまた一時ホフマンの同僚であった。

教授として、また医者としてのホフマンの令名ははなはだ高く、彼は栄誉に包まれてその一生を終えた。当時ヨーロッパの医学界にいわば君臨したブールハーフェ(後述)もホフマンの学識、技量をきわめて高く評価したと伝えられる。

ここで、一六九五年に出版されたホフマンの「医学の基礎」(Fundamenta medicinae ex principiis mechanicis)について彼の医学の体系をざっと眺めてみよう。幸いに最近史家キングのすぐれた[14.50]英訳に恵まれたこの書物は、彼の主著ではないにしても[14.51]、教程の意味をもったアフォリズム形式の簡明な医学綱要としてホフマンの医学の輪郭を知る上にほぼ不足のない重要な著作だし、同時にそれは十八世紀前半における医学の抱えていた諸問題をこのデカルト粒子論の末流とも言うべき、一人のすぐれた医学者の眼を通してうかがうという意味で、示唆の多い資料とみられるからである。

それは、後に述べるブールハーフェの有名な「医学綱要」などと同様に、序論、生理学、病理学、徴候論、衛生、治療、の諸章に分れている。それは当時ようやく固まりつつあった医学教科書の型であった。いまその内容をかいつまんで紹介しながら、彼においてうかがわれる医学の歴史の動きについて少々考えてみたい。

緒言に続く生理学の冒頭に置かれた「医学の本質」と題する短い一章はその明晰さのゆえに今日の読者をも魅了する。学者ホフマンが当時、医学畑以外の多くの有識者を長期にわたって惹きつけたと伝えられるのも了解しやすいことである。

前記のようにロバート・ボイルとも相識の間柄にあった彼は、単なる思弁(スペキュレーション)によって構築された知識(スキエンティア)の体系でなしに、確実な経験と理性とを双脚とする近代科学の主旨、言いかえれば経験的事実に基づいて自然の法則性を探究する新しい科学(サイエンス)の途をおよそ理解し、デカルトにはじまる機械論的な思考法をそれなりに自分のものとしていた。彼は言う、解剖学および化学と結んだ機械論だけが医学を諸分派(セクツ)の泥沼から救い出して、それを正しく向上させることができる。そして技術(アート)としての医術は、何よりも病気の臨床的な経過の観察を医科学と結びつける——それを特定の症例に適用するためにはとくに古代の名医たちにみられた判断と知恵とが要求されるわけだが——ところに成立する。たしかにそれは医学、医術の本質をよく洞察し、時代の進歩をよく弁えた卓見であった。

　だが、「経験は真理の母で、理性は医学の鍵である」(14・52)とするホフマンがどこまでその趣意を貫くことができたかは、また別の話であると言わねばなるまい。

　数学にたけ、数理を重んじた彼の科学の体質には、しばしば経験的事実をとびこして、初手から推理(インフェレンス)に赴かせるものを蔵していたことは否まれないところである。その彼が旗印として機械論を立てるからには、物質(matter)と運動(motion)とが、説明ないし証明(デモンストレーション)の基本的な範疇となる。その物質について彼は逍遥学派(ペリパテティック)の四元素も、(旧)化学者たちの三原質をも、ともに思弁の所産として斥け、延長(エクステンション)——彼がデカルトに傾倒していたことは言葉のはしはしにみえている——の考えに基づいてその思考を進める。

　物質を形と大きさにしたがって固(dense or earthy)相および液相と、「微妙な(サトル)」エーテル相、さらに「極度に微妙な」物質——彼が早くもここでそのみずから掲げる綱領にもかかわらず仮想の話に落ちこんでいることに人はたやすく気づくだろう——の三つに分ける彼は、疑いもなくデカルトの影響を強くうけた機械論的粒子論の立場に立っているものとみられる。その物質を規制し、それにさまざまな性質(フォーム)——それをパラフレーズしてジョン・ロックの「第二性質」とよんで彼の真意から大きくはずれることはないだろう——を与える原理が、作用因としての運動である。

　ホフマンの医学はこの原理の上に体系化される。言うまでもなく医学者ホフマンにとっての主要な関心は、とくに生きものの自然学である。機械論をたてまえとする彼によれば、もろもろの生命現象の根底に運動がある。身体の変化はすべて、その液体部分(血液、リンパ、および精気(アニマル・スピリッツ))の運動が、固体部分(骨、軟骨、腱、神経、動脈、静脈、リンパ管、筋肉および腺)——それらは基本的に中空の線維(ファイバー)によって織りなされている——に伝達されることによってもたらされる。

　ところで、少なくとも志向の上では経験を重んじたホフマンの眼に大きく映ったのは、ハーヴィが明らかにしたあの血液の循環であった。その血液の運動なくしては生命はただちに途絶えることは言うまでもない。血液はこうして彼の生理学、病理学において中心的な意味をもつものとなる。だが、一方交通の血液の運動が、それだけではさまざまの生命現象を説明するに充分でないと考える彼は、循環運動と並んで、血液を構成する種々の粒子――それは血球を含んでいたかもしれない(14・53)が基調はむしろ当時の自然学的な粒子観によっている――の内的運動について語る。その仮想的な運動は残念ながら充分具体的な記述を欠くが、彼にとっては、正常、異常さまざまの生命現象を説明する切り札となるものであった。

だが一体、何がその血液を循環させるのか。

ホフマンは、基本的にはすべての運動が牽引でなしに圧によっておこるとする、言うならば水力学的な理解に立つ。したがって生体内の運動は、当然、その体液、すなわち、精気、血液、およびリンパをその媒体とする。心臓内のエーテル――空気中のもっとも微細な弾性の成分(14・54)、――脳で産生された精気、および血液の拡張がそれを駆動して血液を循環させる。溯って眺めれば粒子、ことに極度に微妙なそれ、に運動がいわば内在するものと考えられているようだが、その辺かならずしも明確な記述がない。

上記の精気とそれに関係する諸問題については、まだ話があとに続くが、いずれにしても上に述べたところは、血液の循環という事実から話がはじまりながら、ボイルをはじめとするとくにイギリスの自然科学者が開拓しつつあった物理学および化学をよそにして、粒子論的自然学の原理に拠った実証を欠く立論であった。近年において誰よりもホフマンをよく読み、原典の翻訳まで試みた前記キングが「謬説の巨象」(a mammoth *non sequitur*)(14・55)ときびしく批判するのも、ホフマンの医学論の歴史的意義に関する高い評価を言外に含むとみられるだけに、酷にすぎるとは言えないだろう。ガレノスがアリストテレスに拠ってその首尾一貫した体系を立てたように、ホフマンはデカルト流の粒子論の哲学をかりて彼の体系を構築したのであった。そのゆえをもって旧弊なホフマンを責めるよりも、十七、八世紀の境目において、その時代の物理学および化学――彼はその素養を充分身につけていた――を背景に医学体系の樹立が試みられるときに、それが避けがたい運命であったことを思うべきだろう。もっともそれが物理科学の領域での話ならば、空白の部分を鷹揚に残したまみずからは歯の立ちそうな課題に鋭意取り組んで、学問の成熟をまつことができたかもしれないが、いつも待ったなしの即答の要求されるこの医術の基礎になる医学、すなわち、有機体としての人体の病気の理解には、おのずから体系、言いかえれば、前後が照応し、首尾一貫した知識の組みあげ、への誘惑が大きいのである。今日の眼で眺めれば、そこにはできない相談にあえて挑んだあせりがみえないこともない。またそこに、緻密な論証家としてのホフマン自身の体質もさることながら、時代の体系化への傾斜の影響をみることもできるだろう。その種の誘惑をいっさいよせつけなかった、というよりは頭脳の構造がそうした要請に不応であったシデナムと、ホフマンを含む体系家たちとの長短を正確に評定することは医学史を読む上での一つの興味あるエクササイズになるだろう。

中途でホフマン批判にわたったわれわれの話を、前に一言した精気（アニマル・スピリッツ）に続けよう。それは脳で産生される純粋な物質で、筋肉——彼は内臓諸器官についても筋性の成分のあることを見抜いている——に流入して、その線維（モーター・ファイバー）を拡げて、筋肉を短縮させる。こうして精気は人体の運動を司ると同時に、本質的にはすべて接触（タッチ）であるところの諸感覚を中枢に伝達する重要な役目をもつとめる。

古来、いわば生命の原理とみられていたプネウマあるいはスピリトゥスの説を斥けたホフマンも、この霊魂(動物)精気(animal spirits)の概念だけは残した(14・56)。その指すところがまったく同じではないにしても、デカルトもウィリスも精気（アニマル・スピリッツ）について語ったことは前に述べたが、ホフマンの場合、デカルトの深い影響のほかにハレにおける彼の師であった医化学派系統のすぐれた生理学者ヴェーデル(Georg Wolfgang Wedel, 1645–1721)が詳密にそれを論じていたことが注意されてよい(14・57)。仮想的な生命原理としてのプネウマ——Spiritus vitalis, Spiritus naturalis——の影がまったく薄くなってしまったこの時代にあってもなお、脳と神経のはたらきにかかわるアニマ(soul)のスピリットの観念だけが、しだいにその物質性を濃くしながらもほとんどあとを絶つことなしに残っていた(14・58)ことは、示唆するところの大きい事実である。

ところで、往々純乎たる機械論者のように考えられているホフマンが、実はかならずしもそうと言えない面をもっていたことが指摘されなければならないだろう。たしかに、からだのはたらきを物質の運動によって一元的に説明しようとし、その動かし手の主役（プライム・ムーヴァー）を物質的な精気（アニマル・スピリッツ）にふり当てる彼は、古典的なプネウマ観とは離別しようと志向し、また、さきにわれわれがファン・ヘルモントのアルカェウス(Archaeus)にその典型をみたような意味での生命の指導的なはたらき手（エージェント）を斥けていることは事実だし、前にも記したように、こころというむずかしい区域に入りこむ感官のはたらきについても、彼はそれを同じ精気を介する物理的な運動の問題として理解する一貫性を示していたのであった。だが、さきにも一言したように、敬虔主義（ピエティスムス）の本拠とも言うべきハレの教授であったホフマンにとって懐疑の影もささない神の支配と、神が人に与えたたましいないしはこころの問題とがそこにあった(14・59)。首尾の整った体系を追求する彼はそれを不問のままに残しておくことはできない。彼は、機械としての人体と、その非物質的な聖域とをおよそ次のようにして結ぼうとする。

運動および感覚——それに栄養を加えて彼は生命現象が尽されるとする——を司る精気(*animal* spirits)は、脳に存する「感性アニマ」(*anima* sensitiva, sensitive soul)のいわば道具（インストルメント）である。そのアニマは、ある意味で「形成的な（プラスティック）」力をもち、精気に「もくろみ」('idea')を印象させて、もろもろのはたらきを目的にかなったもの(determinate, purposeful)(14・60)とする。

だが、人には、動物にないところの、考え、判断し、推理するこころ(mens, mind)のはたらきがある。アニマの上位にあるその不死(インモータル)なこころ(mens)は、直接にいっさいのはたらきの、そしてまた運動の源である神によってつくられたもので、身体と互いに交渉し合う。

こうして、ホフマンにとっては神、こころ(mens)、アニマ[14・61]、精気、物質、という階層(ヒエラルキー)がそこに成立する。当代のすぐれた史家キングがそれをホフマンのネオプラトニズム的手管(マヌーヴァー)とみること[14・62]にわたくしはかならずしも賛成ではなく、さきに示唆されたように、下からの機械論と、上からの素朴な神学ないしは信仰とが、アニマのあたりで遭遇した、あるいは首尾よくドッキングした、とみるべきだろうと考える。この点については後にシュタールのアニミズムの問題との関連において、もう一度やや詳しく考える折があるだろう。

ホフマンの病理学をざっと眺めてみよう。

病気は彼によれば、人体のはたらき——前に言った運動、感覚および栄養[14・63]——の乱れないしは減弱と理解される。こうして、病気をいわば「生理学的(フィジオロジカル)」に理解するという意味で彼は明らかに近代的な病気観に近づいているとみることができる。その機械の異常は、当然、液体および固体の両部分にあらわれるが、液体部分、とくに精気と血液における不釣合い(ディスプロポーション)、すなわち、それを構成する大小、形、等を異にした諸種の粒子の配合の乱れ、が主要な意味をもつとされる。もっとも、その不釣合いは多くの場合、固体部分ないしは脈管に生ずる閉塞(オブストラクション)に起因すると言い、その辺の順序にもう一つはっきりしないふしを残してはいるが、いずれにしても、液体部分の異常とそれに基づく流れの障害、おのずからまた二次的に固体部分の緊張状態(トーヌス)の変調[14・64]——緊張(スパスムス)と弛緩(アトニー)——が病気をつくるという見解は、形の上では昔のメソジストの病理理論に似てはいるが、彼の生理学からおよそ予想される筋でもあった。

ところで、理論家ホフマンは、一面、時代の医学のしだいに積み重ねられつつあった新しい知見を背景にして、自身きわめてすぐれた臨床家であった。急性、慢性の熱病は当然彼にあっても大きな関心事であったが、ほかにも、今日の言葉で言えば代謝や循環等にかかわる病気、腫瘍、神経病、等、さまざまな病気について彼が具体的にはなはだ多くのことを知っていたことがよくうかがわれる。おのずからそこには、単純な公式論では律することのできない問題が現実にはしばしばあることが彼の眼にもれなかったろう。

一方、化学の素養をもつ臨床家——後述の大化学者シュタールとともにホフマンが学んだ前記ヴェーデルがすぐれた化学者であった——としての彼は、血液という生前に容易に採取できる病的材料にあらわれる諸変化にはなはだ詳しかった。彼は血液の比重まで測ったと言われる。そうした血液の性質の変化の病理学的な意味を考慮せざるをえなかった彼は、その粒子の配合いかん、すなわち、前記の不釣合い(ディスプロポーション)の模様によって、血液の性質が、温かく、塩性で「鋭い」場合と、冷たく、酸性の場合との二つに分かれると考え、それによってさまざまな病気の成り立ちを説明する。人はたぶんそこに前記シルヴィウスの影響を認めるだろうし、もしかしたら、近代的に色あげされたガレノス医学の遺構をそこに読みとるかもしれない。その性質はもとよりガレノスの言う四つの「性質」ではないけれど、少なくともホフマンがここでは体液とそのもたらす運動という彼の生理学・病理学とは異なった思考の枠組みによりかかろうとしていることはどうやら否めないようである。残念なことはしかし、彼が一貫しているかいないかよりも、彼がここでもまた事実の根拠に乏しい推理によって論を立てる点にあった。

上に述べたホフマンの病理理論は病気の近接原因、今日の言葉で言えば発生病理(パソジェネシス)にかかわっていた。彼が、もう一つ遠隔(リモート)の原因とよぶところの病因論は、環境、伝染、食物、情動、等の諸問題に触れて、たいそうおもしろい。

「医学の基礎」第三―五部に当る徴候論(セミオティックス)、衛生、治療の諸章は、卓抜な臨床家としてのホフマンの学識、力量を反映して豊かな内容をもっている。だが、本書の枠の中でホフマンを考察するかぎりにおいてとりあげたい問題をほぼ拾い上げたと考えるわたくしは、この辺での話をそろそろ次の大きな道標に移したい。

3　移行期の体系家たち(2)
――シュタールとそのアニミスム――

同じ十八世紀はじめのきわめて個性的な偉才ゲオルグ・シュタール(Georg Ernst Stahl, 1660–1734)はホフマンと同年、バイエルンのアンスバッハでプロテスタントの家庭に生まれ、深い宗教的な雰囲気の中に人となった。イェナで医学を学び――前記医化学派のヴェーデルが彼の師でもあった――しばらくそこで講師をつとめた後、同窓ホフマンの推挽によって彼と並んでハレ大学の医学第二講座の教授に任ぜられ、約二十年間そこで教えたが、人気の高かったホフマンとの関係がしだいに冷えてついにそこを辞し、晩年をベルリンの宮廷に医師として送った。

ともに篤信の敬虔主義者(ピエティスト)であったという一事を別にすれば、彼は機械論者の同僚ホフマンとは学風をまったく異にしたが、性格においても対蹠的に、暗く狷介で、しかも論争には仮借ない、近づきがたい人物であった。しかし彼がきわめてすぐれた資質をもった、しかも一本気な真理の探究者であったことも人々の一致して認めるところであった。

シュタールは医学者として名をなす前に、有名なフロギストン

(燃素)の説によって化学史に深い印象を刻んでいる。それはあとの話にかかわるふしもあるので、簡単に紹介しておこう。

シュタールが燃焼の問題に深い関心をもったのは、彼がうけた化学の教育の中に当時まだ多分に残っていた錬金術的要素――とくにその三原質の考え方――からの脱出をはかろうとする近代的な意図のあらわれとみて誤りがないだろう。

フロギストン(Phlogiston; φλόξ 焰、より)とは、一口に言えば、物質の燃焼の際それから失われると考えられた「火の物質」――そうした考え方は古来根強く後にはしばしば「硫黄」とも関係づけられた――である。そうした考えは、それよりさき、ベッハー(Johann Joachim Becher, 1635–1682)の terra pinguis(油土というほどの意)の説として先蹤がないわけではなかったが、それがなお多分に錬金術的な枠組みの中で考えられていたのに対して、シュタールのそれは、以下にみるように、いわば陰画の形ではあったが、無機化学を包括する近代的な理論の性格をもつものとして眺めることのできるものであった。

焰を立てて熱く力強く揺れうごく火という現象の底に横たわる物質的な原理を彼は明らかにしようとする。彼は、火を可燃性物質の中に含まれていたフロギストン――もとよりそれを手にとって確かめたわけではないが――の逸出によって生ずる激しい動きであると考える。それによれば炭は大量のフロギストンと木灰との合成物と考えられ、燃えて灰が残るが、金属のような物質にみられるもっと緩徐な燃焼においては、フロギストンの脱出によって「鉱灰」(calx)が残るとされる。シュタールにおいて金属は元素ではなしに「鉱灰」とフロギストンの複合物で、その鉱灰なるものは実はラヴォアジエ以後のわれわれが金属酸化物とよぶところのものに該当する。

こうしたいわば逆立ちした考え方の科学思想史的背景についてはここでは問わないにしても、それは鉱灰あるいは灰化金属の方がフロギストンを含んでいるはずの金属よりも重い、という前から知られていた事実を何とかして説明しなければならない、という難問――ある人は窮してそこに「負の重量」('levity')(14・65)なる概念を設けた――に逢着する。化学変化における質量の問題は、そのころには今日われわれが考えるほど重大な意味をもつものとはうけとられていなかったにしても、それが物質としてのフロギストンを考える上での大きな難点であったことはまちがいがない。

十八世紀の後半にラヴォアジエによって完全に反転されるまで化学者たちを風靡したこのフロギストン説を歴史的にどう評価するかは議論の岐れるところである。それがボイルにはじまる近代化学の進歩を妨げたとみてよいかどうかはしばらく措いて、少なくともそれが生物化学――呼吸の生理学がすでにその緒についていたことはわれわれのさきに学んだところである――にとっては歓迎すべき説でなかったことはどうやら否めない。だがいずれにしても、近代科学の機械論的原理に基づいて、燃焼一般を物質の離合集散によって説明し、そこにもはや錬金術の陰影をまったく残さないシュタールの姿勢の新しさは誰の眼にも映るだろう。

そのフロギストン説をシュタールは医学の中にもちこまなかったばかりでなく、彼が医学に顔を向けた場合には、化学はもはや彼の眼にはないと公言する。崩壊に向うのを本性とする物質の世界を支配する化学の法則は、生成し、感覚し、そして動きまわる人の世界には通用しない、とするのが彼の信念であった。そして彼は、化学だけでなしに、機械論的原理一般を医学から排除しようとする。彼は解剖学——たしかにそれもわれわれが上にみたようにしばしば機械論的生理学の下請けをする——に対してすら冷たい。

この話は、歴史的にも、また言うまでもなく医学・生物学の本質を考える上にもきわめて重要な論点に触れているので、シュタールの真意を少々立ち入って探ってみたい。

近代における自然の解釈が、数学的、物質的、機械論的性格を急激に強めた経過を反映して、生きものの世界にも同じ定規が当てられるようになった消息についてはもはやくり返すまでもない。[14・66]

医学者シュタールは、その時代の勢いに真向から立ち向う。医学は生命の科学である。そしていのちあるものの世界は機械論的世界と異質の原理に貫かれている、と彼は考える。彼は有機体と機械とを峻別する。何のゆえか。

上に記したように、彼は医学にとっては化学は無用であるとまで極言する。だが、たしかに彼が言うところの化学——医化学派流のそれにしてもボイルにはじまる粒子論的なそれにしても——を医学の方法として採らなかったことはその通りだが、自身すぐれた化学者であったシュタールの鋭い眼に映った化学的な事実が、その思考の重要な手がかりの一つとなっていたことは否めない。経験的な事実に話がはじまるという意味では彼もまた明らかに近代に戸籍をもつ学者の一人であった。事実をその深みまで見通したことが彼をアニミストにしたとも言えるだろう。

彼は有機体を構成し、そのさまざまなはたらきにあずかる物質の大部分が、その営む仕事にふさわしく、湿って、「粘く油性の」性状(constitentia mucido-pinguis)をもつことに着目する。それは単なる要素の混合物でなしに、不均質の凝塊——それは今日の原形質を予感しているとみられないだろうか——である。それらの物質は分解への強い傾向を内に孕んで、それ自体ははなはだ不安定なものとみられるにかかわらず、それに逆らう何ものかが生体を保全し、しかも再生産、再編成されもする。そこにはまぎれもなくすぐれた化学者の眼があった。

その生物質の保全(cnservatio mixtionis corporis)は、言うところのアニマ(anima, Seele, soul)のはたらきの一面であった。そのアニマこそは、生物質を支えるとともに、有機体のさまざまな、目的をもったはたらきをリードし、かつそれらを統轄する。それは非物質的であるが、道具としてのからだを離れては存続することなく、いわば表裏のようにそれと結んで、それを活性化する。[14・67]

アニマは「知恵(インテリジェンス)」と予見(フォーサイト)とをもつところの、言いかえれば、目的(ゴール)をよく弁えた、指導力、運動の原理と解される。[14・68] それは、生かすもの(ens activum)であり、動かすもの(ens movens)であり、導くもの(ens intelligens)であった。そのアニマに活性化されて生体は目的にかなったもろもろの営みをする。胎芽は発生(ディヴェロップ)し、成長し、肺は呼吸し、血液は循環し、胃は消化し、さらに人は繁殖する。

有名なシュタールのアニミスムス(Animismus)[14・69]とはおよそこのような内容をもつものであった。理性とともにはたらくそのアニマは人の世界だけの話と理解され、アリストテレスの anima vegetativa もウィリスの anima brutorum も彼の関知しないところであった。またそれは直接にからだを動かすものであって、学者たちによっていろいろに考えられていた精気(アニマル・スピリッツ)や、ファン・ヘルモントのアルカエウスなどのような、からだとの中間に介在する諸実体を要しない単純さをもっていた。[14・70] このシュタールのアニマの説は今日でも素朴な常識のもっている人のいのちの観念とかなり近い性格をもっているとみることもできるだろう。

いずれにしてもそれは、単なる機械がもたない目的論的(テレオロジカル)な原理を要請するという意味で、この後にモンペリエその他に輩出する一連の生気論者(ヴァイタリスト)たちの先頭をきるものであった。もとより、上にも示唆されたように、常識はいつの世にも生気論的(ヴァイタリスティック)であったし、また、生物学も古来形而上学とうらはらになって、たえず暗黙に広い意味での生気論と同伴してきたからには、それはかならずしも目新しい話ではないのだが、シュタールのそれが、近代に入って方法を自覚した機械論的生物学の興隆に対する反定立(アンティテーゼ)として最初に現われた――これに対してシュタールが深く学んだファン・ヘルモントはむしろルネッサンス思想の流れの中で眺めるのを妥当とするだろう[14・71]――輪郭の鋭い生気論であったことに注目しよう。それは実はさきに註記された十八世紀ドイツ思想の流れの中で眺められなければならない有力な思想でもあった。

矜持の高いシュタールの主著の標題「真正医学理論」(Theoria medica vera, 一七〇七年)が示しているように、彼のみずから課する任務が正しい医学を明らかにすることであったからには、上に述べたアニミスムスが病気の話とどうかかわるかがここでたずねられなければならない。

アニマはまたシュタールによってしばしば「自然(ナトゥラ)」(natura)ともよばれている。それはあの古来の医学的な自然治癒力の観念と多少とも近い内容をもつものとして理解されていたとみてよいだろう。[14・72] 病気は、外からの傷害作用とそのナトゥラとの戦いの表現であり、もとよりたとえば痙攣などのようにアニマもときに誤ることはあるけれども、病気の症状の多く――熱、炎症、その他――は、有機体が回復に向う努力のあらわれと観ぜられる。あらためて指摘するまでもなく、それは医学史の上では正統(オーソドックス)に属するものとみられる見解であった。

おのずから彼は、当時勢いの強かった過処置(ポリプラグマシー)の傾向を排して、むしろ待期的の性格の強い治療方針を採用する。それは医療の本質が人の自然に仕え、それを介助することにあるとみるヒポクラテス主義の復活であった。もっとも彼の「待期」は、当時一部の間にみられたような、いたずらに手を束ねて成り行きに任せることにあったわけではない[14・73]。彼は病人をよく観察し、そこにおける自然のありかたをつぶさに眺め、それに適切な介助の手を加えようとする。

シュタールがアニマを目的論的な運動の原理とみたことは前に記したが、生物質の保全を、主として血液の運動に基づくとみた彼が病人について観察したところによれば、血管のアトニーに基づく局所的な多血(plethora)——なかんずく彼は門脈系のそれを重視する——はもっとも重要な近接病因の一つとされる。適法の瀉血をはじめとする排出療法が彼の治療方針においても大きな位置を占めるのはそのゆえであった。彼はまたアトニーに対して、鉄剤、苦味剤、芳香油、等の薬剤療法を勧める。キナ皮、アヘンその他、いわゆる体質の改善に(alterierend)向けられた薬剤を彼が強く斥けたのは、彼の学説の性格に照らしても予期されることであった。

すぐれた臨床家であった彼は、病人のこころのからだに及ぼす影響を仔細に観察していて——言うまでもなくそれは彼のアニミスムスを裏書きする事実と解された[14・74]——後代の力動的心理学の先駆者の一人とみる人もあるのだが、当面われわれが話題にしている治療の面でも、当然精神療法に力を注ぐことになったことは、彼の大きな功績の一つと目さなければなるまい。

上にも一言したように、シュタールのアニミスムスは、近代医学における生気論——後に述べるようにその言葉は彼の思想を承けた学者たちのつくったものではあるが——の口火をきった業績と考えられるから、ここでもうしばらく立ちどまって、その生物学的意義について考えてみたい。

対象が有機体というまとまった形でわれわれの前につきつけられている生物学にとって、体系化の誘惑はいつも潜在的には存したわけだが、くり返し述べたように、医術とつながった医学者にとっては、それはしばしば、のっぴきならぬ要請でさえあった。(今日、言うところの「実証的な」科学研究者たちもまた、実はほとんど不可避に何かの体系の「傘の下に」行動しつつあることがここで指摘されてよい。)しかも、いわゆる医学史の表面にはあまり出てこないいわば底辺の事実として、中世が崩壊して近代が未だ固まらぬこの時代に、帰趨を見失った多くの医師たちが、低調な経験屋か懐疑家の途をあてもなくたどっていた情勢において、体系的な医術の指針が待望されたのは、文化の多くの面においてそれが体系の時代であったこととどうかかわるかはしばらく措いて自然の勢いであったとみることもできる。

長い伝統をもったガレノス主義が大きく破綻して、「新科学」が着実に成果を挙げつつあったこの時代の「進歩的な」医学者たちにとって、ボイル流の機械論、すなわち粒子としての物質とその運動とにすべての説明の原理を求める途、が医学体系の枠組みとして魅力的なものと映った消息は想像にかたくない。前節のホフマンの体系がその最初の仕事であったとみておおむね誤りがないだろう。だが、静かに考えてみると、機械論の方法は、生物学の中から、問題を択んでの解析(アナリシス)にはしばしば見事に成功するが、成心のない眼で観察される有機体の、目的を孕む(purposive)——少なくともそのようにみえる——諸現象の前にしばしば沈黙を余儀なくされるのは否みがたいことである。中でもいつものように問題になるものに発生(ディヴェロプメント)や行動(ビヘーヴィア)の諸現象がある。たしかにわれわれの眼で溯って歴史を眺めれば、方法としての機械論が事実上着々とその版図を拡張しつづけて今日に至っているには相違ないが、その過程のどの時点においても、さまざまな装いをとった「生命の原理」(Lebensprinzip)をもち出して話を一挙に解決にもちこもうとする生気論(ヴァイタリズム)に登場のきっかけがいつも隠微に用意されていたのは当然であった。

　生気論対機械論の論点の総まくりは、もとよりまだここでわれわれに準備の整った話題ではない。いまわれわれの考察の対象はとくにシュタールのアニミスムスである。

　上に言ったような意味で、医学者シュタールが十七、八世紀の境目において機械論的生物学の勢いこんだ主張にあきたらず思ったのには充分にもっともなふしがあるとみてよいだろう。だが、彼のアニミスムスにはとくに目につく二、三の問題がある。

　前に記したように、シュタールは有機体を機械から峻別した。医学者シュタールの眼に人だけがあって、理性のアニマ(anima rationalis)をそこにひきあてた生物学的な狭さと難点についてはここで立ち入って論じない。いずれにしてもそれは、北ドイツの敬虔主義(ピエティスムス)の精神的風土からうまれるべくしてうまれた思想であるとみられるのだが、それは宗教的なたましい('soul')でなしに、はっきりと生物学的次元の話——だから人のアニマに不滅(インモータル)の属性を与えなかったゆえに機械論を敵にした彼がはからずも背後から神学者の攻撃をうけることになるのだが——であった。

　そのアニマなる実体が人においていわば切り札(デウス・エクス・マキーナ)としてふるまって、前にも言ったようにそれをからだと表裏のものとしながら、ものの側からの解釈を頑くなに拒んだところにシュタールの仕事の不稔性があった。前述のように、生物質のうつろいやすさを炯眼よく見抜いた、と言うよりはおのが手で確かめた彼は、そこまで来て化学を捨てたばかりでなく、ミクロのそれまでも含めて解剖学をも拒否することによって、おのずから彼の言う有機体(オルガニスムス)なるものの内容をすっかり稀薄なものにしてしまったことが指摘されなければならない。同時代のライプニッツの単子(モナド)(monad)の論が科学的な眼でどう解釈されるかは措いて、生物学、医学にも深い関心をもったこの百科に通じた巨大な頭脳の、シュタールに対するきびしい批判がその辺に向けられたとみておよそ見当は違わないだろう。[14・75] 単子論を底にして調和(ハルモニー)の相において眺められたライプニッツの生物の世界は、シュタールのように機械論的法則の外にあるものではなかった。その思索はたいそう深い。

さらにまた、シュタールの説は、その非物質的な原理（プリンシプル）が物質の世界とどうかかわり、それをどう動かすか、という問題に納得すべき答を与えることがなかった。アニミストのシュタールもまたアニマと身体という二つの実体を設けるという意味では機械論の巨擘であるデカルトと共通の位相に立っていたとみてよいだろうし、その意味で、デカルトを克服しようとしたライプニッツが返す刀でシュタールにも強く挑んだには理由があった。だが、あの松果体というとっぴな解決の試みがどう評価されるにせよ、デカルトが対決しようとした難問（アポリア）を残念ながらシュタールはあまり深く意に介さなかったようにみえる。

われわれは、ここで性急にシュタールのアニミスムスに決定的な評価を与えるつもりはない。それよりも、われわれは、この時点すなわち十八世紀のはじめにおいて、機械論も、ここにみるような形の生気論も、さらにはまた、さまざまな色合いをもった精気（アニマル・スピリッツ）に仮託する歩み寄り（コンプロマイズ）の試みも、そのいずれをもにわかによせつけない要害としての「人」が、医学者たちの前に立ちはだかっていたこと、そして、そうした状況において病人たちはシュタールのそれのような自負にみちたかけ声だけの話でない「真正の」医学をなお待ちつづけていた、という事態をもう一度確認しておきたい、と思うのである。

それは、同じ時代、ニュートンに象徴される物理的諸科学（フィジカル・サイエンセズ）とは多分に様相を異にする世界の消息であった。

4　移行期の体系家たち(3)

——ブールハーフェとその医学、(付)バリヴィ——

前節で述べたホフマンとシュタールの二人のすぐれた学者の活動はほぼ世紀の変り目にかかっていたが、内容的には、上述のように、おおむね十七世紀医学のしめくくりとみてよいものであった。これに対して、生年にして十年たらず若いブールハーフェは、同じくいわゆる体系家の列に加えられるが、しばしば折衷的（エクレクティック）と評されるその包容力と弾力とにとんだ学風は十八世紀に地歩を固める近代医学の諸側面を先き触れするふしも多い。

「当代全ヨーロッパの師表」[14・76](communis Europae sub initio huius saeculi praeceptor)と仰がれ、十八世紀のもっとも高名な医学者であったヘルマン・ブールハーフェ(Herman Boerhaave, 1668–1738)は、オランダのライデン近郊の田舎牧師の子として生まれた。はじめライデンの大学で神学と古典を学んだ彼は、諸科学とくに医学にしだいに心を惹かれながらも父の意嚮によって聖職に進むはずだったが、さるきっかけからスピノーザ主義者(汎神論者)という誤った評判をえたことがその道を断念する決定的な契機となって医学の道に転じ、一六九三年、今では残っていないハルデルウェイク(Harderwijk)大学で医学の学位をえた。ライデンに戻って開業した後、一七〇一年にその大学で理論医学の講師を命ぜられ、植物学教授として植物園の経営に卓抜な能力を示すなどの廻り道の後に、一七一七年正規の医学教授の席をえた。爾後二十年間その職にあった彼は、医学者、また教師として稀にみる大きな成功を収め、栄誉に包まれてその生涯を終えた。はじめのうち世間的に順調でなかったその経歴がかえって勤勉な彼に幸いして、彼の偏らない医学体系の基礎になった古典、数学、化学、植物学、物理学、等についての、広く深い学識がその間に養われたものとみられる。

たびたび版を重ね、また諸国の言葉に訳された二冊の有名な著書、「医学指針」(Institutiones medicae, 一七〇八年)[14・77]と「診断治療箴言」(Aphorismi de cognoscendis et curandis morbis, 一七〇九年)[14・78]のほかにも多くの医学書、化学書、演説記録その他少なからぬ量の文献が残されていて、後に述べられるような体系家としての彼の実力がうかがわれるのだが、ブールハーフェの名をもっとも高からしめたのは、とくにライデンにおけるその臨床医学教育の成功であった。

古書の講解に明け暮れする伝統的な医学教育が近代に入ってもなお各地に強く残っていた中で、イタリアに芽ばえたと言われる臨床(ベッドサイド)の教育がシルヴィウスらによってオランダに導入された次第はさきに述べたが、それを確乎たる方法にまで仕立て上げた功績はブールハーフェに帰せられる。後に記されるように偉大な医学者であった彼は、また卓抜な臨床家であり、すぐれた人格と指導能力とをかねそなえた教育者でもあった。その有名な臨床医学教育が行われたセシリア病院(Caecilia gasthuis)は僅か十二床をもつにすぎなかったが、その様子は彼のそこに招かれて後に古ヴィーン学派を興したすぐれた弟子ファン・スヴィーテン(後述)の残した、おそらく講義筆記に基づく前記「箴言(アフォリズム)」のこれも有名な註解[14・79]によってよくうかがうことができる。詳しい病歴の聴取、正確な現症(スタートゥス・プレゼンス)の記述と分析、診断、治療法の設定、予後の判定、という近代診療の定石的な手続きの輪郭ができ上る。

ブールハーフェの教育者としての名声は内外にきわめて高く、それを慕って医学生はヨーロッパ全土から彼のもとに蝟集して、前記のように十七世紀——それは植民国家オランダの全盛期でもあったのだが——のはじめごろからとみに格を上げてきたライデンの大学は、ついに十八世紀前半における西欧医学のメッカとなるに至ったのである。ブールハーフェの臨床医学教育にも、もとより時代の制約は免れなかったとはいえ、それはおいおいに述べられるような学問的のしっかりした裏づけをもっていたからには、その評判は当然のことであった。その学風は、ライデンに学んだ学生たちによって諸国の土壌に移されて、近代臨床医学はもはや後戻りすることなく進展する。

ついでながら言えば、蘭学の名で十八世紀の後半から十九世紀のはじめにかけてわが国に輸入された西洋医学が、筋の悪い田舎医学ではなしに、このライデンの系統をひく当時ヨーロッパの主流であったことは、記憶されてよいことである。阿知波によれば、[14・80]ブールハーフェ（蒲爾花歇）の名は蘭学者たちの著述にしばしばみられるし、不幸にして刊行はされなかったが、坪井信道（1795-1848）による前記「箴言」（ファン・スヴィーテン註解）の訳稿——当然オランダ語訳からの重訳——も今に残っている。念のために言えば、それは一八二七年（文政一〇年）の作品で、日付の上ではおよそ百年のずれがあるが、そのころヨーロッパ医学の中心であったパリでもブールハーフェの著述はなおりっぱにその生命を保っていた。

いまみたように、何よりもまずすぐれた臨床医学者であったブールハーフェが、われわれのさきに学んだ「イギリスのヒポクラテス」シデナムに傾倒したとしても何の不思議もないことである。だが、ブールハーフェ自身がみずからどう意識していたにしても、シデナムと彼との間に隔たりのはなはだ大きかったことも明らかである。この隔たりの様相はしかしかならずしも単純ではない。前にも記したように、解剖学も植物学も医学にとっては無益であるとまで言ったシデナムが無関心であった基礎科学を、臨床家ブールハーフェが経験主義的な方法で進めようとした面の小さくなかったことを見落してはなるまい——彼はボイルやニュートンの学風を尊重し、また同じライデンのルイシュらの解剖学を深く重んじた——が、一面、広く読まれたその主著「医学指針」（インスティトゥチオネス）をみれば明らかなように、彼は一つの体系をもって臨床医学を裏づけようとした。その門下からハラーをうんだことからも察せられるように、ブールハーフェは一面近代的、経験的であったと同時に、オランダの国に根づいていたデカルトの影響ともみられる合理的（ラシヨナル）な傾斜が大きかった。

ライデンに来て短期間教えたすぐれた医物理学派のピトケーン(Archbald Pitcairne, 1652–1723)——イギリスには医物理学派のすぐれた学者が多かった——の影響をうけたとみられるブールハーフェの医学体系は、広い意味で医物理学派の系列に属するとみてよいだろうが、おいおいに記されるように、むしろ折衷的（エクレクティック）とも言うべき幅の広さをもっていた。

生前彼がかちえたほとんど前後に比類ない大きな名声に加うるに、その直系の門下たちが諸国に戻って西欧近代医学の主流を形成したために、以後永く、言うならば伝説的な存在となっていたブールハーフェの評価は、十九世紀のもっとも傑出した医学史家の一人であるダランベールが、その有名な「医学史講」[14・81]の中で、その体系を凡庸で独創性のないものときめつけて以来、それに同調する人たちも多く現われて一時はかなり動揺したようにみえるが、今では大勢はほぼ落ちつくところに落ちついたように思われる。[14・82]古風な体系家たちの時代からようやく科学者たちの時代に移ろうとするこの過渡期の巨匠の評価が見方によって岐れるのは無理もないと言うべきだろうが、いずれにしても学徳ともに稀にみるすぐれた臨床家であり、しかもきわめて影響力の強い卓越した教育者でもあったこの巨匠に対する同時代の高い声望が、いささか無批判にその学説にスライドされて、新しい神話が成立したことが歴史家ダランベールの学問的な批判の対象となったとしても不思議はないだろう。

前にも記された新しい顕微鏡術や血管内注射法の採用、等によって豊かさを加えた生体の微細構造に関する知識をふまえた彼の生理学は、前記「医学指針」の、分量にしておよそ三分の二弱を占め、後述のハラーの記念碑的な「生理学原論」の先駆ともみるべき重要な意味をもつとされるが、その内容はおよそ次のごときものであった。

生体は固体部分と液体部分とよりなる。前者の構造的な要素は線維(fibrae)であるが、それは独立して機能的な意味をもつことのない膜をつくり、さらにそれが巻いて脈管――彼がその最小の脈管をときに「神経」(nervum)と言ったことが今日でも往々大きな誤解の源になっているが、その言う「神経」は今日われわれが理解するそれではないらしい[14・83]――となり、液体部分の流通路を形成する。

脈管は、生体を水力学的な機械と理解するブールハーフェにとってきわめて重要な意味をもつ構造物だが、その口径によって三つの位階に分れる。逆に太い方から言えば、その第一は「血液性」(sanguiferous)の脈管、つまり、大動脈にはじまりしだいに枝分れして細くなる血管がそれである。これに対して第二の「血漿性」(serous)の脈管と言うのは、たとえば結膜面のそれなどのように、平素は肉眼で見えないほど細いが、炎症によって拡張して血球を通すようになったときにはじめて認知されるようになるものを指す。彼はさらにその下にもっとも細い「リンパ性」の脈管をおく。いろいろな器官はこうした大小の脈管によって織りなされた構造物と理解される。彼のこのような理解の背景には、前記ルイシュにはじまる注射法なる新しい解剖学的検索技法があった。もっともブールハーフェはその有用な技法が一面、水銀や液体、空気などを、往々脈管をこえて組織の実質内や腺の輸出管などに人為的に押しこむ弊を免れないことをよく弁え、とくに後述の腺の機能に関連して彼がその尊敬する二人の先輩マルピーギとルイシュの間の見解の相違をそれに基づいて批判しているあたりにも科学者としての彼の力量の一端がうかがわれる。

こうして脈管とその中を流れる液体の問題がブールハーフェの生理学の中で主要な意味をもつことになる。

脈管の中を流れる液体も彼は粒子的な構造をもつものと理解する。最大の粒子である赤血球を主成分とする血液からはじまって、血漿――彼はレーウェンフックの「溶血」の実験を知ってはいたが血漿をそうした血球の細挫によってできたものと理解する――リンパ、さらに熱によって凝固することのない神経液(仮想の)を、それぞれしだいにより小さい粒子を含む液体として理解する。だがそうした体液はいかにして生成されるのだろうか。

ブールハーフェの生理学の中心問題は、栄養(nutritio)および

「増減」(incrementum et decrementum)、今日の言葉で言えば代謝にあったとみてよいだろう。生命をたえざる更新とみるその種の見解がもとより彼にはじまったものでないことは、たとえば前述のファン・ヘルモントを思い出しても了解されようが、その内容はまったく彼独特のものであった。

栄養、代謝は言うまでもなく生体内における物質の変化の問題にほかならないわけだから、話は当然化学に結びつくだろうと予想されるし、事実彼には「化学要理」(Elementa chemiae, 一七三二年)という有名な著述もあってその領域でもたいそう名のきこえた学者であったのだが、彼は医化学派――前に述べたようにオランダはその伝統の中心であった――的思考に対しては強く批判的であった。彼はパラケルスス、ファン・ヘルモント流のアルカェウスを空疎な思弁として斥けるばかりでなく、特異的な醗酵素のはたらきをも否認する。物質の変化は彼においては粒子の大小、形とその変貌として機械論的に説明される。

上に言った体液の源は言うまでもなく食物である。それは腸管から乳糜となって吸収され、腸間膜腺から胸管を経て静脈血に流れこむ。それは心臓から肺動脈を通じて肺に到るが、その肺こそ機械的な挫砕、研磨、圧縮、等によって物質の変化を促し、動脈血の成分に正しく組みこむ工場であると彼は理解する。たしかにブールハーフェは、当時の医化学派の中に多分に残っていた観念的な残滓を潔癖に清掃しようとしたが、一面、自分自身が素朴な形の機械論の虜となって、実証のとどかないところまでそれを推し進めたことによって、ファン・ヘルモントや、ボイルとその一派が、それぞれ異なった意味で指し示していた化学の実り多い道から遠ざかった、と言わなければならないだろう。おのずからまたいま述べた呼吸についても、彼は、空気の出入りの意義に頭を悩ましたが、空気が血液に硝気(酸素)を供給するという前記イギリスの新しい生理学の動向を正しく理解することができなかった。

いずれにしても、そのようにして調整された血液の循環によって、生体の諸器官は、そこに運ばれた栄養分を利用してそれぞれの生理的なはたらきを営む。

いろいろな腺――前にも述べたように今日言う腺とはもちろん一致しないものも含まれるが――のそれぞれ異なる「分泌」の機能は、ブールハーフェのもっとも大きな関心事の一つであった。前にも記したように、いわゆる腺の構造と機能の問題は顕微鏡が解剖学に導入されて以来の医学者たちの視線の集まるところでもあった。ここでも彼は、彼の言う脈管のネットワークと考えられた腺において、上のようにして運ばれてきた体液が、それぞれに異なる物理的条件の下において処理をうけることによって、あるいは唾液、あるいはまた胆汁、乳、精液というようないろいろな分泌液に転化されるメカニズムを一貫した立場で説く。

ここで前述の脈管が、体液の流通路として、またそれが「生化学的な」処理をうける場(functional locus)として二重の役割を与えられていることが注意されなければなるまい。彼は前記のようにファン・ヘルモントの醱酵素を否定したけれど、分泌を単純に孔の大きさに帰する医物理学派の伝統にもなずまずに、ある意味では化学者として「代謝」の問題を終始考えていたとみてよいだろう。もっとも、十八世紀医学に関する深い造詣に加えて、医学史の生物学的理解にすぐれて現代的な姿勢をいつもみせている史家キング[14・84]が、それを機能の面からみての近代生物学の細胞説の前駆とみるのは一面の理があるにしても、いささか買被りのきらいがないでもない。

腺の分泌の問題と並んで生理学上の大きな項目(アイテム)であった運動の問題に関しては、彼は次のように考える。腺の一つと考えられた脳で生成される神経液——それはかの精気(アニマル・スピリッツ)とは異なって前記体液の系列に属するものと理解される[14・85]——が一種の衝撃波の形で急激に筋肉に流入することによってその収縮がおこる。人はそれがかの医物理学派の巨頭ボレリの見解にきわめて近いことをみるだろう。

その他、感覚について、また生殖および発生について、いろいろの話題が残っているが、ここではそれを端折ろう。

通じてみるに、独特の生体構造観と、力学・水力学的の見地から論理的(インファレンシャル)にさまざまの話を導き出すブールハーフェの方法[14・86]は、残念ながら体系家の通弊を免れず、前記ダランベールの酷評にももっともなふしがある。しかし、生体を、T・S・ホールの語法をかりて言えばそのはたらきの相(life-in-action)においてもっぱら眺め、いのちの話(life-as-soul)を一応視野の外に置いたその生理学の性格なり構成なりは、前にも一言したように、われわれがこれまで本書で接触してきた諸家の間ではもっとも「近代的な」体質をもっていたとみることができるだろう。同じく機械論的な陣営に属するホフマンがシュタールと正面から対決したのに対して彼がシュタールのアニミスムスを医学にかかわりない話としてとり合わなかった辺にもその間の消息がうかがわれる。

こころの問題に関しては、ブールハーフェはマールブランシュ、ゲーリンクス流の機会原因論(occasionalism)の立場をとることによって、彼の科学の要請するデカルト[14・87]の心身二元論と彼の宗教的な篤信との和解をはかったと言われる。いまこの種の哲学的な問題に深入りするつもりはない。

体系家ブールハーフェにとって病気の理論は当然その生理学とひとつながりのものでなければならないはずであった。

生体を前述のように線維ないし脈管をその主体とする固体部分と液体部分とに分け、それらの「運動」によって栄養、代謝をはじめとする諸般の生理現象を説明した彼が、その運動の失調に病気の理法を求めたのは当然であった。だが、博覧で古典に精通していた彼は、先哲の学説からも多くのものを採用する。中でもエラシストラトスからその局所病理(error loci)の考えを採り入れたことをさきざきの医学の動向とも睨み合わせて注目したい。そうした局所の病変は、彼の言う線維ないし脈管の緊張あるいは弛緩に基づく場合が多い。溯ればそれは古いメソジストの学説に由来するし、緊張・弛緩の説は前後に類例も少なくないのだが、ここでは話がとくに彼の言う「脈管」のそれであることに注意しなければなるまい。

　ところで、上に述べた彼の生理学の骨格から考えれば、ブールハーフェにおいてはあの固体病理か液体病理かという二者択一がなかったとしても不思議はないだろう。彼は、上記の、今日流に言えば循環障害とともに、多血(プレトーラ)とか貧血とかまたは血液成分の異常といったような、体液にあらわれる病変の意味を説く。しかしここでは、前に記されたように医化学派流の思弁を斥けたはずの彼が、シルヴィウスのアクリモニアの考えを彼の流儀に修飾した上で採用し、酸性、苦性、アルカリ性、膠性、脂性、芳香性、の七つのアクリモニアを区別する。折衷(エクレクティック)派と評される彼の学風がこの辺にもよくあらわれている。もっともそれらがしばしばいろいろな、よく観察された事実の上に立っていることは充分に認められてよいだろう。

　上にも一言したように、線維(フィブラ)ないし脈管の緊張・弛緩も、液体成分のアクリモニアも、彼にあっては運動の異常としていわば物理学的に解される基本的な病理現象だが、そうした理解の上に立って彼は炎症、発熱といったこみいった現象の説明を試みる。

　炎症は、種々の物理的、化学的な原因に基づく小脈管の閉塞(オブストラクション)と、そこにはたらく血液の速度をました激しい運動[14・88]――適切な瀉血の治療効果がそこに求められる――によって生ずる。われわれはいまここで、その発生の詳細も、またその成り行きとしての融解、化膿、瘻孔から腫脹(scirrhus)[14・89]、さらにはそれと腫瘍との関係といった諸問題についての話に深入りしないでおこう。たしかによく考えられてはいるが、後まで生き残るものが多くないとみられるからである。

　おおよそそうしたブールハーフェの体系が、シデナムに深く傾倒し、ヒポクラテス主義者をもって自他ともにゆるした彼とどう結びついたかについては、いろいろ考えてみなければならない重要な問題がある。たしかに、残された数多くの病歴(ケース・ヒストリー)の記載やその他いろいろの資料からみても、彼の見識は卓抜で、その臨床家としての眼はきわめて鋭かったし、瀉血を除けばそのおおむね穏やかな治療方針もよく人を納得させ、彼があれほど高い名声を博したのもまことにもっともだったと考えられる。だが、上にその輪郭を画いた彼の医学の体系(システム)が、病床に臨(クリニカル)んだ彼の経験的な処置(プラクテイス)と緊密な結びつきをもつだけの科学的にしっかりした骨組みをもたなかったことは、今日考えて否みがたい事実であった。われわれはそこに生きた臨床実地と死んだ体系との奇異な共存をみる思いを禁じえないのである。

　医学史を読んでなかなか釈然としないこの種の問題について少々考えてみるために、ここでしばらく眼を同時代のイタリアに転じてみたい。いまわれわれが話題にしている十七世紀の終りから十八世紀の前半にかけて、ヨーロッパ医学の中心は、すでにみたように、アルプスの北、とくにオランダ、イギリスに移った気配が濃いが、ヨーロッパ近代の、そしてまた近代医学の発祥の地でもあるイタリアの学問的な栄光が消え去ったわけではない。ヴェサリウス、エウスタキオにはじまるその光輝ある解剖学の伝統は、ボローニャの有名なヴァルサルヴァ(Antonio Maria Valsalva, 1666–1723)にそのすぐれた例がみられるように、なお絶えることがなかったばかりでなく、さきに学んだマルピーギによってそれはミクロの水準にまで深められたし、まもなくわれわれは病理「解剖学」の確立なる医学史上屈指の意味深いできごとにこの地で遭遇するだろう。

臨床医学の領域でもたとえばランチシ(Giovanni Maria Lancisi, 1654–1724)——彼はまた法王庁の図書館に永く埋もれていたエウスタキオのあの見事な解剖図譜をはじめて銅版で出版した——や、アルベルティーニ(Hippolito Francesco Albertini, 1662–1732)、ラマッツィーニ(後述)らのようなすぐれた学者がいたが、この場所でとくにとりあげたいのは、前にも一言した医物理学派のバリヴィ(Giorgio Baglivi, 1668–1707)についてである。

一六六八年、ラグーサの貧しい家に生まれ——北のブールハーフェと同年であった——た彼は、そのすぐれた才能をみこまれて、さる富裕な医師の養子となり、ナポリの大学に医学を学び、次いでイタリア各地を旅した——ボローニャでは老マルピーギの講筵にも列した——後、ローマで開業した。そこで前記ランチシその他の学者たちと交誼を結び、また、マルピーギの脳卒中の発作に[14・90]招かれてその診療に当り、その逝去に際してはすぐれた剖検記録を残したことなどからみても、若くして評判の高い医師——彼の早熟は後のビシャに比べられている——であったことが知られよう。やがてランチシの後を襲ってローマのサピエンツァの解剖学、さらには医学の教授に任ぜられ、その名声は内外にきこえたが、惜しくも三十八歳で世を去った。

彼は「運動性の線維」(De fibra motrice et morbosa, 一七〇三年)および「医学実地」(De praxi medica, 一六九九年)なるすぐれた著述を残したが、その理論的な面より言えばイタリアに長い伝統をもつ医物理学派(イアトロフィジシスト)の嫡系に属していた。

ところで、医物理学者のバリヴィと言えば判で押したようにいつも紹介されるのは、彼が人体を機械の集まりと理解し、歯を鋏に、胃を壜に、腸と腺とを篩に、血管を導水管に、心臓を水揚機械に、そして胸郭を一対の鞴(ふいご)にたとえた、という話である。たしかにそこには医物理学派の思考様式が陥りやすい一種の頽廃(デカダンス)の徴がうかがわれないこともないのだが、バリヴィのそうした一面を戯画化(カリカチュアライズ)して、医学者としての彼の卓抜な資質の評価を誤ってはならないだろう。体液を血液と神経液とに分け、その運動をそれぞれ心臓と硬脳膜(dura mater)の拍動に帰する彼の生理学には独自の面が多く、また構造上の要素としての線維(ファイバー)とそのトーヌス(緊張度)の説は、ブールハーフェに深い影響を与えたと言われる。[14・91] 若年にして活潑な学的活動を示したバリヴィは同じ年齢のブールハーフェにとって学問的には敬重すべき先輩であったとみられる。バリヴィはまた平滑筋と横紋筋とをはじめて区別した学者としても記憶される。

だが、ここでとくに記したいのは、医物理学派の彼でなしに、イタリアのシデナムとよばれた臨床家としてのバリヴィについてである。

バリヴィが一面、上にみたように古いメソジスト的思考の系列に属していたことは否みがたいが、同時に彼が、マルピーギに次いでロンドンのロイヤル・ソサェティーの外国会員に指名されたことからもうかがわれるように、彼の私淑したサントリオと同じく、すぐれた実験生理学者でもあったことを忘れてはなるまい。だが、すぐれた臨床家バリヴィの透徹した眼は、そのような研究なり理論なりが彼に教えるところと、医者としての彼が現場で遭遇する臨床的事実との間に存する大きな隔たりとを見のがすことができなかった。彼は偏執的な医化学派や、彼が帰属(サブスクライブ)する医物理学派の理論も実地も、いかに患者における事実としての病気から遠いところを空転しているかを痛感する。それは醒めた精神であった。

こうして彼は、病室に入るときには、彼の「理論」をかなぐり捨てて、シデナム主義者に変貌する。ヒポクラテス、シデナムに対するバリヴィの傾倒はまことに純粋であった。彼はそこでは研究者的思考(ラボラトリウムスロギーク)からまったく自由になろうとする。

だが、往々うけとられているように、それをバリヴィの頭脳の分裂とみては大きな誤解と言わなければなるまい。

バリヴィは医学に病誌(ヒストリー)と治療との二つの大きな柱を立て、それぞれ第一医学(medicina prima)および第二医学(medicina secunda)とよぶ。[14・92] その思考も言葉もまさしく彼自身のものであった。

ところでその第二医学の基礎(basis)となるところの第一医学すなわち病誌(historia morborum)——病気の起始、症状、増悪と消退、終結の記述——は、ただ勤勉でとらわれぬ自然の観察者にのみ許される独自の学問(scientia sui generis)である。その意味で彼はまさしくシデナムの徒であった。[14・93]（それこそがまた現代のすぐれた内科学史家ファーバーがその名著の主題として熱っぽく論じている疾病記述(ノゾグラフィ)ではないだろうか。）

彼はしかし、その第二医学すなわち治療術(medicina secunda, sive curativa morborum)が、医学の諸分科(membra)および関連諸学[14・94]——彼は化学、植物学、養生論、体育論、六非自然要因(衛生学)、実験哲学(実験科学、ここでは生理学を意味するとみてよいだろう)、解剖学、等を列挙する——の適切な応用によって改善されるに相違ないと考える。そうした見解が、前に述べたように解剖学すらも医術には無用と宣言して、治療の方途をもまた臨床(ベッドサイド)の経験に求めようとしたシデナムから大きく脱皮していることを見のがしてはならないだろう。こうして彼は、みずからベーコンの有名な言葉を借りて言っているように、クモのように「原理」から医学を織り出す旧派の医学者を潔癖に斥ける一方、ただアリのように集めては消費する経験屋(エンピリック)をも買わず、ミツバチのように、それらの諸科学から集めた蜜をひとたびおのが身体に納め、それを精製して治療の用に供することこそ医学者の任務でなければならない[14・95]と考える。だが、見わたして世にそうした医者はいないと彼は断言するばかりでなく、その醒めきった心は、みずからにもそれを許さない。上にも記したように、マルピーギの後を襲ってロンドンのロイヤル・ソサェティーの外国会員に任ぜられた研究者としての彼は、新しい時代の科学の達成に通暁すると同時に、なお断片的（フラグメンタリー）にわかに組織しえないそれら多くの事実の射程をよく弁え、一面、眼のあいた臨床家として多彩で複雑きわまる病気の本質を深く洞察したゆえに、その断裂のなお埋めがたいことが誰にもまして鋭く意識されたのであった。キングが、その断裂をこえて多くの独断を含む体系を樹立した同時代のブールハーフェに触れて言っているように[14・96]、その作業は諸科学がずっと進んだ十九世紀に至って、はじめて控えめに開始され、急速に進んで今日に至るのであった。

　こうして、彼のめざす第二医学（メディキーナ・セクンダ）、つまり病理学がなお一つの要請にとどまるという認識が病室における彼の行動を規制する。もっとも臨床家としてのバリヴィがいっさいの「理論」を斥けたとみるのは不正確で、「体系的」思考をきびしく排した、と言うのが正しいとみられるのだが、いずれにしてもわれわれはその禁欲的ともみえる態度の中に、この若くして世を去った非凡な学者のきびしく苦い医学観をみる思いがある。その種の冷徹な学問的精神は、不思議と医学史の上では行き当ることが前後を通じて稀のようにわたくしには思われる。しばしば通り一遍の扱いをうけているバリヴィがウァイジントン、キングなどのような洞察力にとんだ史家によってきわめて高く評価されているのも肯かれる。

　ヒポクラテス主義者としてのバリヴィが、臨床医学における予後（プログノーシス）の重要性を強く説いたのは当然だが、もとより彼が治療をいささかでも軽んじたわけではない。その治療の方針が正しく設定されるためには、彼自身のメソジスト的・医物理学的な思考を含めて、その時代のすべての医学理論に大きく欠けていた病気の類型の正確な認識とそれを裏づける近代的な病理学――その意味は本書でおいおいにあらわにされてゆくはずだが――の出番があるはずであった。それなしには医者の仕事ははじめての経験の無限のくり返しでなければならず、そこでは勘がはばをきかしても、学問の裏づけをもつ医術は成立しえないだろう。

　その辺の消息をバリヴィが正確につかんでいたと言えば読みこみの非難を免れないかもしれないが、彼にはほぼ的を射当てた予感の欠けていなかったことは、彼がシデナムの熱病観を一歩進めて、腸チフスと思われる病型を独立のそれとして正しく記載していること、その他さまざまの似たような仕事のあること、また同じ彼が、病気一般でなしに単一の病気の研究こそ医学者がその[14・97]一生を費やしても努力すべき課題であると喝破していることからもおよそ察することができるだろう。

　考えてみれば、人の顔がめいめい千差万別であるように、病気の姿もきわめて多彩であるに相違ないし、ことに、前にも触れた生記録（バイオグラフィカル）な病気観に立てば、病気に再現性のないことはきびしい意味では事実としなければならないが、しかしその間におのずから多くの類型の存すること――どんなものさしでそれが律せられるかはあとあとの話として――を認めないかぎり、医学は際限なしに混乱を続けるよりほかはないだろう。そうした類型認識の手がかりと、そしてまたその究極の用途とが、ほかでもない患者の病誌(ヒストリー)にあるとすれば、何よりもまず精確な病誌の記載をみずから任務としたシデナムが、前にやや詳しくみたように、この領域においてきわめて大きな功績を残したのは不思議もないことであった。その物理学をひとまず棚に上げて病室に入ったバリヴィは上にも記したようにいっさいの先入主からフリーに病人の症状と経過とを仔細に観察することによって、はからずもシデナムと同じ種類の思惟に到達したものとみられる。ところで、頑固なまでに患者に膠着したシデナムの学風は、そこで止まるよりほかなかったが、バリヴィは、さきの発言にみるように、彼自身がそれを果すことをしなかったまでも、そこからさらに大きく近代的に発展する潜勢力(ポテンシャリティー)を孕んでいたとみることができるだろう。疑いもなくバリヴィは医学の近代を拓いたもっともすぐれた学者の一人であった。

一言付記すれば、バリヴィの名はまた十七世紀に南イタリアに夏期に流行[14・98]したタランテラ病(tarantismo, tarantism)という一種の舞踏病の記述によっても記憶されている。この奇異な病気は前に述べた聖ウィトゥス舞踏病(St. Vitus' dance)が南ドイツで絶えてから百年の余を経て記載され、おそらく違った病気だったろうが、タランチュラ・グモとよばれる毒クモに螫されておこる――他の土地ではこのクモは有毒でない――とも俗に言われていた。本性は明らかでない。その流行地で何世紀も伝わったアプリアとよばれる楽曲だけが唯一の治療法であったと伝えられる。(タランテラ舞曲という音楽用語が今日でも残っている。)十八世紀に入ってこの病気はその跡を絶った。

第15章　近代医学の編成（上）

1　ハラーとその生理学

医学史における大体系家の時代はブールハーフェをもって一つの大きな段落をつくる。

考えてみれば、大ガレノス以来、われわれは多くの体系家たちを送り迎えしてきた。前にも言ったように、医術はその本性上、体系になじみやすい性格をもっている。肉体の故障に基づくさまざまな「悩みごと（パテーマタ）」を担った病人に、医者が問われる極度に多様でこみいった問いに即答できるようなキイ、別の言葉で言えば、どんな具体的の事態にも「処方」の形で一々対応できるような知識のシステム、が、いつどこでも強く望まれるのであった。近代科学がすでにはじまったこの時代においてもなお、そうした背景をもってうまれる未熟な（プリマチュア）医学体系が、またしても、経験的知識よりは思弁のセメントの多すぎる新ガレノス主義にともすれば陥ろうとする危険を孕んでいたことは言うまでもないだろう。

そのような体系一般を拒んだシデナムは、医術が臨　床（ベッド・サイド）からはじまらなければならないという、今となってみれば自明な、しかしあまりにも永く忘れられていたことを正しくも見抜いた医者であった。そこから近代医学が再出発する。そのシデナムがヒポクラテスに戻ることをモットーにしたのはまことに正しい。たしかに、言うところのヒポクラテス主義者は医学の歴史に例の乏しいことではなかったが、その言葉はしばしば、教条主義に基づいた過処置（ポリプラグマジー）や薬剤濫用（ポリファーマシー）を斥ける放任主義者（レッセ・フェール）(15・1)を意味していた——そのこと自身はたしかにヒポクラテスの精神に背馳してはいなかったにしても——のに対して、シデナムのそれは、現場の病人の偏見なしの観察と正確な病誌の記述をまず志したという点で、言葉の正しい意味でのヒポクラテス主義であったと言うことができるだろう。病人不在が伝統医学の宿痾であったことは、前記のようにたった十二の病床をもったライデンの大学が当時としては画期的な医科大学であったことをみてもおよそ了解される通りである。

医学者シデナムに傾倒した前記バリヴィは、しかし、前者がロイヤル・ソサエティーの選手たちと同時代人で彼らと親交さえもちながら、研究室的思考に触角をもたず、もとよりその方法にもまったく不案内であったのと異なって、治療への道の諸科学との本質的なかかわりとその孕む可能性とを深く洞察した先覚者であった。その洞察はまことに正しかった。

ブールハーフェ門の筆頭の偉材は、衆目の一致するところアルブレヒト・フォン・ハラー(Albrecht von Haller, 1708–1777)である。彼はこれも偉大な生物学者リンネおよびビュフォンに一年遅れて一七〇八年スイスのベルンに敬虔主義派（ピエティスムス）の法律家の家に生まれた。幼にして人を驚かす万般の才能を示したが、テュービンゲンを経て一七二五年ライデンに赴き、ブールハーフェおよび有名な解剖学者アルビヌス(父)(後述)その他について医学を学び、一七二七年、二十歳にみたぬ若さでドクトルの資格をえた。次いで、ロンドン、パリ、バーゼル、等に遊学した後、一七二九年ベルンに戻って医業を営む傍ら、解剖学、植物学の研鑽につとめた。ドイツ文学史に名をとどめる詩業のなったのもこのころであった。

一七三六年彼は二十八歳の若さで新設のゲッティンゲンの大学に迎えられて、植物学、解剖学、医学の教授となり、以後十七年間にわたる精励の日が続く。彼は植物学その他にもきわめて造詣の深い百科全書的な学者であったが、医学者としては何よりもまず解剖学者――在任中実に三百六十例の解剖が行われたという――であり、それに伴って生理学者であった。彼の名を不滅にするその生理学は、「生きた解剖学」(anatomia animata)にほかならないものと理解されたのである。ハラーの比較的早いころの著作として、ブールハーフェの「医学指針」のすぐれた註釈、有名な「生理学初歩」(Primae liniae physiologiae, 一七四二年)、またそのもっとも得意とする血管系の解剖学に関する銅版の見事な図譜――それは彼の師でもあったライデンのアルビヌスの骨格系のそれと並んで、当代の解剖学の水準を示すすぐれた業績であった――等がある。

ライデンを範として植物園と解剖示説室と病院とをそなえた新装のゲッティンゲン医科大学は、まもなくホフマン、シュタールの両巨頭で盛名のあったハレの大学に迫る実力を蓄えるようになったし、また、学会の創設、学術雑誌(Göttinger Gelehrten Anzeiger)の刊行によっていっそう近代性を強めた。

こうしてその仕事に油がのりきっていたとみられるさなか、一七五三年に、彼は人々の意表をついて突然大学を辞し、故郷ベルンに帰って医学とは全然無関係の、しかもさして要職とも言えない公吏となる。何が彼の人生にそうした異常の舵をひかせたかについては不明な点が多いが、本書ではそれらの問題に深入りするにも当るまい。

彼はその後再び大学に戻ることがなかったが、しかしけっして学問を捨てたわけではない。生理学史に高く聳える大著「人体生理学原論」(Elementa physiologiae corporis humani, 1757–1766)八巻はその後半生になったものであった。彼はまた医学史、とくに今日でも高く評価されている書誌学(解剖学、植物学、外科学、実地医学)や、科学、宗教、政治、等諸般の領域にわたる著述を多く残している。後述のフランス啓蒙期の思想家たちはハラーに学んだふしが多いとみられるし、「百科全書」の補巻には解剖学、生理学関係の諸項目をハラー自身寄稿している。[15・2]

ハラーはまた勤勉な手紙書きで、後述のモルガーニ[15・3]その他多くの学者たちとの間に交換された莫大な量の書簡には学問的にも貴重な資料となるものが少なくない。

近代生理学の骨組みをつくったとも言えるハラーの生理学の輪

郭をざっと眺めてみよう。

生理学、すなわち、,,was Leben ausmacht, was Gesundheit ist und welcher Art ihre Auswirkungen sind"[15・4]を教える科学は、前にも記したように、解剖学と不可分の anatomia animata(生きた解剖学)と彼に理解されたのであった。これは顧みればつとにハーヴィの仕事の性格でもあったわけだが、生理学の史的展開を考える上に含意の深い発言であったとみてよいだろう。おのずから彼の「生理学初歩」の叙述も、生体の基本的な構造の話からはじまることになる。

彼もまた生体を基本的に固体部分と液体部分とに分け、前者の要素を線維に求める。前にもブールハーフェにその一つの形をみたように、線維の考えはかならずしもハラー独自のものでない、と言うよりは反ガレノス生理学、反液体学説を旗印に掲げる医物理学派系統の思考法の正統に属していた、とみてよいだろう。

人体の基本的な要素である線維(fibra)は糸状、場合によっては鱗片状ないし膜(tunica)の形をもつが[15・5]、それは麩質――空気、油、水、揮発性物質、等よりなる――によって結合された「土性」の物質よりなっている。いまそれらの説明は省こう。これは有機化学が誕生するより百年も前の話である。

それらの線維は「細胞組織」(tela cellulosa, cellular texture)を構成する。この言葉はしかしここで少々註釈する必要がある。

前にも一言したように、細胞(cell; κύτος より)という言葉がロバート・フックの発見によってはじめて生物学に登場したのは十七世紀の半ば(一六六五年)の話である。だが近代的の細胞概念が確立するのは、また後に詳しく記されるように十九世紀に入ってからの話で、ハラーの言う細胞組織(tela cellulosa)なるものもそのつもりで考える必要がある。それは今日われわれが考えるような粒のような細胞たちからなるところの、言うならば点描画法のような「組織」[15・6]でなしに、上記の線維によって織りなされた織りものであった。それは海綿様の構造をもち、その「空所」(areola)をみたす汁液は互いに交通するものと考えられた。ハラーはそれによって今日われわれの言う疎性結合組織をさしたものと考える人もあるが、それはかならずしも正確でなく、その構造は脈管、神経、筋肉を除いた硬軟さまざまの組織に共通するとみるのが正しいだろう。彼のこうした見解には、植物組織学者として大きな足跡を残した前記ネヘミア・グルーの影響が大きいと言われる。もちろん、すぐれた解剖学者であるハラーが、いわば管腔を主体とする植物の組織と人体のそれとの差異に気づかなかったわけではない。そこには、線維や膜で仕切られた小部屋のアパートメントを、脂肪その他脈管から出て凝固する物質がみたすいろいろな姿がよく観察されていて、中でも軟骨組織、胎児組織、等についての記述は見事である。だが、くどいようだが、それは空所をみたす物質で、機能する「原形質」でないことをここでもう一度指摘しておくことは、組織概念の歴史的なかかり結びをはっきりさせる上に、欠かせない手続きの一つである。

生体の基本構造に関するこのような理解の上に立ってハラーは、循環、栄養、分泌、呼吸、神経、筋、感覚、生殖、発生、等の生理学を順序立てて叙述する。すぐれた教科書としての「生理学初歩」[15・7]もさることながら、八巻の詳密な脚註をもつ前記大著「生理学原論(エレメンタ・フィジオロギアエ)」は十八世紀生理学の内容を高い水準で提示するものであった。それは、とくに化学の未熟が目につくにしても近代生理学の青写真となるものであったと言って過言ではないだろう。

「原論(エレメンタ)」は叙述の形式においてもまったく新鮮であった。それぞれの主題について、正確な引用文献(リファレンス)をそなえた先人の学説の偏頗のない紹介と批判、解剖学的構造の記述と実証——彼は動物実験(ヴィヴィセクション)にはなはだ熱心であった——に基づいた明晰なその立論、未解決の問題の率直な提示、等は、すぐれた生理学者でもあり史家でもあるフォスター[15・8]をして、その今では古典的な名著「十六・七・八世紀生理学史講義」の中で、生理学がここにきてまったく"modern times"に入った感がある、と評させている。そこにはあの、医学文献の持病であった、内実は空疎の、高姿勢な断定と概括がもはやかなり遠い世界となっている。

いま簡単に彼のとくに重要な業績ないし見解と、それをめぐる若干の歴史的な文脈(コンテキスト)とを説明しておこう。

消化、ないし栄養の問題は、誰の眼にも洩れない生理学上の大きな課題の一つだが、それに関する伝統的な見方を、ハラーのそれを含めてやや乱暴にスケッチすればおよそこうである。それは本質的に新旧の交替(リプレースメント)として眺められるもので、消化(ダイジェスチョン)と栄養(ニュートリション)とは消耗分の補充にあてられる、つまり借方勘定になるわけだが、他方その貸方勘定は言うならば岩石の浸蝕(エロージョン)のような過程と理解され——生体の仕事が物質の消費とリンクしているというエネルギー論的な考えはもちろんまだ浮び上ってこない——排泄(エクスクリーション)は当然として、呼気、汗、涙その他の「分泌(シクリーション)」も、それをいわば撒きちらす媒体としてほぼ同列に眺められる。

当時の消化生理学者たちの主要な話題を構成した唾液、胃の役割、胃液の酸度、膵臓、肝臓のはたらき、等については、ハラーもいろいろな考察を試みているし、ことに、胆汁の分泌とその機能についての発言には注目すべきものが多いが、むしろ物理的とも言うべき彼の消化観にしても、また、消耗分の単なる補塡とみるその栄養観にしても、そこに時代の水準を大きく抜くものはなかったようにみえる。

その話に関連してここでぜひ述べておかなければならないのは、同じころ公けにされたフランスのすぐれた動物学者レオミュール[15・9](René Antoine Ferchault de Réaumur, 1683–1757)の業績である。彼はパリの科学アカデミーに掲載された「鳥類の消化」[15・10](Sur la digestion des oiseaux, 一七五二年)という今では生化学の古典となった論文の中で次のような実験を記載している。

レオミュールは、両端に格子をはめた細い金属管に肉を入れて彼が飼養していたトビ——それは好都合にも不消化物をすぐ口から排出する習性をもっていた――に与え、数時間後その内容が溶けかかっていることを観察した。この巧みに設計された一連の実験は、消化を食物の挫砕(トリチュレーション)とみる通説に強い反証を与えるものであった。彼はさらに、海綿を入れた管を胃に挿入してえた少量の液体――食物をまじえない胃液を人が手にした最初の実例とみてよいだろう――が、ガラス器内でやはり肉を溶解する力をもつこと、しかもそれは腐敗と異なった現象であることを確認した。

消化生理に関するこの画期的な研究をハラーはその「原論」の中で引用しているが、それ以上に深い注意を払うことがなかったようにみえる。レオミュールの仕事を確認し、さらにそれを発展させたのは、有名なイタリアの博物学者でまた実験生物学の祖とも言われるスパランツァーニ(Lazzaro Spallanzani, 1729–1799)である。しかしその最初の報告がハラーの歿年でもあり、またその間には後に述べるように化学の画期的な展開が挟まっていることでもあるので、ここでは消化の生理学の発展をそこまで長追いせずに、話をもう一度ハラーの生理学に戻すことにしよう。

呼吸の生理学が前世紀の中葉に、イギリスの学者たちによって大きく前進した消息については前にやや詳しく述べた。呼吸生理学の領域におけるハラーの功績は、むしろ、外呼吸のメカニックスの方面にあった。彼は、多くの先人たちが理解したところと相違して、肋膜腔が空気を含まぬごく狭い間隙であること、また、肺が吸気に際して単に受動的に拡張するものであることを正しく指摘し、呼吸に際する肋間筋や横隔膜の役割に関して、今日みてまったく妥当な記述を残している。

だが、なおフロギストン説の魔力(スペル)のもとにあった彼は、呼吸における空気の意味に関しては、その「原論(エレメンタ)」の中で前記メイヨウの業績――念のために言えばメイヨウの著書の出版は今のわれわれの時点からおよそ百年前の一六六八年すなわちハラーの師ブールハーフェの生年に当っている――を引用してはいるが、その意義を充分に評価することはできなかったようにみえる。彼は、空気が肺を通過することによって劣性化(ヴィティエート)することを知ってはいたが、「弾性(スプリング)」(elater)――それはボイル以来の考え方である――をもった空気がそのまま血液に入ることはありえないと考え、吸気は肺でその弾性を失って血液を経て体液に溶けこみ、何かの意味で栄養分としての役目を果すものと推測する。彼の手にする技法(アヴェイラブル)では取り組むことの困難なこの種の問題について、ハラーはいつもながらの慎重さをもって断定を控えているが、それにしても前世紀のロイヤル・ソサエティーの俊才たちの呼吸、燃焼観からは一歩後退していることが否まれないようである。

呼吸の問題に関連して、ハラーが述べている体熱(アニマル・ヒーツ)の話をここでしばらく考えてみたい。言うまでもなく、体熱の産生と体温の調節は今日のわれわれが考えても一筋縄ではいかない複雑な生物学的現象だが、それが誰の眼にもかくれない生体特有の現象で、いのちといつも同伴し、それとともに消え去るものだけに、その話は、溯ってギリシャの昔からはじまっていることはわれわれのすでに学んできた通りである。いまおさらいがてらに、その経緯を手短かにたどってみよう。

体熱(animal heat)[15・11]の中心が心臓にあるとアリストテレスが考えたことはずっと前に述べられた。生命と不可分で、生殖、成長、また消化、運動、感覚、場合によっては思考——当然この点になると人の意見は岐れるが——をも支配すると考えられるいわゆる内在熱(インネート・ヒート)の思想の起源ははなはだ古く、医学文献でみても「ヒポクラテス集典」にまで溯ることができるのだが、ここではくり返さない。いずれにしてもその熱の座が心臓、とくに肉の厚いその左室にあって、過熱を防ぐためにそのマントのようになっている肺を出入りする空気が冷却(レフリジエレーション)の役をつとめる、というアリストテレス・ガレノスの考え——ただし呼吸のほかに脳も冷却に大きな一役を買うという前者の見解は後者によって強く斥けられる——は、アヴィセンナを経て医学の畑に近世まで連綿と続く伝統となったのであった。

ここでとくに注意しなければならないのは、それが内在熱(インネート・ヒート)(ἔμφυτον θερμόν, calidum innatum)とよばれた、という事実である。体熱を内在、あるいは生得(innate, angeboren, *od.* eingepflanzt)のものとみる正統説(オーソドクシー)は、おのずからそれをいのちと同一視してそれがどうして産生されるかをおおむね問うことがない——もちろん例外はあるにしても[15・12]——という意味で、体熱の科学に不感(インミューン)であったし、また、その「生命の火」に関するさまざまな思弁を招くきっかけともなった。

いずれにしても内在熱についての考え方は十七世紀ごろまでは実質的にギリシャのそれと多く変りない形で存続した。[15・13] アリストテレス主義者ハーヴィも少なくともその初期には完全に内在熱の伝統の下にあったとみられる。もっとも、レオナルド・ダ・ヴィンチはつとに内在熱を斥けたし[15・14]、機械論者デカルトも、前にも記したように内在熱の考えを採らなかったけれど、彼はいわばそれを逆手にとって、心臓の熱火を機械の動力に擬したのであった。

内在熱の考え方に強い批判を加えたのは化学者ファン・ヘルモントであった。前にも述べたように消化の生理に通じた彼は、内在的な体熱が消化作用——いわゆる煮熟(コクション)——を導くものでなしに、酸こそが消化という醱酵作用(ファーメンテーション)を招くはたらき手であることを指摘する。いろいろあいまいなふしもあるが、彼がさまざまの生命現象を内在熱という切り札で一律に説明する伝統的な思考を斥けて、化学に拠って一々具体的にそれらの過程を確かめようとしたこと、熱をその過程の産物として、言いかえればそれを二千年の王座からひきおろして、それを生命の指令者でなしに随伴者として考えようとした点は高く評価されなければならないだろう。この新しい姿勢は、医化学派(イアトロケミスト)のシルヴィウスやウィリス——もっともウィリスはすぐあとに述べる粒子論にも親近であったが——に引き継がれる。

一方、ファン・ヘルモントにやや遅れて十七世紀の後半、ボイル、フック、ローワー、メイヨウらが、粒子論的思考に立つ新鮮な化学によって呼吸の生理学に大きな仕事を展開しつつあったことは前に詳しく述べた通りである。それは、呼吸(レスピレーション)と燃焼(コンバスチョン)とが、空気中の同じ成分を消費する同質の現象と解されることをある程度まで明らかにした。それはおのずから、言うところの内在熱、かの仮想的な「生命の火」を否定して、呼吸に基づく体内の緩徐な燃焼が血液を温めて、体熱がそこに生成されるという見解を導いた。それは、上記の医化学派の学者たちの説くところが、単に志向の正しさだけにとどまっていたのに対して、実質的に大きな意味をもっていた。この点ではメイヨウの寄与をもっとも重いとみてよいだろう。

だが、前にも触れたように、この学派の硝気説による燃焼理論に対する人々の関心は、やがて、かなり長期にわたって大きく薄れる。そうした情勢を反映して、十八世紀に入ると、こと体熱の問題に関してボイル一派の化学的思考は忘れられる一方、医化学派ないしパラケルスス主義者の頽廃(デカダンス)は良識ある学者たちの関心を醗酵説からまったく引き離し、さりとてもはや生命現象の統合的な規制者としての内在熱説に戻ることのできない科学者たちは、こぞって熱の物理学的な説明を求めるようになる。それを医物理学派(イアトロフィジシスト)のまき返しとみることもできるだろう。

前に一度名の出た医物理学者ピトケーンやブールハーフェ、あるいはイギリスの聖職者で卓抜な生物学者スティーヴン・ヘールズ(Stephen Hales, 1677–1761)らがそれであった。

十八世紀屈指の生物学者の一人とされるヘールズについて一言述べておこう。彼は生物学の研究に物理学的、定量的な方法を組織(システマティック)的にとりいれた最初の学者の一人として記憶されねばならないだろう。篤信のキリスト教徒であったヘールズ——人工換気法の創始者としての彼には換気による監獄の衛生の改善、禁酒(テンペランス)運動というような人道主義的な活動もあった——は、その私淑したニュートンに倣って、機械的な法則に従う自然の探究に使命を感ずるたちの科学者であった。

その著「植物力学」(Vegetable staticks, 一七二七年)にまとめられたそのブリリアントな植物生理の研究——たとえば植物の呼吸について、また光合成の示唆について、等——に本書で深入りする必要もないだろうが、有名な「静力学論考、第二巻、血液力学」(Statical essays: containing Haemastaticks, 一七三三年)[15.15]に記された血液の循環に関する研究は、今日の循環生理学の基礎を築いたと言ってもよいすぐれた業績であった。なおそれに関連して彼が、つとに一種の血圧計を発明していることを付記しておこう。

そのほかにも彼の生理学上の貢献は多いが、話を当面のわれわれの主題に戻せば、ヘールズは体熱の発生を、前章ではその点にまで立ち入らなかったブールハーフェの見解と同じように、主として肺において急速に流れる血液の摩擦に帰した。おのずから肺は、体熱の産生とその冷却との二重の役目を負わされることになる。世代は違うがロイヤル・ソサエティーの会員であったヘールズにしても博覧のブールハーフェにしても、もとよりメイヨウらの呼吸に関する研究をよく承知していたに相違ないし、ことにヘールズはその植物代謝についてのすぐれた実験に関連して空気の諸問題に充分通じていたにもかかわらず、燃焼と呼吸との間に比論（アナロジー）を求める見解にあまり同情をもたなかったことがわれわれの注意をひく。ヘールズはまた、動脈血の色の明るさまでも機械的に説明しようとした。

体熱産生の問題に関しても後々まで大きな影響力をもったハラーの説もまたはっきりとこの系列に属するものであった。「生理学初歩」の「動脈」の章で、[15・16]彼は、血液と脈管壁との間で、また血球相互の間で生ずる「驚くほどの」摩擦、加えてまた血液の運動そのもの、が熱の発生を招くと説き、体熱の産生における化学作用の関与も生命力の指令もともに強く拒んでいる。容易に察せられるように、しかし、彼の説もまたこの点ではまったく証拠（エヴィデンス）を欠く議論であった。

わたくしが上に体熱の問題に関してやや長い筆を費やしたのは、かならずしもそれがハラーを語る上に欠かせない話題であったという意味ではなしに、この、古来生命論の中核にあった重要な論点（イッシュ）が、いま十八世紀のはじめという医学史上の大きなふしになる時代において、およそどのように眺められていたかをどこかで一通り検討しておきたかったからであった。いま述べたブールハーフェ・ヘールズ・ハラーの線がふり返って見当を誤まっていたことは否みがたい。それは十八世紀の生理学がなお一般にはどのような水準にとどまっていたかをわれわれに思わせる事実である。

これに対して以下述べる被刺激性(Irritabilität)と感覚性(Sensibilität)の問題は、生理学史の上でハラーの名をきわめて重いものとする彼のもっとも目立った業績であった。もとより今日の眼でみれば幼いものだったとしても、それは前述のウィリスの神経学——前にみたようにそれはすぐれて解剖学的であった——とは異なった意味で、近代的な神経生理学の端緒となるものであった。もっとも、教科書的なハラーへの恭敬（オマージュ）には若干吟味を要する問題も含まれてはいるのだが、ここでは何よりもまず彼の言うところを聴いてみなければならない。

被刺激性についてのハラーの研究はかなり早くからはじまっているが、彼がそれを詳細に記述したのは、一七五二年にゲッティンゲンの学会誌に発表された有名な論文「人体の感覚性および被刺激性部分について」(De partibus corporis humani sensilibus et irritabilibus)[15・17]においてであった。「生理学原論」にはさらにそれが敷衍されていて、この問題が彼の最大の関心事の一つであったことは疑いがない。

もっともこの点でハラーに先蹤がなかったわけではない。すでに前世紀の半ばに、ロイヤル・ソサェティーの初期のメンバーであったすぐれた医学者グリッソンがその晩年、被刺激性(irritability)について語ったことを忘れてはなるまい。彼は生体の線維（ファイバー）が刺激を認知し、それに応じて、それを軽減する志向をもって動く性質をもつことを説いた。[15・18]彼はしかしそれを一種の生命力——生理学史家フォスターはグリッソンが哲学に通じアリストテレスの形而上学に基づく生命観に深く学んでいたことを指摘する[15・19]——に帰している。このグリッソンの説は、もともと彼の得手とする筋肉生理[15・20]にかかわっていたが、やがてその被刺激性(イリタビリティー)の概念は生体組織一般に拡張されたことを、あとの話のために憶えておこう。その後長い間忘れられていたグリッソンの説を文献引用(ドキュメンテーション)に忠実なハラーはもちろん正しく記載してはいるが、ハラーの説く被刺激性の生理学は系統的(システマティック)な実験をふまえてすぐれて科学的な内容をもつものであったとみられる。

ハラーにとって感覚性である(sensilis, empfindlich)とは、「接触」——今日の言葉でそれを刺激と言いかえてもよいだろう——がこころに印象を刻む性質、被刺激性である(irritabilis, reizbar)とは「接触」に応じて収縮する性質を意味していた[15・21]。

彼は、前にも記したその豊かな解剖学上の蘊蓄を傾けて手堅い動物実験(ヴィヴィセクション)によって、諸種の刺激——メス、熱、アルコール、硫酸、アルカリその他——に対する諸器官の態度を一々綿密に検討する。その仕事ぶりはあのハーヴィを人に思い出させるが、そこにはハーヴィにまだ多分に残っていた形而上学臭が完全に清算されている。こうして彼は、皮膚、脂肪組織、筋肉、腱、等からはじめて全身諸器官の系統立った実験的研究を試み、結局、神経および多くの神経枝を含む部分のみが感覚性をもつこと、これに対して、筋肉線維ないし筋肉が生体のもつ唯一の被刺激性の部分であると結論する。もちろん正常の条件下では神経が脳から運動の命令を伝える[15・22]には相違ないが、被刺激性そのもの——ハラーの意を汲めばそれを収縮性(Kontraktilität)と言いかえてもよいだろう——は筋肉に内在すると彼は考える。それは、生体のみにそなわった機能をはじめて明確に規定し、それを特定の組織成分と結びつけた画期的の意味をもつ業績であった。

ところで、生体内で自発的(スポンテーニアスリー)に動く、また刺激によって休止から立ち上る唯一の要素であるその筋肉線維の特別な性質は、単なる弾性とは異なるところの、生体に内在する性質、力(vis insita)[15・23]である。彼は、その性質が死後もなお短時間に残っていることを実験的に確かめて、それを軽率に生命力と短絡させてはならないことを炯眼よく見抜いたが、しかし、筋肉の構造の内部に潜むと考えられる「メスの力も顕微鏡もそこまでは届かない」その本性については決定的な言葉を控えている。

今日の眼でみればたいそうこみいった生物現象が、ごく単純化された形でそこには扱われているわけだから、厳格に言えばいろいろ問題は残っているにしても、ハラーのそこで提示する事実はほぼそのまま今日でも通用するし、その研究方法は近代生理学の方角を指示するものであった。おいおいに学ぶように、その被刺激性(イリタビリテート)の説がいろいろな意味でその後の生理学、医学の歩みに大きな「刺激」を与えたのも予期しがたいことではない。

ところで、ハラーの言うところの感覚性(ゼンジビリテート)は神経の求心的なはたらきだが、その神経はまた脳の命令を遠心的に筋肉に伝えてそれを強く収縮させる。その脳からの命令を彼は神経力(vis nervosa)とよぶ。そこに命令がいかにして伝導されるかという古来の難問がまたも顔を出すわけだが、それについてのハラーの説くところはなおあいまいであるように思われる。時代によって、また学者によってさまざまなヴァリエーションはあるにしても、神経のはたらきが神経「管」の中を流れる液体、ないしエーテル様物質によって運ばれる、という伝統的の考え方――シュタールがそのアニマの説によってその種の物質的な道具立て(インストルメント)をいっさい斥けたのはむしろ例外的であったとみられる――は、またどうやらハラーのそれでもあった。神経液ないしそれに準ずるものの流れを認めるかぎり、神経そのものはまったく受け身(パッシヴ)の役割に甘んずるよりほかないだろう。神経生理学の近代的な発展には、なおかなり長い道のりが前途に待っているようである。

ところで、上述の感覚性(ゼンジビリテート)がすでにそうであったように、神経の話はほとんど不可避的にこころ(mind)ないしはアニマ(soul)の問題と結びついている。デカルトによってはじめて近代的な展望をえたいわゆる心身問題[15・24]についてここで深入りするつもりはないが、ハラーが脳について、またこころのはたらきについて記述しているところには、時代をこえて近代的な調子(ヴェイン)がしみ通っているようにみえる。近代の生理学者たちがおおむねそうであったように、広い意味でハラーの思考もまたデカルトの線にそうものであったとみてよい。だが言うまでもなく彼はデカルトに比べて脳の解剖学に関する具体的の知識を遙かに多く用意して、こころのはたらきの所在についての近代初期の医学者たちの論議に参加する。その詳細はここでは省きたい[15・25]。

発生(胎生)学上のいわゆる前成説の最後の旗手としてのハラーの足跡については、後にまた言及する折がある。

ハラーの仕事と思想とは、医学、生物学の歴史の上でさまざまな形の深刻な影響をもつことになった。話の順序でしばらくわれわれは視線を他に移すはこびになるが、この後もたびたびハラーを顧みる機会があるだろう。

2 古ヴィーン学派、エディンバラ学派

本書の話がこの辺まで進んでくると、たとえばパラケルススや、ブールハーフェといったような、一人のすぐれた学者によってそれぞれその時代の医学の全貌がほぼ尽される、というわれわれのこれまで見なれてきた状況はだんだんと遠のきはじめる。たしかに前節で述べたハラーは、ブールハーフェ門下の逸足としてゲッティンゲンに新たに医学のセンターを開いたオールラウンドの医学者ではあったが、その歴史的な評価は多く彼の実験生理学に向けられる、と言ってよいだろうし、また、次節で詳しく考える予

定のハラーの同時代者パドヴァのモルガーニの話は、当然その病理解剖学が中心になる。だが、医学の諸問題の近代的な分化(ディファレンシエーション)が何ほどかはっきりした輪郭をつくり上げるまでにはなおかなりの曲折があって、その間われわれはなお前後左右をこもごも眺めるやっかいな手続きを厭うわけにはいかないようである。医学・医術のこみいった網目構造(ラミフィケーション)に万遍なく同じ密度で挨拶するのは、もとより本書の趣旨ではないけれど、ここでひとまず、多くブールハーフェの系譜をひく臨床医学者のはたらきを一瞥してみたい。

前にも記したように、卓越した教師でもあったブールハーフェの門に諸国から集まった弟子たちは、やがてまた四方に散って、そこに新しい医学のセンターを築き上げ、そのあるものは現代にまでもおよぶ各地の伝統の起始点となる。中でも注目すべきヴィーンとエディンバラについていま簡略に記しておこう。

ブールハーフェの最愛の弟子であったとみられるファン・スヴィーテン(Gerard van Swieten, 1700–1772)は、ライデン大学の講師として令名があったが、カトリックの教籍のゆえに師の歿後その地位を継ぐことを許されず、大学を去って市井で開業し、自適の日々を送っていた。前に一言した大著「ブールハーフェ箴言註解」はその間にはじめられた仕事であった。

たまたま、有名なマリア・テレジアの皇妹の病いに立ち会ったのが機縁となって、この女王の鄭重な招請に応じて一七四五年ヴィーンに赴き、その侍医兼図書館長となり、やがて命ぜられてヴィーンの医科大学の改革に着手する。それは、植物園も化学室も臨床教室もなく、僅かな数の旧弊な教授たちの屯ろする学校の改組という、ゲッティンゲンに医学部を新設したハラーのそれとはまたちがった種類の困難な仕事であった。

オーストリアの遅れた政治社会体制の建て直しに力を注いだその女王の絶対主義的改革の一部として、彼女はこの外国人学者の建言を容れて、教授団(ファカルティー)からその特権を奪って大学を国家の統制——もともとこの大学は自治の強いイタリア系の諸大学とは異なる体質をもっていたのだが——の下に完全に服させる。ファン・スヴィーテンはその下で人事の刷新、諸施設の拡充、教育方法の改革——臨床教育の充実、解剖学の外科からの完全な独立、等——に鋭意従事する。こうして、歴史こそ古いが永く沈滞の底にあったヴィーンの大学はやがて新しい医学の中心に蘇生した。ファン・スヴィーテンは終生女王の信任あつく、オーストリアの医事、衛生行政一般にも大きな功績があった。

いま記したように、ファン・スヴィーテンは大学の人事に多く意を用いた——三叉神経の半月神経節(ganglion Gasseri)を記載したガッセル(Lorenz Gasser, ?–1765)の登用がその一例である——が、もっとも成功したのは、ライデンからこれもカトリック派のオランダ人デ・ハエン(Anton de Haën, 1704–1776)を迎えて医学の教授に任命した人事であった。彼もまたブールハーフェの門を出て、永くハーグで開業していた医者であった。

ファン・スヴィーテンとともにいわゆる古ヴィーン学派(die ältere Wiener Schule)の先頭をきったこのデ・ハエンは、創業者としての強烈な人格を共通にしたが、前者が快活で幅の広い実際家肌であったのとまったく相違して、狷介で論争癖の強い、扱いにくい人物であった。彼は卓抜な力量をもった臨床家であったが、一面、新しもの嫌い——彼は被刺激性学説、人痘接種法[15・26]、さらには後述の打診法、等をも強く斥けた——で、魔女処分の弁護など、後向きの面の大きかったのも否まれぬところである。

ライデンの大学に倣って彼のために設けられた十二床の臨床教室をフルに利用した医学教育の歴史的な意味についてはずっと後にまたあらためて顧みる機会があるだろう。みずからブールハーフェの忠実な弟子をもって任じた彼がその臨床教室(クリニック)で診療した患者の詳密で正確な病歴(ヒストリー)の集成(年報)は、貴重な遺産として後々に残されている。彼のすぐれた門弟で年報の編集を継承したシュトールが正しくも言っているように、「もしわれわれが同じ一つの病気についていくつかの症例の〔正確な〕病歴(ヒストリー)をもち合せてそれらを比べ合せることができるならば、われわれは実地の指針をそこから導き出して教育上の箴言(アフォリズム)をまとめることができるだろう。[15・27]」前に述べた病気の種(スピーシーズ)の問題とも睨み合わせて、この含蓄の深い臨床家の言葉はそのままその師デ・ハエンの気持でもあったに相違ない。

人はデ・ハエンの病歴集に、ヒポクラテスのあときわめて長い迂路をたどってきた頭でっかちの医術が、シデナム、ブールハーフェを経てもう一度しっかりと患者を取り戻し、おのずからまた、そこにみられるできごとを、一つの時間的に継起する過程(プロセス)として正しく観察する途を思い出したことをみるだろう。それはやがてヴィーンの新しい伝統となった。

もう一つ立ち入って眺めれば、デ・ハエンの医学は、臨床経験を深く重んじたのは当然として、それをすべてに優先させて、「生理学的な」学理にかならずしも大きな発言権を与えなかった点で、シデナムに親近な面が大きかったようにみえる。同時にまた、まだ萌芽的な姿ながら、線維(ファイバー)なり「細胞組織(セリュラー・テクスチュア)」なりといった今から考えれば試案的(テンタティヴ)の概念をかりて病理学が近代的な発展の徴をほのかにみせつつあったこの時代に、むしろ液体病理学に好意をよせるといった古風な傾向もみのがすことができない。だが、臨床的な事実を重んじた彼は、体温計による体温測定——十七世紀に発明された温度計をはじめて人体に応用したのはサントリオであったと言われる——の励行、初歩の段階ながら血液や尿の臨床検査、等に大きな努力を払った。上記の彼の病歴集はそうした意味では内容的に格段の充実を示していることは言うまでもない。

ファン・スヴィーテンの地位を継いだのは、デ・ハエンの門下のシュトェルク(Anton Störck, 1731–1803)であった。彼は薬剤の実験的な効果判定に意を用いた学者として知られ、医事、医学行政の上でも大きな功があった。

古ヴィーン学派の名声が絶頂に達したのは、デ・ハエンの弟子前記のシュトール(Maximillian Stoll, 1742–1788)においてであった。激しい性格のデ・ハエンとは対蹠的なシュトールは多くの弟子を内外から集めたが、ヴィーンのヒポクラテス主義は彼においても忠実に守られた。もっとも、液体病理学を奉じた彼が病理解剖学に理解を示し、後述のアウエンブルッガーの打診法をもとりいれた幅の広さを示したことは注意されてよい。彼は有名な鉛毒疝痛の記述にみるようなすぐれた臨床家であった一面、すべての熱性疾患をいわゆる胃性病症(ガストリチスムス)とする理解に立って吐剤の投与を専一にする――その治療法は後々までヴィーンの伝統となった――というような独断的の面も多かった。彼はまたシデナム流の「流行条件」(genius epidemicus, epidemic constitution)の説を奉じる流行学(疫学)者としてもきこえた。

ハーヴィ、シデナム、ウィリスといった巨匠をうんだイギリスの医学は、十八世紀に入るとエディンバラを中心に活況を続けるが、そのエディンバラ学派(Edinburgh School)――もっとも正確に考えればそれはヴィーンの場合と違って、それを「学派」と訳すにはいささか当らないふしもあるのだが――もライデンの血を濃くうけついでいた。

エディンバラの医学校は十七世紀の後半に設立され、前記の医物理学者ピトケーンはその初期の教授の一人だったが、それが興隆したのは初代アレグザンダー・モンロー(Alexander Monro, Primus, 1697–1767)の就任[15・28]以来とみられる。この学校の創立以来の功労者ジョン・モンローの子である彼は、ライデンでブールハーフェに、またロンドンでは当時の慣習に従って有名なチェゼルデン(後述)について外科学を私的に学んだ。彼はエディンバラで外科学と解剖学を講じて大きな成功を収め、それが契機となって二〇年代の半ば、人事の充実がはかられたその医科大学は、ブールハーフェ門下の気鋭の教授たちによって新鮮で活潑な学風がおこった。こうしてエディンバラはやがてブリテン島をリードし、西欧医学の中心の一つとなる。イギリスではなおスコラの流儀を多分に温存するオクスフォード、ケンブリッジ出が医学界の主流の位置を譲らず、王立医師協会(ロイヤル・カレッジ・オヴ・フィジシャンズ)[15・29]でもエディンバラ出身者は差別をうけがちだったが、実力の高下は明らかだった。

エディンバラの傑出した学者の一人にロバート・ウィット(Robert Whytt, 1714–1766)がある。彼はセミ・アニミストとも言うべき立場に立って、ハラーの生理学に強く批判的であったが、一面、近代的な反射の生理学の開拓者として記憶されるすぐれた業績を残した。

エディンバラにおけるそのウィットの後任が有名なウィリアム・カレン(William Cullen, 1710–1790)である。十八世紀を通じてもっともすぐれた臨床家の一人に数えられるこの人は、しかし、ライデン留学生出身者が主力を占めたエディンバラ学派にはめずらしく自主(セルフ・メード)の学者であった。彼はグラスゴーで学び、そのうけた医学教育はむしろ変則的であったが、グラスゴーの大学で医学その他を教えて名声を博し、一七五五年エディンバラに化学教授として迎えられ、やがて医学、生理学をも教えて命名があった。

カレンには有名な著作「医学実地初歩」(First lines of the practice of physick, 一七五一年)[15・30]――その講義にも彼は英語(ヴァナキュラー)を用いた――があるが、そのいわゆる神経病理学は、みずからの豊かな臨床経験に照らして当時その国に広まっていた医物理学派その他諸派の学説に不満だった彼が、固体病理学的なホフマンのトーヌス学説を、おそらくはハラーに深い示唆をえた神経のはたらきにつなげることによって組み立てなおした一種の新しい体系(システム)であった。生体のはたらき、その生理、病理の根本に彼の言う「神経力」(nerve energy)がある。

刺激による神経力の高下に応ずる固体部分のトーヌスが度をこえて、スパズム(spasm, 攣縮)あるいはアトニー(atony, 無力)の状態になることによって、さまざまの病気がそこに発生する。体系家のつねとして、彼がいっさいの病気――発熱のような症状ないしは、今日の言葉で言えば機能的(ファンクショナル)の病気のみでなしに、たとえば痛風のような器質的(オーガニック)のそれまでも含めて――をその神経学説によって割り切ろうとする弊はみのがしがたいけれど、一面、彼が病気の過程(プロセス)を分析的に理解しようとした姿勢は、これまでわれわれがそうたびたびは出会ったことのない学風として、正当に評価されなければならないだろう。またその彼が、瀉血や下剤など、体液説の遺制を排して、食養生法のほかに、いわゆる強壮剤、トニック(tonic, tonicum)――それもすでにホフマンにはじまっているのだが――や鎮静剤の活用をはかったあたりにも、旧套をこえた合理的な治療への志向がそこにはあったとみられる。

病名分類論者としての、また神経病学者、精神医学者としてのカレンについては後にそれぞれ別の場所であらためて述べる折があるだろう。

上にみてきたように、エディンバラにできたすぐれた医科大学が「学派」とよぶにふさわしいかどうかは深く問わないにしても、もともとはカレンの門から出たジョン・ブラウン(John Brown, 1735–1788)に至れば、その不羈な学説のゆえに、明らかにエディンバラ学派とは独立の別派をなすものであった。

十八世紀の医学を述べるに当って省くことのできないブラウンは、その攻撃的な性格は別としても、深酒に溺れて放埒無頼な異常の人物であったことを彼を語るすべての人が忘れずに記述する。エディンバラの医学生時代――その大学に永くとどまることのできなかった彼はずっと遅れてセント・アンドリウス大学という小さな学校でドクトルの学位をえた――に拾われてカレンの家に書記兼家庭教師をつとめたこともあるが、やがてその師に叛いたばかりでなく、自我の強い彼は、私的に医学生を学外に集めて彼一流の医学を講じ、それなりに言い分も、きくべきふしもあったに相違ないとは思われるのだが、教授たちを嘲って若い学生たちの人気を博した。一七八〇年「医学綱要」(Elementa medicinae)――後に彼自身の手になる英語版も出た――を著わしたが、その後も素行おさまらず、負債とアルコール、阿片の中毒の中にその乱調の生涯をおえた。

いわゆるブラウン学説(Brunonian theory)は単純で耳に入りやすかった。その説くところを要約すればほぼ次の如くである。

生命とは、たえず刺激に応ずることによって保たれている状態である。生体はその興奮性(excitabilitas)――それが何であるかははっきり語られていない――によって、外からは寒熱、空気、食物、等、内からは情動、筋の収縮等、の刺激に応じて興奮し、生存を続ける。健康とは、したがって、適正な興奮状態にほかならず、病気は全身的あるいは局所的にみられる興奮の高揚、または減弱にほかならない。おのずから病気には、刺激の過剰に基づく「強力の」(sthenic; σθένος, 強さ、力より)それと、刺激に応ずる力を損じた「無力の」(asthenic)それの二種があるのみで、それがいろいろに組み合わさってさまざまの全身性、局所性の病症が成立する。

個々の病気が彼の概念構成に照らして具体的にどう説明されるかの話にいま深入りしているいとまがないが、いずれにしてもこの割り切った学説に従えば、病気は本質的に興奮の度の問題に帰するから、治療もまた、現実には圧倒的に多い「無力状態(アステニア)」に対する刺激作用――阿片(阿片は彼には刺激作用をもつものと理解された)、樟脳、アンモニア、麝香、アルコール、等――と「強力状態(ステニア)」に対抗する鎮静作用との両面から明快に設計される。

ブラウンはその激しく野性的な性格と教祖的な影響力のゆえにしばしばスコットランドのパラケルススとよばれる。しかし彼にはパラケルススのあの高邁な志操が欠けているから、その評言にわたくしは不賛成だが、彼が稀にみる特異な才能の人であったことは否みがたい。ブラウンの説が、その本国ではあまり容れられなかったにしても、後にまた言及されるように、大陸、とくにドイツとイタリア、さらにはアメリカにまで多くの強い支持者をもった事実[15・31]はわれわれに多くのことを考えさせる。アメリカ医学史の初期――往々エディンバラ期とよばれる――のもっとも大きな名の一つ、エディンバラ帰りのベンジャミン・ラッシュ(Benjamin Rush, 1745–1813)の奇矯だが評判の高かった学説も[15・32]、ブラウン学説の枝変りであった。

ブラウン学説がたしかに時代に逆行する観念のかった体系(システム)であったことを誰も否まないだろう。もっとも、たびたび指摘されているように、それは、よくみるとローマ以来永く有力な学派として残ったメソジストのそれに近い表現をもっているようだが、しかし彼をその亜流とみることはかならずしも正しい評価ではないように思われる。

ブラウンが、これもしばしば彼と比べられる古いローマのアスクレピアデスと同様に、いっさいの伝統に反抗した功罪はしばらく措いて、生体に内在する実体としての生命を許さずに、言うところの興奮性(エクサイタビリテイー)に基づく内外の刺激に対する反応というできごとの角度から生命現象を理解しようとはかった[15・33]――ノイブルガーはそれを現象論的観察(フェノメノロギッシェ・ベトラハトゥング)と的確に批評する――ことは、ある種の洞察を底にもっていたとみることができる。その辺に彼が強く攻撃した旧師カレンの見解や、溯ってはハラーの生理学――たしかに恣意な拡張をうけた形ではあるが――の余韻をきく思いがないではないにしても、そこには古い液体病理学や固体病理学とは体質を異にして、しかも粗雑な形の機械論をこえて、すぐれて近代的とも言うべき方法への予感があったとみられないこともない。たしかに多くの面で独断的な彼の学説の影響が一部の生理学者の間に形をいろいろ変えて残ったのには、それなりに理由のあることであったと思われる。とくにドイツを中心とするブラウン学説の余波とその批判者たちについては、後にドイツロマン主義医学の叙述の中で言及されるだろう。

だが、それはそれとして、ブラウンが医学の畑で熱烈な追随者をもったことは、むしろその一貫(コンシステント)して単純明快な体系が、東西古今、凡俗な、しかも気短かな医者たちがいつも希求するてっとり早い治療上の公式を、彼らにカリスマ的権威をもって提供した――その意味でそれは新しい「方法学派(メソジスト)」として登場した――点に多くかかっていたとみねばなるまい。彼は教える。古い諸学派の手のこんだ診断学はまったく無用で、患家に招かれた医者は三つの問題をきめるだけでよい。その病気は全身性であるか局所性であるか、強力症(ステニック)であるか無力症(アステニック)であるか、その度はどれほどであるか。たしかにそれは「魅力的な」学説であった。

言うまでもなく、それは、きびしい批判と、事実の上での破綻を免れえないものであった。その対抗療法の趣旨に基づいてしばしば無茶な量(ヒーロイック)の刺激剤が用いられたブラウン主義の流行が、フランス革命とナポレオン戦争による死者の数を上廻る犠牲をもたらしたというよく引用される批評は、おそらくはブラウンがみずから至るところにつくった数多い敵の陣営に由来する誇張だとしても、病気とその治療とはこうした独断的な公式で律することのできるほどくみしやすい対象ではなかったはずである。

それに接近する新しい途は、次節でもその一部を学ぶように、同じころあちこちで開拓の緒につきつつあったし、ブラウンと同じイギリスの学者たちの中にも、その地道な仕事に重要な役割を分担した人が少数ではなかったのである。

3 モルガーニと病理解剖学

十八世紀の医学史のもっとも注目すべき業績の一つはモルガーニによる病理解剖学の樹立である。それはあのヴェサリウス、エウスタキオの国イタリア――その医学にはどうやら凋落の影が濃いのだが――のパドヴァに遅れて咲いた大輪の花であった。近代医学における病理解剖学のきわめて重い意義に鑑みて、いま、断片的にこれまで述べてきたいくつかの事実を含めて、モルガーニに至るこの領域の履歴を手短かにたどることから本節の話をはじめよう。

屍体解剖による広い意味での病理の研究[15・34]に関して、ルネッサンス期にすでに病理解剖学の父と言われるアントニオ・ベニヴィエニ(十五世紀)や、肌合いは違うがジャン・フェルネル(十六世紀)のようなすぐれた学者のあったことは前に記されたことである。十六世紀ごろからは人体解剖はかなり頻繁に行われるようになり、すでにあちこちで触れたように、解剖学者(たとえばベネデッティ、コイター、プラター、トゥルプ、ルイシュ、その他)が当然しばしば屍体の病変について確実な記載を残した——ハーヴィが彼の言うanatomia medicaに大きな関心をもって著作の企てまであったことが知られている[15・35]——ばかりでなく、すぐれた臨床家が病理解剖上貴重な事実を発見する例(ヴェップァー、ヴィユサンス、ランチシ、その他)もしだいにその数を加えるようになった。偉大な顕微鏡家(マイクロスコピスト)マルピーギにもまた肉眼的病変についてのすぐれた記載があるし、また前にも触れたように、医化学派の巨頭シルヴィウスも熱心に解剖を行い、とくに結核症の理解に大きな寄与を残している。この道への人々の関心は、法王クレメンス九世の侍医頭であった有名な外科医、解剖学者リーヴァ(Giovanni Guilielmo Riva, 1627–1677)がローマにつくった公けの解剖学標本室(ミュゼウム)が同時に病理標本の蒐集(コレクション)——その関心の焦点がどこにあったかはしばらく問わず——でもあったこと、彼がまたこの領域の学会をはじめてつくったことからも察せられよう。

その傾向は当然いまわれわれの十八世紀に入っても続いている。ランチシやヴィユサンスにやや遅れて出たパリのすぐれた医学者アストリュク(Jean Astruc, 1684–1766)の腫瘍や性病における、セナック(Jean Baptiste de Sénac, 1693–1770)の心臓病における業績、等をその目立ったものとして挙げておこう。ホフマンやブールハーフェ——彼はモルガーニのよい先輩でもあり支持者でもあった——も剖検に深い関心をもって[15・36]、とくに後者の臨床教室(クリニック)ではしばしば解剖が行われたし、デ・ハエンはヴィーンでそれを継承した。同じ門から出た解剖学的生理学者のハラーに多くの病理解剖学的記載のあったことも容易に想像される通りである。

溯って十六世紀にすでにグラーフェンベルクのシェンクの編著のあったことは前にも記したが、十七世紀の後半に出たこれも前記テオフィル・ボネーの「墓地または実用解剖学」[15・37]は自験例をほとんど含まない編纂ものではあったが古今の病理解剖例を集大成した驚くべき労作であった。ハラーはその仕事を激賞しているし、すぐあとで述べるようにモルガーニもその著の内容を熟知していた。

こうみてくると、モルガーニが無人の境にはじめて足を踏み入れたのでないばかりか、その道はある程度地ならしされていたようにもみえる。それならば、どのような意味で彼は医学史の大きな転回点とされるのだろうか。

近代病理学の開拓者モルガーニ(Giovanni Battista Morgagni, 1682–1771)はイタリア北部のフォルリの名家に生まれ、ボローニャで医学と哲学を学んだ。マルピーギの弟子で人の聴器の研究で今にその名を残すすぐれた解剖学者、前記ヴァルサルヴァ——後にも記すように彼はすぐれた病理解剖学者でもあった——の助手として、さらにはその後独立して、解剖学上のりっぱな業績を挙げた彼は、次いでヴェネツィアで数学、天文学、化学、等を学んだ後、しばらく故郷で開業する。一七一一年パドヴァに医学の第二教授として迎えられ、数年後にその解剖学教授に就任した。言うまでもなくそれはかつてヴェサリウスやファロッピオ、ファブリツィオらが占めた光栄ある椅子であったが、十八世紀のパドヴァの大学そのものは、永い政治的な不安の中に沈滞して、その国際的な声名は遠い昔語りになっていた。

いずれにせよ、医学、自然科学、哲学、古典に広い素地をもったこの少壮の学者は、もともと関心の中心であった解剖学に挙げて努力を凝集させる。その後五十年あまり、九十歳になんなんとする高齢で世を去るまで、彼は騒乱の間に静かな研究一途の生涯を送った。その生前に同時代の碩学アルブレヒト・フォン・ハラーが著わした解剖学史の中に彼が、学識(ウイッセン)と天賦(アウスダウエル)(ベガーブンク)と持久力とを一身にそなえた第一級の学者と評されているのをみてもその風格がおよそ察せられるだろう。[15・38]

その初期の解剖学上の業績——腺、筋肉、性器、等——を集めた「解剖学ノート」(Adversaria anatomica, 一七一九年)と八十歳に近いころまとめたあの記念碑的な大著「解剖によって明らかにされた病気の座および原因について」(De sedibus et causis morborum per anatomen indagatis, 一七六一年)の間にはハラーをはじめ諸学者との間に交換された多くの書簡——ついでながら言[15・39]えば書簡の往復とその回覧はこの時代の西欧は研究情報の交換に頻繁に利用された方法であった——が残された主な資料だが、寡作にもかかわらず彼は生前からきわめて有名で、ロンドンのロイヤル・ソサエティーその他有力な学会、アカデミーの外国会員に推挙される栄誉もたびたびもった。

主著「病気の座と原因」の長文の序文と、添えられた五つの書簡は、いずれも格調の高い文章で、きわめて興味の深い読みものでもある。その大著の趣旨を達意、的確に、しかし謙虚に述べたそれらの文字は、この老大家の平衡のとれた頭脳と、芳醇で芯の強い人柄とをうかがわせるばかりでなく、その内容はほとんど今日の病理形態学論としてそのまま通用する射程の長さを示しているのが見事である。学問の性格、おのずからそのアプローチの違いにもよることながら、これに比べれば同時代の年齢の上では一世代若い、あのハラーの生理学さえなおかなり古風にみえる。いま、本文に入る前に、それらをやや自由に引用しながら、この歴史的な著述の特質をうかがってみたい。[15・40]

上にも記したように、広い意味での病理解剖にはすでに多くの先蹤があった。前記書簡の一つ(ブロムフィールド宛)にみられるように、モルガーニはそれをよく知っていたし、その序言はあのテオフィルス・ボネートゥス(テオフィル・ボネー)の労作の評価と批判からはじまるのである。モルガーニの意識の中で彼の仕事は、あの歴史的な「墓地、あるいは実用解剖学」の継承であり、[15・41]

修正、発展であった。ついでながら言えば、前に記したハラーもそうであったように、彼も文献の引用にきわめて忠実で、本文にも数多くの引照があるが、それは、研究を進歩の系列として理解する近代的な意識がようやくすぐれた学者たちの間に根を下してきたことを示すものとみることもできるだろう。

ところで、解剖学者が十六世紀ごろから、刑死人などの屍体解剖のみでなしに、病死におけるそれを行って、その所見を生前の症状と照合する手続きをしばしば踏むようになったことによって、あの「墓地」の副題にもあった「実用解剖学」(anatomia practica)が医学の実地(プラクティス)にいろいろ貢献したことは誰もおおむね異存のないところである。

しかしここで二、三のことが注意されなければならない。その一つは、仮死例を早まって解屍する危険を避けようとする当然の配慮から、多くは死後数日を待って——しばしば第六日に——解剖が行われるという習慣のために、死後(ポスト・モーテム)の変化がしばしば病変と混同される、という陥し穴である。この問題をはじめてはっきりさせたのは十七世紀アムステルダムのすぐれた解剖学者ケルクリング[15・42](Theodor Kerckring, 1640–1693)で、長い間人々が独立の疾患と考えていたいわゆる「心臓ポリープ」[15・43]が死後変化にほかならないことを説いた仕事は中でも有名だが、モルガーニもボネーの集録の中に死後変化の誤認の多くまぎれこんでいることを指摘している。

第二の点は、かたちをしらべる解剖学者の姿勢が、容易に想像されるように、奇(畸)型——今日でも病理形態学の教科書が往々その冒頭で多くのページを奇型の話に割いているのにその名残りがみられる思いがある——や、重篤な病変にとかく眼が向いて、その仕事が珍奇(キュリオシティーズ)な例の蒐集に終る傾きのあったことである。そうした中で、稀有な例よりはありふれた病気[15・44](Alltagskrankheiten)の解剖の励行をすすめたハラーの見識はたっとばれなければならないし、(臨床的に)同じ病気の多数の症例の剖検所見の比較検討を怠らなかったグリッソンの仕事と合わせて、そこには病理学つまり病的現象に法則性を追究しようとする志向がはっきりしてきたことを見のがしてはなるまい。

この病理学(パソロジー)(pathologia)という言葉はジャン・フェルネルが十六世紀にはじめてほぼ今日の語義で用い、さいさきよいスタートを切ったことはずっと前に述べたが、その病気の理法の探究はハーヴィやボイル、フックらの近代的な生理学をうんだ十七世紀には不思議と低調であったし、この世紀に入ってすらブラウンの独断説のあれほどの流行を許したことにもその立ち遅れ、あるいは基礎の脆弱さがうかがわれるだろう。そうした中で、モルガーニの言う病気の座(セデス)および原因(カウサ)とは何を意味したのだろうか。

病気の座[15・45]を屍体の解剖によって確かめる手続き、言いかえれば剖検所見を生前の病気と照合する手続きならば、これまでも述べたように、別に珍らしい話ではない。だが[15・46]その場合、人々の関心はいつも病徴(signs)なり症状(symptoms)なりにあって、それに見合った病変がみつかったときに、言いかえればその符合(コインシデンス)が確かめられたときに、人はおおむねそれで満足して解屍を閉じるのを例とした。病気とは一にも二にも症状ないしは病徴と症状のアンサンブルのことであった、と言えば今日の耳には奇妙に響くかもしれないが、もともとそれが人の悩み(パテーマ)のもとだったことを思い出せば、その辺に実は医学の本質にかかわる問題が潜んでいる。だから解剖学的な病変も医者の副次的な参考資料でしかない。「病変は症状の婢」(Laesio ancilla symptomatum)[15・47]であった。

ところで、モルガーニは、進んで病気の座とその原因(causa)とを正しく認識する方法として解剖学をみる。今も言ったように、病む人の悩み(パテーマ)の除去ないし軽減をめざす医学にとって、話が症状からはじまるのは当然であった。しかし症状にはじまり病変に至った話は、そこで力を蓄えた上、つまり、科学の手続きを尽した上で、反転してもう一度症状の理法に戻ることができなければ、究極的に病気の除去をめざす医学の話としては完結しないはずである。その反転のふしを病気の「原因(カウサ)」——その意味はすぐあとで立ち入って検討するつもりだが——の問題としてとらえようとしたところにモルガーニの醒めた認識があった。長い生涯を費やして解剖に励んだ彼は、同じ症状——たとえば動悸にしても頭痛にしても——が、かならずしも同じ解剖学的変化と照合しないことも知っていた。また、見かけ上単純な病気の底に往々複雑な病変の横たわっていることも、ときにまた、痛みの原因が思わぬ別の方角にあることも彼は経験的に確かめていた。こうして彼は臨床的な病気と並行に、解剖学的病変とその組み合わせとから病気とその経過を組み立てようと試みる。それを今の言葉で病気の生物学への志向と言いかえてもいいだろう。だから人がそれを、それぞれ長い歴史をもつ液体病理学(フモラル・パトロギー)に対する固体病理学(ソリダー・パトロギー)のまきかえし、とみたらそれは軽率というものである。たしかにそれは、あの四体液の混合(ブレンディング)の話ではないが、さりとて、緊張・弛緩その他さまざまの独断の上に立った固体病理説やいろいろな形の「神経学説」とも異質の、新しい病気像の樹立への画期的な前進、つまり病理解剖学の再出発であった[15・48]、とみることができよう。

こうしてこのモルガーニの大著は、医学の目的である病気の治療を考える上に「原因(カウサ)」が解剖学的方法によって明らかにされなければならないことを明晰に意識し、奇型や稀有な例を追いかけるよりは、ありふれた病気を組織的(システマティック)に網羅することに意を注ぎ、多くの症例を挙げて剖検所見と臨床的な経過(ヒストリー)とを一々綿密に照合する。彼の意図がおよそ奈辺にあったか[15・49]は、彼が臨床と解剖の眼でみたそれぞれ別の、二つの周密な索引——「病気と症状による第一索引」および「屍体解剖所見による第二索引」——を一般索引すなわち「人名その他の第三索引」のほかに用意した、という注目すべき手続きからもなにほどか察することができるだろう。この索引はみる人の学問的な興奮を誘う。

われわれにはまだ、モルガーニの言う「原因(カウサ)」が何を意味したかをたずねてみるという宿題が残されていた。明らかにそれは今日われわれの考えるような病因(エティオロジー)ではない。モルガーニによれば[15・50]、それは「病気をよびおこし、それらの間の内在的差異(イントリンシック・ディファレンス)をきめる」近接原因(プロクシメート・コーズ)を意味するものであった。彼がそれを近接(プロクシメート)の原因とよんだのが妥当であるかどうか、また彼の言う「座」と「原因」とが厳密に考えて、どう違うかはひとまず措いて、彼の言う意味は、今日われわれの身についてしまっている医学的・生物学的な病気概念をしばらく忘れた上、当時に戻って単純に臨床的事実としての病気、前にも一言したように、単に症状のアンサンブルとして了解されていた病気を素手で理解しようとする立場に身を置いてみれば、もう一つはっきりするだろう。モルガーニには、病気が何によっておこるかを問う前に、病気の生物学の基礎としてのその解剖学的把握(anatomical concept)を確かなものとする大きな任務があった。だから彼は、わけ知り顔に体液の不調も線維(ファイバー)の攣縮(スパズム)も語ることなしに、臨床的な病気がどこにあってどう動くかを解剖技法によってあくことなしに追究し、いわばベーコン主義的な記述のカタログをつくることに専念したのであった。モルガーニが発病論(パソジェネシス)に貢献するところがなかったとしばしば評されるのは、歴史的な文脈を忘れたないものねだりとしなければならないだろう。そこではしかし、病変が症状に仕えていたかつての関係が逆転されて、いわば生きた人の病気を解剖学的に再構成(リコンストラクト)することが意図される。

彼の言う「原因」とはおよそそのようなものであったと理解してほぼ誤りがないだろう。剖検という五官(センス)に愬える方法でそれが明確にされるという立場をとって動かない彼は、病気が「隠れた原因(ヒドゥン・コーゼズ)」によっておこるという中世的・ルネッサンス的見解に戻るのを警戒するのあまり、解剖学を敬遠しようとする一部の医学者――羹にこりて膾を吹くのたぐいとわれわれの眼には映るのだがそれは大まじめの話であった――に強く抗弁する。反論の際には相手方の名を挙げることをしないのがモルガーニの習慣だが[15・51]、この場合その論難(ポレミック)がとくに大シデナムに向けられたとする推測は、「前世紀の終りに活動した一医学者」[15・52]という彼の口裏から察しても、おそらく当っているだろう。ある意味では同質の学風をもつモルガーニのシデナムに対するいらだちはもっともである。それは医学の中心問題としての病気なるものの理解のいかんにかかっていた。ここで前述のバリヴィを思いだすのはむだでない。

たいせつな話がなお一つ残っている。

ルネッサンス期以来の屍体解剖が、諸器官のはたらきについてのしっかりした知識をおおむね欠いたまま行われたのに対し、モルガーニの時代ともなれば、水準の高まったそのはたらきの知識に立って、局在的な病変の記述から病気を説明することが可能になった。別な言葉で言えば、解剖学的方法は十八世紀の生理学を背景にして、病気に対する発言権を大きく強めていることを見のがしてはなるまい。解剖学は単に屍体にみつかった異常形態(アブノーマリティーズ)の記述に終らずに、さきに言った病理解剖学の病理の側にだんだんと強いアクセントを置く用意が整ってきたのであった。モルガーニとハラーとの学問的な交友関係は、あらためてその眼で眺められたとき、なかなか意味の深いものであったようにみえる。

わき道ながら一言すれば、ハラーの被刺激性の説を一面的にうけとってその一種独特な体系(システム)に組み入れたブールハーフェの弟子ガウプ(Hieronymus David Gaub, 1705–1780)の「病理学指針」(Institutiones pathologiae medicinales, 一七五八年)は、後に生気論に関連して再論されるように、われわれのここで言う病理解剖学とはかなり異質なものであった[15・53]。それがしかし当時広く行われて評判の高い書物の一つであったという事実が、逆にモルガーニの視角の新しさを物語っているように思われる。

モルガーニが、みずからその著書の性格を教育的(ディダクティック)なものと規定したことはたいそう示唆がふかい。それは「近代的な」研究報告であるよりは、若い学生(アカデミック・ユース)たちに方法を教えようとするものであった[15・54]。そしてその方法——病理解剖学的方法——は、学生たちもさることながら、実は医学者が正しく学ばなければならなかったもので、それをはじめて確立したのがモルガーニの医学史における歴史的な役割であった。

そのモルガーニが、ボネーの「墓地」[15・55]の時代と当代との生理学の内容の懸隔をはっきりと認識していたばかりでなく、一面逆にその進んだ生理学の理解さえも病理学によって一段と深められる可能性を指摘しているのをみて[15・56]、人は、医学者、生物学者としての彼の見識、その洞察の深さを思うに相違ない。異常はしばしば正常の秘密を解く鍵である。

「病気の座と原因」は、モルガーニの序文によれば、ある夏の休暇中にたまたま彼が知り合った、諸科学ことに医学を愛好する若い紳士に彼の師ヴァルサルヴァおよびアルベルティニの仕事について語ったのが機縁となって、乞われて彼自身の経験を書簡にして書き送ったのが七十余通に達してこの形にまとまったものであるという。それが仮構であるかどうかの詮議は措いて、そこには古い医学書に通有のあの晦渋さのまったく消散しているのが今日の読者にもたいそうこころよい[15・57]。

まだ、伝統的な「頭から踵まで」(de capite ad calcem)の方式で臨床像によって整理された六百余の症例——その大多数は彼自身のものであるが、ボローニャで彼がその助手をつとめたところのヴァルサルヴァのかなりの数の剖検例も含まれている——について、それぞれ詳しい臨床経過と肉眼的(マクロスコピック)な剖検所見——挿図を欠くのが惜しまれる——とがしっかりした筆で記録され、淡々とした考察(カズイスティック)がそれに織りこまれている。

たしかにそれは、たとえば、日付の順(クロノロジカリー)に集録された古ヴィーン学派のデ・ハエンの病歴集にみえる剖検記録などと違って、系統的(システマティック)に症例を整理しているにはしても、臨床的な病歴に基づいて病気のカタログを組んだモルガーニ——後述のマシウ・ベイリーと比較せよ——が、なお、局在する病変を症状(シンプトーム)に仕えさせる昔ながらの惰性を残して、そこに病理解剖学者としての不徹底は否みがたいにしても、彼の志向がおよそどの辺にあったかは、もはやくり返すまでもない。

頭痛や卒中の話にはじまる第一巻から順を逐うてその内容[15・58]を詳

しくたどる余裕がいまわれわれにないが、それは、外科的疾患(第五巻)はもちろんのこと、今日の言葉で言えば、産婦人科(第四巻、腹部疾患に含まれる)や、眼科、耳鼻科、歯科(第一巻、頭部)の話までも含んだ網羅的(エグゾースティヴ)な病気の自然誌(ナチュラル・ヒストリー)になっている。[15・59] 広く読まれている病理学史の著者ロングが記しているように、肉眼的にわかるほどの病変でそこに漏れたものはほとんどない、と言うのも過褒ではないだろう。

　考えてみれば病気の系統的な記述というのは、今日でもきわめてむずかしい問題と言うより、もしかしたらできない相談である。[15・60]「頭から踵まで」(de capite ad calcem)という伝統的な区分は、一通り諸病を網羅できるという意味では有力な一案とすべきで、モルガーニがそれに従ったのにももっともなふしがあった。だがそのために、たとえば熱性疾患というきわめて重要な一群の病気を、彼は第四巻で腫瘍や骨折、外傷、等の外科的疾患のあたまに置かなければならなかったし、その反面、しばしば急性の熱病の症状の一つである譫妄その他が頭部疾患の中に組み入れられる、というような不始末も生じた。その他これに類するいろいろな問題を一々洗い立てる手数を省きたい。

　個別に拾っても、この書物には多くの興味ある症例が記されていて、話題はきわめて多いが、中でももっとも注目すべきものは心臓血管系のそれで、弁膜疾患、動脈瘤、その他歴史的な意味をもったかずかずの記述がそこに含まれている。脳卒中が一次的には血管系の病気であることを指摘したのも彼で、片麻痺(半身不随)が脳の反対側にその原因をもつことをはじめて認めた功績は、彼とその師ヴァルサルヴァに帰せられる。そのほか、大葉性肺炎(肺の肝変(ヘパティゼーション))、腎結核、急性黄色性肝萎縮症、胃癌、その他、興味ある記述ははなはだ多く、周到で正確なその記載は、よく観察された生前の病歴とあいまって、今日でも充分に読める(リーダブル)報告となっている。それは病理解剖学の多幸な将来を約束するものであった。

　モルガーニのすぐれた弟子たち、あるいはライデンの出色の病理解剖学者サンディフォールト[15・61](Eduard Sandifort, 1742–1814)、らについての話は省き、眼を海峡の彼方に向けると、そこにはモルガーニに一世代遅れて有名なハンター兄弟がいて、ことに弟のジョン・ハンターは、外科領域での功績のほかに、実験病理学とくに炎症論の歴史に大きな足跡を残しているのだが、モルガーニの仕事とはかなり異なる性格のものと判断されるふしもあり、後にまた詳しくとりあげることにしよう。

　医学史の大きな流れからみれば、モルガーニの拓いた道は、たまたま彼のライフ・ワークと同じ年一七六一年に公けにされたアウエンブルッガー[15・62]の打診法の発明(後述)——識見すぐれた医学史家ノイブルガーは、十八世紀のすべての仕事はこの二冊の書物の前に色褪せるとまで激賞する——と合流して、間に若干の潜伏期(ラグ)を挟んだ後、世紀の変り目から十九世紀のはじめにかけて絶頂に達する後述のパリ学派の大きな成果の中に発展的に吸収されるのだが、本書でのわれわれの話が、そこまで届くにはまだだいぶ別の話をとりあげなければならない。だがここでぜひ記さなければならないのは、前にも一言触れたマシウ・ベイリーについてである。

ベイリー(Matthew Baillie, 1761–1823)は後にグラスゴー大学の教授となった牧師の子で、ハンター兄弟(後述)の甥であった。グラスゴーの大学で医学を学んだ後、ロンドンでウイリアム・ハンターの解剖室に勤め、両ハンターの薫陶をうけてすぐれた外科医、解剖学者に成長した。後に彼は、聖ジョージ病院の医師、ジョージ三世の侍医として盛名があった。

英語で書かれたその著書「人体諸器官の病的解剖学」(The morbid anatomy of some of the most important parts of the human body, 一七九三年)は、その標題にもみるように、モルガーニ、サンディフォールトまでのこの領域の書物とは異なって、器官別という画期的な記述の形式をはじめて採用し、正確な意味における病理解剖学の最初の教科書と目されるものであった。数年遅れて美しい附図集も出版された。

量的にはモルガーニの十分の一にもみたぬ小さいこの書物は、しかし、珠玉のような傑作である。著者はおよそ次のように考える。彼は、解剖学的観察が生体の微細な部分(minute parts)にまでとどかないゆえに残念ながら病的なはたらき(morbid actions)の理解を充分に尽さない場合のあることをまず認めた上で――これまで医学史をたどってきたわれわれにそれがなんと醒めた言葉としてひびき、反転して先きざきを考えたときそれがなんと豊かな予感を孕んだものとして映ることだろう――それにもかかわらずその方法が医学(general science of medicine)に、そして究極にはその実地(practice)――に大きな寄与をもたらすものでなければならないことを強く期待する。からだの部分(parts)――それはガレノスの言葉であったことを人は思い出すだろう――の機構(オーガニゼーション)にみられる変化は、病気そのもの(disease themselves)あるいは病気全体(the whole disease)の理解に基礎を与え、病的な構造(morbid structures)とうらはらの病的なはたらきによって生ずる症状(シンプトーム)の弁別に役立ち、適切な処置(トリートメント)に人を導くだろう。それがベイリーの病理学(パソロジー)であった。

彼はその簡潔な序文の中で、続けて、病的な構造の注意深い観察が、その事実(ファクツ)によって在来のさまざまの医学理論を修正するに相違ないことを説き、もっともらしい理論(セオリーズ)と主張(オピニオンズ)がしばしば学者の怠慢の所産にほかならないことを痛烈に指摘する。

転じて彼はその著述の構想に触れて次のように言う。解剖学がすでに高い水準に達している[15・63]ことは誰も知るところだが、病的解剖学(morbid anatomy)――これは英語圏ではベイリーの新しく鋳造した言葉とみられる――は未だはなはだ不完全である。しかもこれまでのこの領域の記述はすべて症例のそれであって、詳密ではあっても定期刊行物に載録されて相互に有機的の関係を欠くものか、あるいはまた、何かの順序で編集されてはいても、その一々の内容は簡略にすぎたり、あるいは無用でわき道の所見を多く含んでいたりする。モルガーニの書物でもその批評を免れないし、しかもそれは厖大にすぎて、実地家の参照には適しない憾みがある。

こうして彼は、上にも記したように、症例別の代りに解剖学の方法に倣って、「重要な部分」別の、すなわち、胸部、腹部の諸器官、性器、および脳に分けた新しい記述方法を採用する。彼の著作の主要な目的は「病気についての知識を進める最良の方法の一つとして、部分(パーツ)の病的構造を正確に記述して一般の役に立てることにあった。[15・64]」

彼の記述は、そのみずから執刀した多くの屍体材料と、後に述べるその師ハンターの有名な標本室(ミュージアム)の所蔵品の検索に主として基づき、ときに先進の記載[15・65]——その多くはモルガーニ、ジョン・ハンター、リウトー(Joseph Lieutaud (1703–1780)——が参照された。彼は自分の著書が、病気の全貌を知らない標本による記述を多く含む弱味も、また往々一例しか観察していない所見の含まれていることも、はっきり心得ていたし、またほかにも彼の未だ経験しない種類の病変の多いだろうことも、弁えていた。そうしたさまざまの不完全さはやがて補正されるだろうと彼は期待する。ベイリーもまた、科学の進歩を信ずる啓蒙時代の子であった。

人はその短い序文の中で過不足のない言葉で語られた彼の考えの筋に一々納得するだろう。たしかにそれは、モルガーニがあの歴史的な大著「病気の座と原因」の中でつとに考えていたことと大きく隔たるものではなかったにしても、それは大モルガーニにしてなお徹底を欠いていたかにみえる病理形態学の自立への第一歩とみるべき画期的の仕事として高く評価されなければなるまい。だがその反面、彼が臨床的な病歴を省いたのはその成立の事情に照らして止むをえないとしても、序文の中では明晰に説かれている病的なはたらき(モービッド・ファンクションズ)についての配慮が本文の中ではかならずしも果されていないという、形態学者の往々入りこむ袋小路に早くも誘われようとする気配をみせていることが、目につかないでもない。

心臓にはじまって一度下って、転じて脳に終るその記述は、解剖の実技の順序を反映しているものと推察されるが、この三十歳そこそこの弱冠——彼は「病気の座(デ・セディブス)」の出版の年に生まれた——の著書が、老碩学モルガーニのあの豊かさと底の深さには遠く及ばないにしても、その筆は簡明で、きわめて正確である。中でもたとえば肺結核症[15・66]に関するその記述などは人に舌を巻かせるほど見事で、そのほかにも、心内膜炎、胃癌、胃潰瘍、肝硬変、等すぐれた記述が少なくない。腸管内寄生虫(回虫、条虫)の記載や、化学者シェーレによる結石の化学分析の記述、等も、時代がだいぶ進んできたことを人に印象深く感じさせる。

ベイリーのこの書物はドイツ語、フランス語、イタリア語に翻訳され、アメリカ版もすぐに出るなど、内外にきわめて多くの読者をもった。それからおよそ十年たって十九世紀に入ると、器官別の記述は病理解剖学上の著述の普通の形式になる。

第16章　近代医学の編成（中）

1　十八世紀中葉の医学(内科学)概観

先き立つ十七世紀の「医学(メディシン)」——今の言葉で言えば内科学(後を見よ)——をシデナムで代表させるならば、いまわれわれの十八世紀の前半から中葉にかけてのそれは、前にも述べたように、ブールハーフェとその血筋をひく医学者たちが主流になっていたようにみえる。だが、同じころ、そのブールハーフェの門を出たハラーの生理学や、系譜はまったく違うがモルガーニの病理解剖学が、現代にまでつながる新しい軌道を走りはじめていたのに対して、これもブールハーフェ直系の臨床医学の主流である古ヴィーン学派が、デ・ハエンにしてもシュトールにしても、なお古い液体病理学を墨守していたことは、医学と医術それぞれの構造にも触れて、人を考えさせるところの多い事実である。

だが一面、ライデンからヴィーンに伝わった学風の見まがうべくもない長所は、彼らが、シデナム・ブールハーフェの臨床主義の深い影響をうけて、患者をよく診た点にあった。前にも記したように、病理の理解にたいそう古めかしかった古ヴィーン学派が、体温の測定とか血液や尿の検査、ルーペの採用、というような臨床検査方法の開拓に熱心であったという一見矛盾した現象がその一端をあらわしている。患者を診ないでどんな医学があろうか、というもっともな疑いは、しかし、近代も深まってからはじめて医学を学んだわれわれの判断であることを思わねばならぬ。病床をもった臨床教室(クリニック)がライデンやヴィーンの大学にはじめて設けられるまでは、解剖講堂(アナトミカル・シアター)や植物(薬草)園の用意はあっても、肝腎の患者は欠席裁判の医学教育が、十八世紀に入ってもなおもっともらしく続いていた、という事実を忘れては、近代医学の歩みについての正しい理解はおぼつかない。いっさいの学説(ドグマ)を離れて患者をよく診たことによって医術をそのあるべき姿に戻した点に、シデナムがその大きな弱点にもかかわらず医学の中興の祖とされることは前に学んだ通りだが、その戒めはどんなにたびたびくり返されても過剰ではなかったのである。

こうした時代の風潮を反映して、このころになると、いろいろ異なった病気に関するすぐれた記述がにわかにその数をましてくる。自然誌的な性格を強くもつ臨床医学の歴史にとって、どういう病気がいつごろしっかり同定(アイデンティファイ)されたかの問題は、たいせつな意味をもつわけだから、この辺でひとまず、十八世紀に入ってからの疾病記述(ノソグラフィー)の目立った仕事を検討してみたい。

病気の異同の識別が、たとえば梅毒のような特殊な条件と様相をもつ流行病や、痛風、くる(佝僂)病、あるいはスクロフローゼ(るいれき)といった、そと眼にもわかる病気にまずはじまった消息は、すでに述べられたところである。だが、このころにもなると、もっとこみいった対象を成心なしに眺め、記述し、枠づける力をもった医者があちこちに現われてくる。とくに目につくものの一つは、心臓と大動脈の病気に関する知識の進歩である。

生命と同意語の内在熱(インネート・ヒート)のありかである心臓が病むことはありえない——脳についても似たような話のあったことは前にも述べたが——といった態のスコラ的な託宣は別としても、液体病理説の立場ではとかく軽くみられる傾きのあった心臓の病気について、はじめてはっきりした理解をもった学者の一人は、ずっと前に記したパリ、モンペリエのすぐれた医者ヴィユサンスであった。前にも記したように彼は医化学派の歴史の中でも語られるが、大動脈弁閉鎖不全症、僧帽弁狭窄症(16・1)、心嚢水腫、等に関するそのすぐれた記述が屍体解剖によって裏づけられていた。

ヴィユサンスとほぼ同じころローマで活動したこれも前に一言したランチシは、また疫学者(エピデミオロジスト)としてもきこえ、とくにマラリアに造詣が深かった——彼はつとに蚊によるその媒介を示唆していたと言われる——が、その遺著となった「心臓の運動とアネウリスマ」(De motu cordis et aneurysmatibus(16・2), 一七二八年)で彼は、心臓壁の拡張、言うところの「アネウリスマ」や大動脈壁のそれ(動脈瘤)とそれらの発生病理の差異、そのほかについて論じ、心臓病の症状と病理解剖学に大きな寄与を残した。ランチシは、たとえば喘息や動悸のような、一般に病気として通用していた症状、ないし症候群(シンプトーム・コンプレックス)を、その奥に潜む形態学的な変化から解析しようとしたという意味で、後にモルガーニ——年齢こそ開いていたがその二人の間には交友関係があった——が組織(システマタイズ)した病理解剖学の方法を、心臓という特定の問題の範囲で先き取りしたものとみることができる。

ヴィユサンスにしても、ランチシにしても、そのような解剖学的方法に基づく掘り下げた病気の理解が、生前の病気の診断(ダイアグノシス)に大きく役立つ可能性に気づいていた。診断(diagnosis; διαγνώμη, διαγιγνώσκω 判断を与える、より)という手続きの目的が、今日往々軽率に考えられているように、患者をみて「病名」をつけることにあるのでなしに——それは近代医学の発達が招いたほろ酔い気分の臨床家の弊である——別の機会にやや詳しく説いたように(16・3)、患者からえられる可能なかぎり豊かで正確な情報に基づいて、その患者の「現状(スタートウス・プレゼンス)」を正しく認識することにあるとするならば、病理解剖学は、まさしくその診断の、おのずからまた基礎医学の、大きな柱の一つでなければならなかった。

その、心臓病の診断という面で注目しなければならないのは、ボローニャにおけるモルガーニの師の一人であった前記アルベルティーニである。モルガーニもその著書の中でしばしば敬意をこめて語っている彼は、数多くの屍体解剖とイヌを用いた動物実験に基づいて、心臓病の解剖学的変化について多くの知識を蓄えたが、とくにまた、それと生前のさまざまな所見、すなわち、胸壁の触診(パルパチオン)——それは後に述べるアウエンブルッガーの打診論(ペルクッシオン)の発明の一歩手前とみてよいだろう——頸動脈、頸静脈の様子、脈拍、呼吸、患者の体位、等と照らし合わせる工夫を怠らず、それによって心臓病の診断への道を大きく開いた。

やや遅れて、有名なパリのセナック――前述のモルガーニの五つの献呈書簡の一つが彼に宛てられていた――「心臓の構造とはたらき」(Traité de la structure du coeur, de son action et de ses maladies, 一七四九年)は、この時代における心臓の生理学、病理学に関する知識のすぐれた集成であった。ハーヴィ以来百年あまりの学問の進歩を人はそこにみるだろう。

モルガーニの「病気の座と原因」の第二巻胸部疾患の大部分を占める心臓、大動脈の疾患に関する豊かな記述によってもうかがわれるように、この臨床医学の黎明期に心臓病の研究がとくに目立つのは、一つにはルネッサンス期以来の梅毒の激しい流行がもたらした心臓疾患の脅威に基づくものであったろうと想像されるのだが、他面、さまざまな弁膜症にその典型がみられるように、それは屍体解剖のマクロの所見と臨床症状や経過とが比較的容易に、しかもある程度無媒介に結びつく種類の病気であった。蛇足を加えれば、たとえば、大葉性肺炎という肺の重篤な病気は、臨床的には急性熱病という古来の迷路に入ってしまって、話が心臓病のようなぐあいにはいかないのである。

ベイリーも明晰に弁えていたように、マクロの病理解剖学にはおのずから限界もあることだから、われわれもここではそれにこだわらずに、前にも記したように、このころになって目立って患者を正確に診るようになった医者たちが、どのような領域を開拓し、どのような記述を残したかを、いわばベーコン的関心からもう少々続けてたずねてみよう。

エディンバラ学派については前にも述べたが、十八世紀中葉のイギリスからは、その派のカレン、ウィットなどのほかにもすぐれた臨床医家が輩出した。

中でも卓抜な臨床医の一人は有名なロンドンのウィリアム・ヘバーデン(William Heberden, 1710–1801)である。ケンブリッジに学び、ジョージ三世の侍医をつとめた学徳すぐれた名医――英語圏の医学史書は彼がその患者の一人であったサミュエル・ジョンソン博士に「最後のローマ人」(Ultimus Romanorum)と尊敬されたことを書き漏らさない――で、その死後公けにされた「病気の経過と治療」[16・4](Commentarii de morborum historia et curatione, 一八〇二年)は、彼が一生倦むことなく続けた綿密な記録に基づく秀作である。それに載録されている狭心症(アンギーナ・ペクトーリス)に関する記述[16・5]は、もともとは、彼がその創刊に尽力した「王立医師協会報」(Transactions of the Royal College of Physicians)に一七六八年に発表されたものだが、この病気についての最初のそれではないにしても、その見事な記述は今に臨床医学上の古典として残されている。同じ書物には、なお水痘その他に関するかずかずのすぐれた記載が含まれていて、彼の臨床家としての力量がよくうかがわれる。

ヘバーデンにはまた「ミトリダティウムとテリアカ批判」('Avτιθηριακά: An essay on Mithridatium and Theriaka, 一七四五年)という若いころの作があるが、それはこの古来の、ほとんど呪術化した「妙薬」の無効性を強く説き、ロンドンの薬局方からそれらを放逐する原動力となった勇気のある、意義の深い業績であった。この問題については後にまた言及する折があるだろう。

エディンバラで学び、ロンドンの聖トマス病院ではたらいたジョン・フォザギル(John Fothergill, 1712–1780)は、その広く読まれた「咽頭炎の研究」(An account of the sore throat attended with ulcers, 一七四八年)の中でジフテリア――彼はそれを悪性の猩紅熱アンギーナと考えたが――についてすぐれた記述を残している[16・6]。そのほか三叉神経痛について、また狭心症における冠動脈の硬化――ジョン・ハンター(後述)がその症例を解剖した[16・7]――について記載した。

熱心なクェーカー派であったフォザギルは後に十八世紀における人道主義と医学とのかかわりについて述べる際に再び言及されるだろう。彼はまたアメリカ植民地問題に関心が深く、ベンジャミン・フランクリンに協力したこともあり、フィラデルフィアを中心として興った初期のアメリカ医学に影響を残した。

ジョン・ハクサム(John Huxam, 1692–1768)はライデンでブールハーフェに学び、プリマスで開業した有名な医者であった。彼はとくに急性熱病に蘊蓄が深く、それぞれ今日の発疹チフスと腸チフスに当る 'putrid malignant fever' と 'slow nervous fever' とを区別した[16・8]。ハクサムはまた、「デヴォンシャー疝痛」(Devonshire colic)なる林檎酒圧搾器に関係した地方病にすぐれた記述を残し[16・9]、鉛中毒――ただし彼自身はその原因を見損った――なる古来問題の多い病気の研究史に重要な一ページを残している。

カレブ・パリー(Caleb Hillier Parry, 1755–1822)はグロスターシャーに生まれ、エディンバラに学んだ――ジェンナー(後述)の生涯の友であの歴史的な「牛痘の原因と作用」がパリーに捧げられている――名声高いバス(Bath)の開業医である。彼は一七八六年に眼球突出と心悸亢進とを伴う甲状腺腫の一症例を観察し、その後、計八例の同様の――ただし眼症状を欠く場合も多い――患者について記載した[16・10]。それが公表されたのは一八二五年に刊行された遺著の中であったが、今日グレーヴス(Graves)病あるいはバセドウ(Basedow)病の名でよばれる甲状腺機能亢進症の最初のしっかりした記載であった。彼はまた狭心症を冠動脈の病気と考えた。

イギリスの医学について語るとき、どうしても省けない学者の一人はジョン・プリングル(John Pringle, 1707–1782)である。エディンバラを経てライデンで学び――そこでファン・スヴィーテンやハラーと親交があった――陸軍に勤務し、軍医総監として功績があった。その「軍隊の病気について」(Observations on the diseases of the Army, 一七五二年)は軍陣医学にはじめて学問的な基礎をおいた業績であると言われる。彼は後にもまた述べるように病院の改善に大きな貢献があったことによって記憶される。彼が一七四三年デッティンゲンの合戦——オーストリア王位継承戦——でフランス軍の司令官と結んだ戦傷患者の処置に関する協定は、次の世紀に結実した赤十字思想の先駆となるものであった。

プリングルは単に人道的な思想をもった卓抜な実務家であったばかりでなく、すぐれた臨床医学者であった。職掌がら多く接した敗血症はじめ急性熱病に関する彼の記述——とくに発疹チフスのそれなど——は、きわめてすぐれているばかりでなく、熱病の本質に関してなお深い混迷の続いていたその時代[16・11]にあって、その原因についても深い洞察を示し、当時ようやく一部の間に示唆された微生物(animalcula)伝染説に対してさえ心を開く用意を示していたと言われる。彼は抗腐敗性物質の利用を弁えていた。ブールハーフェ門下の、逸材の一人と言うべきだろう。

眼をしばらく大陸に転じよう。

古ヴィーン学派については前章に述べたが、その勢力圏内にあった南ドイツに対して、北ドイツにおいては、シュタール学説の余韻を別とすれば、ライデンの系統をひくゲッティンゲンに医学の中心があった。広い意味でのその学派の中でもっともすぐれた学者の一人は、ハラーの親友でもあったパウル・ウェルホーフ(Paul Gottlieb Werlhof, 1699–1767)である。ヘルムシュテットで医学を学び、ハンノーファーの宮廷につとめたが、その名声は「モスクヴァからローマにまで」及んだと伝えられる。一七三五年に彼は出血性紫斑病(ウェルホーフ氏病)に関する古典的の記載を残している。[16・12]

ハンノーファーでヴェルホーフの後を襲ったヨハン・ウィッヒマン(Johann Ernst Wichmann, 1740–1802)は疥癬に関する研究で有名——疥癬虫は百年あまり前(一六五七年)、ボノモ(Giovanni Cosimo Bonomo, ?–1697)が発見した——だが、またその「診断学」(Ideen zur Diagnostik, 一七九四年)三巻はこの時代にすぐれて有用な著書であった。上に述べてきたような十八世紀臨床医学の趨勢を背景にして眺めるとき、このような主題をとりあげた書物——その内容はもとより今日の診断学とは距離があって、以前からの病徴論にかなり近いものだったとしても——が現われたことは示唆が深い。

同じころ、モルガーニの弟子でパヴィアの教授となったボルシエリ(Giovanni Battista Borsieri, 1725–1785)はすぐれた実地医学の教科書(Institutiones medicinae practicae, 一七八五年)を著わしているし、近代衛生学の開拓者となったヨハン・ペーター・フランク(後述)の「治療学綱要」(De curandis hominum morbis epitome, 一七九二年)の内容はさらにそれにまさると言われるが、いずれにしても通じてそれらは今世紀初期の体系家たちの著作とはいちじるしく性格を異にするもので、医学がその間に目立って変貌してきたことを人に物語っている。

見出しに仮に十八世紀中葉とうたった本節の話の中にはすでにこの世紀の後半深く入りこんだものも含まれていたわけだが、いずれにしても、病気の枠づけに関するすぐれた記述は、このころから加速度的にその数をましてくる。それは医学史の上で注目すべき新しい動きである。それらについては、当然後にいろいろな場所で触れる機会があるはずである。

2 薬物治療と診断法の新風

およそこのような、さまざまの病気の、言うならば自然誌（ナチュラル・ヒストリー）に対する人々の関心の深まりが、究極的にはその治療を志向していることはあらためて言うまでもないことである。したがって、上に述べられたような多くの臨床上の仕事、割り切って言えば診断（ダイアグノーシス）の進歩、が直接に治療上の目立った改善をもたらしたかどうかはしばらく問わないとしても、この時代における臨床医学の活況が、おのずからその一面に治療（セラピウテイツクス）の開拓を伴ったことは当然で、そこにも質的に新しいいろいろな成果があった。いまそれを紹介する前に、ここで一度、これまでまとめて考える機会の乏しかった治療の問題の背景を一通り眺めてみたい。

積極的に病気に介入する手段として伝統的に人が知っていた主なものは、外科的治療を別とすれば、いわゆる排出（エヴァキュエーション）療法——瀉血、灌腸、下剤、吐剤、発汗剤、等——とそれ以外の薬物療法との二つに大別することができる。

もっとも、病因論、病理学に未だ近代が到来せず、医者がさまざまの独自の、あるいはお仕着せの理論に基づいてそれぞれ勝手な治療のプログラムを立てていたいわば盲目飛行の時代に、患者に対する強力な介入がしばしば人を過誤に導く危険を直観的に読みとって、安静と食養生法を主とする待期的（エクスペクタント）な治療方針を採用する医者が少なくなかったのは、すでにわれわれのたびたび学んだところである。それらの人々が一様に信頼する人体の自然治癒力(vis medicatrix naturae, natürliche Heilkraft)[16・13]なるものにしばしば向けられる生気論的解釈の当否は別として、医療が今日考えても本質的には生物学的復元力の介補にほかならないからには、下手な手だしをしないその方針はまことに賢明であったと言ってよい。それは、近くはたとえばジョン・ブラウンの「刺激剤」の浴びせかけや、はじめブラウンに傾倒して後に似た線で一派を立てた有名なミラノのラゾリ(Giovanni Rasori, 1762–1837)が推賞した大量の瀉血と吐酒石、硝石、ジギタリスの大量投与との組み合わせ、といった無軌道な話に比べれば、たしかにすぐれて理性的で医学的な処置であったとみてよいだろう。もっとも今日のわれわれの腑におちないのは、峻下剤や吐剤の処方を斥けた人々にも通例瀉血(静脈切開（ヴェネセクション）)についてだけは事情が別で、ことに液体病理学の伝統から大きくそれない学者たちの間には、それに対する帰依はほとんど衰えず、往々、吸血鬼療法(Vampirismus)とまで評されるほどのエネルギッシュな瀉血が、ヒポクラテス主義者と自任する学者たち――たとえばシデナム、バリヴィ、ブールハーフェ、デ・ハエン、シュトールその他――によってもなおあくことなく続けられたという事実である。

瀉血の問題に関しては後にまた述べる機会があるはずだが、この場所でやや詳しくみたいのは、もう一方の、広義の薬物療法の問題である。

上に言った瀉血や下剤などの排液療法が、体液のよごれ、「邪悪物質」(materia peccans)の排除を意味したとすれば、薬物療法は、これも伝統的の見解によれば例の冷・熱、乾・湿の四性質説に基づく対抗療法(contraria contrariis)をその趣意とする。それは、食物を含めてすべての薬剤は身体をあるいは冷やし、温ため、乾かし、潤すはたらきをもっているから、病症の性質を見さだめてそれに対抗する薬物を与えることによって治療をはかろうとするものであった。たとえばメランコリー(melancholia)は黒胆汁の冷にして乾の病症にほかならないから、緩下剤と吸角によるひかえめの瀉血とともに温、湿のはたらきをもつ食物薬剤の工夫がなければならない。

こうした形の治療法はガレノスにはじまり、アヴィセンナが入念に仕上げたことはいつもの通りだが、もとより、数しれぬ種類の薬草を四性質の定規に照らして分類し、対抗療法の「理論」に合わせてもっともらしい治療が長い間続けられてきたとしても、現実には薬は効いたか効かなかったかで判断されるよりほかなかったはずだし、そうした経験的事実がフィードバックして、たてまえとしての液体病理学説が各論的な意味では無意識に修正されてどうにか辻褄が合わされてきた、というのがおおむね真相であったように思われる。

ところで、今日でもそうであるように、その薬効の判定なるものは、一筋縄ではゆかぬたいそうむずかしい問題である。手続きを尽さない「経験」談などはほとんど無意味にひとしい。しかも、とかく「藁にもすがりたい」気持を人にもたせる病気なるものの本性に基づいて、一部の人々の間でもいったんきくと評判の立った「薬」は、かなり永く命脈を保つのがつねだから、薬のリストは、いつでもどこでも、とかく膨らむ一方になりがちである。だから、いかさまの放任を許すまいとして近世以後あちこちの公的機関が設定した薬局方(ファーマコピア)[16・14]の中にも、例外なしに雑多な、そしてしばしばいかがわしい「薬品」のかずかずが含まれていたとしても怪しむにたりないだろう。

薬種商(アポセカリー)――apotheca はもともと倉庫あるいは店の意である――の店頭で、もっともらしい壺に収められて顧客を待っていた「薬物」を種類によって大別すれば、植物性、鉱物性および動物性の三つとすることができる。第一の多くはいわゆる生薬――有効成分の抽出が試みられるようになったのは次の世紀に入ってからの話である――で、その中には古来のそれと、東洋・アラビアや新世界から後に伝来したものが含まれ、第二の無機性化学薬品の多くは、「パラケルスス派」ないしはいわゆる医化学派の提唱にかかるものであった。それら二群の中にももちろん問題は多いが、ここでとくに気になるのは第三の動物性の「薬品」である。例の一角獣(ウニコルヌ)の角や神秘にみちた東洋渡来の竜骨のような荒唐無稽なものから、ワラジムシ、サソリ、あるいはブタの膀胱やフクロウの脳、さてはトラの脂肪、シカの涙、その他さまざまの奇妙な「薬」が麗々しくそこに並んでいた。[16・15]

動物性と言えば、人や動物の唾液はまだしも糞尿や月経血など、いわゆる汚物薬(Dreckapotheke)の歴史もきわめて古いが、十八世紀に入ってもそれを強く支持する医者(!)の著作があった。[16・16]

通じてみるに、しかし、それらはすべて、それぞれ何かの意味の拠りどころをもっていた。いまそれについて少々検討してみたい。

原始時代から伝わっているたしかに有効な薬草——それと隣り合わせの攻撃用の猛毒を含めて——の発見とそれが人々の共同財となるに至った過程は、実はたいそうむずかしい問題だが、少なくともその伝達には、長い間の経験的な有効性の保証がある。科学ないし前科学時代に入ってからの経験的・合理的な思考がいろいろな化学剤の発見を導いたことはもはやくり返すまでもない。

だが、とにもかくにもそうしたまともな裏書きをもっている薬物のほかに、魔術(表徴、signature)[16・17]や迷信——たとえばサフランや大黄が黄疸に、インゲンマメが腎臓病にきくというような——に由来するものの多かったのも事実だし、伝統の圧力や、往々呪術的手続きを伴った聖職の権威主義、さきにグァアヤックにその顕著な例をみたような商業主義、さらには病気という人の弱味につけこんだ詐欺的行為に至るまで、さまざまの要素が絡み合って、薬剤療法には歎かわしい混乱が永く続いていたのであった。そしてその混乱は時代の進むにつれて下火となるどころか十七世紀ごろにはその絶頂に達したとさえみられ、早晩そこに清掃の手続きがはじまらなければならなかった。

言うところの啓蒙時代(エンライトゥンメント)のさなかにある十八世紀の医薬学界にそうした清掃作業への動きがあちこちでみられたとしても不思議ではないだろう。このころになると、いくつかのすぐれた薬物書[16・18]が現われるが、それらには一応はっきりした学問的批判の姿勢が示されているし、実際面を眺めても、一七二一年のロンドン薬局方(第4版)や一七五八年のパリの薬局方などには呪術・迷信的要素の一掃がはかられ、どこまで成功したかは別にして多くの無効な「薬品」が削除された。

さきに記されたヘバーデンのテリアカ批判は、およそそうした背景をおいて眺められなければならないものであった。二千年の歴史をもつ解毒剤(アンティドート)ないし万能薬(パナセア)としてのミトリダティゥムおよびテリアカはトラの脂肪やゾウの歯と同列にみることは酷だとしても、毒蛇の肉を筆頭とするそのきわめて複雑な秘伝的な処方、しばしばものものしく儀式化された調製法、その年輪、それらが醸し出す空気は、たしかに十七・八世紀経験主義のそれからはほど遠いものであった。ヘバーデンの仕事が契機となって、その二つ[16・19]が一七八八年のロンドンの薬局方から姿を消したという事実は示唆するところが大きい。

それと通ずる新しい風向きの中で、古来「学問上の」権威を隠れ蓑にしてあとを絶たなかった多くの秘伝薬(ゲハイムミッテル)[16・20]に対する人々の態度がとみにきびしくなった。薬物療法を合理化する方向に眼を向けていたフリードリッヒ・ホフマンは、その一方では、後々まで有名になったホフマン液(Hoffmannstropfen, Liquor anodynus Hoffmannii)によって巨利を博していたし、薬物療法には消極的であったシュタールにも自家製の丸薬(ピルレン)によって似たような行動があったが、それらは心ある学者たちの非難を免れることがなかったし、そのころには家伝の秘薬の処方を公開してみずから姿勢をただす有名な医家もあった。われわれはしかし、この種の問題にこれ以上深入りせずに、話を前に述べた筋に戻して、この時代の新しい成果の中から目ぼしいものを拾ってみよう。

十七世紀の半ばごろペルーからはじめてヨーロッパに輸入されたキナ樹皮(Cinchona)が、発熱の源であると古来確く信じられていたところの変質した体液を排除する手続きなしに解熱にあずかる、とする正論が、「邪説」としてパリ大学のガレノス主義者たちの憤激を買ったのも、逆にその新薬の実効のまきおこした興奮による行きすぎ——はなはだしきはこの高価な薬が灌腸や入浴にまで処方された——もようやく過ぎ去った話となった。シデナムその他支持者の多かったイギリスと違って、シュタール学派の影響でその評価が永く定まらなかったドイツでキナ樹皮の声価が確立したのは、前に述べたヴェルホーフの功績の一つであったが、何と言ってもこの薬物をめぐってのもっともすぐれた仕事は、それがマラリア(febris periodica)の特効薬(スペシフィクム)であることを確認したモデナの教授フランチェスコ・トルティ(Francesco Torti, 1658-1741)——彼はマラリア(malaria)の名付け親でもあった——のそれであった。それはパラケルススのあのオッカルト的な思想に基づく秘薬(Arcana)としてでなしに、経験によって実証されたはじめての特効薬(スペシフィクム)として記憶されるものであった。それは、特定の薬物の特効作用、すなわち一対一の対応関係によって、一つの病気の枠づけが行われたという意味で、病理学的にもきわめて注目すべき業績であったと言わなければならないだろう。

それとははたらきかたの——今日の言葉で言えば薬理学的(ファーマコロジカリー)に——違った意味できわめて重要な、しかも質の高い仕事の一つは、ウィリアム・ウィザリングによるジギタリスの発見であった。

ウィザリング(William Withering, 1741-1799)はエディンバラでカレンに学び、新興の都市バーミンガムで開業したすぐれた臨床家であった。病弱で後には田舎に退いたが、啓蒙主義の思想圏に属する社会改良家としてもきこえていた。

彼は植物学にもきわめて造詣が深かったが、彼の故郷シュロップシャーの一老婦人が多年難病の人々に用いていた秘方の中からジギタリスの有効性を確認し、一七八五年に公けにされた著書、今は古典的な「ジギタリスとその薬用」(An account of the fox-glove, and some of its medical uses)の中でその薬効を説いた。[16・21]

彼はその中で十年間にわたる数多くの臨床試験——シチメンチ

ョウを用いた動物実験を含めて——の成績を解析し、その生薬が、浸剤、あるいは粉末の形で水腫の治療にきわめて有効であることを正確に報告する。「水腫(ドロプシー)」は今日われわれが考えるような意味での症状でなしに、当時は独立の疾患として通用していたのだが、臨床家としての彼はしかし、この薬がすべての形の水腫に対してではなく、ある「体質(コンスティテューション)」をもった患者だけに治効を示すことを報告する。彼はそれが強く心臓にはたらくことをよく知っていた。

前記のように、植物学に詳しかった彼は、さすがにその植物学的記載に手落ちがなかったばかりでなく、その薬の採集の時期、乾燥や保存などの問題にも深い注意を払っている。薬草一般について従前その種の配慮がはなはだ粗漏であった——それらがおおむね毒にも薬にもならなかったことの証左でもあった——ことはあえて問わないとしても、このジギタリスがいわゆる草根木皮の中でも図抜けて強力な作用を有するものであったからには、ウィザリングのその用意はまことに適切なものであったと言ってよい。彼が量の問題にはっきりした認識をもっていたことは、あえて煎剤(デコクション)の形を斥けた点にもその一端がうかがわれる。

通じて、ウィザリングの仕事は、この時代において望みうる科学性のもっとも高い水準にまでとどいていたものとみてよいだろう。彼は、その生前にジギタリスがエディンバラの薬局方に登載されるのをみる幸福を味わうことができた。

民間薬からの医薬の採用を、医学史家アッカークネヒトが言う[16・22]ように啓蒙期思想の一面とみる解釈が妥当であるかどうかはしばらく措いて、たしかにそれはこの時代の注目すべき現象の一つであった。子宮収縮剤としての麦角(アーゴット)、鎮痛、鎮痙剤としてのベラドンナ、等が、公式に採用されたのもこの時代であった。

もう一つ毛色の変った、これもはなはだ有力な「薬剤」がこの世紀にジェームス・リンド(James Lind, 1716–1794)によって発見された。

壊血病(scurvy, Skorbut)というやっかいな病気が最初に大きく人の注意をひいたのは十三世紀の第五次十字軍遠征に際してであったが[16・23]、周知のように、それは遠洋航海が盛んになるとともに、船員たちをいたく悩ます深刻な実際問題となった。当然それは海軍国の武力を大きく左右する。

リンドはエディンバラに生まれ、外科医の徒弟として変則的な医学教育をうけ、若くして海軍に入った。退役後一時開業したが、さらにポツマスの近くハスラーの海軍病院に永年勤務し、生涯を通じて海軍衛生、熱帯医学に大きな貢献があった。自分で加わった遠洋航海でも海軍病院でも悲惨な壊血病の患者に数多く接したリンドは、一七五三年、新鮮な野菜やレモン汁がその治療と予防に卓効を示すことを対照例(コントロール)を添えて(!)報告した[16・24]。その報告が画期的な重みをもつものであったことは疑いがない。彼の意見は大航海者キャプテン・クックによってかなり早く認められたが、それが当のイギリス海軍に正式に採用されたのは、しかし、彼の死後二年を待たねばならなかった。一七九四年すなわち、リンドの歿年に東インドに向った一イギリス艦隊にレモンが供給されて、マドラスに着くまで二十三週の航海中一例の壊血病患者も発生しなかったことが、その手続きの評価を決定的にした。

薬剤の話をひとまず打ち切って、問題を少し前に戻そう。

モルガーニの仕事の組織的(システマティック)な重みと、それを支えている彼の病理形態学者としての骨の太さは誰の眼にもはっきりと映るところだが、病気についての解剖学的思考法そのものは彼よりも前にあちこちの学者たちの頭の中に多少ともはっきりした形で芽生えつつあったことはさきにも述べたところである。

しかしながら、屍体の解剖はたしかに病気の理法に関する人々の理解にしっかりした手がかりを与えたには相違ないが、剖いてみなければわからない体内のかたちの変化に関する知識を臨床の実地にどう役立たせるかは、そう簡単な問題ではない。

解剖学的思考法に基づいて患者の病気を正しく眺める、つまりさきに記された意味での診断にそれを役立てる方法を最初に教えたのがアウエンブルッガーの打診法(ペルクッシオン)の発明であった。

レオポルド・アウエンブルッガー(Leopold Auenbrugger, 1722–1809)はグラーツの旅宿の子に生まれ、ヴィーンでファン・スヴィーテンに学んだ。その助手を経て、ヴィーンの有名なイスパニア病院[16・25]に永く勤め、その後その町で開業した。胸壁の叩打という仕上げられたあとになってみればまことに簡単な手技[16・26]によって胸腔内の病変の所在と程度を察知するその新しい診断法の完成には七年間の地味な努力を要したと伝えられるのだが、その成果が、あのモルガーニの大著と同じ年に発表された「新考案、胸壁の叩打によって胸郭内部に隠れた病気の病徴をみつけるための」(Inventum Novum ex percussione thoracis humani ut signo abstrusos interni pectoris morbos detegendi, 一七六一年[16・27])と題された著述であった。この二つの歴史的な書物の間には期せずして――著者たちはおそらく相識ることがなかったろう――深いところで共鳴するものがあった。

「健康な人の胸は叩かれるとよくひびく」(Thorax sani hominis sonat, si percutitur.)という有名な短い言葉をもってはじまる八つ折版(オクターヴォ)百ページたらずのこの小さな書物は、いささかの贅肉もつけない、しかも緻密で正確な科学書であるが、そこには謙抑で誠実な著者の人柄がにじみ出ていて、読むにまことに快い。

彼が案出した打診(ペルクッシオン)の技術は、今日常用されている指・指打診法ではなしに、片手の指で胸壁を叩くいわゆる直接法の一つだが、彼はまず胸壁の各部位についてそのひびきを正確に調べ上げる。胸の大部分において叩打は「ちょうど厚い毛織物で覆った太鼓のような」清音(ヘル)(sonus altior)を与えるが、心臓に当る部位では共鳴が失われて音は濁(ゲデンプフト)る(濁音 sonus obscurior)。その部位によるひびきの微妙な違い――彼は音楽に巧みで鋭い耳に恵まれていたと伝えられる――についての詳しい記述は彼自身の筆に譲ろう。もちろん肥満の度による違いの記述もそこには漏れない。

胸腔内に隠れた病気が潜んでいる場合には、ふつうならば明るくひびくはずの部位で音はしばしば濁り、はなはだしい場合には肉(太腿)音(sonus percussae canis)となる。それは旅宿のブドウ酒の樽——前にも一言したように彼の生家は旅籠屋であった——でも経験できるように、そこに含まれる空気の量の減少、液体あるいは固体によるその置きかえに基づいていて、打診によってその範囲をきめることができる。

　こうして彼は、急性、慢性の疾患一般における所見に記述を進める。彼は、病気の理法に関する論議を多くその師ファン・スヴィーテンの「ブールハーフェ箴言註解」(前記)に譲って、それに深く立ち入ることを避け、ひたすらに打診音とその内部病変との関係についての客観的な記述につとめる。彼の見解を裏づけるのは、みずから行った屍体解剖の所見との照合であった。彼は屍体の肺に液体を注入してその打診音の変化をしらべる実験まで行っている。肺の硬化、空洞、膿胸、心嚢水腫、心臓拡張(前述の心臓アネウリスマ)、その他の各論的な記述についてはここに紹介を省きたい。

　たしかにそれは、胸部疾患——もはや揺るぎのない病気の局在観に立って——の診断のみならず、予後判定と治療にも役立つ画期的な「新考案」であった。それが「不幸な病人の慰めと、医術の発展に役立つことを切望」(結語)した彼は、謙遜にも、患者の診断法におけるその打診の順序を脈拍および呼吸の観察の次に置いているし、また、打診によって明らかにすることのできない胸部疾患について検討する用意を怠ることがない。

この歴史的な仕事に対する人々の評価はいつもながらまちまちであった。

　ハラーは前記「ゲッティンゲン学術雑誌」でそれを「まったく新しい、もっとも注目すべき工夫」と激賞したが、一方にはそれを誹る学者も少なくなかった。地元のヴィーンでは、彼があのように恭敬であった旧師のファン・スヴィーテンは一七六四年の著述(「ブールハーフェ箴言註解」の一部)の中でもその仕事に言及していないし、保守的なデ・ハエンはそれを激しく斥けた。ヴィーンの臨床教室でそれが採用されたのは、シュトールの代になってからの話であった。それが、液体病理学の立場をかたくとる古ヴィーン学派の体質になじまないフィロソフィーを孕んでいたからには、それは余儀ない運命であったともみられよう。

　打診法の意義を正しく認め、それを実地のルーティーンとしたのは、次の世紀に入ってパリ学派の功績であった。それについては後にあらためて詳しく述べる折があるだろう。

3　十八世紀の外科

ここでまた、しばらく離れていた外科とその周辺の話題をとりあげよう。

外科(surgery, Chirurgie, χειρουργία)すなわち「手」(χείρ)の仕事(16・28)の医学的な意義をわれわれは見損ってはなるまい。それは、言うところの「お医者さま（メディクス）」のサークルからは遠い職人（アルティザン）の仕事であったかもしれないが、しかし、そこにはそれを蔑視した長袖者流の「背の高い」、しかも不毛な論議の弊なしに、話がもっぱら経験に立つ手堅さがあった。もとより一口に外科的治療とは言っても、そこにはなはだしい質の高下があったには相違ないが、医学者たちが病気とは考えなかった多くの病気の治療について、すぐれた外科医たちが、しばしば大きな実績を挙げていたことを忘れてはなるまい。

だが、麻酔も消毒も未開発の時代に、患者にとって避けがたい運命ともみられた残酷なまでの苦痛と、しばしば死を導く化膿とを伴ったその手技の改善には、注がれた努力に比べては酬いられるところがそう多くなかったのも残念な事実であった。だが、このころにはすでにはなはだ高い水準に達していた解剖学、後にもまた触れるこの世紀の病理形態学、病理生理学の進歩、器具の改良、等を背景にして、そこにはいろいろな成果もたしかにあった。残された手術法の図解などから想像しても、けっして甘くみることのできない技量の持主も少なくなかったように思われる。以下その辺をざっと眺めてみたい。

イタリアにはじまった近世の外科術は、やがてフランスにその中心を移し、爾来その国に外科のすぐれた伝統が形成されたこと、十六世紀にはアンブロワズ・パレがこの領域におけるフランスの栄光を動かぬものとした次第はわれわれのすでに学んだところである。

前にも記したように、十四、五世紀ごろからパリを中心に医者、外科医、理髪外科師の三者が巴になって、長い、曲折にとんだ軋轢の歴史があった。十八世紀に入って、ルイ十五世付の外科医たちを中心とするこの国の心ある人々の間に、外科の地位を向上させる多くの努力があったが、中でも、歴史の古い前記コレージ・ド・サン・コームの補強、ルイ十五世の二人の侍医、マレシャルとラ・ペイロニーによる王立外科アカデミー(Académie Royale de Chirurgie)の設立(一七三一年)、それと「実地外科学校」(École Pratique de la Chirurgie)との併合は、その目立った動きであった。それに伴って、外科教育の充実、外科術と医学との接近、従前多く下級職人たちの手にあった尿路疾患の外科学への編入、等いろいろな進歩の跡があった。

こうした土壌の中から十八世紀フランスにはすぐれた外科医たちが輩出する。そのとくに目立った何人かを以下にとりあげよう。

この世紀前半の第一人者は、前記外科アカデミーの院長ジャン・ルイ・プティ(Jean Louis Petit, 1674–1750)であった。彼は解剖学に通暁し、観察に精確で、治療上の構想に独創的であった。骨疾患に蘊蓄深く、骨折、脱臼、等に関する彼の処置法は永く人々の模範となったし、ネジ止血器(tourniquet)の発明、四肢切断術の改良、嵌頓ヘルニアの研究、乳様突起の穿開、その他かずかずの業績があった。彼はまた乳癌の手術に際して腋窩リンパ節の除去の必要性を弁えていたと言われる。

次の世代の大家アントワーヌ・ルイ(Antoine Louis, 1723–1792)(16・29)は軍医としてその経歴をはじめ、生涯の主要な時期をアカデミーで講じたが、外科アカデミーの声価は彼によってその絶頂に達した。截石術、ヘルニア手術、その他さまざまの病気の手術法の改良にすぐれた業績がはなはだ多い。彼の著書および「アカデミー報告」に掲載された数多くの論文は、周到な史的批判、豊かな経験とすぐれた技能に基づいたすぐれた内容、明晰な叙述が一つになって、外科学の貴重な遺産となった。彼はまた、有名なディドロ・ダランベールの「百科全書」に、主として外科疾患に関する数多くの項目を執筆している。若いころのルイの作の一つに、浩瀚なファン・スヴィーテンの「ブールハーフェ箴言註解」(16・30)——それはこの世紀の医学の標準的な著述の一つであった——の翻訳のあることをみても、彼が単に腕の立つだけの職人的な外科医にとどまらなかったことがうかがわれるだろう。彼はまた法医学にも貢献が大きかった。

有名なピエール・ドソー(Pierre Joseph Desault, 1738–1795)(16・31)はそのルイの弟子に当っている。田舎の病院の徒弟修業にはじまって、やがてパリに出、ルイに学び、ついにオテル・ディユの外科主任に任ぜられた彼は、学識、技量、人格ともにすぐれ、十八世紀後半においてヨーロッパ随一の外科医と目された。ずっと後に述べる組織学の開拓者ビシャは彼の最愛の弟子であった。彼は解剖学にはなはだ熱心で、局所解剖学の創始者の一人と言われるが、血管結紮法の改良、骨折——鎖骨骨折の包帯術、大腿骨骨折の副木処置、等の術式はその後広く用いられた——脱臼をはじめ、そのすぐれた仕事の跡はほとんど外科の全領域にわたっていた。甲状腺の部分切除というような危険な手術に成功していることからもその力量の一端がうかがわれるだろう。

ドソーはまた生まれながらの教育者であった。前記の実地外科学校で教えたこともあるが、オテル・ディユにおける彼の後進教育の方法は、外科学教育における最初の臨床教室としての内容をもつもので、十八世紀後半全ヨーロッパから多くの若い外科医志望者を集めた。後に詳しく述べるように、革命後のフランスは医学教育の面でも顕著な前進を示したが、ドソーの努力は、その前から、いわばその新しい方針を採用していたものとみられる。彼は革命後、後に詳しく述べる「健康学校」の教授に任ぜられたが、革命の新しい水はどうやら晩年の彼にはあまりなじまなかったらしい。

外科学領域で当時ヨーロッパをリードしたフランスは、このほかにもたとえばショパール(François Chopart, 1743–1795)や、有名な解剖学、外科学史の著者ポルタル(Antoine Portal, 1742–1832)などのようなすぐれた外科医も多かった。

十八世紀イギリスの政治、経済的な発展と繁栄はおのずからこの領域にも反映して、多くのすぐれた学者がこの国に生まれた。

そこでも内科医(フィジシャン)と外科医(サージョン)の区別は、言葉の上でも仕事の上でもあったには相違ないが、身分上の高下は大陸におけるほどはなはだしくはなかった。教育は主として私的の機関で行われた。

この世紀の前半で目立ったのはチェゼルデンとポットの二人である。

前記エディンバラ学派のアレグザンダー・モンロー(初代(プリムス))の師であったウィリアム・チェゼルデン(William Cheselden, 1688–1752)はロンドンの聖トーマス病院の有名な外科医であった。ニュートンや詩人ポウプがその患者であった――いまわれわれは啓蒙時代のさなかにある――と伝えられる。膀胱結石の手術法の改良はそのとくに重要な仕事で、八十例中六例の死亡という麻酔術以前の時代としては驚くべき成績を残した。その他、虹彩切除による瞳孔成形術など、すぐれた業績が多い。その大著「骨学(オステオグラフィア)」(Osteographia, 一七三三年)[16・32]は、数十葉の図解――その製作にはカメラ・オブスキュラが利用されたという――が銅版印刷になった見事な出版物である。

パーシヴァル・ポット(Percivall Pott, 1713–1788)はロンドンの聖バルトロメオ病院の外科医で、「ポット病」(Pott's disease)の名をもって知られる結核性脊柱彎曲症、「ポット骨折」(Pott's fracture)なる腓骨骨折の一型の記載等、すぐれた業績が多い。なおこの文脈からはやや遠い話題に属するが、煙突掃除人における陰嚢癌の多発をポットが報告(一七五五年)したことは、化学的発癌の問題の端緒となる記憶さるべき歴史的の仕事であった。

有名なハンター兄弟の兄ウィリアム・ハンター(William Hunter, 1718–1783)は、スコットランドの小地主の子に生まれ、グラスゴーで医学を学んだ――彼はそこで前記ウィリアム・カレンの友人となった――後ロンドンに出、すぐれた外科医、産科医としてきこえ、また多くの学生を教えた。前記の病理学者マシウ・ベイリーは彼のいわば内弟子であった。

単に外科領域に視野をかぎらずに、十八世紀イギリス医学にもっとも大きな足跡を残した学者の一人であるジョン・ハンター(John Hnnter, 1728–1793)はそのウィリアムの末弟であった[16・33]。

少年時代、どの道でも将来見込みのないものと誰からも見離されていたジョンは、正規の教育もうけないまま二十歳のころロンドンに出て、当時すでに外科医として令名のあった兄ウィリアムの家に住みこんで、その解剖室の徒弟となる。それはハンター家の窮策であったのだが、意外にも彼はそれに適性をそなえていた。精励して解剖学を修めた彼は、兄の推薦で聖バルトロメオ病院、聖ジョージ病院でチェゼルデンやポットについて外科を学び、一人前の外科医となった。

健康上の理由もあって、およそ三十歳のころから数年間、はじめ陸軍、次いで海軍の軍医となって七年戦争に従事し、外科医としての経験を多く積んだが、戦後ロンドンに戻って開業し、やがて田舎に別荘を構えて、生物学の研究と、自然動物園とも言うべきその恵まれた環境の中で彼の気ちがいじみたホビーであった鳥獣標本の蒐集に没頭する。

蒐集は兄ウィリアムの趣味でもあって、本職の解剖標本——前に述べたように甥のマシウ・ベイリーはその病理解剖学の著述に当ってそれを多く利用した——はもとより、書籍、原稿、絵画、等に及ぶその蒐集品は今に伝えられているが、[16・34]ジョンの蒐集癖もそれに劣らぬ度はずれのものであった。ロンドンの王立外科医協会[16・35]にハンター標本室として残された彼の厖大な蒐集品は協会が第二次大戦の空襲に大きな損害をうけたにかかわらず幸いになお多く残っているが、ウィリアムの蒐集が人体標本のみだったのに対し、ジョンのそれは、人体はもとより、彼がみずから採集し、実験し、また金にあかして買い集めた「ハチからクジラにまで至る」一万数千点に及ぶ多彩な——中にはげてもの的に珍奇なものを含めて——生物標本の集積であった。それは彼に大きな負債をもたらしたが、半面その間、生物学上のいろいろな成果があった。発生学は彼の大きな関心の対象の一つだったが、彼はまた歯の比較解剖学によって生物学史にもその名を残している。

やがて彼はロンドンの聖ジョージ病院に地位をえて、そこでその精励な、しかしエクセントリックな一生を終えることになる。

ジョン・ハンターはたしかに外科医としてもすぐれた技量をもっていた——その動脈瘤の手術は中でもきこえている——には相違ないが、彼の貢献は、本節でわれわれがこれまで学んできた同僚たちのそれと違って、単に手術の技術的な問題——それは昔も今も外科の主要な課題には相違ないし、ことに麻酔法も滅菌法もなかった時代に手術法の改良には今日とまた違った切実さがあったことは理解にかたくないのだが——にとどまらず、その底にある病気の理法を掘り下げようとした点にあった。外科学を病理学、生理学と結びつけようとしたハンターの仕事の意義は、同時代の人々にかならずしも充分に評価されなかったようにみえるが、それは今となってみれば、モルガーニのそれとはいちじるしく異なった意味で、病理学史の不滅の業績の一つとして眺められるものであった。

その歿後出版された主著「血液、炎症および銃創に関する研究」(A treatise on the blood, inflammation and gun-shot wounds, 一七九四年)[16・36]にみられるように、外科医としての彼は当然出血や炎症、さらには創傷治癒の諸現象にしばしば遭遇し、それらの問題に深い関心をもった。血液は、生気論者[16・37]としての彼の、言うところのいのちの原理の担い手——生体内の血液が凝固しないのはその証左の一つであるとされる——として重要な意味をもつのだが、ここではその問題に深入りしない。彼が血液の生理学的意義——液体病理学の主役であった血液の生理学は近代に入ってもどうしたわけかゆきとどいた考察の対象にならないまま時が移ってきたようにみえる——をことのほか重く見た点に注目しなければなるまいが、ハンターの生気論に関しては、一つには彼の頭脳の傾角とそのうけた訓練とが、組織的な思索とはやや異質なものであったとみられること、一つにはハンターの書き残したものの多くがその死後、あるスッキリしない経緯で消滅したこと[16・38]も手伝って、その思想に明確を欠くふしが多いからである。だが彼の「哲学」は、体質的に実証的な彼が血液の役割に関して多くの正確な観察を行い、正しい推理を下すことを妨げることがなかった。

炎症(inflammation)という古来多くの医学者たちの気ままな思弁の遊び場であった病理学上の大問題に関するハンターの独創的な研究は、軍医としての彼の遠征中に芽ばえたものであった。彼は炎症――彼の炎症の定義は古典的なケルススのそれと同じであった[16・39]――を、その痛みとはたらきの故障にもかかわらず、本質的には生体の防衛的な、そして修復的な機序であると炯眼にも見抜いたが、それをその局所的な所見に従って三つの型、むしろ段階、に分ける。その第一の「粘着性」(adhesive)のそれは、肋膜などにみられるように、線維性の粘着によって炎性過程を局在化する。彼は、その局在化に次いで局所に血管新生がおこり、組織の修復がその土台にはじまることをみている。その粘着性の炎症が、そこに加わった傷害作用を抑えなかったときに、第二、第三の「化膿性」(suppurative)および「潰瘍性」(ulcerative)の炎症がおこる。彼は化膿――その結果としての膿瘍、瘻孔、骨疾患、等――が炎症のさまざまの形にほかならないこと、その根底に血管構造の病的変化があって、血液成分が分泌に似た機序で外に出て――彼は血漿を血液の主体と目し血球を認めない[16・40]――変質して膿を形成すると説く。潰瘍は、重篤な炎症の結果としてできた死物の除去によって生ずる。こうして彼は病理学の根本問題の一つである炎症に関してきわめて近代的な見解を打ち出した。血栓の形成、肉芽組織、創傷治癒、等に関して彼が続けて述べるところもまた、すぐれて正鵠をえたもので、それはそのまま外科の実地にも基礎となる知見であった。

彼の所論は、豊かな臨床経験の背景に加えて、動物を用いての生理学的ないし病理生理学的な実験によって裏づけられていた点にそのいちじるしい特質があった。病理学者がこれまで片手を解剖学の側に伸べるに満足して、はたらきの問題については多くの場合臨床的な観察からえられる情報のみをたよりに考えていたのに対して、ハンターが実験によって病理学を解剖学と生理学とに結んだことは特記されなければならないだろう。近代の実験病理学はハンターにはじまると言っても過言ではない。

だが、病理学、医学における実験的研究のみのりの多さをみずからの成果によって示したハンターが、有名な「性病の研究」(A treatise on the venereal diseases, 一七八六年)の中で逆に実験によって躓いた有名なエピソードは教訓にとんでいる。彼は淋疾と彼が判断した患者の病的材料(venereal matter from a gonorrhea)に浸したランセットをもって、彼自身の亀頭および包皮に接種を試み[16・41]、下疳と鼠径腺腫の発生を記述――接種方法のためか急性尿道炎の記載がそこには見当らない――し、さらに、水銀塗擦療法の有効性を観察して、梅毒と淋疾とを同一疾患の異なった相とする以前から一部の有力な学者たちに支持されていた説に実験的な根拠を与えたものと考えた。ハンターのこの見解は十九世紀に入ってフランスの皮膚科学者フィリップ・リコール(後述)が二元説を確立するまで人々の間に深い影響を残した。[16・42]ハンターに親炙して、その生物学上の研究を手伝い、後にはまったく違った方角で同じく医学史に巨歩を印したエドワード・ジェンナーについては当然後で別途に詳しく述べなければならない。

かつてヒルデンのファブリを出したドイツでは伝統的に外科医の地位ははなはだ低かった。

十八世紀に入っては、ローレンツ・ハイスター(Lorenz Heister, 1683–1758)がまず挙げられる。この国における外科の地位の向上に貢献の大きかったこの学者は、ライデンその他で学び、アルトドルフ、次いでヘルムシュテットの教授となった。解剖学者としてもきこえるが、外科学上の業績も多面にわたり、ドイツ語で書かれたその有名な教科書「外科学」(Chirurgie, in welcher alles, was zur Wund-Arzney gehört, nach der neuesten und besten Art, 一七一八年)は、その標題のように、当時の外科学の水準をよく示すすぐれた著述であった。大槻玄沢訳「瘍医新書」(一七九二年、寛政四年)は、そのオランダ語からの重訳で、わが国の蘭医学にも大きな影響をもった。

十八世紀後半のすぐれた外科医にゲッティンゲンの教授アウグスト・リヒター(August Gottlob Richter, 1742–1812)がある。ジョン・ハンターの弟子の一人で、その師に倣って外科と医科学との結合に意を注ぎ、また種々の面でイギリス外科学の新風を旧弊の多いドイツに導入した功績があった。その著「外科学初歩」(Anfangsgründe der Wundarzneikunst, 一七八二—一八〇四年)はその後の外科学教科書の雛型となった。彼はまた眼科学にも大きな足跡を残した。

南ドイツにはヴュルツブルクのシーボルト(Karl Caspar Siebold, 1736–1807)の存在が大きい。彼は恥骨結合切開術(ジュンフィゼオトミー)その他の業績で知られ、ヴュルツブルクの歴史の古いユリウス病院を当時ヨーロッパでもっともモダンな病院に改築した。彼は後進に大きな影響をもったが、またその家系はすぐれた医学者、生物学者を輩出した。動物分類学、比較解剖学で生物学史に名を残したシーボルト(Carl Theodor Ernst von Siebold, 1804–1885)も、十九世紀の中葉に長崎出島商館の医師として来日して日本研究に多くの貴重な貢献のあったシーボルト(Philipp Franz von Siebold, 1796–1866)も、ともにその孫——互いに従兄弟——に当っている。

少々年代は先きに進むが、イタリアからはアントニオ・スカルパ(Antonio Scarpa, 1747–1837)の名を挙げておこう。パドヴァでモルガーニに学び、モデナで、また後にはナポレオンの命でパヴィアで永く教えた卓越した解剖学者、また外科医であった。解剖学とくに聴器、嗅器のそれにすぐれた業績があるが、外科医としてもきこえ、内反足の手術その他が知られている。

4　眼科と産科
——専門分科の端緒——

今日なお激しい勢いで進んでいる臨床医学の専門分科の形成は、十八世紀にその緒についたと考える人が多い。その先頭をきった眼科と産科の二つを中心にその辺の消息を手短かに述べて、近代の医学と医術の構造の一面を探ってみたい。

インドやエジプトなどの話は別としても、ケルススなどからもうかがわれるように、ギリシャ医学に眼の病気は漏れなかったし、アラビア医学も同断だが、中世ヨーロッパでは、後述の産科と並んで眼科の水準はまったく地におちていた。

眼を病む患者たちは、いわゆる截石術師(リトトミスト)やヘルニア術師などと同類の遍歴(イティネラント)の眼科師(オキュリスト)——ドイツ語ではSta(a)rstecher, 英語ではcoucherなどとも言われる——の手におおむね任されていた。彼らの多くは定住地をもたずに、しばしば金銀で飾られた仰々しい服装をまとい、安い報酬で騒々しく営業しながら馬車で村から村へと転々と渡り歩くいかさま師(シャーラタン)であった(16・43)。外から角膜を通して水晶体を突いて(-stecher)それを下に圧し下げ(coucher, 圧排者)、光明を回復させる術をはじめ、いろいろな眼病の「手術」を行うのが彼らの業務内容であった。当然事後に頻発するさまざまの忌わしい責任を問おうにもいつも彼らの影はその土地から消えていた。医療史の裏街道を横行しつづけたその種のにせ医者(quack)たちの業態は、言うまでもなくまったく別途の理由でこれもおおむね賤民的(パーリア)な処遇をうけていたユダヤ人医師——彼らはしばしばはなはだ高い学問的実力をそなえていたのだが——の問題と並んで、別途の詳しい考察を必要とする。

十六世紀にザクセン選挙侯の宮廷医であったドレスデンのバルティッシュ(Georg Bartisch, 1535–1606?)という孤峰があった。彼は理髪外科師から叩き上げてすぐれた学者となった努力の人だが、とくに眼病に通暁してさまざまな手術を工夫し、その「眼病のために」(Οφθαλμοδουλεία, das ist Augendienst, 一五八三年)は、単に眼科領域の最初の専書(モノグラフ)という以上に内容的にもたいそう充実したものであった。当然彼は遍歴にせ医者(クワック)たちの所業をきびしく糾弾する。

その後途絶えていた眼病に対する人々の関心が復活したのは十八世紀の外科医たちの間においてであった。ここでもまたフランスが先頭をきったが、やがてそれはイギリス、ドイツに波及する。その口火を切ったのはアントワーヌ・メートル・ジャン(Antoine Maitre-Jean, 1650–1730)である。彼は田舎町の開業医であったが、有名な「眼病概説」(Traité des maladies de l'oeil et des remèdes propres pour leur guérison, 一七〇七年)の著述のほか、とくに白内障に画期的な貢献があった。彼は白内障(カタラクト)が、永く多くの人々に考えられていたように、水晶体と虹彩との間のいわゆる「カタラクト空隙」の滝（カタラクト）（καταράκτης）[16・44]として生ずるのでなしに、水晶体の凝固による混濁にほかならないことを明らかにした（一七〇七年）。実を言えば彼に[16・45]一年ほど先き立ってトゥールネーの眼科医ブリッソー（Pierre Brisseau, 1631–1717）がほぼ同じことをみて報告したが、あまり顧みられなかった。

賛否両論の後――モルガーニがその支持者の一人であった――まもなくその説は一般の認めるところとなったけれど、永く行われていた圧排（カウチング）に代って白内障の治療に水晶体摘出術――その術式は水晶体脱臼などに際して前例がなかったわけではないが――が行われたのは、それに数十年遅れてパリの宮廷医ジャック・ダヴィエル（Jacques Daviel, 1696–1762）によってであった。彼は一七四六年から五六年の十年間に三百五十四例の摘出手術を行って、三百五回の成功を収めたという。ダヴィエルの名は全ヨーロッパに高かった。

白内障研究の進歩のほかにも、虹彩切除による瞳孔成形術、いわゆる涙瘻の手術、斜視手術、等注目すべき仕事はこの時代にはなはだ多い。

あのヴェサリウスでさえ水晶体を眼球の中心に置いたほど遅れていた眼の解剖学は、十八世紀にはマクロの水準ではほぼ完成するが、それを背景とする上記のようなさまざまな手術は、当然、眼病の治療を遍歴眼科師の手から学問的な外科医の手に奪い返す動機――もちろん永い慣習は一挙に変る性質のものではなかったにしても――となった。この領域で当時きこえた医家たちの名とその業績を詳しく述べることは省きたい[16・46]が、その中にたとえば前に記したチェゼルデン、リヒター、ハイスターら、一般外科医として高名な医学者たちが含まれるのは不思議ではない。前にも一言したように虹彩切除術ですぐれた仕事を残したチェゼルデンがまた、多く遍歴截石術師（イティネラント・リソトミスト）の手にあった膀胱結石の手術に大きな進歩をもたらしたことを考え合わせると、それは畢竟十八世紀における外科の版図の拡張の一面とみるべきもので、翻ってその外科が、それに先き立って、単に経験的な手仕事から決定的に訣別して近代医学の隊伍に加わることによってその面目を一新したことを思い出すならば、われわれの話の文脈（コンテキスト）はおのずから明かであると言ってよいだろう。

こうして眼の病気がにせ医者（クワック）たちの手から外科医の手に一度と
り戻された上で、今度はその対象の解剖学的な特殊性、おのずからまた手術法の異色ある性格のゆえに、あらためて眼病を専門にうたう医者が現われてくる。前記のジャック・ダヴィエルがそのはっきりした自覚をもった早い例の一人であった[16・47]。それは同じようにせ医者の手から奪還された尿路疾患の外科が独立するまでになお長い年月を要したのと鋭い対照を示している。

それはしかし、かならずしもまだ今日のわれわれの考える眼科学（オフサルモロジー）[16・48]ではなくて、言うならば眼病外科学を多く出なかったことを注意しよう。言う意味はこうである。眼のはたらき、つまり視覚の生理学は、光学という物理学の比較的新しい分科、当然これまで医学者が接触したことのない学問についての何ほどかの理解を前提とする。ハラーのような卓抜の頭脳が眼の生理学に大きな貢献を残したのはむしろ例外として、十七世紀以来ケプラー——彼は前にも一言したように医者でもあった——デカルトからニュートンに至る光学および視覚現象の科学に関するめざましい進歩は、まだ医学の畑には充分滲透していたかったようにみえる。このころ、ウィリアム・ポーターフィールド(William Porterfield, 生歿年不明)が「眼と視覚」(Treatise on the eye; The manner and phenomena of vision, 一七五九年)という、自身のすぐれた研究を含む眼の解剖学と生理学の専書を公けにしているのだが、それが正しく評価されたのは、十九世紀はじめのすぐれた物理学者、医者のトーマス・ヤング(Thomas Young, 1773–1829)によってであった。専門医の一つとしての眼(外)科医がはじめて登場したのは上記のように十八世紀の後半だが、眼科学が医学の専門分科として形をなすには次の世紀の半ばすぎまで待たねばならなかったのである。医学・医術の領域における専門化(スペシアリゼーション)の歴史を考える上に、学問上のそれと、専門職(プロフェッション)のそれとを混同してはならないことをわれわれに教える実例の一つとみることができるだろう。

この世紀になって状況が大きく変ったものの一つに産科がある。ことの性質上、時代により、また国ないし社会によりいろいろ様子の違う産科の歴史を詳しくたどるのはもとより本書の枠の外に出る話だが、この節の主題である専門化(スペシアリゼーション)の角度からしばらくそれを眺めてみたい。(16・49)

近世の産科学は十六世紀、前述の外科の巨峰アンブロワズ・パレやその高弟のジャック・ギィユモーあたりからはじまるとみてよいだろう。生体における帝王切開術(カイザーシュニット)がはじめて大胆にも試みられたのも、成否は別としてその時代であった——パレはそれに反対した——と伝えられる。(16・50)だが、それはどうやら限られた局面の話で、大勢にはあまり影響がなかったらしく、その後になっても、出産の介助はどこの国でももっぱら助産婦の手で行われ、男子の医者の出る幕はほとんどなく、彼らの産科学に関する知識はおおむね書物の上での話でしかなかった。

容易に想像されるように助産婦——産婆という古い日本語の匂いからも察せられるように——の技能の習得は一般にはなはだ変則的なもので、その技量もしばしば怪しげなものであったが、やがてたとえばパリのオテル・ディユのような大病院ではその教育が組織的に行われる——もちろんここでも男子禁制で——ようになって、その水準は上ってきた。

そのような状況で十七世紀ごろにもなると、一部の助産婦たちの知識、技能が往々はなはだ高い域に達していたことは、前に述べた才媛たちの著書にもうかがわれるところだが、いずれにしても出産が医学とは別の囲いの中で考えられていた状況が、望ましい話でなかったことは言うまでもないだろう。

十七世紀の後半にもなると、フランスではパリのオテル・ディ

[16・51]ユを中心に産院と医学との接近がしだいに進み、前に記したフランソワ・モーリソーをはじめすぐれた産科医が輩出したが、その情勢は十八世紀に入るとその他の国々にも波及し、定着する。

そのモーリソーに踵を接して、十七、八世紀の変り目に産科学にきわめて大きな足跡を残した学者にヘンドリック・ファン・デウェンテル(Hendrik van Deventer, 1651–1724)がある。金細工師、機械工からその経歴をはじめて、ついに医師の資格をえて、ハーグで開業した一風変ったこの産科医は、「産科手術新法」(Operationes chirurgicae novum lumen exhibentes obstericantibus, 一七〇一年)なる有名な著書を残しているが、その中で彼が、前からよく知られていた骨盤入口の狭窄の話のほかに、娩出時における骨盤軸の問題を開拓し、骨盤腔の意義を正しくとらえたのは産科学領域における画期的な業績であった。近代的な産科学はここにはじまると言ってよいだろう。もっとも骨盤計測はこのデフェンテルにあってはまだ初歩的のものだったが、十八世紀の間にはとくにフランスでいちじるしい進歩があった。デフェンテルはまた胎児の胎位(ラーゲ)の診断に通じ、アンブロワズ・パレが導入したと伝えられる回転術(ウエンドウング)の技術の向上に大きな貢献があった。

骨盤の問題と並んで十八世紀の産科学のもう一つの大きな話題は、産科鉗子の進歩と普及である。

産科鉗子がいつ誰によって発明されたかは議論のあるところだが、伝えられるところによれば十七世紀のはじめごろアイルランド人のピーター・チェンバレン(Peter Chamberlen, ?–1631)によって発明され、永くチェンバレン一家の業務上の秘密になっていたと言われる。

しかし鉗子による難産の介助によって産科の様相が一変したのは、フランドルのガンの解剖学、外科教授ジャン・パルファン(Jean Palfin, 1650–1730)にはじまるものであった。彼はそのみずから発明した機械を一七二一年パリの科学アカデミーで供覧したが、大きな反響をよぶことがなかったらしい。その工夫はしかし、まもなくしだいに広く知られるようになり、形もだんだん改良されてくる。この世紀の後半には、有名なフランスの産科医アンドレ・ルヴレ(André Leveret, 1703–1780)のつくった窓の広い匙とフランス式ロックのついた、今日のそれに近い形の鉗子が大陸に普及するようになった。[16・52]

産科学に独自の伝統をもつイギリスでは、グラスゴー大学の出身で有名な産科医ウィリアム・スメリー(William Smellie, 1693–1763)の著書「産科の理論と実地」(Treatise on the theory and practice of midwifery, 一七五二年)は鉗子使用の適応(インディケーション)とその使用法を正確に説いて貢献が大きかった。なお前節のウィリアム・ハンターはこのスメリーの弟子であったが、その「妊娠子宮の解剖学」(The anatomy of the human gravid uterus, 一七七四年)は彼のもっとも有名な仕事であった。

容易に想像されるように、鉗子の使用には、妊婦ないし家族の側にしばしば大きな抵抗があって、産科医ははじめしばしば隠密にそれを用いなければならなかったが、しかしその発明が、それ以前には目を蔽わせるような多くの難産の救いとなる場合のしばしばあることがやがて明らかになって、しだいに広く用いられるようになった。

だが鉗子の普及は、おのずから、それを適正に用いるためにも、正常出産に関する正確な知識を要求する。常識の予想をこえてむずかしい出産のメカニズムは、実は永く人々の盲点として残されていたとみてよいだろう。フランソワ・ソレイレ(François Louis Solayrés de Rhenac, 1737–1772)、その弟子ジャン・ボードロック(Jean Louis Baudelocque, 1746–1810)というようなすぐれた学者たちが、ヒトの分娩の生理学という古くて新しい問題を開拓する。

十八世紀の産科学領域にはなお、帝王切開術是非、それに代る提案としての恥骨結合切開術、あるいは人工早産の試み、その他いろいろの話題も残っているが、本書でそこまで立ち入るまでもないだろう。いずれにしても、こうしたさまざまな問題の展開は、出産を助産婦の手から奪うことはないにしても、それを医師の監督下に置くことの必要性を人々の前に明らかにした。同時にそこでは、ちょうど上に眼科にみたように、産科医なる新しい専門医を外科医からしだいに独立させる動きをも伴った。こうした状況に応じて、ロンドンの聖ヤコブ病院、ベルリンのシャリテ、その他あちこちの大病院で外科医のための産科学の正規の訓練が行われるようになる。さらに一七五二年にはレーデラー(Johann Georg Röderer, 1726–1763)はゲッティンゲン大学にはじめて産科学の教室を開設し、ヴィーン、エディンバラその他の大学が次ぎつぎとそれに続いた。

補足的に二、三のことがらを手短かに述べてこの節を結びたい。臨床上の専門分科がそれぞれ現在のそれにほぼ近い形で確立するのはおおむね十九世紀に入ってからの話であるが、われわれの当面している時代にも、上述のほかにいろいろ注目すべき動きがないわけではない。

小児病への関心の深まったことは、ローゼンスタイン(Nils Rosén von Rosenstein, 1706–1773)、アームストロング(George Armstrong, 1719–1789)、アンダーウッド(Michael Underwood, 1737–1800)らによるすぐれた専書がこの世紀の後半に現われたことによっても察せられるだろう。アームストロングはまた一七六九年にロンドンにはじめて小児施療病院(Dispensary for the Infant Poor)を開設し、そこで医者を教えた。

同じく子どもにかかわる話だが、整形外科という言葉は、パリのニコラ・アンドリ(Nicolas Andry, 1658–1742)の著書「オルトペディー」(L'Orthopédie, ou l'art de prévenir et de corriger dans les enfants les difformités du corps, 一七四一年)にはじまる。小児(παῖς)のかたちをまっすぐにする(ὀρθόω)という意味でアンドリがはじめて鋳造したこの言葉は、彼の著書の中では今日の慣用よりは対象も方法もやや広い範囲にわたっているが、いずれにしても脊柱彎曲症、内反(翻)足、その他の小児疾患に対する外科的治療がこのころ急に進みはじめる。この領域で大きな貢献のあったアンドレ・ヴネル(André Joseph Venel, 1740–1791)が一七八〇年スイスのオルブ(Orbe)に建てた整形外科専門の施設はこの分科の歴史に記憶されるものであった。

前述の産科、眼科などと似た意味で十八世紀に画期的な変貌のあったものに歯科がある。[16・53] たしかに抜歯の技術も義歯製作の試みもその起源は古いし、近世に入ってもたとえばパレ、ギィユモー、ヒルデンのファブリといったすぐれた外科医たちもこの領域に足跡を印しているのは事実だが、前記の眼病の場合などと同様に、歯の治療が多く香具師まがいの怪しげな遍歴職人の手に永く任せられていたのは容易に想像される通りである。

この世紀の前半、パリの外科医の出身であるフォーシャール(Pierre Fauchard, 1678–1761)の著「歯科外科医」(Le chirurgien dentiste, ou Traité des dents, 一七二八年)は、歯科の学理および技術を組織的に説いた画期的な著述であった。歯の比較解剖学におけるジョン・ハンターの貢献についてはさきに一言したが、彼にはまた歯の病気に関するすぐれた著書もあって、近代歯科学の成立に彼の演じた役割はきわめて大きい。

以上駆け足で記された臨床上の仕事の専門化(スペシアリゼーション)の動きは、小児病をしばらく別にすれば、すべて広い意味での外科の話であった。外科の話はいつも実質的である。

十八世紀の医学諸分科の中で、精神病学というたいそう重要な学科(ファッハ)の話は、内容的に上述の諸問題とはまったく異なった線上にある上に、年代的にも多少のずれがあるので、あらためて別の大見出しの下で考えることにしよう。

第17章　近代医学の編成（下）

——近代衛生学の誕生——

1　近代衛生学前史

今日の医学が健康(health)の問題をどうした角度から眺めるか、言いかえれば、衛生学(hygiene)とは何で、それは医学(medicine)とどうかかわるか、という問題をここで構えて議論するつもりはない。だが、その問題を頭に置いて歴史を顧みると、医学者たちの関心が終始もっぱら病気(disease)の理法と実地とにかかっていて、常識的にはその対偶とみなされている健康(health)という言葉にめったに行き当らなかったという少々案外な事実が実はそこにあった。たしかに、たとえばいまわれわれの立ちどまっている十八世紀の標準的な医学書であるブールハーフェの「医学指針(インスティトゥチオネス)」にも「衛生」(ΥΓΙΕΙΝΗ)の一章があって、そこでは当然健康について語られているにはしても、それはページ数にして全体の僅か二パーセントにもたらぬ分量を占めている[17・1]にすぎないし、前記ホフマンの「医学の基礎(フンダメンタ・メディキナエ)」その他にしても事情は大同小異で、それはいつも生理、病理、病徴論(セミオティックス)、予後論、治療論の、いわば添えものとしての位置をもつにすぎなかったようにみえる。思うにそれはおよそ次のような事情に基づいていた。

今では日本語にもなっているヘルス、health は、スキートの語源辞典[17・2]によれば、whole を意味するアングロ・サクソンの hāl に由来する。Hygiene(衛生)のもととなったギリシャ語の名詞 ὑγίεια(ヒュギエイア)(健康)——擬人化されて健康の女神 'Υγίεια となった[17・3]——も、もう一つ溯ればサンスクリットの、心身を含めた力強い、まっとうな生き方を意味する言葉からきたものと言われる。その意味では、近年しばしば引用される世界保健機構(WHO)規約の前文に"Health is a state of complete physical, mental and social well-being and not merely the absence of disease or infirmity". とうたわれているのは、社会的(ソーシャル)という一字に見た眼の新しさ——その批評にはここでは立ち入るまい——はあるにしても、言葉の歴史的な用法(ユーゼジ)の線にほぼ沿っているとみてよいだろう。

ところで、もしその言葉がいつもこのように大ぶりの、構えた調子のものであるとしたならば、その「健康」は、少なくとも歴史の中での大衆にとっては、いつも現実のきびしい所与である病気と異なって、おおむねその念頭に上ることのない「優雅な」観念にほかならなかったはずである。なぜならば、ほとんど絶えまなしに戦乱と飢饉と疫病とに脅やかされ、貧困の底辺にやっと生き続けていた大衆にとって、そうした恵まれた状態は、来世の中にしかありえなかったはずだからである。彼らが現世で願ったのは、たかだか無病息災であることだった。

無病の無といい息災の息といい、ともに諦めのひびきをもったつつましやかな言葉である。彼らの願いは、およそ健全とか、よく生きる(ὑγιής, well-being)とかいった高望みでなしに、ひたすらに災禍の息むことと病気の無いことにかかっていた。

人は何かの原因でいきぐるしくなったときにはじめて空気の存在を思い出すように、健康はいつも、当の病人の、あるいはいろいろな意味で病気の脅威をまともにかぶった人たちの、言うならば郷愁（ノスタルジア）の向うところとしてはじめて意識に上るのがつねであったようにみえる。それはあのWHOの気負った定義からは遠い消息であった。「世界の健康」を設計する誇り高い組織（インスティテューション）や職業（プロフェッション）の成立する前——歴史的にもまた心理的にも——に、人の関心は、その在（プレゼンス）と不在（アブセンス）とを含めて、まず病気に向けられるのが、その置かれた状況でもあり本性でもあった。

上記のブールハーフェの著述にその断面が型通りみられるように、医学の歴史が、少なくとも十八世紀ごろまで、ほとんどもっぱら病気とのみかかわってきて、健康はその語彙になかったと言えば言いすぎだとしても、どちらかと言えば影の薄い言葉であった背景にはそうした庶民の側の事情があったことを見落してはなるまい。実を言えば、今まで歴史の中でみてきたように、医学者を含めて医者一般が、かならずしもいつも大衆と密着し、庶民の要求にアラートであったとは残念ながら言えないのだが、いずれにしても積極的（ポジティヴ）な要求のないところにおよそ実際的（プラクティカル）な性格の学問が栄えようはずもないのであった。

上に述べたことは、実はしかし、いわば歴史の遠望であって、近くに寄って眺めれば、問題の構造はかなりこみいっている。いまそれをもう少々ていねいに調べながら、衛生学（ヒュギエネー）——健康（ヒュギエイア）の学問——の歴史をたどってみたい。

ギリシャの医学には、衛生学がしっかりと根をおろしていたとよく言われるが、それはどうやら条件つきで承認さるべきことのように思われる。たしかに「ヒポクラテス集典」にも、その著者が果して誰であったかは問わず、養生法（ダイエット）あるいは「暮しかた」を主題にしたいくつかの論文[17・4]がある。ギリシャ人の言うδιαιτηςは今日のdietと異なって、単に食餌の話だけでなしに、睡眠、運動、休息その他生活の万般にかかわるものであったから、それらの文章は内容的にまぎれもなく個人衛生の奨めとみてよいものであった。

だが、われわれは、それらが、なるほど医学者の関心から出たものには相違ないだろうが、同時にまたイオニアのポリスにおける人間のいわば全人的な理想像の枠の中で考えないとその歴史的な意味を見損ずることを注意しよう。それは、賢く高貴な精神とともに、強壮で美しい体軀をもつ男子がよしとみられた世界、体育（ジムナスティックス）が教育（パイディア）の中でことのほか重い意味をもったあのヘラスの国の話であった。たしかにそこでは、健康は単に病気の不在（アブセンス）といった陰画（ネガ）の像ではなく、現に「ヒポクラテス集典」の右の論文の筆者も言っているように「人の最大の祝福」[17・5]と観ぜられる積極的な意味をもつものとして登場するのである。

そうした健康の享受は、しかし、ポリスの自由人、しかも、閑暇（レジャー）に恵まれた一つまみの上層階級にのみ通用した話であることが指摘されなければなるまい。[17・6] もっともそれは、同様の閑暇が別の世界では、ともすればあの不老長生という言葉が含みにもつ性的(カーナル)な欲望への執着と結ぶ頽廃の相を示そうとしたのに対比して、たしかに明るく「健康で」あったには相違ないが、それにしてもその理想は、奴隷はもとよりおそらくは庶民にとっても縁の遠い、高嶺の花であったとみるのが正しいだろう。

話はとんで、ギリシャ医学をしめくくるガレノスに「衛生論、健康の保持について」(Ὑγιεινά, De sanitate tuenda)と題された著述がある。[17・7] いまその内容を詳しく検討している余裕がないが、理論家ガレノスは、ヒポクラテスから出て彼一流に展開したその体液理論に従って、健康を四つの体液の調和、平衡と理解し、衛生の主旨は、食物、睡眠、性生活、運動、マッサージ、等のしかるべき工夫によって、体液の調和を規制することにある、とする。その具体的な指示は、むしろ常識的ながら、さすがにおおむね適切であった。

ところで、そのガレノスが活動したAD二世紀のローマの社会は、言うまでもなく上にみたポリスとはまったく異質だが、しかし、ガレノスの論文の対象となっている帝政ローマの宮廷に出入りする貴族、政治家、学者たちは、あの剛毅な古いローマ人ともまた違って、言うならば唐ぶりの、古典ギリシャの世界に憧れる爛熟した文化人であった。

そこで求められた衛生が、小さなサークルの中だけで通用する(アヴェイラブル)話であるという性格にはほぼ変りはないのだが、よくみると、社会の構造の大きな変化に伴って、ギリシャのそれのようなまともな動機をもたない亜流的な弱さが蔽われないように思われる。その養生法はおのずからしばしば奢侈と隣り合わせになる。だからそれが、生えぬきのローマ精神を保ちつづけた人たちや、哲学魂をもった人たちから、往々きびしい批判をうんだのももっともなことであった。

一方また、帝政ローマの時代に首都ローマにもキリスト教が現われ、ついにはその社会を征服するはこびとなることは周知の通りである。言うまでもなくキリスト教は、もともと下層社会に滲透した宗教だし、その肉体観もギリシャのそれとはまったく異質であったから、上に述べたような、からだに対する格別な配慮は、そこでは問題にならない話であった。事実、キリスト教の、と言うよりは教会の神学の、人間観が医学の進歩にとってあまりよい土壌でなかったことは、われわれのすでに学んだところである。だが、たましい(soul)の救いに集中して、往々病気を罪という宗教的な角度で截断しさえもする教会も、現実に病苦に悩む人々をみては、まともに手をさし伸べざるをえなかった消息は、諸方の僧院が中世の暗黒期に、医学の灯を守りつづける重要な役目を演じたことによってもうかがわれることではあるが、ローマの貴顕が追求したような意味でのからだの健康がそこでは真剣な考慮に上る余地のなかったことは察するにかたくないだろう。キリスト教の世界では、霊(soul, πνεῦμα)に対するものは肉(flesh, σάρξ)であって、体(body, σῶμα)という言葉はあるにはあっても、「我らの卑しきさまの体をかえておのが栄光のからだに象らせ給」[17・8]うキリストの再臨の日をひたすらに待っていたキリスト者にとってギリシャ的なすこやかさはおおむね無縁の消息であったに相違ない。

こうして、あのキリスト教的中世の中ではめずらしく地中海的明るさをもったサレルノの医学校がうんだ前述の「サレルノ養生訓」(Regimen sanitatis salernitanum)を僅かに目につく例外として、個人の衛生学は西欧においては近代に至るまで、長い間ほとんど立ち枯れになっていたようにみえる。たしかに、古代の理想の復活が熱っぽくめざされたルネッサンス期には一時そうした努力が生きかえったのは事実である。コナロ(Luigi Conaro, 1467-1566)の名著「まっとうな生活法」(Trattato di vita sobria, 一五六六年)はそうした時代がみせたいわば狂い咲きの花であった。

人がからだをもって生きているからには、あえて医学にかぎらず、人の生き方を強く規制するいろいろな営みが、直接間接にからだの健康とかかわる場合の少なくないことは、みやすい理であると言ってよいだろう。

宗教がその一つである。身体を蔑視するとまでは言わないとしても、それに深い執着を示さないのは、上に言ったキリスト教の場合だけでなしに、非世俗的な宗教一般の本質にかかっているとみてよいだろうが、一面、諸種の宗教の祭儀にしばしばかたく結びついている清浄の要求が、意図してか否かは問わず、衛生の趣旨に合致している例はけっして乏しいものではない。そうした種類の戒律なり習慣なりがどうしてうまれたかは宗教学者に譲るよりほかない話だが、とかく個人的な枠でものごとを考えやすい今日のわれわれが注意しなければならないのは、宗教がもともと部族のものであって、その戒律が特定の民族なり信徒の団体なりに、上から与えられるものであるという性格に基づいて、おのずから、これまでわれわれが述べてきた範囲でははっきり浮んでこなかった公共の健康（パブリック・ヘルス）の観念がどうやら早くからそこにみられるという点である。もちろんそこでは、その共同体（コンミュニティー）の成員を病気の脅威から守る——それとさきに述べたあのいじらしいような無病息災の願いとが暗黙に照応するふしがあるとみることもできよう——ことが最大の課題となるだろう。ずっと前に触れた旧約のレビ記におけるレプラ患者の隔離にその萌芽を認めることができる。

宗教の話に、いまわたくしはこれ以上永く立ちどまるつもりはない。だが、いまはからずも顔を出した公共の健康(ὑγίεια)という課題は、個体の「悩み」(πάθημα)に出発して病気(νόσος)の科学に没頭してきた医学とは明らかに異なった枠組みを前提とするものではないだろうか。衛生学の身許証明（アイデンティティー）は、少なくとも歴史的には医学のそれとはどうやら一つでなかったようにみえる。その消息をもう一つはっきりさせるために、ここで少々別の角度から歴史を眺めてみよう。

ローマにきわめて大規模ですぐれた上下水道のあったこと、公私の浴場の普及していたことはよく知られているところである。

とくにその上水道については、ローマの町の水道長官であったセクストゥス・フロンティヌスの著書「ローマの水道」(De aquis urbis Romae)によって詳しく知ることができる。その起源は、有名なアッピア街道の築かれた前四世紀に溯るのだが、フロンティヌスが上記の職についたＡＤ一世紀の末ごろにはローマの町に十をこえる大水道があった。主としてそれは公共用にあてられたが、ローマ市民一人当り一日おそらく四ガロンをこえる量の上質の水を供給しえたろうと言われる。水道の維持と水の適切な配分のための管理機構も整備されていた。規模の大小はあっても上水道の設備はシリアからイスパニアまで、ローマ帝国の全版図の諸都市にみられたという。下水道もまたローマの誇りで、今日でも(！)一部実用に供されている大下水渠(Cloaca maxima)その他についても話題は多いが、先を急いでここには省く。いずれにしても、今から二千年の昔、すでにそのような巨大な衛生施設（サニテーション）と衛生管理機構（サニタリー・シューパーヴィジョン）のあったことは驚くべき事実であった。

それらは、行政にたけたローマ人の能力と、その文明の特質である高度の技術とによって実現されたには相違ないが、その構想はおそらくエトルリアの遺産としてローマに伝えられたものであろうと言われるし、また一々ここに述べているいとまがないが、公共浴湯、下水溝、等の衛生施設がインド、エジプトその他諸方の古代文明によく発達していたことが、近代の発掘によって明らかにされていることをみれば、健康の保持とかかわりの深いそうした作業は、都市文明のはじまり以来、人間のもっとも古い努力の一つであったと考えてよいだろう。それに医者がどこまで関与していたかを問うのはおそらく見当違いで、そうした末代の分業が現われる以前の、あのエジプトのイムホテップにその典型をみたような、黄金時代の明るく逞ましい万能人の知恵と能力とがそこにあったと理解すべきだろうが、いずれにしてもそれは上に述べた病気の話とはかならずしも深いかかわりをもたぬ話で、常識が衛生学を医学の分科とみるとすれば、それは歴史的にも不正確と言わねばなるまい。

こうみてくると、歴史的にみて健康の技術には、個人の衛生（パーソナル・ハイジーン）と公共の健康（パブリック・ヘルス）という二つの区別される起源と作業とがあったと考えておよそ誤りがないようである。やや乱暴に言えば、前者は医学のアクセッサリーの形で閑暇の間から発生し、後者は行政――日本語のまつりごとが示唆するようにそれは前述の宗教に近いオリエンテーションをもっている――ともと一つの「実業」であった。しかも、徹底して個体の問題である病気の話と相違して、健康の観念は、これを個体の水準に矮小化したときにおのずから萎えがちで、公共の立場に立ったときにはじめて強い展開の契機をうるものであることを歴史は教えているように思われるのである。その公共の健康が、古代においては、いつも上から与えられる形をとったことをここで咎めるのは無用である。もちろん、個の健康と公共の健康とは、いつか一つに収斂すべき約束を孕んでいるには違いない。しかしそれは、さし当ってまだ先きざきの話である。

ところで、個体レヴェルでの衛生学が、禁欲的なキリスト教的中世にその出番を失ったのに並行して、上記のように、上から国の管理によって与えられる公共の衛生学なり衛生技術なりが、ローマ帝国の崩壊とともに急激に退潮に向ったのはおよそ予期される通りで、衛生学においてもそこに長い中世が訪れるのだが、そこでの話の性格が医学のそれと一つでないことは以下にみる通りである。

西欧中世を一概に暗黒の時代ときめつけることは、言うまでもなく今ではおおむねすたれた見解だが、少なくとも衛生状態に関するかぎり、それは痛ましいほど低い水準の中を彷徨していたようにみえる。そこには貧困ときわめて不潔（フィルシー）な環境——都市でも人々は家畜と同居していた——に加えて、前にも述べたペスト、レプラをはじめとするかずかずの急性、慢性の伝染病の猖獗がたえまないパニックをつくっていた消息は容易に想像される通りである。

だからそこには個々の病人における医療と同じく、公共の健康に対する現実の強いニードのあったことは言うまでもない。もっとも、病人にとって医療がいつも交換不可能の切実な要求であるのに対して、大衆にとって公共の健康は、もろもろの災禍や生活苦からの離脱といわばセットになって求められる、それ自体では明確な輪郭をもたないものであったに違いない。

公共の衛生管理が古来一般に行政の問題としてうけとられたことは上にもみた通りだが、中世以後になって、都市生活の発達によっておのずから切実になったその必要をみたそうとするだけの余裕を、なにかの原因で——それについては後に考える折があるだろう——政治がとり戻したときに、そこには医学のような伝統の重い首枷のなかったことが衛生技術を大きく幸いしたと考えられる。それはスコラの関知しない実務の領土で、人はそこでは終始経験的であることができた。たとえば、よい水の供給は、生活の本能的とも言うべき要求に直截に応えるものであった。こうして、ギリシャの文化とローマの遺制とがなお跡を絶たなかった東方のカイロでは、九世紀には早くもパイプによる水道の建設があったし、十三世紀ごろにもなると、それはイギリスはじめ西欧でもめずらしい話ではなくなった。それに伴って上水の保全にも種々の手がうたれたし、城壁に囲われた中世都市の大きな悩みの一つであった塵芥（ガービジ）の処理についても前進の跡がみられるようになった。街路の舗装もその一環であった。家畜と同居していた中世の都市において、それはなによりもまず清潔への第一歩であったとみられる。

こうして、古代の終焉とともにひとまず中断した公共の衛生は、あの頭でっかちの医学者たちとは違った体質の、違った手で、比較的早いころに、細々ながら再建の緒についたようにみえる。もとよりそれは、筋としておよそそうだというだけの話で、現実の衛生状態が、時代によりまた場所により激しい起伏を示しながら、実状としては、近代に入ってもなおおむねきわめて低い水準を抜けずにいたことは言うまでもない。

　しばしば気らくに言われる健康の増進といううたい文句は、常識論としてはともかく、これを学問の問題として考えると、話をからだの健康に限定してもたいそうむずかしい論点を孕んでいて、手放しで唱和できるような性質の話ではない。闘技者に要求される態の身体の強壮は、一般の人々には無用でないまでも余分であるかもしれず、人めいめいの生き方のコンテキストを離れて健康の増進について語っても、話は空転するよりほかないだろう。いまここではその論議には深入りしない。

　だがそれにしても、健康の保持は誰も強く願うところだし、いま歴史を顧みているわれわれの眼にも、それに向けられてきた人々の努力はきわめて大きく映るのである。

　そこでは何よりもまず、具体的な災厄としての病気、ことに公共の健康に関して言えば、多発する病気の脅威が除かれなければならないのであった。単なる病気の不在（アブセンス）をそのまま健康とするに躊躇を覚える気負った今日の衛生学者も、それが健康の最低要求（ミニマル・リクワイアメント）であることを否定しまい。こうしてことが病気と深くかかわるならば、言ってみればあたりまえの話だが、公共の衛生にもこれまで記された行政家および衛生工学（サニタリー・エンジニアリング）の技術者たちと並んで、医学者たちの出番がなければならなかった。

　多発する病気の筆頭が今日言う伝染病であることは言うまでもないが、中世には、十字軍遠征以来のレプラの蔓延、十四世紀の黒死病を頂点とする再々の腺ペストの流行をはじめとして、天然痘、発疹チフス、その他いろいろな大小の流行病が絶えまなしに人を襲ったこと、ルネッサンスの前後からは梅毒という忌わしい新顔がそこに加わったことも前にも述べた通りである。それを防ぐ公共の衛生の立場からみても、流行（エピデミック）がどうしておこるかが何よりもまず確かめられなければならない話だが、さきにも学んだように、医学者たちの間には、それをめぐって伝統的に、伝染（コンタギオン）の説と異常な空気にその原因を求める説——それにはさらに前に記した（17・9）「流行条件（エピデミック・コンスティテューション）」の説と局地的なミアスマ説とに分れる——との二つの対立する有力な見解があった。その経緯を詳しく述べるのは別の場所に譲るとして、ルネッサンス期にもなれば前述のフラカストロの種（セミナリア）の説のようなすぐれて近代的な見解が提出された一方、十七世紀を代表する医学者の一人であり、病気の種別を説くに熱心であったあのシデナムが根拠の乏しい「流行条件」の説を固くとったこと——それは十八世紀のヴィーン学派にまで引きつがれている——をみても、問題の一筋縄で処理できぬ性質のものであったことを人に思わせる。大勢はどうやら伝染説を少数派（マイノリティー）としていたようにみえる。

　不思議なことは、そうしたいわば学理的（アカデミック）な水準における理解の動向をよそに、現場の医者たちが、流行病の伝染の事実をよく見抜いておおむね適切に行動したことは、前に述べた黒死病における検疫期間（クワランティーン）の制定という輝やかしい業績をはじめ、多くの「ペスト文書（トラクタート）」のほぼ一様に示すところであるし、遅れては梅毒についても同じ趣旨のさまざまな処置が採用されたのであった。たしかに、微生物伝染説(コンタギウム・アニマートゥム)は後に詳しく述べるようにまだ地平線の下にあって、何がそこでうつるかについての理解は一様にきわめてあいまいで、ミアスマ説との区別も今日の細菌学の教科書が教えるような型通りのものでなかったことを見落してはなるまいが、いずれにせよ、こうして中世から近世にかけてすでに曲りなりにも防疫(epidemic disease control, Seuchenbekämpfung)なる公共の衛生上のきわめて重要な技術の一つがスタートしていたことは記憶に値いする。

だが、中世の衛生施設(サニテーション)にしても防疫にしても、狭義の医学との結びつきがなおきわめてルースであったことはどうやら否めないようである。もとより、諸種の急性熱病や梅毒、結核症、等が、医者の応接する患者たちの大きな部分を占めていたからには、病気としてそれらが長袖の医者たちにとっても大きな関心事でなかったはずはない。だが、それらはおおむね診療医としての立場から個体の病気として眺められるのをつねとし、上記のフラカストロ、ギイ・ド・ショーリアック、あるいは後にもう一度述べるパラケルススなどのような公共の健康に心をよせる(パブリック・ヘルス・マインデット)医学者は、残念ながらむしろ例外に属していたようにみえるのである。黒死病の流行に際して当然予期されるように敵前逃亡者も多かった中で、少数にはしても志操ある医者が踏みとどまって奮闘したのは、公衆衛生的な関心であるよりは、患者の診療に対する彼らの医者としての使命感に基づいていたとみられる。

2　流行病と職業病

上に述べたところからおよそ明らかなように、医学におけるガレノス主義のような、まずそれを壊した上でなければ前進できない固い壁の幸いにもなかった衛生学においては、パラケルススやヴェサリウスなどのような反骨の出現を必要とした医学の場合と趣きを異にして、科学、技術の側面だけをみれば話は中世、近世から近代へとある程度連続的に移行するようにみえる。十七世紀科学革命の思想なりそのうち樹てた方法なりが間接に衛生学にも影響をもったのは当然としても、もともと現実の要求に応じた技術としての性格の強かったこの分野での方向転換はそれほど目立たず、急激に進む社会の構造の変化が、いろいろな意味で「近代」衛生学とよびたい学問をしだいにつくり上げて行く。いま、順序を逐ってその問題に近づいてみたい。

近代の衛生学を古い時代のそれから大きく区別する要素の一つは、生理学、病理学の発達によってその基礎が固められたこと、別の言葉で言えば、衛生学が広義の医学との結びつきを深めた点にあるとみてよいだろうが、それはずっと後の時代の話で、ここではまず、前節の終りに記した流行病に絡んだ話をもう少々続けよう。それは、衛生学プロパーの中ではまだとくにとりあげるほどの内容をもつに至らないのだが、年代的なつづき合いを見当づけるためには一応その話をここに挟んでおく手続きが望ましいと考えられるからである。

流行病の伝染(contagium)説の当否をめぐって、十七世紀ごろになってもまだ人々の見解が大きく岐れていたことは前節でも触れたところである。ルネッサンス後期を飾る偉才フラカストロの警抜な業績にもかかわらず、パリ大学を中心とする旧派の医学者たちはもとより、新しい科学の中心であるイギリスではたらいたシデナムまでも伝染説を斥けたのは、言うところの伝染の実体を実は誰もつかまえていなかったからには、それなりにもっともなふしもあった。

この問題の解決は周知のように十九世紀の後半まで待たなければならないのだが、顧みてそれに向っての決定的な第一歩であったレーウェンフックの微生物――中にバクテリアもたしかに含まれていた――の発見が十七世紀の後半にうまれていることをついでながらこの場所で一言注意しておこう。生物学の歴史に巨大な足跡を残したこのオランダのアマチュア出の学者については後にまたあらためて述べるはずだから、ここでは筆を省きたいが、彼がシデナムやマルピーギとはほぼ同じ世代に属していたこと、一六七三年にはじまった彼の有名な書簡をロイヤル・ソサェティーに紹介したのが前記デ・グラーフおよび物理学者のホイヘンスであったことを記せば、およそ彼をとりまく時代の空気が察せられるだろう。

自身すぐれた顕微鏡家であったあのロバート・フックがきわめて高く評価したレーウェンフックの顕微鏡術によってはじめて日の目をみた対象ははなはだ多いが、彼はその微生物と病気との関係についてははっきりした見解を残さなかったから、さし当っては彼の偉大な業績もこれと言ってまだ衛生学の歴史的文脈には入ってこない。

これに対して、流行病の微生物伝染(contagium animatum)説をはじめて唱えたと言われるのは、スイス生まれの有名なイエズス会士アタナシウス・キルヘル(Athanasius Kircher, 1602–1680)であった。ヴュルツブルクの大学で哲学、数学、東洋語学を教えたこの学者は、三十年戦争を避けてローマに移ったが、医学、衛生学の歴史の中で彼がその名を残す問題の多い著作「ペストとよばれる病気の伝染性について」(Scrutinium physico-medicum contagiosae luis, quae pestis dicitur, 一六五八年)はそこで出版された。

この多面な学者の業績にはきびしい批判が多いが、この仕事の評価も実はさまざまである。彼の用に供した顕微鏡では、その言う「虫」がバクテリアであったとは到底考えられないにしても、彼が肉眼に映らない新しい世界に何ほどか眼を開かれたこと、ルクレティウスの原子論に心酔した彼がそれによって微生物伝染説に思い至ったと考えるにはもっともなふしもあって、その仕事を一概に無意味(ナンセンス)ときめつけるのは公平ではないだろう。彼の説は当時大きな反響があったと言われる。[17・10]

ところでそのキルヘルは、彼の説く微生物を、有機物の分解によって自然に(スポンテニアスリー)発生するものと考えた。言うまでもなくそれは、生物学者たちが永くほとんど自明のように思っていた生物――かならずしも後日の微生物にかぎらない――の自然発生(spontaneous generation, *or* abiogenesis)説を背景にして、むしろ予期しやすい発言であった。

ここで忘れられないのは、肉を入れた壺の口をガーゼで蔽う簡単な工夫によって、ウジの自然発生の可能性を実験的に否定したフランチェスコ・レディ(Francesco Redi, 1620–1698)――ピサで医学と哲学とを学んだすぐれた医者、自然学者、詩人であった――の有名な仕事「昆虫の発生に関する実験」(Experienze intorno alla generatione degl'insetti, 一六六八年)である。彼の発言はしかし昆虫の世界までに限られていたが、後々の話の用意のために、この場所でひとまず記事として残しておこう。

多発する病気の一種としての職業病(occupational diseases)の現象に注意を払った医者がもとより前になかったわけではないが、この領域で永く記憶される業績をはじめて残したのは、さきに述べたパラケルススであった。その「鉱山病」(Von der Bergsucht und anderen Bergkrankheiten, 一五三三―三四年)[17・11]は、彼の著作の中でめずらしく平明な内容をもち、職業病の古典として残っている。それと前後して、科学技術史に有名な前記アグリコラの「冶金術」(De re metallica, 一五五六年)の中にも、採鉱冶金に関するその詳細な記述にまじえて、鉱山にはたらく人たちの病気が言及されている。

これらの先駆者たちの著述の内容が、ともにほかでもない鉱山病とかかわっているのは、十五、六世紀の貨幣経済の発達によって金属に対する需要が急激に高まるとともに、にわかにその数をました鉱山労働者が、さなきだに劣悪だった鉱山の衛生状態が無理な拡張によっていっそう悪化した中で苛酷な労働を強制された結果、目に余るような事態があちこちに続出したためであったと考えられる。

近世に入って急激なテンポで進んだ職業形態の変化は、いろいろ新しい職業病の出現を促し、あるいはこれまで目立たなかった病気を顕在化させたから、十七世紀にもなると、それらに関する報告がようやくその数をましてくる。その頂点に立つものが今は医学史上の古典の一つとなったラマッツィニの「職業病論考」[17・12](De morbis artificum diatriba, 一七〇〇年)である。

ベルナルディノ・ラマッツィニ(Bernardino Ramazzini, 1633–1714)はモデナとマントヴァの間にある小さな町カプリで生まれた。世代は少々溯ってマルピーギやランチシとほぼ同時代のすぐれた学者である。パルマで医学を学び、一六八二年モデナに新しく建てられた大学の医学教授として約二十年間はたらき、晩年はパドヴァの大学に招かれてそこで一生を終えた。

彼は諸外国にも名のきこえたすぐれた医学者で、上記の主著のほかにも、その名をまず高からしめた三日熱マラリアの疫学に関する業績をはじめ、すぐれた著作が多い[17・13]。だが彼が何よりもまずすぐれた観察眼をもった卓越した臨床家であったことは、モルガーニ——パドヴァの大学における彼の若い同僚で後に脳卒中で彼が斃れたとき病理解剖がその手で行われた——の「病気の座と原因」に収録されているラマッツィニの筆になる患者たちの病歴をみてもほぼ察せられる。しかも彼は自身、化学的な思考にたけ、気圧計や水力学の問題を機縁としてライプニッツと交友を結んだ[17・14]といったたちの学者であった一面、医学があまりにも機械的な技術になりはてたこと——イタリアが医物理学派の牙城であったことを想え——を歎息する[17・15]臨床的(クリニカリー・マインデッド)事実に執心する医者であった。

その臨床家としての彼は、ある種の職業がしばしば特定の形の病気をもたらして、それによって生計を立てる人たちの健康ないし生命までも危うくする事実に注目し、これまで人がほとんど手を染めたことのない職業病の医学を開拓して、労働者たちの健康を守り、社会の福祉をはかることが医学者の義務であると考える(「職業病論考」序言)。言ってみれば何の奇もないような話ながら、それは十八世紀はじめの、ことに学府の人(アカデミシャン)である医者としては異彩を放つ見解であった。

その異色にとんだ書物では、鉱山労働者やいろいろな金属関係の職業に従事する人たち——水銀療法を濫用する外科医がそれに含まれている——をはじめ四十二種の職業が扱われているが、一七一三年の増補版ではさらに十二種が追加される。その大多数はいわば手職人の部類に属して——しかしその中にはたとえば浴場従業婦、歌手、学者(!)、ユダヤ人(!)といったような項目も目につく——いて、医学とは別の角度から十八世紀イタリアの市民生活をうかがう資料としても興味があるだろうと考えられるのだが、それはそれとして、それらの職業に随伴する病気についての医学的叙述は、よく事実に即して正確であるばかりでなく、同じころのあのアルプスの北の体系家たちの医学書にみるようなものものしい道具立てや構えた理論のない、すぐれてリーダブルな読物となっている。

上にも一言したように、たしかにそれは、臨床家でなければ書けない書物ではあったが、著者の関心が、診断、治療は言うまでもないことながら、予防にも強く向けられていること、しばしば管理者たちに具体的な措置をきつく要請していることに注意しよう。つまりそれは、臨床医学的なアプローチによる公衆衛生学(パブリック・ヘルス)の先駆的な書物であったと言うことができるだろう。彼がこの著述を公けにすることをみずからの「義務と考えた」ゆえんが、労働する人たちの利益と安寧にかかっているという彼の言葉に——一方、別枠で述べられている「学者たちの病気」の章における彼の痛烈な筆致と深い人間知とを見よ——おそらくパラケルスを唯一の例外としてわれわれがこれまでの医学文献にほとんど遭遇したことのない新しい医学者の姿勢をみることができるだろう。彼自身もそれが医学における新しい領域の開拓であることについてはっきりした自覚をもっていた。

ところで、かりにも病気の予防を考えるからには、その原因、つまり病因(エティオロジー)に対する充分に明晰な理解が要求される。それはもはやあの体液の不調(デュスクラシア)といった態の逃げ言葉ではすまされない。その条件が幸いして、鉱山病や金属、硫黄、石膏、等を扱う手工業の職人たちを多く診たラマッツィニは、いわゆる外因の病理発生的な役割にしっかりと眼を向けた。そのことは、上にも記したように、外因病の筆頭に位するあの流行病についてまだ微生物(コンタギウム)伝染(アニマートゥム)説が確立されていなかったその時代の背景と考え合わせて、単に公衆衛生学と言わず、狭義の医学ないしは病理学の歴史を考える上にも、たいそう意味の深い仕事であったと思われる。彼が医化学派(イアトロケミスト)の側に立っていたとみられることも、[17・16]そうした理解を側面から助けるものであったとみてよいだろう。もとより彼はそれによって宿主(ホスト)の側の解剖、生理を忘れていたわけではない。ラマッツィニの「職業病論考」は、病理学の角度から眺めてもあのモルガーニやベイリーとは違った意味で、すぐれて近代的な空気に包まれているようにみえるのである。

ところで、話をもう一度衛生学に戻せば、ラマッツィニの人道主義的(ヒューマニテリアン)な姿勢は、第一章の鉱山病を一読しただけでも読みとれるところだが、同時にまた、彼が、労働者の健康が生産性を高め、それがおのずから「文明の進歩」につながるという固い信念に貫かれていた(序言)ことを注意しなければならないだろう。ラマッツィニ自身がそれをどこまで意識していたかはしらず、そこに重商主義時代の産業保護政策(プロテクショニズム)の照応をみる人があっても、それは読みすごしとは言えないようである。

そのことはまた、当然のことながら、公衆衛生学が、狭義の医学に比べて、自然科学の域外にあるその時代の政治社会の諸状況なり、さらには衛生「学者」のイデオロギーなりと、よりいっそう密接に絡み合っていることを示唆しているように思われる。その点は次節以下近代衛生学の話が進むにつれて、もう一つはっきりするだろう。

3 「医事行政」的衛生観
——ヨハン・ペーター・フランク——

前節の終りに示唆された近代衛生学の成立過程を本書に許された枠の中でなるべく手短かに叙述するために、あえて少々年代的な無理をおかして、ラマッツィニから百年以上も遅れて現われた偉大な衛生学者ヨハン・ペーター・フランク(Johann Peter Frank, 1745–1821)について述べた上で、その前後、とくに海峡をこえてイギリスの状況を顧みることにしたい。フランクの晩年は十九世紀にもかかっているが、彼の仕事の性格は多分に十八世紀的で、まとめてこの章で扱うことを妨げないだろう。

医学史を通じて屈指のスケールをもった六巻——一部遺著の形になった補遺を加えて計九巻——の浩瀚な「医事行政大系」(System einer vollständigen Medizinischen Polizey, 一七七九—一八一九年)によって不滅の足跡を残したこの学者は、バーデンのピルマーゼンスに近いところで生まれたフランスの血のまじったドイツ人である。ハイデルベルクとストラスブルグで医学を学んだ。(17・17) 小児衛生に関する論文(ディサーテーション)で学位をえたが、彼の自伝の記すところによれば、その言うところの medizinische Polizey(17・18)——往々「医事警察」と訳されるのは語感の上でどんなものだろうか——の着想は、彼がその学業を終えたころつとにその師に語ったものであるという。彼は医者たちが、病気を終始個々の患者のレヴェルでとらえ、大衆がいわばまきこまれる種類の病気にほとんど無関心であることを指摘し、大衆の健康が国の行政によって護られなければならない、と考えた。探せばもとより似たような筋のことを考えた人が前になかったわけではない(17・19)にしても、その初志を貫き通したその後のフランクの長い生涯は、たしかに開拓者のそれであったと言ってよい。

はじめしばらく独仏国境に近い田舎を転々として医業を営んだ後に、ラスタットでバーデン・バーデンの辺境伯の常勤医師となる。支配者にその領内の健康管理の指針を供するという彼の抱負がそこで小さな規模にもせよはじめて実現する。彼の最初の仕事は、不足していた助産婦および外科医の養成であった。その主君の死に次いで、ブルフザルに移り、シュパイヤーの僧正領の侍医に転ずるが、そこでも彼の関心は、出産、新生児および幼児の健康管理に深くかかっていて、さまざまな改革を企てると同時に、助産婦たちを教育して、施策の基礎となる正確なデータを蒐集することに努力を傾けた。

こうして一七七九年、壮年期にさしかかった彼は、前記「医事行政大系」の第一巻を出版するが、それは結婚、妊娠、出産、等の衛生管理を主要な対象とするもので、いま言ったそのころの彼の関心の所在を示しているが、同時にその組織的な著作のよいスタートでもあった。

その書物は大きな反響をよんだが、その翌一七八〇年には、売笑、性病、等の対策を正確に論究した第二巻が、さらに三年をおいて、衣食住や衛生施設の諸問題を詳しく扱った第三巻が公けにされる。

フランクの名声はすでに遠近に高く、諸方の大学からの招きをうけたが、一七八四年、ゲッティンゲンで一年間教鞭をとった後、南下してパヴィアに赴く。そこで彼は大学の医学教授、病院長であったばかりでなく、当時オーストリー領であったロンバルディーおよびマントヴァ公国の医事総監(Protophysicus)として、医学教育の改革、領内の衛生行政、病院の建設、等にその手腕を自由に振うことができた。こうした多端な活動の間に、事故や犯罪の認知とその予防、その他今日で言えば法医学的事項を扱った第四巻が一七八八年に出る。以下に述べるような身辺の大きな変動を間に挾んで、ずっと遅れて一八一四年になってはじめて公けにされた第五巻もほぼ同じ領域の諸問題に加えて屍体処理の問題が考究されて、前記のように揺籃からはじまった彼の構想の大きな衛生学はひとまず終点に行きつくはこびとなる。

彼の改革――この幅の広く行動的な学者は社会、経済の諸問題にもかかわるところが多かった――は、たやすく想像されるように、多くの敵をつくって、ついにパヴィアはその安住の地でなくなったが、たまたま一七九五年、軍陣医学の制度改革のためにヴィーンに招かれ、やがてその地の有名な綜合病院(Wiener Allgemeine Krankenhaus)の総裁となった。

ヨーゼフ二世によって建てられたこの大病院は、オーストリーの誇りとも言うべき医学施設で、前に述べたデ・ハエン、マキシミリアン・シュトールらの国手たちがそこで活動したが、それらの学者と英明な王があい次いで世を去って後、組織の破綻をみるに至った。王の生前その知遇をうけていたフランクは、その整理、振興を托されて見事それに成功する。大学の医学教授をも兼ねた彼は、その間にすぐれた臨床医学上の著述――「治療学綱要」(De curandis hominum morbis epitome, 一七九二―一八二五年)――にも従事する。この書物は広く行われたが、フランクの実力は臨床医学者としてもきわめて大きく、傾きかけたヴィーンの名声は彼によって保たれた。そのために彼は古ヴィーン学派の晩期を飾る学者とみられることも多いが、しかし学風から言えば、その主調であった保守的な液体病理学からは遠く、むしろ固体(局在)病理学的な病気観と生気論的な立場をとる新しい傾向の医学者であったことを注意しなければならない。彼はシュトール――その歿後も門下の力はなお強かった――の胃性病症(ガストリチスムス)の説とそれに基づく吐剤あるいは灌腸の濫用をきびしく斥け、刺激性の物質による治療を奨めた。しかし彼は後に詳しく述べる当時ドイツで歓迎されたブラウン主義に同調することはなかった。[17・20]

フランクはしかし、宮廷医師、教会と合わず、一八〇四年ヴィーンを去り、やがてツァールに招かれてペテルブルグに赴き、三年間その地で厚遇をうけた後、病んでドイツに戻ることを考える。ヴィーンまで戻ったとき、そこでナポレオンの求めをうけてパリに行くことも真剣に考慮した――フランス革命後のその国では後にも記されるように彼の衛生学的な理想に近い線の動きが進行中であった――が、いろいろな事情で断念し、フライブルクに隠棲して前記の第五巻を完成する。

活動的なフランクにとってフライブルクはその老齢においても静かにすぎたのか、一八一〇年再び戦火の去ったヴィーンに赴き、晩年の約十年を盛大な開業医としてその地に過ごし、ライフ・ワークの第六巻を公けにする。それは医学一般とその社会の福祉との関係、ならびに医学教育を論じた力作であった。

ヴィーン会議によってヨーロッパに再び平和が訪れてから六年後、彼はその労苦にみちた生涯を終える。ヴィーンのさるすぐれた開業医の言葉をかりれば、それは、驚くべき博学と、「ヒポクラテス的単純さ」と比類ない手腕とを一身にそなえた、稀にみる偉大な医学者の終焉であった。それはまた、おいおいにみるように、いろいろな意味で時代の大きな転換期とほぼ一致していた。

フランクを公衆衛生学(パブリック・ヘルス)の父とよんでたぶん誰にも異存がないだろう。

ところで、この章のはじめに述べた健康(ヘルス)という言葉の含む意味を考えればなにほどか察せられるように、公共の健康(パブリック・ヘルス)という奥行きのきわめて深い問題のアプローチは、かならずしも一つではないにしても、医学をよそにしては、それが実質的に意味を失うこともまた言うまでもない。公衆衛生学(パブリック・ヘルス)が予防医学(プリヴェンテイヴ・メデイシン)に尽きるかどうかは別の話として、病気の話をぬきにしては健康について語りようもないのである。

フランクが単なる衛生「行政」家でなしに、すぐれた臨床医学者であったことは、上にも記された通りである。だから彼の衛生学は病気の問題をその拠点とする、というあたりまえのような話を後々の用意のためにここで言い添えておこう。しかし彼は、これも前に述べたように、弱冠その出発点においてすでに大衆の病気の原因について考慮をめぐらす用意をもっていた学者であったことが注意される。医学者フランクを動かして大衆の病気に注目させたのは、パラケルススなどとも共通な人道主義(ヒューマニテリアニズム)に加えて、啓蒙期的な人間主義(ヒューマニズム)であったとみておそらく当っているだろうが、その認識は、当然のことながら、彼の経験が深まるとともに——彼は高い地位についてからもいつも現場に出ることを怠らなかった——いっそうはっきりするようになった。医学史家ジゲリスト(17・21)が発掘したパヴィア時代の彼の講演「病気の成因としての大衆の貧困」(De populorum misera: morborum genitrice, 一七九〇年)において、彼は、肥沃なロンバルディーにおける農民の貧困と、それに由来するさまざまな病気とについて語るとき、彼の眼は、これまでいたるところで人々の眼の前にありながら、ほとんどすべての医学者に盲点として残されていた病因論の根源の一つにはじめて溯ったと言っても過言ではないだろう。人の病気の病理学は、ひとまず生物学を基礎として論ずることが必須の手順であるにしても、話は当然それでは終らないし、まして人々の病気の理法の考察は、それらが構成する社会を忘れてはまったく形をなさないだろう。もとよりここに社会と言われるとき、そこで問題になるのは単に貧困の話だけではない。ラマッツィニの職業病の諸問題がすでにそうであったし、これまであまり話題に上らなかった地方病(エンデミック・デイジーゼズ)はもとより、大衆の病気の中ではもっとも生物学的な性格の濃い流行病(エピデミック・デイジーゼズ)ですらその社会ぬきでは正確に考えることのできないものであった。

卓抜な衛生学者フランクの思想の中心にあったのは、人民の健康の保全が国の責任である、という見解であった。いまわれわれにはやや唐突にきこえるこの考え方は少々説明を必要とするだろう。

健康を単に病気の不在という消極的な理解にとどめずに、それをすぐれた意味での社会の厚生(Wohlfahrt)の視角からとらえ、それに直接あずかる医者たちと、さらにそれを管理する国家とに高邁な理念を提示したのは、あの比類まれに巨大な頭脳をもった十七世紀の大哲学者ライプニッツの多彩な活動の一面であった。[17・22] 医学全般にも並ならぬ造詣をもっていたこの多面の哲学者の理想の一部は十八世紀に入って、プロイセンの公衆衛生評議会(Collegium Sanitatis)の形で実現されるのだが、遅れて生まれたフランクが、直接になり、あるいはライプニッツの弟子である啓蒙期の哲学者クリスチャン・ヴォルフを通じてなり、それに深い影響をうけたとみてそれほど無理はないだろう。[17・23]

同時にまたフランクが、しばしば指摘されているように、十八世紀の後半なおドイツ語圏の国々に有力に残っていた絶対主義(アブソリューティズム)の枠の中でものを考えていたこともまた疑いない。彼の言う「医事行政」(medizinische Polizey)は、人民の福祉一般にかかわる「行政科学」(Polizeywissenschaft)のきわめて重要な一環として理解されるものであった。たしかに彼が仕えたオーストリーのヨーゼフ二世は、プロイセンのフリードリッヒ二世などとともにすぐれた啓蒙期君主であったにはしても、絶対主義国家の支配者であるからには、人民に対しては父制的な「温情」主義で臨むのがそのたてまえであった。こうして、大衆の病気に眼を向けたフランクの醒めた医学者としての動機と、重商主義(マーカンティリズム)に立つ絶対主義国家の国益としてみられた上からの健康管理の政策(ポリシー)とが、[17・24] この偉大な公衆衛生の先駆者において一つにブレンドする。

こうしてみれば、大衆の病気に対する彼の「処方」が一にも二にも官僚的な法的規制(レギュレーション)にかかっていたのもさして不思議ではないだろう。汚物処理その他の公衆衛生技術的な問題をはじめ、売笑、性病、等の話は当然としても、人間生活万般に法の干渉、ないし、当今の官僚の口ぐせをかりて言えば行政指導を一々具体的に考える――その個々についてはたしかに医学的には充分よく考えられたとみるべきふしが多いにしても――あたりにフランクの衛生学の特質の存したことは事実であった。色恋の道にまで法の助力を要請する石頭、という彼にはおそらく不本意な評判がその辺にうまれる。プライヴァシーにわたってはならないことは実は彼のはっきり書き残していることであったが、やがて彼の影響をわるくうけて衛生万般を細目まで規制する法律草案を政府に提出する学者さえ出るようになった。[17・25]

だが、何といってもそのフランクの方策は啓蒙思潮の花ざかりのその時代における他のヨーロッパ諸国の衛生学の動向とはいちじるしく違っていたばかりでなく、ことに前記の大著が完成した十九世紀のはじめ、ナポレオン戦争後ともなれば、その背景にあった政治体制とともに、まったく時代遅れの、言うならば反動的の姿勢として眺められるようになったのも、時の流れであったとみねばなるまい。にもかかわらず、われわれは、公共の衛生が、どういう手順でそこに達するかは別として、やはり究極的に法的規則にかかる面のきわめて大きいことをおおいに学ぶだろうし、その問題は別途に論ぜられるとしても、フランクの「医事行政大系」の内容がゆりかごから墓場までのほとんどすべての問題を――たとえば学校衛生、身体障害者、精神病患者の処遇、等が早くもとりあげられているのをみても察せられるだろう——これまで誰もが企てなかった組織的(システマティック)な形で扱った、逞ましく水準の高い衛生学体系の構築であったことを誰も否むまい。まことにそれは近代衛生学の記念碑的(モニュメンタル)な業績であった。

4　イギリスにおける衛生学の胎動

イギリスが公衆衛生学の大きな舞台となるのは、後にあらためて学ぶように産業革命の後、十九世紀に入ってからの話である。しかし、この近代ヨーロッパ科学の先進国の衛生学の話は、当然フランクよりも遙かに溯ってスタートする。いまかいつまんでその辺の消息を述べてみたい。

上に述べたラマッツィニもフランクも、ともに経験深い臨床家であった。おのずから彼らの衛生学はいずれも大衆の病気についての透徹した認識をその出発点とする。だが、もう一つ立ち入って眺めると、フランクの場合には、人々の健康を、そうした医学の眼と並んで、言うならば「社会」の——むしろそこでは「国民」のと言いかえる方が正確だろうが——厚生福祉(Wohlfahrt, Wohlstand)の眼でも眺めるという、両眼視的(ビノクラーレス・ゼーエン)な、すぐれて衛生学的な立場がそこにあった。そして彼は前節に述べたように、ほぼ忠実に絶対主義国家の枠の中で問題を処理して、一つの見事な達成をえたのであった。病気は、人のそれにしても、大衆のそれにしても、おおむねまぎれのない所与の事実であるのに対し、人の、あるいは社会の厚生は、ライプニッツの思索のあとをなぞるかどうかは別として、畢竟、実現の待たれる目標にほかならないわけだから、おのずから衛生学者は、その専門の性質にもよるだろうが、政治観において無色であることは、多くの場合不可能であるように思われるのである。

ところで、人々の病気——それは言うまでもなく死としばしば直結するが、その死は、当面のわれわれの文脈(コンテキスト)で言えばその人の社会からの消滅と冷たく眺められるにすぎないようである——が社会の病理現象の一つであるならば、衛生学は、生理学ないし生物学を土台にしてものを考えつづけてきた近代医学の場合と異なって、と言うよりはむしろそれを包みこんだ上で、社会の科学、言うならば社会の「生理学」を要請しなければならないだろう。こうして、医学の歴史ははじめて社会科学と接触する。それは本書のわれわれにとっては初対面の話だが、前にも触れたようにそうした面での医学者たちの側の長い間の怠慢は否めないにもせよ、一面それは、伝統的な政治学というような形のままでは医学との接触面をほとんどもつことのできなかった社会科学の側の成長ないし成熟を物語るものとみることもできるだろう。

経済学の開拓者の一人とされるウィリアム・ペティ(William Petty, 1623–1687)[17・26]の著「政治算術」(Political Arithmetick, 一六九〇年)[17・27]は、社会、経済の諸現象を数量的な扱いによって考究する新しい方法をうち樹てた社会科学上の画期的な業績であったと言われる。

この卓抜な経済学者、政治家は、ずっと前にも触れたように、ロイヤル・ソサエティーの初期の有力なメンバーの一人で、一時オクスフォードの解剖学教授をもつとめた科学者としてもよく知られているが、波瀾にとんだその前半生の経歴の間に、ライデンで医学、解剖学を学び、パリに移ってからは前に記したメルセンヌの私的アカデミーで近代自然科学の空気を充分に吸ったという。その訓練(ディシプリン)が、胎動期の社会「科学」への彼の実証的、計量的なアプローチに大きな影響をもったとみてほぼ誤りがないだろう。

ところで、ことが経済や政治にわたるかぎりにおいて、問題はおおむね本書の関心の外にあると言うべきだが、今日では社会科学の古典の一つとなった彼の「政治算術」がいまわれわれの注意をひくのは、その研究の重要な項目(アイテム)の一つが、これこそ典型的な重商主義国家であった十七世紀イギリスの富強政策と絡んだ人口(ポピュレーション)とそれを左右する要因の諸問題にかかっているという点である。国民の人口の消長が問題とされるかぎり、それは当然、出生、病気、死亡というような「医学的な」関心事と話が接触せざるをえないだろう。だからもし、「政治算術」が彼の言う「政治の解剖学」(political anatomy)にとって有力な方法であるとするならば、その発見は、間接ではあるにしても公衆衛生学にとっても新たな寄与でなければならなかったのである。

実は、ペティの仕事は、彼の友人であったジョン・グラント(John Graunt, 1620–1674)のそれと深い関係にあって、ともに近代統計学の端緒となった業績とされるのだが、後者の著書、「死亡表に関する自然的および政治的諸観察」(Natural and political observations made upon the bills of mortality, 一六六二年)の標題からもうかがわれるように、そこでもまた、話は、死亡統計という衛生学者にとってもきわめて関心の深い問題——実はルネッサンス以来散発的(スポラディック)にはあちこちでそうした試みがなかったではないにしても——にかかわっていた。当然そこでは流行病、とくにイギリスを再々襲ったペスト、の消長というようなすぐれて医学的な問題の考察もそこに漏れることがない。

そのことは、公衆衛生学の少なくともある局面には、狭い意味での医学とはまったく異質の関心に基づくアプローチもありうるという、さきにフランクの場合において示唆されたところの、この技術的な学問の性格の一面をわれわれに示している。ペティやグラント、やや遅れて、違った理念においてではあるがほぼ同じ方角の問題を考究したドイツの統計学者ズュースミルヒ(Johann Peter Süssmilch, 1707–1767)[17・28]の仕事からわれわれの学ぶことは、その意味における公衆衛生学のキメラ的な性格であり、同時にまた彼らが鍬を入れた人々の健康の諸問題の数量的な扱い方の大きな有用性であった。

グラントの仕事は、ロイヤル・ソサエティーの科学者たち、中でも有名な天文学者ハリーの注目をひいて生命表の作製となったし、また、その新しい統計学という学問は自然研究の方法の中にもやがて登録されるようになる。もっとも、基礎的、数学的な面では十八世紀はじめに公けにされたベルヌーイの確率論のような大きな業績はあるにしても、統計学のめざましい発展は周知のように主に十九世紀の話であった。

ペティは、人口問題に関連して、流行病の防圧や、当時、今ではほとんど考えられないほどの高率を示した乳児死亡の抑止を説き、総じて医学の進歩の促進が国の任務にかかっていることを強調したばかりでなく、後半生になっても、産院を含めた病院の整備、医師の養成、その他この面での実際的な活動が続いた。

人々の健康が社会にとってきわめて重要な問題であること、おのずからそれは個人の発意(イニシアティヴ)に任せるよりは、国の管理の下に置かれるにふさわしい問題であると考えた識者には、そのほかにも、有名な教育改革者サミュエル・ハートリブ(Samuel Hartlib, 1599-1662)、植物生理学に大きな仕事を残した前記ネヘミア・グルー、さらにはクェーカー派の織物商ジョン・ベラーズ(John Bellers, 1654-1725)——その著書「医術の改善のために」(Towards the improvement of physicks, 一六七四年)がきこえている——らがあった。だが革命から王政復古にかけてのイギリス国の政情は、およそこの種の問題の国家的な管理を実現するような情勢ではなかったから、その後十八世紀を通じて、その問題はたかだか地方的なレヴェルでの処理に任されるにとどまったのであった。それがしかし、この国にとっても、また衛生学の発展にとってもかならずしも不幸なめぐり合わせではなかったことを、まもなくわれわれは学ぶだろう。

重商主義国家にとっての人口問題の意味もさることながら、話を小さく絞って、集団生活が営まれる場所での予防医学、ないしは健康管理が、とくに管理者側にとっての大きな責任であることは言うまでもない。

その代表的な例として軍隊の衛生を挙げよう。いわゆる軍陣(ミリタリー・)医学(メディシン)の近代的な発達は、実はナポレオン戦争以後——そこではフランス軍の外科医ラレイ男爵(Dominique Jean Larrey, 1766-1842)が不滅の名を残している——にかかっていて、本書でいまわれわれが徘徊している時代よりも少々遅れているが、いずれにしても、軍隊にとって戦陣での外科は言うまでもないとして、和戦両態を通じて戦力と直接にかかわる兵士たちの健康の維持、すなわち衛生学がはなはだ重い意味をもっていることは指摘するまでもないだろう。

十八世紀の半ごろから諸国で続々と近代的な徴兵制——ナポレオンがそれを完成した——が実施されるようになり、軍隊の管理がしだいに合理化されるに伴って、そこにはおのずから広い意味での衛生学的の配慮がみられはじめるようになった。前章でも一言したジョン・プリングルの仕事がそのよい実例の一つである。

赤十字運動の先覚者でもあったこのイギリスの軍医――彼は「消毒剤」(antiseptics)という言葉をはじめて鋳造した――は、各国語にも訳されて広く読まれた前記の著書「軍隊の病気について」の中で、兵営(バラックス)、監獄、病院、の換気(ヴェンティレーション)をはじめ、その衛生状態の改善にさまざまの貴重な提言をした。「人道(ヒューマニティーズ)にこれほどの寄与をした医学者は稀であった」(17・29)という人々の評によってわれわれはその成果と、裏返してそれらの施設の当時まで置かれていた痛ましい状況とを何ほどか想像することができるだろう。換気の問題の重要性はまたすぐれた生理学者であった前記の聖職者スティーヴン・ヘールズの説くところでもあった。

壊血病の治療に大きな足跡を残した前記ジェームズ・リンドも軍艦、船舶の衛生状態一般の改善に大きな貢献があった。

上に触れた監獄の衛生に関してここで忘れずに記しておきたいのは社会事業家ジョン・ハワード(John Howard, 1726–1790)の仕事である。ベッドフォードシャーの長官として管内の監獄の実状を知ってこの問題に深い関心を抱いた彼は、一七七七年に公けにしたその名著「監獄の状態」(State of the prisons, 一七七七年)において、現状の詳細な記述とともにその改善策を論究し、世論を強く喚起したばかりでなく、次の十九世紀に輩出した衛生改良家(サニタリー・リフォーマーズ)たちに深い影響を残した。ハワードの調査は大陸各地にも及んだが、不幸にも一七九〇年ウクライナ各地を視察中に、監獄熱(ジェイル・フィーヴァー)(発疹チフス)に感染して病歿した。

集団生活の諸問題に関連してここでぜひ記しておかなければならないのは、いささか皮肉な話だが、病院の衛生状態の改善についてである。

さきに、英明なヨーゼフ二世の建てたヴィーンの綜合病院の話が出たが、十八世紀は病院の歴史に大きな前進のあった時代であった。ことにその進歩はイギリスにおいてめざましかった。

十八世紀のはじめロンドンでは、中世以来の聖バルトロメオ(St. Bartholomew)および聖トーマス(St. Thomas)の二つの病院に患者が過密の状態を呈していたが、民間有志および医者たちの努力で大綜合病院の設立が続々と行われ、一七六〇年にはその数は七つ、二千に近い病床をもつまでになった。それと同時に、産婦、乳幼児、あるいは一般患者のための施療院(ディスペンサリー)――小児科の創始者の一人であるアームストロング(George Armstrong, 1720–1789)や、ロンドン医学協会(Medical Society of London)の創立者であり、アルコール中毒の研究で習慣性の問題にはじめて鍬入れしたレットサム(John Coakly Lettsom, 1744–1815)の名がそれに関してきこえている――が大きな実際的の役割を果した。家庭訪問という保健医療にとって意義の深い手続きがそれとともにはじまったことは記憶に値いする。

民意に基づく病院事業の発達はやがてロンドンから各都市に波及して、イギリスはこの面で明らかに十八世紀ヨーロッパをリードしたばかりでなく、その動きは植民地にも伝わって、フィラデルフィアを中心とするアメリカの医術の着実な発展の契機ともなったのであった。

こうして、十八世紀においてわれわれは、病院の隆昌と、おのずからそれに伴う大衆の間における医術、医療に関する常識の成立――もとより萌芽的な姿ながら――という医術の歴史にみのがすことのできない近代的な動きを確認するのだが、そこには一面、手放しで慶賀することのできない事態のあったことを忘れてはなるまい。

病院の衛生が、同じく集団生活でもたとえば前記の軍隊のそれと違って、そこに寝起きする人々が抵抗力の弱い病人であることと、伝染病患者――しかも今日のようにその診断のついていない――がその病院に収容される頻度が高かったという二重の意味で、とりわけむずかしい問題を構成することは言うまでもないだろう。だのに当時その実状は、パリの有名なオテル・ディユ(Hôtel Dieu)の呼称にもその由来が示唆されているように(17・30)もともと病院――英語のhotel, hospital(病院)もおよび同意語のhostel(宿舎)と語源を一にする(17・31)――が、キリスト教的中世以来、多くは教会に付置された施設として、病人だけでなしに巡礼、孤児、浮浪者、等を含めた困窮者一般の収容所(オテル)――医療は定期的にあるいは随時そこを訪れる医師の手で行われる――であった時代の弊を脱するにはなおはなはだ遠く、おのずから諸方の病院は(17・32)しばしばきわめて劣悪な衛生状態の下に置かれていたのであった(17・33)。上に言った素人のハワードが、監獄とともに病院の改革をもその一生の使命と考えていたことが思い合わされる。

医師でさえしばしば病院勤務に恐怖を覚えるといった実状に面して、医学者たちの努力がかならずしも欠けていたわけではない。たとえば上記のハワードの仕事にはこれも前に話の出たフォザギルやレットサムのようなすぐれた医者の協力があったし、フランスの有名な外科医、眼科医のトノン(Jacques René Tenon, 1724–1816)の「パリの諸病院について」(Mémoires sur les hopitaux de Paris, 一七八八年)はフランス革命直前の調査であるが、ハワードの仕事と並んで、事態の改善にきわめて大きな刺激を与えた記憶さるべき業績であった。

ハワードの仕事をもともと彼が素人(レイマン)であったというだけの理由で医学史の外に置くのはもとより愚かな話である。だがその反面、そこでは単に技術的(テクニカル)な意味での監獄の衛生がとり出して考えられているのでなしに、さまざまの弊風――獄吏の収入が俸給でなしに囚人からの謝礼でまかなわれる、といった種類の驚くべき話にその一端がみられる――のまつわりついた制度一般の改革の中で考慮されているという事実も忘れてはなるまい。

大衆の病気は、これを医学の問題として、そのかぎりにおいてまったく粗相(ブレームレス)なく扱う用意は医学者の責任としてしまいまで残されているにしても、別の見方では、それはさまざまの社会悪の一環として、それらとの関連において的確に対処されなければならない、という、言ってみればあたりまえな話がこの辺であらためて判然とする。たとえば十八世紀イギリスにおける乳幼児の健康という「衛生学的」問題は、棄て子や堕胎、はなはだしくは嬰児殺しの蔭にある貧困や風紀の頽廃と一つにつながっているし、またたとえば成人のアルコール中毒の治療は当然医学の問題だとしても、問題の根も対策の本筋も、言うまでもなく医学とは別の筋にある。

　だから、上に述べた監獄、病院、軍隊、等の衛生改良家（サニタリー・リフォーマーズ）たちの運動にしても、篤志家たちの努力による病院や施療所の設立および運営にしても、あるいは公衆衛生キャンペーンの皮切りとも言うべきジン追放運動——ロンドンの医師会を主力とする大衆の圧力がついに議会を動かして一七五一年にはアルコール販売の規制が法令化された——にしても、それは人々の衛生学的関心と言うよりは、むしろより多く社会的関心に基づいていたとみるのが当っているだろう。

　いまわれわれが眺めている十八世紀のアングロ・サクソン圏において、それは社会的とは言うものの、むしろ多く人道主義的（ヒューマニテリアン）なないしは博愛主義的（フィランスロピック）な心術に基づいていた。おそらくそれは、啓蒙期思想の底流にある、教会を離れた人間主義（ヒューマニズム）のヴァリエーションの一つとみることができるだろうが、同時にまた、そこにはクェーカー派（Quakers, Society of Friends）の宗教的、行動的な思想がしばしば強くはたらいていたことが目につく。イギリス国教会とクェーカー派との関係はそのころともなれば当初のような峻しいものではなかったにしても、クェーカーたちの活動は絶対君主の庇護の下にあったフランクの場合のような、体制に組みこまれたものとはおのずから違った篤志（ヴォランタリー）のはたらきの形をとるのをつねとした。前に述べたフォザギルもレットサムも、あるいはまた精神病院の改革に歴史的の役割を演じた後述のウィリアム・テューク——彼もまた医学には素人であった——も、さらにはまたアメリカで監獄改良事業や禁酒運動にも活躍した前記の有名な医学者のベンジャミン・ラッシュも、いずれもクェーカー派に属していた。その動きは十九世紀に入っても衰えないことをわれわれは後に学ぶだろう。

　あとあとの話の用意をかねて、もう一つ二つのことをつけ加えておこう。それが医学者であるか否かによって当然そこに色合いの違いはできるだろうが、軍隊、監獄その他限局された集団を対象とする博愛主義的な発意（イニシアティヴ）に基づく個人の努力と並んで、地域的な、ここではしばしば公的な要素の強い衛生状態の改善の動きがあちこちにはじまったことは期待される通りである。工業都市となったマンチェスターの衛生委員会と、そこで主導的なはたらきをしたすぐれた臨床家トーマス・パーシヴァル（Thomas Percival, 1744–1804）がよく知られている。だが、言うまでもなくこの種の問題は産業革命の進展による社会の激しい変動とともに大きく変貌するから、その話はあとに残しておかなければならない。上述のような博愛主義に立つ善意の行動の射程についてもそこでまたあらためて考慮されなければならないだろう。

　いま言ったパーシヴァルはまた、有名な「医術の倫理」（Medical ethics, 一八〇四年)[17・34]の著者でもあった。今では古典の一つに数えられるこの書物は、漫然たる名医の説法でなしに、現実の状況をしっかりふまえて書かれた充実した書物であった。患者と医師との間に成立する人間関係としての倫理の問題は、ヒポクラテスにその典型をみるように、多くのすぐれた医者たちによってしばしばきびしい反省の対象となった古い問題だが、十八世紀ごろからとくに再々目につくようになった「医師の倫理」(medical ethics)という言葉は、今ではしばしば義務論(deontology; δέον, necessityより)——ただしこのころにはまだ deontology という言葉はない[17・35]——と言いかえられるのをみてもおよそわかるように、多分に実務的な内容をもち、医師対患者の不文律礼法(エティケット)——たとえば患者にどこまで真相を告げるべきかといった態の——と同時に、医師のギルドの内外に発生するさまざまな実際問題の対策を含むもの[17・36]であった。その意味でこの方面で永く人々に範型を残したパーシヴァルのこの書物は、一面、「開業医師の黄金時代」とも言われる十八世紀においてついに確立した医師なる職業の社会(ソシオ)・経済的(エコノミカル)な性格を考察する上にもたいそう興味深い著述であった。なお、パーシヴァルにやや先き立って、ジョン・グレゴリ(John Gregory, 1724–1773)——カレン門下であったその子ジェームズ(James Gregory, 1753–1821)が学者としてはもっと有名である——の「医師の義務と資質」(Duties and qualities of the physician, 一七七〇年)もすぐれた内容をもつ有名な著述として知られている。

横道に入った話をもう一度衛生の問題に戻せば、上にも一言したように、時代思潮としての人間主義(ヒューマニズム)への傾斜と、同じく啓蒙期思想の重要な一面とみるべき教育への熱意とが、個人のレヴェルでも、身体の健康の意味とその維持法とを教える一般向きのすぐれた著述のかずかずをうみだしたとしてもそれは意外な話ではない。それは、前に述べたあの、ギリシャ的な、あるいはそれに憧れたルネッサンス的な、特定の身分と意識とをもった人たちを対象としたものではなしに、ようやく発見された、少なくとも発見されようとしている、人間すべて(メンシュハイト)のための個人衛生、つまり上に述べてきた公共の衛生への努力とも本質的な脈絡をもった個人衛生の話であった。

中で有名なものの一つは、ローザンヌの臨床家で、ハラーの親友でもあったティソー(Simon André Tissot, 1728–1797)の「人々の健康のための書」(Avis au peuple sur la santé, 一七六八年)[16・37]で、諸国語に訳されて広く読まれた[17・38]。また「扶氏経験遺訓」(緒方洪庵訳、一八五七年、安政四年)、「医戒」(杉田成卿訳、一八四九年、嘉永二年)等によってわが国でも蘭学時代からよく知られているドイツの医学者フーフェラント(Christian Wilhelm Hufeland, 1762–1836)——なお後を見よ——の「長命術」[17・39](Makrobiotik, oder die Kunst des menschlichen Leben zu verlängern, 一七九六年)も、たびたび版を重ね、今日まで記憶されている名著であった。

十八世紀の衛生学と言わず医学を通ずる最大の成果の一つは、

エドワード・ジェンナーの種痘法（ヴァクシネーション）の発明である。周知のようにそれには人痘接種法（ヴァリオレーション）という重要な前史があって、後者がイギリスに伝来したのは十八世紀の前半で、後に名の出るリチャード・ミードのような学者がすでにそこで重要なかかわりをもっているのだが、話の性格が本節の主部とかなり違うので、ずっと後に予防接種という大きな問題を述べるときまで、その話は残しておこう。

第18章　十八世紀医学の背景

1　啓蒙思潮と医学

「近代医学の編成」と題された先き立つ三つの章の内容は、はからずも、その順序のままごく大まかな形で近代医学の見取り図をあらわしていた。今日の常套(コンヴェンション)に従ってそれらをそれぞれ基礎医学、臨床医学、および衛生学に当る、とみても、大きく見当は違うまい。遅ればせながら精神医学もまもなくそこに参加することになる。それらはおおむね十八世紀の間にそれぞれ輪郭をはっきりさせてきたのであった。

もっとも、時の流れに眼を注げば、たしかにこの世紀の初期には、あの十七世紀の風潮から抜けない整合した医学体系への憧れがなお強かった。それを思い出せば、あのシュタールやホフマン、ブールハーフェなどの理論と、世紀の末葉に出たこれも幅の広いフランクの仕事や後に述べる革命前後のパリのすぐれた学者たちのそれらとの間には、さすがに大きな移り変りの存することを誰も見落さないだろう。もとよりそうした学風の相違には当然そこに時代の背景があるはずである。この章でそれをざっと眺めてみよう。

上にわれわれが学んだ十八世紀を通じて終始活潑な動きをみせていたイギリスなどの医学と対比して、学問上の先進国フランスのそれが、そこで独特の伝統をもっていた外科領域を別にすれば、しばらく沈滞を続けていたことがわれわれの注意をひく事実である。だがそれはどうやらとくに医学に目立つ現象のようで、啓蒙(開明)(Enlightenment)の世紀と言われるこの十八世紀における知的ヨーロッパの活動の中心がパリにあったことは誰も知る通りである。

あれほど触手の多く、しかも大きなエネルギーをもったそのフランス啓蒙思潮の傍らで、医学がこれといって注目されるような動きをみせずにいたという少々意外な事実は、後に詳しく説くように、世紀の終りに勃発したフランス革命とあい前後してこの国の医学が急に飛躍的な展開をとげて十九世紀前半のヨーロッパをリードするようになるという事態を考え合わせると、医学なる学問の性格にも触れてたいそう示唆にとんでいる。

啓蒙思潮という解釈のいろいろ岐れる言葉をどう枠づけるかはむずかしい議論のあるところだが[18・1]、本書の論述の中では、さし当りそれを、さきにやや詳しくみた十七世紀科学革命の枝変りとしてみる視角を採用することもあるいは許されようか。その「科学革命」なる概念をはじめて枠づけて学界に大きな波紋を投じた史家バターフィールドは、前にも再々引用したその名著「科学革命の諸起源」[18・2]の中で、十八世紀の前半に永くパリの科学アカデミーの幹事をつとめ、有名な「世界の多数性についての対話」

(Entretiens sur la pluralité des mondes, 一八九七年)の著者でもあったフォントネル(Bernard le Bovier de Fontenelle, 1657–1757)の演じた啓蒙的な役割を、科学革命と啓蒙思潮との橋渡しとみて、たいそう興味ある議論を展開しているのだが、いまその話を紹介している余裕がない。

いずれにしても、そこでうまれた十八世紀フランスの思想は、それが光明(リュミエール)の世紀ともまた理性(レーゾン)の世紀、あるいは「哲学の」世紀(ダランベール)とも言われるように、伝統と権威、ことに教会の迷信と不寛容(イントレランス)とをゆさぶって、力と威厳とを人間の理性に返すことをめざしていた。そこに言われる理性とは、十七世紀の形而上学諸体系において一様に前提されていた「永遠の真理」[18・3]の所有にかかわるものでなしに、真理をいわば構築する能力として——それがさまざまの既成秩序の変革をめざすかぎりにおいては武器として——理解される。

そこには、十七世紀的な体系(エスプリ・ド・システーム)の精神とはまったく異質の知的な姿勢、実証的精神の接ぎ木された新たな形の合理的(ラシヨナル)精神——その理性(レーゾン)は古い理性(ラテイオ)から大きな変質をとげている——があった。言うところの「哲学者たち」[18・4]('Philosophes')はそれを人間の歴史における新しい時代の夜明けとして自覚する。その新しい光のもとに、真理は「合理的に(ラシヨナリー)」とらえられ、人々に周知徹底され、人類の幸福に効果的に用立てられるだろう。

あの澄明なデカルト、静かに燃える火のようなパスカルの国から、散文的(プローザイツク)でそうぞうしいヴォルテール、ディドロ、コンディヤックらの啓蒙思潮がうまれるに至った十七、八世紀の変り目における西欧思想の陣痛について語るのはわたくしの役目ではない。[18・5]いずれにしても、そのできあがった形——ここではしばらく話をフランス啓蒙思想に限定する——で眺めれば、それは、しばしば「イギリス心酔者(アングロマニア)」と評されたヴォルテールらを先達とするすぐれた思想家たちが、先き立つ十七世紀に二つのブルジョア革命を経験したイギリスの政治思想とともに、同じくその国から輸入したジョン・ロックの経験主義の知識論——裏返して言えばスコラ的思弁からの完全な訣別——および科学の範型としてのニュートン物理学、などを混和(アマルガメイト)して醸成した新しく幅の広い、しかもエネルギーにとんだ思想運動であった。

自然の中に普遍的な数学的原理を発見しようとする意図をデカルトと同じくしたニュートンは、経験的な検証にたえることのできなかったデカルトの壮大な機械論にかえて、実験と帰納的推理の上に自然法則を基礎づけた。彼は形而上学的根拠に基づく演繹的な体系の樹立を企てることなく、自然の諸現象を具体的な個別事例としてみずからのうちに含み、それらをあますところなく記述するような包括的・数学的定式をうること(カッシラー)[18・6]で満足した。窮極的な第一原因に対して禁欲的な近代科学的認識への道がそこにはじまったとは言えないにしても、そこからもはや引き返しのないものとなった。

ニュートンに大きく眼を開かれたヴォルテールを先達とする「哲学者たち(フイロゾーフ)」にとって、そこに見出された新しい方法は、単なる物理学的認識をこえて、自然、人間、そして社会——彼らの関心の重点はむしろ後の二つにあるようにみえる——に一貫して適用される光明(リュミエール)でなければならなかった。しばしば引用されるダランベールの言葉が状況を如実に伝えている。彼は、その「生き生きした知的の醱酵素」が、堤防を決壊するように、徐々に、しかししだいに強力に、思想のあらゆる分野に滲透し、それをつくり代えつつある消息を述べて次のように言う。[18・7]

「……こうして、世俗的な諸科学の原理から啓示の基礎にいたるまで、形而上学から趣味にわたることまで、音楽から道徳まで、神学者たちのスコラ的討議(ディスピュタシオン)から商業上のことがらまで、王侯の諸権利から人民のそれまで、自然法から国々の実定法まで、要するにわれわれにもっとも深刻にかかわる問題からはじまってあらゆる問題が議論され、分析され、少なくとも考慮に上った。……」背伸びがないとは言えまいが、そこに新しい光明(エクレール)の中にあると自覚する彼らの精神の興奮を人はかぎとることができるだろう。多くの理神論者(ディスト)をその中に含んでいた「哲学者たち」の多数は、ときたま軽率に誤解されているように無神論(アテイスム)を説くものではかならずしもなかったが、しかし、とくに戦闘的(ミリタント)なその国のカトリック教会と対面していた彼らは、その親もとであるイギリスの学者たち、たとえば敬虔なボイルやニュートンなどに比べて遙かに徹底した自由思想(リベルティナージュ)の持主であり、西欧世界にはかつてはめずらしかった世俗的(セキュラー)な精神がそこに充満していた。摂理の歴史は進歩の歴史にきりかえられ、あのディドロ・ダランベールの「百科全書(アンシクロペディ)」が象徴するように、科学と教育とが人類の幸福な未来を保証するものと人々は確信する。その折衷的な思想には深い意味での独創性は欠けていたが、それはルネッサンス以来の人間主義(ヒューマニズム)の復興——しかしあの擬古趣味とはまったく性格を異にする技術の色濃いそれ——であった。

よく知られているように、後にフランス革命のさなかに、奇妙な形の理性「信仰」が大衆の間に流行したが、そうした変質の芽が思想そのものの中に含まれていなかったとは言えないだろうし、また、ニュートン物理学を軸にその思想を組み立てた彼らが、しばしばそこから手がるに規範を引き出したこと、そうしたさまざまの思考の混乱を指摘し批評する人も多い。だがそれにしても、それを単に、文筆業者たちの「浅薄な一人よがりの知性主義」[18・8]と言いすてただけでは、よしその批評に当っているふしがあったとしても、フランス啓蒙思潮がなぜヨーロッパの歴史に、あのように深い刻印を残したかを理解することがむずかしいだろう。

たしかにその啓蒙思潮の坩堝ではあったが、不幸にして旧い医学の絆のことのほか強かったフランス——後述のラ・メトリーに罵倒されたパリの大学と医者たちのあのフランス——よりも、もう一つ前の世紀に、ロックの哲学と、医学の畑ではさきにシデナムやウィリスをうんでいたイギリスにおいて、前にも述べたように進歩がことのほか目立ったとすれば、それは言うまでもなくその国の知性の強い伝統である経験主義に負うところが多い。

その経験主義は、フランスの場合には、後にやや詳しくみるように、ロックに深く学んだコンディヤックの哲学を介して、それを祖述する「イデオローグたち」('idéologues')(後述)の手で医学に方法を与える。だが、ガレノス主義の牙城とも言うべきパリの頑固な医学的伝統が、新しい枠組みと方法に容易に道を譲ったとは考えにくいし、さらにはまた、それがやがて一転して十九世紀前半の西欧医学をリードするパリ学派の急速な擡頭に導かれる成り行きを説明するのはなおのことむずかしい。

人はここで、その間にあのフランス革命という大きなできごとが挟まっているのを忘れてはならないだろう。フランス革命を単純に啓蒙思潮の子とみることは、あのルソーやあるいは殿軍としての「イデオローグたち」のような人々のそれぞれ別の意味で演じた役廻りはさておき、その形成にあずかった初期・中期の「哲学者たち(フィロゾーフ)」の思想が政治的にはかならずしも急進的ではなかったことに照らしても、正確な理解であるとは言えまいが、少なくともそこに強い和音の成立したことはたしかで、その革命の清掃的な機能がやがて舞台に上るようになった医学者たちに大きく幸いしたことは疑いない。啓蒙思潮の一翼をなした哲学によって、後にも述べるように若い医学者たちの間にひそかに蓄えられていた学問的な力が、よしあしは問わず、旧いものをすべて壊し去った革命の轍の上に新しい医学を築いたところに、オランダもイギリスも急速に抜き去ったフランス医学の奇蹟があったとみて大きな誤りがないだろう。それは次章以下のわれわれの話題である。

啓蒙思潮と広い意味の医学とのかかわりについてもう一つ考えておきたいのは、そのエネルギーをむしろ外に向って発散させる傾きの強いイデオロギーとしての啓蒙思潮の、大衆の健康とかかわる面である。前章でやや詳しく述べた十八世紀に勢いをえた衛生学が、ルネッサンスこのかたの力強い人間主義(ヒューマニズム)として、人々の自由と幸福をめざし、科学技術と教育とを有力な手だてとしてそれを実現しようとする啓蒙運動によって推進されるところの大きかったのは見やすい理である。しかも人が環境の所産であるというのは、啓蒙思想の基本的な人間観の一つであった。あのヨハン・ペーター・フランクの後楯となったのが、なお絶対主義の枠の中にあったにはしても十八世紀啓蒙思想の洗礼をうけた開明的な君主の一人であったことが思い出されてよいし、また、ずっとあとに述べる同時代のフィリップ・ピネルの精神医学領域での歴史的な仕事についてもほぼ同じ趣旨のことが言えるのである。

2 十八世紀の生物学

これまでわれわれが当然のように医学史の枠の中で扱ってきた解剖学および生理学——もとよりそれはわれわれだけの流儀ではない——は、それが人体の病気でなしに、それぞれそのかたちとはたらきの話であるという意味で、本質的には生物学の問題であるとみてよいものであった。たしかに、たとえばあのヴェサリウスの解剖学は全容がまことに医者くさかったにしても、マルピーギの示した豊かな形態学上の知見は、生物学の歴史の中で語るのがむしろふさわしいかもしれないし、十七世紀来の循環や呼吸の生理学の進展に至ってはなおのことである。それらが歴史的にほとんどもっぱら医学者たちの手で開拓されてきたのは、長い間科学者人口の大多数を医者と聖職が占めてきたという事実が示唆するように、独立した職業（プロフェッション）としての科学者を養う社会的の地盤がきわめて弱かったという事情にかかるところが多かったろう。だがそれはそれとして、あの多彩な自然の記述、自然誌に多くその精力を費やしてきた生物学者たちの眼が、稀に例外がないではないにしてもおおむね人体の形態学および生理学にまでは届かなかったのも諒としなければなるまい。

だが、十八世紀にもなると、単なる自然誌（ナチュラル・ヒストリー）の域をこえた生物学――言葉としての biology はまだ誕生していないにしても――が諸科学にまじってはっきり登録されるようになる。その動向をこれからさき医学史は充分注意し続けなければならないだろう。

その十八世紀の生物学史を周到に叙述している余裕がいまわれわれにはないし、またたとえばシュタール、ハラーその他当然生物学史でも語られるはずの、と言うよりはこの世紀の生物学の屈指の話題ですでに本書でとりあげられたものも多い。ここでは、そこに漏れたいくつかのめぼしい生物学上の諸問題を医学との直接間接のかかわりを頭から離さずに、抽き出して記してみたい。

十八世紀のもっとも偉大な生物学者としてリンネとビュフォン、それに前記の生理学者ハラーの三人を挙げることができる。ハラーと違って通常医学史が扱わない後の二人の生物学上の業績は、鋭く対立する性格の違いを含んでいたが、いずれも自然の理解の根本問題に触れていた。

カール・フォン・リンネ(Carl von Linné, Linnaeus, 1707–1778)はスエーデンのラシュルトで植物学を愛好する聖職の子に生まれた。ルンドとウプサラの大学で学び、傍ら植物学に熱中したが、オランダに渡って前にも一度名の出たハルデルウェイクの大学で医学の資格をえた。困窮につきまとわれていた彼は、やがてライデンに赴き、多くの学者たち、中でもブールハーフェの知遇をえ、そこで彼が故国を出る前から準備を重ねていた画期的な業績「自然の体系」(Systema naturae, 一七三五年)を出版し、ただちに大きな名声を博した。オランダにとどまることさらに三年、次ぎつぎとすぐれた業績を公けにした後、スエーデンに戻り、しばらくストックホルムで医者を開業したが、やがてウプサラの医学、さらには植物学の教授に任ぜられ、活溌な研究のほかに教育と研究活動の組織、植物園の経営、等にすぐれた力を発揮し、当代植物学の権威として国際的にもきわめて高く評価された。学問上の彼の盛期はしかし一七五〇年代までで、晩年は病気のためならずしも幸福でなかった。彼の死後その貴重な蒐集はイギリスに渡って、今日までそのリンネ協会の管理するところとなっている。

　生物学におけるリンネの貢献は徹頭徹尾、系統学者(分類学者)としてのそれであった。彼の自然観はきわめて素朴で、ほぼ伝統の枠組みの中に収まっていたし、あのハラーとまったく同じ世代に属する学者であるにもかかわらず、新しい自然科学の動向にはどうやら関心が薄く、近代的な実験的方法も彼には縁が遠かった。だが、分類学者としての彼の業績は、言うまでもなく生物学史に不滅の意義をもっている。前記「自然の体系」はその後たびたび改訂増補されたが、同じく彼の「植物の属」(Genera plantarum, 一七三七年)、「植物の種」[18・9](Species plantarum, 一七五四年)と並んで、今日でも動植物の命名の出発点とされることによっても人々の評価の高さがうかがわれるだろう。

　分類学の歴史なり問題の所在なりをここで詳しく説くつもりはない[18・10]が、早くからリンネが植物の観察と分類に並はずれて強い執心をもっていたことは疑いない。系統的な分類についてのその具体的な作業は彼がテュービンゲンのカメラリウス(Ludwig Jacob Camerarius, 1665–1721)の、植物界における性の確認に関する業績を知ったときにはじまると言われる。彼はそのすぐれた仕事に示唆をえて、半ば独断的に、生殖というもっとも重要なはたらきを司る器官が、当然、安定した姿をみせなければならないと考え、生殖器官——雄蕊、雌蕊その他——の形態を手がかりに植物の分類を企てる。分類学者としてのリンネは、自然界における不変な種(Species)の存在を堅持する立場——後年にはしかしやや変るのだが——をとった。周知のように、十九世紀の後半、進化論の興隆に伴ってとみに激しくなったリンネ批判はもっぱらそのリンネの中心思想に向けられたのだが、後々のわれわれの話にも関係するふしがあるので、ここで少々その問題に関する彼の真意をたずねてみたい。

　生物界に、スミレ、タンポポといったようなそれぞれある一定の形相をあらわすさまざまの「種類」の存在することは誰の眼にも明らかだが、その一面、その生物の世界が代を累ねて定常な性質をもつ種によって構成されるという見解をとる生物学者は不思議にもそのころまではほとんどなかったようにみえる。生物は一般にきわめて可塑的な、言うならば変幻自在の実体として眺められていた。ついでながら言えば、後にまた詳しく述べられるはずの生物の自然発生説もまたその思想的な文脈の中で考えられなければならないだろう。

　これに対してリンネが安定な種の存在を考えたのは、イギリスのすぐれた自然誌学者ジョン・レイ(John Ray, 1627?–1705)に負うところが多いと言われるが、いずれにしても彼は、聖書に言う「創造」(Creation)に際してつくられたそれぞれ一対の生物が、代々親の性質を忠実に伝えて現存のもろもろの種に至っているものと考える。神の作品として種が不変であるという信念がそれと裏合わせになっていて、おのずから種の数は創造以来一定である。(Species tot sunt, quot formae ab initio creatae sunt.)

ところで、そこでは種は言うならば共通の性質の束とみられている——さすがにここには近代的肌合いの思考法がみられる——から、それらは何かの実際的(プラクティカル)に有用なめやすによって識別し、さらには分類することができるだろう。前記のような理由でそこに択ばれたのが植物の生殖器官の形態であった。そうして定立された種(スピーシーズ)たちは、さらにそれらの間の共通な性質に基づいて、上位の属(ジーナス)にまとめられる。

プラトン、アリストテレスからスコラ学へと続く種(species, Art)および類(genus, Gattung)概念の意味というたいそう論議の多かった——スコラ学的な——問題と、ここでリンネの言う種・属の話とは一応切り離して考えなければなるまいが、いずれにしても、リンネはその属を包摂する目(order)からさらに綱(class)、門(phylum)という順に上位のカテゴリーに溯る。種と属から上に出る試みは、すでに植物学者トゥルヌフォール(Joseph Pitton de Tournefort, 1656–1708)などに前例のないことではないにしても、リンネに至ってはじめて植物界の系統(システム)が提示あるいは構成される。伝統的に分類学の遅れていた動物界についてのリンネの仕事にはいろいろ弱味は多かったが、しかしそこにもほぼ同じ線の試みが成果をあげた。

上にも言ったように、たしかにリンネの仕事は植物の諸性質の束の中から生殖器官の形態を択んで分類のめやすとしたには相違ないのだが、彼の志向が単なる実用的な人為分類(アーティフィシャル・クラシフィケーション)でなしに自然分類(ナチュラル・クラシフィケーション)にあったこと、言いかえれば、彼はその分類が実在する自然の系統(systema naturae)——自然の「体系」という慣用の訳語はどんなものだろうか——に対応するものとなることをめざしていた、とみて誤りがないだろう。そうした意味での自然分類の企ての当否は、科学以前の問題にも触れる困難な論点(イッシュ)だが、それはそれとして、彼が、前に言ったように、一定の諸性質の総和を共通にする安定な種(スピーシーズ)の自然界における存在を要請して、その上にあの大きな仕事を築いたことの生物学的な意味ははなはだ深い。たしかに種概念は今日でも完全には決着のつかない生物学上のきわめてやっかいな問題として残されてはいるし、また、リンネが時代の従順な子としてそれをキリスト教的な「創造(クリエーション)」に帰したところにあの動きのとれない不変性(インミュータビリティー)を考えざるをえない陥穽があったにはしても、それが生物学の骨組みをつくる歴史的な業績であったことは異論の余地がない。もとよりライプニッツの言う「自然は飛躍せず」(Natura non facit saltus)を信条とするリンネの種概念は今日では大きな修正を要するし、彼自身の見解にも後年には若干の変貌はあるのだが、あのダーウィンの「種の起源」が示唆するように、今日生物学の論議はすべて暗黙に種概念を支点とし、生物学をリンネ以前に戻すことはできないのである。

生物分類学の形式的な側面からみても、リンネの貢献はまったく画期的のものであった。たしかに、一七五三年に前記の「植物の種」において彼がはじめて植物学に導入した二名法(binomial system)には、ライプツィヒのリヴィヌス(Augustus Quirinus Rivinus, 1652–1723)に部分的には前例がないではないにしても、今日の植物あるいは動物命名規約の基礎になるさまざまな約束ごとには、彼の創意に基づく点がはなはだ多い。

リンネが医者でもあったことは前に記したが、分類の虫である彼は、病気の分類をも試みる。その話は後にあらためて言及する折があるだろう。

リンネと同年生まれのビュフォン(Georges Louis Leclerc de Buffon, 1707–1788)はブールゴーニュの名家の出で、はじめイエズス会系の教育をうけたが、イギリスに渡って数学、物理学、植物学を学んだ。富裕な彼は帰国後も科学の研究に専心することができたが、一七三九年、科学アカデミーの会員に推挙され、同年王室植物園(Jardin du Roi)の園長に就任する。やがてそこはフランスにおける生物学研究の中心となったし、ビュフォンの学者としての声望も大いに高まった。

自然に関する知識の集大成をつくることを早いころから志した彼の畢世の仕事となった有名な「自然誌」または「博物誌」(Histoire naturelle, 一七四九―一八〇四年)――十五巻の原形に多くの補遺が加わった――は四足獣から鳥類に至る動物のそれを主部にして、植物、鉱物までも包含する野心的な記述であったが、すぐれた内容とブリリアントな文体とがあいまって多くの読者をもった。

ルネッサンス期の著名な自然誌家アルドロヴァンディの名を挙げて古来の学問の方法をきびしく批判し、自然誌が書痴の仕事であってはならないこと[18・11]、自然の観察のもっとも重んずべきことを強調するビュフォンは、疑いもなく啓蒙時代の潮流の中にある経験主義者――彼の自然観はディドロなどのそれとかなり近かったようにみえるのだが現実には彼は百科全書家(アンシクロペディスト)たちとは疎遠であったと言われる[18・12]――であった。その意味で、科学が何よりもまず事実の知識でなければならないと考えるビュフォンは、しかし、科学の目的が単に諸事実の正確な記述にとどまるものではないことを正しく理解する。

ビュフォンは、自然を相互に絡み合った一つの全体としてみる。前に記したように、イギリスに学んで物理学、数学をえてとした彼は、独学者風の弱さを一面に残していたリンネと違って、近代科学の教養を充分身につけて――ニュートンの数学やヘールズの「植物静力学」の訳業もあった――いた。そうした背景に立って彼は地質学的な地球の歴史を説き、その中にまた生物の歴史(ヒストリー)をしっかりと定位することを試みる。地質学的な観察に基づく地球の歴史の考察には、前に述べたデンマーク出身の奇才ステンセン(ステノ)その他、例のないことではなかったにしても、ビュフォンの仕事はその面で近代に先き駆けした内容とスケールをもっていたし、ことに彼がその地球の歴史を考えるに当って、生物の起源の問題を忘れなかったことは、生物学のその後の展開とも考え合わせ、西欧思想の歴史にとってたいそう意味の深いことであったと言わねばなるまい。

　これまで地球の歴史について考えた学者はあっても、生物の歴史の問題をとりあげた学者は不思議にもほとんどなかったようにみえる。創造説と洪水説とは、単に教会を憚ってと言うよりは、多くの頭脳の中で言葉通りの意味で生きつづけていた、少なくとも人々の大きな盲点の縁どりになっていた、とみてよいだろう。ビュフォンの仕事はこうした時代にあって期せずして物理学的世界と生物学的世界との発展史的な統一像をつくる雄大な試みであった。[18・13] ニュートンによって人々の前にうまれ変った世界像はこうして人々の眼の前にもう一つ変貌しようとする。たしかにビュフォンは進化論の系譜の中で目立つ学者の一人——ラマルクが彼の影響を深くうけたことはしばしば言われる通りである——には相違ないが、近代科学思想史における彼の仕事の意味はそれをもう一つ超えたところにあるとみられる。同じ思想の筋からビュフォンはまた近代における人間(アンスロポロジー)の生物学に先鞭をつけた学者としても記憶されなければならない。リンネがヒトを生物学の中で記述したのとはかなり異なった意味で、ヒトがはじめて「生物学」の対象として意識されたということは、あえて科学史に限局しない人間思想の歴史の中で、革命的な意味をもつものであった。

　彼は神学との論争を好まなかったけれども、——啓蒙思想家の一人としてのビュフォンの仕事を重くみるカッシラーは世界創造の説話に関するこの大学者の沈黙が逆にきわめて雄弁であったことを指摘する[18・14]——当然そこには教会との陰微な、またときにあらわな緊張関係がうまれた。

　前に記した彼のイギリス科学の背景(バックグラウンド)からもなにほどか察せられるように、彼はその生物学においても粒子論的機械論をその思想の根底においたが、生物現象を粒子論的に説明しようとして「生きた物質」(matière vive)の説を立てる。[18・15] 彼によれば、物質には有機化された、「生きた」(vive)それと、生命のない、「粗な」(brute)それとの別があって、それによってもろもろの生理現象も、生殖も、変遷も説明される。それはビュフォンの生物学を理解する上に重要な点の一つで、後にまた言及する折があるだろう。

　ビュフォンはリンネの生物学をしばしば激しく論難した。一定の性質を択んで、植物の分類を企てたリンネが究極的に「自然分類」を志向していたと考えられること、言いかえれば、その手続きによって、植物界の関連、構造、組成の systema, その全体像を手に入れることをめざしていたことはさきにも一言した通りである。[18・16] 徹底した唯名論(ノミナリズム)の立場に立つビュフォンも、操作としての分類の必要性を認めないわけではないのだが、しかし、類や種なる人の設けた概念に照らして自然を裁断し、そこにでき上った体系(システム)(系統)から事物の本性を引きだすことを期待するとすれば、それは科学的方法の逆立ちにほかならないと考える。それは言うまでもなく科学の方法論一般のたいそうむずかしい論点(イッシュ)の一つに触れている。

　生物学者としてのビュフォンの評価はしばしば大きく岐れている。たしかに彼は深く一つの専門に打ちこむたちの学者ではなかったし、きわめて大きな発見もなかったと言ってもよいだろう。そのゆえに彼が啓蒙期の偉大なディレッタントとしばしば批評されるのにも理由なしとはしないが、そうした評価が、多くリンネの植物学をもっとも正統な科学と仰ぐ「専門生物学者（スペシャリスト）」たちの側から出た——もっとも前記のようにビュフォンはたびたびリンネを強く攻撃したがリンネはビュフォンに対して終始沈黙をまもっていた——ことも考慮されなければなるまい。彼は分類をとかく自己目的としがちな生物学者の弊をよそに、その問題を生物の歴史の中で考えようとした。ビュフォンが、上記のように物理学に通じて粒子論的立場をとった反面、早くも亜流化した機械論に反撥する十八世紀思想の一面を代表して、自然をその生き生きした可塑的な姿とその動きについてとらえようとした姿勢——彼の生物学のその二つの面がどのように構造化されているかについて批判がないではないにしても——は、十九世紀はじめの生物学者に大きな影響力をもった。彼とゲーテの生物学との親近性、またルソーの彼に捧げたオマージュもビュフォンの思想のこの面に基づくものであった。

発生学（エンブリオロジー）が生物学の基幹的な分科の一つとしてしっかりと定位されたのは現代の話である。だが、一定の時間の経過につれて動物のかたちがきまってくる発生（デイヴェロップメント）というめざましい現象が古くから生物学者、医学者の強い関心の的であったことは言うまでもない。

われわれがこの領域の近代について考えるとき、最初に思い出すのはあのウィリアム・ハーヴィである。アリストテレス主義者として心臓をことのほか重くみるハーヴィにとっては、その血液循環論と、卵から最初に発生する——今日のわれわれの言葉で訂正すれば最初に肉眼で認められる——器官としての心臓の話とは、強い脈絡のある問題であったに相違ない。こうして彼の第二の主著となった「動物の発生」(Exercitatio de generatione animalium, 一六五一年)はまた発生学の古典の一つともなった。

ファブリツィオの薫陶をうけた彼は、いろいろなトリの比較発生に詳しかったが、それらの胚（エンブリオ）が卵黄の中にある胚原基から出発することを正しく認めたのは、彼の目立った業績の一つである。彼はその「卵」概念をヒトを含めて哺乳類や昆虫にも拡張——それはデ・グラーフが卵黄に沪胞を発見するよりもかなり前の話で、ハーヴィ自身その「卵」を眼でたしかめていたわけではない——する。ついでながら言えば、「すべて(生きもの)は卵から」('Ex ovo omnia')[18・17]という有名な言葉は「動物の発生」の扉のページに掲げられているだけで、その本文には見当らないのだが、いずれにしてもそれをもってハーヴィを自然発生説否定の先達と早合点してはなるまい。チョウのような昆虫において、彼が「卵」とよぶサナギから「変態（メタモルフォージス）」によって成虫が生じると言うとき、その「変態」の意味は今日の慣用と異なっていた。彼は既成の物質からの生物の生成(abiogenesis)、すなわち自然発生の可能性を許していたものとみられている。[18・18]

これに対して、鳥類、哺乳類、等、血液をもった高等の生物(perfectiora animalia sanguinea)においては、彼は彼の言う「後成」(epigenesis; ἐπιγεννάω, später erzeugen より)、すなわち、生体が受精後——彼はまだ精液の役割を単に卵に活力を与えるものとして理解している——新たにつくられる物質から順を逐うてかたちづくられてゆく、という見解をとる。おのずからそこには形相(フォルム)を実現する生命原理を要請することになる。それをまぎれもないアリストテレス主義とみてよいだろう。

こうして、その説くところに多分にあいまいな面を残しているとはいえ、ハーヴィは近世における後成説(epigenetic theory)の先頭をきったのだが、これに対して十七世紀の末から十八世紀にかけて優位に立った、と言うよりははじめて科学史に登場した械機論的思考に同伴して、いわゆる前成(preformation)説がしだいに力をえてくる。直接の関係あるなしはしばらく問わず、そこにも顕微鏡の発明というきわめて意味の深い背景のあったことを注意しよう。その顕微鏡下に生体はかつて人々が考えていたよりは遙かにこみいった微細構造をもつものであることが判明し、生物現象に取り組む人々の気構えには当然新たなものがなければならなかったのである。

前成説の先頭をきったのは十七世紀の卓抜な形態学者マルピーギとこれもすぐれた昆虫学者、医者のスワンメルダムであった。ミクロのレヴェルで生体のきわめて複雑な機構を知ったマルピーギには、人が部分から機械を組み立ててゆく過程を思い合わせても、そうした生体の諸部分をそのつど新たに「後成的(エピジェネティック)に」つくり上げてゆく生命原理を認めることが不可能であった。彼の手にしていた形態学的方法がなお胚の発生をそのごく初期からフォローすることができなかったという事情を参酌すれば、彼のうけとった困難の大きさは推測にかたくない。おのずからそこに、諸器官はもともと「前成的(プリフォームド)」にあった原型から展開するという別の考え方がうまれてくる。

スワンメルダムは、昆虫の幼虫やサナギが、ハーヴィその他が考えていたような半流動、無構造の、ものの塊まりでなしに、すでに複雑な形をそなえていることを正確に観察し、前成説こそ経験に基づく正しい見解であることを強調する。また、自然発生説論争史(後述)に大きな役割を演じたフランチェスコ・レディも同じころ前成説を支持する。

こうしてみると、それらの体質的には「進歩的な」学者たちが、ほぼ一様に、今日の頭でわれわれが割り切って謬説とする前成説の立場をとった、という率爾に考えれば少々おかしな事実がそこにある。だが、後成説は当時にあっては機械論的、近代科学的説明をまったく拒んでいるようにみえた——発生学が現代生物学においてもたいそうむずかしい問題の一つとして残っていることは周知の通りである——し、さりとてそこにデウス・エクス・マキーナのような実体としての生命をもちだすことが経験をたっとぶ「新しい」生物学者のいさぎよしとしないところであってみれば、人はおのずから前成説に傾くよりほかはなかったように思われないでもない。

だが、それにしても、時の経過につれてそこに新しい形が次ぎつぎと現前する可能性を頑固に否定すると、どうやら前成説は卵の中に将来の諸器官のミニアチュアがたたみこまれていると考えざるをえず、その帰するところは、始祖エヴァの卵巣の中には、無限に続く子孫すべてが、順々にいれこの形ではめこまれていなければならなかったという珍妙な話にもなりかねないだろう。すぐあとで述べるように、十八世紀ごろになると、事実の上で前成説を困難にする生物現象がいろいろと知られてくるのだが、その前にいま言ったような理屈の上での大きな難点がはじめからそこに絡まっていた。にもかかわらず十八世紀に入ってもたとえばアルブレヒト・フォン・ハラーのようなすぐれた学者が前成説の強い支持者の中に数えられることは、上に記したところに照らせばみた目ほどに不思議な話ではないと言ってよいだろう。

たぶん念を押すまでもなく、前成説はもともと一様に卵――この時期ではまだ卵細胞は発見されていないのだが――をその舞台と考えるものであった。やがてしかし、レーウェンフックによって動物の精子が発見され、受精の現象が見なおされてくると、新たに、その精子に子の原型がはめこまれているという考えが登場し、前成説は卵原説(ovism)と精原説(spermatism あるいは animalculism)の二派に分れる。中には精子の中に人体のミニアチュアを顕微鏡下に見たと称してその描画を示す人まであらわれる。

発生学(エンブリオロジー)の歴史を一度十七世紀に溯っていたわれわれの話は、いま記した卵原説、精原説のあたりに来て十八世紀に戻った。上にも記されたように、今日では人が顧みなくなった前成説が、当時は概してむしろ近代的な体質をもった学者たちによって支持された傾向が否まれないし、生物学領域でも実験的方法がしだいにさかんになるとともに、再生(regeneration)や奇型(malformation)のような前成説にとっては明らかに不利とみられる実験の成功も、発生学者にとってかならずしもそうとは受けとられなかったし、受精の生物学にきわめて大きな寄与をしたスパランツァーニが一方で前成論を支持したというような少々理解しにくいことも往々あった。詳細は生物学史に譲りたいが、そうした空気の中で、シャルル・ボネー(Charles Bonnet, 1720–1793)の単為(処女)生殖(parthenogenesis)の発見――前記レオミュールの弟子でもあったこのすぐれた昆虫学者はまた生命論の歴史にも名を残している思弁的な生物学者であった[18・19]――が卵原説論者を強く鼓舞した消息もなにほどか察することができようというものである。

だが十八世紀の半ばごろにもなると、さきにハーヴィが提唱した後成説(エピジェネシス)をとる学者があちこちに現われてくる。前記ビュフォンがその一人であるし、また微生物の自然発生をあらためて裏書きしてスパランツァーニと激しく論争したイギリスの生物学者ニーダム(John Turbervill Needham, 1713–1781)もその有力な一人であったが、中でも今日深く記憶されているのは、カスパー・ヴォルフ(Caspar Friedrich Wolff, 1733–1794)である。

生前かならずしも充分に評価されなかったこのドイツの学者は、ベルリンで医学を、さらにハレでライプニッツを祖述したクリスチャン・ヴォルフの哲学を学び、ベルリンのコレギウム・メディクムで教えたが、事情で本国を去ってペテルブルグに移り、そこのアカデミーで後半生を研究に専念した。

主著「発生理論」(Theoria generationis, 一七五九年)の中で生命の本源力(vis essentialis)を説くヴォルフは明らかにライプニッツ・ヴォルフ哲学の深い影響[18・20]——やや違った形でニーダムにもそれがあった——をうけていた。それは前にビュフォンに触れても述べたように、前の世紀このかたの機械論的な生物学・医学に強く反撥するという意味で、後にまた詳しく述べる十八世紀後半の学界の気象を反映していた。生命論の歴史はたびたび左右に揺れる。

ヴォルフが後成説を主張するに当っては、彼が顕微鏡的に器官の形の変化を時を逐うて仔細に観察したこと——ヴォルフ管あるいは原腎管に今日までその名を残している——を見落してはなるまい。しかし、植物の生理に着想したその拡張的(エクスパンシヴ)な本源力(ヴイス・エッセンチアリス)と、吸収された物質の「凝固能力」との二つに基づいて後成的(エピジェネティック)な諸器官の発生を説明する彼の言うところがかならずしも説得力をもたないとしても恕すべきだろう。ヴォルフがしかしすぐれた生物学者であったことは、動植物を統一する細胞観の発展の歴史に彼が大きな足跡を残していること、また、後にパンダーとフォン・ベーアが確立した胚葉説なる重要な学説に、多分に独断的ながら先駆的な見解を示していることによってもうかがうことができる。

ところで、上にも一言したように受精の本態がようやく明らかになってきたという生物学史上の大きな収穫は明らかに前成説にとって不利な材料であった。

後にベルリンの科学アカデミーの院長となったすぐれた数理物理学者、天文学者のモーペルテュイ(Pierre Louis Moreau de Maupertuis, 1698–1759)は生物学領域にも大きな足跡を残した学者であった。一七四四年にたまたまパリに現われてセンセーションをおこした幼い「しらこ」の黒人を見たのがきっかけとなって彼は遺伝の現象に関心をよせる。どうして人は両親にそれぞれ似るのか、そしてまた、アダムとエヴァの一対の夫婦からどうして白人、黒人その他さまざまの人種が生じたのか。その著「生身のヴィーナス」[18・21](Venus physique; contenant deux dissertations, l'une sur l'origine des hommes et des animaux, et l'autre sur l'origine des noirs, 一七四六年)で彼はその疑問に答えようとする。彼は男女両性の「精液(セミナル・フルイズ)」が、それぞれ身体の諸器官へとさだめられたさまざまの生きた粒子たちよりなるものと考え、それらの結合によって遺伝の現象を説明する。発生の異常、すなわち奇型も同じ筋で説明できるだろう。彼は多指(趾)症(ポリダクティリー)に強い関心をもったが、その家系調査、集団遺伝学の先駆とも言うべき統計的考察、さらには変異と進化に関する今からみておおむね正しい方角の洞察、等のすぐれた仕事を残した。

実を言えば前成説、後成説の別にはまだいろいろ吟味を要するふしもあるのだが、いずれにしても本節におけるわれわれの論述に照らして考えれば、上に述べたモーペルテュイの考え方が卵原説、精原説のいずれとも両立しえないものであったことは、あらためて指摘するまでもないだろう。なお、こうして遺伝論にはじまったモーペルテュイの生粒子説は、後の著述においては生命論一般に拡張され、知性——上記の遺伝現象に萌芽的なそれを許さなければならないとされる——の問題もそこに絡まってくるのだが、ここではその論議には立ち入るまい。(18・22)

同じ筋で、手広い交雑実験によって前成説を否定した学者にケルロイター(Joseph Gottlieb Koelreuter, 1733–1806)がある。カールスルーエの植物園長で自然誌教授であったこのすぐれた学者の、植物の交雑に関する広範で正確な実験は、ある意味でメンデルの先駆ともみられる生物学上の大きな仕事であったが、今のわれわれの話の主題にかぎって言えば、雑種が両親の形質をうけつぐこと、また正逆交雑による雑種が同じ形質を示すことの提示は、前成説に対するきわめて強い反証とみられるものであった。

あえて医学と言わず生物学の重要な分科の一つとしての解剖学とその関連学科の動向にここで一言触れておこう。

長い歴史をもつ解剖学の動向について、われわれはこのところしばらく遠ざかっていたが、学問の性質上、いつもはでではなかったにしても、そこには着実な進歩のあったことは言うまでもない。

アルブレヒト・フォン・ハラーが生理学者であるより前に卓抜な解剖学者であったことは前に述べたところだが、そのハラーと並ぶ十八世紀のもっともすぐれた解剖学者の一人は、ライデン大学の最盛期の教授——ハラーもライデンで彼に学んだ——ドイツ生まれのアルビヌス(Albinus, Bernhard Siegfried Weiss, 1697–1770)であった。骨および筋肉系の解剖学にとくに造詣が深く、多くの著書の中でも、その「人体筋骨図譜」(Tabulae sceleti et musculorum corporis humani, 一七四七年)は、すぐれた文体のテキストとあいまって、解剖図譜の傑作の一つと言われる。

アルビヌスの弟子に小腸のリーバーキューン腺に今もその名を残すリーバーキューン(Johann Nathanael Lieberkühn, 1711–1756)および多面な才能の持ち主であったカンパー(Pieter Camper, 1722–1789)がある。アムステルダムその他で教えたカンパーは当時ヨーロッパのもっとも高名な学者の一人であったが、その創意になる顔面角の測定は、もともと彼の関心の深かった美術にかかわるものであったと言われるが、人類学、比較解剖学にきわめて大きな貢献となった。彼は時代にさきがけて多くの比較解剖学上の業績を残した——リンネ流の分類学が一世を風靡したことは形態学の実質的な前進にとってかならずしも幸福な事態でなかったことがついでにここで指摘されなければならないだろう——が、中で、オーラン・ウータンの歩行と言語活動(?)とを解剖学上から論じてそれをヒトから峻別し、人類の位置に関して啓蒙期フランスの「哲学者たち（フィロゾーフ）」の見解と衝突したのは、思想史の上でも意味のある事件であった。彼はそのゆえに後者によって頑迷な保守主義者と批評されたが、科学上の真理はしばしばそうしたイデオロギー的なレッテル張りを黙殺する。

その比較解剖学は十八世紀後半の生物学のたいそう大きな話題だが、それについては、二つの世紀に跨る世代のキュヴイエその他とともに、後にまたあらためて述べる折があるだろう。

なお十八世紀前半のフランスの高名な解剖学者として、デンマーク生まれのウィンスロー（Jacob Benignus Winslow, 1669–1760）の名を逸してはなるまい。ハラーもパリで彼に学んだが、眼、筋肉その他の解剖学に業績が多く、また、局所解剖学に通じて、外科学への寄与も大きかった。眼の虹彩にイリス（ἶρις, にじ）という美しい名を与えたのはこのウィンスローであった。(18・23)

前に外科医として記された人たちの中に多くのすぐれた解剖学者が含まれていたことは言うまでもない。その代表として比較解剖学者としてもきこえる前記ハンター兄弟の名を挙げておこう。

3　十八世紀の機械論と生気論

一口に生気論あるいは機械論と言ってはみても、歴史的、学問的の充分な吟味を欠いては、それは実質的にほとんど何も言っていないにひとしいけれども、それらの半ば常識的な言葉にぼんやりと示唆される論点（イッシュ）が生物学・医学の歴史の縦糸となっていることだけは動かぬ事実である。

いまわれわれが通過しつつある十八世紀後半における生気論・機械論の問題をめぐっての論議は、歴史的にみて、次の十九世紀の、そこまで来てはじめて掛け値なしに近代的と言ってよさそうな医学の開幕を告げる序曲の意味ももっていると思われるので、ここでその論点をざっと眺めてみたい。

ラ・メトリー、ドルバック、エルヴェシウス、さらにはディドロらによって代表される十八世紀フランスの唯物論の内容は、もとより一様ではないが、言うまでもなくそれはフランス啓蒙思潮の一つの側面をなすものであった。だがジョン・ロックの経験論を支柱にスタートした、言うならば心理学主義への傾斜の強かった啓蒙思想家たちは、やがてしばしば生理学への関心を深くしてその唯物論に一種の色合いをのせてくる。十八世紀唯物論の全貌はもとより本書の枠の外に出るが、ここでわたくしが試みたいのは、生物学、医学領域における当時の機械論の典型とみられるラ・メトリーの思想を一瞥し、その周辺の状況と合わせて二、三のコメントを付する手続きである。

ラ・メトリー(Julien Offray de La Mettrie, 1709–1751)はブルターニュ海岸の富裕な商人の家に生まれた。ランスで医学を学び、さらにライデンでブールハーフェの講筵に列した後、故郷に戻って医業の傍ら著述——ブールハーフェの翻訳も含まれる——に従事した。その後パリに出て、しばらく軍医として従軍し、その間に重い熱病に罹ったが、その体験に基づいて著わした「霊魂の自然誌」(Histoire naturelle de l'âme 一七四五年[18·24])は彼の文名を急に高くしたと同時に激しい非難の的となった。しかも彼は、権威あるパリの大学の医学——前に記したアストリュックが当時その中心人物であった——や、同時代の医師たちの無知と腐敗とを歯に衣きせず攻撃したため、ついにフランス国内にいたたまれぬ事態となり、再びしばらくライデンにとどまる。その主著「人間機械論」(L'Homme-machine, 一七四七年[18·25])はそこで出版されたが、その一種徹底した唯物論はカトリック教会とカルヴァン派、ルーテル派とを問わず宗教界一般の憎悪の的となった。こうして彼はオランダをも逐われ、プロイセンに逃れてフリードリッヒ二世の庇護をえ、学芸を愛好するこの啓蒙君主の侍従として仕えること三年、たまたま宴席でえた急病で世を去った。一生の間、キリスト教の敵、唯物論者、醇風美俗を害う者、といった非難を浴びつづけていた彼には、その死因までが中傷の種であった。体制内での彼の評判がおよそどのようなものであったかは、「門弟にして友人」と自称するこの「唯物論者」から瀆神の書物を思いがけず献呈された当時ゲッティンゲン大学教授のハラーが、周章してラ・メトリーとの無縁を八方陳弁したという挿話からも察することができる。

「それゆえに大胆に結論しようではないか。人間は機械である。また全世界には種々雑多な様相化の与えられたただ一つの物質が存在するのみである。[18·26](下略)」という結語をもった彼の「人間機械論」は、論証的であると言うにはあまりに強引な、学問上の著述であるよりはむしろ知的大衆をアジテートする意図をもったとみられる「啓蒙的な」パンフレットであった。もとよりそれは、デカルトにはじまって現代に至り、後にも詳しく述べられるように内容的にはしだいに展開される生物学的機械論の歴史の中で眺めれば格別しっかりした論拠に支えられた密度の高い業績とは言えないにしても、しばしば読みもしないで言いつがれているような通り一遍の評価では片づけることのできない作品であるようにわたくしには思われる。

ラ・メトリーの生理学は医物理学派(イアトロフィジシスト)の亜流とも言うべき粗雑なものであったが、しかし彼の深い関心は生理現象にはなく——それが機械論で律せられることは彼にはほとんど自明で多言を要せぬものとみられたのだろう——精神(l'âme, soul)の問題にあったと解される。それを含めての人間機械論に彼がデカルトを超えるとする自負(!)があった。

彼はまず、医学者として心身の諸現象が人においていかに密接に相関しているかを豊かな実例を挙げて叙述する。そして、こころが身体の外にあるものでなく、精神性(スピリチュアリテ)とか非物質性(インマテリアリテ)とかいう言葉が畢竟空語にすぎず、すべてはかかって脳の物質のはたらき――脳についての彼の知識はウィリスその他に仰ぐものであったとみられている――にほかならないことを説く。感覚、知覚、進んでは「想像力(イマジナシヨン)」――判断、記憶、詩的想像力、等すべてこの中に含めて考えられる――のような精神現象は有機化の進んだ脳の線維の運動に基づくものとして理解される。それは所在と力の度合いの相違にすぎず、本質的にはからだの諸器官のそれと「同じゼンマイ」のはたらきにほかならない。

そのこころのはたらき、言いかえれば感ずる力(センシテイヴ)は、もともと運動と別に生物質に内在したものでなしに、物質の有機化の進展とともに創発(エマージェント)した運動の表現として理解される。精神を物質的な脳のはたらきとみる彼――彼は「思考は有機組織をもった物質の一属性……と思われるくらいである」(18・27)とまで極言する――は人を動物から連続的に考え、記号認識(コネサンス・サンボリック)においてそれが頂上に達するとみる。

ラ・メトリーの考えを、物質の有機化(オーガニゼーション)の進展に伴う高位の機能の創発(エマージェンス)(18・28)を説いたものとみる生物学史家T・S・ホールの解釈がもし評者の読みこみでないとすれば、それは一つの見識であったと言ってよいだろう。一面それは人の「創造(クリエーション)」や霊魂不滅という誰もがあえて触れることをはばかった、キリスト教の「正統的な」信仰と強く抵触したことは言うまでもない。ラ・メトリーがその時代のもっとも不逞の人物として迫害されたゆえんがそこにあった。彼は「人道を内的な感情の一つとし、それをもまた想像力の領域の話とする」その自然哲学に基づいて、人間の幸福とその行動の規範の問題にまで発言する。

ラ・メトリーの説くところが畢竟「偏見の鎖を断ち、経験の炬火で武装せよ」(18・29)というしごくもっともな彼自身の信条と背馳する独断を出なかったことは否むべくもないし、それは後にもまた言及されるように、ドルバックのそれなどと並べて、「機械論的唯物論」の名できびしい批判をうけることになるのだが、そこに言われる「機械論」は生物学上の生気論と対をなす意味でのそれでなしに、もはやその次元をこえた議論と解されるからしばらくここではその話に立ち入るまい。

少なくとも人脈の上ではラ・メトリーとは遠かった百科全書家たちがしばしば生理学に深い関心をもったことは前に一言したが、中でそのリーダーであるディドロ(Denis Diderot, 1713–1784)の生物学思想は、(18・30)この卓抜な啓蒙思想家の幅の広い業績の中に埋もれがちだが、その中には当時の重要な生物学上の諸論点にかなり的確に触れるものがあって、単に彼が「専門の」生物学者でなかったゆえをもってそれを軽視するのは公正を欠くきらいがある。

ディドロもまた生体の微細構造としてブールハーフェ・ハラー

流の線維の説をとるのだが、本来生命をもたない物質が有機化の進展に伴い、しだいに高度な、生き生きしたはたらきをあらわしてくると理解するラ・メトリーと違って、内在的に感性をもつ物質の間に階層を考える、言いかえれば生粒子の考えをとる、という点でむしろ前述のビュフォンやモーペルテュイに近いように思われる。それは多分にフランス的な——思想はもちろんまったく異質だがデカルトのこだまがきこえてこないでもない——生命論の一つの形であった。

十七世紀科学革命以来の機械論的な生物観が生物学領域にもしだいに強く滲透しつつある状況は本書でこれまでわれわれの学んできたところである。だが、ラ・メトリー流の機械論にしても、あるいは「生きた」粒子の間の機械論的な説明を企てるビュフォンやディドロ流の生物学にしても、まだ独断説以外のものでなかったことは、事実をよく見る人の眼にはのがれなかったはずで、その反措定としていろいろの装いをつけた生気論的主張ないしは保留が登場するゆえんがあった。言うまでもなくその後の歴史はおおむね一方的に機械論——その内容が逐次変化することは言うまでもないにしても——の側に傾きつづけるのだが、だからと言って、そのときどきの学者たちの間で、いずれの陣営に属した人がより科学的であったかは、それほど簡単な話ではない。

いまわれわれの立っている十八世紀の後半がどうやらそのまま返しの時期に当っていることは、今日ではなにげなしに使われている「生気論」(vitalism)という言葉が、後に記すようにたまたまこの間に鋳造されたという事実からもなにほどか察することができるだろう。

ここで思い出されるのは前にやや詳しく述べたシュタールとハラーという二つの卓抜な頭脳が果した役割である。

ハラーの被刺激性の説は、前にも記されたように、もともと筋肉について言われたにもかかわらず、いつのまにかほかのいろいろな生物現象にも拡張される傾きが人々の間に強くなって、あちこちで混乱をうむことになるが、それは後の話に譲ろう。いずれにしても、ハラーは前にも記したようにそれを言うところの「内在力」(vis insita)に帰して、その本質には深入りしていないのだが、彼の明らかにした被刺激性、感覚性のどの面に人が着目するにしても、生きものにかぎってみられるそれらの現象がそれらを支配する生命の原理を人に考えさせる契機を孕んでいたことは否まれない。中には前に記したエディンバラ学派のすぐれた医学者ロバート・ウィットのように、ハラーと鋭く対立しながら(18・31)、そこに脳をその主座とする感性をもった非物質性の原理——しかしシュタールのアニマのような理性的であることを要しない——を想定して一派を立てた学者があるし、その後もハラーの画期的な生理学上の業績が、陰に陽に生気論陣営を鼓舞しつづけたことはたびたび指摘される通りである。

ところで、十八世紀後半の生気論者たちにもっと直截で深い影響を及ぼしたのは前記シュタールのアニミスムスであったが、そのシュタールを含めて医学者たちを生気論に誘った契機の一つにいささか唐突にひびくかもしれないが病気の自然治癒(ナトゥールハイルング)[18・32]という病理学的現象のあったことを忘れてはなるまい。

あらためて述べるまでもなく、医学が近代に入ってもまだ真に有効な治療の手段をほとんど手にしていなかったという冷厳な事実を心ある医学者たちが気づかなかったはずがない。そうした医者たちの眼に、彼らが事実として知りぬいている自然治癒という不思議な現象こそ、人体を単に機械としては到底説明することのできない――人々がその時代におよそどんな種類の機械を知っていたかを想起せよ――生命の神秘と映ったのは、まことに無理のない話であった。してみればそこにはたらく「自然治癒力」(vis medicatrix naturae)――しばしば考えられているようにそれがあのヒポクラテスの「自然(ピュシス)」概念に含まれていたかどうかは措いて[18・33]――を広い意味での生気論のいろいろなヴァリエーションと結びつけたゆえんがそこにあった。生物学史家が生気論の牙城を発生(ディヴェロップメント)の現象に求めるのは、歴史的にみて充分に正しいけれど、病気の自然治癒なる医学(病理学)的現象を生気論の文脈から見落しては、歴史を読む上に片手落ちの譏りを免かれないだろう。

こうみてくると、近代医学における生気論のもっとも有力な陣営となったのが、待期(エクスペクタント)療法を重んずるヒポクラテス主義、あるいは「自然」療法(Physiatrie)の伝統を守るモンペリエの医科大学であったのは了解しやすい話である。それは時代の機械論的偏向に対する一部のすぐれた学者たちの強い不満と重なった。

その最初に挙げられるのが、後に詳しく述べる疾病分類論(ノソロジー)の大立物として知られるボアシエ・ド・ソーヴァージュ(François Boissier de Sauvages de la Croix, 1706–1767)である。モンペリエで学び、後にはその学校で植物学――彼はリンネと近しかった――と医学とを教えた彼は、もともと医物理学派ないし医数学派的傾向をもった学者であったが、そこにシュタール流の生命観が加わった一流の生気論をうちだした。彼は生理現象の説明に医物理学派の姿勢を捨てないが、その起動者、統合者として非物質的な、意識、意志をもった――その意味でたしかにシュタールのそれに近い――アニマを置く。

だが、後に述べる天才ビシャに深い影響を及ぼしたモンペリエの生気論を代表するのは、そのソーヴァージュに続く世代のボルドゥーおよびバルテスの二人である。

テオフィル・ド・ボルドゥー(Théophile de Bordeu, 1722–1776)は、モンペリエで学び、教え、後年をパリですごしたヒポクラテス主義者――シデナム主義者と言いかえてもよい――である。臨床における「自然主義」(naturisme)が彼の理想であった。その仕事は解剖学から(生)化学にわたって多端であるが、彼がとくに深い関心をもったのは腺の分泌の生理学であった。生命論議がそれまでの運動や感覚という前線から腺という「植物性の(ヴェジェタティヴ)」器官に移されていることに注意しよう。単なる機械論や「化学」によってそのはたらきを到底説明することができない[18・34]と考えるボルドゥーは、「細胞組織」(cellular tissue)の基本的な構造物(ストラクチュア)である

「線維」――それは本質的に神経性のもの、ないしは脳および(交感)神経系と密接な関係にあるもの、と考えられているのだが――に、内在するものとしての感性と運動性、つまり生命力(アニマリテイー)を与え、それによって腺の手ぎわのいいはたらきを説明する[18・35]。彼は諸器官がそれぞれ独特の生命力(vita propria)をもち、生体を、いわば諸器官の連邦(フェデレーション)と考え、それらを生命原理としての「自然」('nature')が統合するものと理解する。その本意はいささか解しがたいが、ボルドゥーはしかし、その「自然」の本性といったような具体性を欠いた論議に深入りすることを好まないようにみえる。諸器官の生命をゆるす彼の考え方は、一面、一種奇妙な脈拍論にもなったが、しかしそれはそれとしてこのボルドゥーの学説は後々の生物学思想に大きな影響を残したようにみえる。

主旨においてボルドゥーとほぼ同じ線上にあって、しかも遥かに明晰なのは、彼の弟子で、同じくモンペリエに教え、後にコルヴィサール(後述)と並んでナポレオンの新政府の医事を統轄する任務を与えられたバルテス(Paul Joseph Barthez, 1734–1806)であった。彼もまた啓蒙期フランスの「イギリス心酔者(アングロマニア)」の一人で、ベーコン、ロック、ニュートンの弟子をもって自任する。医学は彼にとって健康と病気における人体の現象のみにかかわり、ことの本質を問うものではないとされる。

からだを支配する精神(アニマ)を認めるという意味でバルテスもシュタールの深い影響下にあることは疑いない。シュタールはモンペリエで早くから熱心に読まれていた。だが、考え、導くシュタールのアニマは、単一の実体とみられ、それではからだの内部におこるあの多様な感性や自律的の運動――たとえば心臓の拍動、腺の分泌、もろもろの不随意運動――を説明しがたいと考えるバルテスは、考える精神(アニマ)(l'âme qui pense)と独立に「生命原理」(principe vital)なる、言うならば第三の実体をそこに置く。それは諸器官の感性と運動性とを支配する。彼の言う「原状維持力」(force de situation fixe)はその「生命原理」の特性の一つだが、およそそうした力は物質の有機化の進展に伴って創発的(エマージェント)に現われるはたらきでなしに、いわば外から有機体に臨む(インポーズ)ところの独立の実体と理解される。彼はそれに基づいて消化、循環、分泌、呼吸、その他さまざまの生理現象を説明するばかりでなく、発生や体熱といったような難問にまで取り組むのだが、ここではその話を長追いしないでおく。

バルテスの「生命原理(プレンシップ・ヴィタール)」の説は、こうしてみると、シュタールから出てシュタールを離れ、むしろハラー流の新しい解剖学・生理学的諸事実――前にも述べたようにシュタールには解剖学に対する無用の反感があった――の生気論的解釈とみることができよう。いずれにしてもそれは、彼の著書「人の生命原理」(Oratio academica de principio vitalis hominis, 一七七三年)にはじめて説かれ、後の「人間の科学、要理」(Nouveaux éléments de la science de l'homme, 一七七八年)に熟するのだが、それに基づいて、アニミスムに代って新たに「生気論」('vitalisme')なる言葉が広く一般に用いられるようになった。

こうみてくると、モンペリエの生気論(ヴィタリスム)も、われわれがこれまであきるほどきいていたところの、あたまにいつも「生きた(ヴァイタル)」という修飾語のついた forces, faculties, properties, principles, powers, *etc.* というような言葉の染め直しで、そこに格別新しい話があったわけでもないようにも思われる。だがそれは、ギリシャの昔からシュタールに至るまでの、思弁的、観想的な、独断論とかならずしも一つではなしに、生物現象の多くが、新しい科学の方法になじむ対象であることを充分認めた上で、ラ・メトリーに反対側の極端な形をみるような独断にも陥ることなしに、未知のXを残してそれを生命原理と名づけたものと理解することもできるだろう。もしその解釈が見当違いでないとすれば、その原理によって何かを説明できたと考える彼らにわれわれは同調できないにしても、それはそれなりにその時代にあっては一つの科学的な姿勢であったと評価してよいだろう。そのモンペリエの流派から後に詳しく述べるピネルやビシャのような傑出した学者のうまれたことも、そう考えれば、格別不思議のない話であった。

広い意味の生気論はこの時代においてもモンペリエの専売ではない。

ライデンでブールハーフェの後を襲った前記ガウプは史家によってまちまちな評価をうけている学者だが、その「病理学指針」は十八世紀の後半にもっとも広く読まれた病理学の教科書であった。たしかに彼の病理学はほぼ同じ時代のモルガーニのそれとは対蹠的で、古風のそして折衷主義的な論弁が煩わしくないとは言えないけれど、しかし、被刺激性の問題を中心とする彼の学説は生気論の歴史の上では、ことにまた前に述べたスコットランドのカレンやブラウンの学説との関連において、無視することのできない意味をもっている。

ところで、あのエクセントリックなジョン・ブラウンの話はしばらく措いて、いま言ったカレン――世代から言えばボルドゥーやバルテスにほんの少し先き立つが――の神経力(nervous power)は、上にみたフランスの生気論(ヴィタリスム)とはかなり性格が違って、シュタールよりはむしろハラーの影響をうけているが、後者の被刺激性(イリタビリテート)を一般化し、ある意味でそれをホフマンのトーヌス説と結んだその学説は、生体に内在する力を強調する――彼はそれこそが「生命」であると考える――意味で、この場所でもう一度反芻されてよい仕事であった。

だが、前記フランスと並んで生気論が根強くあとまで残ったのはドイツである。その話は後にまた続くはずだが、この章ではとりあえず十八世紀の終りで線をひいて、ブルーメンバッハとライルという二人の傑出した学者の業績について述べておこう。

ブルーメンバッハ(Johann Friedrich Blumenbach, 1752-1840)はゲッティンゲンで学び、後その解剖学の教授となった。生前すでに magister germaniae とよばれたこの声望高い学者は、十九世紀フランスのキュヴィエに先き立ってドイツに比較解剖学、動物学を興したと言われ、ことに自然人類学(アントロポロギー)は彼によってはじめてその基礎をすえられたものとみられているが、その方面の彼の業績はさし当ってここではわれわれの話題ではない。

胚の発生と分化の現象がしばしば人を生気論に誘う契機であることはあらためて言うまでもないが、後成論者(エピジェネティスト)ブルーメンバッハは有名なその著「形成力と生殖」(Über den Bildungstrieb und das Zeugungsgeschäft, 一七八九年)および「生理学指針」(Institutiones physiologicae, 一七八六年)の中で、「形成推進力」(Bildungstrieb)――単に発生のみにかかわるものでなしに成長、再生、生殖、等をも支配するところの――なるものをうち立てる。彼はしかし、それをもって前記ヴォルフの「本源力」(vis essentialis)のような実体とみることを控え、現象のア・ポステリオリの説明原理として設定するにすぎないという立場をとる。この節度ある姿勢はドイツでは不幸にしてやがて過去のものとなるのだが、それはわれわれの後の話題である。

ブルーメンバッハの言う「形成推進力」(nisus formativus)は、生体の諸器官に内在する運動および感覚にあずかる力たちとは別のものと考えられていた。その三つが合わさって彼の生気論を形づくる。いずれにしてもハラーの画期的な業績の評価は別として、その後被刺激性と感覚性との論議をもって生理学が尽されるかのごとき風潮、言うならばその神経学的偏向、の続いたのを是正して、彼が栄養、代謝その他生理現象一般を生気論的立場で統一的に考えようとしたところ――似た傾向をさきにわれわれはフランスの生気論者たちにもみたのだが――に、時代の前進をみることができるだろう。

ドイツの生気論を顧みて逸することのできない名はハレの教授で後に新設のベルリン大学に招かれたライル(Johann Christian Reil, 1759–1813)である。

ライルは解剖学・生理学を臨床と結びつけることをはかった視野の広い学者であった。脳と眼の解剖学に関するその研究はとくにきこえ、ライル島(Reilsche Insel)にその名を残しているほか、大脳基底核、水晶体の構造、等に関するすぐれた業績がある。彼は臨床各科に通じたが、とくに精神病学の歴史に大きな足跡を印している。それについては後にまた触れる折があるだろう。

だが、ここでわれわれが注目したいのは、彼の言う「生命力」(Lebenskraft)――この言葉は彼に先き立ってメディクス(Friedrich Casimir Medicus, 1736–1808)の著書にみえる――の問題である。彼が創刊した「生理学アルヒーフ」(Archiv für Physiologie)――生理学領域における最初の学術専門誌であった――の第一巻[18・36]に載った「生命力について」(Von der Lebenskraft, 一七九六年)なる長い論文は今では医学の古典の一つにも数えられる格調の高い力作である。

生理学者ライルにはしばしばカントの深い影響が指摘されている。たしかに彼はその著書の中でこの哲学者に再々言及しているし、これまでわれわれが医学史、生物学史の上でみなれてきた多くの大上段に構えた生命論とは趣きを異にして一種の認識批判を用意したその論述に彼の思想の系譜は隠せないが、しかし彼がどこまでカントの枠内にとどまったかはなお仔細な検討を要するだろう。いずれにしても彼が、感覚世界においてわれわれの感官がとらえる変化、すなわち現象(Erscheinungen)のみを問題とし、その根拠を問うてアニマ(Geist)というような「空虚な概念」(ein leerer Begriff)をもちだすことを終始警戒する姿勢をとりつづけていることがその論述に大きな安定感を醸しだしている。[18・37]

動物体にみられる諸現象は、観念(Vorstellung)を除いて、すべて物質に、物質の混合(Mischung)と形(Form)とにその基礎をもつと彼は説く。それを性質(化学的の)と構造――物質の凝集から器官に至る諸階層における――と読みかえても大きな誤りはないだろう。合わせてそれは物質の性質（アイゲンシャフト）(qualitas, proprietas)とよばれる。その多様性（マンニヒファルティヒカイト）が諸現象のあの多様性と照応する。彼はその物質の「性質」と「現象」との間の関係を「力」(Kraft)とよぶ。それは一つの主観的な概念(ein subjektiver Begriff)にほかならない。

彼はその「力」を物理力、生命力、植物力、動物力、および理性の能力、に区別する。上に記した彼の考え方に照らせば、それらは対象の相違に基づき、いわば等価のものとみられていることは容易に納得できるだろう。その言う「生命力」(Lebenskraft)とは、生きものの世界に存する物質の独特の性質と、そこにみられるものとをつなぐ枠組みとして理解される。彼は生体におけるそれらの物質の特質を「結晶化」(Kristallisation)という言葉でよぶ。それはそれぞれその固有な状態にまでみずからを組み上げる能力、というほどに解してよい。彼はそこに、化学が未だそれらの物質の性質を正確に明らかにしえない現況において、その力の由来を規定することはできない、という注目すべき発言をそこにつけ加えている。

こうみてくると、ライルをいわゆる生気論陣営の旗頭の一人とみなす世に広まった見解には疑問が残るものと言わなければならないだろう。たしかに彼は生命現象――とくに生殖、成長、栄養、再生、安定性、等を、「死んだ力」(von den toten Kräften in tierischen Körper)によって説明できないことを強調するが、しかし彼の言う「生命力」は、生体を統轄する、理性的なシュタールのアニマや、なおその影響を残すモンペリエ派の生命原理のような、外から臨む（イムポーズド）実体でなしに、むしろカント的な主観の枠組みにほかならないものとみられる。

もっとも彼の真意には充分に明らかでないふしがある。いま言ったように生命原理を認めない彼はまた、ビュフォン・モーペルテュイ流の、単一で基本的な生粒子もありそうもないとして斥けているのだが、一面、生体に特有なある精妙(fein)な超化学的とも言うべき要素が物質の世界にまじりこむことによって、さまざまの生命現象が説明される可能性の大きいことを説き、彼の思想の一貫性を崩しているようにみえる。にもかかわらず、生物学を現象界の話とする彼の基調は大きく変らず、彼の著作を有名な「医学の古典著者」叢書に収めた碩学ズートホフが言うように、その言う生命力を彼は物質の構造(有機性（オルガニザチオン）)に規定されたものと理解したとみてほぼ誤りはないだろう。生命力を物質的に解明さるべき課題として提唱されたととるならば、それは「現代的」とも言うべき生物観であった。彼がその中でいわばプロジェクトとして述べている諸問題のかなりの部分が今日ではある程度まで彼の構想した筋に沿うて解かれようとしている事実が、わたくしのこの判断を裏書きする。

「現象」における「物質（マテリー）」の本質的な意義を説く彼が、生体を構成するその物質の有機性（オルガニザチオン）をどんなに鋭い眼で眺めているかは、とくにその問題をとりあげた短い一章[18・38]において、もとより未だ後々の意味における細胞の認識にまでは熟していないにしても、線維、組織、器官の生物学的関連について彼の示している透徹した洞察——組織を彼の前にこのようにみた人があったろうか——によってもほぼうかがうことができるだろう。

およそこうした「哲学（フィロソフィー）」もさることながら、彼が「法則」とよぶところの、具体的な生理学についての叙述も見事で、その時代の生物学のもっとも高い水準にとどくものであった。

晩年ライルの思想は、十九世紀初頭のドイツの生物学、医学を風靡したロマン主義に色濃く染まるようになる。それについては後にまた言及する折があるだろう。

4　近代化学の確立と生理学

近代的な化学が確立したのは、この十八世紀後半の話である。どうして化学がそのようなスロー・スターターであったか、というのは科学史上たいそう議論の多い問題[18・39]だが、いずれにしてもそれは、今では誰にもわかるように、化学ぬきにはほとんど何も語れない生物学、医学にとっては、たいそう不幸なことであった。だが、この時点までくると、その化学も遅ればせながら旧態を脱してくる。われわれはいま、本書の視座から遠ざからずに、その話を、呼吸という生理学の基幹的な現象ときってもきれない酸素の発見の経緯からはじめよう。

われわれはさきにロイヤル・ソサェティーの興隆期の学者たちが、手まめで巧みな実験に基づいて、空気の中に呼吸や燃焼によって消費される特別の成分の存在を推測した次第を学んだ。中でもとくにメイヨウの硝気精(spiritus nitro-aereus)の記述は問題の核心にかなり近づいていたようにみえる。

だが、前にも記したように、つとに十七世紀に呼吸の生理学を開拓したそれらの若い学者たちの仕事は、残念なことにその世紀の終りごろにはすっかり閑却されていたし、その一方、これも前に一言したシュタールのフロギストン説が十八世紀の化学者たちを風靡して、はからずも化学の進歩を阻む壁になっていた。その有名な学説は、ある意味ではたしかに化学が錬金術の羈絆から脱出したことを示す前向きの理論でもあったのだが、その新装の学説の強い説得力が結果においてはかえって災いを大きくしたようにみえる。

十八世紀後半における化学の革命的な進展は、いま再言したフック、メイヨウらの研究から百年に近い中休みを挟んで、またもやイギリスの実験科学者たちの手になる空気の化学に関する研究からはじまった。それは啓蒙期フランスに移植されてそこで近代化学がはじめて軌道に乗るのだが、いまその経緯をかいつまんで述べてみたい。[18・40]

そのイギリス化学興隆の先頭をきったのは、前に述べたウィリアム・カレンの後を襲ってグラスゴー、次いでエディンバラの大学で化学の教授となったジョーゼフ・ブラック(Joseph Black, 1728–1799)である。当時スコットランドは学問のどの方面でも保守的なイングランドと違う活気にみちていた。[18・41] それを十八世紀スコットランドのルネッサンスとよぶ人さえある。

ブラックは、いつも試薬の純度に意をもちい、正確な測定を心がける新しい[18・42]タイプの化学者、注意深い実験家であった。科学史家ギリスピーの表現をかりれば「ケミストの科学の象徴としての(as the symbol of the chemist's science)天秤が、その職能の象徴(シンボル)としての(as the symbol of the chemist's craft)蒸溜器やレトルトにとって代ったのはブラックにおいてであった。」もう少しすなおに言いかえれば、彼は定量化学の創始者の一人として記憶さるべき卓抜な科学者であった。ラヴォアジエが彼を高く評価したのもうなずかれる。

もともと医学者であったブラックの仕事は、当時医者たちが大きな関心をよせた尿路結石の治療剤あるいは胃の制酸剤としてのマグネシア・アルバ(magnesia alba)および生石灰(quicklime)の化学的性質の研究にはじまる。それは一連の正確な実験と正しい推理とによって彼を空気中の二酸化炭素の発見(一七五七年)にまで導いた。その要旨はおよそ次のようである。

煆焼によってチョークやマグネシア・アルバからそれぞれ生石灰、マグネシアができるとき——参考のため今日の記法で示せば(以下同断)($CaCO_3 \rightarrow CaO + CO_2$)——そこに重量の減少が伴うことを観察した。この減量は特有の性質をもった空気(エア)がそこから逃げだすものと彼は考え、それを「固定空気」(fixed air)——空気が物質に固定されるという考えは前記スティーヴン・ヘールズももっていた——と名づけた。その生石灰(CaO)に水を加えてできた消石灰(slaked lime $Ca(OH)_2$)を「温和アルカリ(マイルド)」と反応させると、その消石灰は後者と結合していた「固定空気」をうけとってチョークに復元し、一方「温和アルカリ」は「苛性アルカリ(コースティック)」となった。($Ca(OH)_2 + Na_2CO_3 \rightarrow CaCO_3 + 2NaOH$)

ところで、消石灰液を空気中に放置すれば、炭酸ガスと反応して沈澱を生じ、白濁する。その現象を「固定空気」の存在のテストとして用いることによって、ブラックは彼の言う「固定空気」が木炭の燃焼やブドウ酒の発酵に際して大量に発生すること、また、呼気の中にそれがかなり濃厚に含まれていることを証明した。

彼がこのようにして発見した炭酸ガスは、実は、その百年以上前にファン・ヘルモントが記述した gas sylvestre の再発見とも言える——ブラック自身も後の著作の中でファン・ヘルモントの業績を明記しそれを正しく評価している——のだが、実験的根拠と精度とにおいてもとよりその二者は同日の談ではない。

こうしてブラックの仕事は十八世紀後半における気体化学と呼吸生理学の躍進に先鞭をつけた。ついでながらここで生理学の動向をうかがえば、それはハラーの「生理学原論（エレメンタ）」の第一巻の刊行と同じ年に当っている。

人の呼吸に利用されるのは空気の一部分にほかならないというほぼ確立された知識に照らして、ブラックがこの「固定空気」をその不利用部分 (irrespirable portion) に擬したのは無理もない誤りであったが、やがて彼の門下のラザーフォード (Daniel Rutherford, 1749–1819) による窒素の発見(一七七二年)がその問題を解決に近づける。

ファン・ヘルモントのつくったガスという言葉はまだ広く用いられず、気体はなおエア (air) と一般によばれてはいたが、空気はもはや単一の元素（エレメント）ではない。それは人間の長い思想の歴史において革命的な意味をもつ認識であった。

このころ急にさかんになった気体化学 (pneumatic chemistry) の諸問題の詳細にいまわれわれは立ち入らないが、奇才の貴族キャヴェンディッシ (Henry Cavendish, 1731–1810) による水素(「可燃空気」inflammable air) の発見——話を気体化学の領域にかぎってもこのすぐれた科学者の寄与はこれに尽きるものではないのだが——は、それがフロギストンにほかならないという多くの人々が耳を傾けた主張のゆえにも、ここに一言記しておかねばなるまい。

われわれの論述に触れてもっとも注目すべき学者はプリーストリ (Joseph Priestley, 1733–1804)[18・43] である。

ヨークシャの工業都市リーズに生まれ、もともとユニテリアン派の牧師であったこの異色あるすぐれた人物の生涯は、その非正統的な神学思想、政治上の急進主義も絡んで、はなはだ多端[18・44]で、晩年はアメリカに逃れなければならなかったが、本書でいまわれわれが注目したいのは、科学の広い範囲にわたるその活潑な研究活動、中でも気体化学領域におけるかずかずの貴重な業績である。正規の科学教育をうけたことのない彼の仕事ぶりはかならずしも組織的ではなかったけれども、多くの創意と巧みな実験によって進められた気体に関するさまざまな研究は、おのずから一つのまとまりのある内容をもった。

一七六〇年代の終りごろ、リーズの牧師であった彼が隣り合わせた醸造所の試料で気体化学の実験をはじめたころ、化学者たちの間に知られていた気体の種類は、(普通)空気(コモン・エア)、固定空気(フィックスト・エア)、すなわち炭酸ガス、および可燃空気(インフラマブル・エア)すなわち水素、の三つであったが、七〇年代に行われた彼の手広く巧みな研究によって、一酸化窒素、酸化二窒素、塩化水素、アンモニア、二酸化硫黄、四弗化珪素、酸素などの種々のガスの存在が明らかにされ、それぞれの性質がしらべられた。中で、化学の問題としても、またわれわれの生理学の側から眺めても、ここでややていねいに考えてみなければならないのは、彼がいち早く手にした今日で言うところの酸素とそのはたらきの話である。

一七七四年八月、プリーストリは「煆性水銀」(Mercurius calcinatus per se)すなわち酸化水銀(HgO「赤色沈澱」)を、レンズで集めた太陽光線で加熱してえられた気体(エア)が、水に不溶で、しかも蠟燭や木片を激しく燃焼させる事実を見出した。この気体の本性に関する彼の理解には当初いささか混乱があったのは事実だが、やがて、彼がさきに発見した「硝石空気(ナイトラス・エア)」(18・45)(N_2O)による吸収試験や、ハツカネズミの呼吸実験によって、それが燃焼と動物の呼吸とを支持する上に、普通空気(コモン・エア)(大気)よりはもう一つ強化された性質をもつ独立の気体であることを知った。

しかし、プリーストリがフロギストン説の忠実な信奉者であったことが彼の歴史的な発見を中途半端なものにしたことは事実である。大気が燃焼を支えるのは燃える物質から脱出するフロギストンを受容するためであるという考え方にくみする彼は、この彼が発見した気体(エア)の中で、ものが激しく燃え、動物がらくに呼吸するのは、それが大気に比べて脱フロギストン化が進んでいるためであるというもっともらしい推理を行う。

ついでながら言えば、その動物の呼吸は、彼によれば食物によってとりこまれたフロギストン――可燃性である食物は当然フロギストン(燃素)を含んでいるはずである――の脱フロギストン化(dephlogistication)の過程として説明される。これに対し、動物の餌となる植物は、光の助力をえて空気中からフロギストンを吸収する。フロギストンが言うならば酸素の陰画(ネガ)、フロギストン説が酸化作用の鏡像(シュピーゲルビルト)であるからには当然であるとも言えようが、いずれにしてもそれはことの本質にかなり迫っていて、科学者としてのプリーストリの非凡さを人はそこにみるだろう。

プリーストリの脱フロギストン空気の研究は一七七五年に発表されたが、実を言えばそれより早く一七七二年にスエーデンの卓抜な化学者シェーレ(Karl Wilhelm Scheele, 1742–1786)が、種々の方法で酸素を確実に手にしてそれを「火の空気」とよんでいた。ストックホルム、ウプサラの薬種商に勤めながら充実した研究――その質の高さは後々まで人の高く評価するところである――を続けたこの独学の学者の仕事については後にまた言及する折もあるだろうが、酸素の発見はそのもっとも顕著な業績であった。残念なことにその報告は一七七七年の日付をもち、記録の上ではプリーストリに遅れをとった。もっとも、シェーレもフロギストン説の支配の下にあって、彼の発見した新しい気体のはたらきの真相にはなおとどかない憾みがあった。

ここに遅ればせながら科学革命の殿軍とも言うべき偉大なラヴォアジエが登場して、化学の世界にも近代が確立する。

ラヴォアジエ(Antoine Laurent Lavoisier, 1743–1794)はシュタールが歿しておよそ十年の一七四三年、パリの弁護士の家に生まれた。[18・46] マザラン学院(Collège Mazarin)を了えて法科大学に入ったが、科学を愛好して数学、天文学、植物学、等を学び、また王室植物園で有名な化学の教授ルエルの講筵に列した。ディドロがその同門にいた。やがて地質学者ゲタールの調査旅行に従ったのが機縁となって科学研究に専心するようになり、すぐに頭角をあらわして、一七六八年には二十代の若さで科学アカデミーの会員に任命されるまでに目立った仕事ぶりをみせる。

あい前後して彼は徴税組合(Ferme Générale)に入って徴税請負人となり、科学と実務とがその後の彼の生涯に並行する。一七七五年彼は火薬管理官に任命され、——一七九一年までその職にあった——兵器廠内に居を移し、そこの私設の研究室で多くの貴重な研究が次ぎつぎとうまれた。そこは外国からパリを訪れた著明な科学者たちの「名所」の一つになった。

農業、経済、教育、衛生、等諸般にわたる彼の多彩な社会的活動については筆を省こう。だがラヴォアジエのそうした面での活潑な行動はおのずからフランス革命の勃発に当って彼をいろいろな意味での注意人物にし、とくに雑誌「人民の友」に拠ったマラーが彼に激しい攻撃の矢を向けたが、王制下の財政に深くかかわる徴税組合に属したというだけでも彼は革命下に起訴されるに充分な理由をもつとみられた。こうして彼は共和暦Ⅲ年花月(フロレアル)十九日(一七九四年五月八日)断頭台上の人となる。

まもなく、フランスの多くの人々がそのとり返しのつかない損失に気づいて公けに彼の名誉を回復したのは当然と言えば当然のことであった。

化学者としてのラヴォアジエの研究は、早くから強い定量的配慮をその特質とした。彼の研究にはいつも天秤が重い役割を占めていた。化学反応における言うところの質量保存の法則をラヴォアジエは彼の一生尊敬しつづけたブラックに倣って深く重んじた。

気体化学に関するラヴォアジエの研究は、一七七四年はじめの論文集に記述されているが、実はその二年ほど前からはじまっていたらしい。もっともそこにみられる燃焼についての彼の見解はなおかならずしも明確なものではなかったようにみえる。

酸素の発見の歴史の上でもっとも有名な論文はラヴォアジエが一七七五年の復活祭のころ科学アカデミーに報告した「煅焼中に金属と結合しその重量を増加させる物質の性質について」(Mémoire sur la nature du principe qui se combine avec les métaux pendent leur calcination, et qui en augumente le poids)である。

実を言えばしかし、前年(一七七四年)の秋、シェルバーン卿なるそのパトロンに随行してたまたまパリを訪れた前記プリーストリから彼の実験の話をラヴォアジエが直接きいていて、明らかにそれなしには上記の報告は成立しないとみられるにもかかわらず、プリーストリの名がそれに明記されてない――プリーストリの公けの報告は同じく一七七五年だが日付でラヴォアジエに先をこされていた――ことがしばしば批判されている。また、上記のいわゆる復活祭報告には、その年の五月にロジェの雑誌に印刷されたものと、名目上は一七七五年だが実は三年ほど遅れて発行された「アカデミー紀要(メモワール)」に掲載されたものとの二つのテキストがあって、その内容が少々違っており、後者――通例引用される全集所載の論文はこれに該当する――には、あけ放しの性格をもったプリーストリからうけた批評をその間に参酌したとみられる加筆修正の跡があるなど、いろいろ問題がないわけではない。[18・47]

上にも一言したように、ラヴォアジエはプリーストリに会う前から、彼一流の質量観をしっかりとふまえて、硫黄、燐、ダイヤモンドなどの燃焼、金属の煅焼の実験に手を染めていて、フロギストン説――それを彼は「シュタール追随者たちの理論」とよぶ――に強い疑惑をもっていたのは事実である。だが、後に彼が命名した酸素の発見に彼を直接導いた酸化水銀その他の煅焼実験による空気の組成に関する研究は、いま言ったように、プリーストリの談話に基づいていたものとみられている。もっとも、プリーストリがそれを誤って笑気(NO_2)とした一方、ラヴォアジエはどうやらはじめのうちそれを空気それ自身ととり違えていたようにみえるのだが、いずれにしてもやがて一七七七年ごろまでには彼はことの本態を誰よりも正確に見抜くに至った。そのころまでに到達した彼の燃焼一般に関する見解をまとめて言えばおよそ次のようである。

(1) 燃焼は熱および光を放出する。(2) 物質は「純粋な」(air pur)あるいは「吸うにとくによい」空気(air éminemment respirable)の存在においてのみ燃える。(3) 燃焼による物質の重さの増加は、そこで消えた「純粋な空気」の量と等しい。(4)「純粋な空気」が加わるとそこに酸が生ずる。

それと並行して彼は呼吸に関して次のような重要な諸事実をみつけている。呼吸が「吸うにとくによい」空気を消費し――密閉容器中の動物はそれが消費し尽されるとただちに死ぬ――「有毒な」(méphitique)部分を残す。後者は、煅焼に際して残ったものと同じで、呼吸に適せず、焔を消し、さきにラザフォードがフロギストンにみちた空気と理解して「毒気」(air méphitique)と名づけたところのもの、すなわち今日言う窒素で、ラヴォアジエはそれを、生命を支えない、という含みでazote――フランス語以外でもアゾ(azo-)化合物という接頭辞の形で今日でも広く使われている――と命名した。彼はまた、呼吸にあずかった空気が煅焼後のそれと違って石灰水を沈澱させること、つまりブラックの固定空気――彼はそれをacide crayeux aériforme(直訳すれば石灰質の気状酸、とでもいうことになろうか)とよぶ――を含んでいることを確かめる。それは炭素の酸化物である。

こうしてラヴォアジエは、燃焼、煅焼、および呼吸が同質の化学反応であることを明確にした。彼が「生命の空気」(air vital)、

「純粋な空気」(air pur)、あるいは「吸うにとくによい空気」(air éminemment respirable)などとよび、やがて、上に触れたようにその結合によって酸をうむものというほどの意味で「酸素」(principe oxygine; ὀξύς, 鋭い、酸い、より)と名づけた物質との化合、すなわち酸化(oxidation)の過程が共通にそこにある。すぐあとで検討されるように、酸素および酸化という言葉には文句がついてもしかたがないだろうが、永く人々をとらえて放さなかったフロギストン説の魅力――それは今となっては明らかに誤謬だったとしても前にも一言したようにその底に化学の近代化への志向があっただけに人々を強く捉えたのだが――に惑わされずに、ことの本態を正しく見抜いたという意味で、ラヴォアジエをこそ酸素の発見者――単に命名者というだけでなく――とみて不当ではないだろう。

本書のわれわれに関心の深い呼吸の話にはまだ重要な続きがあるのだが、都合でそれをしばらくあとに廻して、その新しく発見された酸素に絡む諸問題をもう少々追跡してみたい。

上に記したように、空気のもっとも「純粋な」部分があらゆる酸に――「食塩からえられる酸を例外として」――入るとみたのはよいとしても、それが「酸性を構成する」と彼が考えたのは明らかに誤まっていた。硫黄や燐の燃焼が水蒸気を吸って酸を生ずることを彼はたしかにみてはいたのだが、おそらく何かそこに盲点があったのだろう。だがそれにしても、それらの研究の過程の中で、彼が酸や塩基や中性塩や、そうした物質の離合集散、つまり化学反応の秘密を明らかにする技法を着実に開発しつつあったことを見落してはなるまい。それは化学の新しい時代の到来を先きぶれするものであった。

ラヴォアジエの関心はしかしやがて酸を離れ、ここでも彼の酸素観と絡んで、水の生成という当時の化学の興味の焦点の一つに移った。

言うまでもなく、水は古来――近くはファン・ヘルモントの自然哲学・化学が水に特別な関心をもったことが思い出される――「元素(エレメント)」の筆頭に挙げられるものである。だが一七六六年にキャヴェンディッシュが金属と酸とから水素(可燃空気)――彼にとってはフロギストンそのもの――が生ずるのをみたときも、それと水との関係についての洞察はなかったと思われる。

ところで、そのキャヴェンディッシュが一七八三年、可燃空気(水素)と脱フロギストン空気(酸素)との結合が、水を、しかも水だけをつくることを発見する。共通の友人であったブラグデン卿からその話をきいたラヴォアジエはそれを彼一流に解釈して、古来直観的に元素として考えられていた水を、水をつくる気体の酸化物――彼のにとってぐあいの悪いことにはそこに酸はできないのだが――でなければならないと考える。彼はただちにその実験をくり返して、数学者、天文学者ラプラス(Pierre Simon de Laplace, 1749–1827)と連名で同年秋の科学アカデミーに報告する。遺憾ながらそこにはキャヴェンディッシュの仕事についての記載がなかった。

水の生成ないし組成には、またプリーストリやジェームズ・ワット(James Watt, 1736–1819)その他の学者たちの名が絡まっていて、先取権(プライオリティー)をめぐって論議は尽きないのだが、その詳細は化学史に譲って、ここでは、水の合成をはじめて達成したのはキャヴェンディッシで、ラヴォアジエがそれを水素の酸化と正しく解釈したとみてほぼ妥当らしい、と言うにとどめよう。

ところで、話はフロギストンに戻るが、はじめのうちは公然とそれに挑むことをあえてしなかったラヴォアジエも、一七八三年の「フロギストンに関する考察」(Réflexions sur la phlogistique)なる論文ではじめて明白な言葉で「化学の悲しむべき誤謬」であるその学説を真正面から否認する。たしかにフロギストン説は十八世紀の新しい学説で、しかもあの天動説やガレノス学説のような教権をバックにするものではなかったにしても、その背景には人の直観に基づいた、しかも上に言ったように「科学的」にけっして筋の悪くない前史があるわけだから、ラヴォアジエの造反は当然人々に強い衝撃を与えるものでなければならなかった。

まもなく、ベルトレ、モルヴォー、フルクロアら、同じ国のすぐれた化学者たちがそれに賛意を表するが、キャヴェンディッシ、プリーストリをはじめイギリスの化学者たちは概して保守的で、なおフロギストン説を固執した。その中でしかし彼のもっとも尊敬するブラックがついにフロギストン説を棄てたのはラヴォアジエの深い大きな喜びであった。

こうしていまや空気も水ももはや元素(エレメント)ではない。それに伴って火もまたその正体を明らかにした。そしてラヴォアジエが量の観念をしっかりと見据えて燃焼を扱った思考のパターンは化学一般に拡張されようとする。そこには明確に規定された物質の離合集散に基づくところの化学反応があって、その反応の前後において質量の総体は等しい。史家ギリスピーの批評を原文の文脈からやや自由に引用すれば[18・48]「いくら賞めてもたりない明晰な精神で、ラヴォアジエは、ギリシャの元素説や、火と流転の古いストア学派の名残りや、塩、硫黄、水銀なるパラケルスス的原質や、錬金術者流の蒸溜・精製や、鉱物学と冶金学の伝承、そして彼自身の時代の続出する実験室の諸発見、それらの雑多な遺産の混沌(ケオス)から近代科学としての化学を創立するために何がなされなければならないかをよく見抜き」、そしてそれを実現した。胡散くさい雰囲気をまといつづけてきた化学はいまや近代科学のはずすことのできない太い柱となった。

もっとも化学反応と量的観念とのきり離せないことは、彼に先き立ってブラックも――おそらくはまたキャヴェンディッシももっていたし、ことにまたロシアの生んだ卓抜な科学者、文学者ロモノーソフ(Михаил Васильевич Ломоносов, 1711–1765)の業績はこの領域でも忘れてはならないと言われる。

新しい化学の研究と教育を促進する方法として、ラヴォアジエが化学物質の命名法、ギリスピーの適切な表現によれば化学(ケミカル・リング)

語法（イスティックス）の樹立に深く意を用いた辺に啓蒙思潮の反映をみて大きな誤りはないだろう――ラヴォアジエは科学の研究における言語のもつ意味をコンディヤックの「論理学」に学んだという――が、その仕事は、彼に先き立って一七八〇年ごろからほぼ同じ趣旨の試みに手を染めていた前記モルヴォー(Louis Bernard Guyton de Morveau, 1737–1816)や、これも前記のベルトレ(Claude Louis de Berthollet, 1748–1822)、フルクロア(Antoine François de Fourcroy, 1755–1809)の協力によって一七八七年に「化学命名法」(Méthode de nomenclature chimique)として公表された。そこには当然いろいろ批評の余地はあったし、また、当座それが大きな歓迎をえなかったのも事実だが、彼の意図も方針も正しかったことは、その後の化学が彼の指示した方向に動いて今日に至っていることをみれば明らかだろう。

ラヴォアジエの意図が正しく達成されるには、しかし、近代原子論の樹立をまたなければならなかった。ドールトンの原子論の確立によって化学の革命は区切りに達するのだが、それはしかし次の世紀のはじめの話である。

ラヴォアジエの新しい化学の構成は、あの画期的な「化学概論」(Traité élémentaire de chimie, présenté dans un ordre nouveau et d'après les découvertes modernes, 一七七九年)(18・49)にはまとめられた。それは諸国の言葉に訳されて化学の歴史に新たな時代をもたらす上に大きな役割をつとめたのであった。

話を医学、生物学に戻して前述の呼吸の問題をもう少々追ってみよう。

酸化の問題と関連して、ラヴォアジエは一七八〇年、ラプラスと協力して熱に関する有名な研究を公けにした。それは体熱という古来の難問を通じて彼らを生物学に導いた。

もっとも、その二人は一緒に測定し、計算も行いながら、熱の本性に関してはまったく異なった見解の上に立っていたようにみえる。ニュートンの天体力学を補完した偉大な物理学者ラプラスが、熱を、運動を底にもつ現象と理解していたのに対し、ラヴォアジエは熱の本態、すなわち言うところのカロリック(calorique, caloric)を、おそらく当時の通念から隔たらない線に沿うて、分子を分散させている稀薄で高度に弾性的な流動体の現われ（マニフェステーション）と信じていた(18・50)。ラヴォアジエの近代性をどこまで認めるかについてしばしば人々の意見が大きく岐れるのは多くこの点をめぐってである。しかしエネルギー概念のまだ浮んでいない当時にあって現象の説明を尽そうとすれば、そこには無理のないふしがあったとみられないこともない。それは熱の伝播を考える上にもつごうがよいと思われた。

カロリックの問題はしかし、たしかにラヴォアジエ論としてはたいそう重要な論点の一つを形成するには相違ないが、かならずしも本書の直接の関心事ではない(18・51)。

ところで、あらためて言うまでもなく、体熱（アニマル・ヒート）は古来生理学、生物学の核心にある難問の一つであった。その前史と、いまわれわれの立っている時点の直前、すなわち十八世紀の半ばごろにおけるハラーやヘールズのこの問題に関する見解についてはさきに紹介した。それに続けてこの問題の歴史を考える上に、前記ブラックが温度と熱量とをはっきり区別し、物質の熱容量の概念をはじめて確立したことは、現象への正しいアプローチの上にたいそう重要な意味をもっていた。

前記のように呼気の中にも固定空気を証明したブラックは、[18・52] 呼吸に関連して彼の得意とする熱の現象の生物学的なあらわれである体熱の問題にも手を染めてすぐれた研究を行ったらしい。それは公刊されずにとどまったが、それがスコットランドの研究者たちに大きな刺激を与えたことは疑いない。中でももっとも注目されるのは、グラスゴーで学んだクローフォード(Adair Crawford, 1748–1795)の仕事である。[18・53] 彼はブラックの方法に倣って血液、呼気その他の諸試料の熱量の測定に基づいてその体熱理論を立てた(一七七九年)。

フロギストン説陣営に属していた彼は、フロギストンと、それに正反対の原理(プリンシプル)としての熱素(elementary fire)あるいは絶対熱(absolute heat)の二つに基づいて彼の体熱説を組織する。肺において、空気中に含まれる絶対熱をうけとった動脈血が循環に当って体内の組織でそれとフロギストンとを「選択的な牽引力」(elective attraction)に従って交換し、こうして肺に戻った静脈血中のフロギストンは、より牽引力の強い空気と結んで排出される。

クローフォードのこの説には不分明な点も多いが、呼吸と体熱とを曲りなりにもはじめて結びつけたという意味では記憶すべき仕事であったとみられる。それは諸外国にも広く紹介されるほど大きな注目をひいた。ラヴォアジエの眼にもそれは触れたはずである。クローフォードはその後もかなり長い間この問題と取り組んで、ラヴォアジエの仕事ともいろいろ交錯するのだがその経緯はここには省きたい。[18・54]

上に一言したラヴォアジエとラプラスの仕事の発表はほんの少々それに遅れてはいるが、それはもちろん前からの彼らの仕事の筋の必然的な発展で、しかもずっと明晰な内容をもっていた。彼らは、外界で炭素の燃焼によって生ずる炭酸ガスの量や熱量に関するしっかりした知識を動物実験の数値と照らし合わせて、およそ次のような結論に到達する。

呼吸は一種の燃焼である。それはたしかに緩徐だが、炭素の燃焼と本質的に異なるものではない。それはもっぱら肺の中で行われ、そこに生じた熱は肺を通過する血液に吸収されて全身に伝達される。

今日考えてたしかにそれは古来の宿題であった体熱をめぐる論議を一歩解決に近づけたことは認められてよいとしても、言うまでもなくあちこちおかしいふしはあった。だが、ずっと遅れて一七九〇年に生理学者のセギェン(Armand Séguin, 1765–1835)と共同で発表した論文ではラヴォアジエはその傷をいっそう深くした憾みがある。彼らは肺において血液から炭素および水素を含んだ液体が気管支内に分泌されそこで酸化が行われて熱と炭酸ガスと、そして水とが生成する、と考える。ガスおよび水蒸気は呼気とともに排出される一方、熱は血液によって全身に配給され、発汗および呼気によって失われた体温を補塡する。もっともここで血液の貸方勘定が当然栄養によって補われなければならないとすることによって彼らが栄養と呼吸との一貫性を考えている卓見に注目したい[18・55]。

さすが純化学の領域では間然とすることのないラヴォアジエも、生理学では実証の裏づけを欠いた主張を多くまじえて大きな破綻をみせたとしても深く咎めるには当らないだろう。当然その説は多くの論議と批判とをうんだ。問題は主として、熱の産生される場所と酸化(燃焼)の行われる温度とにかかわっていた。

酸化が肺の中でのみおこるのでなしに、肺から血流中に入って運ばれた酸素によって全身の血管内で行われる、という大きく一歩進んだ見解を提出したのは、数学者ラグランジュ(Joseph Louis Lagrange, 1746–1813)――それは彼の助手でかつてラヴォアジエの助手でもあったハッセンフラッツ(Jean Hassenfratz)という化学者の論文(一七七九年)の記載に基づいて広く伝えられている――であった。しかし言うまでもなくそれはまだことの真相をつかんでいない。たしかにそのころ、前にも名の出たイタリアの卓抜な生物学者スパランツァーニが、ラヴォアジエの酸化理論をふまえて、今日言うところの組織呼吸、すなわち生体内酸化の現場を、脊椎および無脊椎動物について行われたかずかずの実験によって確かめてはいた。だがそれが一八〇四年に出版された遺稿集で公けにされた後も、時代を遙かに先き駆けたその卓見は人々の注意をほとんどひかなかったようにみえる。ラヴォアジエ、セギェンをはじめとして、皮膚から固定空気が逸出する事実を認めていた学者は少なくなかったのだが、その意味を誰も深く考えようとしなかったのも無理からぬことではあった。

およそこのような次第で、あの内在熱(インネート・ヒート)という、言うならば自然哲学的な枠組みで生物学・医学の歴史に論議の絶えなかった体熱の問題は、近代化学(ケミストリー)が生物学にもたらした最初の大きな寄与として、科学的な手がかりをもつに至ったのであった。それはしかし、一つとびこえて二十世紀に入ってはじめてある程度はっきりしたアプローチがわかってきた問題だとも言えるわけだから、われわれはここでしばらくこの話の筆をとめてもよいだろう。

いずれにしても、医学の背景としての近代化学の誕生の消息をこの節でうかがってきたわれわれは、こうして早くもそれが呼吸や体温という生理学[18・56]のもっとも基本的な問題を理解する上に欠くことのできない方法であることを学んだのであった。

医化学派(イアトロケミスト)の伝統が、ことにその関心が偏執的(モノマニアカル)な治療にあったパラケルスス派ないしその亜流(エピゴーネン)たちの志向が、近代医学の発展と直接に結びつかなかったことは歴史的な事実だが、それにしてもそのリーダーたちが、医学・生物学における化学的思考と方法との射程に関する何ほどかの正しい予感をもっていたことは認めなければならないだろう。化学を物理学と並列的に考える素朴な常識にかりに従って言うならば、それは物理学よりも生物学の地肌になじみやすい基礎科学の部門であったとみてよいだろう。さきにも一言したように、その化学の近代化がどうしたことか永くてまどっていたことは、医学・生物学にとっても大きな不幸であった。いまやしかし大ラヴォアジエをえて近代化学はしっかりと軌道に乗った。

一つのことがここで注意されなければならない。

化学史の詳細に立ち入るのはもとよりわれわれの任務ではないけれど、ドールトン、リヒター、プルースト、ゲイ・リュサック、アヴォガドロら、いくつかの目立った名を挙げればほぼその輪郭がわかるように、ラヴォアジエに続く十八世紀終りから十九世紀はじめにかけての化学の発展は、とくに近代原子論の確立と化学結合論の諸問題をめぐってまことにめざましいものであった。しかし、それが生理学者たちの「化学的な」思考にも深い影響をもたらしたことは充分認めなければならないにしても、今となって考えれば明らかなように、一面、生体を構成する物質の主部である有機化合物に関する知識も、それを攻める手段も、人がほとんど知らなかった状況において、生理学上の諸問題に対する化学の射程が当時はまだ思いのほかに短かかったのもまた残念ながら事実であった。上に述べたラヴォアジエの呼吸生理学の生物学史的意義とその限界とがその辺の消息をいみじくも伝えている。

こうしてわれわれの話は、少なくとも外見上、当分また化学を離れた線で続けられることになるだろう。どうやら当面、生物学、医学にとって化学は、豊かな未来を孕んだ約束だけにとどまっているらしい。

第19章　十九世紀パリ学派序説

1　疾病分類論の問題

われわれの話もこの辺でそろそろ十九世紀に入るはこびとなる。アッカークネヒトの簡潔な医学史教科書は十九世紀の叙述に入るに当って、医学は長い間たしかにその志向においては「科学的」であろうとしつづけてきたにはしても、それが事実上科学的になったのは、やっと十九世紀に入ってからのことであったという旨を述べている。(19・1) 一見きわめて平凡で、実は透徹した史眼を感じさせるこの言葉は、本書の話も内容的にこの辺から、今日われわれの間に暗黙に了解されているような形の医学の枠組みに沿った線にだんだんと近づいてくることをわたくしに代って予告している。だが、医学が科学的になるということは、どういう内容と意義とをもち、どういうプロセスを経なければならないかは、言うほどに簡単な話ではない。

十九世紀の新風に扉を大きく開くのは、フランス革命の前後におけるパリを中心とする医学者たちの意味の深い動きである。それは上記アッカークネヒトや後述の哲学者ミシェル・フーコーが指摘するように、医学がその本質的な問題をみずから意識したことのあらわれであるという意味で、その長い歴史の中でもすぐれて充実した時期の一つを構成するものであった。

だがその話に入る前提として、われわれは実は十八世紀の後半にもりあがりをみせて、しかしこれまでの叙述に漏れていた一つの重要な問題、すなわち疾病分類論(ノソロジー)の動向について考える手続きを省くことができないようである。(19・2) しばしば軽くみすごされるこの問題をわたくしは医学論の根底に触れる重要な話の一つと考えるのだが、それは年代的にはまさしく十八世紀のできごとではあるが、そのかかわるところは十九世紀パリ学派の掘りおこした問題にも及んでいて、これからかなり長い話にわたろうとするパリ学派の序説に加えるのにむしろふさわしい。

十八世紀後半に注目すべき動きをみせた疾病分類論の大立物は、前に記したモンペリエの生気論者ボアシエ・ド・ソーヴァージュである。ソーヴァージュの名は、医学史上では往々、リンネの風に染んで、植物学をまねて形式的な病気の分類を試み、砂上に楼閣を築いた学者として戯画化(カリカチュアライズ)されているようだが、その成果の評価はどうあるにしても、仕事の動機を探ろうとしないその姿勢は少なくとも歴史の正しい読み方ではない。いまその辺を少々ていねいに考えてみよう。

今日医術の営みの中でわれわれが日常使いなれて怪しまないいわゆる病名(臨床病名)は、考えてみれば実にむずかしいいくつかの問題をうちに含んでいる。その一つは、前にシデナムに触れても述べたように、ほかでもない人の病気が二度と同じ形でくり返されることがないという、言うならば生記録的（バイオグラフィカル）な立場から病気の区分一般を否認する見解である。それは、医術の本質に照らしてたしかに傾聴すべきものを含んだ主張だが、論者が医学的な意味での病気の種別の話にまで口出しするとすれば、そこには明らかに論点のずれがある。この問題については後にまた別の場所で考察する折もあるはずだから、ここでは立ち入らずにおこう。

もう一つは、近代の医学、医術の中で、病名なるものが、今日にあっても——ある意味では今日ますますと言うべきかもしれない——充分きびしい学問的な吟味をへずに日常慣用されている、という点である。この問題については、わたくしは別の機会にやや詳しく論評した[19・3]からここにはくり返さない。

そうしたさまざまの困難にもかかわらず、人々の悩（パテーマ）みとしての病気の中に史家キングも指摘するように'like'と'unlike'とを何かの形で弁別することなしには、言いかえれば病気をいつまでも「病気」という言葉のままで眺め、扱っていたのでは、医学は成立せず、医術も予報性（プレディクタビリティー）をもちえずに、盲目飛行に終るよりほかないことは、近世に入るまでの医学の歴史を思い出すまでもなく明らかであると言ってよいだろう。だから、典籍の註釈、祖述の悪伝統を離れて、患者そのものに即く、という近代的な経験主義が医学にようやく根をおろしはじめ、同時に液体病理学説——それは前にも触れたように病気の区別になじまない——からの離反が決定的になろうとしたとき、病気の種（スピーシーズ）の問題がしだいに表立ってとりあげられるようになったのも不思議ではない。

溯ればそこにはアル・ラージー（ラーゼス）やパラケルスス、フラカストロらの先覚者があったにしても、何と言ってもその問題を明晰に意識した筆頭にトーマス・シデナムを挙げねばなるまい。シデナムに私淑したバリヴィはもっと明晰であった。臨床医学者としてのシデナムの足跡についてはここに詳しくくり返すまでもないが、彼が何よりもまず志したのは、患者の正確な観察に基づく病誌（ヒストリー）の蒐集であった。おのずからそこに彼は何らかの意味での再現性——その典型にあのおこり(ague)つまりマラリアがあった——を見出し、こうしていろいろな病気についてのいわば型としての疾病記述(nosography; νόσος, 病、γράφω, 描く、記述する)ができ上る。[19・4] 彼はそれが植物学におけると同様に——シデナムはリンネの一つ前の世紀の学者であった——分類ができるはずだと信じてはいたが、前にも言ったように未だ疾病分類論(nosology)には深入りすることがなかった。

病人をつぶさに診て個々の病気の病誌をつくるという作業は、たしかにシデナムにおいては伝統医学の月並調（コンヴェンション）を強く破った独自の仕事であったには相違ないが、すべての革新と同様に、いったん先鞭がつけられると、あとは人々が案内知って気らくにたどる道となった。前にも再々述べたように、それぞれ独立した病気のカテゴリーの認識は、たとえば痛風や佝僂病、あるいは四日熱、天然痘といったような臨床的に特徴の大きな病気、さらには梅毒のような特殊な伝染様式をもつ流行病、などの弁別にはじまったわけだが、こうして医者たちが仔細に患者を診るようになり、おのずから眼もたしかさを加えてくると、そうした互いに独立した病気の数は目立ってふえてくるのも自然の勢いであった。十八世紀に入って新たにしっかりした記述の残された病気の中にはたとえば前に述べた僧房弁狭窄症、ポット病、狭心症、三叉神経痛、眼球突出性甲状腺腫、出血性紫斑病、等があるし、また脳脊髄液の発見者として知られるコトゥーニョ(Domenico Cotugno, 1736-1822)の座骨神経痛、その他、さまざまな常識の枠からはもはやはみだした臨床病名がある。時代が大きく移ってきたことが何ほどか察せられるだろう。そこには単に現象的な知見の増大にとどまらない生理学、病理学の進歩の反映がうかがわれる。

こうした状況において、人はようやくそれらを何かの方法で分類する試みの必要を痛切に感じるようになったのはもっともなことであった。それを代表するのが前にも名の出たソーヴァージュとリンネの二人である。

若くしてモンペリエの医学教授となったボアシエ・ド・ソーヴァージュはまた植物学にも造詣が深く、同時代——年齢にして一つ違い——のリンネとの間にはおのずから深い共感がうまれた。ソーヴァージュが早くから病気の分類に意を用い、リンネの「自然の体系」に数年先き立って「病気の種類」(Traité des classes des maladies, 一七三一年)なる著述をすでに世に問うていた。彼の仕事はしかし、その死後一七六八年になって公けにされた「疾病分類論」(Nosologia methodica sistens morborum classes, juxta Sydenhami mentem et botanicorum ordinam, 一七六八年)に大成する。

その二つの著述の間に、この面では逆にソーヴァージュに深く影響されたリンネ——リンネは前にも述べたように医者でもあった——の「病気の種属」(Genera morborum, 一七六三年)が公けにされている。リンネは病気を症状(シンプトーム)および病徴(サイン)に従って、発疹、熱病、痛み、その他十一群に分け、それらをさらに細分して三百二十五の状態に分けた。今ではほとんどまったく忘れられたこの著述は、この不世出の生物分類学者が病気をどうみてどう分けたかをうかがう興味なしとはしないが[(19・5)]、先きを急ぐわれわれは、ここではその話に深く立ち入らずに、その問題についてほぼ共通な筋を歩いたとみられる、しかし医学者としては彼に数等まさったソーヴァージュの疾病分類論(ノソロジー)をとくにとりあげて[(19・6)]、その趣旨と内容を少々ていねいに検討してみたい。

ソーヴァージュがやや意外にもその志向において唯名論者(ノミナリスト)であった——どこまでそれを貫いたかは別にして——ことは、あの犀利な医学史家キングの指摘する通りで、それは彼自身のはっきりと表明するところでもある。彼は言う、自然界——当然病気の話を含めて——には個物のみが存在し[(19・7)]普遍(ウニウエルサリア)は一つの抽象にほかならない。しかし、彼はまたこう考える。病気の種(スペキエス)や属(ゲネラ)は畢竟、名あるいは概念にすぎないが、その名称が明確に了解されるためにはしかるべき分類がそれを支えていなければならない。病気の種差(ディフェレンチア)を考える彼の分類は、もっぱら臨床家のための実用的なそれをめざしていたとみてよいだろう。

彼は、病気を分類するにさまざまな方法のある中で、とくにアルファベット順、(19・8) (経過の)時間的、解剖学的・病因的、および症状論的、の四つを挙げてその得失を検討した後、はじめの三つを斥けて症状による(symptomaticam)分類――それはリンネにおいても同じであったのだが――を採用する。いま挙げたはじめの二つについてはしばらく問わないとしても、ソーヴァージュが解剖学的・病因的(anatomicam & aetiologicam)分類をとらずに症状に基準を求めたのは、はからずも十八世紀後半の医学の水準を正直に示すものであったし、そこにはまた、病気の原因という言葉の歴史的な多義性が反映している。

われわれは、ソーヴァージュに数年先き立って解剖学者モルガーニが「病気の座と原因」とについて画期的な業績を残したことを記憶しているのだが、その仕事は前にも述べたように、病気の近接原因としての異常な解剖学的所見を確かめることによって病気を再構成しようとする努力であった。それは今日われわれの考える病因(etiology)には遠い――その面ではたいそう現代的な考え方をもっていたヨハン・ペーター・フランクがほぼ同時代に活動していたことを思い出せば興味があるのだが――が、反面またそれは、あの「隠れた」原因という形の伝統的な病気観からは大きく飛躍していた。

ソーヴァージュが、その公けにされてまもないモルガーニの業績を知っていたかどうか――文献の引用に忠実な彼もしかしモルガーニに言及していない――は措いて、彼が上記のように「解剖学的なそして病因的な」と言って、それを分類の基準として考えられる四つのうちの一つとして一応考慮したとしても、そこに言う病因とはどうやらモルガーニの「原因」とも別で、旧派の思弁的な病理観をさしていたようだし、同時に彼の解剖観も、病気のダイナミックスを視野に入れたモルガーニの新しく拓いた境地には未だ遠いものであったようにみえる。

およそそうした意味で、ソーヴァージュが五官による感覚を重んずる啓蒙思潮の流れの中にある学者の一人として、直接に観察しうるものだけにたよって、定常的に、明瞭に(19・9)あらわれるところの症状による分類を採用した理由は了解にかたくないところである。

それは別の言葉で言えば「臨床的な」病気の分類であった。偉大な臨床家シデナムと、植物分類学のイメージが彼の心の中でどんなに大きな場所を占めていたかは、前記の著書の副題からもうかがわれるところである。悩みとしての人の病気の本質に鑑みれば、病気の分類に臨床所見を軽くみることの許されないことは言うまでもない。ソーヴァージュに批判が向けられるとすれば、彼が症状という臨床的な表現を、時代の制約も手伝って疾病分類の唯一の合理的な手続きと考えたこと、しかもその諸症状はいわば並列的な眼で眺められて、そこに過程としての病気の観念が稀薄で、おのずからシデナム的な病誌の中で症状を充分とらえていなかった点にあるとみておおむね誤りがないだろう。

病理解剖学に対する評価の低さもその辺に胚胎する。いわば彼は「新クニドス派」であった。

彼はまず病気を十の大きなグループに分ける。(1) Vitia(「きず」)[19・10]、(2) Febres(熱)、(3) Phlegmasiae(炎症)、(4) Spasmi(痙攣)、(5) Anhelationes(呼吸病)、(6) Debilitates(衰弱)、(7) Dolores(疼痛)、(8) Vesaniae(狂妄)、(9) Fluxus(流出)、(10) Morbi cachectici(悪液質)、がそれである。彼はそれをリンネの植物分類学に倣って綱(Classis)と名づけ、それらをさらに目(Ordo)、属(Genus)、種(Species)、に順次細分する。目の総数は四十四、属は三百十五、種はおよそ二千四百という大変な数に上っている。

いまその細目にわたって詳しく紹介し、批評する必要もないが、そこにはかなりの程度にまでよく整理されている部分もあるが、原則的に臨床上観察できる症状(シンプトマティカム)にしたがって行われたその分類が、そこここに大きな混乱を示していることもまたおよそ予期される通りである。後者の一例として、悪液質の綱にさまざまの病気にまじって梅毒と佝僂病と象皮病と脳水腫とが同居していることをみてもある程度その消息を察することができるだろう。当然、そこには重複も多ければ、また瑣末な相違を一々独立の病気とする古くあのクニドス派が批判された弊がくり返されているとみられるふしも多い。もちろん著者自身にもときにその破綻が気づかれているに相違ないことは、彼がその原則を往々緩めて解剖学的立場にも会釈する妥協的の姿勢を示していることからもうかがわれないではない。植物分類学が生殖器官の形態という安定なものさしを当てて見事な成功を収めた前例が、病気という複雑きわまる構造をもつ生物学的現象の分類にそのまま通用しないのも今日考えれば当然であったと言わねばなるまい。実を言えばわれわれには、病気の自然分類一般が可能であるかどうか、という本質的な問いさえまだ未解決のまま残されているのであった。もっともソーヴァージュが、上にも一言したように、アルファベット順の分類を一応は考慮したことからも推察できないでもないように、彼の意図は畢竟臨床の実用にあって、自然分類なり病理学なりには大きな関心がなかったとみればそれまでの話である。

ソーヴァージュの分類論の評価はそれとして、この書物が少なくとも症状の記述——あえて病気の記述とは言わず——という意味では経験豊かな、すぐれた臨床家の手になる、みのある内容をもっていることをわたくしは買いたい。このたいそう評判の高かった書物は正直、今日のわれわれを通読に誘うような本ではないにしても、あちこち眺めるには楽しいし、ある意味で十八世紀中葉までの臨床医学上の知識の集大成とみれば貴重な資料でもある。とかく大幅な、いわゆる進歩の跡のみを追って、そのときどきの実態を見失いがちのわれわれにとって、この書物の中から、当時の臨床家たちが意外なまでにゆきとどいた眼で病気をみていた消息を学ぶのは、たいそうリフレッシングである。

ソーヴァージュの仕事は今からは想像しにくいようなセンセーションをおこした。彼が先鞭をつけた疾病分類論が時勢の強い要求を反映していたとみられることは、ドイツ、イギリス、デンマークその他あちこちでそれに似た仕事が続々と現われた[19・11]ことからも察せられる。実を言えば疾病分類論(ノソロジー)の前にシデナム的な意味における疾病記述(ノソグラフィー)の充実――ソーヴァージュが個々の症状に多く意を用いた一面、それら相互の関係と経過との配慮に薄かったという意味で疾病記述(ノソグラフィー)としては弱かったことは前にも記した通りである――が強く期待されなければならず、その仕事はこれから本書の終りまでみるように臨床各科の領域で今日まで絶えまなしに続くわけだが、それらの二つが互いに強い刺激となってきたこともまた否めないところである。

そうしたいろいろな疾病分類論の試みの中で注目に値いするのは、毛色の変ったエラズマス・ダーウィン(Erasmus Darwin, 1732–1802)のそれを別とすれば[19・12]、前に述べたエディンバラの卓抜な臨床医学者ウィリアム・カレンの仕事である。その概略は「疾病分類梗概」(Synopsis nosologiae methodicae in usum studiosorum, 一七六九年)という彼の処女作として公けにされ、その名声を高めたが、前述の有名な主著「医学実地初歩」の叙述もほぼその線に沿うて行われている。

カレンの分類もまた原則的には症状の記述に基づいていたが、ここでは病気はPyrexis――それをもし熱病とでも直訳すると内容的にソーヴァージュその他のFebresとの混同の惧れがありそうだからここでは原語をそのまま残しておこう、もっともそのいずれにしても今日の熱病という言葉の意味するところからは出入りが大きいのだが――Neuroses,(次章3参照)CachexiaおよびLocalesの四つに分けられている。それらの細分もまたソーヴァージュその他に比べてかなり簡素であったが、最後の「局所病」をのけた三つがそれぞれおおむね伝統的な、vital, animalおよびnaturalの諸機能に該当することからみても、そこには単に現象的にみられた症状の区分にとどまらない生理学的な配慮の暗黙に用意されていることが察せられよう。彼はまた、同一の症状が場合によって特発的(idiopathic)におこるものと、より一般的(ジェネラル)な疾患の一現象として、伝統的な用語例に従えば交感的(sympathic)におこるもののあることを指摘し、症状と病気とを区別して理解する方向へ一歩を進めている。全体としてみて、この卓越した臨床医学者の疾病分類論は、ソーヴァージュやリンネのそれに比べて、何ほどか近代的な病理観を底にもっているものとみられる。だが、ほかでもないその姿勢が、一面では時代の制約をきびしくうけて、カレンの分類に往々形式的には整然としないふしをつくったのもまた余儀ないことであったとみねばなるまい。

十八世紀の日付をもつ疾病分類論としては、もう一つ、パリ学派の創始者とも言うべきフィリップ・ピネルのそれがはなはだ重要な内容をもっている。しかし、ピネルというすぐれた学者については、次章以下で詳しく述べなければならないから、彼の医学の眼目の一つとも言うべきその疾病分類論についても、そこであらためて考察することにしたい。

2　パリ学派の誕生とその政治的社会的背景

十九世紀のはじめに当って、スコラの余弊の強いその国の長い沈滞から急に醒めて西欧医学を革新し、数十年にわたってそれをリードした後、やがてその課題を新しい科学の国ドイツに譲り渡すまでのフランス、ことにパリの学者たちの歩みは、近代医学史の中でもたいそう興味ある、しかも医学・医術の本質に深くかかわるかずかずの重要な問題を孕んで充実した一時代を構成する。[19・13]それは疑いもなく現代医学の出発点とみてよいものであった。

一面それはまた、さきにいわゆる蘭学の一翼として十八世紀西欧医学をオランダ経由で船載の書籍によって学び、明治に入って、つまり十九世紀の後半になって、その蘭医学とはおおむね不連続的にドイツから医学を学びなおして——後に詳しく述べるようにたしかにそのころからドイツ医学の全盛期が永く続いたという意味でその選択に基本的な誤りはなかったとみられるのだが——それを祖述することにはじまった日本の現代医学の中に籍をもつわれわれにとって、その間に不幸にも見落されてしまったかに思われる歴史的な、また論理的なつながり（ミッシング・リンク）をあらためて認識する上にも、意味の深いさまざまな問題を提供している。ドイツ語圏の医学書がパリ学派の評価にしばしば適正を欠くのは無理がないとしても、その弊がもし今日のわれわれにまで負荷されているふしがあるとすれば、それはたいそう残念なことであると言わねばなるまい。

パリ学派の沿革について見事な専書（モノグラフ）[19・14]を近年公けにした史家アッカークネヒトは、その序論の中でこの派の特質をいみじくも「病院医学」(Hospital medicine)と名づけ、歴史的にそれに先き立つ「典籍医学」(Library medicine)、「病床医学」(Bed-side medicine)およびそれを挟んであとに続く「研究室医学」(Laboratory medicine)からそれを区別して、その独特の性格をきわだたせている。同じアッカークネヒトが医学史関係の最上の書物の一つとまでに激賞するクヌド・ファーバーの「疾病記述」(Nosography)は、そのパリ学派の章のはじめに、それを、"a clinical school in which anatomy was always held subservient to clinical ends"[19・15]と規定する。

このファーバーの言葉が正確に伝えているように、何よりもまずそれは、医者が書庫にも実験工房にもこもらずに、すなおに病床（クリネー）の方を向いている'a *clinical* medicine'であった。もしそれをそのほぼ百年前、十八世紀はじめのあの体系家全盛の状況と比べてみればその印象はもう一つ鮮烈である。

ところで、医学史をここまでたどってきたわれわれがすぐ思い出すように、医学者たちがしばしば理論の不毛に倦んで、いつも眼の前にありながらあいた眼で見ることを忘れがちだった病人を思い出したとき、そのつど錦の御旗とされたのは、あの「ヒポクラテスに帰れ」(Zurück zu Hippokrates!)というスローガンであった。もとよりそれは基本的にはまったく正しい。

パリ学派についても事情はまったく同じであったとみてよいだろう。たとえば、後にあらためて詳しく述べるこの学派の先達の一人であるピネルは、たびたび直截な言葉で彼のヒポクラテスへの傾倒を表明する。おそらくそれは、彼に続くこの派の医学者たちの多くにほぼ共通する心情であったろうと推察される。

しかし、もしパリ学派の医学が単にヒポクラテスの形骸を摸しただけだったとしたら、それはこれと言った現代的意義をばもちえずに終ったろう。だがそれは、まっとうに病人そのものに取り組んだという意味で明らかにヒポクラテスの系譜を承けていたばかりでなく、そこには、単に患者をよく診て、正鵠をえた処置を行ったすぐれた臨床医であったにとどまらずに、ちょうどあの、病気の種(スピーシーズ)の確認——前節の記述を見よ——につとめて医学を確実に前進させたヒポクラテス主義者シデナムの長をとって、しかもシデナムの泣きどころだった近代病理学で武装した医学者が輩出したのであった。

どのような意味でそれが紋切り型のヒポクラテス主義にとどまらなかったかをわたくしはこのあと順次明らかにしてみたいと考えるのだが、その手はじめにここで上に一言したアッカークネヒトの造語にかかる「病院医学」という重複(リダンダンシー)ともひびく言葉の内容とその成立の由来とについて考察してみたい。

後に詳しく述べるピネル、ビシャ、コルヴィサールらの大立物をはじめとして、短い間に輩出したパリ学派のすぐれた臨床家(クリニシャン)たちにとっては病院こそがその研究と教育の根城であった。病院をよそに何の医学がありうるだろうかと訝る人があったとしたら、それは現代の常識を歴史の中に忍びこませた不用意なうけとり方と言うものだろう。なぜならば、前にも記したように、旧来の「病院(ホスピタル)」なるものの実態は、人が今日その言葉から了解するところとまったく相違して、およそ医学の研究になじむような性質のものではなかったし、十八世紀のパリ——そこにはロンドンよりも前から数多くの大施設をもっていたのだが——もまたその例外でなかったばかりか、その実状はさきに一言したトノンの有名な現状報告にもみられる通りだったからである。そこにはあの、教会に付置された困窮者の収容所(hôtel)と一つであった原形をとどめている施療院(オピタル)(hôpital)がなお少なくなかったし、そうでない場合にも、病院とはおおむね、不幸な病人たちが事実上そこにただ投げこまれて運命のなすがままに任されている不潔で陰湿な建造物の謂いであった。医者たちさえ往々怖れて近づかなかったと言われる。前にも触れたように、病院の衛生状態の改善がしばしば監獄のそれと同列の問題——事実有名なパリのサルペトリエール(Salpêtrière)はもともと女囚の監獄であった——として人道主義者たちの努力の目標であったという事実がその間の消息をわれわれに伝えている。

十八世紀の末から十九世紀のはじめにかけて、そうしたいわくつきの場所を舞台に現代医学の基本的な骨格が形成されるといった、予想もできなかったような変革がどうして成立したかを考えるために、われわれはしばらく視野を拡げて、かのフランス革命を挟む歴史的な激動期にあったその国の社会状況、それと医学ないし医界とのかかわり合いを一瞥してみる必要がある。しかも、おいおいに学ぶ同時代のドイツ、あるいはイギリスにおける医学の動きをそれと対比すればそこにはまた別の興趣がある。幸いにわれわれはいま、永く医学史家たちの間にまとめて考究される手続きの欠けていたこのきわめて重要なエポックの諸問題を考える上に、前記アッカークネヒトの力作、および地の利をえてきわめて豊かで正確な史料に基づいたユアールの専書（モノグラフ）[19・16]、さらには、構造主義哲学者で医学に深い造詣をもつミシェル・フーコーの洞察にとんだ著述「クリニックの誕生」[19・17]などのすぐれた研究を知っている。後者は前二者と同じ角度で眺めることのできない独自の構想と方法に立つ書物であることを充分注意した上で、いまそれらをやや自由に利用しながらそのあたりの消息を少々立ち入って考えてみたい。

前に述べた外科の盛況——もはやくり返すまでもなくそれは西欧の通念に従えば医学（メディシン）の域外にある技能（メティエ）とみなされていた——を別にすれば、十八世紀半ごろのフランスでは、医学も医術も、僅かにモンペリエを例外として、おおむね沈滞の底にあった。その前の世紀にモリエールの痛罵を浴びた医者たちの姿は、フィクティティヴの話であると言うよりは文学者の筆から出た真実以上の真実であったとみられるのだが、それから百年以上たった十八世紀のそのころになっても、実態はいささかも改善をみせなかったのであった。

今になってふり返ってみれば、そこには徹底的な改革の要求されるおよそ三つの大きな問題があった。大学の医学教育、医者たちの業態、および上に触れた病院の改良がそれである。もっともそれは話をわかりやすくするために歴史叙述の禁制をあえて犯して、今日の眼で先き廻りして分析してみた話で、そうした認識がどこまで明確に人々の間に存したかは、もとより別の話である。

さきに記したトノンの報告が実は病院の改革をめざしたものであったことは、すぐあとでまた記す折があるだろう。前にもその一斑を述べたようなフランスの病院の惨憺たる実状にすべての人々が無関心でありえたはずがない。

他方また、臨床の実地からは遠い反面、新しい科学の動きにもまったく適応することのできない医科大学——もとよりそれはフランスだけの話ではなしにライデンにはじまる多少とも近代的なそれを除けば十八世紀になってすら諸国の医学校にほぼ共通の姿ではあったのだが[19・18]中でもパリのそれは極端な姿を呈していた[19・19]——の教育上の改善の試みがこの国でもしばらく前からみられなかったわけではない。また、旧弊で無力な大学が処理することのできない流行病の問題の扱いを契機として、大学の権能が王立医学協会(Société Royale de Médecine)[19・20]によって相対的に縮小されて、その間に強い摩擦がおこるといったような事態も発生した[19・21]。そうした経過の間に、長い間いわば自己閉鎖的に、大学の中で、病気をもっぱら個体としての人の悩みとしてのみ眺め、扱ってきた医術の限界がようやく露呈されてくる。それはやがていろいろな現実の動きとなって形をとるだろう。

一七八九年のフランス革命の勃発は、当然、フランスの医学・医術をもその激しい渦の中にまきこんだ。革命の発端からその終結に次いで、ある意味ではその一面を継承するナポレオンの登場にかけての医学界の移り変りは、複雑きわまる政治社会の情勢と絡み合ってたいそう錯綜しているが、病院医学への収斂というその成り行きを一応頭に置いた上で、簡単にその経緯を記してみたい。

ところで、その結末からみればたしかに医学教育の根本的な改革、病院の改善とその性格の変貌、おのずから医術の大幅な進歩がみられたには相違ないのだが、そこに至るまでの迂余曲折を多少ともゆきとどいて理解するためには、革命を牽引した思想が医術をどういう角度で截ったかをあらかじめざっとでも調べてみる必要がある。

顧みて本書におけるわれわれのこれまでの話は、病気なるものの存在を動かしがたい所与の現実としてひとまず許した上、医学の進歩がそれに対処する方法をしだいに開拓してゆく経過を述べることにほぼ終始した。たしかにそれが歴史的な医学の歩みというものでもあったと考えられる。ここで思い出したいのはさきに第17章でわれわれが考察した「全きもの」という意味での健康(ヘルス)の追求を一義的に目的にして、病気をいわばその欠落形態としてみるという視角である。その考え方はしかし、歴史的には、言いかえれば現実の世界では、少なくともいまのわれわれの時点までこれと言ったみのりをもたらしたことがなかったようにみえる。

わたくしはさきに、戦乱、誅求、洪水、旱魃、飢饉、疾病、等に絶えず脅かされて貧困の底にあった大衆にとって、まず要求されるものは食物であり、雨露をしのぐ場所であり、医療であって、ギリシャ的な健康(ヒュギェイア)の理想が高嶺の花にしかすぎなかった、という意味のことを述べた。それが大衆にとっての現実というものであった。だが、その大衆の間からうまれたフランス革命が、暴虐と奴隷状態からの解放によってそうしたもろもろの不幸(ミゼール)から人間が一挙に自由になることを夢想したとすれば、その自由で平等な世界の中に、健康の像が新たに浮び上る可能性がそこにあった。こうして大衆がはじめて健康に開眼される機縁をえた。

もっとも、すべての人が幸福に生きる権利をもち、その幸福には健康が不可欠の要素であると考えるのはたしかに正しく、むしろ長い人間の歴史の上でそれに気づくことがあまりにも遅かったと思われるくらいだが、人々が往々、自由が人間を病気からも解放するだろうと考えたとしたら、そこには社会的な抑圧と医学的・生物学的な病因との無邪気な混同ないし短絡が指摘されなければならないだろう。人はまたそこに、あのルソーが病気に言及して「……もしもわれわれが自然によって命じられた簡素で一様で孤独な生活様式を守ったならば、それら〔もろもろの病気〕はほとんど避けられたであろう……」[19・22]と述べている彼一流の文明観の一端の少々デフォルメされた形をみるかもしれない。だがそれにしても、不幸にしてそのままの形ではみのることがなかったとはいえ、今日ふり返ってそこに、古今を通じて体質的にきわめて保守的な医学者たちの思い至らなかった新鮮な意識の存することがわれわれを強く印象づけるのである。

話を現実の動きにもっと近づけよう。

革命の勃発に当っては医者たちの間にも積極的な活動家が少なくなかった。国民議会（アッサンブレ・ナシオナール）には十七人の医者――中に絞首台（ギロチン）の発明[19・23]（?）で有名なギヨタン（Joseph Ignace Guillotin, 1738–1814）があった――が含まれていたし、一七九一年の立法議会（コール・レジスラティフ）には前記トノンが、一七九二年の国民公会（コンヴァンシヨン）にはこれも前に記した化学者で医学者のフルクロアの名がみえる。

革命の激浪とたまたま重なり合った凶作と経済的な恐慌、やがてそこに加わる外敵の圧力、およそうした非常の事態において、たといそこにいま言ったような有能で識見にとんだ医者たちの参加があったとしても、今日のわれわれが常識的に予期するような意味での医療ないしは病院の改善の方向にことがストレートに進まなかったのはたいして不思議でもないだろう。

力量にとんだ貴族出身の政治家ラ・ロシュフコー・リアンクール（Duc de la Rochefoucauld-Liancourt）を委員長とし、上記のギヨタンと、後にパリの健康学校の校長になったトゥーレの二人の医者のほか、法律家、聖職者、軍人等を含む貧窮対策委員会（Comité de Mendicité）の革命初期における活動の多面な対象の中には、たしかに病院問題も緊急性をもつ課題として考慮されていたには相違ないのだが、それは、われわれがうっかり考えやすい近代的な性格の病院問題であるよりはむしろ、その委員会の名称が示唆しているように、現実のパリの病院、すなわち施療院（オピタル）の管理経営と、そこに収容されている貧窮の底にある病人たち――そもそも病気が貧窮のもっとも大きな原因の一つでもあるのだが――の救済の問題がその主眼であった。

一つにはその背景には次のような思想が横たわっていたとフーコーは指摘する。今日のわれわれは、「科学的な」医療設備の整った病院を、病人の置かれるもっとも望ましい場であると、ともすれば思いこんで怪しまないのだが、施療院の実状や、そもそも「施」療を必要とするような社会の歪みは別にしても、病人たちにとってのもっとも望ましい自然の環境はそれぞれの家庭であるというのが、当時、と言うよりはむしろ古来、一般の理解であった。病人にとって適正な環境がいかなるものであるかは、医療なるものの本質に触れてわれわれにあらためて深い考察を促している大きな問題――今日ではむしろ技術上ののっぴきならぬ要求が独走してしまうのだが——だが、残念ながらいまここでそれに深入りしている余裕がない[19・24]。

およそそのような考えを底におけば、施療院なるものは、そうした施設の存続を必要とした社会的不正義の問題であると同時に、それが招いた貧困の中にある病人を追い討ちして死に至らしめるような不自然な環境を設けているという二重の意味でスキャンダラスのものと言わなければならないだろう。こうした状況の下でリアンクール委員会は一七九一年九月、病院問題を含めてすぐれて進歩的な内容をもった救貧対策の答申を行う[19・25]。しかしながらその答申も、また同じく立憲議会（アッサンブレ・コンスティテュアン）の下でリアンクール委員会と表裏一体になって教育を含めて医事一般の改革案を練った衛生委員会(Comité de Salubrité)の仕事もともに議会の解散によって中絶した。

同年十月に成立した立法議会（ラ・レジスラティヴ）の下に前記トノンの動議でできた公衆扶助委員会(Comité de l'Assistance Publique)は実質的に上の二つの委員会の仕事の範囲を引き継ぐものであった。内憂外患ではかばかしく仕事は進まないままそれは国民公会（ラ・コンヴァンシヨン）の手に譲り渡される。

革命が医事におよそどういう姿勢で取り組んだかをかいまみる目的で、その初期の動きを少しばかり具体的にいま記してみたのだが、その話に続けて短命の立法議会から国民公会（コンヴァンシヨン）の成立、さらに恐怖政治（テルール）の出現とその終結に至るフランス革命の錯綜した経過を逐一正確に述べるのはもとよりわたくしのよくするところではないし、政治ともつれ合った医学、医術領域の複雑な動きを逐うにも、本書ではおのずから限界がある。

だがそれにしても、医学界は大きく揺れた。革命の退潮のはじまりを告知する共和暦II年熱月（テルミドール）の反動、すなわち、一七九四年夏のロベスピエール没落のころには、もはや大学も、それと永く対立関係にあった王立医学アカデミーも廃止され、同業組合（コルポラシオン）は禁止され、病院財産は国有化され、病院はほとんどすべて軍病院にきりかえられて、平常の機能はまったくもたない、という医療の破産とも言うべき異常な事態がそこにでき上っていた。つまり、革命の激浪がすべてを流し去って、形のあるものはそこにほとんど何も残っていなかったのである。

もとよりその理由は一つではなく、またそのすべてが急進派の施策でもない。説明のために簡単な補足をそえればこうである。病院財産の没収は革命勃発直後におこった財政危機を救うための教会財産の没収に端を発するもので、その後いろいろの曲折があったが、一七九四年七月にはすべての病院は国家の管理に移される。一方、大学、諸方の医学校、学協会、の解散は、一七九二年八月の立法議会による法令によるもので、それらは「特権的な団体」として一様にその対象となるものであった。それが革命という激動期における現実の政治の中の話であるからには、いま言った病院の問題一つをとりだして眺めても、そこには財政、宗教、騒擾対策、等さまざまの問題が絡み合っていて、話が一筋縄では到底律しきれない性質のものであることは言うまでもない。

いずれにしても、古いものはすべて壊されなければならなかったし、その代案が考えられる前に、そこでは自由をかちえた個人のイニシアティヴにすべての信頼が賭けられたのであった。今日になってみれば、ことの帰趨は明らかであると言うよりほかはないが、それにしてもそれは一つの若々しく大きな夢であり、きわめて大胆な賭であった。もちろん、特権的で内実は無能な医者たち、ひいては医学そのものに対する人々の反感がはなはだ強かった一面、こと医学ないし医療に関してそうしたいわば野放しの方策——たしかにそれは方策として意識されたものであった——が正しいかどうかについては、急進派とみられる人たちの間にすらいろいろ異論はあったのだが、およそこうした場合、どうしても勇ましい議論にぶがあるのが世のならいである。

フランス革命そのものの部分現象であるこの領域での巨大な試行錯誤もまた、たやすく予期されるようにあちこちで破綻し、夢は現実によって手きびしく復讐される。

上に記したテルミドールの政変は、革命の本質に照らせば反動とみるべきものであったに相違ない。それからナポレオンが政権を握るまでの数年間は革命史の上ではダルな退潮の時期である。だが、医学、医術の行方をもっぱら見とどけなければならないわれわれの話は、およそその辺から再出発する。

医学教育再建への動きは国民公会(コンヴァンシヨン)の末期にはじまった。一つには共和暦II年プロイセン・オーストリアとの戦争の開始によって失われた多くの軍医——十八ヵ月の間に六百人の医師が戦死し、東部の戦線では医療が完全に麻痺した——を緊急に補充する必要、一つには前記のような医業の無限定の自由化が当然のことながら国民医療の破局的な事態を招く徴を早くもみせたことがそれを強く要請したのであった。

単に医学と言わずフランス科学一般の再建に主役を演じたのは国民公会の議員であった前記フルクロアであった。医学者であると同時に、ラヴォアジエを大先達とする「新しい化学」を代表する学者の一人でもあった彼は、その公的な行動に批評のないでもない人物ではあったが、卓抜な見識と能力とをもった組織家、行政家であったことはまちがいない。彼は後のナポレオン政権の時代まで学術行政の中枢にあって、高等教育の再建に多くの功績を残した。

そのフルクロアらが、公共福祉および公衆教育委員会を代表して国民公会に提出した報告書に基づいて、公会は一七九四年十二月(共和暦III年霜月(フリメール))新しい医学校[19・26]設立の法令を公布する。それらは「健康学校」(École de Santé)とよばれ、「健康士」(Officier de Santé)なる下級医師の養成をその目的とする。それはパリ、モンペリエ、およびストラスブールの三ヵ所に設けられた。

あらゆる市民のために役立たなければならない医学の教育は、古い大学のように秘教的(エソテリック)な知識や空疎な理論の遊びの場ではなく、日々の臨床的な事実によって示される、すべての人に開かれた真理を学ぶ「自然の寺院」(le Temple de la Nature)でなければならない[19・27]というのがその新しい学校の理念であった。真の治療術を教えるために、書物よりは事実について(《Peu lire, beaucoup voir, beaucoup faire》, Fourcroy)実践そのものを、しかも患者の病床において修練することが主眼とされなければならない。それは名高いフランスの臨床医学の発端であった[19・28]。

パリの健康学校は旧外科アカデミーの建物を用いて一七九五年一月開校された。はじめからフルクロアに協力したトゥーレ(Michel Augustin Thouret, 1748–1810)を校長とし、次節以下にまた名の出るピネル、コルヴィサール、ショパール、その他三十代の気鋭の教授陣がその主力となった。

その修業年限ははじめ三年間と定められたが、教科内容は、解剖学、生理学、病理学、薬物学、等従来の課程に加えて、物理学、動物化学、自然誌、法医学、衛生学、医学史、を含む新味のあるものであった。それよりもなによりも、この学校が外科学をいっさいの差別なしにその教育の中にとり入れたことこそその近代性を語る身分証明でなければならないだろう。

新しい教育がとくに力を入れたのは、前記の基本方針にのっとった実地修練で、初年度から病院(後を見よ)に出入りすることを許された学生たちは、第三学年には病院に配置されていわゆる臨床講義を受講する。

フランスの医学教育の誇るべき伝統となったその臨床医学講義は二部よりなる。「各患者の病床で医者はよく問診し、適切に診察するのに必要な時間だけそこにとどまる。病気の診断の決め手となる徴候(シーニュ)や重要な症状(サンプトーム)を、教授は学生たちに注意させる。」次いで階段教室(アンフィテアートル)に移って、病棟で観察された諸疾患についての原因として「既知のもの、それらしきもの、隠れたもの」が示され、予後を告げ、治療法が指示される[19・29]。言うまでもなくそれは今日の日本にまで伝わっている臨床医学教育法の雛型である。

実地修練のためには、オテル・ディユを改組した「人類病院」(Hospice de l'Humanité)、革命前のパリで最良の病院であったシャリテを拡充した「統一病院」(Hospice de l'Unité)、および新たにつくられた「学校附属病院」(l'Hôpital de l'École)の三つがはじめ用いられたが[19・30]、数年後には産科病院その他が追加される。翌一七九六年にはそれは「医学校」(École de Médecine)と改称され――さらにナポレオンの治下一八〇三年には再び「医科大学」(Faculté de Médecine)となる――内容の改善もいろいろと続く。

この新しい学校が成功であったことは、早くもその世紀の終りごろまでにそれが獲得した大きな名声によっても明らかである。そこから輩出した数多くの人材とその業績とによってパリのいわゆる病院医学が十九世紀前半のヨーロッパ医学をリードする顛末については、次節以下にあらためて詳しく述べられるだろう。

それは医学教育の革新であると同時に、前に述べた病院の変貌でもあった。パリの病院の惨状を改善しようとする動きは、たしかにアンシャン・レジームのころからはじまってはいたが、革命の理念は、前にも述べたように、もともとはむしろ社会の変革による病院と病気の自然消滅を期待していたものとみられる。しかし、現実は残念ながらそのようには動かず、医療の要求は消えることがないばかりか、諸制度の全面的な崩壊は事態をいちじるしく悪化させることになったのであった。こうした実状において、一七九四年ごろから、上記の医学教育の改革の一環として、またそれと並行して、病院施策が大いに進む。オテル・ディユおよびシャリテの改組については上に述べたが、当然内容の改善がそれに伴ったし、また、数多くの新しい病院が設立される一方には、病院と収容施設の区分もだんだんはっきりとなってくる。悪名高かったパリの病院が、一挙にとは言えないまでもその面目を大いに改めたことは入院患者の死亡統計の数字から間接に察することができるだろう。

ずっと遅れて一八〇三年三月(革命暦XI年風月)のことではあったが、医師および健康士の試験制度も確立して、にせ医者たちは完全に駆逐される。ある意味ではそれはかの「自由」の後退であったと言えないこともない。

ことの推移をこのように眺めてくると、革命の嵐がすべてを吹き払ってしまったかにみえるその空白に、時期的にはほぼテルミドールの政変を境にして、新しい医学、医術の組織が忽然として出現したかの感を人は禁じえないだろう。しかもそれは上にわれわれがその輪郭を眺めたように、たしかにアンシャン・レジームの医学とは異質の、市民のための医学、医術であったことは事実だとしても、どうやらそれはテルミドール以前の革命のイデオロギーに充分に忠実であるとは言えないようだし、ましてそれは医者ばかりか医学にまでしばしば敵意をもった急進的な革命家たちの描くことのできた像では到底なかったはずだと思われるのである。

すべてが意図的に壊された廃墟の、騒乱と寒気と空腹の中からどうしてこうした新鮮で活力のある動きが誕生したかは、しばしば不問のままに残されているきわめて興味深い問題である。

上に述べたように、新しい構想になる健康学校の設立(一七九四年)は、フルクロアの報告書に基づいていたが、それは溯って一七九〇年に王立医学協会の常任幹事であったヴィック・ダジール(Félix Vicq d'Azyr, 1748–1794)——比較解剖学の畑に大きな足跡を残したこの「イデオローグ」陣営(次節を見よ)のすぐれた学者は協会の創立以来の有力者で、かねてより苔のむしたパリの大学に強く批判的であった——が革命初期の国民議会に提出した覚え書きの線に沿うものであったと言われる。同時にそれは、恐怖政治時代には多く逼塞を余儀なくされていた後述の「イデオローグ」たち——中にその時期に逮捕されて獄死した数学者、哲学者コンドルセが含まれるし、また前記のように別途の事由で刑死したラヴォアジエもまた思想的にはそれに近かった——の構想とも符節を合わせるものであったとみられる。そうした内容をもった改革案をロベスピエール時代にも主流の位置にあったフルクロア――彼は同学のラヴォアジェの処刑に当って援助の手を伸べなかったゆえをもってしばしば非難されてもいるのだが――が、長い間温めておいて嵐の去った直後に一挙に実現の運びにまでもっていった含みの大きい行動に彼の学者としての識見と政治家としての機略とをみる思いがないでもない。

いずれにしても、上記の医学教育改革は、フランス革命の担い手であった複数の階級の一つであるブルジョア層の一部の間で、ロベスピエール一派の恐怖政治を頂点とする急進的な旋風の死角の中でかねてひそかに用意されていたものであったとみておそらく誤りがないだろう。それが、テルミドールの前後になって、旧弊を匡すことにのみ急で、理念に溺れて現実の構造と力学をいっさい無視した諸施策の破綻が決定的になったときに、はじめて日の目をみて、幸いにも革命が伝統的、体制的な障害をことごとく撤去したあとにまったく抵抗なしに軌道を敷き、それに乗って、まっしぐらに実現への道を進んだのであった。

こうして秩序は急速に、しかし新しい形で戻ってきた。医学教育の再開は、容易に予測されるように、技術的、実用的な諸学科のそれと並行するものであったが、それに僅かに遅れて、一度は一括して解散の憂き目にあった諸学会の再建がいろいろな形ではじまる。中でたとえば、革命Ⅳ年 芽月(ジェルミナール)(一七九六年三月)に設立された「健康学会」(Société de Santé)――翌年には「医学協会」(Société de Médecine)と改称される――は革命前の進歩的な二つの学会、王立医学協会と王立外科アカデミーの精神をつぐものであったし、後述の医学競進会は若手の間からもり上ったものであった。もとより医学教育なり医事制度なりがなにほどかの安定をみせるまでにはたびたびの手直しを必要としたわけだが、その経緯をこれ以上深追いするつもりはない。いまこの辺で節を改めて、およそそうした枠の中に新しい病院医学がどのように盛りこまれたかを順を追って少々ていねいに眺めてみることにしよう。上に残された「イデオローグ」たちの思想についても当然そこで触れる折があるだろう。

3 パリ学派の学問的背景

「病院医学」と性格づけられるパリ学派の学問は、たしかにフランス革命の廃墟の中からうまれたものには相違ないが、それは、前節の終りに述べたように、アンシャン・レジームの中でひそかに用意されてはいたが芽をふくことの阻まれていたものが、革命という強烈(ドラスティック)な整地を機に急速に育ちはじめ、やがて大樹になったものとみておおむね誤りないだろうと思われる。われわれはいまそうした社会的背景と重なり合う学問的背景について少々考えてみたい。

フランス医学の建設には、おいおいに述べられるようにいくつかの源流があったと考えられるのだが、その根底に、前に一言した「イデオローグ」('ideologues')とよばれた一群の哲学者たちの思想が脈うっていたことはしばしば指摘される通りである。[19・31]

フランス啓蒙思想の殿軍をつとめる「イデオローグ」たちの哲学——それはもともと「空論学派」というほどの渾名[19・32]としてはじまったが、後にはその派を代表する一人デステュット・ド・トラシーなどのようにその哲学を「イデオロジー」(idéologie)と自称する学者も出た——は、ジョン・ロックに系譜をひく卓抜な哲学者コンディヤックの感覚主義(サンシュアリスム)から展開された思想だが、ここではその出色な学者の一人で、いろいろな面で革命後のフランス医学の改革に大きな役割を果した医学者、哲学者カバニス(Pierre Jean Georges Cabanis, 1757–1808)についてまず述べなければならない。

革命の先達の一人として尊敬されるミラボーの友人で主治医でもあったカバニスは、若いころ、唯物論哲学者エルヴェシウスの未亡人であるマダム・エルヴェシウスのサロン——周知のようにそうした知名夫人たちのサロンは啓蒙思想の揺籃でもあった——に出入りして、コンディヤック、ダランベール、ディドロ、コンドルセ、ドルバック、アメリカ革命の大立物ベンジャミン・フランクリンら、啓蒙期のすぐれた知性の深い影響をうけた。後に彼はパリの健康学校の衛生学、臨床医学、医学史の教授となったが、単なる医学者にとどまらず、社会と政治とに目の開かれた学者として、恐怖政治時代における短い隠棲の時期を間に挟んで、革命の初期からテルミドール以後、後にナポレオンにうとんぜられて表面から退くまで、実際的の活動もはなはだ大きかった。

「イデオローグ」の先達の一人としてのカバニスの思想は、コンディヤックの感覚主義に基づいて、感覚から観念(イデー)一般に至る意識の発生過程の分析(analyse)——分析は「イデオローグ」の合い言葉であった——にはじまって、やがて諸科学とくに医学の基礎づけと改革(レフォルム)を意図するに至ったものとみてよいだろう。[19・33] 彼の関心の中心は唯物論的な人間の科学(la science de l'homme)または「ドイツ流に言って」人間学(l'anthropologie)にあって、[19・34] その基礎の上に彼は強く経験主義的な医学をうち樹てようとした。

その彼が、前にも一言したように、革命期前後に多くの人々の間を滲透していた医術および医学蔑視の風潮から、ひいては無責任にもその廃絶を求めるジャコバン・クラブ流の動きに対して、強い弁疏と抵抗をあえてしたことは、医学教育や病院制度の改革において直接間接彼の演じた大きな役割と一貫する行動とみることができよう。ここではしかし、その種の実際的な話題には戻るまい。

学者としてのカバニスの歴史的な役割は、狭義の医学と言うよりはむしろ、彼の唯物論的な生理学説に立って感覚主義の哲学に独自の寄与をした点に大きな意味があって、おのずからそれを介して、続く多くの新しい世代の医学者たちに、思想的ないし方法的に深い影響を残したことが注目される。

一方、狭義の医学者としてのカバニスには、かなり古風な姿勢が残っている。経験を重んじ、いっさいの形而上学的な体系を排する彼は、ヒポクラテスを仰いで分析的方法の先駆者とまでみている――自由を合い言葉にしたこの時代にはヒポクラテスを医学にはじめて体系をもちこんだ学者と無遠慮に評価する見方も一方にあったことを注意しよう――一面、シデナムが医術をスコラの迷路から正道に戻した役割を充分に認めながらも、彼を目して、単なる観察によりかかって学問的な方法を欠いた医者として高く評価しないあたりに、彼の見識をみてよいだろう。だが、上にも一言したように、生理学(フィジック)と心理学(モーラル)を一つにして人間の科学の上に立つ医学の独自性を強調する(19・35)彼は、精神現象と身体現象とのかかわりに関して徹底して唯物論的な理解を示している一面、物理学や化学への無思慮な傾斜が医学に無用な体系をもちこんで、医術(l'art de guérir)を毒した前歴(19・36)をきびしく咎める。そのあまり、みずから医学の革新(レフォルム)を強調しながらむしろ復古に傾いたとみるべき面も彼には大きく、それらの基礎科学がもつ潜勢的な意味を予見できなかったようにみえる。同時にまた彼は、やがてみるようにパリ学派の特技ともなった病理解剖に関しても明確な理解を示すことがない。その意味で、このカバニスと次節に述べるビシャにはじまる若い世代の学者との間には一つの断層があるようにもみられるのである。

哲学者としてのカバニスは、いっさいの形而上学をきつく排するばかりでなく、体系一般に対して極度の反感を示している。科学は彼にとって諸事実の分析と、そのかかわり合い、そして分類、の陳述にほかならなかった。彼がコンディヤックの流儀を承けて、科学の営みにおける言語の意味とその文章法の明確化に鋭い意識をもっていたこと(19・37)――彼は化学におけるラヴォアジエの新命名法にきわめて好意的であった――とも思い合わせて、カバニスの哲学の一面にはいちじるしく現代的な色調があるようにわたくしには感ぜられる。

もっとも体系(システム)を嫌った彼には、おのずから今日流に言えばシステムとしての人体に現われる病気についての統一的な理解、言いかえれば病理学の理解に欠ける憾みがあって、病気の原因なり発生なりに関する彼の見解が狭かったことは否まれない。アッカークネヒト(19・38)が彼を懐疑的経験論者と規定するのはその意味においてであろうと思われる。その批評は的確である。

パリ学派が建設した新しい医学、言うところの病院医学、の実証主義的な傾向の底には、たしかにいま述べた「イデオローグ」たちの思想が強く流れていたが、ここで眼を転じて、医学固有の諸問題を睨んでその学問的背景を少々探ってみたい。

新たに設立された健康学校においては、あの長い伝統をもった講述にもっぱらたよる在来の教育がきっぱりと廃されて、改組によって旧弊をしだいに脱した病院における臨床教育――言うところの実際医学(médecine pratique)が重んぜられたことは前節で記されたところである。もっとも、実はその形式の教育はかならずしもテルミドール後の大改革にはじまったものでなしに、革命初期にカバニスの建言に従ってその師デュブルイュによってブレストおよびトゥーロンの海軍病院で小規模ながら試みられたことがあるし、さらに溯っては、革命の前に、王立医学協会派とみられて大学を逐われたデボア・ド・ロシュフォール(Louis Desbois de Rochefort, 1750–1786)がシャリテで、(一七八〇年)——後に有名なコルヴィサール(後述)がそれを継ぐ——またずっと前に記したすぐれた外科医ドソーがオテル・ディユで(一七八〇年)臨床講義を行った先例があるにはあるが、何と言ってもそれが制度化し、内容的にも大きく脱皮したのは革命後の話であった。

そこに言われるパリの病院の臨床講座(clinique)がどのような新生面を医学史の上に開いたかはわれわれのおいおいに詳しくみるところだが、いま、若干のおさらいをかねてこの実は見かけ以上に重要な意味をもつ問題の歴史をかいつまんで記しておこう。

一般に医学校なるものの教育が、十八世紀に入っても、長いしきたりに基づいて、解剖教室と植物(薬草)園はあっても肝腎の病室を欠いた、つまり病人不在の講壇医学——しかも教授の数はおおむね二、三名だった(!)という[19・39]——にとどまっていたこと、臨床の実技を学生たちは高い謝礼を払って市井の医者たちについて習い覚えなければならなかった、という、今日のわれわれにはおよそ別世界のような話をここで思い出さなければならない。十八世紀のパリ大学は単にその一例であった。

だから、前述のように、ライデンの大学におけるブールハーフェの臨床講座の成功が大きな刺激となって、イギリス、ドイツ、オーストリーその他あちこちの進歩的な医学校に臨床講座(clinic)——この訳語が過不足なしに原意を伝えているかどうかはおいおいに検討することとして——が設けられたのは、きわめて意味の深い前進であった。

前記フーコーは、洞察にとんだその著「クリニクの誕生」[19・40]の中で、臨床教育の歴史を略叙しながら(第四章)ヒポクラテス以来の単純で直接的な臨床の経験とブールハーフェ以来の臨床教育——それは病院を場とはするがその病院は単なる診療所ではない——とを区別した上で、さらにまたそれと当面のパリの諸臨床講座との性格の違いを彼独自の方法に基づいて鋭く指摘する。その問題は次章で詳しく考究されるだろう。だが、パリの学者たちの素朴な意識においては、彼らの臨床教育がブールハーフェの系譜をひくエディンバラやヴィーンにおける革新の継承ないし発展と了解されていたとみておおむね誤りがないだろう。現にカバニスは新しい「臨床医学校」(École Clinique)の任務と構想を述べるに当って、その二つの先例をきわめて高く評価している[19・41]し、後に述べるこの派の大立物ピネルもまたほぼそれを同じように考えているのである。それがどう発展し、また変貌したかは、これからあとのわれわれの話題である。

「典籍にきいて自然をみなかった」[19・42]旧弊を正道に戻そうとした彼らの意図するところは、さきにも一言したように、ヒポクラテス主義の復活であった。その意味で、革命後の新しい病院医学が、ヒポクラテス主義の伝統が近代に入ってもなお強かったモンペリエの影響を深くうけていたことは想像にかたくないし、おのずからまた、前に述べたモンペリエの生気論者（ヴィタリスト）たちの思想がそこに強くはたらいていたことは、われわれのおいおいに学ぶところである。

われわれはまた、新たに花咲くフランス医学の源流の一つに、名高いフランス外科学のすぐれた伝統を見落してはならないだろう。さきにも一言したように、革命後の新しい学校が「健康学校（エコール・ド・サンテ）」と名づけられたのには、啓蒙(illumination)期の「光に照らされた（エクレレ）」人間観に基づく健康の観念が、これも啓蒙主義的な教育理念と結んでその底にあったことは容易に想像されるところだが、一つには「医学」(médecine)という旧来の言葉の窮屈さ――周知のように今日でもそれはしばしば内科学と同意語である――からフリーに、外科をもわけへだてなく一つにした新しい医学がその学校では攻究され、教えられなければならない、という含みをもっていた。もちろん、われわれがすでに学んできたように、外科を差別しない動きは、これまでもあちこちで断続的にはみられなかったわけではない。しかしそれは医学の歴史の中で十八、九世紀の変り目のパリの学校ではじめて決定的の制度化をみるに至ったとみておおむね誤りがないだろう。

その外科医たちが仕事の性質上解剖学と親近であったこと、おのずからあの「学説」――液体説にしても固体説にしてもその他さまざまのア・プリオリの理論にしても――に溺れて、既成の鋳型に合わせて病気を眺めがちであった「医学」者たちに縁遠かった病気の局在観に眼が向いたのは容易に了解されるところで、モルガーニに代表される近代的な病理解剖学が、やがて若い世代の学者たちによって病院医学に大幅に摂取されたのも自然の流れであった。

こうして、さまざまの学問的背景が、革命という外的事情に強く触発されて、ほぼ一つに収斂して、言うところの病院医学の方法が急速に成形する。いま章を改めてその内容を順を逐うて検討してみたい。

第20章　パリ学派の確立

1　パリ学派の礎石
——ピネルとビシャ——

フィリップ・ピネル(Philippe Pinel,1755–1826)の名は、今日では近代精神病学の祖という資格で思い出す人が多い。たしかに、その領域での彼の仕事は、後にまたあらためて詳しく述べるように、精神病学の様相をまったく新たにした歴史的の意味をもつことは周知の通りでもあるが、まだ精神科医なる専門の成立していないこの時代における彼の守備範囲は医学全般にわたっていた。言うところのパリ学派の先達、師表として仰がれた彼の影響力はきわめて大きく、フランスの誇る臨床医学は彼の本拠であったパリのサルペトリエール(Salpêtrière)病院からうまれたとさえ言われるほどである。

ピネルは南フランスのサン・ポールの医者の家に生まれた。トゥールーズおよびモンペリエで医学を学び、一七七八年パリに出て医学、数学等に勤勉な学究の生活を送った。一友人の不幸な運命から彼が精神病者に深い関心をもつようになったのはそのころの話である。パリで彼は二年年下のカバニスと交誼を結び、伴われて前記エルヴェシウス夫人のサロンに出入りするようになり、「イデオローグ」たちと接触してその思想圏に入った。

一七九三年、トゥーレおよびカバニスの推挙によってパリのビセートル(Bicêtre)[20・1]に職をえ、後に詳しく述べるように、精神病者を鉄鎖から解放するという画期的な試みをそこで行った。一七九五年前記パリの健康学校の創設に当って彼は医物理学と衛生学の教授に任ぜられ、同時にビセートルからサルペトリエールに移って、一八二二年反動政治下に追放されるまでその病院を本拠として活動した。疑いもなく彼は初期パリ学派の中心人物であった。

ピネルはヒポクラテスに深く傾倒した。もっともそれは心情的にはまさしくそうであったに相違ないし、とくに治療の面において彼はこの後も再々われわれの遭遇する治療上の懐疑主義者とみられるまでに無用な干渉を排したが、彼を客観的にヒポクラテス主義者と目するには、その言葉をどう約束するかにもよることながら、彼が液体病理観の正統(オーソドクシー)から離れて局在論の立場に傾いていたこと、すぐあとで述べるように病気の分類に関心が深かったこと、その他、問題となるふしが多い。

彼の主著の一つである「疾病記述論」(Nosographie philosophique, ou la méthode de l'analyse appliquée à la médecine, 一七八九年)の副題にも強く示唆されるように、彼の思想と方法とは盟友カバニスのそれと同じく「イデオローグ」陣営に属していた。

ところで、ピネルはしばしば十八世紀に盛んだった疾病分類論(ノソロジー)(前章*1*)の系譜の中で眺められる。たしかに彼が独自に五つの綱、十八の属、二百たらずの種に病気の分類を試みていること、その問題に深い関心をよせつづけていたことは事実だが、彼の努力の目標は、定義と種差（ディフェレンチア）の厳格な記述に基づくアリストテレス流の分類、病気の一覧表の作製よりは、むしろ上の書物の標題が示すように、正しい観察に基づく臨床的な病気の記述——単なる症例(cas)の病誌(histoire)でないことを注意しよう——にあったとみられ、その傾向は版を重ねるにつれてますます強まった。

十九世紀の医学史を飾る光栄あるパリ学派はピネルをもってはじまるとみておおむね異論のないところだが、おいおいにみるように、この学派の特質とも言うべき病理解剖学はまだこのすぐれた臨床家に充分吸収されずにとどまり、そこでは、「はじめと終りとの間に置かれた諸症状の総体(un tout)」が病気をかたちづくるものと理解されている。ピネルはそれを具体的に「分析」し、構成して、秩序だった言葉で語ろうとする[20・2]。それはまぎれもなく、コンディヤックの系譜をひく「イデオローグ」の方法であった。

それは上にも一言したように、単なる諸症例(cas)についての経験的記述ではなく——それでは無限の現象のカオスの中に溺れてしまうだけである——して、ある組み合わせと順序とをもった総体が他の総体から区別されることによって、はじめてそこに語られる言葉は医学的な意味をもつことができるだろう。そこにピネルにとっての疾病記述（ノゾグラフィー）の意味があったし、それは手ずれた「学説」とはかかわりなしに、見られた徴候のみに[20・3]基づいていたわけだから、それは存在論的（オントロジカル）な意味における病気の種でなく、今日われわれの考える病気のカテゴリーと相通ずるふしの多いものであったとみるべきだろう。

そうした病気が正しく眺められ、意味をもった言葉で語られる場、より正確に言えばそれをめざす場が、言うところの臨床講座（クリニック）であった。おのずからそれは修練の場でもあり教育の場でもあった。アッカークネヒトはピネルを目して臨床教育（クリニカル・インストラクション）の創始者の一人とする[20・4]。それは正しい。

その成果は彼のもう一つの主著「臨床医学」(La médecine clinique rendue plus précise et plus exacte par l'application de l'analyse, ou Récueil et résultat des maladies aigues à la Salpêtrière, 一八〇二年)にみられる。前記の著書と合わせてパリ学派のいわば出発点ともみられる大きな業績であった。

ピネルをもってはじまったパリの病院の臨床講義の性格をライデンのブールハーフェその他の教室から質的に区別するフーコー[20・5]の見解は、歴史的には何ほどかの保留をもってうけとられなければなるまいが、しかし、たしかに教育が医学の研究と結んで近代的な臨床医学の生成と発展とをうみだす新しい姿勢と方法とが、パリではじめて力強く芽ばえたことを見のがしてはなるまい。

そのピネルはたしかにモルガーニの業績を深く重んじ、前にも一言したように局在論的な思考を身につけてはいたが、しかしその眼は、パリ学派の若い世代が後に大幅に歩を進めるような意味では屍体解剖の意義に深くとどかなかった。だから上にも一言したように、病気の単位ないしカテゴリーに関する彼の考え方にはたしかに今日に通ずる新しさがあるけれど、具体的にはほとんどわれわれに同定できないような種類の記述も散見し、ことにそれは、後にたびたびきびしい批判の的になった熱病の分類において強く目立っている。

彼は、病変(レジョン)のない熱病に古くからの慣用を踏襲して「本態性熱病」(fièvres essentielles)の名を与え、それを、血管緊張熱(f. angioténique)、脳膜・胃熱(f. méningo-gastrique)、腺・脳膜熱(f. adéno-méningée)、無力熱(f. adynamique)、失調熱(f. atactique)、腺・神経熱(f. adéno-nerveuse)、の六つに分類する。それらは一見局所的な病変の所在に基づくもののようだが、実はその分類は「分析」を欠いた古来の熱病観を一歩も出ないものであったとみられる。後にもまた言及されるように、それはピネルがもっともきびしい批判をうけた局面であった。

もっとも他面、彼もその疾病記述ないし分類においてそれなりに病理解剖学的事実を顧慮していなかったわけではないし、その彼の粘膜や漿膜についての観察が、後に述べるように、ビシャの歴史的な業績に霊感を与えたことはビシャ自身の記しているところでもある。畢竟彼は過渡期の大学者であった。

偉大な精神病学者でもあったピネルが、今日ふうの言葉で言えば精神身体医学的な考察にとんでいたことは想像にかたくないだろう。いまその問題に深く立ち入らないでおく。

パリ学派の大先達としてのピネルの活動はかなり長い時期にわたっていた。エスキロール、ブルッセー、ロスタン、アリベールらの俊秀がその門から出た。善意にみちて公正なその人格は患者、学生、同僚、多くの人々の敬愛の的であった。謙抑な彼はまた後述のコルヴィサール、ラエンネック、その他多くの同僚、後輩の学的成果をとりいれて、後年にいたるまでますますその学風を円熟させた。前に一言した精神病学領域におけるピネルの偉大な足跡については後にまたあらためて詳しく述べる折がある。

秀峰を列ねたパリ学派の山脈の間でもひときわ高く聳えるのは、三十歳を僅かにこえる若さでその生涯を了えたフランスが今に誇る稀有の才能グザヴィエ・ビシャ(Marie François Xavier Bichat, 1771–1802)である。

ジュラの貧しい医者の子に生まれた彼は、リヨンで医学を学び、短期間従軍した後、革命時に荒廃したリヨンを離れて一七九四年パリに出る。巨匠ドソーがオテル・ディユで行っていた臨床講義で外科を学んで頭角をあらわし、まもなく彼はその師の家に寄寓してその特別な薫陶をうけるようになった。[20・6]

前記パリの健康学校(エコール・ド・サンテ)の開設に伴って、ドソーは人類病院(グラン・オスピス・ド・リュマニテ)と改称されたオテル・ディユの外科の教授に任ぜられ、傍ら外科学雑誌(Journal de Chirurgie)の刊行に当ったが、ビシャはその病院の非公式の外科医の資格でその師に形影あい伴った。しかし不幸にしてドソーは一七九五年五月急逝する。弱冠ビシャはドソーの友人コルヴィサール(後述)の指示によって外科学雑誌の仕事をつぎ、また師の遺稿の整理に当る。それは後一七九八年に出版された。

前にも一言したように革命は医学界をも若返らせたが、ビシャの年齢と外面的な経歴とを考えると、その疾風のようなスタートは人を驚かせる。一七九六年、革命による荒廃の間から、後に医学協会（ソシエテ・ド・メトシーヌ）と改称された健康学会（ソシエテ・ド・サンテ）が設立されたことは前にも述べたが、彼は二、三の友人と語らって、当今の言葉で言えば「若手研究会」にも似た「医学競進協会」(Société Médicale d'Émulation)を創設し、その中心人物として活躍する。そこにはアリベール、ブルトンノー、デュピュイトランその他、後に大成した青年の名が多くみられるばかりでなく、ピネル、カバニス、コルヴィサールら長老たちも快く参加したし、また通信会員にはバルテス、さらにはイタリアの大家スパランツァーニらの名もみえる。

革命IV年花月（フロレアル）(一七九六年五月)、ビシャはパリのサンミシェル街から奥まったグレ(Grès)路なる小路に小さな解剖教室を開設する。そこでは解剖の示説に加えて動物実験による諸器官の機能（フォンクシヨン）――彼はハラーの実験生理学に学ぶところが多かった――の提示が加味されたところにその新機軸があった。その教室はやがて公認され、それ以前には極度に困難だった屍体の入手も容易になった。一七九八年にはそれはカルム(Carmes)路に移り、なおきわめて不充分な設備ながら引きつづき内容的には充実した私塾教育が行われた。

このころになると彼の関心は解剖、生理、病理の諸科学の研究に集中されてしまったようにみえる。同時に、短い生涯に見事に咲いた彼の学問の成果が急速に形をとりはじめる。一七九八年に出版されたピネルの「疾病記述論」に深い示唆をえた彼の組織(膜（マンブラーヌ）)に関する思想の骨格は前記競進協会の紀要に発表された二つの論文(20・7)にあらわれているが、やがて彼の主著の一つとなった「諸膜論」(Traité des membranes en général et de diverses membranes en particulier, 一七九九年)が公けにされた。その画期的な研究にもられた思考法の新しさは人々に多少の当惑を与えたかにみえるが、翌年には「生と死に関する生理学的研究」(Recherches physiologique sur la vie et la mort, 一八〇〇年)が出版される。それらの内容については後にあらためて述べられるだろうが、ことに後者は当時彼の名を内外に高めた著作であった。その消息は有名なオランダの解剖学者サンディフォールトが医学校（エコール・ド・メトシーヌ）――前記健康学校の改称――の教授アレに「十年たたぬうちにお国のビシャ氏はわれわれのブールハーフェの塁を摩するにいたるでしょう(20・8)」と書き送ったと伝えられることによってもおよそ察することができるだろう。

彼は陋屋の私塾の教師として研究に教育に精進したが、政府のある諮問機関の委員会に一委員として列したほかには充分なはたらき場所に恵まれなかった。たまたま人類病院に欠員のできたのを機会に就職の請願を当局に提出する。幸い新政府の医事行政に力のあった医学者シャプタル――ピネル、カバニスらの友人であった――らの尽力によって、彼は革命IX年雨月（プリュヴィオーズ）、人類病院の準医員（メトサン・エクスペクタント）に任命される。あい前後して医学校（エコール・ド・メトシーヌ）の解剖学教授の空席補充に当っても彼は立候補したがそれは不首尾に終った。

オテル・ディユ（人類病院）に席をえてから翌一八〇二年七月、もともと病身の彼が急な熱病——結核性髄膜炎その他諸説がある——で三十一歳にみたぬその短い生涯の幕をあわただしく閉じるまでの一年有半を、彼は以前にもました激しさで、解剖学、生理学、病理学、薬物学の研究と教授とに、憑かれたもののように没頭する。伝えられるところによれば、その一冬に六百余体の屍体解剖が行われたという。不朽の名著「一般解剖学」(Anatomie générale, appliquée à la physiologie et à la médecine, 一八〇一年)四巻のほか、一部は彼の死後友人ビュイッソンおよびルーの手で刊行された五巻の「記述解剖学概論」(Traité d'anatomie descriptive, 一八〇一—一八〇三年)および後年、筆記に基づいて編纂された「病理解剖学」(Anatomie pathologique, 一八二五年)がある。

夭折したこの鬼才の残したきわめて大きな仕事とその意義については、あとに述べられるが、精励に身を焼き尽した彼は、同時に、無私で誠実で、心温く寛容な人物であった。先師ドソーの夫人は言うまでもなく、コルヴィサール、アレ、医学校長ルルーらの先輩たちを含めて、その早い死を惜しまぬ人はなかったと言われ、史家アッカークネヒトが適切にも言っているように、その残響は今日までも続いているのである。

ビシャを単に教科書風に組織(ティッシュ)を発見した学者とみる見解は彼の仕事の歴史的な意味に関するゆきとどいた評価ではない。だがその反面、これも往々見うけられるように、大きな光芒を放って彗星のように消えたこの天才の足跡を無批判にたたえるのもまた学問の評価に情緒を忍びこませた憾みがある。医学、生物学の偉大な改革者であったビシャは一面大きな盲点をもつ学者でもあったことが否まれない。そのまじりあった独特な発色が彼の業績の正確で偏りない紹介をかなりむずかしい課題とする。

上に記した人類病院の欠員補充に当って彼が提出した申請書は、控えめな、しかし確乎たる志操をもった言葉のうちに、彼が究極にめざしたものがほかでもない「医学(メドシーヌ)」であったことをはっきりと表明している。[20・9] 短くはあったが比類なく充実した彼の生涯のさまざまな訓練は一つ医学に収斂することをめざしていた。この言ってみればあたりまえのようで実は不注意にみのがすことの許されない自覚に立った彼の志向をあらかじめ心にとめた上で、いまその医学者ビシャが何をわれわれに残したかを検討してみたい。それはトルソの形にとどまったが、それなしには現代医学のかたちが考えられないような歴史的意味をもっている。

ビシャの学問の性格を考えるに当って彼が外科医としてその経歴をはじめたことにまず注意しよう。[20・10] つとにリヨンで彼はすぐれた外科医A・F・プティ(Antoine François Petit, 1718-1794)に外科と解剖学の手ほどきをうけた後、従軍して外科医としての修練を積む機会をもったが、それにもまして、フランス外科学の歴史を飾る巨匠の一人であるドソーの格別な訓練をうけたことが彼の生涯に決定的な意味をもった。その外科医ビシャの関心が、あの理屈の多い医学(内科学)者たちの伝統をよそに、直截に解剖学ないしは病理解剖学へと向ったのは自然の流れであったと言ってよい。

その解剖学者ビシャはアルブレヒト・フォン・ハラーやスパランツァーニに私淑する実験生理学者でもあった。おのずからそこに、かたちとはたらきとのつながりを見失わない生物学者ビシャの輪郭がつくられる。彼がいかなる意味の医学をめざしていたかを探る上にこの基底を見失ってはなるまい。

生物学者としてのビシャは、前に述べた十八世紀モンペリエ医学校の生気論者（ヴィタリスト）たちの系譜をひいた――彼自身南仏モンペリエに笈を負うたことはなかったが――学者であった。主著「一般解剖学」の有名な冒頭の文章[20・11]に鮮明にみられるように、彼は自然界における有機（オルガニック）と無機（インオルガニック）の二つのクラスの存在、生（ヴィタール）と無生（ノン・ヴィタール）の二つのクラスの性質（プロプリエテ）を峻別する。もとよりそれは感覚主義者（サンシュアリスト）として、観察可能な事実によった発言であったことを注意しよう。

彼は生命(la vie)を定義して「死（ラ・モール）に抵抗するはたらきの総体」(《La vie est l'ensemble des fonctions qui résistent à la mort.》)[20・12]とした。この有名な定義が[20・13]、しばしば批評されるように、一種の同語反復（トートロジー）にとどまるかどうかについては、後にまた考察する折があるだろう。

その生命のはたらきを彼は内的な有機性（オルガニック）(器官性)の生命――それは伝統的な植物性機能とほぼ一致し、消化、吸収、排泄など同化・異化のはたらきがそれに含まれる――と、外界と関係する動物性（アニマル）のそれとに分ける。心臓をその中心器官とするところの前者のはたらきが休みなく連続性であるのに対して脳にその中枢をもつ後者のはたらきは、たとえば睡眠の現象を思い合わせてもわかるように間歇的で、また習慣やプラクティスの影響を強くうける。情念は前者に属し、判断その他の精神作用は後者に属している。このオルガニックとアニマルの別はビシャの発明ではないにしてもその生物学の骨組みをつくっており、前記「生と死」の中で生物の諸相をその両面から論じてたいそう充実した論議がそこに展開されるのだが、彼はその二面性を強調するのあまり、動物性生命の対称性（シメトリー）と諧調（アルモニー）、有機性生命の不規則性（イレギュラリテ）と不釣合（ディスコルダンス）を説いて、肺や腎臓にまでその片側性を強弁する、と言うような弊にも陥った。しかしそうした逸脱も実験生物学者としての彼の本領をはなはだしくくらますものではなかった。

彼はそれらを通ずる生命の基本的な性質（プロプリエテ）を感覚性（サンシビリテ）と収縮性（コントラクティリテ）の二つとする。それは無意識あるいは不随意の過程をも含むもので、アニマルはもとより、オルガニック(植物性)の生命においてもみられるものとされる。つまりそれは広い意味における刺激の受容性と応答性一般とみてほぼ見当は違うまい。人はここで当然ハラーの感覚性（ゼンジビリテート）と被刺激性（イリタビリテート）の説を思い出すだろう。前にも記したように、神経と筋肉に限定されたハラーの説が、その後しばしば類例をみるように、ここでは生物現象一般にまで大きく拡張され、モンペリエ流の生気論(ヴイタリスム)——ビシャはボルドゥーに深く負うところがあった——によって色あげされている。

感覚性と収縮性の二つは、生物の世界を無生的の世界からはっきりと区別する性質(プロプリエテ)であった。その二つの世界にはそれぞれ異なった法則があり、おのずからそこに生理学と物理学という二つの異質の科学が成立しなければならない。

「親和性を化学に、弾性や重力を物理学に任せよう。われわれは感覚性と収縮性だけを生理学の仕事とする。(20・14)」

だがどのような意味でそこに二つの異質の法則があるとされるのだろうか。彼は言う、

「物理法則(レ・ロワ・フイジツク)」は定常(コンスタント)で不変(エンヴアリアブル)である。石はいつも等しい力で地に落ちるし、大理石の弾力はいつも同一である。これに対して、感覚性と収縮性とは刻々に変化する。それはほとんど一定であるためしがない。……したがって、物理現象は予見(プレヴオアール)し、予報(フレデイール)し、計算(カルキユレ)することが可能だが……これに対してすべての生機能(フオンクシヨン・ヴイタール)には山ほどの変状があって……われわれは単に近似的(アプロクシマシオン)な知見をもちうるだけだし、それもたいていは不確実でさえある。(…le plus souvent mêmes incertaines)(20・15)」

これはききずてならぬ発言と言わなければならないだろう。後述の大生理学者マジャンディー——彼は「生と死に関する生理学的研究」の新版(一八二九年)のエディターでもあるのだが——やクロード・ベルナールらにビシャがきびしく批判されるゆえんがそこにある。彼はたしかにかのアルカエウスやアニマの支配を考える形而上学的な「医学」からは遠い実験科学者で、科学の上に近代的な医学を築こうとした新時代の学者であったには相違ないのだが、しなやかな生物現象を医物理学派風の粗剛な機械論で公式的に割り切ってしまう人々に同調するには幸か不幸か彼の観察の眼があまりに醒めていたこと、その一面、彼のうけた訓練が残念ながら十八世紀末の物理諸科学の成果と方法とをふまえた上で仕事をするにはどうやら欠けるところの多かったらしいことが、彼にそうした言うならば後向きの姿勢をとらせたゆえんを思わねばなるまい。

生物学領域でのビシャのユニークな画期的な貢献はしかしながら別の面にあった。

上に記されたビシャの生物学思想——その要約は主著「一般解剖学」の序論の一部にもみえるのだが——が詳しく述べられている「生と死に関する生理学的研究」とはまたたいそうめずらしい題目の書物である。医学・生物学の領域でかつて死が書物の標題となったことがあったろうか。そして標題だけでなしに内容から言ってもこれはまことにユニークな書物ではなかったろうか。

ビシャのこの書物の第2部は(20・16)、前述のような弱点を含みながらも示唆にとんだたいそうおもしろい読み物であるその第1部がもっぱら彼の生命論の考察(デイスカツシヨン)に向けられていたのに対して、心臓、肺臓および脳という三つの枢要な器官を手がかりに、彼自身の言葉によれば、生と死との中間の状態——その間に彼はさまざまな

病気を定位しようとするのだが——を実験的に執拗に追究した独創的な研究であるとみられる。人の死が、ほとんどすべての場合、生命を使い果した自然死でなくして、いわばついでのように(インシデンタリー)[20・17]発生する事態であるという言ってみればあたりまえのことをさえ、彼の前にほとんど言われたことがなかったし、今でさえ往々生物学者の盲点になっているのである。

こうして、おそらくは前に述べた屍体解剖への精励によって眼を開かれただろうと思われる死という視点に照らして、その生ける対立としての生の諸現象をみる、フーコーの言葉を借りれば「死の高みから……生体内の依存関係や病理的な系列をみて分析する」[20・18]という手続きがはじめて意識的に採択される。医師にとってはおおむねそこで話が終り、任務が終了する死、そして病理解剖学者にはそこから彼らの忙しい仕事がはじまる死は、絶対的な時点ではなしに一つの過程として理解されなければならない、という生物学的にまったく正確な、そして新しい認識がそこにうまれる。実はわたくしはここで、難解だが洞察にみちたフーコーの説述[20・19]におおむね従って話を進めているのだが、いずれにしても、「病の除去へ、治癒へ、生命へと〔いつも〕向けられていた」「医学的なまなざし(regard)にとってはきわめて困難かつ逆説的な任務であったに違いない。」[20・20] その大きな転換が医学者ビシャによってはじめて可能となったのは、彼の生命観の深みをわれわれに覗かせている。

さきに記されたように、ビシャに従えば、「生(ラ・ヴィー)」とは「死に抵抗(レジスト)するはたらき——諸機能(fonctions)——の総体」であった。そこでは人の生命は一つであって一つでなく、クロード・ベルナール[20・21]が指摘しているように、そこでは生命がいわば脱中心化されて(デサントラリゼ)いることに人は気づくだろう。生命が一つでなしに、諸器官がそれぞれの生命(ヴィタ・プロプリア)をもち、生体を言うならば諸器官の連邦(フェデレーション)とみる見解は、モンペリエの生気論者テオフィル・ド・ボルドゥーのものであったことはさきに記されたところである。この点に関してビシャがボルドゥーの影響をうけていたことは彼自身の言葉に照らしても[20・22]明らかである。

もはや念を押すまでもなく、ビシャは、個体の生命が一つであるか複数であるかといった態の議論をまず先きに立てるといったたちの学者ではない。上にも言ったように彼は何よりもまず外科医・解剖学者であった。おのずから彼の関心はまず生体の構築(構造)に集中する。そこから上の言葉で言えば脱中心化された生命のかたちとはたらきの基本的な単位としての「膜」(membranes)からさらには組織(tissu)を発見し、その意味をはじめて説いたところに、ビシャの生物学史、医学史における記念碑的(モニュメンタル)な業績の意義があった。いまその内容をかいつまんで述べてみよう。

著書の形をとったビシャの処女作が「諸膜論」であったことは前に述べた。それは三百ページたらずの書物であるが、序論の冒頭に彼が記しているように、たしかにそれは、それまで解剖学者たちによってとくに研究の対象となることのなかった新しい構造物の発見として画期的な意味をもっていた。なるほど「膜(マンブラーヌ)」という概念は、彼がその序論に引用するハラー[20・23]もすでにもってはいたし、そこから発展した組織(tissu)——その言葉は次の著作「一般解剖学」に登場する——も少なくとも言葉としてはボルドゥーにみえるのは事実である。だが、諸器官を構成する、おのずからどこにあっても共通な性質をもった構造物として、それぞれ独立に眺められ、また単独にとりだして検索されることがなかった(《n'a jamais été isolément examiné》)と言う彼の言葉は、当時いろいろな批評があったにはしても、今日われわれがみてまったく正しい。

　彼はその深い示唆をピネルの「疾病記述論(ノゾグラフィー・フィロゾフィック)」にえたと告白している個所は有名である[20・24]。その炎症(フレグマジー)を論じた中で、「類似の構造をもった膜は、身体のどこにあろうと炎症においては類似の損傷を蒙る」という意味の洞察にみちた指摘を試みてビシャに霊感を与えたピネルは、いささか奇異なことに、屍体解剖をしばしば行ったにはしても、それを重んじた学者だったとは言いにくいのだが。

　「諸膜論」の芽は二年後の「一般解剖学」に見事に開花する。短い生涯にあれほどの業績を挙げた彼の歩幅はきわめて大きい。

　そこに示される「一般」解剖学(anatomie *générale*)——それはビシャを理想の学者の一人と尊崇する[20・25]実証主義哲学者(ポジティヴィスト)オーギュスト・コントが後に批評するようにむしろanatomie *élémentaire*, anatomie *d'éléments* とよぶにふさわしいものであったが——の思想を彼自身の言葉によって語らせよう。

　「すべての動物はさまざまな器官(organes)の集成である。それらはおのおの一つの機能(une fonction)を営むことによって、それぞれのしかたで全体の保持に協力する。それらは、個体(エンディヴィデュ)を構成する機械(マシーヌ・ジェネラール)の部分機械(マシーヌ・パルティキュリエール)のようなものである。ところで、それらの部分機械はそれ自身また数多くの組織(tissus)からつくられている。それらははなはだ違った本性(ナチュール)をもち、そして真にそれらの器官の要素(エレマン)である[20・26]。」そして彼はそれらの「単純組織(ティッシュ・サンプル)」を化学の元素(単純物質 corp simple)にたとえる。彼はラヴォアジエの次の世代に属していた。彼の「一般解剖学」がとくに対象とするところは[20・27]、これらの、ヒトの構成要素(ces éléments organisés de l'homme)についてである。それは近代的な組織学(ヒストロジー)——ただしこの言葉はまだ誕生していない[20・28]——の出発であった。

　彼の数えあげる組織は次の二十一種[20・29]——さきの「諸膜論」の膜は五つ[20・30]——である。そこではあの「膜」に代って[20・31]、新たな「組織」概念が登場する。(1)細胞性(Le cellulaire)、(2)動物生命の神経性(Le nerveux de la vie animale)、(3)有機生命の神経性(Le nerveux de la vie organique)、(4)動脈性(L'artériel)、(5)静脈性(Le veineux)、(6)発散性(Celui des exhalants)、(7)吸収性(Celui des absorbants et leur glandes)、(8)骨性(L'osseux)、(9)髄性(Le médullaire)、(10)軟骨性(Le〔tissu〕cartilagineux)、(11)線維性(Le fibreux)、(12)線維・軟骨性(Le fibro-cartilagineux)、(13)動物生命の筋肉性(Le musculaire de la vie animale)、(14)有

機生命の筋肉性(Le musculaire de la vie organique)、(15)粘膜性(Le muqueux)、(16)漿膜性(Le séreux)[20・32]、(17)滑膜性(Le synovial)、(18)腺性(Le glanduleux)、(19)皮性(Le dermoïde)、(20)上皮性(L'épidermoïde)、(21)毛性(Le pileux)、がそれである。それはいささかわずらわしくないとも言えないが、よくみれば見事な分けかただと言ってよい。

それらのそれぞれまったく異なった単純組織はまたいろいろな組み合わせで器官を構成する。(未完のままに残されて歿後友人たちの手で刊行された彼の次の著作「記述解剖学概論」は機能にとくに意を用いた器官の解剖学であった。)

ところで、今日のわれわれにはたいそう意外なことに、ビシャは彼の組織を顕微鏡の力をいっさいかりずにみつけたのであった。「単なる観察」(《La simple inspection suffit pour montrer une foule d'attributs caractéristiques de chacun, et exclusifs des autres……》[20・33])によってこの卓抜な科学者の眼は、生物の構築の本性を捉えて離さなかった。言うならばそこに累々と並置されていた諸器官の中に、彼の分析の眼が、それらを横に貫く「系統」(système)――それは彼の頭の構造にも関係することだが彼の「一般解剖学」四巻に插図が一つもないという事実に注意せよ――の存在を、しかも裸眼で見抜いたのであった。その形態学者としての比類まれに鋭い眼と、生物学的な深い洞察とはわれわれを驚嘆させる。

頑くなに顕微鏡に横を向いたビシャは[20・34]、とくに複合組織の構築をしらべるに当って、熱、空気、水、酸、アルカリ、乾燥、腐敗、磨砕、煮沸、等さまざまの実験操作を加えることによって種々の組織の区別をはかる。一見奇嬌な手段のようではあるが、しかしそれは今日の顕微鏡標本の作製に際して予備的に行われているいろいろな工夫を原理的には先き取りしているものとみることはできないだろうか。だがそれにしても、およそ上記のような心細い手続きで検索された四巻、千数百ページの書物が医学の歴史を通じてもっとも貴重な著作の一つとまで評価される充実した内容をもつゆえんは一通りの話ではないと言わねばなるまい。

ビシャの仕事の評価に当ってとくに注意しなければならない点の一つは、彼の目的がそれらの系統を弁別し、そうして区別された諸組織とそれぞれのはたらき――ここに前記の彼の生理学[20・35]の基礎にあるオルガニックとアニマルの生の区別とその両者それぞれにそなわっている感覚性と収縮性の話が絡んでくる――とを関係づける、言いかえればそれらの組織の固有の生を考えることに終始して、彼自身何ほどかその不備を覚ってもいたようにそれらの組織の構成、そのさまざまの要素、化学的な分析にはまったく立ち入らなかったという事実である[20・36]。たしかに上記の分類にもハラーに由来すると思われる「細胞性組織」(tissu cellulaire)という言葉がないではない。だがそれはほぼ今日言われる疎性結合組織に相当するもので、そこに言うところの「細胞」は、むしろ当時の通念に従って、織り目(texture, tissue)の間に挾まる空所であって、われわれの考える細胞概念とはいたく遠いものであった。

身体の諸器官を横に貫いてそこにそれぞれ特有のはたらきをもった組織よりなる諸系統(システム)を発見したところにビシャの不滅の功績があった。それは往々常識的に理解されているように、単に地図の縮尺が変って記載が精密化されたというにとどまらず、生体の生物学的理解の上での大きな脱皮であったとみねばなるまい[20・37]。たしかにビシャには上に指摘されたような限界があったことは否めないにしても、そこには、生体を号令するアニマも生命原理も、さらには生粒子的な思弁も斥けられて、諸組織の生きた性質がもっぱらその構築(オルガニザシヨン)に求められているという点でまぎれもなく近代的な肌合いを示しているのだが、彼がそこに言う粒子(モレキュール)についても、それらの配列(アランジュマン)についてもそれ以上つっこむことをしないままに、みた眼での組織の区別とその所在の確認と、生きものだけにそなわると彼が考える感覚性・収縮性の話とを短絡させている点に歯痒さが残るのはしかたがない。

彼は生体の組織を伝統的な固体(solides)と液体(fluides)とに分け、生の性質(プロプリエテ・ヴィタール)はもっぱら前者に存するものと考える。もっとも、液体部分ことに血液が、食物(無生の物質)と生体の固体部分(生命の所在)との間に介在して、いわば受け身(パッシヴ)の形では生命現象にきわめて重要な関与をもつことは、彼がとくに血管系(システーム・ヴァ・キュレール)の話に関連して詳しく説くところだが、ここではその話に立ち入ることを省きたい。

ところで、その固体部分に存する生の性質(プロプリエテ・ヴィタール)は上記の感覚性(サンシビリテ)と収縮性(コントラクティリテ)が諸組織においてあらわすさまざまのヴァリエーションにほかならないものであった。彼の弱点がどういう形で露呈されるかは、たとえば彼が腺の活動と平滑筋のそれとを収縮性の名によって同質のものとみなしたという事実にその一斑を察することができるだろう。感覚性と収縮性という一組の半ば観念的、半ば実験的な言葉は、さまざまな生理現象をつごうよく説明し去る切り札とされたきらいがないではない。

くり返して言えば、ビシャの偉大さは生体の構造とその機能の単位としての組織の確認にあった。もちろんそれは今になってみればその究極の単位ではなかったにしても、そうした単位の考え方は生物学において革命的な意味をもっていたとみてよいだろう。だがその反面、せっかく踏みわけようとしたそのはたらきを、十八世紀後半の生気論的解釈によりかかって考え、新しい科学の動向に無頓着であったとみられる点に彼の限界があった。その短い生涯のスタートに当って彼のうけた徒弟的訓練の解剖学的・医学的一面性がこの天才の仕事にも影をおとして、前述の「分析(アナリーズ)」を武器とする流派の哲学の影響を深くうけ、しかもみずからきわめて豊かな実証的成果を挙げながら、とかく観念に流れやすい医学の伝統を払拭しきれなかったのが惜しまれる。

上にも言われたように、何よりもまず医学者であろうとしたビシャにとっては、いま述べてきた彼の解剖学・生理学は当然病理学と一つであった。その歿後ずっと遅れてベクラールという解剖学者の手で刊行されたその遺著「病理解剖学」[20・38]は、もともと聴講者の筆記に基づいて編纂されたもので、ビシャの講義の内容を歪みない形で伝えているかどうかには疑問もあると言われているが、上記の主著「一般解剖学」が同時に病理解剖学でもあったこと――各組織の叙述の終りにそれぞれ病理形態学に関するかなり長い一節が設けられている――に注意しよう。

上に述べたように、固体部分に生命を認めたビシャはおのずから病理学者としても固体論者(ソリダリスト)であったし、当然また局在論者(ローカリスト)――急性熱病はその例外をなすがそれについては後にあらためて言及する折があるだろう――であった。その面では明らかに彼はモルガーニの衣鉢をつぐ病理解剖学者であった。

だが、病気を生の性質(プロプリエテ・ヴイタール)の変状(アルテラシヨン)にほかならないものと観ずる彼は、上に述べてきたところに照らして当然予期されるように、それを組織の水準で各「系統(システム)」に共通な諸変化として考えようとする。実を言えば、前に一言したように、ビシャの革命的な組織観はピネルが屍体解剖の所見に基づいて発した言葉に示唆をえて構想されたという由来をもっているわけだから、内実は、病理学が逆に生理学を、医学が生物学を教えたものであることを注意しなければなるまいが。ビシャのその、言うならば組織病理学(ヒストパソロジー)が、観念的にそうきめこんだものではなくして、きわめて豊かな事実――一冬に六百余体の屍体解剖を行ったという彼の精励を思い出そう――をふまえての発言であったことは、「屍体を開けば開くほどその認識を深めるだろう」[20・39]という彼の自信にみちた言葉からもうかがうことができるだろう。

そこでは、モルガーニをはじめとして彼に先き立つ病理解剖学者たちが考えていたように諸器官がまるごとに(en totalité)病むのではなしに、通例種々の組織が別々に(isolément)変化する。彼は病理解剖学(アナトミー・パトロジック)を、「系統(システム)」のそれと器官のそれとの二つの大きな部門に分けて、前者の意義を強調したが、人はそこに、病理学においても医学においても長い伝統をかたちづくって、偉大なモルガーニに至るまでその羈絆から脱することのできなかったあの「頭から踵まで」(de capite ad calcem)の順を逐った疾病列挙の形式を過去のものとする一つの有力なきっかけをはじめてみつけたものと言うことができるだろう。それは歴史的にみて、病理学を大幅に生物学へと接近させた。

ビシャの病理学について二、三の点をここで注意しておきたい。誰にもまして組織概念をしっかりと捉えたビシャがかならずしも今日われわれの考える組織学者(ヒストロジスト)、より正確には微解剖学者ではなかった――おそらく数世代前のマルピーギの方が遙かに微解剖学にたけていた――ように、顕微鏡を用いない彼の病理組織学が今日われわれの知るそれ、つまりウィルヒョウ以後の病理形態学とは異質のものとも言ってよいほどの開きのあることはおよそ予期される通りである。たしかにその記載は彼が群を抜いて鋭い眼の持ち主であったことを示してはいるが、しかし、きびしく言って彼の明らかにしえたのは病変の地誌(トポグラフィー)にとどまっていたと言っても過言ではないだろう。組織に生ずる病変の性質を正しく識別する仕事は後の世代に残される。それについては次節以下に記されるはずだが、ビシャにあってはどうやら病変の所在を彼の言う諸組織の生の性質(プロプリエテ・ヴィタール)の障害と結びつけることによってほぼ話はすんだものと理解されたようにみえる。ビシャにおける組織の生理学は、前に述べたところからもおよそうかがわれるように、生物学的な力動性(ダイナミックス)の具体的な理解に甘いきらいがあった。それはおのずから彼の局在論的な病理学の弱味の一つでもあった。彼の正確な臨床観察とその病理形態学との隔たりを補おうとして、彼は往々交感性(サンパティー)(sympathie)なる伝統的な医学上の概念をもちだして、二つの病変を観念的に結びつける。(20・38) それは彼の生気論とも無関係ではないだろう。

ビシャにとって、モルガーニの知らなかった分析的方法に基づく彼の新しい病理解剖学は、病気のさまざまな症状の正しい解読に役立つものでなければならなかった。いわゆる医学者のコンヴェンションからフリーに考えることのできるフーコーがかえって正しくも指摘するように、(20・41)「表徴(マニフェスタシヨン)と頻度(フレカンス)と経時経過(クロノロジー)と」にもっぱら関心をもつ臨床医学と、「原因(コーズ)と座(シエージュ)」に注目する病理解剖学とは今日のわれわれの通念に反して元来性格的に仲のいいものではなかった。歴史(イストワール)と地理(ジエオグラフイー)とが本質的に不仲であるというこの構造主義者の指摘のあたりに、病理学のもっとも有力な方法の一つであり、しかも生理学がどうやら形をなすまではほとんど唯一の手のつく(アヴェイラブル)方法であったはずの病理解剖学が、医学の中で永くその処をえなかった大きな理由があったと考えられるのだが、その二つをまず正しい関係に置こうとしたところにあのモルガーニの不滅の功績があったとみてよいだろう。ビシャの仕事がそのモルガーニから大きく前進していることを誰も否むまい。もっとも、非時間的な屍体にみられるかたちの変化と、経時経過的(クロノロジカル)な臨床の話とを納得のいくように結びつけるには、なお進んだ生理学の介在が要請されるだろう。それはしかし、医学の歩みにとってまだ先きざきの長い話である。

ところで、モルガーニからビシャへの歩みは、平たく言えばまるごとの(*in toto*)器官が組織に還元され——たとえば心臓と心嚢とは区別されなければならないし、眼を病むことの中にはそのいろいろな「膜」が別々に病む可能性が含まれると彼は喝破する——病気が分析的に考えられるようになった大きな進歩であったには相違ない。だが、もう少々立ち入って考えれば、病気の座——モルガーニに負けずビシャにとっても病気の座(siège)はそのきわめて大きな関心事であった——についての考察の対象が要素的になるにつれて、病気の理解が症例的・記述的な性格から一般的・法則的な傾向を強めてくることが見のがされない。もとより、そこにはまだきわめて多くの仕事が前途に横たわっていることはビシャの充分に弁えているところだが、彼は病理解剖学の医学においてもつ意義を深く自覚して言う、

「いまや病理解剖学は新しい飛躍をとげねばならぬ時期に際会している。……医学(ラ・メトシーヌ)は長い間精密科学(シアンス・エグザクト)の埒外にあった。彼女は、厳格な観察と器官にみられる変状(アルテラシヨン)の検索とが一つになっ

た病気の診断（ディアグノスティック）に少なくとも関するかぎり、その仲間入りをする権利がある。……一体、病気の座（シエージュ）を無視して〔臨床〕観察とは何を意味するだろうか。たとい二十年間も朝から晩まで病床の傍らにあって心臓や肺や胃や、その他の障害についてノートをとりつづけたとしても、それはあなたをもろもろの症状（サンプトーム）の混乱の中にひきずりこむだけに終るほかはない。何の拠りどころももたない症状なるものは、単にバラバラな一組の現象にすぎないものだから。……」そしてそのあとに有名な次の言葉が続く、

「屍体をいくつか開いてごらんなさい。(《Ouvrez quelques cadavres.》)[20・42]単なる観察ではどうしようもなかった暗闇がただちに雲散霧消するでしょう。」

医学史はこれほど冴えた言葉をめったに記録したことがない。

ビシャについてなお一つのことを書き添えておこう。オテル・ディユにおけるビシャの最後の講義が薬物学（マテリア・メディカ）についてであったことが知られている。師匠筋に当るヒポクラテス主義者ピネルが当時も広く行われていた多剤療法（ポリファルマシー）を極度に忌んで、期待（エクスペクタント）療法を重んじたのは、原則的にはたしかに正しかったにしても、反面とかく無為に堕する傾きがないでもなかったのに対し、ビシャの究極の目標がその病理学をふまえて、薬物療法を科学的な基盤の上に築こうとしたことにあったのが注目される。残念なことに、この方面でのビシャの足跡は公刊されたものの中にはほとんど見当らないのだが、前記アッカークネヒトがその主管するチューリッヒ大学の医学史研究所に保存された貴重な資料――ビシャに直接受講した学生の筆記ノート――に拠って述べて[20・43]いるところをみても、彼の見識のなみなみならぬものがうかがわれる。

わたくしがここに本書には不釣合いなそうした特殊の史料に基づく記事にわざわざ触れたのは、実を言えばそこに引用されているビシャの言葉が強くわたくしの注意をひいたからであった。ビシャはその講義を次のような意味の批判ではじめている。

「同じ薬があい継いで体液論者によっても固体論者によっても用いられてきた。学説は変転しても薬はいつも同じだった。それらが同じしかたで適用され、同じようにはたらいたということは、その作用が医者たちの理論とはかかわりのないことを証明している。……」

その文脈を考慮すれば、その言葉は、薬剤の効果の判定がもっぱら観察に基づいて行われなければならないことを説くに主眼があったとみるべきだし、それはまた、パリ学派の続く世代の学者たちによって忠実に踏まれた道でもあったわけだが、それはそれとして、ここにその一部を引用したビシャの歯に衣きせぬ発言は、はからずも、本書をここまで書く間わたくしの絶えず抱きつづけてきた疑問に直截に答えてくれているように思われる。言う意味はこうである。

医学が治療の面で長い間はなはだ貧困であったのは余儀ないことであったとしても、断続しては現われた賢明で直観にたけた医

者たちの、ヒポクラテス流の待期的な治療方針――それはたった今もピネルについてみたように、無為ないし治療上の懐疑主義に導く契機を孕んでいることが否みがたいのだが――は別として、これまで学んできたさまざまの医学上の百家争鳴が、肝腎の治療の現場に至って本質的にどのような区別をもっていただろうかという疑問を、人は医学史を学んで拭い去ることができなかったはずである。流派のいかんを問わず古今を通じて圧倒的に信奉者の多かった例の瀉血（静脈切開）の神話がそれを象徴する。皮肉なことに彼らがほとんど終始見下しつづけた外科医たちの仕事がむしろ理屈ぬきに理にかなっていたのに対して、医者たちは長い時代を通じて治療の現場ではまったく原則をもたずに行動しつづけていたようにみえる。

残念なことにそれはわれわれにとって遠い国々の遠い過去の話で、充分な資料によって直接に確かめることのきわめて困難な事態にかかっていた。本場の水でうぶ湯をつかったビシャという卓抜で実証的な医学者の醒めた言葉が、そのわれわれの印象が幸か不幸か歴史の読み損じでなかったことを裏書きする。

そのビシャが、彼の「一般」解剖学をふまえて、薬物学に関してどんな仕事を残したかは、上にも触れたように、具体的には明らかでないし、また、彼のあまりにも早い死が実質的な成果を多くもたらすことなしに終ったろうと推測して大きな誤りはないだろう。だがそれにしてもわれわれは、病理学の革新と信念や独断でなしに観察と計測に基づく効果の客観的な判定という二本の柱の上に、西欧の医学史がこの辺から治療の問題を軌道に乗せる気配を示してきたことがビシャの言葉からもどうやらうかがわれるように思われるのである。それは医学史にとってたいそう意味の深い動きでなければならない。

2　病理解剖学と新しい診断法
――コルヴィサールとラエンネック――

前節にやや詳しく紹介された二人の傑出した学者の仕事の綜合、つまり、夭折した後輩のビシャによって革新された病理解剖学に裏づけられたピネル流の包括的で正確な疾病記述の一層の充実、そこにこれから述べるパリ学派[20・44]の若い時代の大きな課題があった。

ところで、本節の主役の一人であるコルヴィサールもまたパリ学派の太い柱の一つとなった卓抜な医学者であるが、彼の役割は大づかみに言って、解剖を重んじて病気の理解を科学の域に高めたパリの新しい学風をかたちづくる上に大きく貢献したと同時に、弟子のラエンネックとともに、単なる臨床的な観察を、屍体解剖の所見を背景におく生体の検査にまで拡張して、近代診断法に先鞭をつけた点にあるとみてよいだろう。

きわだってすぐれた臨床家で、とくに心臓病の研究に巨大な足跡を残したコルヴィサール(Jean Nicolas Corvisart, 1755–1822)は、前節に述べたピネルとビシャのちょうど間に挟まる世代に属する学者だが、もともとドソーの門で外科を学び、やがて医師の資格をえて、シャリテ(Charité)――十七世紀のはじめに建てられたパリのもっともすぐれた病院の一つで前にも記されたように革命期には統一病院(l'Hospice de l'Unité)とよばれた――ではたらく。一七八八年からそこで教え、臨床と屍体解剖とを緊密につないで、有名なパリの臨床講義の型をつくった。

一七九四年、前記健康学校(エコール・ド・サンテ)の創設に際して彼は内科クリニックの教授に任ぜられ――その活動の場は引きつづきシャリテにあった――一七九七年にはコレージュ・ド・フランスの実地医学の教授となった。一八〇四年教授職を退いてナポレオンの侍医長となり多忙な実務の生活を送った――晩年のヨハン・ペーター・フランクがナポレオンの招請をうけて辞退した理由の一つはコルヴィサールの存在が煙たく思われたからであったとも言われる――が、帝国の崩壊とともに医業を離れて隠棲し、一八二二年、彼自身その実態を正しく弁えていた心臓の病いで世を去った。彼は学派を開かなかったが、その門からは後に述べるラエンネック、ベール、デュピュイトラン、ブルトンノーらの逸材が輩出した。

コルヴィサールの名を不滅にしたのは、一八〇六年に刊行された彼の唯一の著書――後述の二つの訳書は別として――「心臓および大血管の疾病に関する研究」(Essai sur les maladies et les lésions organiques du coeur et des gros vaisseaux, 一八〇六年)[20・45]である。この書物はすでに官途について多忙な彼の監修のもとに弟子のオロー(C. E. Horeau)がその講義を編纂したものであった。その長い序言からうかがわれる編者オローの見識と力量はかならずしも凡庸なものではないが、後にラエンネックがこの書物を評して先師の真面目に遠いと歎じている[20・46]のをみても臨床医家としてのコルヴィサールの卓越した天賦と蘊蓄とが偲ばれる。

これはいろいろな意味でそれまでに類例の少ない医学上の専書(モノグラフ)の形をとっている。心臓は終生休みなしにはたらく器官で、しかも精神(moral)の影響を強くうけるために、その病気は肺癆症を除けばもっとも頻繁に遭遇されるものであると彼は言う。その背景にシャリテにおける彼の豊かな臨床経験と倦まずに行った屍体解剖による生前の診断の確認とがあった。

この書物の緒論の中でコルヴィサールは自身の立場を鮮明に述べているが、そこで彼がまず強く咎めているのは、解剖学的知識の貧困に基づく器質的(オルガニック)な病気の軽視の弊についてである。彼は本書でずっと前に記されたすぐれた先輩セナックを引用して、解剖学的な病変に対する無関心が、それまでの医者たちをどんなに多くの誤診と有害な治療法に導いたかを指摘する。彼はモルガーニのタイプの病理学者であるよりは、何よりもまず実地医家であったことに注意しよう。

実地医家としての彼は、屍体解剖が生理学と結びつかなければ無意味であることを強調する。彼自身は実験室の生理学者というには遠かったが、しかしここで彼の頭に描かれている生理学(フィジオロジー)は、例の「何でも説明しきってしまう」[20・47]体系家たちのそれでなかったことは言うまでもない。解剖・生理の基礎の上に医学を、それが再々非難される当て推量(コンジェクチュール)の域から脱皮させることに彼の念願があった。そこには、前にも一言したルソーに代表されるところの、当時人々の間に滲透していたあの医学に対するぬきがたい不信ないし攻撃に答えようとする強い意図がうかがわれる。その弁疏はわれわれがさきにカバニスにおいてもみたところであった。[20・48]コルヴィサールの姿勢は全体としてきわめて近代的であった。たしかにその彼においても、例の交感性(sympathie)というような古風な考え方が払拭されていたわけではないにしても、それは恕すべきだろう。

コルヴィサールはビシャおよび後々までビシャの深い影響の下にあったパリ学派の多数の学者たちと相違して、はっきりと機械論の立場をとった。彼も言うならば一種の動力としての生命原理をかりに許さないわけではないにしても、われわれの感覚にうったえる世界についてのみ語ろうとする[20・49]彼にとって、生命論議いっさいを形而上学に送りこんで、生理学の話を機械論的に——もとより彼は人体が機械工の組み立てたもろもろの機械とは比類を絶して精妙なものであることの認識に欠けるところはないのだが——進めることは当然の筋であった。人はしかし、生命について語ろうとしないコルヴィサールが、人の身体の(physique)はたらきにおよぼす精神の(moral)それの深い影響をみのがしていない、と言うよりは強調さえもするあたりに医学者としての彼の眼の曇りなさをみるだろう。

その機械が、それ自身の機構の失調から、また外界からのもろもろの影響に基づいて、それにそなわる抵抗にもかかわらず破綻を示したとき、そこに器質的(オルガニック)な病気が発生する。こう言ってしまえば彼はそこでまったく常識論(コモンプレース)を並べているにすぎないとうけとる人もあるだろうが、それを医学史の文脈の中に正しく定位するときに、この書物の序論の中で明晰に語っている彼の言葉は、まことに新鮮な印象をわれわれに与えるのである。それが今日のわれわれに月並調とひびいたとしても、それはあとから生まれたわれわれが自慢にすべきことではない。

およそこうした序論をまくらに置いて、彼は標題のように心臓および大血管の病気について豊かな事実に即した叙述を展開する。その内容を順を逐うて述べる代りに、まとめていくつかの注意される点を記してみよう。

その一つは、局在論の立場に立って、[20・50]心膜炎(ペリカルディト)よりはじまっていわゆるアネウリスム(anevrisme)——ずっと前にも触れたように今日のそれとは意味の違うもので、ここでは心筋疾患と考えておいてよいだろう——心内膜・弁膜疾患、大動脈疾患へと章節を分けてすすむその叙述が、明らかに年下の、ついさきごろ早世したビシャの思想の強い影響のもとにあるという事実である。心臓という器官はそこではいくつかの異なる組織の集合体として眺められる。前にも一言したように、屍体解剖についても早くから充分の経験を積んでいた先輩のコルヴィサールは、ビシャの業績をきわめて高く評価していたばかりでなく、その組織観を彼の学問の中にとり入れるのに吝さかでなかった。

　コルヴィサールという実地医家にとって、屍体の解剖は生きた患者の病気を理解するてだてにほかならなかったことを、ここであらためて指摘しておこう。それは、言ってみればあたりまえのことのようだが、彼のようにそれについて明確な意識をもった医者はかならずしも多くなかったのもまた事実と言わねばなるまい。だから、モルガーニにおいては病気の近接原因としての座(セデス)に話の眼目があったとみられるのに対し、コルヴィサールの書物には病変を手がかりとする病気の原因、診断と鑑別診断からさらに予後(プログノーズ)——それはヒポクラテス以来連綿と医学者たちが手探りを続けてきた最大の関心事ではなかったろうか——についての手堅い話が豊かな事実をふまえて続けられるのである。ここでは、病気の局在論を論証するのが目的でなしに、すでに一応決着のついたと彼が了解する——それはたしかに正しい——局在論に立っての病気の話がある、とみてよいだろう。ことに最後のまとめである「帰結(コロレール)」の章に述べられた透徹した論考の充実は、その見識もさることながら、彼の方法のたしかさを鮮やかに物語っている。話が少々横道に入るが、その中の病因論[20・51]——もはやあのモルガーニの原因(カウサ)ではない——の組み立てのごとき、大筋において今日のそれであるとさえ言えるだろう。

　屍体解剖が病理を明らかにするためであるならば、その知見は当然生前の診断(diagnosis; δια, through＋γνῶσις, knowledge)、言いかえれば診断的病徴(diagnostic signs)の探索の問題につながらなければならないだろう。その診断のきわめて有力な武器として、彼が、その故国においてはかならずしも充分な評価をうけていなかったアウエンブルッガーの打診法を決然として採択し[20・52]、その用途を拡張したばかりでなく、みずからその「新考案(インヴェントゥム・ノーヴム)」を翻訳し——彼にはそのほかにヴィーン学派の巨頭の一人マキシミリアン・シュトールの「箴言集(アフォリスメン)」の訳がある——ほとんど独立の著書ともみなされる詳細な註解を加えてそれを江湖に紹介したこと[20・53]——アウエンブルッガーの死の前年(一八〇八年)であった——がよく知られている。アウエンブルッガーの新工夫を大成し、普及させたコルヴィサールの仕事は、後に述べるラエンネックの間接聴診法[20・54]の発明と並んで、いわゆる身体的診断法(physical diagnosis)の基礎を置いたもので、医学史の上で画期的な意味をもつできごとであった。

　モルガーニの礎石を置いた病理解剖学を深く重んじたパリ学派の先達の一人としてのコルヴィサールが、ついに実現はしなかったが、モルガーニの名著の標題をもじって、「診断的病徴によってしらべられ、解剖によって確かめられた病気の座と原因について」(De sedibus et causis morborum per signa diagnostica investigatis et per anatomen confirmatis)と題した書物を著わすことを念願したと言われるのはたいそう意味が深い。

　話を前記の著書に戻して、彼がその「帰結」の章で述べている心臓病の治療についての見解は、それが器質的な疾患の実態をよく抑えた上の論議であるだけに、たしかに人を首肯させるふしが多いのだが、対象となる病気が病気だけに、在来の虚妄を排し、見当違いを修正する以上に医療上の積極的な方策が示されていないのも余儀ないことであったと言わなければならないだろう。

だが、話はかならずしも心臓病だけでなしに、ヒポクラテス主義者をもって自任したコルヴィサールが、患者の苦痛を軽減する仕事をこえた病気の治療の可能性一般に対して、かなり懐疑的な態度をとっていたことが注意されなければならない。この問題はしかし、パリ学派全体にほぼ通ずる傾向でもあって、話がもう少々進んでからあらためて考察される機会があるだろう。

ここでコルヴィサールにまさるとも劣らぬすぐれた臨床医学者のラエンネックに話を移す前に、結核症の研究史に大きな足跡を残したG・L・ベールの仕事について手短かに述べておこう。

ベール(Gaspard Laurent Bayle, 1774–1816)はモンペリエ、さらにパリの健康学校で医学を学んだ。コルヴィサールの病理解剖学に惹かれて、ラエンネックや後にフランスの外科学を双肩に担うことになるデュピュイトランとともにシャリテではたらき、やがてその師の後を襲った。彼は公けに講座を開くことはなかったが、パリ学派の大きな流れの中で、とくに「病理解剖学派」(後述)とよばれる一群の学者たちの中の古顔の一人である。

屍体解剖にきわめて熱心であったベールは、コルヴィサールの影響を深くうけて、器質的な病変の上に診断、予後を正しく根拠づけようとした。当然彼は、もっぱら観察された症状によりかかった旧来の病気の種(espèce)をきびしく斥けるが、しかし、器官の障害の記述に裏づけられた疾病記述、言いかえれば適切な病気の範疇を設けることが、科学としての医学の推進のために必要な手続きであるという認識において、コルヴィサールやラエンネックよりもむしろピネルに通ずるものをもっていたようにみえる。

ベールの名が今に残るのは主としてその著書「肺癆症の研究」(Recherches sur la phthise pulmonaire, 一八一〇年)に負う。有名な「結核症の歴史」[20・55]の著者プレドェールが結核症研究の近代が前に述べたマシウ・ベイリーとベールの二人によって開かれた、と説くのはかならずしも過褒ではないだろう。

癆症(phthisis, consumption, Schwindsucht; φθίσις; φθίνειν, to waste away より)という今も昔も広く蔓延していた[20・56]――「ヒポクラテス集典」にもその名がはっきりとみえる――慢性で予後のたいそう悪い病気は、たとえばピネルの「疾病記述論」[20・57]では「せき、呼吸困難、やせ、衰弱、消耗熱、ときに膿性の喀痰」と記載されているように、一連の病徴と症状によって認識されるのがそれまでのならいであった。それを肺臓の病変の記述におきかえたところにベールの仕事があった。彼が正しくも指摘するように、不定な症状を楯にとって器質的な病気を規定するのは本末顛倒と言わなければなるまい。「肺の進行性の病変で、自然に任せておけば、その崩壊によって潰瘍となり、やがてその個体を死に導く傷害(レジヨン)[20・58]こそが肺癆症(phthise pulmonaire)でなければならない。

もっとも、古い話は別にして、近世に入ってから、シルヴィウス(デ・レ・ボエ)は、この病気の肺にみられる結節がしばしば融解するのを知っていたし、ことにまた、リチャード・モートンはその名著「癆症論」(Phthisiologia, 一六八九年)の中で、肺癆症がつねに結核結節(tuberculum)をその底にもつこと、さらに、ベールとほぼ同時代の前記マシウ・ベイリーは、結核結節が彼のみつけた粟粒結節の進展したものにほかならないことを記しているから、すでにある程度踏みならされた道のそこにあったことは事実である。だが、おそらくベイリーとは独立に粟粒結節(tubercule miliaire)を発見し、全身性粟粒結核症をはじめて記載したベールは、すべての結核結節が、粟粒結節の集合にほかならないこと、それは三つの異なった状態、すなわち、固いもの、中心部から崩壊して膿瘍化するもの、内面の潰瘍化した囊胞(キスト)(kyste)の形をとるものがあることを正しく記述する。とくに注目される点は、彼が肺の結節と、リンパ節、喉頭、腹膜、小腸、腎臓、副睾丸その他にみられるものとを同じ性質のものと同定し、昔からの腺病(scrofula)[20・59]をめぐる論議に終止符をうって、特異性(スペシフィック)をもった結核症の概念をうち樹てたことにあった。彼はそれらを「結核性体質」(diathèse tuberculeuse)に基づく病気として[20・60]一括する。それは単に癆症ないしは肺癆症が結核症(tuberculosis)として理解されるようになったというにとどまらず、広い意味での病気の理解の大きな飛躍を示すものであったとみてよいだろう。彼はその肺癆症を六つの種類に区別するが、その話はしばらく後に譲ろう。

ベールは結核症を単純な炎症ないしその結果でなしに「変性的」[20・61](dégénérative)な病気の一種と理解する。ただし、ここに言われる変性とは、今日の用法とは意味が違って、彼の言う「偶成組織」[20・62](tissu accidentel)のうちの異類(non-analogue)のそれを意味し、癌などと並んで新生物(ネオプラスム)の一種と考えられている。その考え方は弟分であるラエンネックに引き継がれた。その癌についてもベールは深い関心をもちつづけていたことが知られている。

ベールとともにコルヴィサールの下で学び、間接聴診法の発明によって医学史に不滅の名を残したラエンネックについて述べよう。

パリ学派の中でもっとも傑出した医学者の一人であると言うよりは、古今を通じてフランスの生んだ最大の臨床医学者とさえ評価されるラエンネック(René Théophile Hyacynthe Laënnec, 1781–1826)は後述のブルッセーと同じくブルターニュの生まれである。モンペリエ出のヒポクラテス主義者で、ナントのオテル・デイユの医者であった叔父について医学の手ほどきをうけた後、下級の軍医となって外科を修練し、二十歳のときパリに出て、コルヴィサール、ビシャ、ベールらの深い影響の下に育った。シャリテでコルヴィサールに学んだ後、一時市井で開業して名声を博し――シャトーブリアン、スタール夫人その他知名の患者も多かった――たが、一八一六年ネッカー病院に地位をえて研究の場に恵まれ、名著「間接聴診法」を公けにした後、病身のためしばらく故郷に退いたが、一八二二年パリに戻って、シャリテの臨床教授、コレージュ・ド・フランスの教授、王子妃の侍医、等の要職につき、数年後、結核症で――ベールも同病だった――四十台の壮時に世を去った。

彼は、カバニス、ピネルをはじめとして革新的な思想をもつ学者の多かったパリ学派の中では、前記ベールとともにめずらしく忠誠な王党・ジェズイト派に属していたが、本質的に保守的な体質をもつ人物であったことは、学問の上でもあのような画期的な業績を残した一面、さきに古ヴィーン学派がそれを復活したが当時ともなればほとんど誰も顧みることのなくなったあのシデナム流の流行条件(エピデミック・コンスティテューション)を固執して、年々その調査を続けた事実からもうかがわれるだろう。

ラエンネックのほとんど唯一の著書とも言うべき「間接聴診法、または、この新しい探究法に主として基づいた肺と心臓の疾患の診断に関する研究」(De l'auscultation médiate, ou Traité du diagnostic des maladies des poumons et du coeur, fondé principalement sur ce nouveau moyen d'exploration, 一八一九年)[20・63]は近代医学の歴史の中で群を抜いて重要な業績の一つである。

間接聴診法の発明は、彼が前記ネッカー病院に勤務するようになった一八一六年の話であった。打診――コルヴィサールの門を出た彼は当然つとに打診をルーティーンとしていた――の通用しないほど肥満した若い女性の心臓病患者の胸に直接耳を当てて診察する[20・64]ことをためらった彼は、ふとした思いつき――A・L・ベールの伝えるところによれば彼はその往診の道でルーヴルの庭の材木置場で遊んでいた子どもたちが、長い棒の一端をいじってその音の伝達を他端にそえた耳で聴いて興じ合っているのにヒントをえたという――から、たまたま手にしていた薄い本をまるめて円筒をつくり、その一端を患者の胸壁に当てて聴診を試みたところ、直接法にもまさって明瞭に心音を聴くことができたのに驚いた。その方法は、心音のみならず呼吸音、腹腔内の音響をきくにも役立つことがまもなくわかって、広い応用の途がそこに開けたのであった。ギリシャ以来の直接聴診法はそのころにも行われていないではなかったが、上述のような婦人に対する遠慮や、患者ないし環境の不潔がしばしばその実行を医者に躊躇させていたのを、そうした妨げなしに、しかももっと効果のよい方法がここに見出されて、この間接聴診法(アウスキュルタシオン・メディアト)は、アウエンブルッガー・コルヴィサールの打診法と並んで身体的診断法(フィジカル・ダイアグノスティック)[20・65]の双翼とも言うべき有力な武器となるに至った。中世以来のあの「視尿壜(ユリナール)」に代って新しく医者のシンボルとなった聴診器(stéthoscope, stethoscope; στήθος 胸、σκοπέω 観察するより)[20・66]がここに医術の世界にはじめて登場する。

その後三年間の経験――その間彼はそれを学生や、後にコレージュ・ド・フランスで彼の後任となった友人レカミエ(Joseph Claude Anthelme Récamier, 1774–1856)その他の同僚たちに公開して広くその討議にゆだねた——が、二巻、九百ページにおよぶ上記の名著となった。それは、次節に詳しく述べるように当時パリの医学界を風靡していたブルッセーの新しい体系(システム)と強い対比を示す学風の、きわめて豊富な事実に基づく書物であった。その方法においても関心の対象においても、根底にあるヒポクラテス主義——ことに治療上の——においても、ラエンネックは明らかにその師コルヴィサールの深い影響をうけているが、しかしこの「間接聴診法」の内容の意義と充実の前には、さすがのコルヴィサールの仕事もその光輝をいささか鈍くしたとみても不当ではないだろう。

そのかなり長い序文にはラエンネックの基本的な立場が陳述されているが、その主旨は、彼がそれまで十八年間精進してきた病理解剖学[20・67]の医学的意義の宣明である。病理解剖学(アナトミー・パトロジック)こそ疑いもなく、病気を知りそして患者を癒す(guérir)ために医者を確実に導くたいまつ(flambeau)であると説かれる。もっとも彼が、伝統的な症状のみに基づく疾病分類論(ノソロジー)に強く批判的であるのは正しいとして、器官の(形態学的)病変——彼はしかしビシャと同様顕微鏡を用いない——の意義を強調するのあまり、局在的な病気におけるそのはたらき(フォンクション)の異常をきわめて不定な(エクストレームマン・ヴァリアブル)もの——ここにもビシャの余韻をきく人もあるだろう——として軽視するあたりに後々に重要な問題を残していることを人はこの辺で見落してはならないだろう。

ところで、たいせつなことは、病理解剖学によって明らかにされた病気の種(les espèces nosologiques établies d'après les données que fournit l'anatomie pathologique)[20・68]——彼は症候論的疾病分類論(ノソロジー・サンプトマティック)を斥けているが疾病記述(ノソグラフィー)に逆おうとしているのでなくむしろそれを根拠づけようとしていることを注意したい——が、往々人が批評するように、単に屍体だけに通用する話ではなくして、生きた患者についても容易に認識され、症状や、いわゆる「原因(コーズ)」——それは前述のモルガーニ流の範疇で、もちろん今日のわれわれが考える病因(エティオロジー)の概念ではないしその点で彼は上記のコルヴィサールよりも遅れていた——に基づいた病気の区別よりももっと明瞭でポジティヴな像を与えるものだということである。これは、パリ学派の流れの中でのラエンネックの座標を正確に理解する上にたいそう重要な点の一つと考えられるのだが、前記フーコーはその透徹した理解を彼一流の言葉で次のように表現する。[20・69] 彼はピネル、ビシャに触れたあとで言う、

「……その代りに、ラエンネックは、解剖学・臨床医学的経験が疾病分類学的配分の空間に(dans l'espace de la répartition nosologique)組みこまれることを問題なく認めている。」

こうした基本的な立場をとったラエンネックは、この書物の中で、この円筒(シレンドル)——控えめな彼は前記の彼自身の鋳造した聴診器(ステトスコープ)という言葉を大袈裟にすぎるとしてほとんど用いない——が胸部疾患のさまざまな病変を区別する上にどのような効用をもつかを

ぎりぎりまでつきとめようとする。胸部疾患研究のすぐれた先達、コルヴィサールおよびベールの二人に負うところの多いことは彼がその序文の中で率直に表明するところである。

さて本文に入って、その緒論で胸部疾患の重要性とその診断の困難、アウエンブルッガーの仕事の正当な評価から彼自身の発明の顛末とその器具の図解をそえた説明を簡明に記した彼はいよいよ標題にうたわれている間接聴診法の本論に入る。この書物が[20・70]今日の言葉で言えば診断学(ディアグノスティック)の記述を元来その目的としていて、その四つの部(パルティー)がそれぞれ声音(ヴォア)、呼吸音、呼吸雑音(ラ音)、および心音というように、聴音の対象に従ってほぼ区分されているのだが、病気の話までその区分でいささか強引に割り切ろうとして、今日のわれわれの眼には叙述にあちこち無理が映るのはどうやら否めないようである[20・71]。

だが、それはそれで一面かえっておもしろいふしもいろいろある。広く知られているように、肺癆症(フティジー・ピュルモネール)はラエンネックの貢献のきわめて大きかった病気でもあり、おのずから本書のもっとも重要な話題の一つでもあるのだが、その話は本書の第一部をかたちづくる声音の異常による病気の診断——旧来の声音振盪(フレミスマン)とそれに代る声音聴診とくに彼が発見したペクトリロキー(pectoriloquie, pectoriloquy)や山羊音(aegophonie, egophony)の現象など[20・72]——の中にほとんど全部が含まれている。たしかに第二部の呼吸音や第三部のラ音(ラッセル)の話の中でもたまには肺結核症に言及されているふしがないではないにしても、それがむしろつけたりで話題がほとんど声音に集中されていることは、そのころ臨床上問題となったものが、多少とも大きな空洞をもった進んだ肺結核症にかぎられていた、という事実を考えてみれば無理もない。その、もともと症状に基づく臨床病名であった肺癆症を、屍体解剖の所見に基づいて結核結節の存在によって確実に同定したところ——彼は明晰に記している、《L'existence des tubercules dans le poumon est la cause et constitue le caractère anatomique propre de la phthisie pulmonaire.》[20・73]——に、ベールとともにラエンネックのきわめて大きな功績があったし、その病変を生前に探知して肺癆症を確実に診断する途を拓いたところに彼の間接聴診法の画期的な達成があった。

たしかに、ラエンネック自身フェアな態度で認めているように、彼はベールに深く負うているが、しかし、上に一言した空洞をもった肺癆症にいたるまでの病理発生の解明は明らかに彼のものであった[20・74]。半透明、蒼白、あるいは灰色がかった、粟粒大ないし麻の実大の結節、すなわち粟粒結節(tubercules miliaires)——ベールもそれを見てはいたが彼の記載はかなり補正されている——が成長して中心から黄味がかり、隣接のものと融合して、不透明で硬いチーズのような結核結節(tubercules crus)をつくること、このあたりから、結節周囲の肺の組織が結核性の新しい物質(une nouvelle production de matière tuberculeuse)の滲出(qui s'infiltre dans la substance)によって固くなること、さらに、大きな結節はやがて中心部より軟化し、液化し、その内容は近接の気管支に流れこむが、多くはその路が狭すぎて瘻孔(フィステュール)を残すこと、を正確に記述する。もはや、ものめずらしさが半分の単なる屍体解剖でなしに、まぎれもない病理解剖学者の眼がそこにあることを人は見誤ることがないだろう。彼はなお上記のような経過のほかに二つほどの異常な経過をとるもののあることを注意している。しかしいずれにしても、肺癆症(phthisie pulmonaire)と言いならされていたものが結核症(phthisie tuberculeuse)にほかならないことの認識においてベールよりもいっそう明晰で、その立場からさきに触れたベールの六つの種類の肺癆症を、そのあるものは同じ病気の異型であり、あるものは他の病気のとりちがえであると批判する。その批判は正しい。

その肺結核症はほとんどつねに腸管の結核症を伴い、それはしばしば潰瘍をつくって下痢をひきおこす。(ラエンネックがなんと曇りのない眼の持ち主であったことだろう。)彼は身体のほとんどどの器官も結核結節の発生――彼の言う異類(hétérologue)の偶成組織(tissus accidentels)の一つ――から免れるものでないことを知っていた。そこでは結核症という「特異的の(スペシフィック)」病気――まだその言葉はどの文献にもみえないようだが――が形態学的所見に基づいて断乎として同定されている。このラエンネックの姿勢は、後述の細菌学の登場に先き立って病理学の歴史の中で深く注意すべき意義をもっていることをここで指摘しておこう。

その結核症は刺激(イリタシヨン)によって生ずる炎症――この時代にはまだ炎症(エンフラマシヨン)は痛みときり離せない急性のそれと考えられていたことを注意しよう――ないし炎症の結果ではなしに、一般的な素因(disposition générale)に基づくものと考えられている。その真の原因はしかしわれわれの理解の外にある。(炎症をめぐるパリ学派内の論議についてはなお次節を見よ。)

彼はなお喀痰やペクトリロキーの諸相、肺結核症の治癒の問題についても多くのことを記しているが、結核症の話はひとまずこの辺で打ち切ろう。

声音を扱った第一部――上述の肺結核症のほかにすぐれた気管支拡張症の記述がある――に対して、その第二部では呼吸音が、第二巻に入って第三部ではとくにラ音が対象となっている。言うまでもなくそれらの聴診に関する記載はすべて前例のないものであるが、そこに記されている肺臓の病理各論と、当然それに絡んで多くの呼吸器疾患の診断とについてもはなはだ多くの新知見がもられている。その論題は肺炎(ペリプネウモニー)――ここに記されているのは古来peripneumoniaの名でよばれていた諸種の呼吸器疾患を含む混乱した病像でなしに今日の大葉性肺炎のみに該当する――肺壊疽、肺気腫症、諸種の偶成物(production accidentelle)、(癌、寄生虫症その他を含む)、胸膜炎、血胸[20・75]、気胸、肺水腫、気管支カタル、出血性梗塞(apopléxie pulmonaire)、等におよび、解剖所見、病理発生、臨床所見と診断にわたってきわめて充実した内容をもっている。この書物の記載はその後の呼吸器系の病理学の基礎をかたちづくるものであった。ちなみに、今日広く行われている「ラエンネックの肝硬変症(Laënnec's liver cirrhosis)」という言葉は、この第二部の胸膜炎の章にある一患者の剖検に見出された肝臓の特徴的な病変――肉眼所見ながらその記載は見事である――を彼がはじめて「硬変」(cirrhose)と名づけたのに由来する。(20・76)

第四部では心音と心臓病とがそれぞれ長い段落に分けられて詳細に論ぜられている。その心音とその聴診に関する記述がラエンネックの独壇場であることは言うまでもないし、また、僧帽弁の「骨化(オッシフィカシオン)」が彼の早いころの仕事であったことからみてもその領域に関する彼の関心はたいそう深かったには相違ないが、しかし心臓病とその病理解剖学に関するこの後段の記述は、コルヴィサールをはじめ先進たちの業績に負うところが多く、充実した内容をもってはいるが、呼吸器病のそれのような独自性には乏しい。

聴診法の発明と開発――たしかに直接聴診法(auscultation immédiate)なるものが前から存在していたにはしてもそれは内容的に貧寒なものであったし、ここで終止符をうたれたから、もはや「間接」の接頭辞はとり去ってもよいだろう――なる歴史的な仕事によって医学を大きく前進させ、局在論的な立場に立って病理解剖学の発展に顕著な寄与をもたらしたラエンネックは、一面伝統的な液体病理観を棄てなかったし、いろいろな面で多分に保守的な医学者――彼の政治的・社会的な保守性に関しては前に一言した――であったことを注意しておこう。パリ学派の中での彼の影響がかならずしも一意的ではなかったという事実がその理解を欠いては、説明しにくいだろう。

ところで、そのラエンネックの進歩的な面を嗣ぐパリの次の世代の俊秀たちについて語る前に、われわれはここで、「間接聴診法」が公けにされる前後から、ラエンネックらときびしく対立したばかりでなく、パリの医学界を激しく揺り動かした、と言うよりは一時それを風靡したブルッセーとその医学についてしばらく考えてみなければならない。今ではほとんど忘れられたその論争は実は医学のもっとも本質的な問題の一つにも深いかかわりをもっているし、また後述の十九世紀ドイツ医学の歩みにも尾をひくとみられるからである。

第21章　パリ学派の諸相

1　いわゆる「生理学的医学」
——ブルッセーの問題提起——

現代臨床医学の開拓者とも言うべき前章のラエンネックは、われわれの想像に反して、同時代にはたいそう不人気であったが、彼と激しく対立して、パリで長い間主流の位置を占めたのは、フランソワ・ブルッセーであった。世紀の初頭に永く指導的地位にあったピネルの退陣後[21・1]、二十年にも近くパリの医学界の渦巻きの中心にあって内外に名の轟いたこの教祖的な学者の言説はたいそうエクセントリックなものではあったが、一面医学の本質に鋭く触れるふしがあって、ある意味で彼は問題史的にみた十九世紀医学の結節点の一つともみられるので、ここで少々立ちどまって、この騒々しい人物の足跡を検討してみたい[21・2]。

ブルッセー(François Joseph Victor Broussais, 1772–1836)はブルーターニュのサン・マロの外科医の子に生まれた。革命軍に加わって戦ったこの血の気の多い若者は、郷里の病院で医学を学び、一七九八年パリに出て健康学校に入学する。若い彼はピネルおよびビシャの深い影響をうけ、またコルヴィサールの講筵に列したこともある。パリ学派のお家の芸とも言うべき屍体解剖と局在論(ローカリズム)は、後に述べるように換骨奪胎された形ではあったがこのうっかりすると他流のようにみえないでもない学者の実は拠点でもあった、という事実を了解する上に、その経歴を忘れてはなるまい。

卒業後一八〇三年より約十年間ナポレオン軍の軍医——彼はこの英雄に傾倒した——として諸外国を転戦し、経験を積み、広い見聞を蓄えた。その間に処女作「慢性炎症の病誌」(Histoire des phlegmasies ou inflammations chroniques, 一八〇八年)が成った。それは肺と胃腸の炎症に関する研究で、ほぼビシャの思想圏内にあるすぐれた著述であったことはピネルがそれを推したことからも察せられるだろう。

ナポレオンの没落後彼はパリに戻り、一八一五年、ヴァル・ド・グラース軍病院に勤務し、まもなく公けにされた「医学定説批判」(Examen de la doctrine médicale généralement adoptée, 一八一六年)という気負った標題の書物の中で、彼は、さきに師事したピネルの主著であり、当時なおパリの医者たちのバイブルであった「疾病記述論」(Nosographie philosophique)——前記のように一七八九年に出版されたその書物の第六版が一八一八年に出ている——とくにその「本態性熱病」(fièvres essentielles)の説に強く反旗を翻えしてはじめて一派を立て、たちまちにして多くの追随者を集める。一八一六年のその書物の出版にはじまる十数年間、軍病院および軍医学校を本拠とする彼のはでな活動はパリの学界にブルッセー時代——それをかりにパリ医学の第二期とみればわかりやすい——を築いたばかりでなく、偏向の強いその学説が後に述べるようにやがてそのままの形では葬り去られた後も、彼の思想の影響はヨーロッパ医学に深い刻印を残したのであった。

雄弁で攻撃的なブルッセーの激しい批判の対象となったのは、いまも言ったようにまず耆宿ピネル、(21・3)次いではラエンネック、ベールに代表される病理解剖学派であった。その間には厳密に考えると論点の動揺があるようにもみえるのだが、いずれにしてもそれらは医学論の根本にもかかわるきわめて重要な問題に触れているから、ここでそれをやや仔細に考えてみよう。

みずからの立場を「生理学的医学」(la médecine physiologique)と規定し、病気をはたらきのみだれと理解する彼は、諸症状の総合像の上にいろいろな区分を設ける疾病記述ないし疾病分類論の営みをばつくり話を本質ととりちがえた、虚構の実在にしがみつく存在論(ontologie)としてきびしく斥ける。本書でこれまでも再々話題に上った医学的存在論の問題は、論議としてはこのブルッセーがはじめて火をつけて十九世紀を通じてたびたび燃え上り、その後今日まで燻ぶりつづけているわけだから、ここでまたあらためてそれに挨拶しないわけにはいかないようである。

ところで、素朴に考えれば、人の悩みである病気(21・4)は、前にも触れたように諸症状の総体にほかならない、とみておおむね誤りはないだろう。それは、ソフィスティケーションぬきの病人——よきにつけあしきにつけ人々の知識の進んだ今日われわれの周囲にはほとんど絶えてしまったが——にとってそうであるばかりでなく、それを診る医者にとっても、経験的な意味での手がかりはそこにしかなかったはずである。したがって、その症状(症候 symptoms)と病徴(signs)との臨床的に正確な記述——つまりファーバーが言う疾病記述(nosography)——の中に病気の種(species morborum)を立てようとしたシデナムからピネルに至るまでの学者たちの企ては、経験的な医学者たちが一度は通らなければならない道であった。その一定の組み合わせと望むらくはそれに加えてほぼきまった経過とがある程度大きな頻度をもってくり返し観察される(ピネル)とすれば、極端な唯名論、もしくは前にも言った生記録的な立場をとらないかぎり、そこにそれぞれ一つの臨床的な病気のカテゴリーを設けるに妨げはないはずである。

そのかぎりにおいて病気に区別を設けようとする立場を存在論とよぶことは(21・5)、前にも記したように医学上の存在論という言葉のもともとの意味に照らして大きな疑義がないわけではないが、実際のところ、安定な支点をもたない症状論に基づく病名が(21・6)、フーコー流に言えば「命令的な型」(un type impérieux)としてそこに臨んでいるかのように、逆立ちした姿でうけとられる傾きが往々あったとすれば、たしかにブルッセーがそれを存在論とよんだのは、当らずといえども遠からずであったと言ってもよいだろう。

そのもろもろの臨床的な症状から、コルヴィサール、ラエンネックにその典型をみたように、かたちの変化としてみえる、言いかえれば空間的な器質的病変(lésions organiques)に焦点を移して局在論（ローカリズム）の立場に立ったところに、パリ学派の大きな前進のあったことは、さきにわれわれの学んだところだし、前記のピネルは、後にまた述べるように、そこで過渡期的な役割を果したすぐれた学者とみてよいだろう。

ところで、パリ学派の集中的な努力によって、屍体解剖の病理学的意義がようやく明らかになってきたとき、そこにいくつかのむずかしい問題がはじめて正面に出てきた。

その一つは、屍体解剖による器質的な病変(lésions organiques)の分析的な研究は、たしかにかたちを指標に病気の座を示すにはしても、生きた身体の上に時間的な連鎖、あるいは過程としてあらわれる病気そのものとどうかかわるか、という執拗な疑問である。今日のわれわれにはそれは生物現象における形態学的方法の射程の問題とあっさり割り切ってすむ話だが、そうした現代的の理解には、まず病理学を生物学の中に正しく設定し位置づける手続き、また、生命がすでに逃げ去った屍体を見る眼のきりかえ、その他いろいろ手のこんだ用意が前提されているわけで、長い伝統になれた同時代（コンテンポラリー）の眼には、いま記されたような疑問に当然の出番があった。

ところで、それはそれとして、疾病記述ないし疾病分類論に関心をもつ人たちをしばしば悩ましたものに、病変のみつからない「機能的（フォンクショネル）」な、あるいは「神経性（ネルヴー）」とよばれる病気、および、屍体解剖に際する病変の所在と一意的に関係づけることのむずかしいもろもろの熱病(fièvres)の二つがあった。

今も昔も臨床的にきわめて大きな意味をもつその熱病――今日考えれば腸チフスをはじめとする種々の伝染病および体内原性（エンドジーナス）の感染病がその大部分を構成する――の問題は、あのモルガーニをいたく悩ませたものであったし、またそこに今となってみればピネルの大きな躓きがあった。ピネルは、大きな影響力をもったその「疾病記述論」の多くのページを費やして熱病――彼は十八世紀的な本態性熱病(fièvres essentielles)という名でそれをよぶ――を六つに区分したことはさきに記した通りである。実はその六つにしてもそれぞれ古い行きがかりを背負っているのだが、いずれにせよそこにはどうやら熱病という病気の「本質（エンセンチア）」が前提されていて、その分類のみかけ上示す区別は、屍体解剖が明らかにしたラエンネック、コルヴィサール流の病気の座（シエージ）でなしに、前にも記したようにむしろ本質的な病徴（シーニュ）、つまり、背後に鎮座する本尊の発する信号（シーニュ）の所在――これは地口でなしにフーコー一流のすぐれた理解である――として理解されていたようにみえる。ピネルの病理学をすべてその眼で一律にみてよいかどうかはしばらく措いて、少なくともその熱病論に関するかぎり、そのエッセンシャリズムのゆえに彼が存在論的（オントロジカル）と批評されたのにはかならずしも理由がなかったわけではない。

ところで、はじめそのピネルの門に学んで後に彼をきびしく批判するに至ったブルッセーは、さきにも一言したように「生理学的医学」という新しい流れ――それは地下水のような形で後にドイツに現われて十九世紀医学の最大の問題の一つとなった――の主唱者として知られているが、彼のその学説はもともとビシャに学んだ病理解剖学に出発したものであることを注意する必要がある。その意味で彼は局在論的な考え方を彼なりに強く身につけていた。彼はまた、前記の処女作の標題からもうかがわれるように、もともと炎症に強い関心をもち、形態と機能とのかかわりについて多くの知見を蓄えていた。そのことは彼をして、シデナム以来経験論的立場に立つ多くの新派の医学者たちが、あの古流の、「隠された」消息についての論議に逆戻りすることを警戒するのあまり、とかく回避しがちであった病気の成り立ち、今日の言葉で言えば発生病理の問題に関して、局在論をふまえた上であえて積極的な発言を試みさせる。それが彼の旗印とする「生理学的医学」の真の意図であった。

もしその彼の意図が正しい意味で成功したならば、言いかえればすべての病理現象が解剖学的・生理学的に、つまり有機体の枠の中で因果論的にとらえることができたならば、病の本質(essence, esse)とか存在(être, esse; ens, τὸ ὄν)とかいう言葉は完全に消滅しなければならないだろう。ピネルに至っても消えなかったかにみえる医学上の存在論を強く排したブルッセーの「生理学的医学」とは、病んでいる器官(l'organe qui souffre)がどれであるかを決定――諸器官のかかわりを考慮しつつ――し、その器官がどうして病むに至ったかを説明し、そして、それが病むことをやめるには何をなすべきかを示すこと、をその課題とするものであった。こうしてもろもろの病気は古来それらがとじこめられていた仮想の王国から解放されて、はじめて正当にも生物学領域に移籍される。その意味で従前の「諸疾患の医学」(la médecine des maladies)――それが存在論として非難されたのは一概に濡れ衣とばかり言えないふしもある――が[21・7]「病理学的反応の医学」(une médecine des réactions pathologiques)に代ることは、学問の論理の必然であったと言わなければならないし、もしその転換が一挙にしてなったとしたら、それは医学史の最大のふしになるできごとだったろう。

そうしたわけで、医学の「革新者」というふれこみで十年代の半ばに登場してはでな脚光をあびたブルッセーの意図はたしかに方向を誤っていなかったと考えられるのだが、不幸にして彼はその名にふさわしい実を与えることができなかった、と言うよりは、たいそう独断的な、奇態な学説をそこに接ぎ木して吹聴したにとどまったのであった。上に記したことは、どうやら今日のわれわれの読みこみにかかる面が大きかったように思われる。

ブルッセーはもっぱら症状論に基づいたいわゆる本態性熱病の存在をきびしく否定し、局所的・組織学的病変に還元されなければならないことを強調する。その意味で彼はたしかにビシャ門下の身分証明をもつパリ学派の学者であった。しかしそのブルッセーは、いま言った意味ではパリ学派の同僚たち、攻撃的な彼にとってはむしろ論敵たち、が、かたちの変状として眼にみえるものの枠の中におおむねとどまっていたのに対して、そこから大きく脱皮して、かたちの変化としてみられた病変(レジヨン)が、実は器官のはたらきの障害のあらわれにほかならないものと理解し――言うまでもなく今日考えればそれは一筋縄では律することのできない話だが――て、病気は、その局所にはじまる生理学的現象である、と説くのであった。

そのブルッセーの見解はたしかにすぐれた見識とすべきで、われわれにも納得できるものを多く含んでいるのだが、彼の言う「生理学」が経験的のものでなしに、多分に十八世紀的の色合いを帯びた観念的な理解にとどまっていたことは残念ながらみすごすことのできぬ事実である。彼の思想にはハラーをはじめとしてジョン・ブラウン[21・8]――彼自身はブラウンを激しく非難するのだが――やイタリアのブラウン主義者ラゾリ、あるいはボルドゥーら、いろいろな流儀の違う学者の影響がみられるが多分に生気論的な彼は、生命を、内外からの刺激(イリタシヨン)に対する反応にほかならないものと基本的に理解する。その刺激はつねに局所的に生体に臨むが、過大な刺激(冷気、有毒物質、種々の薬剤、精神的なそれ、等)は組織の炎症と器官のはたらきの障害をうむ。[21・9]

生理学的な指向性(オリエンテーシヨン)はもっていたにしても、畢竟、屍体解剖に精励した臨床医学者の枠の中にとどまったブルッセーのこの辺までの発言は、たしかに手堅さを誇るパリ学派の中に置けば、多分に後戻りの独断を含んでいるが、その時代を考慮に置けば強いて咎めだてするほどのこともないだろう。問題はむしろその先の話にある。

彼はそうした過大な刺激によって成立する病気の恒常の原発巣とそしてしばしばその死因を、胃腸炎(gastro-entérite)であると断定し、それはまた新たな刺激となって交感性(サンパテイー)によってあちこち遠隔の器官に波及して炎症を招き、そこにさまざまの異なった病像が成立するものと主張する。[21・10] こうした彼の独特の病理学説は、たいそう人気を博したその治療方針に直接つながるのだが、その話はもう少々あとに廻そう。この有名な胃腸炎説は、今から考えれば当時蔓延していた腸チフスの屍体にみられる腸管の病変が病理解剖学者一般の関心の的であったという事情を考慮に入れても、まことにエクセントリックな独断説であったし、ことに彼が、その説を固執するのあまり、屍体解剖では病変の認められない亜炎症とか無症状性の胃腸炎とか逃げ路を次ぎつぎと設けて強弁を試みるに至って、破綻はもはやまったく蔽いがたいものがある。

およそこのような彼の見解は、前記一八一六年の第一弾を拡充改題した「医学上の諸学説および疾病分類論諸体系批判」(Examen des doctrines médicales et des systèmes de nosologie, 一八二一年[21・11])の中で縦横に展開される。ヒポクラテスからピネルに至る古今の学説がこの医学の「革新者」の槍玉に上るが、論争の展開とともにしばしば改版されて分量をましたこの攻撃的(アグレツシヴ)な書物の戦線はピネルからしだいに移って――前にも触れたように王政復古後の新しい政体の下で大学の「粛清」が行われ一八二二年ピネルは多くの同僚とともに追放されて数年後に逝去する――若い世代のラエンネック、ルイ、ロスタンらのいわゆる病理解剖学派にその鋒先が向けられる。

上に記したように、彼が、諸症状の総合の上に病気の区分を設けたピネルを批判してつくり話(ロマン)ときめつけたのは、酷にすぎたきらいがないでもないが、たしかにそのもっとも痛いところを衝いてはいたし、それを存在論(オントロジー)とよんだのにもそれなりの理由はあった。だが、たびたび言ったように、病気を生理学的、生物学的にみるという立場が、その間にもろもろのカテゴリーを設けることを存在論の名の下に一概に拒む理由はないはずである。ずっと前にも述べたように、存在論という言葉は医学論の上で不幸にしてはなはだ混乱した用語例をもって今日に至っているのだが、アンティ・オントロジーはアンティ・ノソグラフィーと本来同意語ではないはずであった。

上に記したように胃腸炎一元説を固くとるブルッセーは、いろいろな病気の区別(スペシフィシティー)を認めようとしなかった。天然痘も梅毒も彼には単に「炎症」であったし、マラリアは周期性胃腸炎――このマラリアや壊血病は彼の論敵たちの格好な反撃の的となった――で、癌や結核症は炎症の二番煎じにほかならないものとみなされた。そして彼は、ラエンネックをはじめとする若い世代の学者たち――コルヴィサール、ベールはすでに歿していた――が、多分に症状論的(シンプトマトロジカル)であったピネルの学風をもう一つ突き破って、さらに病理解剖学的な立場から疫病記述(ノソグラフィー)に裏づけを与えようとする努力をも存在論(オントロジー)の名のもとに激しく攻撃する。

ブルッセーとの論争には、次節に述べる病理解剖学派ないしは折衷派と言われる学者の多くが参加して、結局胃腸炎説の傷口が大きく開いてブルッセーの敗退に終るのだが、しかし、前記二つの著書を提げたその華々しいデビュー以後十数年の間、多くの若い熱狂的な同調者――長老たちの間にも彼を支持する人々があったが――を集めたこの攻撃的(アグレッシヴ)な学者の活動はパリの学界を席巻したばかりでなく、その影響は、悪い意味でもよい意味でも、ドイツをはじめ諸外国にも広く及んだのであった。

ブルッセーの激しい攻撃の鋒先が主として向けられたラエンネックと彼とを比べて、実質的な仕事の格調の高下は今日のわれわれにはほぼ明瞭であると言ってよいのだが、同時代の学界が、後述のヴンダーリッヒを先頭とするドイツの前衛たちのように「生理学的医学」の真義に眼を開かれたためではかならずしもなしに、むしろ多く表面的な理由で一方的にブルッセーに靡いたのにはいろいろ説明がある。内向性で言葉も下手なラエンネックとは対蹠的にはでで直截な彼の弁舌、その機略にみちた政治性、などの人間的な要素に加うるに、王政復古後もなお革新的な思想が底流に渦巻いていたパリの学界において、前にも触れた王党でジェズイット的なラエンネックの保守主義に向けられた人々の反感――それは圧力の強い新王政下でかつてナポレオン軍に忠誠を尽したブルッセーの講義に列することは若い学生たちのちょっとしたアヴァンチュールを意味するような時勢であった――その他いろいろの要素が重なり合って人々を彼の教説のもとに集めたと言われるのだが、本書でそうした話に深入りするにも当るまい。ただそれに関連して見落してならないことは、前にも記したようにヒポクラテス主義者をもって自任するピネル、ラエンネックらが、おのずから治療上の懐疑主義に傾いた中でブルッセーが上記の彼一流の病理理論に基づいて敢然と積極的な治療方針をうち出したこと――ヒポクラテスさえも彼にかかっては古い運命論者(ファタリスト)として斥けられる――が、上に述べた学界の支持とあいまって、彼の人気を大衆の間のブームにまで仕立てあげたという事実である。

　彼は当時世に広く行われていた多くのわけのわからぬ薬剤療法を、その刺激説に基づいて、胃に有害なものとしてきびしく排した。それはたしかに正しかった。だが、それに代って彼が強力に奨めるのは、その胃腸炎説に基づく食餌療法と、局所の刺激を低める意味での、言いかえれば消炎(アンティフロジスティック)療法としての瀉血、中でもヒル(蛭)の局所的適用による腹壁からのそれ、であった。それが当時どのようにもてはやされたかは、一八二〇年にはヒルの輸出はあっても輸入の皆無だったフランスが、二〇年代の半ばすぎからは年々三、四千万匹(!)にも上るこの虫の輸入を年々続けた、というたいそうめずらしい数字[21・12]から、その消息の一斑を察することができるだろう。一八三六年にはパリのオテル・ディユだけで百二十八万匹のヒルが消費されたという記録もある。

　あらためて言うまでもなく、瀉血は流派の別なく古来医者たちが万病に適用しつづけてきた「治療」法であったし、静脈切開(ヴェネセクション)に代るヒルの応用もブルッセーにはじまるものではない。だが胃(ガストロ)・腸炎(アンテリート)一元説に基づく局所消炎療法という割り切った理論と独特の治療方針が、教祖的雰囲気を身辺に漂わせた人物によって確信にみちて語られるとき、それが大衆に強くアッピールしたのはありそうな話だし、それが彼の本拠とした軍医学校の職業軍医にまず迎えられて、やがてヒポクラテス主義の誠実な微温性に欲求不満の大きかった医者たちの間に急速に滲透していったのも自然の勢いであった。

　たしかに、彼が治療にたいそう意欲的であったということは臨床医学者としての大きなメリットであった――彼が診断その他の面でもすぐれた臨床家的資質の持ち主であったことが学説上では彼の敵であった意外な方角からも伝えられている――が、しかし、ブルッセーに詳しい史家アッカークネヒトが評しているように、彼の最悪の面がその治療の領域にあらわれているとみるのもまた充分の理由があると言わねばなるまい。

　永く続いた彼の征覇の反動がやがてその治療面に対する批評からはじまったのもおのずから避けがたい運命であった。その一方で若い世代の病理解剖学者たちによって積み重ねられた豊かなデータが、彼の胃腸炎説をしだいに強く反証する。一八三二年のコレラの世界的大流行(パンデミック)――十九世紀のコレラ流行については後にまたあらためて言及される機会があるだろう――に際して彼の理論も処置もまったく無力であったことがその頽勢に拍車をかけた。今日のわれわれが冷静に考えれば、コッホに先き立つこと五十年のその時期に誰がコレラに合理的に対処しえたろうかと、むしろブルッセーに同情もされるのだが、同時代の眼はこの学界の大権威をそうは見なかったのも当然であった。一八三〇年の政変後、彼は大学に迎えられていたが、学生たちはやがてまったく彼を離れて、彼はその晩年を骨相学(フレノロジー)(後述)に専心し、一八三八年に逝去する。彼の最大の敵であったラエンネックもその十年あまり前に若くして世を去っていたから、パリ学派の顔触れもまったく一変する。その話を次節の主題としよう。

その人物に関してはあまり好意のある筆が見あたらないが、ブルッセーが卓抜な能力をもった学者であったことは、後に述べるアンドラール、シャルコー、ウィルヒョウらの評価に照らしても否めないだろう。過去のすべての医学を白紙(タブラ・ラザ)に戻した大革新者というふれこみ――ローマのアスクレピアデスが思い出される――はともかくとして、たしかに彼の「生理学的医学」がパリ学派の歩みの中でもった役割と、その後のヨーロッパ医学に残した影響はきわめて深い。同時代の熱狂が度を失したこと、そしてそれに関して彼自身もまた免責されないゆえをもって、ブルッセーの学問的功績までを否むのは公平な評価とは言えないだろう。

2 パリ学派の成熟
――いわゆる折衷派と諸分科の成立――

天才ビシャの残した不滅の影響はしばらく別にしても、ピネル、コルヴィサール、ベール、ラエンネックらの先輩たちはすでに世を去り、一時は華やかだったブルッセーの威光は地に堕ちた三〇年代にもなると、ルイ、アンドラールその他多くの次代を担う俊秀たちが舞台の正面に登場し、新しい顔触れによってパリ学派はその成熟期を迎える。

ピネルやラエンネックらに向けられたブルッセーとその一派の激しい攻撃と、前二者の後継者とも言うべき新進の病理解剖学派のそれに対する応酬とを回想するならば、それらすべてを含めて「パリ学派」とよぶのは、いささか大まかにすぎる懸念がないでもなく、むしろブルッセーを除いたものをその名でよぶのが妥当であるかもしれない[21・13]。だが、前にも触れたように、一見鬼子のようにみえるブルッセーも、ある意味でビシャの血をひいたパリの学問を拠点として、そこから横にそれた経歴を見落してはならないし、またこの期のフランス医学の歴史に通暁するアッカークネヒトが次の世代を折衷派(eclectics)として一括――それは彼らの一部の自称するところでもあった——していることからもおよそ察せられるように、功罪ともに大きかったブルッセーも結局は大きな流れの中に吸いこまれてしまったとみることができるわけだから、ピネル、ビシャから本節の主人公となる若い学者たちまでを通じて、便宜のためにパリ学派(Paris School)の名でよぶことは許されてもよいだろう。

前にも詳しく述べたように、パリ学派は「イデオローグ」たちの感覚主義(サンシュアリスム)の土壌にうまれたものであった。ブルッセーによって存在論的と批判されたピネルにしても彼がビシャに与えた深い示唆からも察せられるように、その医学が前向きのものであったことは「イデオローグ」陣営の一人——いささか奇異にひびく前記の彼の主著の標題「哲学的疾病記述論」(Nosographie *philosophique*)の「哲学」とはその意味であったと解される——として、容易に想像される通りであった。そのパリ学派の特質をもっとも明瞭にあらわすものが、コルヴィサール、ラエンネックの病理解剖学であり、またその新しい診断法であったことはくり返すまでもない。

だがその執心の的であった病理解剖学にも、その段階ではおのずから限界のあったこともまた否めないところであった。屍体解剖の方法論的意義を正しく認識してそれを疾病記述(ノゾグラフィー)の基礎にしようとしたのは、たしかに大きな前進ではあったが、もしもそこで肉眼のとどく限界を顧慮せずに終始マクロのレヴェルで話をおしすすめようとするならば、局所病変の不在の、あるいはそれが一意的に語らない病気に際して、ピネルが批判されたようにまたもや存在論的思考が忍びこむ余地がないとは言えないし、また、屍体について顕著に眼に映る所見を現症の診断および治療という臨床的な関心と短絡させようとするところに、ダイナミカルな発生病理論的思考を未然に抑えつけてしまう傾きのあったことも否みがたい。交感性というようなたいそうつごうのいい言葉がまたもやその辺を上手にとり繕う危険がそこにある。

ブルッセーの学説は、そこを鋭く衝いて十九世紀中葉以後の医学をいわば予見した——皮肉にも彼の生理学もまた交感性の旧套の中に包まれているのだが——ところにその大きなメリットがあったとみられるし、彼の過誤は、せっかくパリ学派の局在論から出発して、しかも、動きのある生物学にまでその次元を高めようとしながら、すぐにその志向が横にそれて、ブラウン主義の符号を変えたような形の、独断的な一元論に暴走した点にあったとみてよいだろう。

成熟期に入ったパリ学派の多士済々の様子をざっと眺めてみよう。

ブルッセー旋風の去ったあとのパリの中心となったのは、上に一言した折衷派——このあまりヒロイックでない名はしかしかならずしも彼らの学問精神の弛みを意味するものではない——の学者たちである。実を言えば、そこに前記のいわゆる病理解剖学派の延長線にあって二枚鑑札の観がある場合も多いのだが、もともと折衷派(eclectics)という言葉自体が幅の広い意味をもつものであるからには、名のつけ方にあまりこだわる必要もないだろう。

ラエンネックと並んでブルッセーの正面の敵となった傑出した学者にアレグザンドル・ルイ(Pierre Charles Alexandre Louis, 1787–1872)がある。パリで学んだ後、三十四歳の年までロシアで医者としてはたらいたが、たまたまジフテリアの大流行に際会しておのが学力の不足を痛感し、出直しを志願してパリに戻った。当時全盛だったブルッセーの講義にあきたらないものを感じたこの頭の澄んだ学者は、自修を志して、旧友ショーメル(後述)の好意でシャリテ——ショーメルは一八二七年その病院でラエンネックを継いだ——の彼の病棟で臨床と病理解剖の研究に専心する。私的診療を一切廃した専業者(フルタイム・メン)の例をひらくものであったと言われる。

その最初の傑作が一八二五年の「癆症の病理解剖学的研究」(Recherches anatomico-pathologiques sur la phthise, 一八二五年)であった。後にあらためて述べる彼の開拓した数値的(ニュメリカル)アプローチをきわめて高く評価する半面、そこにはラエンネック、ベールの画期的な業績のあとをうけて質的には多くの新しい発見を加えていないとする史家アッカークネヒトの見解は、ルイに対する今日のほぼ常識的な見方を代表しているように思われるが、わたくしはそれに賛成でない。彼はその緒言(アヴェルティスマン)の冒頭で、ベール、ラエンネックの名を挙げて謙虚にその功績をたたえ、その後を追うものに何が残されているかを自問した後、臨床的、解剖学的事実の観察が、肺の病変とそのもたらす症状にのみ焦点を合わせずに、癆症(フチイーズ)を全身的に精査し、病気の進行(la marche de la maladie)をたずねることの重い意味を彼にさとらせたことを淡々と語っている。それを結ぶこの篤実な学者の言葉は、人を感動に誘う。[21・14]

すぐそれに続けて彼は、病気の研究に陰性所見(faits négatifs)がしばしばもつ重要な意味を指摘し、その話から諸器官のはたらき(フォンクシヨン)の考察が欠かせぬ手続きであることを説く。第一部「病理解剖」、第二部「諸症状の記述」(その末尾にごく短い原因論と治療論)に分けられたその著述は高い水準の、密度の濃い病理学の書物であった。

それが結核症という特異的(スペシフィック)な病気の病理学の収穫であったからには、ブルッセーがこの新進の学者に正面から強く挑んだのも当然予期されるところ——前記のブルッセーの主著Examenは版を重ねるごとに目標を拡げ量をました論争の書であった——であった。ルイも勇敢に「ブルッセー氏反批判」(Examen de l'examen de M. Broussais, relativement à la phthise et aux affections typhoïdes, 一八三四年)なる著書で公けにそれに答える。

話は少々前後したが、いま言ったルイの書物の標題からもうかがわれるように、彼は結核症に続いて「腸チフスその他に関する研究」(Recherches anatomiques, pathologiques et thérapeutiques sur les maladies connues sous les noms de fièvre typhoïde, putride, adynamique, ataxique, bilieuse, muqueuse, entérite folliculeuse, gastro-entérite, dothientérite, 一八二九年)なるこ

れも有名な第二の著作が公けにしている。今日常用されている typhoid fever (fièvre typhoïde) の病名がここにはじまる。この領域でも世紀の変り目ごろからすぐれた先き立つ仕事がないわけではなかったが、ルイのそれは、パイエル板、腸間膜リンパ節、脾臓、等の所見に基づいて腸チフスを独立した（スペシフィック）病気として確立した画期的な業績であった。当然そこに今日言う発疹チフス (typhus, typhus exanthématique) との異同というたいそう重要な問題がうまれるわけで、彼の門下のアメリカ人、ガーハード (William Wood Gerhard, 1805–1872) が帰国後フィラデルフィアで行った有名な研究(一八三七年)でその二つははじめて独立する。[21・15]

とくにここで注目したいのは、前著の癆症研究でもすでにはっきりと採用されていた数値的方法（ニュメリカル・アプローチ）がこの業績の中ではことに重要な役割を演じていて、ルイの学風の特質が完成したとみられる事実である。

ここに「数値的な分析」(analyse numérique) と言われるのは、今ならたいして奇もないことで、諸現象の頻度をできるだけ数字で語るという手続きであった。ルイは患者の症状、諸器官にみられる病変の所在や程度から、予後治療の成績に至るまで、それまで医者たちの習慣であった、「多くは」とか、「しばしば」とか、「まれに」、とかいった種々のあいまいな表現を避けて、できるだけ正確な数字で記録し、それに基づいてものを判断しようとつとめる。それは言うならば素朴な統計的思考のはじまりであったし、しばしばそこに対照群（コントロール）まで用意したルイの方法は、とかく不確実な印象や記憶によりかかってものをみる弊の大きい医者たちのそれと違った科学者の眼であった。

そのようなあたりまえな手続きの意義がこんなにも長い間無視され続けていたという一見不思議な現象は、人の病気というきわめてまぎれの多い対象を相手にする医学者たちが、歴史的におおむね科学の域外でいわば隠語で語り合っていたという事実に説明を求めることもできるだろう。前に記したサントリオやヘールズの体温や血圧の測定は、むしろ生理(生物)学領域の話であったとみてよいだろうし、これも前に述べた衛生統計（ヴァイタル・スタティスティクス）はむしろ多く社会科学的な関心に基づいていたものとみられる。すぐまた次章でもみるように、折あらば呪術（マギー）へも靡こうとさえする体質をもった医術の世界が、およそ数字などとなじむような消息でないと人々が無意識に思いこんでいたとしても、それはかならずしも了解しがたい話ではないと言ってもよいだろう。

もとよりその新風はルイにはじまったわけではなく、ピネルをはじめパリ学派の中にも先蹤に乏しくはないのだが、ルイが徹底させたその方法は、臨床医学が「病める人物（ペルソンヌ）」というよりは「あらゆる同病者において際限なく再現しうる病理学的事実（フェ・パトロジック）」(フーコー)[21・16]をとりあげる構造を発見したときにはじめて可能になったのであった。そしてそこには、コンディヤックの系譜をひく革命期パリの学者たちの「分析」の方法と、また一方、患家でもなければライデン流の小じんまりした臨床教室（クリニック）でもなく、と言って旧式の収容所(オスピス)でもないパリの病院(クリニック)が、それぞれ異なった意味でそれに重要な基盤を提供するものであったとみられる。だから、ルイの数値的方法は、たしかに彼においてはじめて結実したには違いないが、パリ学派の特質の決算の一部ともみられるものであったと言ってよいだろう。

ルイの方法はしかし、三〇年代のパリで激しい賛否の論議を招いた。たしかに単純な算数だけにたよって誤差の考慮を欠いたその「統計」が数値の扱い方として大きな危険を孕んでいたのは否まれない。

ルイのそれらの仕事に触発されたガヴァレ(Jules Gavarret, 1809–1890)——彼はそれに先き立って後述のアンドラールの血液病理学研究に協力した医者でもあったがもともとエコール・ポリテクニックの出でパリの大学で永く物理学の教授をつとめた——の「医学統計原理」(Principes généraux de statistique médicale, 一八四〇年)には治療効果の統計処理も多く含まれていたが、その経歴からも察せられるように数理にたけていた彼のその仕事には、ルイに欠けていた確率論の考慮が充分に加わっていた。やがて次の世代の生理学研究がそれに接ぎ木されるのだが、それは当面の話題ではない。

ルイの数値分析はまた一面、医学的、生物学的事実の択び方、扱い方にいろいろ批判の余地を残したのも争われないところで、それが、その当時でもパリ学派の直観を重んじ、経験にとんだ臨床家たちの不満を買うふしの多かったのにももっともな理由があった[21・17]。おのずからその新しい方法に対する人々の見解は賛否に岐れた。しかし、やがて話はおよそ落ちつくべきところに落ちついたようにみえる[21・18]。

ここで書き漏らしてならないのは、ルイの「瀉血の効果に関する研究」(Recherches sur les effets de la saignée dans quelques maladies inflammatoires, 一八三五年)である。彼はこの著作の中で、肺炎その他の解剖学的に一意的な病変を示すいくつかの急性病について、彼の数値的方法に基づいて[21・19]、古来流派を問わずほとんどすべての医者たちの常用する瀉血がまったく治療効果を欠いていることを立証する。もっともそれが急性病患者に対する処置としてほとんど儀式化されているだけに、ルイのこの臨床統計においても、瀉血を実施されない対照群を択ぶことが事実上不可能で、比較が採血量の多寡についてのみ行われたのは、やむをえない仕儀であった。それにしてもその正面きった批判が治療の歴史に特筆大書される値うちのある仕事であった——かつては刺絡をどの部位に行うかについて異説を樹てることさえ命がけの話であった[21・20]ことを回想しよう——ことは誰も否まないところである。

後に著述の形にまとまったルイのこの一連の研究が雑誌に発表されたのは一八二八年ごろだが、実を言えば反射作用の発見者として生理学の歴史を飾るイギリスのマーシャル・ホール(Marshall Hall, 1790–1857)——彼はルイの友人で病理学者ルイをきわめて高く評価していた——がそれに数年先き立って大量の脱血の生体に及ぼす影響を実験的に精査し、ランセットを「大きな禍を招く小道具」(a minute instrument of mighty mischief) とよんで瀉血の濫用に強い警告を発している。もっとも、数千年の年輪をもつ瀉血という手続きの根強さが、単にこうした論証――ルイにしてもホールにしても今日のわれわれには強い説得力をもった論議としてひびくのだが――によって左右されるような性質のものであったと考えたら甘すぎることはもちろんだが、いずれにしても古今治療法の首座を占めつづけたこの技法が十九世紀の七〇年代ごろから目立って下火になった大きなきっかけにこの二つのアプローチを異にする仕事があったのは否まれないところであった。

前記のようにシャリテ出身のルイは後にピティエ[21・21]およびオテル・ディュに移ったが、彼の下にはなぜか諸外国の留学生が多く集まり、とくにアメリカ人が少なくなかった。新興国アメリカの医学生は十八世紀後半には多くエディンバラに留学したが、十九世紀の二〇年代ごろには、ヨーロッパ諸国の学生たちとともにパリ学派の門に向うようになり、中でもルイがもっとも多くのアメリカ人留学生を惹きつけた。ルイ門下でアメリカ医学の初期の歴史に名を残した俊秀は多いが、本書の網に漏れない水準の学者としては、前記のガーハードのほか、後に述べる産褥熱の研究に不滅の名を残したホームズ (Oliver Wendell Holmes, 1809–1894) がある。

ルイを折衷派に数える人もあるが、しかしブルッセーやその派のブイヨー(後述)と激しくわたり合った彼は、なおラエンネックの深い影響――その一面である極端な保守主義からは脱してはいたが――をうけた病理解剖学派の尖鋭の一人であった。

衆目のほぼ一致して集まる折衷派のもっともすぐれた医学者はアンドラール (Gabriel Andral, 1797–1876) であった。

一八二一年パリの大学を出た後、シャリテで、コルヴィサールの弟子レルミニエ (Théodore Nélamon Lerminier, 1770–1836) について臨床家となった。ルイとの友情はそのシャリテにはじまって永く続いた。一八三〇年パリの大学の病理学および一般治療学の教授に任ぜられ、一八七六年に逝去するまで平穏で多くの栄誉に包まれた表街道の学者――後年の話だがパストゥールの脳卒中の発作に招かれたのがこの国手アンドラールであった――の一生であった。

一八二九年――ブルッセーの名声がようやく傾きはじめたころに当っている――に第一巻の出たアンドラールの「臨床医学講義」(Clinique médicale, ou Choix d'observations récueillies à l'Hopital de la Charité. 一八二八―三三年)[21・22] 五巻はパリ学派の特質とその達成とを集約的に示したともみるべき格調の高い書物であった。それは前にも記したように当時臨床的にもっとも多く人々の関心を集めた消化器系の伝染病にはじまって、腹部、胸部疾患へと続き、第五巻の脳に終る内科疾患の全領域を蔽うもので、シャリテのレルミニエのクリニックで彼自身の扱った多数の症例についての臨床観察と病理解剖の所見に基づいた疾病記述の傑作であった。これは今日でも披見に値いする充実して興味深い書物である。彼はブルッセーとともに本態性熱病の観念を斥けるが、反面、後者の胃腸炎(ガストロ・アンテリート)の説にももちろんくみしない。彼にはまた肉眼的病理学(マクロスコピック)の一つの頂点を示したとも言うべき「病理解剖学概要」(Précis d' anatomie pathologique, 一八二九年)[21・23]の名著があって、そこでは病変がまずはたらきの角度から考察されていて、病理解剖学派の頑なな形態学への執心から脱却する卓見を示しているのだが、逆にブルッセーの炎症説はきびしく批判されている。

かたちとはたらきの両面を抑えようとしたアンドラールは、解剖学的病変を伴わない症状のしばしば存在することに着眼したが、やがてそれは彼を血液病理学という新しい分野の開拓に向わせ、前記ガヴァレと共著の有名な「血液成分の変化に関する研究」(Recherches sur les modifications de proportion de quelques principes de sang, 一八四〇年)となった。それを液体病理学の復活とみるべきかどうかは、この言葉の多義な用法にもかかわって、単純な話ではないが、いずれにしても、そこに屍体解剖一辺倒のパリ学派の脱皮の徴——その方向はすぐあとに記すピオリー、ブイヨーらによっても支持された——がみられることは否めないだろう。彼はそこに医学研究における化学的方法の豊かな将来性をある程度具体的に予想する卓見をさえ示している。

いま記したピオリー(Pierre Adolphe Piorry, 1794–1849)は病理解剖学派にも数えられる局在論者の一人だが、血液病理学(ヘモパトロジー)の開拓にも力を尽し、ビシャ、ブルッセーからアンドラールにもまだ残っていた交感性(サンパティー)の考えを捨てて、血流をその代りに置いた。彼は血液、尿、等の化学的、顕微鏡的検査、——ビシャをはじめとする初期のパリ学派のうとんじた顕微鏡がこの世代の学者たちによってようやく臨床医学領域で採用されるようになったことを注意しよう——臨床的体温測定、等に先駆者の一人としての役割を演じた。体温測定はアンドラール、ガヴァレ、ブイヨーその他も力を入れた三〇年代の大きな研究テーマの一つであった。ピオリーはまた、今はすたれた打診板(プレッシメーター)の考案者としても有名であった。

折衷学派の傑出した学者の一人にレイエ(Pierre François Olive Rayer, 1793–1867)がある。彼は皮膚病に造詣が深く、またその腎臓病の研究はとくにすぐれたものであったが、彼もまた解剖学を重んずると同時に化学と顕微鏡を臨床医学に導入する先覚者の一人であった。型にはまった局在論は彼においては修正されて、病理学において全身のかかわりがようやく具体的に認識されようとする。すぐれた医学者であり科学者であった彼の門からは、後述のシャルコー、ロバン(Charles Philippe Robin, 1821–1885)[21・24]、クロード・ベルナール、ブラウン・セカール、ヴィユマン、その他、次代のフランスの光栄を担う人材が輩出した。その門弟の一人であるダヴェーヌ(Casimir Joseph Davaine, 1812–1882)による血液中の炭疽菌の発見は、今日でも広く読まれている雑誌Comptes rendus hèbdomaire de la Société de Biologie にレイエによって一八五〇年に報告されたものであった。

ちなみに言えば、その「生物学会」(Société de Biologie)は長老レイエを先頭に立てて、ロバン、クロード・ベルナールその他気鋭の学者たちによって一八四八年に設立された――あい前後してこれも有名な「病院医学協会」(Société Médicale des Hopitaux)が成立した(一八五〇年)――ものであるが、この若い学会の性格は、もはや十九世紀初期のパリの狭い臨床主義(クリニシズム)から脱却していて、時代の移り変りがはっきりとそこに読みとれる。

成熟期のパリ学派にはそのほかにも、ルイの友人で庇護者でもあったショーメル(Auguste François Chomel, 1788–1858)――名著「病理学総論」(Éléments de pathologie générale, 一八一七年)は今日でも多くの考えさせるものを含んでいる[21・25]――、ピネルの弟子で脳軟化症のすぐれた業績で広く知られるロスタン(Leon Rostan, 1790–1866)、有名な「医学臨床講義集」(Clinique médicale de l'Hôtel Dieu de Paris, 一八六二年)の著者で、パリ学派のもっとも若い世代に属する卓抜な臨床家トルッソー(Armand Trousseau, 1801–1867)など、いずれも折衷派に数えられるすぐれた医学者ははなはだ多いが、その一々について詳しく紹介する手続きはここでは省きたい。

ところで広く折衷派とよばれる学者たち――その名が示すようにもとよりその学風は一つではなかったが――の中には、ルイ、ショーメルをはじめとして病理解剖学派とよばれる反ブルッセー陣営に属するものが多かったのに対し、ブルッセー派の闘士としていわゆる生理学的医学からスタートしてしだいに折衷派的な傾向をとった――みずからも折衷派(エクレクティック)と称したが――学者に有名なブイヨー(Jean Baptiste Bouillaud, 1796–1881)がある。シャリテではたらき、後に大学の臨床医学の教授となって人気を博し、一八六七年にはパリで開かれた第一回国際医学会の会長となったこの高名の学者は、しばしばブルッセー宗の忠実な使徒として眺められ、その攻撃的な性格のゆえにショーメルをはじめ多くの敵をもったが、その学説はかならずしもブルッセーと一つではなかった。ブルッセーの主張が、ピネルの本態性熱病観の否認にはじまる刺激(イリタシヨン)・炎症・胃腸炎・交感性の線を枢軸としていたことは前にわれわれのみた通りだが、ブイヨーもブルッセー刺激説の遵奉者としていわゆる「炎症」の意義を強調したにはしても一元的に胃腸炎に焦点を絞るその説をとらず、心臓および血管内膜の刺激を重視した。その「生理」学説に基づいて、彼は頻回の大量瀉血を強行したが、そうした明白な行き過ぎにもかかわらず、彼が心臓病の研究、とくに心内膜炎と関節リウマチの関係について、また脳の病理学について、大きな業績を残したすぐれた学者であったことを忘れてはなるまい。彼はまた、ラエンネックの間接聴診法、臨床体温測定、等に力を入れて診断の進歩に寄与するところが大きかったし、論敵ルイの数値的方法を拒まず、また顕微鏡や化学的方法を臨床に採用し、動物実験に心をよせる――彼はマジャンディ(後述)を評価し若いクロード・ベルナールの友人でもあった――など、弾力ある頭脳の人であった。晩年この大家がたとえばパストゥールの仕事に理解を示さなかったといったような固陋の姿勢をしばしばみせたとしても、それはまた別の話と了解すべきだろう。

パリ学派の隆昌はついに誇り高い伝統をもつモンペリエの大学にパリの出身者が進出するまでになるが、ここで、同じ時期にパリから離れたところで、孤立して、しかしきわめて意味の深い業績を残した学者ブルトンノー(Pierre Fidèle Bretonneau, 1778–1862)について一言しておかなければならない。

トゥール近郊の医者の家に生まれ、一七九八年パリに出て健康学校に入ったが、ゆえあってパリにとどまることができず、健康士(オフィシエ・ド・サンテ)として故郷に戻った。そこではたらいて認められ、トゥールの病院長に任ぜられ、終生その地にとどまった。前記トルッソーははじめインターンとして彼の下ではたらき、永く彼を尊敬した。前記トルッソーの「オテル・ディユの臨床医学講義」は三十余年を経た後「無窮の感謝(エテルネル・ルコネサンス)」をもってブルトンノーに献げられている。

一八一九年トゥールで遭遇した激しく死亡率の高い咽頭炎の流行に際して、彼は、綿密な臨床観察と、六十体におよぶ屍体解剖の所見に基づいて——この独立不羈の学者の学風もまたまぎれもなくパリ学派のそれであった——それが独立の疾患であることを立証し、それをジフテリア炎[21・26](inflammation de la diphthérite; διφθέρα, leather, skin より)と一八二一年パリの医学アカデミーに報告し、多くの人々の承認をえた。今日慣用の病名ジフテリア(diphthérie, diphtheria)がそれに由来する。ブルトンノーはそれにはじめて気管切開(トラケオトミー)を試みてよい結果をえた。

彼はまた一八一六—一九年の腸チフス——それは前記ルイの時代の前で未だその名はなく fièvre putride, f. ataxique, f. adynamique などさまざまの名でよばれた急性熱病であった——の流行に際して、臨床像および百二十体の解剖例における小腸ことにそのパイエル板の特徴ある所見からそれを dothiénentérie (δοθιήν; button, pustule+ἔντερον, intestine より)と名づけ、これも一つの独立疾患とした。その仕事は彼自身の筆では長い間発表されなかったが[21・27]——きわめてすぐれた内容をもつ彼の遺稿が約百年後の一九二二年(!)になって発表された[21・28]——弟子のトルッソーの手で一八二六年パリの学界に紹介され[21・29]人々の承認するところとなった。前に述べたルイのこの病気に関する仕事の発表はそれに遅れているが、合わせて旧来のあいまいな熱病から、おそらく当時その主要な部分を占めていたと推測される腸チフスの輪郭をはじめてはっきりさせるものであったし、ジフテリアと腸チフスの独立はブルッセーの胃腸炎説に対する痛烈な批判となるものであった。

それらの研究はブルトンノーを、病気の病因論的(エティオロジカル)な特異性(spécificité, specificity)の考えに導いた。彼は、もろもろの病気が示す臨床像および解剖所見の差異が、病気の原因の強度の差であるよりは性質(本性)の違いに基づくものであると考える。特異的な病気は「伝染性の因子」(un principe contagieux)の影響によって展開される。病気の種々相を刻印するものは、その原因——彼はそれをはっきりと「外来性の物質的原因」(des causes matérielles extrinsèques)と言う——である。その当時すでに知られていた微生物(animalcules, infusoria *etc.*)をそれに擬することには思い及ばなかったにしても、こうみてくるとブルトンノーの仕事は、およそ半世紀後のパストゥール、コッホの出現に臨床医学の側からの地ならしを見事にしとげていたようにみえるのである。[21・30]

ところで、病気の特異性(スペシフィシティー)を認めること、言いかえればその間にもろもろの限定されたカテゴリーを設けることがかならずしも厳密な意味での存在論(オントロジー)に当らないことは前に再度にわたってわたくしの指摘したところだが、ここでブルトンノーが「外来性の原因」と言い、さらにはそれを「外から来る真正の実体」(les véritables êtres venus de dehors ou du moins étrangers à l'état normal de structure organique)とまではっきりと言うとき、それはまぎれもなくもっとも粗野(クルード)な形の存在論あるいは本体論のまき返しではないだろうか。

わたくしはここで、この医学史上きわめて重要な、しかしたいそう入りくんでむずかしい問題の考察を、ブルトンノーの言う外来性の実体が確実につかまったパストゥール・コッホの病原細菌学の登場まで、しばらく宿題にしておきたい。

話題を次に移す前に内科(メドシーヌ)以外の諸分科の動きを一瞥してみよう。

革命前十八世紀フランスの外科の水準がきわめて高かったこと、中でも傑出した外科医ドソーの愛弟子ビシャをはじめ、ラエンネック、ルイその他パリ学派の基礎を築いた人たちの中には、外科畑の学者の多かったことは前にも記した通りである。パリ学派の特質とも言うべき病理解剖学とそれに基づく局在観の成立にとって、それは見落すことの許されない背景であった。前にも触れたようにドソーが先鞭をつけた臨床講義(クリニック)は革命以後も活潑に行われた。

そのような由来もあってか、中世以来伝統的にまったく異質の営みとされてきた内科と外科とが、十九世紀前半のパリにおけるほど緊密に一体化したことはかつてどこにもなかったと言われる。前に述べた健康学校(エコール・ド・サンテ)の外科の教科書が Médecine opératoire とよばれ、その後も後述のリスフラン、ヴェルポーら、それに倣う有力な外科医たちがあったという事実は象徴的である。それを「手術医学」と訳してしまえばみもふたもない話だが、われわれがこれまでたどってきた「医学」の歴史に照らしても、また今日でも外国語ではしばしば medicine and surgery と対語をなして、内科学が medicine を独占していることを思い合わせるならば、それは単に言葉づかいの問題として軽々にみすごすことのできないものを含んでいると言わねばなるまい。

未だ消毒法にも近代的な麻酔術にも恵まれないこの時代の外科医たちの仕事は、外傷の処置、四肢切断術(アンピュテーション)その他おおむね伝統的な枠をこえなかった――ナポレオン戦争という最初の近代戦が、前にも一言したラレイその他多くのすぐれた軍医をうんだ――が、局在論的な病気の理解が根づくに伴って外科学が徐々にその性格をあらためようとする気運を醸成しつつあったのもまたみのがせないところで、たとえば直腸癌の除去、人工肛門の設定といったような、腹部外科の発達を予告するような試みも、その成果のほどはしらず、しばしばみられるようになったことを注意しておこう。

ドソーがすでに世を去った後のフランス外科学を新たに代表するのは、なんといっても、オテル・ディユのデュピュイトラン(Guillaume Dupuytren, 1777–1835)である。ビシャの弟子の一人で、病理解剖学、生理学に通じたすぐれた学者でもあり、また十九世紀はじめの光栄あるフランス外科学の実地と臨床教育の進歩を支えた傑出した外科医であった。彼について書かれた記事がほとんど欠かすことのないこの巨匠の異常な名誉欲その他についてのきびしい人物評はさし当りわれわれの関心事ではない。

その好敵手であったルー(Philibert Joseph Roux, 1780–1854)、デュピュイトランに学んでやがてその激しい敵となったリスフラン(Jacques Lisfranc, 1790–1847)、同門で卵巣手術その他にきこえ、またカテーテルにその名を今に残しているネラトン(Auguste Nélaton, 1807–1873)、ブルトンノーの弟子で有名な外科解剖学の著者ヴェルポー(Alfred Armand Louis Velpeau, 1795–1868)、モンペリエのすぐれた外科医で内反足にアキレス鍵皮下切断術をはじめて試み、また手術の後療法に運動を奨めて整形外科領域に大きな足跡を残したデルペシ(Jacques Mathieu Delpech, 1777–1832)——「整形外科学」(L'Orthomorphie, 一八二八年)の著書がある——らのすぐれた外科医も多いが、いまその詳細にわたる余裕がない。

ところで話題は外科学から横にそれるが、ここでデュピュイトランの門から出てパリ学派の歴史を飾る学者の一人となった病理学者クリュヴェイエ(Jean Cruveilhier, 1791–1874)について一言述べておこう。

ビシャの門から出たその師デュピュイトランを含めてパリ学派のすぐれた「病院医学」者たちがほとんど例外なしに病理解剖学者でもあったこと——いわゆる病理解剖学派の正面の敵であったあのブルッセーの「生理学的医学」もまた屍体解剖に基づく強い局在観をその基調としていたことは前に述べた通りである——はもはやくり返すまでもない。ところで、ビシャは言うまでもなく、たとえばラエンネックにしても、ルイ、アンドラール、デュピュイトランにしても、それぞれ臨床家の片手間仕事の域を遙かにこえた密度の濃い病理解剖を行っていたことを忘れてはなるまいが、専門職としての病理解剖学は、パリの大学では、一八三六年にデュピュイトランの遺贈に基づいてはじめてできたその教授の地位に、彼の弟子であったクリュヴェイエが解剖学の教授から転じて就任したのにはじまった。ちなみに言えば、それよりさき一八一九年、ストラスブールの大学に、有名な生物学者キュヴィエの推挙によってギーセン生まれのすぐれた解剖学者、産科学者ロブシュタイン(Jean Georges Chrétien Frédéric Martin Lobstein, 1777–1835)が迎えられて教授となったのが諸国を通じて専任の病理解剖学者のはじまりであると伝えられている。

クリュヴェイエには、いろいろな病気の病理解剖学に関するすぐれた仕事も少なくないが、とくに有名なのは毛細血管ないし静脈の病変の意義を強調するその炎症論で、その問題は後にウィルヒョウについて述べる際に再び言及する折があるだろう。

十九世紀に入ってからの医学界でとくに目立つ現象の一つは、しだいにその勢を加えて今日に至る専門分化(スペシアリゼーション)の傾向だが、臨床医学領域でのその多くは、パリと後に述べるヴィーン(新ヴィーン学派)にはじまった。かつては眼病や結石、ヘルニア、歯、などをそれぞれ対象とする巡回の専業者は「非医者」として侮られ、事実その業態が多くの場合にきわめていかがわしいものであったことはわれわれのすでに学んだところだが、いまや新しい意味の「専門家」があちこちに登場する。旧い液体病理学の退潮とともにようやく正統となった観のある病気の局在観、それに基づく疾病記述の充実がそうした傾向の地ならしをつとめたことは疑いない。

近代の専門分科の発達にあずかって力の大きかった診断技術上のさまざまの新しい工夫は、しかしまだこの時期の話ではない。一八〇七年、フランクフルト・アム・マインのボッツィニ(Philippe Bozzini, 1773–1809)が反射鏡を備えたかなり無器用な器具で喉頭その他の観察を試み[21・31]たのが内視鏡(エンドスコープ)のはじまりと言われるが、喉頭鏡や検眼鏡が実用に供せられてそれぞれの分科の面目を改めたのは、後にあらためて述べるようにこの世紀の五十年代に入ってからであった。

次章に詳しく述べる予定の精神医学を除いて、パリにおける二、三の目立った分科の動きをごく簡単に記しておこう。詳細はしかしそれぞれ個別の領域の歴史に譲らなければならない。

小児科学が独立しようとする動きについては前にも触れたが、一八〇二年パリに世界最初の小児病院(Hôpital des Enfants Malades)が開かれた。リィイエ(Frédéric Rilliet, 1814–1861)とバルテス(Ernest Barthez, 1811–1891)の手になる小児病教科書(Traité clinique et pratique des maladies d'enfants, 一八四三年)はこの領域での標準的な書物として世紀の終りまで高い声価をもち続けた。

皮膚科学の発達もこの時期のパリに目立っている。かつては下級の外科医たちに任されていたこの種の病気は、内科、外科の合流、革命に伴う意識の変革などに伴って、医学領域の中でようやく一つの専門分科としての地位をうるようになった。感覚主義(サンシュアリスム)の哲学がこの分科の独立にかくれた影響をもったとする見解にももっともなふしがあるし、そうみればこの時代に蠟ムーラージュ技術の発達やすぐれたアトラスの刊行が皮膚疾患の臨床教育の進歩を助けたゆえんも納得しやすい。この領域での代表的な学者は前にも一言したピネルの弟子のアリベール(Jean Louis Alibert, 1766–1837)で、一八〇一年パリのサン・ルイ病院[21・32]に最初の皮膚科臨床講座を開いた。たしかに彼に先き立ってパリにもロリー(Ann Charles Lorry, 1726–1783)[21・33]や、アリベールのそれと並んで有名な皮膚病の分類を試みたヴィーンのプレンク(Joseph Jacob Plenck, 1738–1807)、イギリスのウィラン(Robert Willan, 1757–1812)などのようなすぐれた皮膚科学者はいたが、アリベールとサン・ルイ病院の名が近代皮膚科学の歴史にひときわ高くきこえている。

性病学(venereology; venereus, of sexual love より)——それは周知のように皮膚科学者の兼業であることが多かったのだが——の開拓者としてのフィリップ・リコール(Philippe Ricord, 1800–1889)の名をここで忘れてはなるまい。アメリカのボルティモアで生まれたフランス人で、パリの大学を出、はじめデュピュイトラン、次いでリスフランに学んだが、一八三一年より約三十年間、パリのオピタル・デュ・ミディ[21・34]ではたらいたすぐれた医学者、研究者、教育者であった。

ジョン・ハンターにおいてなお混同されていた梅毒と淋疾とが多数の接種試験によって決定的に区別されたのは彼の名著「性病概論」(Traité pratique des maladies vénériennes, 一八五八年)[21・35]においてであった。彼はまた硬下疳と軟下疳とを臨床的に区別したし、梅毒の病期を三期に分ける習慣も彼にはじまった。その他、淋疾性結膜炎、副睾丸炎の記載など性病領域におけるリコールの貢献ははなはだ大きい。

産科学の前進が十八世紀においてすでにめざましいものがあった——病理学上の局在論論議とかかわりなく妊娠出産はそれ自体(*per se*)が局在的な現象であることは言うまでもない——ことは前に述べたが、その勢いはこの時期に入っても続く。いましかし、それを一々追いかけている余裕がない。

これに対して婦人科学の遅れが目につくのは、婦人科疾患を全身的医学的(内科的)にみる古くからの傾向を抜け出すことが容易でなかったためとみておよそ見当は違わないだろう。たしかに子宮の存在をいろいろな意味で重くみる見方は昔から絶えなかったにしても、それはむしろ観念的で、科学へのアプローチに通じるものではなかった。

一言記しておきたいのは、コレージュ・ド・フランスでラエンネックの後を襲った前記レカミエについてである。筋金入りの王党派であったこの頑固な医学者はまた外科手術にもすぐれた力量をもっていたが、癌を一次的に局所の病気で、転移によって拡がるものとみる正しい理解に基づいて、子宮頸管切除さらには子宮の全摘出を行った。彼は膣鏡——そのはじまりは古代に溯ると言われるが——を婦人病の診断に再導入し、またキュレット(掻把器)を発明した。このレカミエの仕事を婦人科とみるか外科とみるかは、たとえばずっと前にみたJ・L・プティの乳様突起穿開術を耳鼻科の話としてきくかどうか、というのと同じ性格の問題で、人の眺める歴史的な角度のいかんにかかっている。

それでもおよそ察せられるように、たしかに十九世紀に入って臨床諸分科の発達は目立って進むが、その完全な専門化には、未だしとみるべきふしも多いことが否めない。

ついでながら言えば、泌尿器科学(urologie, urology; οὖρον, 尿、より）という言葉はパリのルロア・デティオール（Jean Jacques Joseph Leroy d'Étiolles, 1798–1860）がはじめて鋳造したと言われる。ルロアは（膀胱）砕石器（lithotrite）の発明者——膀胱砕石術の原始的な試みは古くからあったが——と言われるが、(21・36) その発明をめぐっては当時から数人の間で激しく争われた。その詳細には立ち入らないが、いずれにしてもこの時代のパリは泌尿器疾患の研究でもきこえが高かった。

3　パリ学派と治療をめぐって
——治療懐疑主義と薬理学の誕生——

十九世紀初頭のパリにおいて、治療の歴史は一つの大きな転換期にさしかかったようにみえる。

上に述べてきたように、綿密で先入見に囚われない臨床観察と、なお肉眼の限度はこえなかったが、ビシャによって開かれた新しい形態学の眼をもってする倦むことのない屍体解剖の所見とを照合して、疾病記述（ノソグラフィー）を積み上げ、さまざまな新しい工夫によって病気の診断法の確立につとめてきた、すぐれて臨床の心をもった（クリニカリー・マインデッド）パリの「病院医学」者たちが、ピネルを先頭にしてほぼ一様に治療上の懐疑主義者であったという事実、彼らがしばしば、患者を放置して死に任せると非難されたことは、話が病気の治療という医学の本筋にかかわるだけに、ここで検討を省くわけにはいかないように思われる。

われわれはさきに十八世紀の後半イギリスを中心に薬剤療法に新風のきざしがみえてきたことを学んだが、しかし、発見もさることながら治療にとっては医者たちの頭のきりかえこそが実は先決問題でなければならなかった。なぜならば、この世紀の変り目になっても、カバニスが指摘したように、学問的にはとうの昔に追放されたはずのガレノス主義・体液論的伝統が、医者たちの日常のはたらきの中では、なお根深くその命脈を保ちつづけていたからである。瀉血、吐剤、下剤の鼎の上に立つ伝統的な排出療法——幸か不幸か近世に入って化学の発達が吐酒石、甘汞、等、毒物の武器庫を豊かにした——を励行したのはかならずしも固陋な医者たちだけではなく、本書でこれまで述べてきたすぐれて進歩的な近代医学者たちの間にも例証に乏しくないことはこれまでわれわれのみてきた通りである。十九世紀の二〇年代にはじめてヨーロッパにコレラが流行した際、瀉血と甘汞の投与がしばしば強く勧められたという今から考えれば唖然とするような事実は象徴的である。それに加えて、古来の多剤療法（ポリファーマシー）——当然そこにはいろいろなヴァリエーションがあるわけだが——に対する帰依も薄らがずに続いていた。

しかし、どのように強弁したとしても、それらが有効な治療の方途でないことは眼のあいた人々には隠れることがなかったはずである。だから、世に行われるもろもろの治療の効果に懐疑的な医者は実はこれまでも絶えなかったはずである。医学史の上で間歇的にくり返されるあの前にも記した「ヒポクラテスに帰れ」というスローガンは、その懐疑主義に当然安住することのできない医者のアリバイ、ないしは心の支え、であったとみることもできるだろう。だが、自然治癒力(vis medicatrix naturae)にひたすら信倚するその待期(エクスペクタント)的な姿勢は、たしかに今日みても原理的に正しいのだが、なんとなくものたりないのも事実で、そこに「溺れる者は藁をもつかむ」('Better something doubtful than nothing')的な誘惑がうまれて、またもとの迷路にはまりこむ、治療の医学史はおよそそうした筋書きのくり返しであったと言っても大きく見当は違うまい。

すぐれて経験主義的なパリ学派の医学者たちの多数——あのブルッセー派は別として——がまたもや治療上の懐疑主義に陥ったとしても、それは怪しむにたらぬところである。それは治療史の上では懐疑主義(スケプティシズム)という思想的な傾角をもった言葉でよばれてはいるが、それは薬効に関する伝統主義・「合理」主義に対する経験主義の復権がもたらした当然の帰結であったとみられる。それは醒めて正確な認識であった。しかも、やや遅れてルイが、あの密な年輪をもつ瀉血の無効を数字に基づいて立証したことはさきにも記した通りである。

治療における懐疑主義の先頭をきったのはこの派の大先達、ヒポクラテス主義者のピネルであった。彼は在来の諸種の生薬(ドローグ)——その中には外国産のえたいの知れないものも多く含まれていた——にきびしく批判的で、薬物表を簡素化し、活潑な介入をできるだけ避けて待期療法をその主旨とする。さまざまの健康法(hygiène)[21・37]、精神療法(traitement moral)は彼のまた好んで用いるところであった。後に医学史に登場する治療上の虚無主義(ニヒリズム)とそれが区別されなければならないことは明らかだろう。

心臓疾患を多く扱ったコルヴィサールが治療に多くを望まなかったのは予期にかたくないとしても[21・38]、ラエンネック、ベール、ルイ、アンドラール、ホームズその他この派の学者たちの大多数が、もとよりその間には色彩の違いはあるにしても、こと治療に関するかぎりおおむねその学風を一にしたのであった。

ところで、たしかにパリ学派の経験主義が悪しき伝統に対する痛棒となったのは事実だが、一面その狭い臨床主義(クリニシズム)は治療の前進にとって積極的な方法をこれと言って用意しなかったし、また、ラエンネック、ルイにその典型をみるような、見ること、「分析」することに強く執心して原因(コーズ)にかかわる話に触手をもたなかったこの学派のうまれついた性格が、おのずから、実験的に問うといった姿勢を人にとらせなかった消息も了解にかたくないだろう。彼らの疾病記述(ノゾグラフィー)も、その局在論も、とくにまた、前にも触れたように薬物療法をその研究の究極の目標としたと言われる天才ビシャの組織病理学も、いずれも科学的な治療にとっての欠くべからざる基盤をなすものであったことを見落してはなるまいが、しかし、ここまでのところでは、われわれの気分までどうやらかなり

「懐疑的に(スケプティック)」ならざるをえないようである。

実を言えばしかし、ほぼ同じころ、同じパリを中心に画期的な薬学上の発見があい次ぎ、それとともに医学の中でも新しくみのり多い動きがはじまっていたのであった。

その新しい動きの先駆者となったのは、後に生理学の動きの中で詳しく述べる予定のフランソワ・マジャンディ(François Magendie, 1783–1855)である。いまこの場所では主として薬剤の生理作用に関する彼の実験、言いかえれば実験薬理学の開拓者としての彼に一面的に話の焦点を合わせたい。

マジャンディの薬理学上の研究はかなり古くからはじまっているのだが、いずれにしてもそれらは、たまたまその前後にあい次いだ新しい有力な化学薬剤、とくにアルカロイドの発見に負うところがきわめて大きいから、ここでまずその経過の概略を眺めておこう。

アルカロイドの発見は、北ドイツ、パーデルボルンのゼルテュルネル(Friedlich Wilhelm Adam Sertürner, 1783–1841)が一八〇四年阿片からえたモルヒネ(眠りの神モルフェウス Μορφεύς より)にはじまるが、この領域で功が多かったのはパリの薬種商で薬学校(エコール・ド・ファルマシー)の副校長となったペルティエ(Pierre Pelletier, 1788–1842)である。彼はすぐれた化学者であった——十九世紀はじめのパリはラヴォアジエの衣鉢をついで化学においても世界に冠絶していた——が、一八一八年から二〇年の間にそのよき協力者カヴァントゥー(Joseph Bieuaimé Caventou, 1795–1877)とともにキナ皮からキニーネおよびチンコニンを、*Nux vomica*——それはさきにマジャンディがその生理作用を研究したジャヴァの土人の矢に塗る猛毒であった——からストリキニンおよびブルシンを発見した。そのほかブレスラウのルンゲ(Friedlieb Ferdinand Runge, 1795–1867)による——少し遅れてペルティエらも独立に——カフェイン(一八二〇年)、ロビケー(Pierre Jean Robiquet, 1780–1840)によるコデイン、ガイガー(Philippe Lorenz Geiger, 1785–1836)によるアトロピン(一八三二年)その他多くの植物塩基の発見が諸方にあい次いで、その激烈な生物学的活性に人の目を瞠らせた。

ちなみに、ディジョンの薬種商クールトワ(Bernard Courtois, 1777–1838)によるヨード(iodine; ἰοειδής, violet coloured より)の発見をはじめとして諸種のハロゲンの薬効が知られたのもこのころであった。前に述べたジギタリス葉(fox-glove)に含まれる有効成分ジギトキシン、ジギタリン、等を代表とする配糖体の分離はこれらよりよほど遅れる話である。

無機性の毒物を別として人々のはじめて手にしたこのような純度の高く強力な活性をもつ物質を試料としてマジャンディの新天地が開かれる。「多くの新薬の調製と用法の公式」(Formulaire pour la préparation et l'emploi de plusieurs nouveaux médicaments, *etc.*, 一八二〇年)は言うまでもなくこの種の書物としてはまったく新しいもので、臨床家に与える指針として著わされ、たびたび版を重ねたが、それはまた同時に、近代的な薬理学の誕生を告知する画期的な著作でもあった。

純粋で強力な薬物は、定量的な研究をはじめて可能にしたし、他面、薬剤ないし毒物の人体に対する効力は動物に対するそれとはまったく別の話でなければならないとする当時もなお根強く残っていた通念は、彼においてまったく無視された。動物実験(ヴィヴィセクション)をこれほど多用した研究者はこれまでなかったろう。ストリキニンはマジャンディのもっともえてとする薬物であったが、彼はそれについて次の諸点を記述する。粗試料よりの調製法、その物理学的・化学的性質、実験動物に対する作用、健康人および病人に対する作用、適応(エンディカシヨン)、剤形、等。他の諸種の薬剤についてもほぼ同様である。

臨床家としてのマジャンディは在来の治療法に対する極度の懐疑主義者としてきこえ、ブルッセー派の全盛時代にその瀉血療法をきびしく批判したが、薬剤についてはその懐疑的な姿勢とまったく矛盾する大胆な、ときに無茶な——咳嗽に青酸(!)を彼は用いたりする——行動をみせている。たしかにキニーネその他有力な薬剤を臨床に導入した功績は大きいが、この方面での彼の態度はかならずしもわれわれを充分に納得させるものではなかったようにみえる。だから、たとえばキナ皮の代りにキニーネを臨床的に用いる試み——彼はオテル・ディユに勤務する医者であった——については、当然予期される激しい抵抗をおして彼に同調する学者が出たには相違ないが、全体としてこの新しい動きは未だ実地に大きな影響をもったようにはみえないし、おのずからそれは、パリの懐疑主義者たちの基調を動かすには至らなかったようにみえる。

マジャンディの実験生理学者としての不抜の功績とその方法の評価なり批判なりに関しては後にあらためて詳しく述べる折があるはずだが、ここで記された彼の仕事の意味は、たまたま発見されたかずかずの生物学的活性物質に機敏に目をつけ、上に言ったように、定量と実験の双脚の上に立って、薬剤療法を単なる経験主義と体系的思考に基づく「合理」主義との双方から解放して、実験薬理学(experimental pharmacology)——言うまでもなくそれは上記の実験生理学ときり離せない関係にあるのだが——の礎石を置いた点にあった。その薬理学は同じ十九世紀の中葉から後半にかけて飛躍的な展開をとげる。それはわれわれのだいぶ後の話になるだろう。

第22章　近代精神医学の出発

1　啓蒙思潮と精神病患者の解放

われわれは前に十六世紀、すなわちルネッサンスの後期における精神医学の注目すべき動きについて学んだが、以来長い間言及する機会のなかったその領域の問題をここでまたとりあげなければならない。だが、その話に入る前に、その間に挟まる二世紀ほどの経過を短い言葉で埋めておこう。

前にもみたように、精神医学においては、患者の処遇という他の領域ではあまり表面に出ない種類の大きな問題――たとえば性病の患者のようにほかにもまったく例のないことではないにしても――を抱えているのだが、その種の話を含めて十六世紀にはたいそう目立ったこの分野での学者たちの活動に当るものは、続く十七、八世紀には意外にも探すにかなりむずかしい。

もちろんそれは精神病そのものが下火になってしまったわけでもなければ、患者の境涯が改善されたからでもない。ジルボーグがその好著「医学的心理学史」の中で印象深い筆で記しているように、「狂人(the insane)は世間から除け者にされた賤民(パーリア)で、狼人(werewolves)のように田舎をうろつき廻り、馬小舎や豚小舎にかくれて家を求めていた。〔あの狂ったリア王が有名な嵐の場のあとで迷いこんだ乞食小舎の描写を思い出す人もあるだろう。〕人々は彼らを嘲り、打ち、責めさいなみ、加虐的(サディスティック)な快楽や妄想的な救いのために彼らを火刑に処した……[22・1]」といった事態は、この最後の一句を別にすればいささかも変りなく続いていたのである。たしかに大勢としては精神病者を悪魔の結盟者とみる偏見がしだいに薄れてきたのは事実だとしても、これも同じ著者が鮮やかに分析しているような、いつの世にも人々が不幸な精神病者たちに残酷な加害者でありつづけたがる心理的な原因は根強く残っているからである。しかも、「神学的な」偏見が力を失うとともに、代って彼らをアウトローとして遇する弊風が育ってきた。十七世紀の中葉に、絶対主義諸国家がその安寧のために Hôpital Général, Zuchthaus, workhouse 等の名で、乞食、浮浪者、老人、孤児、不具者、売笑婦、同性愛者、「不信者」、等を見さかいなしに監禁する挙に出たときに精神病者たちも当然のようにそこに加えられた。それは病院でなしに獄舎であった。もちろん私的な形では東西古今似た形の処遇はめずらしくなかったにしても、これは人を考えさせる事実である[22・2]。そして、もう一度ジルボーグの言葉をかりて言えば、「……ひとたび下水処理の組織がごみ(リフューズ)の処置をしてくれれば、社会はもう全然ごみのことは放念する[22・3]。」精神病者をごみに譬えたその著者を人が不謹慎として咎めたらそれはいささか見当違いで、そうした社会的事実が動かしがたく続いていた歴史をこそ深思しなければなるまい。

その間にあって医者たちは精神病学領域で何をしていたのだろ

うか。いまそれをしらべてみたい。

ところで、われわれはこれまで、精神医学というものの対象とする病気の範囲を限定することなしに話を進めてきたし、またそれはさし当り歴史の推移にまかせるのが本書のたてまえに照らしても妥当だろうと考えるのだが、いずれにしても、医学における経験主義が力をえるようになってこのかた、外来(アンビュラント)の患者として医者が接するところの、ヒステリーからヒポコンドリー(hypochondriasis; ὑποχόνδριον 肋軟骨下部より)に至る、さまざまの色合いの精神症状を前面に押し出した症候群の記述が目立って多くなってきたのは事実である。

シデナムのヒステリーに関する有名な長文の論考は[22・4]、原因論や治療の面はともかくとして、病症の記述に関するかぎりさすがに稀代の臨床家としての彼の力量を存分に示すものであったし、また、そのシデナムのヒステリー理解に強く影響したと言われる[22・5]同時代のトーマス・ウィリスのヒステリーやヒポコンドリーなどに関する記述も[22・6]、それにまさるとも劣らずしっかりした内容をもっていたが、ここではそうした話を溯って深入りすまい。

十八世紀に入ってもその種の病気は前記ウィット、カレン、あるいは今日でも「チェーン・ストークス呼吸」にその名を残しているジョージ・チェーン(後述)らによって注目された。チェーンは彼を訪れる患者の三分の一が心気症的である——炯眼と言うべきだろう——と考え、それを「イギリス病」(English Malady, 1733年)と名づけて彼の著書の標題とした。その後もこうした症候群に関する記述が絶えなかったのは、およそ予期される通りである。

ここでとくに注意したいのは、ウィリアム・カレンが彼の疾病分類論の中で、それらを含めてはじめて「神経症」(neurosis)という概念を設けたという事実である[22・7]。それは発熱や諸器官の障害を伴わない感覚(センス)と運動(モーション)の異常で、神経系の総体的な病気(general affection)と理解された。同じエディンバラのウィットもその言葉を採用し、ヒステリー、ヒポコンドリー、神経性の消耗(nervous exhaustion)の三つをそれに含める[22・8]。実はその種の病気の神経病学的(ニューロロジカル)な理解は、すでに前の世紀の卓抜な医学者ウィリスにはじまっていたのだが、いずれにしても、それは精神病理現象の正しい意味での臨床的なアプローチ——そこに今の眼でみれば心理学的の用意が不充分である不満が残るにしても——が着実にはじまったことを示すものとして注目に値いする。それはたしかに精神医学領域における大きな前進であった。そこにはこの舞台にたびたびよび出された超自然的な実体も力ももはや影をひそめてしまったし、同時に、長い間精神の領域までその版図に収めていたかの液体病理学説も駆逐されているとみられるからである。その伝統の強さは、十八世紀に入ってなお、あの巨匠ブールハーフェにあってすら、そのメランコリーの理解が古い体液説から一歩も出ていないことをみれば思い半ばにすぎるだろう[22・9]。

ところで、それら一群のいわゆる神経症と、たとえばウィリスが「狂気」(madness)[22・10]という名でよんでいるところの重篤な精神病理現象、つまり狭義の精神病(psychosis, insanity)との間には、連続的な関係、と言って悪ければ、ある程度似た性質の病理があるらしいことは、上記の学者たちもほぼ見当づけてはいた——たとえば後にも記すようにカレンは上記の彼の神経症の中に狂気(vesanias)を含めているに注意せよ——のだが、通じて彼らはその精神病に臨床家として腰を入れて取り組むことを怠っていた印象が拭いがたい。それは一つには、精神病者に対する恐怖ないし嫌悪という人間に免れがたい心理から彼らもまた自由ではなかったことにもよるだろうが、それにもまして、医者なるものの業態——階級性と言いかえることもできるだろう——が、上に述べたような一般社会から隔絶された悲惨な境涯にある精神病者たちとの接触をほとんど欠いていたためと考えるのが当っているだろう。ベッドラム(Bedlam)[22・11]は飾られた馬車に乗って貴顕豪商の患家を往診する長袖者流——前にも記されたように十八世紀は医者の「黄金時代」であった——とはまったく別の世界の消息であった。こうしたわけで、近世になって医者たちが経験主義という新しい道を踏み出したことは、皮肉にも、学問以前の理由によって彼らから疎外されている世界の経験的事実に関する学問を必然的に空白にする結果を招くことになった。

このような次第で、問題の所在は医学の中に求める前に、医学を成立させる条件の中に、つまり医学以前にあったとみてよいだろう。

前記パリ学派の創始者の一人とも言うべきフィリップ・ピネルの名が、今日では往々、精神病者をはじめて鉄鎖から解放した人道主義者という資格で一面的に記憶されているようにみえるのは、前に学んだ彼の近代医学史における重い位置を忘れた咎めを免れないのだが、にもかかわらず、その事蹟はいろいろな意味でまことに象徴的であった。

ピネルをして精神病に深い関心を抱かせるようになったのは、精神を病み、さ迷って森で狼に殺された一友人の悲しい運命であったと伝えられるが、それは彼がモンペリエからパリに移ってまもないころであった。私的な研鑽につとめていた彼は一七九三年、トゥーレおよびカバニスの推挽によってパリのビセートル(Bicêtre)[22・12]の主任医師となった。トゥーレを初代の校長とする前記健康学校(エコル・ド・サンテ)の創立はその翌年で、彼はアレと並んで医物理学および衛生学の教授に任ぜられる。一七九五年にはビセートルからサルペトリエール(Salpêtrière)[22・13]に転じた。前者は男性の、後者は女性の精神病者を収容していた。

後にパリ学派の指導的位置を永く占め、若い世代の敬愛の的となったこのすぐれた学者は、温厚で単純誠実な人柄であったが、前述のようにエルヴェシウス夫人のサロンに出入して啓蒙思想の洗礼をうけた典型的なフランスの頭脳で、しかも、あの恐怖政治(テルール)の時期には捕えられたコンドルセに援護の手を伸べた良識と勇気の人であったことが記憶されてよいだろう。

そのピネルがビセートルに着任してそこではじめて見たのが、腐蝕した鉄の鎖が骨にくいこみ、暗がりの中で排泄物にまみれてわめき叫んでいる精神病者たちの痛ましい状景であった。そこでは人間が野獣の扱いをうけていた。長い間続いていたその事実は、無数の人々の眼にうつっていたには相違ないのだが、ピネルがそれを心と頭とにつながる醒めて温かい眼で見たところに、歴史に残る彼の勇気にみちた行動と、近代精神医学の道を拓いた彼の学問の出発点があった。

彼はただちに鎖や足枷を患者から除こうと決心する。自由、平等、同胞愛の旗印を高く掲げた革命精神の高揚時にあっても人々の意識下に発する精神病者に対する恐怖ないし嫌悪の念はなお根強く抜きがたかったし、しかも一七九三年の九月と言えばあの恐怖政治(テルール)のはじまる直前で、人が人を猜疑の眼でみ合う異常な雰囲気の時期でもあったからには、それは並ならぬ勇気のいる企てであったし、不慮な事態を招来する懸念の充分にあるそうした試みを当局が認めるに渋ったのにも無理からぬふしがあった。そうしたもろもろの困難をおして彼が革命政府(コンミューン)に歎願してやっととりつけた黙認の下に、患者たちを鎖から解放して、自由と光と空気とを与えて、はじめて彼らを医療の場にひき入れたその見識と勇気にみちた行動の詳細については彼の伝記に譲ろう。[22・14] それは長い医学の歴史の中でもきわだって感動的な物語りの一つである。

ピネルはさらに病院の機構を全面的にあらため、毎日回診を行い、病歴記録(プロトコル)を整備した。それは精神医学領域においてははじめての試みで、そこから彼の精神医学が構築されたのであった。そこには、当然のことながら、さきにパリ学派の先達としての資格で記された臨床(内科)医ピネルの姿勢とまったく同じものがみられる。そのピネルの精神医学については次節であらためて述べることにして、ここでは患者の解放をめぐってもう少々話をつづけよう。

精神病者を囚人としてでなく患者として遇しようとするピネルの行動を強く支えたものに彼自身も記しているフランス啓蒙思潮の人間愛(フィラントロピー)精神のあったことは疑いないところである。啓蒙思潮が、精神病を憑きものとみなす心術に縁遠かったこと、また低俗な罪悪観と宗教的不寛容(イントレランス)とからもたいそう隔たった哲学に立つものであったことは、あらためて言うまでもない。精神病者は彼らにとってはもはや「不滅のたましい(ソウル)」にかかわる罪深いできごとでなくして、人を人たらしめる理性——それは言うまでもなく啓蒙思想家の合い言葉である——を損った、あるいは喪失した不幸な存在(クリーチュア)として、人道主義的(ヒューマニテリアン)な眼で眺められる。すべてに楽観的(オプティミスティック)な啓蒙思想家は、もはやそれを不治の病気とはみなさなかったし、また、社会環境の改善がいろいろな意味で人間のそれにつながるとする彼らの強い信念はおのずからその精神病観にも反映した。だから実のところピネルの前にもフランスにはたとえばコロンビエ(Jean Colombier, 1736–1789)やダカン(Joseph Daquin, 1733–1815)のように、狂気の治療の改革を強く唱えていた学者はあったし、ピネルがそれらの言説に深い影響をうけていたこともまた否まれぬところである。

　また、そのような動きはフランスだけにみられたわけでもない。同じころ、トスカナの開明的なレオポルド大公が建てたボニファチオ病院で、キアルジ(Vincenzo Chiarugi, 1759–1820)の行った治療の改革も、また彼の精神医学の内容も、ピネルのそれとあい通ずるものをはなはだ多くもっていたと言われるし[22・15]、イタリアにはそのほかにも旧態を改めた病院があちこちにあった。

　ラインの東では、このころのもっともすぐれた精神医学者の一人であった前記のライル――彼の著書「精神病に対する精神療法の応用に関する提言」(Rhapsodien über die Anwendung der psychischen Curmethode auf Geisteszerrüttungen, 一八〇三年)は精神療法の歴史に忘れられない書物であった――は、その基本的に強く人道主義的な姿勢にもかかわらず治療の面ではいろいろ矛盾があったようにみえるが、これに対し、同じく有名なバイロイトのランゲルマン(Johann Gottfried Langermann, 1768–1832)の姿勢は一貫していた。彼は聖ゲオルク病院で患者を鎖から放ち、長い間慣用されていた拘束服(strait jacket)を決然と廃止した。ドイツではそれに倣うものが次ぎつぎと出た。

　それらと独立にイギリスでは精神病者の処遇の改善がクェーカー派の人間愛主義者(フイランスロピスト)ウィリアム・テューク(William Tuke, 1745–1826)――その子ヘンリー、孫サミュエルも彼の志を継ぎ、曾孫ダニエル(Daniel Hack Tuke, 1827–1895)は有名な精神医学者となったので、世にテューク一族(the Tukes)と言われる――によって行われた。ある機縁で、紅茶商ウィリアムがヨークシャーのフレンド協会に提出した案(一七九二年)――ピネルの仕事に先き立っている――に基づいて有名な「ヨーク保養院」(York Retreat)が開設されたのは一七九六年であった。それは前にも述べたこの時代からもり上ったクェーカー派の活潑な社会事業の一つとして永く記憶されるものであった。

　もっとも、広く見渡せば、永く続いた弊風が急速には改善されなかったのも残念ながら事実で、こうした先覚者たちの精神が多少とも徹底するにはなお多くの時と努力とを必要とした。だがいずれにしても、こうみてくると、ピネルの仕事も、当然現われそうな時代に現われた感が深い。

　ピネルが敢行した精神病者の鉄鎖からの解放は、人道上の問題であると同時に、彼らがはじめて患者として、言いかえれば医療の対象として医者の前に現われた――もちろんパラケルススやワイヤーのような先覚者が探せば見当らないではないにしても――ことを意味している。言いかえれば精神病(psychosis)がここにはじめて近代医学の対象となったのであった。

　ちなみに言えば、「精神医学」(psychiatry; ψυχή, 精神、ἰατρεία, 医療)という言葉は一八〇三年に前記のヨハン・クリスチアン・ライルによって鋳造されたと言われる[22・16]。アニマ(anima, ψυχή)もまたときに病むことがあるのであった。

2　近代精神医学の出発
——ピネルとエスキロール——

パリのビセートルではじめて拘禁を解かれた患者たちに接した臨床家ピネルは、彼の新しい仕事を次のように伝えている。[22・17]

「……私は医者の独断的な調子を捨てた。ときには一日に数時間にもわたる頻繁な回診を行ったおかげで、私はもっとも激しいマニア患者の逸脱と叫びと狂気とにだんだんとなれてくるようになった。この患者たちの以前の状態や妄想をもっともよく知るどんな人とでもくり返し話し合った。えらそうなみせかけをしないようにできるだけ気を配り、答えが不明の場合にはとりかえひきかえ、いろいろな形の質問を試みた。たとえ患者があいまいなことやありそうもないことを言ってもけっして逆らわず、また後の診察の際にことをはっきりさせ、ただすために質問を延期した。観察した事実は注意ぶかく記録するが、その唯一の目的はできるだけ正確なデータをえようとするにある。……」

こうして臨床的精神医学の建設がはじまった。ビセートルでの二年間の成果が、遅れて一八〇一年に「精神病あるいはマニアの医学概論」[22・18](Traité médico-philosophique sur l'aliénation mentale, ou la manie, 一八〇一年)という題で出版され、さらにサルペトリエールでの研究を加えて内容を大きく改めた第二版が一八〇九年に出た。それは精神医学史上のもっとも貴重な古典の一つとして今日まで残っている。

その序文、ことに第二版のそれは識見にとんだ格調高い文字である。そこには続く本文で詳しく述べられている内容が簡潔にほぼ述べ尽されているとみてよいから、まずそれをひとわたり眺めてみよう。

そこではまず、ヒポクラテス、アレタイオス以来の精神医学の歴史が的確な筆で記述された後、当代の状況が適切に批判される。その上で彼がうち出す方法は、上にも引用されたような「一種の経験主義」と分析——著者の「イデオローグ」としての体質をにおわせる標題の médico-*philosophique* をその意味に解して誤りないだろう——によってえた確実な知見に基づいて、「精神病の学説を完全なものとし、永く欠けていた一般的原理にまでそれをもってこよう」とする野心的な企てが述べられる。彼の研究の対象は「精神病の個々の現象の「自然」誌(イストワール)であって、そのはっきりさせようと試みたことは、特徴的症状のいろいろな種類、持続的マニーと間歇的マニーの相違、精神病の精神療法において従うべき規則、病院の管理と院内規約、そして、観察と経験のみに基づいた治療の根本原理、等」であった。そこには当然のことながら、われわれが前にパリ学派の先達としてみたピネルとまったく同じ顔の彼がある。

だがピネルにとってその疾病記述は前に述べた身体的の病気のそれ――前記の彼の主著の一つ「疾病記述論」(Nosographie philosophique)はこれより十年あまり前、彼がまだビセートルに着任していなかった一七八九年に公けにされていた――とはアプローチを異にしなければならないものであった。なぜならば、彼が本文の中で詳しくみているように、一般に精神の病気においては――白痴における頭蓋骨の形態などのような例外がないではないにしても――病理解剖学の興隆に伴って一部の人々がそこでも強く期待したような形態の変化として表現される脳の器質的な変化を認めることができないからである。もちろん今日になって考えれば話はそれほど単純に割り切れるものではないし、それについてはおいおいに論及されるはずだが、いずれにしても彼は話の大筋を誤っていなかったし、屍体解剖を軸としたパリ学派のこの先達による陰性の所見は――まだマクロの段階にとどまっていた憾みがないではないにしても――精神医学のその後の歩みに照らしてもたいそう意味の深い記載であったと言わねばなるまい。

固体病理論の牙城となったパリ学派の指導的地位にあったピネルが、精神病に対するアプローチとして採用したのは病理解剖学に代えるに心理学の方法であった。器質的な病変をそこに認めることのできなかったピネルは、精神病を、形態を離れた機能的の病気として心理学的に理解しようとする。もとより、そこにみられるさまざまの常軌を逸した行動なり情動なりは「いっさいの道徳的配慮をまじえずに……単なる現象として」医学者の眼で眺められる。

それは、いろいろな意味における超自然的な精神病観や、精神病を罪悪視する偏見から訣別して、それを自然現象――人間の現象と言いかえた方が正確だろう――の枠の中で正視しようとする医学者の姿勢であったと同時に、教条的な液体病理説はもとより近代病理学者の拠りどころとした病理解剖学、つまり形態学的方法の通じない領域としての精神病理学の開拓への意味の深い第一歩であった。

こうして精神病から身体的の要素の影が薄れてくると、おのずからその原因ないしは発生病理の問題も性格が変ってくる。もちろんそれが人体の機能――ピネルはまだ脳のそれとは割り切っていない[22・19]――であるからには、医学者としてのピネルが遺伝ないし体質の役割をまずとりあげているのはもっともなことだし、またそれが人間の現象でもあるからには、啓蒙思潮の洗礼をうけたピネルが、そこに社会的環境、とくに教育の影響の大きさを重くみているのもまことにありそうな話だと言ってよい。だが精神病の発生について彼がとくに力を注いでいるのは、言うところの情念(または感情)の分析[22・20]、つまりさまざまな激しい情動――憤怒、驚愕、愛情、嫉妬という種のものから本能と宗教的教条との葛藤といった話まで含めて――の病因的な意味についてである。アルコール中毒、発熱、月経、産褥、痔疾、頭部外傷、等の身体的原因に言及することを彼が忘れているわけではないが、それらの占める位置は話の中心からはずれている。

心理現象が精神病の原因でもあり症状でもあり、さらには後に述べるように治療の手段ともみられるという常識論的なあいまいさ――さすがに後述の俊秀エスキロールはその師の学説を大筋において継ぎながらもこの点をなにほどか意識しているようにみえるのだが[22・21]――は余儀ないこととして、ピネルとあい前後して多少ともそれに似た見解をとった学者がもとよりないではない。それらをここで一々探し出すにも当るまいが、精神医学史の上で心因説の由来をたずねる人がしばしばその影響の大きさを強調するのは、ずっと前に述べた十八世紀はじめの偉大な体系家ゲオルク・シュタールのこの領域における業績である[22・22]。

シュタールのアニミスムスについてここにくり返し述べるつもりはないが、彼のアニマが精神でもあり、同時に人のからだを規制する生命原理(Lebensprinzip)でもあったという意味で、精神病理現象を考える上には独特の示唆を含むものであったが、いずれにしてもそのシュタールが精神病――彼はそれをdelirium と言うがそれを現代風に譫妄と訳すのは妥当でないだろう――を「単純性」(simplicius pathetica)、すなわち特発的(イディオパーティッシュ)に感情(animi pathemata)に発するものと、身体的な病気に交感性(ジンパティッシュ)におこるものとを区別したことが注目される。

ピネルの精神病理学の心理学的傾斜がそのシュタールの影響をうけていたかもしれないと推測するのは、彼がモンペリエの出であった――モンペリエの生気論がシュタールに負うところの大きいことはさきに述べられた通りである――ことから考えても理由がまったくないわけではないが、むしろそれは彼がその著書の中でもたびたび言及しているロック(なお後を見よ)やコンディヤックの心理学の影響を無視してはならないだろう。彼の盟友カバニスも同じ「イデオローグ」陣営の学者として、シュタールとはまったく対蹠的な角度から生理学と心理学とをつなぐことに努力していたことがここで思い出されてよい。

ピネルはそれをメランコリー、判断力の障害(délire)を伴わないマニー、それを伴うところのマニー、痴呆(デメンチア)および白痴(イディオット)の四つ、あるいは五つの種に分ける。それらの病名を今日のわれわれのそれと等価のものと考えるのは言うまでもなく危険だが、それはいずれにしても、上の五つの中で、第二のmanie sans délire あるいはfolie raisonnanteという後に大きな問題となった点を除けば、おおむね伝統的な見方にそうものであった。ピネルの分類がその時代の疾病分類学者(ノソロジスト)たち――たとえば後述のカレン――のそれに比べてはなはだ簡素であったこと、同時にその臨床的な記述がきわめて精細であったことが注目されてよい。この領域においても彼は分類学者である前にすぐれた疾病記述者(ノソグラファー)であった。

前に記したように、長い間精神病者は社会の外に逐われて医療の対象となることが稀だったが、たまたまそうしためぐり合わせが彼らを幸いした(?)場合にも、その状況ははなはだみじめであるのをつねとした。ここでもまた例の瀉血や、古来の半ば伝説的のヘリボア(hellibore)なる煎剤[22・23]、それらはまだよいとしても、冷水浸し、絶食、回転椅子[22・24]、その他さまざまの、よく言えばある種のショック療法、実は多分に懲戒の意味をもった残酷な処置があちこちで惰性的に続けられていた。十八世紀にはとくにそれが盛んであったと言われる。

それらは一体、学者の批判にたえるものだろうか、その治効の判定は正しい観察に基づいたものだろうか、とピネルはその著書の、とくに治療にあてられた長い一章[22・25]のはじめで問うている。それは、後にあの古来文字通り神聖視された瀉血を痛烈に批判したあのルイと同じパリ学派の実証的精神が脈うっている。しかも彼は前にも言ったように、ヒポクラテス主義を篤く信奉する臨床家であった。

ピネルは精神病の発生に心因を重んじたように、治療においても心理(moral)療法をたいそう重くみた。それは、精神病を(判断力よりは)情念(パッション)の故障とみる彼が、その平衡を回復させるための手段として力説するところ[22・26]である。もっとも彼もいっさいの強圧を排しているわけではない。すぐれた臨床家ピネルの記述は、多くの症例の観察も含んで、たいそうおもしろいが、きびしく言って発生病理にしても心理療法にしてもその言うところが実質的には常識論の枠を大きく出るものでないことは否まれない。だがそれにしてもそれは、これも彼の採用した体育や回復期の作業療法とともに、ピネルがつとに精神医学の本質をおおむね正しく洞察していたことを物語っている。

実を言えば、そうした心理療法は、話を古代にまで溯ることは省くとしても、前に述べたライルやランゲルマン、あるいはイギリスのバッティー(William Battie, 1704–1776)の「精神管理」('moral management')およびその系統をひく学者たち、さらにはまた、ときに見識のある病棟管理人たち――ピネルも前記の序文の中でビセートルのピュッサン氏(citoyen Pussin)の名を挙げてその仕事を高く評価している――がすでにいろいろな流儀で試みてよい結果を挙げていたところで、かならずしもピネルが先鞭をつけたものではなかったし、ピネル自身も過去十五年間のそれに関する英語の文献は漏れなく渉猟した[22・27]と述べていることを注意する必要がある。

そのような心理療法が適切に実施されるためにも、患者の置かれる環境の意味のきわめて大きいことは言うまでもない。さきに精神病者を鉄鎖から解放した人間愛主義者(フィラントロピスト)ピネルは、今度は医者として精神病院の管理法に綿密な配慮をめぐらし、その叙述に多くのページを割いている[22・28]。

上に一言したバッティーに関連して、やや横道ながら、ピネルにも深い影響を与えたイギリスの精神医学の状況をここで一瞥してみたい。

イギリスではじめてのまとまった精神医学書と言われる「狂気論」(A treatise on madness, 一七五八年)の著者であった前記ウィリアム・バッティーはまた、ロンドンの聖ルカ病院で精神医学の臨床講義をはじめて開いた(一七五三年)先覚者であった。

十八世紀後半のイギリスが精神医学領域でも諸国の先頭をきったのは、前世紀のホッブス、ロックにはじまるこの国の経験主義的心理学の強い伝統——ずっと前にも記したようにもともと医者でもあったロック自身も精神病理学について多くのことを書き残している[22,29]——に基づくところが多いとみられるが、このバッティーもまたロックの心理学の強い影響をうけていた。バッティーは精神病を一次的と二次的のそれに分け、前者を明確に内原性(エンドジーナス)のものと理解した。彼の目立った業績の一つは、上記の精神管理(モーラル・マネージメント)ないし精神療法である。彼は学界の有力者でもあったので、その主義は一七七四年に制定された精神病院の管理に関する進歩的な法制に反映している。

精神療法が有名になったのは、しかし、後に、自前の私立病院ですぐれた実績を収めた精神科医フランシス・ウィリス(Francis Willis, 1717–1807)が、ジョージ三世の治療に当って議会との間に問題をおこして社会的関心をまきおこした挿話によるところが多かった。ピネルはこのウィリスをはなはだ高く評価する。

この精神療法はその後もハスラム(John Haslam, 1764–1844)その他イギリスのかなり多くの学者たちによって採用された。

このほかにも世紀の変り目にかけてイギリスに有名な精神医学者は少なくないが、一々ここには挙げない。

やや遅れてこの国に現われたジョン・コノリー(John Conolly, 1794–1864)の、国際的にもはなはだ影響の大きかった「無拘束」(non-restraint)原則を上記のイギリス精神医学の精神療法の延長線の上において大きな誤りはないだろう。彼はイギリス最大の精神病院ミドレセックス療養所(Middlessex Asylum at Hanwell)の院長として精神病院の改善に力を尽し、有名な二つの著書によって患者からあらゆる機械的な拘束を解くことを強く唱道して、大きな波紋をまきおこした。いっさいの強圧を避けることが実際的であるかどうかは別として、その運動が患者たちの境遇に大きな改善をもたらした功績はきわめて大きかった。

少々世代が溯るが、アメリカで精神医学の父と言われたのは、前にも名の出たベンジャミン・ラッシュである。彼はエディンバラでカレンに学んだ学者でその活動範囲はきわめて広かった。彼の「精神病の医学的研究」(Medical inquiry and observations upon the diseases of the mind, 一八一二年)はその国で出た最初の精神医学書だが、この領域における彼の評価は、とくに学問的業績というよりは、十八世紀人道主義者の一人としてみることをほぼ適正とするだろう。

さきに記したように、ピネルの門からはビシャ、ブルッセーをはじめとして多くのすぐれた医学者がうまれたが、精神医学の領域ではエスキロールおよびフェリュスの二人の傑出した学者を挙げなければならない。

フェリュス(Guillaume Ferrus, 1784–1861)はもとナポレオン軍の外科医で、後にピネルの門に入り、やがてビセートルの医長となった学者だが、とくに精神病院の改善、病院行政、精神病者に対する法制の制定、法医学、等の実際面に大きな功績があった。ピネルの改革にもかかわらず、その後も精神病者の置かれた状況はしばしば劣悪であったが、その方面におけるこのフェリュスの努力ははなはだ大きかった。さきにピネルが手を染めた精神病患者の作業療法を前進させたのも彼の仕事の一つであった。

精神医学領域におけるピネルの後継者として出藍の誉れのあったエスキロール(Jean Étienne Doménique Esquirol, 1772–1840)は、その師とまったく同じトゥールーズとモンペリエで医学を学び、一八〇〇年にパリに出て、サルペトリエールでピネルに学び、一八一〇年にその後任となった。彼はビシャの友人であったし、ピネルの著書「分析(アナリーズ)の方法による臨床医学、サルペトリエールの急性病症例集」(La médecine clinique rendue plus précise et plus exacte par l'application de l'analyse *etc.* 一八〇二年)の下書きをしたことからみてもその素養の広さ——彼はまた公衆衛生学にも深い関心をもっていた——は察せられるだろうが、やがてその関心を精神医学に集中する。彼がサルペトリエールに開いた精神医学の臨床講義(クリニック)は、ビセートルにおける前記フェリュスのそれと並んで、この領域でのはじめての試みであった。彼は卓越した臨床家であったと同時に、予断にとらわれることのない学者で、後述のメスメルやガルの学説に対してもかならずしも偏狭な反撥を示すことがなかったと言われる。

エスキロールの「精神病論」(Des Maladies Mentales, considérées sous les rapports médical, hygiénique et médico-légal, 一八三八年)[22・30]はその師ピネルの「概論(トレーテ)」と並んで精神医学史の古典として残っているばかりでなく、その内容の充実は師のそれをはっきりと凌いでいる。たしかに彼の学問の性格は多くの面でピネルのそれとよく似ていて、今日のわれわれにはピネル・エスキロールがほとんど一人の学者であったような印象をうけないでもないのだが、ピネルの周辺に漂っていた素人っぽさというようなものがそこでは払拭されて、ようやく一人立ちしようとする精神医学の姿を人はそこにみるだろう。

その冒頭に彼は精神病を定義して、「通例発熱を伴わない慢性の脳疾患で、感覚、悟性のはたらき、および意志の障害を特徴とする。」[22・31]と言う。そこではそれがほかでもない脳の疾患と言い切られていることに注意しよう。

パリ学派の臨床家であり、また精神病の専門医でもあったエスキロールの臨床的記述はまことに見事である。中でとくに、彼がはじめて幻覚(ハリュシネーション)を錯覚(イリュージョン)から区別したことに注意しよう。

その精神的(知、情、意および性格)ならびに身体的(感覚と運動)諸症状の仔細な観察に基づいて、彼は、ピネルの分類を下敷きにして、それらをリペマニー、モノマニー、マニー、痴呆(デマンス)および白痴(イディオト)の五つに分ける。

エスキロールは、メランコリー(mélancholie)という古く手ずれた言葉を詩人やモラリストに譲って、リペマニー(lypémanie; λύπη, 憂愁、より)——あるいは mélancholie avec délire——という新しい病名を設けたが、それよりもここで注意したいのは、彼のはじめて記載したモノマニー(monomanie)である。それは、ある特定の一つあるいはごく少数の対象についてのみ妄想があって、それにかかわる感情の高揚があるが、理性の障害は存しないとされるもので、それはピネルの manie sans délire と並んで、その後も多くの論議をうんだ。

ところで、エスキロールもまたピネルと同じように、精神病の原因としての情念(パッション)の意義をはなはだ重くみる。心理現象における情念の優位は実はたいそう長い伝統をもつ見解でもあった。

さまざまの情念は、あるいは過度の興奮、緊張を招くことによって、あるいは精神を弱めることによって、多くの精神の病気をつくるとされる。エスキロールは、情念を、種の保存にかかわるいわば本能的なものと、知能や文明の発達によってうまれた二次的なものとに分ける。それに基づいて彼は、気候、季節、等の自然条件から、年齢、性、気質(テンペラメント)、さらに職業、生活様式、社会環境、等の誘因とその情念との関係を詳しく論じている。彼においてもまた、それらはいわば整理された常識論をこえず、それがどのような意味で精神病の原因論なのかははっきりしない。それは偏見と空論のない、そして統計的な用意まで欠けない、醒めた叙述ではあるが、畢竟、前に述べたパリ学派の医学から病理解剖学を差し引いたものともみるべき説得力の乏しさは、対象の性質上余儀ないことでもあった。

同じようなことはその治療面についても言わなければならないだろう。それはピネルが精神療法(モラル)とよんだところとほぼ趣旨を同じくするもので、個室の必要性、病院と家庭治療の問題、その他さまざまの心理的、身体的配慮、等よく組織された経験に基づいた具体的で適切な助言にとんではいるが、畢竟それは、精神医学におけるヒポクラテス主義、こころの領域における養生法(レジメン)とみることもできるだろう。もとより、そのゆえにピネル・エスキロールのこの領域におけるきわめて大きな寄与を誰も否むことはできないはずである。

専門家としてのエスキロールの門からは多くのすぐれた精神医学者がうまれた。サルペトリエールはその後永年にわたって精神医学のもっとも重要な拠点の一つであった。

エスキロールの弟子たちは、おおむねその師の学風をついで、臨床的観察による心理症状群の記述——それらがそれぞれ独立した疾病単位であるか否かというたいそう議論の多い問題はしばらく措いて——に多くのすぐれた業績を残した。ベーラルジェ(Jules Baillarger, 1809–1890)は抑鬱と興奮[22・32]との規則正しいくり返しを特徴とする今日言う躁鬱病をはじめて folie à double forme の名で正確に記載した(一八五四年)。若くして死んだジョルジェ(Étienne Jean Georget, 1795–1828)も質の高い多くの仕事を残した。ファルレ(Jean Pierre Falret, 1794–1870)も folie circulaire の名で躁鬱病の記載に一役買っているが、それよりも、そのすぐれた自殺の研究にもうかがわれるように、人間的、社会的関心が深く、精神医学の法医学的側面にも寄与が大きかった。有名な一八三七年の法令制定に際して、今日多く用いられるaliénation mentaleという言葉を当てたのもこのファルレであった。「狂」気ないしその類いのさまざまの好ましからざるひびきをもった俗語に代えて、心の離反、というほどの意をもったこの言葉が法律用語として提案されたのであった。

3　精神医学と神経病をめぐって
——精神の「座」について——

直接感官にうったえる屍体解剖を拠点としたパリ学派の先達としてのピネルが、精神病を目して、器質的の病変を欠く純粋に機能的な病気としたことは、話がなお肉眼的な病理形態学の水準を出ない憾みが大きいにしても、まことに意味の深い発言であった。エスキロールからさらにその弟子たちに続くサルペトリエールの精神医学者たちの臨床心理学的な方法がそこにはじまる。

その輪郭のはっきりした背景をうしろにして眺めると、A・L・ベールによる進行麻痺(麻痺性痴呆)の記載が精神医学の歴史の中でひときわ目立ってみえる。

このベールは、前に述べたG・L・ベールの甥で、ラエンネックの知遇をえてその弟子で衛生学者のロワイエ・コラール(Hippolite Royer-Collard, 1802–1852)の下にシャントランの病院[22・33]のインターンとなった。彼がラエンネックの学風に染んで屍体解剖に意をもちいたことを注意する必要がある。

一八二二年、二五年および二六年の三回にわたって彼は今日言う進行麻痺なる重要な疾患の、瞳孔所見をはじめとするさまざまな神経症状と、モノマニーにはじまって痴呆(デメンチア)に終る進行性(プログレッシヴ)の精神症状および経過を明確に記述し、同時に、屍体解剖に際して見出される慢性の軟脳(くも)膜炎(arachnoïdite)の病理学的意義を説いた。もとよりそこではまだ脳実質の病変は確かめられていなかったし、たしかに梅毒との関係は注意されているにはしても決定的な発言のないことは余儀ない話ではあったが、いずれにしてもそれはこの悪質で広まった病気の研究史の扉を開く画期的な仕事であった。たしかにそれよりさきに前記ハスラム——彼も精神医学者にはめずらしく解剖学に熱心で、精神病の所在(ローカス)を求めつづけていた——はこの病気を確認していたと言われるし、ほかにも考慮に値いする報告がないでもないが、それにしてもベールの仕事の意味の重さは揺がない。

同じころこの病気に関する研究はサルペトリエールでも盛んに行われていたが、エスキロール門下の学者たちの心理学的傾斜は、おのずから神経症状と痴呆という精神症状とを二元的な病気と理解していたから、器質的な破壊とともに進行する精神障害というベールの見解が、彼らの激しい攻撃の的となったのはおよそ予期される通りである。いまその詳細を述べているいとまがないし、また不幸にしてその師ロワイエ・コラールの死にはじまる外的な事情がベールを医学から離すに至ったので、彼自身を主人公としてこの話をそれ以上続けることができないのだが、いまこの仕事を手がかりに、あとあとの話の用意もかねて、精神医学なるものが一般医学史とどんな面で截り合うかというたいそう重要な問題について少々考えてみたい。

精神の病気が器質的な病変に伴って交感性(ジンパティッシュ)に出現する場合と特発的(イディオパーティッシュ)にあらわれるものとに分けられることは、前にも記したように、シュタールがつとに説いたところであった。しかしながら、彼の言うアニマは、前にみたようにいわば生命原理として身体にゆきわたっているものであったから、シュタールにおいては精神の病のありかはとりたてて問題となることはなかったはずである。

話はとぶが、そのシュタールとピネルとのほぼ間に挾まる十八世紀中葉のエディンバラのすぐれた医学者カレン――彼はその生理学をほぼ同時代のハラーに、心理学を前世紀のロックにそれぞれ深く負うていた――が神経症(neurosis,-es)の概念をはじめて設けたことはさきにも記された。それはずっと後に本書でもまた述べられるはずの、今日言う神経症(ノイローゼ)とは意味合いを異にすることを注意しなければなるまいが、彼はそれを、comata(昏睡)――原語も訳語も当然現代のそれと同じ内容をもつものではない、以下同断――、adynamiae(無力症)、spasmi(痙攣)、および vesaniae(狂気)の四つに区分する。疾病分類論者(ノソロジスト)でもあったカレンはそれらをそれぞれさらに細分するのだが、その詳細はここでは割愛しなければならない。

ところで、その中で、これまでの話の続き合いに照らしてとくに注目されるのは、この神経病理学の近代を拓いた卓抜な医学者が古典ラテン語で狂気を意味する vesania すなわち精神病を神経症――前記のように彼はそれを神経系全体の障害(ジェネラル・アフェクション)と理解した――の中に含めた、少なくともそれを隣り合わせるものとして眺めたという点である。たしかにカレンもその狂気を、ロックにほぼ倣って、判断力あるいは悟性の障害と解したからには、それは単純に感覚と運動とにあずかる神経生理学ないしは病理学の話とみることはできないはずである。だがカレンにとっては、その神経系のはたらきを統合する中心としての脳は、一面彼が非物質的な実体と考えたこころ(ソウル)の道具でもあったから、神経病学と精神医学とが彼において一つにつながるのはそう無理のない話であったとみてよいだろう。ロックの心理学を承けて、こころの形成における感覚の役割をはなはだ重くみるカレンにとって、心理学と神経生理学とは、それがどうつながるかはひとまずおいて、異縁のものであるはずがなかったのである。

こうみてくると、同じロックの心理学の傘下にあるとみられるピネルを師としたエスキロール、さらにはエスキロールの弟子たちが、心理学偏重の方向に流れて、進行麻痺において脳膜ないし

[22・34]は脳の病変が、一面神経症状を、他面精神症状をうむこと、その器質的な崩壊が進むとともに精神症状も重篤化するというベールの仕事を頑くなに拒んだのはいささか解しがたいことのようにも思われる。カレンの疾病分類論(ノソロジー)もさることながら、進行麻痺こそたしかに(身体(ソマティック))医学と精神医学とをつなぐ鎖のきわめて重要な一環であるかもしれないのに、なぜサルペトリエールの精神医学者たちはそれに眼をつぶったのだろうか。

ここで深く注意しなければならないことは、こころの座が脳にある――裏返して、脳のはたらきの一面がこころとよばれると言ってもよいが――という今日のわれわれの多分に常識論的なコンセンサスが、実は近代的な考え方で、このころまでにはかならずしも固まっていなかったという、いささか意外な歴史的事実である。精神医学の話を先きざき進めるためにもこれはたいそう重要な論点(イッシュ)の一つであると考えられるから、いまそれについて、若干のおさらいをかねて少々考察してみたい。

こころの座が脳にあること[22・35]、またそれによって人が狂ったり錯乱したり(καὶ μαινόμεθα καὶ παραφρονέομεν)することをつとにはっきり説いたのは、前に記した傑作「神聖病について」の著者ヒポクラテスである[22・36]。この論文の終りの方には、気息(πνεῦμα)として入る空気(ἀήρ)にまことに不思議な役割が与えられているために、彼の心理学が不明確なものとなっているのは事実だが、それにしても彼がここで論じているのは、今の言葉で言うたましい(soul)であるよりはこころ(mind)にちかいとみられ、そのはたらきの中枢としての脳の意味を強調するその明晰な叙述(第十七―二〇節)は深く人を印象づける。しかし実を言えば、そうした考えはかならずしもヒポクラテスあるいはコス派の学者たちだけのものではなしに、さきにクロトンのピュタゴラスも知性と理性(φρὴν καὶ νοῦς)の座を脳に置いた――一面彼は情熱(θυμός)を心臓のはたらきとしたのだが――し、また前にも記したように、とくにまた、同じクロトン出のアルクマイオンはこころと脳とをはっきりと結びつけていた最初の学者として記憶される。

ヒポクラテスと同時代のプラトンの「ティマイオス」がヨーロッパの学術思想に及ぼした影響は言うまでもなくはなはだ広く深いが、その中に含まれているたましいの論は、当面のわれわれの話題にも強く触れている。もっとも、ヒポクラテスとは対蹠的にこの書物全体を通ずる強い思弁的傾向は、当然その心理学、生理学にもしみわたっているから、その所論の解釈には用心がいるし、また、厳格に言えばティマイオスにおけるプラトンの説述を他の著作にみられる彼の思想の全体の中でどう位置づけるかというたいそうむずかしい問題があるに相違ないが、そうした専門的な論議に口出しする資格がわたくしにはない。

プラトンはたましい(ψυχή)を三つに分け[22・37]、それぞれ理性、情念、および食欲にあずかるものとする。そのたましいと身体とをつなぐ結び目(δεσμός)の役をつとめるものを「髄」(μελός, mallow)とよぶが[22・38]、感覚、思考、および運動にあずかる第一の不死(イモータル)の(ἀθάνατος)たましいは、その高尚なはたらきにふさわしい球の形をもつ脳(ἐγκεφάλου)とよばれる部分に、第二、第三のやがて死ぬ(モータル)(θνη-τός)のたましいは下の幹状の部分のそれぞれ横隔膜の上下、つまり今日の言葉で言う胸部および腹部脊髄にあるものとされる。

神話的とも言うべき記述を多くまじえたプラトンの説くところをどのように評価するかは人によって見解の岐れるところだとしても、上記の三分法がその後の生理学的思考に永く影響を残したこと、ことに、こころの座を脳に置く西欧思想の有力な伝統の一つがそのプラトンを源流とすることは見落すことのできないところである。

アリストテレスの心理学がはなはだ精緻なものであったことは言うまでもないが、周知のように彼はこころの座を心臓に求めた。脳はこれに対して、粘液を分泌して心臓から上ってくる熱を冷やす腺にすぎないものと理解される。こころを心臓のはたらきとする考え方は、実は彼は先き立ってエンペドクレスその他シチリア学派に端を発するのだが、アリストテレスの名の権威のゆえに、後世彼はその説を一人占めにした[22・39]。この見解はアラビア、ことにアヴィセンナを経由して西欧に戻り、十三世紀スコラ学の正統となったばかりでなく、その影響はピコ・デラ・ミランドラなどルネッサンスの思想家からさらにはパドヴァの学者たちにまで及んでいる。

われわれはここでアレキサンドリアの二人の大学者、ヘロピロスとエラシストラトスとがそれぞれ脳の解剖学および生理学の開拓者――もちろんきっちりした分担がそこにあったわけではないが――として大きな足跡を残したことを思い出そう。それまでほとんど手つかずに残されていた脳解剖学の開拓者としてのヘロピロスについて、いまわれわれの文脈でとくに注意したいのは彼がはじめて脳室の解剖学をある程度正確に記載したこと、動物のさまざまなはたらきを司る中枢を脳室、ことに第四脳室に存するものと考えた点である。

ガレノスにおいて集大成された古代ギリシャのプネウマ説がここに登場する。いわば実体的の生命原理としてのプネウマをめぐる長い話をここでくり返すつもりはないが、ここでとくに問題になるのは、往々動物精気と訳されている――その訳語に疑義のあることは前に記した――「プシュケのプネウマ」(πνεῦμα ψυχικόν)である。脳底の伝説的な血管網、rete mirabile で「生命のプネウマ」(πνεῦμα ζωτικόν)が精製されて「プシュケのプネウマ」に転化し、脳室に貯えられた上、神経の導管を伝って作動する。このプネウマ(精気)はあらためて言うまでもなく感覚、随意運動、等の、今日言う神経機能を司るものであるとされたが、同時にそれらを統轄するこころのはたらきの媒介者でもある。

前にも述べたように、すぐれた臨床家として、また実験医学者として、脳の解剖学、生理学に造詣の深かったガレノスは、脳室を重視したヘロピロスとは異なってこころの座を脳の実質におい[22・40]たことは事実だが、しかし、そのはたらき手(オルガン)としてのプネウマの役割を重くみる彼の注意がおのずからその倉庫(ディポジトリー)としての脳室にも強く向けられていたことは否みがたい。

エラシストラトス、ガレノスのプネウマ説を背景において、こころのはたらきと脳室の結びつきを強調する、裏返して言えば脳実質の役割を軽視ないし無視する中世以後の大勢のもり上りにあずかって力のあったのは、ものをいやしめて、すべてをspiritualizeしようとする傾向の強いキリスト教的世界観であったとする史家パーゲル[22・41]の説はおそらく正しいだろう。彼が指摘する四世紀エデッサの司教ネメシオスはアニマのいくつかの異なったはたらきをそれぞれ異なった脳室にふりあてて考えているが、それはガレノス説の位相を一つずらして脳室観の方角に一歩進んだものであった。

およそこのようなさまざまの流れをうけてやがてほぼ次のような定説がかなり古いころに成立した。そこでは前、中、後の三つの脳室——その辺にはいろいろの混乱はあるがそれぞれ今日言うところの側脳室、第三、第四脳室にほぼ該当するとみてよいだろう——が区別され、その第一に、アリストテレスの心理学に従って「一般感覚」(sensus communis)および想像力、第二のそれに認識(sensus cognotiva)、第三の部屋に運動と記憶、の諸能力がふりあてられる。そうした見解が誰の手で確立されたかははっきり言えない[22・42]し、また、それらをめぐる議論を一々追っている余裕がここにはないが、たとえば十六世紀の前半、すなわちヴェサリウスと同時代の有名な解剖学者ドリアンダー(Johannes Dryander, 1500–1560)[22・43]の脳解剖図をみてもそこには中世的な停滞が根強く続いていたことがうかがわれる。

あのレオナルド・ダ・ヴィンチは、溶かした蠟を流しこんで型どりするという鮮やかな技法で脳室の形態学について実に正確な知識をもっていたが、彼はアリストテレス主義の枠の中で一般感覚の所在その他に手直しを試みるにとどまった。脳のはたらきが脳室にあるとみる伝統的な学説を真向から否定したのはヴェサリウスであった。しかし、彼の論拠は半ば神学的で、かならずしも人を納得させないし、またそれに代る積極的なものを提示したわけでもないから、この問題の歴史におけるこの大解剖学者の位置の評価はかなり微妙である。

十七世紀に入ってわれわれはデカルトという巨人に行き当る。その生物学者としての彼は、基本的にはプネウマ説の流れ——その esprits animaux を彼の強靭な粒子論的物質観を考慮に入れた上でそのようにみて大局的には誤りがないだろう——に立って物心の結び目としての有名な松果腺の説を立てた。彼がそうした荒唐無稽ともみえる結論を掲げざるをえなかった深い思索上の要請についてはここにはくり返さないが、いずれにしても科学的にはそれは不毛であったとみるほかはない。そしてわれわれはデカルト以後、われわれの現時点である十八、九世紀の変り目ごろまでに、この問題に関してデカルトを新たな出発点とする哲学者たちの多くの思索と論議は別として、科学的な意味で大きな発展があったことを知らないのである。たしかに前に述べたカレンその他の精神病理学者の臨床的な観察が、底流の方向を大きく変えつつあったことはここであらためて思い出されなければならないだろう。だがそれにしても、精神ないしこころの座が脳にある――もとよりこのような二元論的表現はなお充分に吟味されなければならないにしても――という今日のわれわれの通念は、この時点において未だ確立されていなかったという意外な歴史的事実を見損じてはなるまい。

およそこのように歴史をたどってくると、たとえばピネルの場合にマニーが腹部の神経節のはたらきとされたのも、それほど意外なことではないし、またエスキロールが、たしかに前記の著書の冒頭で精神病を脳の病気と言ってはいる――その発言はおそらくすぐ続けて述べるガルの影響をうけたものだろうと言われる――ものの、問題をそれ以上掘り下げようとはしなかったこと、さらにはサルペトリエールの彼の弟子たちが、新たに手にした武器の心理学にこだわって、せっかく熱心に進行麻痺を研究しながら、その身体症状と精神症状とを一元的に考えようとするベールを敵視した消息もそれほど了解にかたくないようにも思われる。

このようにみてくると、上述のピネルその他とあい前後してあらわれた有名なガル(Franz Joseph Gall, 1758–1828)のいわゆるフレノロジー(phrenology; φρήν 精神、こころ、より)または骨相学(cranioscopy; κρανίον 頭蓋骨、より)なる半ば偽科学(スード・サイエンス)とみられる説の歴史的な座標がある程度正確に理解されるだろう。

南西ドイツのフォルツハイムで生まれてヴィーンで医学を学んだ俊才ガルは、ながく打ちこんだ脳解剖学の上に独自の局在説を組み立てて、一七九六年その地で私的の講義を開いたが、精神のはたらきに関するその見解が唯物論の咎めをえてヴィーンを逐われ(一八〇五年)、ドイツ、オランダを放浪した後、一八〇七年パリに移って学界の大きな注目を集め、医師としても成功を収めてそこで一生を終えた。

今では偽科学の刻印をうたれているその骨相学とは、つづめて言えばおよそ次のようなものであった。彼は精神のはたらきを色官(Farbsinn)、音官(Tonsinn)、言語官、等からさらには名誉官(Ruhmsinn)、友情官(Freundschaftssinn)、蒐集(盗)官、殺人官、芸術官、哲学官、等々にわたる二十七に区分し、それらがそれぞれ大脳に別個の「器官」('Organe')として局在すること、それらの隆起は頭蓋骨の形に反映して外から視診あるいは触診によって確実に察知されるものとする。

人間の性格、能力、等に触れるこの種の独断的な「学」説が、どうかすると人心の機微に強く触れて流行の波に乗る消息は理解しがたいことではない。しかも役者は揃っていて、彼の弟子でもあり協力者でもあったシュプルツハイム(Johann Caspar Spurzheim, 1776–1834)なる人物の世俗的な才幹と努力が骨相学の声価をヨーロッパからさらに海をこえてアメリカにまで広め、エディンバラ、ロンドン、パリ、アメリカの諸都市、等に続々とその協会が設立されるに至った。もともとその説がもっていた決定論的傾向は緩和されて、いわば可塑的なもの、変えることのできるもの、と説いて人の気持をくすぐり、しかも眼にうったえる骨相図というような形で提供されたその一種の性格学は、有名な文人たちの間にまで多くの帰依者を見出すに至った。それはもはや医学史の中だけの話ではない。

その説の学界における評価はさまざまだった。概して言えばドイツの解剖学者たちはそれにきびしく批判的であったが、ガルが落ちついたパリ――ちょうど前述のパリ学派全盛の十九世紀初頭に当っている――では、比較解剖学者キュヴィエをはじめ有名な生物学者たち、コルヴィサールその他医学者たちが概してそれを好意的に迎えた。中には晩年の失意の巨頭ブルッセーのように骨相学に専心する学者まであらわれたのである。

われわれにはいささか理解しがたいその評判は、一つにはガルの自由思想と、その固体論・局在論的な思考が当時のパリの水に合ったことにもよるだろうが、一面、上記のシュプルツハイムと連名の彼の主著「神経系とくに脳の解剖学および生理学」(Anatomie et physiologie du système nerveux en général, et du cerveau en particulier, 一八〇九―一八二〇年)にもうかがわれる彼の解剖学者としての並ならぬ力量によるところが小さくなかったろうと推測される。

骨相学はしばらく別に考えて、まっとうな意味での中枢神経系の解剖学に関するガルの仕事の質ははなはだ高かった。彼は脳髄が粥状の物質の塊まりでなしに線維のシステム――ゼリー状の灰白質はその線維に栄養を与えるものと理解された――であることをすでにはっきりと弁まえていた。彼は賢明にも運動神経を末梢から逆に追及して錐体路系とその交叉とを正しくとらえたし、三叉神経、外旋神経、動眼神経の起始点をつきとめ、また小脳の解剖と機能に詳しかった。

だが、それはそれとして、ここでとくに問題になるのは、彼の脳機能局在観である。彼は脳をそれぞれ並立した「器官」の集合と考えて、その統合性に関する理解に乏しかった憾みがそこにないわけではないが、それはその時代を考えれば酷な要求で、それにしても彼の「器官」を「中枢」(center)と言いかえてみれば、それはたしかに今日のわれわれの大脳機能に関する理解のきわめて重要な一面を先きぶれしていたことを認めなければなるまい[22・44]。現にガルは言語中枢の所在を有名なブローカ(Pierre Paul Broca, 1824–1880)に数十年先き立って[22・45]ほぼ正しく指摘しているのである。そこにはもはやプネウマ説も脳室論も――それは十八世紀の終りにもまだゼンメリンク(Samuel Thomas von Sömmerring, 1755–1830)[22・46]のようなすぐれた神経解剖学者を支持者にもっていた――まったく無視されて、脳実質の機能の所在がはじめて記述されたのであった。たしかにガルの局在論には、その不健全な流行の面には目をつぶって、学説としてこれをみても、奇怪なまでに独断的な主張を多く含んでいたことは争われない事実である。だが、いま述べた解剖学上の貢献のほかに、この奇才の心理学的観察にも多くのすぐれたものの含まれていたことは、後にオーギュスト・コントの衝動論にそれが大きな影響を与えたことによっ

ても、何ほどかこれを察することができるだろう。(22・47)

話題を大きく変える前に、本章を顧みて一言しよう。

十九世紀初頭における近代精神医学(psychiatry)の誕生を学んだわれわれは、永くもっぱら身体的(ソマティック)の病理現象を対象としつづけてきた医学が、これまでおおむね見落していた心理学——もちろんすぐれた臨床家たちはしばしば治療の面でいわば実践的にその医学との統合を考慮していたにはしても——とはじめて遭遇した消息にそこで接したのであった。

だが、容易に了解されるように、医学も心理学もこの時点ではまだ学問的に充分に成熟をとげていなかったから、こうして新たに心理学を主要な武器としてスタートした一群の精神医学者たちが、往々、精神病理学における身体的(ソマティック)な要素をことさらに無視しようとする行きすぎに陥ろうとしたとしてもそれは勢いであったと言わねばなるまい。だが実を言えば、精神医学と神経病学との近縁性はカレンその他のすぐれた医学者たちの臨床的な眼力がつとに見抜いていたところだし、進行麻痺の記述は、場合によってはその二つの対象とするものが楯の両面とも言うべき関係にあることを強く示唆するものであった。その上、たまたま時を同じうした解剖学者ガルの仕事も、その中から採るに値いするものを精錬した上で考えるならば、精神医学(サイカイアトリー)の少なくとも一面が神経病学(ニューロロジー)と切り離せない関係——それが具体的にどのようなものであるかは今日もなお多くの謎を残しているにはしても——にあることを人に示唆しているとみなければならないのであった。

こうみてくると、十九世紀の前半に、あちこちではじまった中枢神経系の生理学のめざましい発展——プネウマ説からの完全な離脱と統合システムとしての神経系の新たな理解——は、神経病学にとっても精神医学にとっても、たいそう重要な意味をもつものであった。われわれはしかし、現代にまで連続的に続くその科学的な話題をあとの楽しみに残して、なおしばらくの間十八、九世紀の境目の辺に滞留して、いくつかの問題について考えてみなければならない。形の上で何が現代にまで残ったかは問わず、それは医学の現代がうまれるための陣痛期として、思想的な意味で見すごすことのできないかずかずのものを含んでいると考えられるからである。

4　メスメリズムまたは動物磁気説

いわゆるメスメリズム(Mesmerism)の話を叙述のつごうでここに挟んでおこう。この話は本章でこれまで述べてきたところとはかなり異質な性格をもち、思想的な温度計で測ればむしろ次章のドイツ・ロマン派医学の中で語られるのが適切かもしれないのだが、そこにはロマン派の枠を大きくはみだす重要な問題が含まれるばかりでなく、その舞台が革命前のパリであったことを考慮すれば、その話をあまり先きにのばせないからである。そのメスメルの思想は前近代的で、その行動は一見いかさま医者列伝の中にも入りそうな話ながら、ある意味で長い医学史の中できわめて重要な結び目の一つともみるべき問題を含んでいる。

オーストリーのボーデンゼーの近くの小さな村で生まれたメスメル(Friedrich Anton Mesmer, 1734–1815)はヴィーンで医学を――前に述べたヴァン・スヴィーテンやデ・ハエンらの活動した時代である――学んだ。さる富裕な未亡人と結婚して早くからヴィーンのハイ・ソサェティーに出入した彼は、その学識に加えて教祖的人物のもつ特質の多くを生まれながらにしてそなえていた奇才であった。

惑星の人体に及ぼす影響を論じた最初の業績にはじまるメスメルの有名な動物磁気説は、前に記したガル――年代から言えば逆にメスメルに約三十年遅れてパリに移り住むのだが――の骨相学がとにもかくにもまっとうな解剖学から出発していたのに対し、これは多分に魔術的な伝統を背負っていたとみてよいだろう。

磁石のもつ不思議な力はごく遠い昔から多くの人々の注意をひき、それが魔術的な心情に強く愬えるところのあったことは、容易に想像されるところである。磁石はしばしば魔よけに用いられた。それを天体間の牽引力に関係づけ、さらにはまた直接間接いろいろな形でその人体に及ぼす作用を説く学者は、あのパラケルススやイギリスの有名な医者で神秘家のロバート・フラッドなどをはじめとして古来少なくなかった。

磁石を病気の治療に用いるという考えをメスメルは直接には皇后マリア・テレジアの占星術師、ジェズイト派の神父ヘルなる人からえたと言われる――ただし狷介な彼はこの問題でも激しくその独自性を主張した――が、いずれにしてもその背後には上に記したような長い伝統があった。彼は、天体、地球、および生体が宇宙を充満する神秘的な液体に媒介されて相互に影響をうけあっていること、この力の性質を正しく弁え、その干満を巧みに利用することによって、神経病をば直接に、他の諸病を間接に治癒に導くことができる、と説いた。体内の磁力の不調が多くの病気をつくるからである。磁石は単にその磁気を蓄える手段の一つとして理解された。メスメルのこの考えは、宇宙に潜む、隠れた、しかし本質的には自然界に属するものと了解された力を引き出して医療に役立てようとする意味で、遅咲きであるにはしても自然魔術の系譜に属する思想であるとみてよいだろう。

ところで、磁石を医療にもちだすというだけの話なら、前例も少なくないことであった。異能者メスメルはやがて彼と接触するものにはすべて、紙でも水でも人体でも、磁力を与えることができることを「発見」し――十七世紀のイギリスを頂点として諸方で記録されている有名な「王様のおさすり」[22・48](Royal Touch)の話がここで思い出される――さらには直接手を触れることなしに単に凝視によって彼自身から前記の磁性液に似ていっそう強力な液体が流出することに気づいた。類比によって彼はそれを「動物磁気」(magnetisme animal)と名づけた。ここでそれに急いで心理学的な解釈を加えないでもよいだろう。

彼の治療は、容易に想像されるように、たいそう大きな評判をえた反面、いろいろなスキャンダルの種となった。彼がヴィーンを逐われる直接の原因になったのは、皇后の寵愛をうけていた失明のピアニスト、パラディース嬢に「磁気をかけて」治療を施したことが、宮廷に出入りする内科、眼科の名医たちの忌諱にふれたためであった。皇后の任命した調査委員会は彼の罪状を数えあげて二十四時間以内の退去を命令し、こうして彼は一七七八年パリにたどりつく。ちょうど若いピネルがモンペリエからパリに上ってきたのと同じ年で、知的風土としては「イデオローグ」たちが結束している革命前のパリであった。その翌年に有名な「動物磁気の発見」(Mémoire sur la découverte du magnetisme animal, 一七七九年)が出版される。

パリにおけるメスメルの行動の反響は、いろいろな意味ではなはだ大きかった。そのころになると彼のしぐさはますますはでになる。四周に鏡をはりめぐらし、厚いカーペットを敷きつめた薄暗い部屋には、花の芳香が漂い、グラスハーモニカのバックグラウンド・ミュージックが甘く流れる。「磁力にみちた」水をたたえ、端に輪のついた鉄の枝が八方に出た桶、バケ(baquet)とよばれた奇妙な道具立ての周囲に手をつないで輪になった患者たちの前に、彼はライラック色のガウンをまとって静かに現われ、黄色の杖を揺りうごかしてその術を行う。一種の催眠状態がつづいたあと、やがて彼が期待したように、中の一人の女性が「クリーズ」(“crise”)とよばれる一種の絶頂状態に達し、突如大声で叫び、冷汗をかいて痙攣をはじめる。それはすぐに他の患者たちにも伝播する。その緊張状態にはまもなく完全な解放が臨むが、こうした経過がそのあと、彼に治療を求めてきた患者たちの病気に、しばしば軽快ないし治癒をもたらしたとしても、それは予期しがたいことではないだろう。今日のわれわれはこの治療をもちろんメスメルが説いた「動物磁気」のはたらきによるものとは理解しないが、さりとてそれを詐術と断定する理由もない。だがここではその解釈にはしばらく立ち入らずに、メスメルの動静とその反響とをもう少々追ってみたい。

メスメルの治療は熱狂的な信者たちを獲得した一方、医学者たちの激しい攻撃に曝されなければならなかった。それにたえかねた彼は王妃マリー・アントワネットの懇請——パリの社交界における彼の人気がうかがわれる——をふりきってひとたびパリを去るが、数年後再び舞い戻る。しかし今度は決定的の打撃を蒙った。

一七八四年、パリの科学アカデミーがこの問題を処理するために組織した委員会——バイイ(Jean Sylvain Bailly)を長としラヴォアジエ、フランス駐在のアメリカ大使ベンジャミン・フランクリンらの名がその中にみえる——は、大学医学部が任命した委員会と協力してメスメルの「お集まり」('séance')の調査を企てる。彼がそれを拒否したため、やむなく彼の忠実な弟子——後に不仲に陥ったが——デロン(Charles d'Eslon)によって行われた施術を詳しく調査した結果、動物磁気液体の存在を否認し、治療を有害なものときめつけるきびしい報告を提出した。その報告の中でわれわれの注意をひくのは、おそらく一種の「想像力」によっておこるものと解されたところの、患者たちの上にみられる激しい反応に委員会が深く印象づけられていることである。動物磁気はたしかに彼らが言うように「五感によってその存在を認めることができない」——この文句はパリの学者たちの思想的立場を鮮明にあらわしている——ものだとしても、また、彼らの良識が記しているように、「公衆の面前におけるこの治療法がついにはきわめて有害な結果をひきおこさざるをえない」という判断がまったく正しかったとしても、われわれはこの委員会報告をみてもメスメルがある種の大きな医学的・心理学的事実に行き当っていたことを否認することができないように思われる。事実、その報告の少数意見として、この学説はまったく不健全なものではあるが、その施術はときに治癒をもたらす場合のあることが付記されていたことでもある。

メスメルは再審を要求して容れられなかったが、いずれにしてもこうして苦境に陥った彼にフランス革命の勃発が追い討ちをかけ、彼の資産は上流社会よりえた不当の利得として没収される。こうしてスイスに逃れた彼は、その間彼を支持するドイツの学者たち(後述)の招きもおおむね断わって、諸方を放浪し、一八一五年ボーデンゼーに近いメールスブルクで脳卒中で倒れ、窮迫のうちに逝去した。

メスメリズム(22・49)に対する人々の反応、ないしその残した影響はかなり多端であるばかりでなく、医学論上ある意味で重要な諸問題がそこに含まれてもいるのだが、ここにはその要点だけをかいつまんで述べ、必要に応じてまた後にそれぞれしかるべき場所で溯って考察することにしよう。

磁力に着想をえたメスメルの治療は、ガルヴァニやヴォルタが電気現象をはじめて生物学と結んだ画期的な仕事(後述)にやや先き立っていて、科学と言うよりはむしろ自然魔術の系譜に属する思考のパターンと考えられることは上に記した通りである。

われわれはさきに中世後期以来のいわゆる自然魔術(ナチュラル・マジック)が、ある種のまっとうな学問的姿勢であったことを学んだし、事実医学史の上でもたとえばビラノーバのアルナルド、パラケルスス、ファン・ヘルモントその他、自然魔術的傾向を多分に孕みながらも本質的にはそれをはみでたかずかずのすぐれた学者を知ってもいるのだが、十八世紀も末になったいままた自然魔術思想に再会すると、さすがに同じものさしで評価することが許されない。そこには学問的のアナクロニズムと同時に、悪い意味での魔(呪)術的要素、すなわち技術とその性格を共通にする面をもちながらそこに手綱を失った意欲の暴走の影が強くさしていることが見落せないのである。そして、そうした魔術が職業化されたとき、それはおのずから、いつの世にも絶えたことのないいかさま医術(クワッカリー)になるだろう。その意味で、メスメルを目していかさま医者(クワック)とする批評は、ゆえのない誹謗ではなかったと思われる。有名なカリオストロ伯(Alessandro di Cagliostro, 本名 Giuseppe Balsamo, 1743-1795)やメスメルの先駆者とも言われるガスナー(Joseph Gassner)、ロンドンのジェームズ・グレアム(James Graham)その他記録に残るいかさま医者も少なくなかった事実が示唆するように、一種異様に高まった感情的気温が、啓蒙思潮の運動とは別に、この時代には大衆の間にゆきわたっていたらしい。だから、メスメル流を名乗って、あるいはそれに着想して、そのいかさまな面だけを増幅して利を求めた怪しげな人物があちこちに輩出したとしても、それはさして意外でもない。その種の話はさし当ってわれわれの大きな関心事ではないが、一例として、コネティカットの医者で有名なパーキンス・トラクター(Perkins' Tractors)なるコンパス様の構造をもった合金製の器具を案出して、英米両国にまたがって一時大きな成功を収めた——ジョージ・ワシントンもそれを愛用したと伝えられる——エリシャ・パーキンス(Elisha Perkins)の名を挙げておこう。

見損じてならないのは、メスメルがそれを動物磁気という形で意味づけたことの当否はしばらく措いて、上にもすでに触れたことだが、彼自身おそらくは経験的に、一つの有力な心理学的技術を自分のものにしていたとみられる事実である。そこにメスメル個人の学説、行動、人格に対するいろいろなきびしい批判とは別に、彼の名が今日まで記憶される理由があった。メスメリズムはたび重なる抑圧や嘲笑にもかかわらず、意外に永く人々の関心を惹きつけ、その言葉を広くとれば原型からはまったく変貌して今に至るともみられるのだが、その経過なり発展なりを詳しく語るのはもとより本章の課題ではない。だが、ここまでのところたしかに胡散くさい面のみ多かったメスメルの話の前後関係を何ほどか明らかにするためにも、ここでもう少々話を続けておかねばなるまい。

前に記した科学アカデミーの委員会の判決が下ったと同じ年に、ピュイゼギュール侯(Marquise de Puységur, 1751-1825)なる退役軍人とその弟の二人が、メスメルの動物磁気説を検討する目的で、彼らの荘園の農夫たちに試みた実験は、メスメルのおもに対象とした都会の上層の患者たちとは条件も違い、また彼の「お集まり(セアンス)」のようなものものしい仕掛けなしに、野外の「磁化され(マニェティゼ)」た樹木のまわりで——彼らはそこに電気的な現象を想定していた——静かに行われたものであったが、それはメスメルの周辺に漂っていた魔術的な色彩が欠落して暗示という心理学的な要素が前面に出た興味ある催眠療法の実例とみてよいものであった。ピュイゼギュールの仕事がアメリカに伝わって時計職クインビーの「精神療法」からさらには有名なメアリ・ベーカー・エッディー[22・51](Mary Baker Eddy, 1821-1903)の「クリスチャン・サイエンス」の信仰療法の大運動に再転する経過は、別の意味ではたいそう興味をそそる話だが、話がその辺までくるともはや本書が考えている医学史の枠をはみだすから、ここではその詳細に立ち入るまい。

ところで、わたくしがいま半ば不用意に記した催眠術(hypnotism)という言葉は、ピュイゼギュールより半世紀以上遅れて、マンチェスターの外科医ブレード(James Braid, 1795–1860)のはじめてつくったものであった。

動機の一様でない自称他称のメスメリズムの流行が、はからずもさまざまな心理学的、異常心理学的事実、昔なら悪魔の一味と糾弾されたような多彩な臨床的事実――すでにピュイゼギュールが透視(clairvoyance)や人為夢遊(somnambulisme artificiel)を記載していた――の累積をもたらしたことは当然で、おのずから心ある学者たちの中にも、それを一概に無視はできないものと意識する学者があちこちに出た。このブレードがその一人であった。メスメリズムは早くからイギリスに入って、中にはその国ではじめてラエンネックの聴診器を実地に用いたエリオトスン(John Elliotson, 1791–1868)などのような意図においてはまじめな学者もいて、手術時の麻酔に試みられたりなどしてもいたのだが、一般にはこの国で抵抗がはなはだ大きかった。ブレードもはじめははなはだ懐疑的であったが、一八四一年以来それをめぐる多くの臨床的事実を観察して、少なくともそれが詐術でもなければまた「磁気液」とも無関係な事実であることを正しく認めた上、前記の催眠現象(または催眠術、hypnotism; ὕπνος, sleep より)の名をはじめてそれに与えた(一八四三年)。もっとも外科医であった彼はそれに正しい心理学的の意味づけを与えることができずに、過度の身体的疲労に基づく睡眠といった態の生理学的説明を出なかったことが惜しまれるが、いずれにせよ、悪評高いメスメリズムが反復可能(リプロデューシブル)な現象としてはじめて公けに認知され、メスメルが部分的にもせよ雪冤されたことの意義は大きい。

催眠現象がもっと正しく理解され、またそれが臨床的な軌道に乗ったのは、さらに遅れて六十年代以降、リエボー、シャルコーの仕事によるものであった。しかしその話は後に詳しくとりあげられる折があるだろう。

イギリス、アメリカに及んだメスメリズムの波紋の一部については上にも記されたが、それからもある程度うかがわれるように、メスメルの仕事が医学界の内外にわたってひきおこしたセンセーションは国際的なものであった。中でそれをもっとも温く迎えたのは実は世紀の変り目のドイツ医学の主流ともみるべき学者たちであった。もちろん、この国にも前記パリの科学アカデミーの委員たち、あるいは大家ピネルなどと同じく、それを虚妄ときめつける学者たちを挙げることはたやすいが、しかし、メスメリズムに違和感を覚えないような雰囲気が当時十九世紀はじめのドイツを包んでいたことは次章で詳しくみる通りである。それはしかし、単に本節の主題であったメスメリズムだけにかかわる話でなしに、広く医学一般の問題にふれて、たいそう重要な話題を構成するものと考えられるから、ここで章を改めてそれについてやや詳しく述べた上で、メスメリズムとの交渉をその中でまたあらためて考えてみることにしよう。

註

i) 以下の註に記された引用文献の著者名あるいは標題に続く括弧内の数字は，下巻巻末所収の文献番号を示す.

ii) その数字なしに「前掲」と記された同一著者の文献は，同じ章の先行する註の中にみつけることができる.

iii) 参考文献の標題は，註の読みやすさを考慮して，訳書のないものについても，簡略な和訳の形で示された. 原語のフル・タイトルは，下巻巻末の文献書目を見よ.

序章　近代医学の出発点

(0.1)　この πάθημα(悩み)という言葉は「ヒポクラテス集典」の「古流の医術について」(Περὶ ἀρχαίης ἰητρικῆς)の第2節にみえる. 念のためにその記述を引用すれば,

「この技術(テクネー)〔医術〕を論ずるに当って人は人々が身ぢかに心得ていることがらについて語らなければならない. なぜならば，彼の扱う対象は，ほかでもないそれらの人々が病み，また苦しんでいるところの悩み(περὶ τῶν παθημάτων)以外の何ものでもないからである.」(著者試訳)

Loeb Classical Library の Jones 訳(219)では παθήματα は sufferings と訳されているが，Adams 訳，Littré 訳，小川訳(いずれも註 3.10 を見よ)ではそれぞれ diseases, maladies, 病気，と訳されている. ちなみに，ヒポクラテスがストレートに「病気」と言うときには，慣用通りに νοῦσος(νόσος)という言葉を用いている. たとえば「神聖病について」(Περὶ ἱερῆς νούσου)の題名および冒頭を見よ. その νόσος と πάθος との二つの言葉は，歴史的にみて，一定の用語例をもたないとみてよいだろう. なお参照：註(21.4).

(0.2)　medicine の語源，語義については，Charen, T.: The etymology of medicine, Bull. Med. Library Assoc., 39: part II, 216–220, 1951 のすぐれた考証がある.

(0.3)　病気とは何かについてはこの本の中でもたびたび考える機会があるだろうが，ここではしばらく拙著(258)の引用をもって現筆者の理解を示しておこう.「思うに病気とは，より厳密には病気にかかっていることとは，その緊急な修復ないし緩和が期待される人の身体的・精神的の状態，とみたときだけになにがしかのはっきりした意味をもつ言葉であること，言いかえればそれは一つの「技術的な」概念であることが注意されなければならない.」(p. 156)　なお病気の場については同書 p. 63 参照.

(0.4)　原著初版(203)が労働科学研究所 Göttingen 文庫に収蔵されている.

(0.5)　ガレノスに関する文献は註(5.24)を見よ. 歴史的にみたガレノス主義(Galenism)については最近 Temkin(466)の力作がある.

(0.6)　ガレノスは，血液の流れが静脈系によって「潮の干満のようにして」運ばれる

と考えたとしばしば伝えられている——たとえば有名なSinger(444)——が，それは誤りであることが近年指摘されている．第5章*5*および註(5.54)を見よ．

(0.7) Vesalius研究の近年の成果についてはO'Malley(364)を見よ．

(0.8) このパリのSylvius(Jacques Dubois)を17世紀の医化学派の有名な学者Franciscus Sylvius(Franz de le Boë, 1614–1672)と混同してはならない．今日Sylvius導水管，Sylvius裂溝に名の残っているSylviusは後者である．

(0.9) ブリュッセルの出版社Culture et Civilisationのファクシミル版(474)が現在でも入手可能のはずである．(追記：1976年東京講談社からもファクシミル版が刊行された．)

(0.10) 第10章のParacelsus伝に登場するOporinusと同一人物．参照：註(10.10)．ちなみに奇才Paracelsusは生年，歿年ともにVesaliusに約20年先き立っている．両者の間に交渉はない．

(0.11) Gaius Plinius secundus(A. D. 23–74)はローマの著述家．その厖大な「自然誌」(Naturalis historia)は，多くの不正確な点を残すにはしても，古代の貴重なエンサイクロペディックな著述の一つである．

(0.12) 近年次の二つのすぐれた解剖図譜がある．P. Huard(ed.)(231)，松井喜三(編)(320)．

(0.13) イギリス王George Ⅲ世の司書Daltonが王の所蔵品中にそれを発見し，解剖学者William Hunterに示したのがきっかけとなった(1784年)．後に1788年，解剖学者Johann Friedrich Blumenbachがほぼその全貌を明らかにした．それが上梓されたのは19世紀の末から今世紀のはじめにかけてであった．

(0.14) 解剖学の革新をVesalius一人の功績とみなすこの伝統的な見解は，近年の研究によってかなり修正されつつある．それらを一々引用する手続きを省くが，たとえばL. S. King(265)に簡潔な記述がある．ついて見よ．

(0.15) FultonのServetus伝(172)，p. 23–24にVesaliusのこの重要な部分の第1版，第2版の記述が英訳で対照されている．ついて見よ．

(0.16) 1936年にほとんど同時に発表された次の二つの論文によって明らかにされた．

Meyerhof, M.: Ibn An-Nafīs(XIII th Cent.) and his theory of the lesser circulation. Isis, No. 65(vol. XXIII. 1), 100–120, 1935.

Sami I. Haddad, & Amin A. Khairallah: A forgotten chapter in the history of the circulation of the blood. Ann. Surgery, **104**: 1–8, 1936.

後者によればそのフルネームは Abū-l-Ḥasan Alā-ŭd-Dīn Ali ibn Abi-l-Ḥazm (known as Ibn Nafīs)とある．カイロのマンスウリ病院の院長で，当代のすぐれた医者であったと言われる．13世紀のカイロにはなお高い水準のアラビア医学が温存されていた．Ibn an-Nafīsのこの発言(原文該当個所の写真版がHaddad論文にみえる)を発見したのはAt-Tatawiというエジプト人の医者が1924年フライブルク(in Br.)の大学に提出した学位論文であったがその研究はカイロ勤務のドイツ人M. Me-

yerhofに引きつがれた(その経緯は上記Meyerhof論文に詳しい). Ibn an-Nafīsのこの点に関するガレノス，アヴィセンナ批判はたいそう見事で，Servetusや Harveyの先駆とみてよいものだが，しかし彼のそれはいわば理論上の論説であったことを見落してはなるまい. Meyerhofのガレノス評価はたいそうゆきとどいて，しかも適切である. Servetusの説くところはIbn an-Nafīsのそれと酷似するが，彼はそのアラビア語の文献は知らなかったらしい. なおIbn an-NafīsとServetusとの関係に関しては次の論文を見よ.

Temkin, O.: Was Servetus influenced by Ibn an-Nafīs? Bull. Hist. Med., **8**: 731–734, 1940.

(0.17) 申命記，第12章13節. レビ記，第17章14節.

(0.18) Servetusの原文(英訳)は手ぢかなFultonの「生理学アンソロジー」(173)でみることができる(p. 44–45). なお同じFultonの好著Servetus伝(172)，Chapter III. The discovery of the lesser circulationを見よ.

(0.19) 静脈弁についてはすでに古くエラシストラトスにその記載があると言われ，近世ではフェララのCannanus, パリのÉstienne, 前記Sylviusらもそれを知っていた.

(0.20) Fabrizioの原著の英訳つき複刻版(150)がある. なお前掲Fulton, p. 47–48にも原文の一部(英訳)が載っている.

(0.21) Harvey伝ないしHarvey研究はきわめて多いが，わたくしが主として参考にしたのは，Keynes(261)の専書，およびBayon(42)の詳密な論考である. なお近年のすぐれた研究にPagel(376), Whitteridge(484)等がある.

(0.22) Lumly講座は1582年にLord Lumlyによって外科学および解剖学の健全な発達をねがって設立された権威ある公開講演であった. Harveyはその4代目の講師で，1615年以降28年間その職にあった. ラテン語と英語をまじえたその講演ノート(Prelectiones)の手稿は近年，G. Whitteridgeの手で判読，現代語訳されて出版された(204, 483).

(0.23) ポンプか水ふいごかの問題に関しては，Whitteridgeの新著(484)，p. 169–179に詳しい. なお次の研究を見よ.

Webster, C.: William Harvey's conception of the heart as a pump. Bull. Hist. Med., **39**: 508–517, 1965.

(0.24) circulatioという言葉をこの領域で最初に用いたのはCesalpinoであったと言われる. しかし彼は，それを蒸溜に際してみられるような行きつ戻りつの動きと解し，その言葉はかならずしもわれわれが理解する円環的な循環を意味しない. 参照：前掲Keynes, p. 72; Crombie(112), vol. 2, p. 233.

(0.25) Fabrizioの患者でもあったヴェネツィアのすぐれた神学者，科学者Pietro Paulo SarpiがHarveyに先き立って血液循環の考えをもっていたと言われる. その考証については前掲Keynes, p. 172–175を見よ.

(0.26) De motu cordisのこの辺の記述には数字にかなりの幅がもたせてあるが，本

文では原意を損わない範囲で少々整理して記述した.

(0. 27) 人体に含まれる血液量(今日の知識では体重60 kg のヒトで約4.8 *l*)を Harvey は明示していない. ただしそこには, ヒツジでは約4ポンドという記載がみられる.

(0. 28) 今日では, 1回の拍出量は左右それぞれ約80 m*l*, 毎分約5 *l*(安静時)と見積もられている.

(0. 29) Riolan への書簡(前掲 Keynes, p. 326 による).

(0. 30) Gillispie「客観性の刃」(184), p. 73(同島尾永康訳, p. 45.)

(0. 31) 参照：註(0. 23).

(0. 32) ガレノスは肝臓, 心臓, 脳の三つをもって生命の枢要器官と考えたが, そこにはその順で役目の重さに序列があった.

(0. 33) 今日しばしば Harvey の言葉として伝えられる Omne vivum ex ovo は実は近年の改変で, 原文は Ovum esse primordium commune omnibus animalibus(前掲 Bayon による). なお De generatione の1651年ロンドン版の扉と見開きのページの図には, Ex ovo omnia と記されている.

(0. 34) 哺乳動物の卵細胞は1827年 Ernst von Baer によって発見された.

(0. 35) 前掲 Keynes, p. 162–163 にそのたいそう興味あるリストが載っている.

(0. 36) 前掲 Keynes, p. 318 *ff.* Opponents and supporters を見よ.

(0. 37) 同上, p. 322.

(0. 38) たとえば de le Boë (Sylvius), Bartholin, Glisson, Rudbeck らの医学史に大きな名を残した学者たちがある. なお Descartes については後を見よ.

(0. 39) 前掲 Gillispie, p. 73.

(0. 40) 参照：註(13. 1).

(0. 41) Anatomia medica ad medicinae usum maxime accommodata, ubi ex multis dissectionibus corporum aegrotorum gravissimus et miris affectionibus confectorum; quomodo et qualiter partes interiores in situ, magnitudine, constitutione, figura, substantia, et reliquis accidentibus sensibilibus a naturali forma et apparentia permutentur, et quam variis modis et miris afficiantur, enarrare susciperet. この長い標題によって Harvey の企図の内容を何ほどか察することができる. なお, Harvey が病理学・病理解剖学に深い関心をもっていたことは Riolan に宛てた第1書簡からもうかがうことができる. Long の「病理学アンソロジー」(302), p. 47 にその原文が採録されている.

(0. 42) 医学における技術目標とそのときどきの実現能力とのギャップがどのように大きいものであったかは, 実に19世紀の前年に至っても昔ながらの「三種の神器」(Trias)すなわち, 瀉血, 下剤, 吐剤のあとさきみずの適用が, なお広く行われていたことによってもその一斑が察せられよう. 医学史ではおおむね粗略な扱いをうけている治療の歴史を簡明に説いた近著に Ackerknecht「治療史」(6)がある.

第1章 医術の原型

(1.1) paleopathology(παλαιός; old より)という言葉は，エジプトのカイロで前世紀の後半から今世紀にかけてはたらいた細菌学者，衛生学者，考古学者の Sir Marc Armand Ruffer(1859–1917)が鋳造した.

(1.2) 太古病理学に関しては Sigerist(440)に詳しい.

(1.3) 前註 Sigerist, p. 105–213 の記述がすぐれている．なお次註文献を見よ.

(1.4) Levy-Bruhlの古典的な文献「未開社会の思惟」(山田吉彦訳)(290)の内容が現今どの程度まで通用するかをわたくしはつまびらかにしないのだが，教えられるところがはなはだ多かった．なお，かならずしも病気の問題に直接多く触れているわけではないが，ベルクソン(森口美都男訳)の晩年の著作「道徳と宗教の二源泉」(49)は本書の立場でも看過できないだろう.

(1.5) medicine man はアメリカ・インディアンの言葉に由来し，シャーマン(shaman)はもともとシベリアの種族の行者の名称であった．今日二つともこの種の異能者の総称として用いられるが，一般にその任務が，medicine という言葉からわれわれに浮ぶ観念より遙かに広範であるために，シャーマンを択ぶ人が多い．狭い意味のシャーマニズム(shamanism)は，ウラル・アルタイ民族の呪術を原型とするもので，精霊，祖霊の世界と術者が交通する宗教的とも言うべき要素を多分にもっていると言われる.

(1.6) 註(0.3)を見よ.

(1.7) 意図をもって人に災いを与える呪術行為を邪術(sorcery)という．これに対してそのような意図なしに人に災いをもたらすものを妖術(witchcraft)とよんで区別する人もあるが，sorcery と witchcraft, witchery とはほとんど同意語の扱いをうけることが多い．なお参照：註(10.33; 10.35).

(1.8) たましい(soul)の存在は未開社会では一般にきわめて広く信ぜられている．それは，死とともに生きた身体から立ち去るところの，繊細な，軽やかな，しかしその人の identity にかかわる「なにか」である．それは，眠りや気絶のときにも一時身体を立ち去る——日本語の「失神」という言葉が思い合わされる——ものと考えられる．夢枕に現われる像，亡霊はその「たましい」にほかならない．それが意識とどうかかわり合うか，その他さまざまのむずかしい問題はここでは考慮の外におこう.

(1.9) 前掲 Levy-Bruhl, p. 287. ただしこれはルージェなる宣教師・人類学者の記述の引用.

(1.10) 同上，p. 298.

(1.11) わたくしはここで思い出して畏友大塚久雄教授の古い論考(1946年)「魔術からの解放」(「大塚久雄著作集」，第8巻再収，岩波，東京，1972)を読みなおしてあらためて深く教えられたことを付記しなければならない.

(1.12) 本文の記述は，Sigerist(440)の第3章，Ancient Egypt(p. 217–273)に負うところが多い.

(1.13) Papyrus Ebers の近代語訳に G. Bryan(87), B. Ebbel(Copenhagen, 1937) がある. Papyrus Edwin Smith には原文, 翻訳に詳しい研究をそえた Breasted(78) のほか, Westendorf のドイツ語訳(481)が手ごろなものとして挙げられる.

(1.14) 前世紀の末にエジプトの Kahun で発見された Veterinary Papyrus と Gynecological Papyrus の二つ. いずれも B. C. 1900 ごろ(中王国時代)の写本で, 内容的にはさらに古いものと推定されるすぐれて経験的な内容をもつモノグラフである.

(1.15) B. C. 1350–1300 ごろと推定される Papyrus med. London(British Museum 10059), Papyrus Berlin No. 3027(Brugsch minor)の二つが徹底的な呪術的雰囲気の中にあることから, 元来経験的な性格に恵まれていたエジプト医学が時代とともに退化したという見解がうまれる. もとよりその説の根拠はあまり強いものではない.

(1.16) Thoth はエジプトの学芸の神であった. 後世の秘教家, 秘術家たちの言う有名な Hermes Trismegistus は 'Thoth the very great' の意——Hermes は言うまでもなくギリシャ神話の学芸の神で, Thoth とはもともと無関係——であるという. (The Oxford Classical Dictionary による.)

(1.17) それを一種の体液学説とみる人もあるが, ギリシャ以後の体液学説とはまったく発想を異にすることを注意しなければなるまい.

(1.18) オデュッセイア, 第4巻 231–234 行「この国の豊かな実りの地はいろいろに混合すれば役に立つ, また毒になる薬草に富んでいる. この地の人々は一人一人がすべての人間にまさる薬師で, まことに医の神(パイオーン)のやからである.」(高津春繁訳)「筑摩世界文学大系, **2.** ホメーロス」(筑摩書房, 東京, 1971).

(1.19) エジプトの薬剤に関しては Schelenz の薬学史(421) S. 30–45 に詳しい.

(1.20) カルデア人(Chaldeans)とは前7世紀にアッシリアを倒してバビロンに国を築いたセム族の一つである. その新バビロニアは名高いネブカドネザル王の後, 急に衰えて B. C. 6 世紀にペルシャ王キュロスに滅ぼされたが, その間天文学および占星術に顕著な進歩があった. ただし, カルデア人の名称をもっと広くとって, 古代バビロニア人までそれに含めて考えられている場合も少なくない.

(1.21) Sigerist(440)の IV. Mesopotamia(p. 377–497)が詳しい. なお G. Contenau: La Médecine en Assyrie et en Babyronie, Paris, 1938 がこの領域での必見の文献とされているようだが, 残念ながらわたくしはまだ手にしたことがない.

(1.22) 臓卜については平田寛「科学の起源」(224), p. 175–179 によく書かれている.

(1.23) 惑星の進行とからんで占星術の上できわめて重要な意味をもっている獣帯(黄道帯, zoodiac)の考えがいつごろでき上ったかはいろいろ議論のあるところだが, 以前広く考えられていたようにそれを古代バビロニアにまで溯るのは誤りで, ギリシャで徐々にできたものとみるのが正しいらしい.

(1.24) 占星術は, カルデアの神官たちからそれを学んだヘレニズム期ギリシャ人の想像力とその高度の天文学的知識とが合体して大きく展開した. セム宗教の天体の神々とギリシャの神々とがある種の syncretism を営んだが, 天界が人界を「支配する」

という考えに基づいて，各人の十二天宮図(horoscope; ὥρα, time より)がその出生時，つまり天界からの影響にもっとも敏感な時期における諸天体の配置がその運命にこまかく干渉する経緯が，思弁と科学とにたけたギリシャ人によって手のこんだ理論にまで仕立て上げられた．それはB. C. 2世紀ごろまでにほぼ完成した．占星術が個人のレヴェルにまでわけ入って発言するようになったとき，その影響をまともにかぶる領域の一つに医術のあることは言うまでもない．ストア派の哲学がさらにそこに絡んできて，その辺から近世まで絶えることのない医術と占星術との交渉の歴史がはじまる．

(1. 25) われわれはそれを超自然的とよぶが，しかし，近代に至るまで占星術(astrology)と天文学(astronomy)とはしばしばほとんど同意語として扱われていたこと，近代に入っても多くのすぐれた自然科学者が占星術の学問上の市民権を疑わなかったという事実を忘れてはなるまい．その間の消息の詳しい考察は一般科学史に譲りたい．

(1. 26) ペルシャの古医学についてはNeuburgerの名著「医学史」(351)に詳しい．

第2章　ギリシャ医学の揺籃期

(2. 1) ギリシャのいわゆるArchaic medicineに関してはSigerist(440)，Neuburger(351)を主として参考にした．医学史の古典の一つKurt Sprengel(451)の第1巻も，その後の新しい研究によって修正を要する点を考慮した上でならば，本章ならびに次章に関連して，すぐれた参考書と言うべきだろう．18世紀に書かれたLeClerc(284)の有名な医学史(複刻版がある)の記述も読みものとしてはたいそうおもしろく詳しい．

(2. 2) 前掲Sigeristによれば(p. 35)，今は失われたがガレノスにすでにホメーロス医学についての研究があったという(Περὶ τῆς καθ' Ὅμηρον ἰατρικῆς)．なお，ホメーロス医学に関しては前註LeClercの記述を見よ．

(2. 3) イーリアス，第XI巻518行．前掲註(1. 18)高津春繁訳．

(2. 4) 'Ομνύω 'Απόλλωνα ἰητρὸν καὶ 'Ασκληπιὸν καὶ 'Υγείαν καὶ Πανάκειαν καὶ θεοὺς πάντας τε καὶ πάσας……(医師アポローン，アスクレーピオス，ヒュギエイア，パナケイア，およびすべての神々にかけて……)

(2. 5) 野性で無法者的なケンタウロス(Κένταυρος)族の中では例外的な存在であるケイローン(Χείρων, キロン)は知恵と医術の能力できこえている．

(2. 6) The Oxford Classical DictionaryのAsclepiusの項に詳しい．

(2. 7) ヒュギエイア('Υγίεια)はアスクレピオスの娘で，健康の女神．言うまでもなく衛生学(hygiene)はそれを語源とする．医神アスクレピオス('Ασκληπιός)とその妻エーピオネー('Ηπιόνη)との間にはこのヒュギエイアのほか，アケソー('Ακεσώ)，パナケイア(Πανάκεια)——すべてを治療する女神の意で，後世の万能薬(panacea)の語源——およびイアソー('Ιασώ)の四女があった．

(2. 8) 前掲Sigerist, vol. 2, p. 66によれば，そのうちかなり多くのものがヒステリー症状として説明できるという．神癒の話にはつきものの不妊症の記事も少なくない．

(2.9)　Bullough の好著「職業としての医術」(89) の Chapter I. The Beginning を見よ．

(2.10)　クロノロジーの確認にいろいろの問題は残っているが，古典ギリシャ医学(次章)とおよそ同じころ，あるいはそれにやや遅れて全盛期があったものと推定されるインドの医学にもまたそのような傾向の顕著にみられること——その国では宗教との完全な分離はついにみられなかったにしても——が指摘されなければならないだろう．(インド医学についてはたとえば前掲 Sigerist, Neuburger に詳しい．) その意味で，ギリシャ医学とインド医学の二つは当初医学の中で例外的な位置を占めていると言ってよい．だが不幸にしてその生きいきした芽は，インドの国ではやがて不毛な伝承に硬化したままに終った．われわれはこの問題に関連して当然シナ医学についても一考しなければならないのだが，そのクロノロジーに関する研究の遅れが比較に当って人をはなはだ当惑させるので，しばらくそれを宿題に残して本書では立ち入らない．なお次の文献をみよ．Wong, K. C. & W. L-ien Teh「シナ医学史」(491)．

(2.11)　後述のアルクマイオンの文献をそのほとんど唯一の例外とみてよいだろう．

(2.12)　イオニアの自然哲学に関する現筆者の初歩的な記述にとくに文献を挙げるまでもないだろう．原文(邦訳)は山本(編)「初期ギリシャ哲学断片集」(496) を見よ．

(2.13)　この後もたびたび引照される Allbutt の名著「ローマのギリシャ医学」(10) の Chapter III. Origins of Greek physiology はイアニアおよびシチリアの生理学・医学を論じて正確周密である．なお手近かなところでは木村雄吉(263) を見よ．

(2.14)　B. C. 5世紀後半のピロラウスが有名で，師ピュタゴラスの教説を書き残した．彼は脳，心臓，臍，生殖器をもって四つのヴァイタルな器官とし，その中心を脳においた．なおほかにヘロドトスの筆で有名になったクロトン人のデモケデスがある．ヘロドトス(青木巌訳)「歴史」(215)．III, 128–137 (p. 212 *ff.*)．

(2.15)　Edelstein: The Hippocratic Oath を見よ．Edelstein (139) 所収．すぐれた研究である．

(2.16)　アルクマイオンに関しては前掲 Sigerist, vol. 2, p. 102 *ff.* にすぐれた記事がある．

(2.17)　エンペドクレスの「自然について」には邦訳(143) がある．

(2.18)　パウサニアス，ピリスチオンらがとくにきこえている．詳しくは前掲 Sigerist, vol. 2, p. 108 *ff.*; Neuburger (351) を見よ．

(2.19)　デモクリトスおよびアトミズムに関しては前掲木村の論考を見よ．

(2.20)　ヒポクラテスがデモクリトスを診療したという話はもちろんフィクションだと思われるが，ターレス以来の(前ソクラテス期の)哲学者・科学者たちの自然学の時代からヒポクラテスの人の医学(それと並行してソクラテスやソピストたちの人の哲学)への移行を示す象徴的な意味をもつとする Sigerist (p. 111) の解釈は示唆にとんでいる．

(2.21)　Nordenskiörd の生物学史 (356), p. 21 *ff.* を見よ．

(2.22) もっともそれらの標題はおおむね後代の刊行者によってつけられたものと理解すべきだろうが，いずれにしても本文に述べた趣旨に変りはない．

(2.23) 広く読まれているFarrington「ギリシャ科学」(152)の第1章参照．

(2.24) ヒポクラテスは言うまでもないが，ヘロディコス，エウリポンその他．

第3章 ヒポクラテス

(3.1) ギュムナステースの知識と技術が医学に貢献した面は小さくない．伝説によればヘロディコスという有名なギュムナステース出の医者はヒポクラテスの師の一人であったという．

(3.2) Puschmannの「医学教育史」(397), p. 41–46を見よ．なおBullough(89), p. 18–19.

(3.3) Edelstein, L.: The professional ethics of Greek medicineを見よ．Edelstein (139)所収．

(3.4) 蘭学移入後の日本の医学者たちのヒポクラテス観については緒方富雄の集めた資料集がある(358)．

(3.5) さらに詳しくはSigerist(442), vol. 2, Neuburger(351), Bd. 1, Littré(221) tome 1, 等を見よ．

(3.6) プラトン「プロタゴラス」(311, B),「パエドロス」(270, C–E).

(3.7) アリストテレスは「政治論」の中で，次のように記している．

「ところで，大多数の人々は幸福な国は当然大きくなくてはならないと考えている．……しかし多さ〔住民の〕ではなくて，むしろその力に着目しなければならない．……その仕事をもっともよく仕遂げるその国をもって最大の国だと考えなければならない．例えばヒッポクラテスを人間としてではなく，医者として，身体の大きさでは彼より優っている人よりも大きい，と，ひとは言うであろう．……」(山本光雄訳)「政治学」(アリストテレス全集，**15**. 岩波，東京，1969. 第2巻第4章)．

(3.8) ガレノスはヒポクラテスの「急性病の養生法」,「予後論」,「箴言」,「空気，水，土地について」,「流行病I, II, III, IV」その他多くの著作の註解を残した．詳しくはLoeb Classical Library版，Hippocrates I(219)のW. H. S. JonesのPreface, p. xli-xliiを見よ．「ヒポクラテス集典」註解はすでにアレキサンドリアのヘロピロスの昔から試みられていた．

(3.9) 前者の出典をわたくしは未だつまびらかにしない．前掲Sigerist vol. 2, p. 292, 註16参照．後者はガレノスの「自然の諸能力について」の第3巻，Loeb Classical Library版(175), p. 292にみえる．

(3.10) 現在日本語で入手しやすいのは岩波文庫の小川政恭訳(223)．ただしこの小選集には少なくともほかに何篇かの追加が望まれる．今日では絶版だが今裕訳「ヒポクラテス全集」(222)がある．これはRobert Fuchsの独訳(München, 1895–1900年)か

らの重訳である．ほかにも散発的な訳業はあるが，ここには省く．原文で現在入手しやすく，学問的にも評価の高いのは Loeb Classical Library の4巻ものの選集(219)．英語と対訳で，主要な作品はほぼ揃っている．なお今日では訳自体が古典とも言うべき重要な近代語訳は Émil Littré (1839–1861年) のそれである (221) (原文つき)．幸いそれは1973年以来複刻版の刊行が進行中である．その他ヒポクラテスの翻訳はきわめて多いが，しばしば引用される有名な選集として Adams のそれ(220)を一つだけ挙げておこう．

(3. 11) 前掲 Loeb Classical Library 版 Hippocrates II の Introductory Essays. IX. The manuscript tradition of the Hippocratic Collection を見よ．

(3. 12) 前掲 Neuburger, Bd. 1, S. 177–182 に全リストとそれぞれの簡単な解題がある．なお前掲 Sigerist, vol. 2, p. 276 *ff.* にも要領をえた各巻の解題がある．

「ヒポクラテス集典」に関する文献学的な研究として上記の有名な Littré 訳全集の第1巻の大部分を占める Littré の論述は今日でも充分通用する値うちがあるとみてよいだろう．

(3. 13) Loeb 版 Hippocrates I, p. lxiii-lxix, MSS., texts, translations を見よ．前註 Littré のテキストも，'The first scholarly edition' と評価されているが，それが Jones によっていろいろ批判をうけているのは，Littré のそれが前世紀の業績であることを考えれば資料的な意味で余儀ないことであったとみるべきだろう．

(3. 14) 比較的近年のものではたとえば前掲 Edelstein 所収の Edelstein の興味ある論文，The genuine works of Hippocrates を見よ．

(3. 15) 他の著者たちの testimony として考慮を要するものの一つにアリストテレスの門人メノンのかなり詳しい記述が残されている(大英博物館所蔵のパピルス．通称 Anonymus Londinensis)．詳しくは前掲 Sigerist, vol. 2, p. 262 *ff.* を見よ．だがそこにヒポクラテスのものとして紹介された病理論に該当するものを「集典」の中に探すと，「気息論」(Περὶ φυσῶν) というソピストの作と推定される一篇が浮んできて，おのずからヒポクラテスをソピストの一人としなければならない，といういささか人を当惑させる話——もっとも本文にも記したように彼がソピスト，ゴルギアスの弟子であったという説もないではないのだが——になる．しかもヒポクラテスを pneumatist とみるかどうかはたいそうむずかしい議論のあるところである．また，前にも記したように，プラトンの対話篇「パエドロス」にソクラテスの口をかりたヒポクラテス論がみえているが，それに関してもガレノス以来たいそうむずかしい議論がある．(詳しくは前掲 Loeb 版 Hippocrates I の Jones の序論および前掲 Sigerist の「医学史」, vol. 2 を見よ．なおこの問題に関しては Pohlenz のすぐれたヒポクラテス研究(395)の中の 'Hippokrates?' (S. 63–80) の考察を見よ．

(3. 16) 前掲 Loeb 版 Hippocrates I の Introduction.

(3. 17) The Oxford Classical Dictionary, 2nd ed., 1970 の Hippocrates の項(前記 L. Edelstein の署名あり)を見よ．

(3.18) ここに仮に「作用」と訳された δύναμις という言葉は，外界がわれわれの感官にうったえる力を意味し，作用，能力，性質，特質，効果，等と訳することができるだろう．Loeb 版 Hippocrates I, p. 10 で古典学者 Jones はこれがたいそう訳しにくい言葉であることを指摘している．

(3.19) ここに「技術」と「科学」とに同じテクネーというルビをふったのは，L. S. King の小さいが密度の高い「医学思想の発達」(265)の論旨(p. 35)に基づいている．それによれば，有名な「箴言」の冒頭の一句，'Ὁ βίος βραχύς, ἡ δὲ τέχνη μακρή……' を 'Life is short, *science* is long……' と訳すことができるという．これは示唆に富んだ見解である．

(3.20) 古流の医術を称揚する彼の批判の的となっている「新しい医術」の医者たちとは，主としてイタリア，シチリアのそれをさすものであったと考えられる．

(3.21) Loeb 版 Hippocrates II, p. 129–132, この作品の Introduction を見よ．

(3.22) ヒポクラテスはアルクマイオンを研究して脳を重視する立場を学んだらしい．前掲 Pohlenz, S. 83 を見よ．

(3.23) ヒポクラテスとプネウマの問題に関してはたとえば前掲 Pohlenz, その Pohlenz の著書の書評に托した Edelstein の批判(前掲 Edelstein 所収); Allbutt(10), p. 243 *ff.* 等を見よ．

(3.24) 「古流の医術について」の第20節のはじめに「次のように説く医者たちとソピステースたちがある」(小川訳(223), p. 79)とあるが，原文の σοφισταί はいわゆるソピスト(Sophists)でなしに「哲学者たち」(philosophers)と訳すのがむしろ妥当であるらしい(参照：Loeb 版 Hippocrates I, Introduction, p. 5)．なお小川訳の註79(p. 194)には「ソピステースたち」を「自然科学者たち」と解している．たしかに哲学者と自然科学者とは近世までおおむね同意語であったには相違ないが，ここではその訳語はどんなものだろうか．

(3.25) ヒポクラテスの自然概念についてはNeuburgerの名著「自然治癒力論史」(352), S. 6 を見よ．

(3.26) ヒポクラテス医学と料理術との関係を強調する学者の一人に Farrington(152) がある(p. 66 *ff.*)．

(3.27) 「古流の医術について」小川訳，p. 79. 原文は ὅταν αὐτήν τις τὴν ἰητρικὴν ὀρθῶς περιλαβῃ (Loeb 版 Hippocrates I, p. 52)．

(3.28) René Dubos は現代的の立場からヒポクラテスの環境論を高く評価している．それは一読に値いする文章である．R. Dubos: Man Adapting. Yale Univ. Press 1965 (木原弘二訳「人間と適応」みすず書房，東京，1970)．とくにその第II章，第XII章，等を見よ．

(3.29) 前掲 Neuburger Bd. 2, S. 202. Die Medizin der Hippokratiker im Allgemeinen の周到な叙述を見よ．ヒポクラテス医学の本質を論じてこれほど的確な筆は稀であると思われる．

(3. 30)　人なるミクロコスモスにおける Qualitäten, Kräfte の平衡という考え方はピュタゴラス，アルクマイオンという系譜をたどってヒポクラテスを経て永くギリシャ医学の理論的骨格を形成したものとみられる．前掲 Pohlenz, S. 82 参照.

(3. 31)　Loeb 版 Hippocrates I の Jones の General Introduction を見よ．たとえば「集典」の中の「病気について I」(Περὶ νούσων α′) の中には黒胆汁の代りに ‘hydrops’ (ὕδρωψ)——周知のように現代語で hydrops は通常「水腫」と訳されるがここでは「水」ないし「水性体液」——が挙げられている.

(3. 32)　この黒胆汁(black bile, χολὴ μέλαινα)はおそらく胃潰瘍患者の糞便，マラリア(黒水熱)患者の尿の色などから思いつかれたものであろうと考えられている．多くの病気がこの黒胆汁に関係ありとされるが，今日でもその言葉はメランコリー(melancholia)という形で余喘を保っている．なお，当時きわめて重要な病気であったマラリア，肺結核症，等の患者の外見が体液説の有力なきっかけになったとみて大きな見当違いはないだろう.

(3. 33)　「さて人間の身体はその中に血液，粘液，黄および黒の胆汁をもっている．これが人間の身体の自然性〔自然〕であり……」(「人の自然性について」，小川訳，p. 102). 原文は Τὸ δὲ σῶμα τοῦ ἀνθρώπου ἔχει ἐν ἑαυτῷ αἷμα καὶ φλέγμα καὶ χολὴν ξανθὴν καὶ μέλαιναν,……και ταῦτ’ ἐστὶν αὐτῳ ἡ φύσις τοῦ σώματος……(Loeb 版 Hippocrates IV, p. 10).

(3. 34)　ヒポクラテスの体液説は上記のように今日では主として「人の自然性について」に拠って論ぜられ，そのものずばり「体液について」(Περὶ χυμῶν) と標題にうたった難解な著作(Loeb 版 Hippocrates IV 所載)は今日ではあまり問題にされない.

(3. 35)　註(3. 33)の……ξανθὴν καὶ μέλαιναν に続く．(本文には小川訳を採らず現筆者試訳を記した.) ヒポクラテスの「自然」概念に関してはなお Neuburger(352), S. 6 およびその脚註を見よ．前掲 Sigerist はしかし，それとやや異なる見解をとっているようにみえる(vol. 2, p. 326).

(3. 36)　「人の自然性について」第4節参照.

(3. 37)　内在熱の問題は「心臓について」(Περὶ καρδίης) というおそらくはシチリア学派のものとされる作品にその出所をもっている．前掲 Sigerist, vol. 2, p. 325 を見よ.

(3. 38)　内在熱の考えは「古流の医術について」や「人の自然性について」にはあまりはっきりみられずに，「心臓について」(Περὶ καρδίης) というシチリア派の作品——これは心臓研究の歴史の古典としての意味をもつ文献である——に明瞭にみられるものだが，ヒポクラテス自身，体液の調理(πέψις, coction)に心臓の内在熱の役割を考えていたとみて大きな誤りはないだろう．Loeb 版 Hippocrates I の Introduction, p. li-lii, Coction の項(Jones)を見よ．なおヒポクラテスの生理学における内在熱，プネウマ，脳，等の諸問題に関しては前掲 Allbutt のほか，Neuburger(351), Bd. 1, S. 225 *ff.* の記述がすぐれている.

(3. 39)　「人の自然性について」の冒頭に次のような言葉がみえている．「この〔以下の〕

話は，日ごろ人体の自然性について医術のおよぶ範囲をこえたことを聞き慣れている人々に聞いてもらうのには向いていない．というのは私はけっして人間は空気であるなどと言いはしない．また人間は火，水，土，その他人間の体に存在することが明白でないところのものであるなどと言いはしない．それらは言いたい人に委せておく．……」(小川訳，p. 99)．

(3. 40) Jones(Loeb 版 Hippocrates IV, Introduction, p. xxviii)はこの「人の自然性について」にみられるヒポクラテスの体液説とエンペドクレスの四元素説との類似性を指摘している．しかしその説くところは全面的には承服しがたい．

(3. 41) 木村雄吉の一連の論考「古典ギリシャにおける生化学思想」(雑誌「医学のあゆみ」連載)のヒポクラテス篇の中の「コース派の生化学思想」はヒポクラテスのこの面をよく捉えた好論文である．木村(263)に再録．ただ，その論旨におおむね異存がないにしても，それを「生化学」思想とよぶにはいささか抵抗がある．その生化学に関しては本書第30章，*3*，*4* 参照．

(3. 42) 体液説の歴史に関しては，Loeb 版 Hippocrates I の Introduction(Jones), p. xlvi, The doctorine of humours の記述がすぐれている．なお Neuburger(351), Bd. 1, S. 161.

(3. 43) 註(3. 26)参照．

(3. 44) 註(3. 42)記載の Jones の Introduction(p. lii), Crisis の項を見よ．

(3. 45) 「ヒポクラテス集典」でとりあげられている病気の種類とその概要については前註 (p. lv–lxi), Chief diseases mentioned in the Hippocratic Collection はたいそう興味の深い記事である．

(3. 46) 前記「人の自然性について」の冒頭の φύσις をみよ．自然(φύσις)とは諸体液とそのはたらきの総体と解してよいだろう．しかし場合によって四性質(冷，熱，乾，湿)を，さらには内在熱を意味することもあって，一意的でないことをすでにガレノスが指摘しているという．参照：Neuburger「自然治癒力論史」(352), S. 6 脚註．

(3. 47) 後世言うところのいわゆる自然治癒力(vis medicatrix naturae)をヒポクラテスの自然(φύσις)と同意語的に考えるのは，おそらく大きな誤りとは言えまいが，厳格に言えば彼の φύσις にはそうした力の観念(Kraftbegriff)は含まれていないとする上記 Neuburger の理解を正確とすべきだろう．ホメオスタシスについては第40章 *4*．

(3. 48) この有名な言葉は「流行病 VI」という「集典」中のあまり読まれない文書に出ている由である．参照：Neuburger(351), Bd. 1, S. 199 脚註．その作者はヒポクラテスではないとされるが，この言葉は彼の真意を正しく伝えているとみてよいだろう．

(3. 49) 「指針」(Παραγγελίαι)は「医師の心得」という題で小川訳の選集(223)に採録されている．ただしここでは私見による意訳を試みた．

(3. 50) 前掲 King の示唆にとんだ著述「医学思想の発達」の p. 37 *ff*., empeiria, techne, episteme に関する論議を見よ．

(3. 51) 病気のいわゆる存在論的(本体論的，ontological)理解をめぐる諸問題に関して

は，これから本書でも再々論ずる折があるだろう．その所在は巻末索引を見よ．

(3.52)　参照：註(3.47)

(3.53)　diet(δίαιτα)はもともとは食事だけでなくして生活様式一般を意味していた．なお Ackerknecht「治療史」(6)，p. 174 を見よ．

(3.54)　ヒポクラテスの治療については Loeb 版 Hippocrates I, General Introduction (Jones), p. xix を見よ．なおヒポクラテスの手にあった薬剤の種類については Neuburger(351), Bd. 1, S. 226–227 に詳しい．

(3.55)　Loeb 版 Hippocrates II の Introductory Essays(Jones)のII(p. xiv–xix), The Cnidian School of medicine を見よ．

(3.56)　たとえば「病気，II」(Περὶ νουσῶν β′)，「内部の病気」(Περὶ τῶν ἐντὸς παθῶν)，「婦人の病気，I」(Περὶ γυναικεῶν παθῶν α′)その他．学者によってはなおほかにも「集典」に含まれる多くの文書をクニドス派のものとみる．

(3.57)　ヒポクラテスの真正作品の指折りのものの一つとされているこの「急性病の養生法」が実はクニドス派の文書であるという Edelstein の説があって，Sigerist(442)もその論拠を有力なものとみている(vol 2, p. 283)．話がこうなると，非専門のわれわれはまったく当惑せざるをえないのだが，いずれにしてもヒポクラテス論の学問的なむずかしさの一端を示唆する意味で，あえて一言記しておく．

(3.58)　「急性病の養生法」(Loeb 版 Hippocrates II 所載)および同 I, General Introduction(Jones), p. xv *ff.* を見よ．

(3.59)　拙著「病気とは何か」(258), III, 1, iv–vi を見よ．カテゴリーという言葉はその執筆に当って自己流にえらんだものであったが，後日 Faber の名著 Nosography (148), p. 40 にほぼ同じ用語例を見出した．

(3.60)　「流行病 I」(Loeb 版 Hippocrates I, p. 164)．言うまでもなく原文は不定法だが，ここでは習慣に従って命令法の形で訳されている．

(3.61)　アスクレピアデスは B. C. 1 世紀にヒポクラテスの治療方針を 'meditation upon death' と評したという．Loeb 版 Hippocrates I, General Introduction (Jones), p. xviii を見よ．Jones がそこに記している 19 世紀フランスの M. S. Houdart なる医学者の著書の批判の言葉はさらに激しい．

(3.62)　「既往を言いあて，現在を診断し，予後を予言すること，これらのことに習熟しなければならない．」(「流行病，I」第 11 節．小川訳，p. 124)．原文は λέγειν τὰ προλεγόμενα, γινώσκειν τὰ παρέοντα, προλέγειν τὰ ἐσόμενα μελετᾶν ταῦτα. (Loeb 版 Hippocrates I, p. 164)．

(3.63)　前掲拙著 III, 1, iv「診断と病名について」参照．

(3.64)　「予後論」(Loeb 版 Hippocrates II 所収)の第 2 章全文がそれである．死相の記述として迫真的とも言うべき見事なものである．

(3.65)　前掲拙著 III, 1, ii「病人——医療技術の特質」参照．

(3.66)　義務論(deontology)に関しては本書第 17 章 *4* 参照．

(3.67)　註(2.15)の Edelstein の研究(すぐれた英訳つき)は高い水準の業績である.

(3.68)　前註 Edelstein を見よ.

(3.69)　その習慣はすでに使徒後教父(Apostolic Fathers)の時代にはじまったと言われる.

(3.70)　Margotta の図入り医学史(316), p. 72 に 12 世紀ビザンチンの十字架の形に書かれた「ヒポクラテスの誓い」の写真(ヴァチカン図書館所蔵)が掲載されている. なお Leake 編 Percival's Medical Ethics (385) の Appendix I および II を見よ.

(3.71)　Sigerist (442), vol. 2, Patient and physician の章を見よ(p. 298–311).

(3.72)　Loeb 版 Hippocrates II の Introductory Essays (Jones), VIII. Later philosophy and medicine を見よ.

(3.73)　「礼節」(Περὶ εὐσχημοσύνης)第 5 節. Loeb 版 Hippocrates II, p. 286. ἰσόθεος を Jones は 'is equal of a god' と訳している. 本文には「神々の」と訳してみた.

(3.74)　「医者にして知恵を愛する者は神々にひとしい」のあとに次の言葉が続いている. 日本語に訳しにくいので Jones の英訳(p. 287)でそれを示そう. 括弧内に Loeb 版の Jones 脚註や Neuburger (351), Bd. 1, S. 191 から適宜説明的な補足を加えた.

……Between wisdom and medicine there is no gulf fixed; in fact medicine possesses all the qualities that make for wisdom. It has disinterestedness, shamefastness, modesty, reserve (*possibly*, modesty in dress), sound opinion, judgement, quiet, pugnacity (power to stand up against opponents), purity, sententious speech, knowledge of the things good and necessary for life, selling (dispensation) of that which cleanses,* freedom from superstition, preexcellence divine.** (*Abscheu vor Schlechtigkeit;** göttliche Ergebenheit.)

(3.75)　これらの諸篇はいずれも前記 Loeb 版 Hippocrates III 所載.

(3.76)　参照: 註(3.54). なお下の註(3.78)を見よ.

(3.77)　前掲 Sigerist, vol. 2, p. 284 による.

(3.78)　肩関節脱臼の整復の図が Loeb 版 Hippocrates III の口絵に載っている. なお前掲 Margotta, p. 66–69 にも「関節について」の古い註解書(11 世紀)の興味深い図が採録されている.

第4章　ギリシャ医学の展開と集成 (上)

(4.1)　Dogmatists は「独断学派」(小川政修) (359), p. 121, 「教義学派」(小川鼎三) (360), p. 16 などと訳されている. 「独断」学派は妥当でないと言うべきだろう. dogmatist (λογικοί) という言葉はガレノスが命名したと言われる (Neuburger (351), Bd. 1, S. 237) が, それが何を意味するかについては諸家の見解がまちまちだし, もともといわば渾名としてつけられたものだから, 本書では無理に訳語を当てずに, そのまま「ドグマティスト」とよんでおく. Allbutt (10) は, この人々の学風を理論

(λόγος)と経験(πεῖρα)を正しく嚙み合わせたものと評価して，Dogmatic を Orthodox と読みかえるべきであると説く(p. 211). 彼の論旨は明晰である. なお Withington の魅力的な「医学史」(488)の XI. The Successors of Hippocrates——The Dogmatic School の章は説得力をもっている. 上記小川(鼎)もその言う教義学派をコス派と規定している(p. 16).

(4. 2) それが「学派」でなかったことは Meyer-Steineg(333)が明晰に指摘している(S. 52).

(4. 3) 一口にドグマティストと言っても，コス派の嫡系とみられるものから，シチリア派その他の影響をうけて新しい学風を開いたものまでその範囲ははなはだ広い. 時代的にはアレキサンドリアのヘロピロスあたりまでそれに含める人があるが，史家によって見解はかなりまちまちであるようにみえる.

(4. 4) Loeb Classical Library に対訳がある(394). (最近岩波「プラトン全集」に邦訳(種山恭子)が出た.)

(4. 5) プラトンの「ティマイオス」に関しては T. S. Hall「生命と物質: 一般生理学史」(198), vol. 1, p. 83–103 にすぐれた記述がある. なおプラトンと医学・生物学に関しては Leibbrand(287), S. 61*ff*. の多くの原文引用を含んだ論述，Riese の名著「病気の見方」(405)の The Platonic and cosmological conception of disease. Neuburger(351), Bd. 1, S. 238 *ff*. を見よ.

(4. 6) 前掲 Leibbrand, S. 74.

(4. 7) プラトンとアリストテレスの哲学の対比はもとより本書の著者の深入りできる話題ではない. その2人の学者の生物観の比較については，前掲 T. S. Hall の lucid な論述をみよ.

(4. 8) 現筆者は，たまたま新刊の入門書，ロイド(川田殖訳)「アリストテレス」(298)に多くのことを学んだ. 医学通史は一般にアリストテレスにあまり深く挨拶していない. 生物学史関係では Nordenskiörd(356)のほか，上記の T. S. Hall, vol. 1, 8. Life as self-replicative form (Aristotle)の記述がすぐれている.

(4. 9) アリストテレスの解剖学に関しては May(177)のガノレス論の中での論述(vol. 1, p. 16 *ff*.)をすぐれたものとみる.

(4. 10) 「元素とは，物体が分解されると，でて来る物体であって，諸他の物体のうちに可能的に，または現実的に含まれているものと仮定しよう(可能と現実のいずれであるかはなお議論の余地があるのだから). しかし元素それ自身は類的には他のものに分解されないものである.」「天体論」(16)，第3巻第3章.

(4. 11) 前註「天体論」，第1巻第3章.

(4. 12) 「天体論」，第1巻第7章; アリストテレス(戸塚七郎訳)「生成消滅論」(17)，第1巻第2章.

(4. 13) 「生成消滅論」，第1巻第1章.

(4. 14) 「生成消滅論」，第2巻第2章.

(4.15)　「生成消滅論」，第2巻第3章.

(4.16)　アリストテレス(島崎三郎訳)「動物部分論」(22)，第2巻第1章.

(4.17)　「生成消滅論」，第2巻第7章；「動物部分論」，第2巻第1章.

(4.18)　アリストテレス(島崎三郎訳)「動物誌」(21)，第8巻第2章.

(4.19)　「動物部分論」，第2巻第2章.

(4.20)　ψυχή, anima は英語でもほとんど訳せない言葉であるらしい．たとえば Allbutt (10)は次のように言っている．

Our modern religious or highly ethical connotations of "soul" make the word *psyche* almost untranslatable; "vital principle" is inadequate, plants have a vital principle; it is when from this "principle" the desire of activity (ὄρεξις) springs up in the heart that psyche begins to emerge (p. 231).

それに続けてこの著者は ψυχή の語義の歴史的な変遷についてたいそう充実した記述を行っている．ついて見よ．

(4.21)　アリストテレス(山本光雄訳)「霊魂論」(19)，第2巻第1章.

(4.22)　「霊魂論」，第2巻第1章.

(4.23)　「霊魂論」，第2巻第2章.

(4.24)　「霊魂論」，第1巻第1章(p. 4)，および訳註第1章の3(p. 123).

(4.25)　アリストテレス(出隆訳)「形而上学」(20)，第1巻第1章.

(4.26)　「動物部分論」，第2巻第1章.

(4.27)　Neuburger (351), Bd. 1, S. 248.

(4.28)　「さておよそ道具〔organ 器官〕というものはすべて何かのためにあり，身体の各部分も何かのためにあり，この目的というのは一定の活動のことであるから，身体の全体も何かある総括的活動のためにできていることは明らかである．なぜなら，鋸のために木をひくことがあるのでなく，木をひくことはある種の使用であるから，木をひくために鋸ができているのである．したがって，身体も結局は霊魂のためにあるのであって，身体の各部もそれぞれ目的とする機能のためにあるのである．」(「動物部分論」，第1巻第5章).

(4.29)　アリストテレス(副島民雄訳)「感覚と感覚されるものについて」*In*:「自然小論集」(18)，第1章.

(4.30)　「動物部分論」，第3巻第4章.

(4.31)　「動物部分論」，第3巻第7章.

(4.32)　アリストテレス(副島民雄訳)「睡眠と覚醒について」*In*:「自然小論集」，第2章.

(4.33)　「動物部分論」，第3巻第4章；「霊魂論」，第1巻第4章.

(4.34)　「動物部分論」，第2巻第7章.

(4.35)　「動物部分論」，第2巻第7章.

(4.36)　「動物部分論」，第3巻第6章.

(4.37) Mendelsohn のすぐれた史論「体熱と生命」(324)の II. Innate heat の章を見よ.

(4.38) アレキサンドリア医学に関しては上にもたびたび引用された Allbutt の名著「ローマのギリシャ医学」(10)の V. Alexandrian medicine の叙述は高い水準をもっている.

(4.39) Farrington(152)は料理ないし料理人の生物学史的意義を強調する. それは注意に値いする見解であると言ってよいだろう.

(4.40) ヘロピロスの解剖学史における位置に関してはたとえば Singer の「解剖学・生理学小史」(445), p. 28 *ff*. を見よ.

(4.41) 今日解剖学用語として生きている calamus scriptorius(筆先)は彼の命名にかかる.

(4.42) ヘロピロスのこの言葉はしばしば引用されているが出典を未だたしかめていない. Puschmann の「医学史ハンドブーフ」(398), Bd. 1, S. 289 にそれらしき記載があるが, 現筆者にはその略記号(Stob. floril, 102, 9)が判読できなかった.

(4.43) 起源の古いプネウマ説を一貫した学説にはじめて仕立て上げたエラシストラトスが, プネウマの由来をはっきりと空気——より正確には空気中に含まれるもの——に求めたことをとくに注意しよう.

(4.44) 古くは静脈だけが血液の輸送路で, 動脈はプネウマを運ぶが血液を運ばないとする見解が一般に広まっていた. 屍体解剖に際して動脈が通常血液を容れていないという所見がそうした誤まった解釈を導いたものと説明されている.

(4.45) πνεῦμα ψυχικόν に当るラテン語の Spiritus animalis は anima の spiritus の意味——ちょうど πνεῦμα ζωτικόν, Spiritus vitalis が vita の spiritus の意であったように——であったと考えられる. したがって, 前にも記したように ψυχή, anima というたいそう解釈のむずかしい言葉を一応定訳に従って「霊魂」としたからには, Spiritus animalis を「霊魂精気」と訳してしかるべきだと考えられるのに,「動物精気」という訳が往々みうけられる——たとえば小川(鼎)(360), 沢瀉(366)その他——のはどんなものだろうか. (ちなみに小川(政)(359)はそれに「精神霊気」の訳語をあてている.) この場合の animal はやはり anima の形容詞ととるべきで, 動物の 'animal' ではないだろう——言葉の形の上ではラテン語の Spiritus animalis の animalis も animal(動物)の属格とみることはできるとしても——とわたくしは考える. Spiritus animalis(animal spirits)が今日英語でもしばしば psychic spirits, ドイツ語では Seelenpneuma, psychisches Pneuma, seelisches Pneuma などと訳されているのも同じ見解に基づくものとみてよいだろう. もっとも, この animal spirit がおおむね今日のいわゆる動物性機能を支配するという事実が, 混乱の一つの源となっているという点を考慮すべきだろう. なお本書第12章 *2*「デカルト再論」および註(12.26, 13.49)を見よ.

(4.46) 神経は古くは一般に中空の管と考えられていた.

(4.47) エラシストラトスは上記註(4.44)のように血液を運ぶ静脈と空気ないしプネウマを運ぶ動脈および神経との，末梢における吻合を考えていた.

(4.48) 瀉血の歴史に関しては Bauer(40)を見よ．瀉血という医学史上指折りの大問題に人々はとかく逃げ腰で，それを正面からとりあげた文献はなぜか意外に少ない．なお，古い LeClerc の医学史(284)には参考になる記事が多く含まれている.

(4.49) 古代における瀉血反対者たちに関しては前掲 Allbutt, p. 331–333 を見よ.

(4.50) ヘロピロスとエラシストラトスの学説，業績の異同については Baas の医学史(30), p. 121–123 に詳しい対照表がある．ヘロピロス派とエラシストラトス派の激しい対立も今日のわれわれには理解しにくい話が多い.

(4.51) 詳しくは Neuburger(351), Bd. 1, S. 278 参照．アナロジー，μετάβασις ἀπὸ τοῦ ὁμοιοῦ.

(4.52) テリアカについては後にまた詳しく述べる折があるが，B. C. 2 世紀の有名な学者ニカンドロスに Θηριακά なる著作がある．彼はまたはじめて医療にヒル(蛭)を用いたと言われる．なお近代まで続いた医療におけるこのヒルの濫用については第20章 *2*, Broussais の項を見よ.

第5章　ギリシャ医学の展開と集成(下)

(5.1) 医師を意味する medicus という言葉が(medicina や medeor とともに)——なお参照: 註(0.2)——ごく古い文献にみえることからみて，ラティウムにも古くから医術を職業とする者のあったことはたしからしい．(Neuburger(351), Bd. 1, S. 290 による.) なお古ローマ医学については Bloch(62)を見よ.

(5.2) プリニウスによれば，B. C. 219 にアルガストスなるギリシャ人の医師がはじめてローマに居を構え，好評を博したが，やがて，その外科術が人々の忌むところとなって放逐の運命にあったという．もっともこの話の史実性は疑われている.

(5.3) アスクレピアデスの著述は A. D. 4 世紀ではすでに稀に，6 世紀ではまったく失われていた．彼が永い忘却から思い出されたのは近代に入ってからのことである．断片が 18 世紀の末に編纂された．Thornton(468)を見よ.

(5.4) ルクレチウス(307)の De rerum natura にはエピクロス哲学が詩の形で説かれているとみられる.

(5.5) 後々中世を通じて大きな勢力をもち続けた学派という意味でメソジストの学説の内容は詳しく考える必要がある．前掲 Neuburger のほか, Allbutt「ローマのギリシャ医学」(10)の VII. The doctorine of Methodism 等を見よ．テミソンについてはケルススの De medicina(98)の Prooemium の章の史的記述は今でも光っている.

(5.6) 前註ケルスス，p. 31 を見よ.

(5.7) 前掲 Neuburger, Bd. 1, S. 306 による.

(5.8) ローマのプネウマティストに関するわれわれの知識はほとんどすべてガレノス

の残した記述に基づいている．著作の年代からみて当然のことながら上記ケルススの Prooemium の記述はそこまで達していない．

(5.9)　このプネウマというたいそう起源の古く，きわめて錯綜した医学史，生物学史上の問題について前掲 Allbutt がその X. Pneumatism および XI. Some Pneumatic and Eclectic physicians に説くところははなはだ充実した内容をもっている．

(5.10)　ここでは，生命原理としてのプネウマと，同じく生命原理としての内在熱とが identify されている．そもそも，古典ギリシャの医学文献において，πνεῦμα (spirit, breath), ἀήρ (air), ψυχή (soul), ἔμφυτον θερμόν (innate heat) 等の用語例は錯綜をきわめている．前掲 Allbutt 巻末の，よく工夫された索引はそれらについて考えようとする人に役立つところが多いだろう．なおそれに関連して一言すれば，πνεῦμα と ἀήρ が普通語としてもまったく同意語として用いられている例は医学にかぎらず古典文献一般にきわめて多いと言われる．

(5.11)　生体をうごかすプネウマの起源が一つかどうかというたいそうむずかしい問題がこの辺にある．詳しくは前掲 Neuburger, Bd. 1, S. 329 の記述を見よ．

(5.12)　Neuburger はストア哲学のプネウマ説の医者のプネウマティストたちに対する影響を強調しているが，そのように一方的にみるのは問題のあるところで，その相互の交渉の消息は別途仔細に考究されなければなるまい．

(5.13)　脈拍の検査はプネウマ学派にとってはプネウマのトーヌス，すなわち，体力の状態を正しく診断する意味をもっていた．このローマの脈拍論に関してシナの医学の影響をどの辺まで考えることができるかはたいそう興味ある問題だが，わたくしは未だそれをつまびらかにしない．

(5.14)　この古典医学第一級の傑作は F. Adams の英訳を添えて 1856 年に刊行されたが，最近それは複刻されて，入手が容易である (15)．

(5.15)　前掲 Allbutt, p. 276 *ff*., Archigenes and Aretaeus の条に詳しい考証がある．彼は同一人説を採っている．前註の訳者 Adams はしかし，アレタイオスをガレノスと同時代のプネウマティストの傑出した医学者とみる．

(5.16)　上記原著のほか Major の「内科学アンソロジー」(310) のそれぞれ p. 235–36, 131 に Adams 訳 (註 5.14) が部分的に載録されている．

(5.17)　前註 Major の p. 76–77 に原文の英訳が載っている．ただし，この腺ペストに関する記載は有名なわりには内容が乏しいように思われる．

(5.18)　Withington (488) は，ヘリオドロス (アルキゲネスの同時代者，断片が残っている)，アルキゲネス，アンティロスの 3 人をギリシャ医学最大の外科医とする．

(5.19)　ギリシャ人は，その独特の身体観から形の毀損 (mutilation) を嫌悪したために，四肢切断術は壊疽のようなごく特別の場合のほかには行われなかった．だがこのころにもなると，技術の進歩とも互いに因となり果となって，情勢がかなり変ってきた．

(5.20)　ケルススのこの有名な言葉は次註 De medicina の Book III: 10 (Loeb 版 Celsus, vol. 1, p. 273) にみえる．

(5. 21)　Loeb Classical Library にケルススの De medicina のラテン語原文と英語の対訳がある(98).

(5. 22)　ケルススについては前掲 Allbutt のほか, Puschmann の「医学史ハンドブーフ」(398)の第1巻, I. Bloch: Celsus の章(63)がはなはだゆきとどいた記述である.

(5. 23)　本文に「薬学ないし薬物学」と記したことに一言説明を加えておかなければなるまい. 薬物学は, 今日普通に「薬理学」と訳されている pharmacology (φαρμάκον, drug より)の古い訳語である. 薬「理」学(pharmacology)と薬学(pharmacy, pharmaceutics)とは今日ではそれぞれ独立の科学として理解されているが, それらを源流に溯れば, ともにディオスコリデスの著書の名 ὕλη ἰατρικῆ (Materia medica)であった. そうした学問の分化なり性格の変遷なりを時代を逐うてたどらなければならない任務をもつ本書では, これからもしばしば「薬物学」という今ではもうほとんどすたった言葉——もっとも日本医学会医学用語委員会編の「医学用語辞典」(1975 年)には薬理学, 薬物学はなお同意語として二つとも採用されてはいる——を本文の中でしばしば用いることになるだろう. 未だ薬理学としての内容をもたなかった時代の叙述に杓子定規に現行の訳語をあてたくないからである.

(5. 24)　ガレノスに関する文献は文字通り汗牛充棟だが, ガレノス研究の近年の秀作である Siegel「ガレノスの生理学および医学の体系」(435)——もっともこの書物は近代医学の眼でみたガレノスの業績とも評すべき性格をもっていることが, たとえば Neuburger (351)のようなオーソドックスの手法と対照的だが——の巻末の Bibliography (p. 382–394)が, 今日人がガレノスを顧みようとする際に参照すべき資料をほぼ exhaustive に揃えているものとみてよいだろう. なお, ガレノス医学の原形とは別に, ガレノスを典拠として, アラビア, 中世スコラに及ぶ「ガレノス主義」に関しては碩学 Temkin の近著「ガレノス主義の盛衰」(466)をぜひ挙げなければなるまい. それにも 30 ページ余の詳しい文献目録(なおこの書物の p. 2 脚註 2 のガレノス文献の簡明な指示を見よ)がある. 二つを合わせれば現代におけるガレノス研究の水準をほぼうかがうことができるだろう.

(5. 25)　ガレノス「自然の諸能力について」, III, xiii, Loeb Classical Library 版対訳(175), p. 292.

(5. 26)　ガレノスの伝記の詳細は前掲 Siegel を見よ. なお Sigerist の「偉大な医家たち」(437)のガレノスの章を見よ. ついでながら言えば, Sigerist のこの書物は一見啓蒙的な読みものの体裁をとっているが, 各章は医学史を飾る巨匠たちの簡潔, 的確な評伝で, かなり高い水準をもち, 通じてある意味でのすぐれた医学史となっている.

(5. 27)　プラトンの「ティマイオス」, アリストテレスの「範疇論」の註解等を含む哲学関係の著述が少なくなかった. ガレノス自身の言葉によれば計 127 篇に上るという.

(5. 28)　たとえば彼の重要な著作の一つである「解剖法について」のある部分はアラビア語の形でしか残っていない. 近年それはほぼ完全な形で英訳されている(176). その訳者 Singer の Introduction はガレノスの解剖学の性格をうかがう上に有益である.

(5. 29)　参照: 註(3. 8).

(5. 30)　前掲 Neuburger, Bd. 1, S. 362–368 に詳細な書目がみえる. 前掲 Siegel, p. 18–26 の Survey of Galen's treatises も便利な記事である.

(5. 31)　May のすぐれた英訳と註解(177)が現在容易に入手できる.

(5. 32)　Loeb Classical Library に本文と英語(A. J. Brock)の対訳(175)がある. ガレノスのこの重要な業績は生物学の本質を考える上に多くの貴重な示唆を含んでいる.

(5. 33)　註(5. 24)を見よ.

(5. 34)　Methodus medendi——Daremberg のフランス語訳選集(174)で読むことができる——はガレノス傑作の一つに数えられるもので, 俗に Megatechne とよばれる. これに対して中世に広く行われた「小テネクー」, Microtechne, あるいは, 後世の片語(バルバロ)ラテン語で訛って 'tegni' とよばれた書物については第6章の註(6. 26)を見よ.

(5. 35)　最近 Siegel のすぐれた英訳がある(179). Daremberg の選集第2巻にも載っている.

(5. 36)　Green のすぐれた英訳がある(178).

(5. 37)　現代医学者がガレノスをどうとらえるかの一つの代表的な形として, 前記 Siegel, Temkin, 等のほかとくに King の名著「医学思想の発達」(265)の第2章 Galen を見よ.

(5. 38)　前掲 Allbutt は αὐτὸς αὐτόπτης を Harvey の言葉をかりて 'Look and try yourself' と巧みに意訳している(p. 292).

(5. 39)　Taylor(465), p. 106.

(5. 40)　ガレノスの自然概念については前掲 May の Introduction, p. 10–12 のすぐれた記述を見よ.

(5. 41)　De usu partium の Introduction に前註 May の記すところは, ガレノスの生物学の本質を正確に要約していると思われるので, 少々長いが原文のままその一部を引用しよう.

The Greek χρεία of the title, which I have chosen in most cases to translate "usefulness", does not mean function, as one might naturally suppose. Function is more nearly ἐνέργεια or "action", in Galen's terms. χρεία means for him rather the suitablility or fitness of a part for performing its action, the special characteristics of its structure that enable it to function as it does. Sometimes χρεία is best rendered "reason" (why a part has a certain feature) or "advantage" (to be gained from a certain feature). The nearest Galen comes to an actual definition is in Book XVII, where he says that usefulness is the same as what is called utility (εὐχρηστία, serviceableness). Thus it is closely related to the final cause of Aristotle, the good purpose to be served, and *De usu partium*, far from being a simple treatise on either anatomy or physiology, is an ellaborate and detailed ex-

position of the teleological connection between the two(p. 9).

(5. 42) 前掲Loeb版「自然の諸能力について」のp. 3 脚註に編訳者Brockは通常workまたはdeedと訳されるἔργονをeffect, つまりsomething done, completedと訳した理由を説いている．それは人を首肯させる意見である．

(5. 43) ガレノス論にとってたいそう重要でしかも難解な問題である「能力」(δύναμις, facultas)についてわたくしは前掲KingのChapter II. Sophistication: Galen, the "Faculties", and the "Problem of Change"に多くのことを学んだ．なお前掲MayのIntroduction, p. 49 *ff.* を見よ．

(5. 44) その典型的な例として，ずっと後にまた言及されるように，現代生物学の中心問題の一つとも言うべき免疫学が，「免疫」(immunity)というすぐれて目的論的な問題設定に出発して，まったく思いがけぬ生体の秘密を明らかにするに至った経緯がまことに教訓にとんでいる．

(5. 45) ガレノス「自然の諸能力について」, Book I, ii. 前掲Loeb版，p. 6.

(5. 46) 同上，Book I, ix, 同，p. 33.

(5. 47) 同上，Book I, xii; 同，p. 44. もちろん今日のわれわれの理解では質の変化とアミトズムとはりっぱに両立しうるのだが，この時点ではガレノスの批判に理由がないではない．

(5. 48) 参照：註(5. 40).

(5. 49) 前掲King, p. 64の四性質の論がきわめて明快である．

(5. 50) ガレノスの生理学に関しては前記Siegel(435)のすぐれて現代的な研究を見よ．なお前掲MayのIntroductionの中のV. Galen's system of physiology(p. 44–64)も信頼できる好論文である．

(5. 51) ここでもち出された内在熱(innate heat)の考えについてガレノスがアリストテレスに深く負うていることは言うまでもない．

(5. 52) 調理(煮熟coction)は前にもみたようにヒポクラテスの言葉であった．

(5. 53) ガレノスの解剖学のもっとも弱い部分が脈管系のそれであったことが指摘されなければならないだろう．ここでも，栄養の分配に当って肝臓から諸器官にどのような「静脈」で連絡しているかが具体的に考慮されていないようにみえる．なおSiegelのp. 51にみえるガレノスの血液循環についての図解は既往の解説書の水準を抜いた密度の濃い内容をもっているもののように思われる．

(5. 54) Fleming, D.: Galen on the motion of the blood in the heart and lungs. Isis, **46**: 14–21, 1955.

Hall, R.: Studies in the history of the cardiovascular system. Bull. Hist. Med., **34**: 391–403, 1955.

ごく最近T. S. Hallのすぐれた研究がある．Hall, T. S.: Eurips; or, the ebb and flow of the blood. J. Hist. Biol., **8**: 321–350, 1976.

(5. 55) ガレノスのプネウマ論はMethodus medendi(註5. 34)に比較的まとまって述

べられている．なお前掲 May, p. 47 *ff.*; 同 King p. 50 *ff.* のほか，

Temkin, O.: On Galen's pneumatology. Gesnerus, **8**: 180–189, 1951.

Wilson, L. G.: Erasistratus, Galen and the pneuma. Bull. Hist. Med., **33**: 293–314, 1959 を見よ．

(5. 56) ガレノスの Spiritus vitalis はすべての生命過程(前掲 May, p. 46)，また体熱にかかわる心臓血管系の機能(前掲 King, p. 50)を支配するものと言われる．

(5. 57) 前掲 King, p. 54. なおガレノス自身「自然の諸能力について」, Book III, ii, その他で感官と推理(θεώρια)とについて語っている．

(5. 58) この有名な記述の原典は，「自然の諸能力について」にある．

Similarly, also, in the heart itself, the thinnest portion of the blood is drawn from the right ventricle into the left, owing to there being perforations in the septum between them (……ἐχοντός τινα τρήματα τοῦ μέσου διαφράγματος αὐτῶν): they are like a kind of fossae (pits) with wide mouths, and they get constantly narrower; it is not possible, however, actually to observe their extreme terminations owing both to the smallness of these and to the fact that when the animal is dead all the parts are chilled and shrunken. (Book III, xv, Loeb 版，p.321.)

(5. 59) この後世に多くの問題を残した rete mirabile とは「不思議な網目」(marvellous network) という意味で，脳底における内頸動脈に発する網目構造をさす．有蹄動物に著明だが実はヒトには存在しない．(ほぼそれに当る場所に Willis 環, circulus arteriosus willisi がある．) ガレノスはここで Spiritus animalis が生成すると考えた．ガレノス「人体の諸部分の役目について」, Book IX–iv. (なお前掲 May, p. 430 *ff.*; 同 Siegel, p. 109–113 を見よ．)

(5. 60) πνεῦμα ψυχικόν, Spiritus animalis を慣用に従って動物精気と訳さずに霊魂精気とする理由については前記註(4. 45)を見よ．

(5. 61) アリストテレスのプネウマ観にはたいそう論議が多い．T. S. Hall (198), vol. 1, p. 116–117 を見よ．なお，J. Needham は東洋の科学史に関する彼の深い蘊蓄に基づいて，ギリシャのプネウマ学説を広い視野の中で考察している．同編「生命の化学」(347)，Introduction, p. ix. *ff.* ついて見よ．

(5. 62) 前記註(5. 55) Wilson の論文を見よ．ガレノスは激しくエラシストラトスを論難するが，エラシストラトスの原著は今では失われて，われわれは論敵ガレノスの記述を通してしか彼の学説を知りえない憾みがある．

(5. 63) プネウマ(πνεῦμα, spiritus)を三つに分けるガレノスの学説は，身体を支配し，それに仕える霊魂(ψυχή, soul)を rational, irrascible, concupiscible の三つに分け，それぞれその座を脳，心臓，肝臓におくプラトンの見解に基づく，と May (p. 45) は指摘する．アリストテレス主義者としてわれわれの知っているガレノスの忘れられた半面である．

(5. 64) 前掲 May の記すところ(p. 48)によれば，ガレノスの全著述の中で，この Spi-

ritus naturalis について彼女の発見しえた reference は Methodus medendi のたった一ヵ所(XII, 5, Kühn 版全集, X, 839–840)だけであるという.

(5.65) 前に記した Allbutt(10)の周到な Index からその著者のガレノスの pneuma に関する記述を逐一たどってみてうけるわれわれの混乱した印象は，実はガレノス自身に帰すべきものであって，医学史教科書の一見簡明な模式にはどうやら作為が多いように思われる.

(5.66) 前掲 May, p. 45 を見よ. 出所は De foetuum formatione(Kühn 版全集, IV, 688–702).

(5.67) ヒポクラテスの「心臓について」(Περὶ καρδίης). ただし，心臓研究史上の古典というべき内容をもつこの書物は，コス派でなしにシチリア派の系統に属するものとみられている.

(5.68) Mendelsohn「体熱と生命」(324)を見よ.

(5.69) 呼吸の役目に関するガレノスの見解にはいくぶんあいまいなふしはあるが，およそ次の三つに分けて考えてよいだろう. (i)心臓の内在熱による過熱を冷やすはたらき，(ii)肺からの換気，燃えかす，すなわち「煤」の除去，(iii)プネウマのもととしての空気(ἀήρ)のとり入れ.

(5.70) 前掲 May の Introduction(p. 32–33)にマリノスの解剖学の梗概——ガレノスの記述に基づく——がある. ついて見よ.

(5.71) Neuburger(351), Bd. 1, S. 373–375 に詳しい. なお May の Introduction, III. Anatomy before Galen; IV. Galen's contribution to anatomy の記述を見よ.

(5.72) 「人体の諸部分の役目について」, Book VI–i. May 訳, vol. 2, p. 684.

(5.73) 上にたびたび引用した「ローマのギリシャ医学」の著者 Sir T. Clifford Allbutt は前世紀末から今世紀はじめにかけてのイギリスのすぐれた臨床医学者で，19 世紀ヴィーンの大病理学者 Rokitansky の門下の一人だが，彼は前掲書の中で(p. 296)，その師の液体病理学説(本書第 24 章で詳しく紹介される)の中にガレノスそのままのふしが多く残っていたと回想している.

(5.74) アリストテレスのプネウマ観にはいろいろ問題が多い. T. S. Hall(198), vol. 1, p. 115–116 を見よ.

(5.75) 前掲 Allbutt によれば，たしかにガレノスは体液と気質との密接な関係を考えてはいたが，多血質，粘液質，胆汁質等の後世広く用いられた言葉は，9 世紀のアラビア医学者ヨハンニチウス(フナイン・イブン・イスハク，次章参照)にはじまるという. これはたいそう重要な指摘である.

(5.76) 「自然の諸能力について」, Book I, ix.

(5.77) 液体病理学の立場に立つ人々の論が，一般に具体性を欠くのは当然だが，液体説に立ちながらガレノスがさまざまの病気をどのように説明したか——言うならばガレノスの液体病理学各論——については前掲 Siegel, p. 241–359 にたいそう詳しい. これはほかに類をみない有益な資料である.

(5.78) 「病気の原因について」(De causis procatarcticis, ラテン語訳テキストのみが今日残っている),「症候の由来について」(Περὶ αἰτίων συμπτωμάτων),「病気の差異について」(Περὶ διαφορᾶς νοσημάτων),「症候の差異について」(Περὶ τῶν συμπτωμάτων διαφορᾶς)等.

(5.79) Riese「病気の見方」(405), p. 41–46を見よ.

(5.80) 前掲SiegelのThe complementary aspect of humoral and morphological Pathologyの項(p. 211)を見よ.

(5.81) 有名なWithington(488)の才気にみちた「医学史」にGalen and Hippocrates comparedというたいそう興味あるエッセー(p. 100–104)がある.

(5.82) ガレノスがすぐれた臨床家でもあったことを示す次のような有名な插話がある. ローマに住むソピストのパウサニアスが手の薬指と小指の知覚障害を愬えた. 当時ローマの主流派であったメソジストの医者がその局所的な治療に専念して不首尾であったあとに招かれたガレノスは, その患者が以前車から落ちて頸部を鋭い石で傷ついた既往歴に着眼し, その遠隔部位の消炎処置によって全治をもたらしたという.

(5.83) 註(5.34)を見よ.

(5.84) この辺の事情は医業の変遷を考える上に大切な資料の一つだが, 詳細はBloch(62)を見よ. なお前掲WithingtonのXXII, Official medicine in ancient Romeの章の記述は簡明である.

(5.85) Haeserの「医学史」(192)の中でもとくにすぐれた部分として定評のある第3巻「流行病史」, S. 24 *ff*., 33 *ff*. を見よ.

(5.86) Bloch「ビザンチン医学」(64)に詳しい.

(5.87) この問題の記述としては, 何と言ってもNeuburgerの「医学史」(351)の第2巻の前半, Die Medizin in der Verfallszeit der Antike, とくに冒頭のAllgemeine Verhältnisse, S. 3–43を挙げなければなるまい. それはこの思想的洞察の深い医学史家の力のこもった論考の一つである.

(5.88) その全集がフランス語に訳されている(9). その第1巻に訳者F. Brunetのビザンチン医学に関する長文のすぐれた序論がある.

(5.89) 脈拍学説の歴史については前掲AllbuttのChapter XIII. Pulse doctrinesを見よ.

(5.90) 視尿術(urospcopy)に関しては近時Wüthrich(492)の専書がある. なおBleker(61), S. 17–24, Die Uroskopie des Mittelaltersを見よ.

第6章 中世前期の西と東

(6.1) Ebstein「新約聖書とタルムードの医学」(137)を見よ.

(6.2) だが, イエス自身は癒しの奇蹟を行ったあといつも, それを人々に告げないように病人たちをきびしく戒めたことが注意されてよい. (たとえばマルコ伝, 第1章

43節, 第3章12節, 第7章36節).

(6.3) アルベルト・シュヴァイツェル(鈴木俊郎訳)「キリスト教と世界宗教」(岩波文庫, 1956).

(6.4) Sigeristの興味ある読物「文明と病気」(440)のVI. Disease and religionの章を見よ.

(6.5) 名著「ローマのギリシャ医学」の著者Allbuttとすぐれた古典学者W. H. S. Jones(前掲Loeb版ヒポクラテス選集の訳者)との対話. Allbutt(10), p. 46.

(6.6) 初期の病院の歴史については前掲AllbuttのAppendix, Public medical service and the growth of hospitalsなる論文はすぐれた内容をもっている. なおWithington(488)のXXIV. The influence of Christianity on medicineを見よ.

(6.7) ローマ(アウグストゥス帝治世)の有名な建築家. その著書De architecturaが残っている. valetudinariaについては前掲Withington, XXIII. Roman military medicineの章を見よ.

(6.8) この問題に関してはNeuburger(351), Bd. 2, S. 40の記述が周到である.

(6.9) コリント前書第15章, ヘブル書第4章等におけるる使徒パウロのψυχή, σῶμα, πνεῦμα等の用法がまったく独特であることを前掲Allbuttは指摘する(p. 231).

(6.10) 前掲Neuburger, Bd. 2, S. 75–80のMedizinisches in den Werken der Kirchenväterは類の少ない貴重な論考である.

(6.11) ネメシオス(Nemesius)のこの有名な書物にはOlms Reprintの複刻版がある.

(6.12) Institutiones divinarum et saecularium litterariam. 中世に広く行われたのは, 七つのliberal artsの簡単な講述であるその第2部で, 彼はそうした教養が聖書の理解にも欠くことのできないことを説いた.

(6.13) 伝統あるアテネのプラトンのアカデミーがユスティニアヌス帝によって閉鎖され, ギリシャ古典の伝統が中世キリスト教世界で一応断ちきられたのもこのA. D. 529であった.

(6.14) ビザンチウムのユスティニアヌスの治世, A. D. 531から580年にかけておこった腺ペストの大流行. ヨーロッパの人口が半減したと伝えられ, そのまきおこした社会の混乱は古代文明の崩壊に拍車をかけた.

(6.15) カルル大帝の勅令の一つに, すべての少年が医学を学ぶようにと定められたと読めるふしがあって, それをめぐって論議がある. Bullough(89), Puschmann「医学教育史」(397), p. 190 *ff*. を見よ.

(6.16) その間の事情に関してはNeuburger(351), Bd. 2, S. 322に詳しい.

(6.17) 同上, S. 320を見よ.

(6.18) A. D. 2世紀から6世紀にわたって編纂されたユダヤ人の口伝の集成. Talmudの医学についてはNeuburger, Bd. 2., S. 80–88, さらに詳しくは前掲Ebstein「新約聖書とタルムードの医学」を見よ.

(6.19) コンスタンチノポリスの大司教ネストリウスは, 聖母マリアを神の母とする

「神母」(Theotokos)の表現に強く反対した．それは当然キリスト論に深くかかわっていたので，とくにアレキサンドリアの大司教キュリロスに激しく非難され，エペソス公会議で異端と宣せられた．

(6.20) Withington(488)の XXV. Nestorian medical schools の章を見よ．

(6.21) 上記「神母」の否認は正統キリスト教会にとっては異端でも，きびしい一神教のイスラム教にはむしろ好感される見解であったに相違ないと考えられる．イスラム教徒はキリスト教の三位一体論をすら不純な神観とみるから，まして聖母崇拝に同情的でありうるはずがなかった．

(6.22) Browne の名著「アラビア医学」(84)のほか，前掲 Withington, XXVIII. Arabian medicine, (1) The translators の章に詳しい．

(6.23) バクティシュア(Bakht-Yishú)とは半分がペルシャ語，半分がシリア語で「イエス救いたまえり」の意であるという(前掲 Browne による)．本文にも記したように彼らはキリスト教徒であった．ジュンディシャプールの医長で，アッバス朝第2代のカリフ，アル・マンスールの侍医となったユリス・イブン・バクティシュア以来250年間にわたってたびたび高名な医者を出した家系である．中でももっとも有名なのはジャブライル(ガブリエル)・イブン・ウバイドラハであった．(なお本文にバクティシュア家，マサワイヒ家と記したのは，姓氏のないアラブ系の命名法を考えれば厳格に言って適切でないと思われるが，しばらく西欧文献の習慣に従った．)

(6.24) B.C. 2, 3世紀にアレキサンドリアで70人の翻訳者たちによって行われた旧約聖書の有名なギリシャ語訳．

(6.25) 伝えられるところによれば，ヨハンニチウスはカリフに毒の調合を命ぜられ，死をもって脅やかされながらも決然としてそれを拒んだ．彼は言った，「二つのことがわたくしにその勅命を拒ませる，一つはわたくしの宗教，一つはわたくしの職業(プロフェッション)．」(前掲 Withington, p. 142; Browne, p. 25 による．)

(6.26) このヨハンニチウスの Isagoge, ガレノスの Macrotechne, および Microtechne ('tegni')，等の名はしばしば医学史に出るが，それらをめぐって従来医学史家の記述はしばしばあいまいで，その間には往々混乱もみられるのだが，現筆者は最近，前記 Temkin の力作「ガレノス主義の盛衰」(466)によって長い間の疑問がはじめて釈然とした．おおむねそれ(p. 101 *ff*.)に従って記せば，経緯はほぼ次のごとくである．

ガレノス医学の内容を簡略にまとめた「医術」(Τέχνη ἰατρική, Ars medica)とよばれる書物――Temkin は著者をガレノス自身と考えているが異論もある――は，これもガレノスのいわゆる Macrotechne, すなわち有名な前記の Methodus medendi (Θεραπευτικὴ μέθοδος)に対して，Microtechne, しばしば卑(バルバロ)ラテン語で訛って 'tegni' とよばれて中世広く行われた．その tegni なるギリシャ語的な通称をもつ書物はもう一度ラテン語に戻して Ars parva ともよばれた．蛇足をそえれば，こうしたわけで Ars parva と Ars medica とはまったく同一の書物である．その Ars parva への手引きとしてフナイン・イブン・イスハク(ヨハンニチウス)がアラビア語で書いた

ごく簡略なガレノス医学「入門」が本文で記されたように，後にコンスタンチヌス・アフリカヌスによってラテン語に訳されたときに Johannitii Isagoge(ギリシャ語で入門，ないし手引きというほどの意)in artem parvam Galeni という題をもち，あちこちの大学で教科書として広く用いられるようになった．中世的に何ほどか歪曲された形の「ガレノス主義」(Galenism)をうかがう上にきわめて重要な資料であるこの Isagoge の全文は幸いにも Withington によって英訳されて，その「医学史」(488)の Appendix(p. 386–396)に採録されている．

(6. 27) 前掲 Browne, p. 23, 33–36 にこのアラビア語，シリア語に精通した東洋学者の信頼すべき論考がある．

(6. 28) 前掲 Browne(p. 38–44)にこの書物の内容が詳しく紹介されている．

(6. 29) Continens の内容については Browne, p. 48–49; Neuburger, Bd. 2, S. 205–206 を見よ．

(6. 30) Klassiker der Medizin 叢書のドイツ語訳(401)でこのすぐれた内容をもつ古典を読むことができる．

(6. 31) 医師としてのラージーに関する Neuburger(351), Bd. 2, S. 172 *ff*. の記述はこの碩学のラージーに対するなみなみならぬ傾倒を示すきわめて印象深い内容をもっている．ついて見よ．

(6. 32) 幸いにわれわれは，この古典のもっとも重要な第1巻を Gruner(190) と Mazhar Shah(322)の二つの英訳で読むことができる．前者はラテン語訳からの重訳(ただし解剖学の部分を欠く)だが，序論のほかに，ネオ・トミズムの立場に立ったとみられるスコラ学の現代版とも言うべき綿密なコメントのついているのが興味がある．後者は原文からの翻訳で，現在もなおアヴィセンナ医学が生きていると言われるイスラム圏，パキスタンの医学者の仕事として別の意味での興味が深い．

(6. 33) 病気のシステマティックな記述を，眼や鼻の病気から，胸，腹，下って泌尿生殖器のそれというように「頭から足(踵)まで」(de capite ad calcem)の順で記述する習慣が誰にはじまったかをわたくしは知らない(なお本文 p. 36 参照)．これはずっと近世以後まで踏襲された．

(6. 34) ここに「体質と素因」と訳された‘temperament’については前記 Mazhar Shah(322)の序論，p. xviii–xx を見よ．なお参照：註(5. 75)．

(6. 35) アヴィセンナの深い影響は実は今日でも西欧の一部にある形でなお牢固として残っているようにみえる．前記イギリスの Gruner(190)もその一人で，ネオ・トマス主義の立場に立って，熱っぽい言葉でアヴィセンナの医学論を擁護する(p. 2, 12)．

(6. 36) 前掲 Mazhar Shah の p. x を見よ．この現代パキスタンの著者もアヴィセンナをはなはだ高く評価する．次註 Neuburger の近代的なアヴィセンナ観と比較せよ．

(6. 37) 前掲 Neuburger, Bd. 2, S. 181–183.

(6. 38) 同上，Bd. 2, S. 215–216.

(6. 39) アラビア医学の外科術に関しては Brunn の「小外科史」(85)を見よ．アブルカ

シムの原図による外科器具の插図(Abb. 113–115)もある.

(6. 40) Ibn an-Nafīs の業績が前に記したように 20 世紀になって発見されたという事実は，しばしば指摘されているように，アラビア医学の中にまだ埋もれたまま残されている部分がもしかしたら大きいかもしれないことを裏書きする事実であると考える人が少なくない.

(6. 41) ガレノス主義という常套語が何を意味するかは，たいそうむずかしく，また重要な問題だが，L. S. King「医学啓蒙時代への道」(266)の次の言葉は明晰である.

Galenism——the aggregate of his teachings——is a term not easy to define. If we try to sum up the essence in a few words we can characterize it as a systematic and carefully wrought doctrine that embodied the metaphysics of Aristotle, and accorded prime place to 'forms' and qualities; that exhibited the concepts of dynamism and teleology; that showed careful reasoning and also abundant empirical observation; that had an answer for every question; and that harmonized with the teachings of the Church (p. 1).

なお前にも記した Temkin の秀作「ガレノス主義の盛衰」(466)を推す. とくに本章の文脈で参考になるのはその第2章 The rise of Galenism as a medical philosophy および，第3章 Authority and challenge の前半.

(6. 42) 前掲 Withington, XXXI. Hospitals and institutions; Neuburger, Bd. 2, S. 192–194; Puschmann (398), p. 162–184 等を見よ.

(6. 43) 前註 Puschmann, p. 181.

第7章　中世後期の西方医学

(7. 1) サレルノ医学校に関しては Neuburger「医学史」(351), Bd. 2, S. 279, Die Blütezeit der Schule von Salerno の条下にたいそう詳しい. なお Allbutt (10) の付録 Salerno の章を見よ.

(7. 2) Ars parva. 前章註(6. 26)参照.

(7. 3) 中世医学史の権威 Karl Sudhoff (332) はコンスタンチヌスを境としてサレルノ医学を二つに分け，その後 12 世紀ごろまでを Hochsalerno (盛期サレルノ)とよんでいる.

(7. 4) サレルノには Cophon という医者が2人いたがそのいずれが Anatomia porci の著者であったかは明らかでない. 参照: Haeser (192), Bd. 1, S. 661.

(7. 5) 註(6. 33)を見よ.

(7. 6) Brunn「小外科史」(85), S. 138 *ff*. を見よ. それが後に 'Rogerglosse' という形で増補，流布された顚末については Sudhoff (332), S. 134 *ff*. を見よ.

(7. 7) 「サレルノの女性たち」(mulieres Salernitanae)については Withington (488) XXXV. The Ladies of Salerno の章，Sudhoff (332), S. 134 *ff*. 等を見よ.

(7. 8) Trotula はしばしばサレルノの女性たちの代表的な人物とみられているが(たとえば Neuburger, Withington), Sudhoff(前註)によれば，それはサレルノでつくられた婦人科書の標題で，その名をもった女医が実在したわけではないという.

(7. 9) アラビア医学の西欧への移入という西欧医学史のきわめて重要な問題について Neuburger(351), Bd. 2, S. 301 *ff*. の Verpflanzung des Arabismus in die abendländische Medizin, およびそれに続く Arabismus und Scholastik の章はきわめて周到で独自の見解にとんだ記述である.

(7. 10) 視尿法については註(5. 90)を見よ.

(7. 11) サレルノの視尿法に関しては Wüthrich(492), S. 18 にたいそう興味深い紹介がある.

(7. 12) 原文および有名な Harington の英訳(1608 年)が複刻版で入手できる(417).

(7. 13) Sigerist の興味ある論文 The Regimen sanitatis Salernarum and some of its commentators. *In*: Sigerist(441).

(7. 14) 雑誌 Janus の創刊者 Henshel がブレスラウの町の図書館でたまたま Herbarius(「薬草」)という表書きのある 12 世紀伝来の古文書を発見したが，それは当時まったく忘れられていたサレルノ医学の文書の集成ともみるべき貴重な史料であった. それが刺激となってサレルノ文献の探索と研究が de Renzi, Daremberg らによって熱心に行われた結果が 1852 年にその 2 人の名で刊行された 8 巻の Collectio Salernitana で，今日われわれのサレルノに関する知識の基礎資料になっている. Allbutt (10)の Appendix: Salerno(p. 425 *ff*.)による.

(7. 15) 医師の資格試験はこの 1230 年の Friedrich II 世の法令にはじまると記載している書物が多いが，前掲 Withington XLI. The medical profession in the middle ages によれば，1140 年 Friedrich の祖父に当る Roger II 世の法令がヨーロッパにおけるその嚆矢であるという.

(7. 16) Villanova の Arnald に関しては Neuburger, Bd. 2, S. 388 *ff*. に長文のすぐれた論評がある. この歴史家の Arnald に対する傾倒がうかがわれる.

(7. 17) parabolae を「箴言」と訳したのは著者が著述に当ってソロモン王の「箴言」を念頭に置いたという説(次註 Diepgen, S. 66 参照)に基づいている.

(7. 18) Klassiker der Medizin 叢書(267), Bd. 18 に Diepgen によるドイツ語訳(24)がある. 短くリーダブルな古典である.

(7. 19) 前註 Diepgen 訳, S. 10–12.

(7. 20) Neuburger, Bd. 2, S. 398.

(7. 21) アヴィセンナにたいそうきびしいアルナルドは，同じアラビア医学の巨匠ラージーを次のように評している. "vir in speculatione clarus, in opere promptus, in judicio providus, in experientia approbatus". (前註 Neuburger, S. 395.) ラージーとアルナルドという時と所とを大きく隔てた二人の学者の共通の特質がうかがわれてたいそう興味が深い.

(7.22) Schelsky (422), S. 13. (同邦訳, p. 17.)

(7.23) 大学(university)の原語であるuniversitasは，もともと，人々の集団ないし合法団体の意で，大学は教師と学生との組合(universitas magistrorum et scholarium)として出発した．彼らの学校およびその学校の存在する場所はstudiumあるいはstudium generaleとよばれた．その*generale*は，あらゆる学科の教えられる場所ではなくして，あらゆる国々，あらゆる地方から学生の集まるところを意味していた．それらの外来の，したがって市民権をもたない学生たちが生活防衛のために組織したのがuniversitasであった．(前註シェルスキー邦訳，p. 307–308の訳者註による．)

(7.24) イタリアはじめ西欧諸国の大学の医学部についてはBullough (89), p. 74 *ff.* を見よ．

(7.25) 上記註(7.23)参照．

(7.26) ローマの著作家テレンチウス・ヴァロ(歿B. C. 28)は九つの基礎学科，すなわち，文法，修辞法，論理学，算術，幾何，天文学，音楽，医学，建築学について語っている．やがて自由人にふさわしい学科という意味で，それらの学科には自由学科(artes liberales)——奴隷のための機械的技術(artes mechanicae)あるいは奴隷技術(artes seviles)に対して——とよばれた．5世紀に至ってその中から医学と建築学とが除かれて，言うところの自由七学科が確立しそれらは教会の基礎教養をなすものとされた．七つという数は旧約聖書，箴言第9章1節「智慧はその家を建て七つの柱をきりなし……」に基づくと言われる．その七学課は，文法，修辞法，論理学の「三学科」(tritium)と，算術，幾何，天文学，音楽の「四学科」(quadrivium)または「実学科」(artes reales)とに分けられる．

(7.27) ダンテ「神曲」，天国篇II. 82.

(7.28) J. Pagel「中世医学の歴史」, *In*: Puschmann (ed.) (398), Bd. 1, S. 669.

(7.29) Taddeoの有名なConsiliaは今世紀に入ってイタリアから刊行され，今でも入手できる(462)．スコラ医学の全盛期に，一面ではこうした形の書物が現われはじめたことは後に述べる解剖学の擡頭などと考え合わせ，医学における経験的方法の兆しとみることもできる，という史家Ackerknecht (4)の指摘は正しい．

(7.30) ガレノス主義の意味に関しては前章註(6.41)を見よ．

(7.31) わたくしはこの記述をBullough (89)によった(p. 76)．果してこのBulloughの記事に示唆されているように，後のパドヴァの新しい解析的な学風が医学領域にその先駆をもったとすれば，それは一般科学史にも重要な示唆を含むものでなければなるまい．なお次の論文を参照せよ．J. H. Randall (荻原明男訳)「パドヴァにおける科学の方法」*In*: ツィルゼルほか(502)．

(7.32) パリの制度に関しては前註Bullough, p. 69 *ff.*; Neuburger, Bd. 2. S. 346を見よ．

(7.33) もともと一般に正規の教育をうけた医師はマギステル(Magister)とよばれたが，13世紀にはボローニャからドクトル(Doctor)の名称がはじまった．はじめはそれは

医学の教師に与えられた称号であったが，やがて資格ある医師はすべてその名でよばれるようになった.

(7.34) その筆者は彼の子で僧籍の医師であったTheodoricoであるとも言われる．ここではSudhoff(333), S. 141に従って弟子とした.

(7.35) ガレノスはMethodus medendiの中で乾燥を推奨して湿潤を排した．(Siccus sano est propinquius, humidum vero non sano.) (Neuburger, Bd. 2, S. 376による.)

(7.36) Jean Pitardは13世紀の終りから14世紀はじめにかけてのパリのすぐれた外科医で，Henri de Mondevilleの師でもあった．PitardをSt. Cômeの創立者とする説もあるが，それは疑わしい．(Malgaigne(312), p. 39. による.)

(7.37) Lanfrancoは後述のSt. Cômeで教えたと記している書物も多いが，それは誤りであるらしい．(前註Malgaigne, p. 50, 120を見よ.) 当時のパリの医科大学はカリキュラムに外科を容れる雅量があった.

(7.38) Neuburger, Bd. 2, S. 386–388.

(7.39) 外科の理論と実地とは次のような三段論法に基づいて一つでなければならないものとされる．Omnis practicus est theoreticus: omnis cyrurgicus est practicus: ergo omnis cyrurgicus est theoricus.

(7.40) 前掲Malgaigne, IX. School of Montpellier: Guy de Chauliacの章を見よ.

(7.41) 19世紀フランスの有名な外科学者Malgaigneが1840年に出版した「Ambroise Paré全集」に添えられたParéの伝記とその背景にある6—16世紀の外科史とが近年英訳されている(312)．これは見識にとんだ，しかも興味ある外科史だし，またこの領域で光栄ある伝統をもつフランスの事情に詳しく正確であるという意味で，たいそう有益な文献である.

(7.42) 医学書をvernacularで書くことはきわめて異例のことであった．ラテン語を解するか否かが正規の医者か「もぐり」(laicusまたはidiota)とを区別する第一の規準であった.

(7.43) 前掲Bullough(89), p. 93; Malgaigne, p. 59による．前記の著書Chirurgia magnaにその出典がある由である．Malgaigneは「ヒポクラテス以来このような高貴の言葉を語った人はない」と評しているが，わたくしには，このGuyの言葉は正直のところ高貴とよぶような格調をもつものとは感ぜられない．なおこの種の医師の義務論(deontology)に関する多くの医者たちの発言がBulloughに収められている(p. 93–101)．ついて見よ.

(7.44) 前掲Bullough, Chapter V, Professionalizationの章を見よ.

(7.45) VillanovaのArnaldとともに思い出されるのは，後述のParacelsusの，医学ないし医術の真髄にふれたかずかずの心から迸しるような言葉である．その二人がともに中世教会にとっては異端と目された信仰の持ち主であったことは人を考えさせるところの多い事実である.

(7.46) St. Côme 側の人たちは，よくある話だがその運動に箔をつけるために，起源をできるだけ古くみせようとした傾きがある．また，その創立を Louis IX 世という13世紀の聖人(St. Louis)と結びつけようとしたのも，同じ意図に出たものと思われる．詳細は前掲 Malgaigne の Chapter XII. Surgery in France in the 15th century: Parisian surgery——History of the Confraternity of St. Côme and of the barbers of Paris(p. 115–153)を見よ．

第8章　近代の黎明期と医学

(8.1) Giovanni Michele Savonarola は温泉療法その他にきこえたすぐれた医学者であった．15世紀に異端のゆえにフィレンツェで焚刑に処せられた有名な改革者ドミニコ派の修道僧 Girolamo Savonalora はその孫に当る．

(8.2) 病理解剖学者としての Benivieni については次章 *2* を見よ．

(8.3) Pieper「スコラ哲学」(389)による(p. 26)．しかし，スコラのはじまりをボエティウスに置くことには当然異論もあるだろうが，その当否はわたくしの発言しうる範囲ではない．

(8.4) 中世の学校の内容についてわたくしは次の書物の簡明な記述に学ぶところがあった．ヒルシュベルガー(高橋憲一訳)「西洋哲学史 II. 中世」(理想社，東京，1970)，p. 127–130. なおこの書物にみえるスコラ学の起源は前註(8.3)とは異なってカルル大帝以後の中世学校とされている．

(8.5) ファン・ステーンベルヘン「十三世紀革命」(青木靖三訳)(453)，p. 38.

(8.6) 参照: 林達夫「スローガンとしての神学の婢」．(再録)*In*:「林達夫著作集，**2**」平凡社，東京，1971.

(8.7) その間の消息に関しては前掲 Pieper, 第 VI 章を見よ．

(8.8) 本文の記述にわたくしは前掲ファン・ステーンベルヘン(青木靖三訳)「十三世紀革命」に負うところが多い．

(8.9) 前記諸著のほか Gilson「中世キリスト教哲学史」(185)が参考にされた．J. Pieper の「トマス入門」(388)はわたくしにはたいそう有益であった．(参考書の指示は Pieper にみえる．)

(8.10) 前掲ステーンベルヘン，p. 143.

(8.11) 諸表象を感覚する受動態としての受動的理性に対して，対象にはたらきかける可能性を現実にする原因としての理性を能動理性とよぶ．アリストテレスに発する考え方である．

(8.12) アヴェロエス(イブン・ルシュド)は前にアラビア医学の中で述べた12世紀西方イスラム圏の哲学者，医学者．アリストテレスに通じ，すぐれた註解書がある．有名な「二重真理説」の提唱者と言われるのはかならずしも正確でないと言われるが，哲学を知性の最高の形式とする彼には信仰と理性との緊張関係は存しない．能動的理

性を究極の霊魂とし，それを宇宙に唯一のものとする彼の説は，スコラ学者，とくにトマス——トマスは能動的理性を個々の人に頒たれるものと考える——の論難を招いた．アヴェロエスの思想をキリスト教に導入したのがいわゆるラテン・アヴェロエス主義であった．

(8.13)　1277年の大断罪の思想史上の意味の重さが正しく認められるようになったのは，1950年代に入ってからであった．上記 Steenbergen, Gilson らの業績が大きい．前掲 Pieper (383), p. 127 を見よ．

(8.14)　Dante はしかし，Siger de Bravant を「神曲」天国篇第10歌で，Thomas と並べてうたっている．

(8.15)　Thomas はもちろん Siger の側にはなかった．彼はその「知性の単一性について」なる書物で強く Siger を批判した．

(8.16)　前掲ステーンベルヘン(青木靖三訳)，p. 151.

(8.17)　前掲ヒルシュベルガー(高橋憲一訳)「西洋哲学史」II, p. 129–130.

(8.18)　ガレノスの「宗教性」とも言うべき傾向が何に由来するかをわたくしはつまびらかにしない．彼のプネウマ説は明らかにストアの影響をうけているし，そのストアは周知のように，明らかに汎神論陣営の哲学で，キリスト教とは異質であった．ちなみに，Allbutt (10) によればガレノスの全著作の中で，キリスト教に言及している個所は僅か2カ所であるという．

(8.19)　Aschoff-Diepgen-Goerke「医学史年表」(27), S. 19–20; 三木栄「体系・世界医学史」(334) の年表を見よ．

(8.20)　ルネッサンスの上下限をどこにとるかについてはいろいろ異なった見解がある．わたくしはここでは常識的に，およそ14世紀の半ばごろ，すなわち，Petrarca, Boccaccio の活動期あたりから，16世紀いっぱい，と仮にきめて話を進めよう．

(8.21)　「林達夫著作集，**1**，芸術へのチチェローネ」平凡社，東京，1971. p. 167.

(8.22)　Cesare Borgia (1475–1507). 法王 Alexander VI 世の庶子で，波瀾の政治的生涯を送り，陰険，残虐の性格をもってきこえる．これもルネッサンス期の有名な女性 Lucrezia Borgia はその異母妹．

(8.23)　註(8.21)，p. 168.

(8.24)　トレルチ(内田芳明訳)「ルネッサンスと宗教改革」(岩波文庫，1939)，p. 59.

(8.25)　卑ラテン語とでも訳そうか．古代ローマの典雅なラテン語をマスターした人文学者たちの眼には，中世に流布したラテン語の文書は，北方蛮族の，今日の言葉で言えばピジン・イングリッシュのような barbarous なラテン語であった．なお，ヨーロッパの歴史における「野蛮人」という言葉の意味については，フレデリコ・シャボー(清水純一訳)「ヨーロッパの意味」(99)，p. 32 *ff*. を見よ．これは興味のある書物である．

(8.26)　たとえば8世紀 Karl 大帝時代のカロリンガ朝ルネッサンス，あるいはいわゆる12世紀のルネッサンス，など．

(8.27)　14世紀半ばに書かれた Invectivae contra medicum quendam をわたくしはまだみたことがないが，それを含めて Petrarca の医学，医術批判については Leibbrand の「医学問題史」(287) の S. 154–159 に多くの引用をもった紹介がある．なお Neuburger(351), Bd. 2, S. 416–418 も詳しい．医学者たちの無用な哲学癖，空疎な言説(レトリーク)，権威主義，アラビア風，占星術，視尿術等，およそそうした学問的の頽廃を底にもつ医術，医業の腐敗を糾弾したこの人文学者の言葉には今日でも人を再思させるものが多く含まれている．

(8.28)　medical humanists と言われる中には註(9.29)の Niccolo Leoniceno, Leonhart Fuchs, ロンドンの Royal College of Physicians の創立者(1518年) Thomas Linacre, Giorgio Valla, Iacobus Sylvius, ら，有名な学者が少なくない．Withington(488) XLIII. The revival of learning の章を見よ．

なお有名な「ガルガンチュア・パンダグリュエル」の著者 François Rabelais(1484–1553) はまた医学者でもあった．彼にはヒポクラテスの翻訳がある．

(8.29)　ケルススの De medicina(98) は後に法王 Nicolaus V 世となったサルザナの Thomas によって1443年にミラノで発見され，1478年にはフィレンツェで印刷された．

(8.30)　印刷術初期の医学書については Meyer-Steineg u. Sudhoff の「図入医学史」(332), S. 174 *ff.* に詳しく，また多くの図版もある．なお Garrison(182), p. 166 脚註を見よ．有名なグーテンベルク聖書の印刷は1454年，プリニウスのそれは1469年の話だが，医学書印刷の先頭をきったのが何であったかは明確でない．ごく早いころの瀉血カレンダー(保健衛生の目的で定期的に瀉血を行う習慣がかなり広まっていた)，下剤カレンダーのようなものは別として，まとまった医書ではアラビア関係のものが多かったようにみえる．アヴィセンナの「カノン」は1472年というかなり早い日付をもっている．

(8.31)　前掲，「林達夫著作集 **1**」の諸論文「文芸復興」，「発明と発見の時代」等に負うところが多い．

(8.32)　「ヨーロッパ」という言葉の起源については前掲シャボー(清水純一訳)，p. 23 *ff.* を見よ．

(8.33)　同じく記述的な解剖学における Vesalius の仕事の意義については次章で述べられるが，彼の業績の影響の大きさにもかかわらず，彼が本質的にはガレニストとしてとどまっていたことが注意されなければなるまい．

第9章　十六世紀における近代医学の胎動（上）

(9.1)　古典的な声価をもつ Haeser 医学史(192)の中でも有名なその第3巻「流行病史」のほか，Winslow(487), Scott(428)等を見よ．J. F. K. Hecker の有名な Die grossen Volkskrankheiten des Mittelalters(Berlin, 1865) をわたくしはまだ見ていない．

(9. 2)　旧約聖書のレプラに関しては Ebstein(136), p. 71–95 を見よ.

(9. 3)　Ackerknecht「主要疾患の歴史と地理」(2), p. 109 *ff*. にその簡明な歴史がある.

(9. 4)　前掲 Winslow, p. 89–91 に詳しい. なお Rosen の「公衆衛生史」(412), p. 64 *ff*. の The living Dead を見よ.

(9. 5)　ルカ伝, 第18章20節, 癩病人ラザロより. 同じ語源の言葉で lazaretto もやはりレプラ隔離舎の意だが, これは黒死病流行時の隔離舎などをさしたこともある.

(9. 6)　ペスト(plague, Pest)はもともと πληγή, plaga すなわち神から与えられた打撃(blow, stroke)を意味する言葉で, やがて急性熱病性の疫病一般をさすようになった. それが今日言うペストに限定されるようになったのは14世紀の黒死病以来のこととみてよいだろう. 原意は今日でもたとえば, rinderpest(牛疫), 鶏ペスト(fowl plague)などに残っている.

(9. 7)　Hecker の有名な「黒死病史」(1832年)が最近複刻された(209).

(9. 8)　14世紀の黒死病の流行はヨーロッパだけで, ユスチニアヌスのペストにみたような pandemic ではなかった.

(9. 9)　イタリアでは mortalità grande('the great mortality')とよばれた. mortality とは死亡率ではなく, 多数の死, というほどの意.

(9. 10)　ハンガリーから起って南ドイツを中心にヨーロッパ各地に伝染した宗教的大衆運動. 悪疫の流行を神罰と観じ, 異様な服装をまとって革紐でわが身を激しく鞭うち, 懺悔の勤行をしながら村から村へと行列して歩いた. 多くの子供たちまで含んだ点で十字軍のそれを連想させる. その大衆的人気が教会の秩序をみだすゆえに禁圧された. 前掲 Hecker, 5. Moralische Folgen(S. 42 *ff*.)に詳しい.

(9. 11)　ユダヤ人をスケープゴートにしてペスト流行をその撒いた毒によるという名目で行われた迫害は20世紀のナチスのそれと並ぶスキャンダラスで痛ましい歴史であった. 前掲 Hecker 参照.

(9. 12)　詳細は Sudhoff *In*:(333), S. 158; 前掲 Winslow, p. 98 を見よ.

(9. 13)　前掲 Winslow, Chapter V. Primitive concepts of contagion のほか, 今日でも細菌学史としてもっとも高い水準の業績とみられる Bulloch(88)を見よ.

(9. 14)　流行病(epidemic; ἐπί 上に, δῆμος 衆, より)がかならずしもすべて伝染病(contagious disease)でないことは, たとえばかつてわが国で流行した脚気(かっけ), 今日のいわゆる公害病等をみても了解されようが, にもかかわらず, 微生物の伝染が流行病のもっとも主要な原因である事情は今でも大きく変らない.

(9. 15)　空気の汚れによる流行病の発生という考え方は, マラリア(malaria, イタリア語で malo 悪い, aria 空気, より)という病名にその余韻を残している. (この病名はしかし比較的新しく17,8世紀に活動した後述の Francesco Torti にはじまる.)

(9. 16)　酢による通貨の消毒というような今日考えて合理的な処置も含まれていた.

(9. 17)　これらの隔離期間のまちまちな数字がどんな根拠によったかは明らかでない. 参照 : 前掲 Rosen, p. 67.

(9.18)　Sudhoff, *In*:(333), S. 160.

(9.19)　ありそうなことだがこの話にも書物によっていろいろヴァリエーションがある.

(9.20)　前掲 Ackerknecht(2), p. 117 を見よ.

(9.21)　同じく性病の一つである淋病と思われる病気についてヒポクラテス，ケルスス，アラビア医学者たちの記載が残っていると言われる.

(9.22)　梅毒旧大陸起源説の旗頭 Karl Sudhoff は言うまでもなく今世紀最大の医学史家の一人だが，きわめて豊富で確実な史料に基づいて，遅くも12世紀以後には梅毒と推定すべき病気がヨーロッパに存在していたこと，水銀療法がすでにはじまっていたことを立証している．わたくしは残念ながら未だその原著に接していないが Garrison(182), p. 189–191 にその業績が詳細に紹介されている．もっともこの説にもその後強い異論があって問題はなお帰趨を知らない．なお参照：註(9.25).

(9.23)　16世紀のはじめごろ，イスパニア人がサン・ドミンゴ島の土人の間に梅毒の治療に広く用いられていたグァヤック樹皮の煎剤をヨーロッパに紹介して以来，旧来の不快な副作用を伴う水銀療法に代って，グァヤックが梅毒の特効薬と称して広く用いられるようになった．みずから梅毒を病んだ有名なドイツの人文主義者 Ulrich von Hutten に次のような著書がある．Von der wunderbarlichen Artzney des Holtz Guajacum…, Strassburg, 1509.

(9.24)　海を渡って来た病気は，同じく海を渡って来た現地の薬によってよく治る，という商魂逞ましい宣伝が，梅毒アメリカ起源説の背後にあるという．参照：Sigerist (439), p. 76.

(9.25)　上記 Sigerist が "The question is still highly controversial and far from settled."(p. 75) と1943年に言っているのが印象深く読まれる．(なお土肥(132)を見よ．) この大家は前記 Sudhoff の門下で，これは1910年代はじめのその師の大きな業績をもちろん熟知していた上での発言である．さらにまた前記 Ackerknecht はその Sigerist に学んだ学者だが，上にみたようにどちらかと言えば新大陸起源説に肩を入れている．問題のむずかしさを思うべきだろう.

(9.26)　フランス病という名はずっと前から存在したという Sudhoff の説がある.

(9.27)　Philippe Ricord(1838年)がその二つを決定的に区別した．なお本文後段を見よ.

(9.28)　前掲 Sigerist の III. Disease and social life の記述を推す．この書物は一般向きの読物の形をとってはいるが，この学殖深く視野の広い医学史学者がそこに揃えている話題は，他に求めにくいものも多く，正確なレフェレンスも挙げられていて，学問的な用意にも欠けていない.

(9.29)　Niccolo Leoniceno(Nicolaus Leonicenus, 1428–1524)．イギリスの Thomas Linacre(1460?–1524)などと並んでいわゆる医学的人文主義者あるいは語学派医学者(philologische Ärzte)の代表的な人物の一人．参照：註(8.28)．ヒポクラテスの「箴言集」のすぐれたラテン語訳のほか梅毒に関する著書がある．彼はまたすぐれた植物

学者で，当時としては大胆にもプリニウスの「自然誌」の誤りを指摘した.

(9.30) この有名な書物には近年すぐれた序論，註をもった原文と英語の対訳がある(164). 西方洋上のある島を訪れたイスパニア人が，たまたまその地の祭儀に列して島民の間に流行する悪疫に驚き，その由来を訊ねたところ，その昔，羊飼スュフィルス(Syphilus)〔*sic*〕が冒瀆の所業の罰として太陽神から与えられた病気が広まったものと教えられた. Fracastroはその物語をうたう際，オヴィディウスの「変身譜」(Metamorphosis)よりニオベ(Niobe)の子シプュルス(Sipylus)〔*sic*〕を転用してその羊飼の名としたと言われる. 今日一般に用いられる病名シフィリス(syphilis)がそれにはじまった. Fracastro自身は梅毒の新大陸由来説には反対の立場をとっている.

(9.31) Klassiker der Medizin 叢書 Bd. 5，Fosselのドイツ語訳(163)で読むことができる. 本文の記述に当って利用された私蔵の原書は1554年リオン(Lugdnum)で出版された12 mo版.

(9.32) 前掲Winslow, p. 113.

(9.33) そのseminariaの体内侵入の一つの方式としてFracastroは次のような注目すべき言葉を残している.

One method of penetration is by propagation and, so to speak, progeny. For the original germs which have adhered to the neighboring humors with which they are analogous, generate and propagate other germs precisely like themselves, and these in turn propagate to others, until the whole bulk of humors is infected by them. (訳文はWinslow, p. 134.) このきわめて近代的な表現は原文ではunus penetrationis modus est propagatione et quasi sobolem〔suboles=sproutからさらに，offspring, progeny, posterityの意味をもっている〕(前註リオン版，p. 161). そこで'unus'と言っている点に歯切れの悪いふしはあるようにも思われるが，Fracastroの想定したseminariaを微「生物」とうけとってもあながち読みこみとは言えないだろう.

(9.34) Fracastroはしかし，そのseminariaが場合によって——「流行熱」はもとより梅毒などについても——人体内でも発生する可能性を許している.

(9.35) 発汗病(the Sweating Disease)は新規登場の奇異な熱病であった. それは1485年8月フランスからブリテン島に上陸したHenry VII世(Tudor朝のはじめ)の軍隊に発生してその9月にはロンドンをはじめイングランドを席巻し，戴冠式が延期の余儀なきに至った. 100人に1人も発病を免れる者がなかったと言われ，死亡率もはなはだ高かったが，数週間でまったく収まった. その後1508, 1517, 1528, 1551年にいつも夏期に流行がくり返された. 1528年の流行はもっとも激しく，その時にはドイツ，オランダ，スカンジナヴィアにも入った. この激甚な流行病は悪性のインフルエンザであったろうとも言われるが，発疹，嗜眠，等，それでは説明しにくい症状も記載されていて，その本態は不明である.

(9.36) Singer(445)のThe beginning of dissection, 1250–1300(p. 71 *ff*.)の項を見よ.

なおそれに関連して16世紀にしばしば行われたと噂に伝えられる生体解剖(vivisection)——ここでは生理学的な「動物実験」(vivisection)という後世にできた転義(なお本書後段を見よ)でなしに生きたままの(人体の)解剖——の問題に関しては von Töply の解剖学史(470), S. 226 *ff*. を見よ.

(9.37) 解剖学史上きわめて重要なこの Mondino の著書の内容については Neuburger (351), Bd. 2, S. 433 *ff*. に詳しい.

(9.38) ボローニャでは参観者の数は20名(女性屍体の場合は30名)と定められていた. 解屍(anatomia)は4日間にわたって行われ——当然冬期がえらばれた——第1日は腹部(筋肉と内臓), 第2日は胸部とその内容(membrana spiritualia), 第3日は頭部と脳(membrana animata), 第4日は四肢(筋肉, 血管, 神経)と脊柱, という順序で行われた. Sudhoff (332), S. 162 による.

(9.39) 前掲 Singer p. 104.

(9.40) 参照: 註(9.29).

(9.41) O'Malley の「ヴェサリウス伝」(364)の Chapter I. Pre-Vesalian anatomy のすぐれた記述を見よ.

(9.42) 前掲 Singer, p. 135.

(9.43) 静脈弁の発見者に擬せられるのは, パリの Charles Estienne, フェララの解剖学教授 Gianbattista Canaro, ユダヤ人の Amatus Luisitanus, Vesalius, Eustacchio など少なくない. いずれも16世紀の学者である.

(9.44) 死因をたしかめるために死体を解剖するという近代的な手続きは古くからイタリアではかならずしもめずらしいことではなかったらしい. Long の「病理学史」(303)によれば, 1410年法王 Alexander V 世がボローニャで急死した際, ボローニャの解剖学教授 Pietro d'Argellata——Mondino の弟子——が教会の命をうけてその屍体を解剖したという. Chiari の「病理学史」(103)にも解剖学者だけでなしに臨床家たちによる数々の剖検記録がみえている(S. 483 *etc.*).

(9.45) この古典には Charles Singer の英訳を対訳にもつ複刻版がある(47). Long のたいそうすぐれた序論がついている. なおそのいくつかの剖検例が別途 H. Long の「病理学アンソロジー」(302)にも採録されている.

(9.46) Long の「病理学史」(303), p. 44 を見よ.

(9.47) Malgaigne (312)のすぐれたパレ研究がある. 前世紀フランスのこの大外科学者による Paré の伝記は, 前にも言及されたように今日でも高く評価されている.

(9.48) 7世紀の半ばごろパリの司教 St. Landry によって建てられ, 13世紀 St. Louis によって拡張された貧しい病者のための施設. このパリの l'Hôtel Dieu はこれからも本書にたびたび登場するだろう. その歴史については Coury のモノグラフ「パリの Hôtel Dieu」(110)がある.

(9.49) 前に(第7章, *4*)で記したように, 多くの抗争を経てできた制度によって, このころフランスでは, 理髪外科医たちは公許の資格をうることができた.

(9. 50) Klassiker der Medizin 叢書, Bd. 29 に原文と H. Sigerist のドイツ訳(378)とがある.

(9. 51) 前掲 Malgaigne, p. 325 に原文の引用がある. Paré がパリで深い知遇をえた Sylvius が Vesalius に対して抱いた極度の反感と対比して興味が深い.

(9. 52) 止血の歴史についてはたとえば Helfreich (210), S. 84を見よ.

(9. 53) Paré の諸著作の翻訳まで含めた, ゆきとどいた書誌学的記載と詳しい解題が Malgaigne (312), p. 314–348 にみえる.

(9. 54) 前掲 Malgaigne の Part III, Ambroise Paré に詳しい.

(9. 55) Paré がユグノーであったという通説に Malgaigne は批判的である(前掲書 p. 287).

(9. 56) この有名な言葉はいろいろな綴で伝えられているが, ここではその書物の中で Paréの著述の表記法にまで研究を惜しまない細心の用意を示している前記Malgaigne の引用 (p. 363) に従った.

第 10 章　十六世紀における近代医学の胎動(下)

(10. 1) ファウスト伝説と Paracelsus の問題については Pachter (371), p. 299, 343 を見よ. なおの Paracelsus を主役ないしモデルにした文学作品は少なくない(Pachter, p. 343 参照).

(10. 2) 早くも 16 世紀の間にバーゼルで出版された J. Huser 編の全集は今日でも複刻版で入手可能のようだし, Huser 版の現代語訳も進行中. 1922 年からはじまった Karl Sudhoff と W. Mathiesen の校註になるすぐれた全集は Paracelsus 研究の水準を画期的に高めたと言われる. 最近では W. E. Peuckert の編集した 5 巻ものの現代語訳全集 (377) が容易に入手できる. 現筆者はもっぱらそれによった. そのほか選集ないし個々の著作の現代語訳も多い. この Paracelsus というたいそう魅力のある医学者に関する研究, 評伝は古来はなはだ多い. (下記 Pagel, p. 31–35 のビブリオグラフィーを見よ.) 中で Karl Sudhoff: Paracelsus; Ein deutsches Lebensbild aus der Renaissancezeit (Leipzig, 1936) はこの Paracelsus 研究の権威である当代の卓抜な医学史家の計画してついに果さなかった大作のいわば要約ともみるべき手ごろのものとされている. 現在ではおそらく Walter Pagel の Paracelsus (375) をもっとも高い水準の研究とすべきだろう. このかなり難解だが周密な研究は, ルネッサンス期医学の思想的背景を学ぶ上にも貴重な資料である. なお Peuckert (387), Pachter (371), 新刊の Schipperges (426), 等を見よ. なおたびたび引用する T. S. Hall (198), L. S. King (265), Boas (67) 等にそれぞれすぐれた内容をもつ記事がある. 日本語ではわたくしの知るかぎりでは, スティルマン(原光雄訳)「パラケルスス」(創元社, 大阪, 1943, 原著は 1920) (455) がある. 簡略だが印象深い内容をもっている. 古く故小川政修教授の著書があるやにきいているが未だ見る機会がない. 最近には大橋 (361) の

すぐれた評伝がある.

(10. 3)　本文の Theophrastus von Hohenheim は彼の自署(前註 Pachter, p. 47 見開き図版)の一つに基づく. 少時 Philipp とよばれ, また家名は Bombast von Hohenheim であったから, Philippus Theophrastus Bombastus von Hohenheim と記されることもある. 往々 Theophrastus のあとに Aureolus という名称が挾まることがあるが, これは錬金術師というほどの渾名とみるのが正しいらしい. その名 Hohenheim については諸説がある. 名をラテン語風にもじる例は当時しばしばみられる. たとえば, 有名なアグリコラ(Bauer—Agricola), メランクトン(Schwarzerd—Melanchton). なお Paracelsus の celsus が「高い」でなくて, 前記ローマの百科全書家 Celsus を超えるもの, とする自信に出たとする説は, 妥当でないと考える人が多い.

(10. 4)　彼がその子に与えた Theophrastus という名は, B. C. 4 世紀の逍遙学派の哲学者で植物学の祖と言われるテオフラストスに基づいていると言われる.

(10. 5)　参照: 註(9. 29).

(10. 6)　しばしば引用されるこの彼の学歴の記述は, Der Grossenn Wundartzney なる著書の冒頭にある(Peuckert 版全集, 第2巻, S. 385 *ff.*). これは感動的な文章で, その一部の達意の英訳が前掲 Pachter に載っているが(p. 8), 著者がそれに付け加えて "Few scholars before Paracelsus had written in this vein." と述べているのに同感される.

(10. 7)　私設あるいは公営の公衆浴場で, 吸角, 瀉血等に従事する一種の職業. Baas (30), p. 146–147 を見よ.

(10. 8)　再洗礼派(Anabaptists)は 16 世紀はじめドイツにおこった一宗派. 宗教的には深い心情をもっていたが, 教会の体制に抗うゆえをもって, カトリック教会, ルッター派の双方から敵視された. 農民運動の形をとって一時ミュンスターに拠って神政政治の形をつくったが, やがて鎮圧される. しかしその影響は諸方にあとをひいた.

(10. 9)　Paracelsus はこの Erasmus をはじめ人文主義者たちと多くの接触をもったが, 体質的, 思想的に距離が大きかったことは了解にかたくない.

(10. 10)　彼の弟子 Oporinus——Vesalius の Fabrica の出版者と同一人——のこの評言が有名な医学者(本章 *6* 参照) Johann Weyer の著書に載った(前掲 Pachter, p. 156 を見よ)ために波紋が大きい. Oporinus の真意についてはいろいろの解釈がある.

(10. 11)　Brissot と瀉血の revulsio-derivatio の問題に関しては Withington (488), p. 247, Haeser (192), Bd. 2, S. 63–65 を見よ. なお本文の pleuro-pneumonia は今日の急性肺炎を意味するとみるのが正しい.

(10. 12)　Baillou は百日咳をはじめて記載したと言われ, またリウマチ(rheumatism)の病名——体液の ῥεῦμα(流れ)によって生ずる病気というほどの意——をはじめて設けてそれを痛風から区別した(Liber de rheumatismo, 1762 年). いずれも原文(英訳)が Major の「内科学アンソロジー」(310)のそれぞれ p. 210, 212 に載っている. 彼はすぐれた疫学者であった.

(10.13) 参照: 註(5.90).

(10.14) Haeser(192), Bd. 2, S. 67 *ff*. の Bekämpfung auf die Galenisch-arabische Pulslehre の項を見よ.

(10.15) これも有名な言葉で前掲 Pachter, p. 51 にもみえる. 原文は Huser 版全集第1巻 S. 103 にある由だが, Paracelsus のどの著書から出たかまだ確かめていない.

(10.16) Archidoxen(Peuckert 版全集, Bd. 1, S. 361)にみえる. 第五原質(quinta essentia)とはもともとアリストテレスのエーテルをさすもので, 地上の四元素と異なって天界だけに存する完全で霊妙な物質である. それはとくにネオプラトニストたちの思弁の対象となり, また錬金術師たちのことのほか執着する観念でもあった. 前掲 King, p. 105–108 を見よ. パラケルススの Quinta essentia(前記 Archidoxen の第5書 De quinta essentia)が正確に何を意味するかは例によってはなはだわかりにくい. いわば「薬の精」ともみるべきもの, ここではしばらく話を薬理にかぎってそれを Arcana とほぼ同意語とみておきたい.

(10.17) 錬金術なる大問題について本書ないし本章の主題とかかわるかぎりで次の二つの記述は示唆にとんでいる. 前掲 King, III. The philosophic approach: Paracelsus; Boas(67), Chap. VI. Ravished by magic.

(10.18) 「哲学者(賢者)の石」(Philosopher's stone, lapis philosophorum)とは, 卑金属を金に変える秘力をもった物質で, 錬金術師の求めてやまなかった対象である. Elixir もほぼ同じものとみてよいだろうが, この方はやや広く不老長生の力もある. とくにそのような意味で用いられるとき elixir vitae とよぶこともある.

(10.19) 前掲 Peuckert 版全集 Bd. 1, S. 333–447. Archidoxen.

(10.20) Schelenz「薬学史」(421), S. 388–392 を見よ.

(10.21) Pagel(375), p. 276 を見よ.

(10.22) 三原質, Tria prima の説は Opus Paramirum〔題意不明〕(前掲 Peuckert 版全集, Bd. 2, S. 1–186)がその原典である. 三原質の意味については前掲 Pagel, p. 82 *ff*. の例によって周密でいささか読みづらい考察のほか, T. S. Hall の名著「生命と物質」(198), 12. A medieval amalgam の章を見よ. 後者はその洞察の深くゆきとどいた生物質論の歴史的パースペクティヴの中での Paracelsus が的確にとらえられている.

(10.23) Peuckert 版全集, Bd. 1, S. 495–584. Das Buch Paragranum. この題名の意味は現筆者には不明である. 前掲 Pachter は Against the Grain あるいは The Ground of the Grain と記しているが(p. 188), 充分理解しがたい. この四つの柱の意味については Pachter の同じページにゆきとどいた説明がある. 本文に仮に「徳の力」と訳された virtus は言うまでもなくいろいろの意味をもつ言葉だが, Pachter は the professional skill of the doctor, his experience and his psychological ability to mobilize the patient's vital forces, と説明している. 本文に記した Redlichkeit という言葉は Paracelsus の原文(S. 568)にみえる.

(10.24) Archaeus *etc*. に関しては前掲 Pagel, p. 105 *ff*. の詳細な考証を見よ. なお前

掲 King, p. 120; T. S. Hall(198), vol. 1, p. 181, 等にそれぞれ注目すべき見解がみえる. Archaeus, Alchemist, Vulcan, Iliaster 等, 八方破れの同意語ともみられる言葉が Paracelsus 文献に万華鏡のような印象を与える. 彼自身にはそれぞれそうした表現を必要とした多分に心情的な論理があったに相違ないと察せられるが, 残念ながらそれはもはやわれわれの手のとどきにくいところにある.

(10. 25) 「交感」('sympathy', consensus)とは, はなはだ多義で用例の多い言葉だが, ここでは磁石にその典型的な形がみられる(と考えられた)ような, 二つの物体間にはたらくアプリオリな力, と一応言っておこう. 前掲 Pagel, p. 148 を見よ. なお溯ってガレノスの交感論に関しては Siegel(435)に詳しい論考がある(p. 360–382). ついて見よ.

(10. 26) 天体と人体との「対応」('correspondence')については前掲 Pagel, p. 67 *ff*. を見よ. 天は人のモデルないし鏡であるという意味と, 人の行動の原因, というよりはむしろ予徴, であるという意味とが「対応」を構成する.

(10. 27) 上に再々引用された Pagel の Paracelsus(375)はその副題に「ルネッサンス期の哲学的医学序説」とあるのをみてもわかるように Paracelsus の思想的背景をさぐる上にたいそう有益な参考書である.

(10. 28) Paracelsus のようなタイプの学者に評価の大きく岐れるのは当然だが, 生物学者として彼をきわめて高く買う一人に有名な「生物学理論史」の著者 Rádl がある(399). その著述は Charles Darwin に次いで Paracelsus にもっとも多くのページが割かれている.

(10. 29) Cabala あるいは cabbala. アブラハム以来の口伝に基づくと称する旧約聖書の秘教的解釈の体系. 正統ユダヤ教の形式主義に対抗する思想運動として A. D. 7 世紀ごろ発したものとみられ, ネオプラトニズム思想の影響を強くうけている. なお前掲 Pagel, p. 213–217 を見よ.

(10. 30) 参照: 註(10. 27).

(10. 31) 対応, 交感, については上に触れたが, 「表徴」('signature')とは主として形に表現される二つの物体間の本質的に近縁な関係をさす. 手ぢかなところではたとえば人体に似た形をもった朝鮮人参の薬効に関する俗間の信念は一種の東洋的な表徴観に基づくものとみてよいだろう. L. S. King の次の論文は Paracelsus, della Porta その他における「表徴」の問題を解説して興味が深い. ついて見よ.

King, L. S.: The road to scientific therapy: "Signatures," "Sympathy," and controlled experiment. J. A. M. A., **197**: 250–255, 1966.

(10. 32) 13 世紀カタロニア生まれの有名なスコラ哲学者 Raimundus Lullus(Raimon Lulle, Raimundo Lulio, 1235–1316)の思想の影響が強いと言われる. Lullus には多くの神学, 哲学上の著作のほか, 有名な錬金術書がある.

(10. 33) 本書でさきに呪術と訳された 'magic' にここでは魔術という訳語を与えたのには現筆者に格別強い主張があるわけではないが, 本書第 1 章で述べられたシャーマ

ニズム的な営みと，本文に記された——註(10.40)を見よ——近世の'natural magic'(自然魔術)との間にはどうやら異質の要素が多く含まれているとみられ，総称語としての呪術を後者にもあてるのに何ほどかの躊躇が覚えられる．もとよりその二つの間には共通する面も大きく，その間に明確な境界のないことは認めなければなるまい．なお清水純一「ルネッサンスの哲学(一)」(岩波講座「哲学」**17**, 1969.)p. 28を見よ．そこにも魔術と呪術とが訳語として区別されている．

(10.34)　出エジプト記，第16章．

(10.35)　呪術的行為を区別して，潔めや病気の治癒などをはかる悪意のないそれを白呪術(white magic)，他人の生命，健康などを呪い傷つけようとする悪魔の術を黒呪術(black magic)と言って区別することがある．なお参照：註(1.7)．

(10.36)　有名なL. Thorndikeの大著，A History of magic and experimental science. 8 vols., Columbia Univ. Press, 1923–1958, をわたくしは本書の記述には参照することを怠った．本書の記述の範囲では，同じThorndikeの近年の小さな書物The place of magic in the intellectual history of Europe(467)はきわめて有益であった．なお，前掲BoasのVI. Ravished by magicは本章に関連して正確で示唆にとんでいるし，前掲PachterのAppendix A, Some notes on magic and related subjects(p. 326–330)はきわめて短いものながら有益な記事を含んでいる．手ぢかなところではたとえば，セリグマン(平田寛訳)「魔法，その歴史と正体」(平凡社，東京，1961)を見よ．

(10.37)　前註Thorndike(467)，p. 33によるふしが多い．

(10.38)　ゲッセマネの園におけるイエスの祈りの言葉「わが父よ，もし得べくばこの酒杯(さかづき)を我より過ぎ去らせ給え．されど我が意(こころ)のままにとにあらず，みこころのままになし給え．(マタイ伝，第26章39節)」を熟思したい．人格神を中心におくキリスト教がその「されど」なる接続詞をもって呪術と明確に一線を画しているのを人はそこに読みとることができるだろう．遺憾ながら現実の宗教は，そのキリスト教を含めて，しばしば呪術の域を低迷する．

(10.39)　ついでながらここで，呪術的世界といわば姉妹関係にある占卜について一言しておこう．本文に記された諸部分の連関と相似という信念は，古典的な占星術(astrology)をはじめとして，あのさまざまな占卜(divination)——格を下げれば手相見(chiromancy)や姓名判断にいたるところの——の根拠でもある．星の運行にしても，数や図形の神秘にしても，占卜の世界に出てくる超自然は，いわば自然を外插(extrapolate)した「超」自然である点が注意されなければなるまい．それは呪術のような積極的な意志を欠くところの，運命と人の目するものの前に伏したむしろ怠惰な精神に発する行為とみられるものだが，いずれにしても，超自然に惹かれやすい本性をもった人の心術がしばしばこうした形でも表現されることは，医療とその歴史を考える上にも見落してはならないことの一つである．占星術や占卜がしばしば病気の診断や予後の判定と結びつくのはそのゆえである．

(10.40)　自然魔術(magia naturalis)という言葉は本文次ページのdella Portaの著書

にはじまった.

(10.41) ロッシ(前田達郎訳)「魔術から科学へ」(413), p. 15.

(10.42) 魔術を強く斥けたFrancis Baconの中に孕まれていた魔術的要素について前註ロッシの鋭い解析を見よ.

(10.43) Ensはdas Ding(τὸ ὄν). Von den Fünf Entien, genannt Volumen Medicinae Paramirumに次の言葉がある. „Ens ist ein Ursprung, oder ein Ding, welches Gewalt hat, den Leib zu reagieren." (Peuckert版全集, Bd. 1, S. 178).

(10.44) 'ontological'(存在論的, あるいは本体論的)病気観という医学史上はなはだ論議の多く, しかも多義な言葉については, 前にも一度Fracastroのところで触れたし, 本書でもこの後たびたび言及する折があるだろう. (とくに第21章*1*, Broussais; 第29章*2*, Virchowの項を見よ.)

(10.45) Peuckert版全集, Bd. 2, S. 1–186. Paramirumという奇妙な言葉の意味は註解者を悩まして定説がない.

(10.46) tartarum(tartar)については前註S. 87に定義がある. なお詳しくは前掲Pagel, p. 153*ff*; Pachter, p. 210*ff*. を見よ.

(10.47) Von der Bergsucht und Anderen Krankheiten. Peuckert版全集, Bd. 2, S. 285–361.

(10.48) Vom Ursprung und Herkommen der Franzosen. 同上, Bd. 2, S. 363–383.

(10.49) Der Grossenn Wundartzney. 同上, Bd. 2, S. 385–439.

(10.50) Peuckert版全集, Bd. 4がTheologische, religions-philosophische und sozialpolitische Schriftenとなっている.

(10.51) 前掲スティルマン(原光雄訳)「パラケルスス」を見よ. なお同じこのJ. M. Stillmanにはほぼ19世紀(Lavoisier)までの簡潔ですぐれた内容の化学史(456)があって, 本書の執筆にしばしば参考にされた.

(10.52) Jakob Böhme(1575–1624). ドイツの神秘思想家. SpinozaやSchellingの先駆者と言われる.

(10.53) ErastusのParacelsus批判については前掲Pagel, p. 311–333にたいそう詳しい. なおこのErastusは他面, ほぼ同時代のJean Fernelに深い敬意をもっていたと伝えられる. 次節にみるように, この偉大な医学者はいろいろな面でParacelsusとは対蹠的の学風をもっていた.

(10.54) エラスムス(渡辺一夫訳)「痴愚神礼讃」(岩波文庫, 1954)p. 93.

(10.55) 前記註(10.23).

(10.56) Sieben Defensiones. Peuckert版全集, Bd. 2, S. 497–531. なおKlassiker der Medizin叢書, Bd. 25にSudhoff訳がある. 参照: 註(10.2).

(10.57) Peuckert版全集, Bd. 1, S. 574. Das Buch Paragranum.

(10.58) この16世紀最大の巨匠の一人であるFernelを医学史的に正しく定位したのは今世紀半ばに逝去した卓抜な神経生理学者Charles Sherrington(後述)である. 彼

はその名著 Man on his nature(1940年)で再三 Fernel に言及しているが，追いかけて出たモノグラフ: The endeavour of Jean Fernel(1943年)——永く入手困難だったこの名著は幸い最近複刻された(432)——でこの忘れられがちであった大医学者の，綿密で正確な評伝を完成した．このハンディーで神経のこまかにとどいた書物は，Fernel という Paracelsus とはまったく違った意味でルネッサンス期を代表する医学者についてのすぐれて客観的な記述の紙背に Sir Charles という当代の偉大な Forscher の歴史的，現代的な深い学殖が見え隠れして，人を学問的な興奮に誘うユニークな魅力をたたえている．この書物はまた，アラボ・ガレニズムの伝統，ルネッサンスの人文主義，オッカルティズムから，Descartes, Harvey に至る時代の思想的脈絡を，現代人の眼で深く的確に捉えていて，Fernel 伝であると同時にすぐれた近代医学史序説の意味をももっている．

(10. 59)　彼の忠実な内弟子とも言うべき Guillaume Plancy による伝記(英訳)が前註 Sherrington の Appendix に載っている．

(10. 60)　Fernel は体液の配合(complexion)のいかんによって体質(temperament)がうまれるという通念を斥ける．体液は身体に「含まれる」もので，身体の「部分」を形成するものではない．四元素の混合によって生ずる四性質の性状が体質を形成する(前註 Sherrington, p. 68 を見よ)．この見解はまことに鋭い．

(10. 61)　Sherrington, II. The earliest physiology(p. 60–97)．この現代生理学者の Fernel 生理学(溯ってガレノスの)解説はきわめて明晰でしかも充実した文章で，この興味深い書物の圧巻を構成している．なお Fernel の生理学に関しては(生理学史家) Rothschuh の正確で要領をえた紹介がある．Das System der Physiologie von Jean Fenrel(1542) und seine Wurzeln. *In*: Rothschuh(416), S. 59–65. なお同じ Rothschuh の別著(415)の Neoaristotelische und neogalenische Physiologie im frühen 16. Jahrhundert の章(S. 41 *ff*.)を見よ．

(10. 62)　Long「病理学史」(303), p. 40. なお pathology なる言葉の起源については Krumbaar(276)の Appendix I(p. 152–153)を見よ．

(10. 63)　Benivieni の De abditis rerum causis の刊行は1548年で, Fernel の De naturali parte medicinae のそれは1542年だが，前者の執筆が早く，しかも原稿の形で早くより廻覧されていた．

(10. 64)　前註 Long , p. 39 *ff*. を見よ．なお同じく Long 編の「病理学アンソロジー」(302), p. 37 *ff*. に腎疾患についての記述が英訳されている．病理学者 Fernel の片鱗をうかがうことができるだろう．

(10. 65)　この書物がどんなにポピュラーであったかは16世紀半ばから17世紀の終りごろまでおよそ百数十年にわたってフランス，スイス，ドイツ，オランダ等で約30の版本が出版されたことをみてもわかるだろう．現筆者私蔵本は1578年フランクフルト版．

(10. 66)　前掲 Sherrington, p. 187–207 に詳密な書誌学的記述がある．

(10. 67) Syphilisなる言葉の由来については註(9. 30)を見よ(Fracastro, 1530年). これに対してluesはもともと疫病, pestilenceというほどの意味をもつ言葉で, それに性愛を意味するvenerea(美神Venusより)をつけてFernelが梅毒の名とした(上記Fracastroより出版は約30年遅れている). やがてvenereaなしにluesだけでとくに梅毒をさすようになり, 同意語として今日に至っている.

(10. 68) 前記註(10. 58)参照.

(10. 69) Ackerknecht(5), 1. Ethnological comment参照.

(10. 70) 前掲Loeb版のHippocrates II(219), p. 129; 小川訳(223), p. 38.

(10. 71) 神谷「精神医学の歴史」(252), p. 11.

(10. 72) Leibbrand u. Wettleyの大著「狂気」(288)のGriechisch-Römisches Altertum (S. 7–148)はこの碩学のいつもの流儀で多くの原典引用を含み, 貴重な資料である. Zilboorg「医学心理学史」(500)の3. The Greeks and the Romans も興味深く, また正確に書かれている.

(10. 73) φρήν は横隔膜の意味もあるが, むしろ, こころ(Sinn, Seele, Geist). フレニチス(phrenitis)はしたがって心の病いというほどの意だが, 医学の歴史の上では, 本文に記されたような譫妄状態の病名とされていた. なおAllbutt(10), p. 255–256を見よ.

(10. 74) 前記註(9. 10)を見よ.

(10. 75) 精神医学史の立場から眺めた魔女の問題に関しては前掲Zilboorgに詳しい. なお, P. ヒューズ(早乙女忠訳)「呪術——魔女と異端の歴史」(筑摩書房, 東京, 1968)がすぐれている.

(10. 76) 悪魔の定義をカトリック教会がはじめて定めたのはA. D. 447のトレドの宗教会議においてであった(前註ヒューズ, p. 122による).

(10. 77) この有名な書物(英訳)はペーパーバックの形で容易に入手できる(274).

(10. 78) 16世紀のすぐれた医学者の一人. 人文主義医学者に入れてよいだろう.

(10. 79) 前掲Zilboorg, p. 175(神谷美恵子訳, p. 120).

(10. 80) 今田恵「心理学史」(246), p. 466.

(10. 81) 前註今田, p. 78–85参照.

(10. 82) ベーコン「学問の進歩」(32), 第2巻11: 1以下.

(10. 83) なお, ボルケナウ「封建的世界像から市民的世界像へ」(73), 第2章VIII「ルドビゴ・ビベス」の項を見よ.

(10. 84) Anima quid sit, nihil interest nostra scire, qualis autem, et quae eieus opera, premultum. (Zilboorg, p. 190による). なおEncyclopaedia BritanicaのVivesの項にもこの有名な言葉がみえる.

(10. 85) 前掲Zilboorg, p. 188(神谷訳, p. 131).

(10. 86) 中世, ことに14世紀ごろ, ドイツを中心に流行した一種の舞踏病. St. Vitusはディオクレティアヌス帝のとき(A. D. 4世紀)殉教したシチリアの青年で, その死

に当っての祈りの言葉に基づいてこの病気の守護神とされる．St. Vitus' dance を後に Sydenham が命名した chorea minor (χορεία, Chortanz より) と同一視している書物がきわめて多いが，疫学的に無理なように思われる．なお後にも述べるイタリアのタランテラ病の流行はずっと遅れて17世紀のころである．

第11章　近代科学の誕生と医学(上)

(11. 1)　宇宙論の歴史に関しては Koyréの名著「閉じられた世界から無限の宇宙へ」(272)を見よ．

(11. 2)　これはギリシャ的と言うよりはむしろキリスト教的・Dante 的宇宙像である．Butterfield「近代科学の諸起源」(92)，p. 17 *ff.* を見よ．

(11. 3)　村上陽一郎「西欧近代科学」(342)，p. 66 を見よ．

(11. 4)　コペルニクス(矢島祐利訳)(107)．コペルニクスの天文学に関しては，前掲村上，さらに詳しくはたとえば Wolf (489), Chap. II. The Copernican revolution を見よ．

(11. 5)　第一次軌道(導円)をめぐる惑星の角速度はその equant からみて一定である．

(11. 6)　前掲 Butterfield, p. 56.

(11. 7)　清水純一の訳(86)がある．

(11. 8)　もともとエーテル様の第五原質(quinta essentia)からなると考えられた天球は，後世いつのまにか硬い結晶状の構造をもつものと考えられるようになったらしい．前掲 Butterfield, p. 65 を見よ．

(11. 9)　詳しくは前掲 Koyré, p. 88 *ff.* を見よ．なお Galileo を中心とする諸問題に関しては同じ Koyré の「ガレリオ研究」(273)を見よ．

(11. 10)　岩波文庫に青木靖三の訳(180)がある．

(11. 11)　Salviati は実在したフィレンツェの人で，Galileo とは交友関係があった．

(11. 12)　A. D. 6 世紀の有名なアリストテレス註釈家 Simplicius の名をとったと言われる．

(11. 13)　岩波文庫に今野武雄，日田節次の訳(181)がある．

(11. 14)　普遍(universalia)――種と類――は実体として存在するか，あるいは人の思考の中にのみ存在するか，という問題をめぐって行われた中世哲学の大きな論争．実在論(realism)と唯名論(nominalism)との二つの陣営に分れる．正統カトリック教会は当然実在論の立場をとるが，14 世紀に Thomas Aquinas と Duns Scotus の実在論に対して Occam の唯名論がもり上り，近世科学精神の曙となった．詳しくは中世哲学史の教科書，たとえば Gilson (185) を見よ．

(11. 15)　ランダル(萩原明男訳)「パドヴァ学派における科学の方法」．*In*: ツィルゼルその他(502)，コイレ(伊東俊太郎訳)「ガリレイとプラトン」*In*: 同上．

(11. 16)　ガリレオ「新科学対話」(181)下，p. 41–42.

(11.17)　同上，p. 42. なお，板倉聖宣「ぼくらはガレリオ」(1972年)(249)という少年向きの科学書の中でこの実験が興味深く再現されている.

(11.18)　前掲「新科学対話」下，p. 47.

(11.19)　註(11.15)，コイレの論文参照.

(11.20)　Koyré(273), p. 94–95 を見よ.

(11.21)　ガリレオ「天文対話」(180)上，p. 27.

(11.22)　「黄金計量者」(Il saggiatore)というこの奇妙な標題はイエズス会士グラッシ(筆名サッシ)なる人の Galileo 批判の論考の長い標題に「……天文学的・哲学的天秤」とあるのに対して，より厳密で正確な天秤という皮肉をこめた反駁を意味していた. 参照：青木(14).

(11.23)　クロンビー(渡辺正雄，青木靖三訳)(112), vol. 2, p. 151 より引用(重訳).

(11.24)　ロック(大槻春彦訳)「人間知性論」(300), p. 90.

(11.25)　「天文対話」(青木靖三訳)(180)上, p. 16.

(11.26)　同上，p. 83.

(11.27)　ランダル(荻原明男訳)，註(11.15)文献，p. 71.

(11.28)　コイレ(伊東俊太郎訳)，註(11.15)のすぐれた論考を見よ.

(11.29)　Gillispie「客観性の刃」(184), p. 40.

(11.30)　Whitehead(482), p. 3. Whitehead はこの著書の中でこの 'stubborn facts' という言葉を好んでたびたび用いているが，彼によれば(p. 3)，もともとそれは William James の Principles of Psychology にみえるという.

(11.31)　les lois de la Nature(複数形に注意したい)という言葉は，Descartes の「宇宙論」(Le monde), 第7章，Alquié 版全集，tome 1(121), p. 350 にみえる. 言葉の出所を明確にする意味で付記すれば，落合太郎訳「方法序説」(124), p. 55 に「自然法則」と訳された原語は単に lois. なお同書第5部註9(p. 215)を見よ.

(11.32)　自然法則概念の成立というきわめて重要な問題に関してはツィルゼル(青木靖三訳)の論文集(501)の中の論考「物理法則概念の起源」(p. 31–86)を見よ. なおボルケナウ(水田洋訳)の力作(73)とくにその第2章「自然法則の概念」はいろいろの論議はあるにしても，いつも引照される，そしてまたそれに値いする文献である.

(追記)：その後わたくしは Sherrington の有名な Fernel 論(432)の中で(p. 95), Fernel の Universa Medicina(1567年)の Therapeutics の序文に次のような注目すべき文字のあることを紹介しているのに気づいた. "Nothing whatever is discoverable in man which does not obey Nature and *Nature's laws*, save except only man's understanding and man's free-will. Nature throughout is one eternal law, and Medicine is a book written within that law"(イタリック現筆者). この後段は Sherrington の意訳と判断されるが，たしかに Fernel の原文に「自然の法」の言葉がみえている("id omne administratur naturae legibus")を注意したい. (Universa medicina: Therapeutices universalis seu medendi rationis, libri VII. Praefatio in

librum primum.) もとよりそれを Descartes-Newton から今日に至る物理学的・近代科学的な自然法則概念と identify するのは軽率だろうが，いずれにしても Descartes に1世紀先んじて，医学の畑にこのような発言のできたすぐれた学者のあったことは注目に値いする．Sherrington が解釈するように(p. 117)それは Fernel にとって治療における自然魔術および占星術からの訣別を意味していた．

(11. 33) このあたりの問題，とくに Descartes 以後ジャンセニスムその他の問題に関して，Bury の名著「進歩の観念」(91)の Chapter III. Cartesianism が示唆にとんでいる．

(11. 34) 前掲ボルケナウ(水田洋その他訳)；ツィルゼル(青木靖三訳)の諸論文を見よ．なお次章註(12. 9)参照．

(11. 35) 落合太郎訳「方法序説」では la vie は「人生」と訳されている(p. 15)．ここでは所雄章の「デカルト」(471)，I, p. 22 に従った．

(11. 36) 1619年4月13日付 Beeckman 宛の Descartes の手紙(Alquié 版全集，tome 1, p. 41)．なお Beeckman に関しては近藤洋逸「デカルトの自然像」(270)の第5章「ベークマンとデカルト」の記述を見よ．

(11. 37) 落合太郎訳「方法序説」，p. 33.

(11. 38) 同上．

(11. 39) 「方法序説」のあとに「屈折光学」，「気象学」および「幾何学」の三つが続き，前者はいわば後の三つの序論の意味をもっていた．

(11. 40) 前掲所雄章，II, p. 32.

(11. 41) 前掲所雄章，I の序章「デカルト哲学における‘方法’と‘体系’」を見よ．わたくしは本節の執筆に当ってこの密度の高い二部作，「デカルト I, II」(471)からははなはだ多くを学んだ．なお前掲近藤の著書を見よ．

(11. 42) 三木清訳「省察」(123), p. 96.

(11. 43) 桂寿一訳「哲学原理」(125), p. 112.

(11. 44) 「宇宙論」(次註)，第7章．なお前掲近藤洋逸，p. 50–51 を見よ．

(11. 45) Alquié 版全集，tome 1 (121), p. 315–377. なおこの問題に関連して前掲ボルケナウ(水田洋その他訳)の第18章「デカルトの自然概念」を参照．

(11. 46) 桂寿一訳「哲学原理」，p. 113.

(11. 47) 同上，p. 107–111 を見よ．

(11. 48) 《les règles suivant lesquelles se font ces changements, je les nomme les lois de la Nature.》「宇宙論」，Alquié 版，p. 350.

(11. 49) デカルトの運動理論に関しては前掲近藤洋逸，第11章「自然学における成功と失敗」を見よ．

(11. 50) 桂寿一訳「哲学原理」所載「仏訳者への著者の書簡——序文にも役立ちうる」参照．とくにその p. 24.

(11. 51) 前註，p. 26. なお同書，桂の訳註(9)，p. 155 参照．

(11.52)　落合太郎訳「方法序説」, p. 77.

(11.53)　前註文献, p. 78.

(11.54)　前註文献, p. 79. なお前掲所雄章 II, 序章の論考を見よ.

(11.55)　Alquié 版全集, tome 1, p. 379 *ff*. Traité de l'homme.

(11.56)　Butterfield(92), p. 114. 同様の批評が所雄章 II, p. 320, 近藤洋逸, p. 161 にもみえる.

(11.57)　前掲近藤洋逸, 第11章「自然学における成功と失敗」を見よ.

(11.58)　落合太郎訳「方法序説」, p. 64.

(11.59)　Harvey は Riolan に宛てた第2の手紙(参照: 註 12. 3)の中で Descartes に言及し, "that very acute and ingenious man, René Descartes(to whom I am indebted for his honourable mention of my name,)……" と言っているが, 魚の心臓を用いたその実験については批判的である. Franklin(205), p. 65–66 を見よ.

(11.60)　落合太郎訳「方法序説」, p. 92.

第12章　近代科学の誕生と医学(下)

(12.1)　Keynes「Harvey 伝」(261), p. 447 *ff*. に De motu cordis 出版の翌年(1629年)より Harvey の死(1657年)の前年までの Harvey 関係文献の表がある.

(12.2)　Bayon の労作 William Harvey(42)を見よ. 雑誌に連載された論文だが, 量質ともにモノグラフに匹敵する.

(12.3)　Franklin(205)の英訳によって読むことができる. Riolan 宛の二つのエッセーとほか Harvey のいくつかの書簡の英訳を原文にそえたこの小さな書物は Harvey 研究の貴重な文献の一つである.

(12.4)　前註 Franklin, p. 45.

(12.5)　ツィルゼル「科学の社会的基盤」,「経験主義の諸問題」その他. いずれもツィルゼル(青木靖三訳)の論文集(501)所載.

(12.6)　16世紀フランスの有名な法学者 Jean Bodin の言葉. 西欧における「進歩」の思想と Bodin については Bury「進歩の観念」(91), 第1章を見よ.

(12.7)　ユグノー教徒の有名な陶芸家. 諸科学とくに農学に通じ, 実験的方法の先駆者の一人としてきこえている. 自然誌の公開講演に多くの聴衆を集めた.

(12.8)　この訳文は前掲今野・日田訳「新科学対話」(181)によらず青木靖三「ガリレオ・ガリレイ」(14)の引用(p. 181)から採った.

(12.9)　ツィルゼルは前記「科学の社会的基盤」(1942年)の中で, 封建制から初期資本主義に移行する社会の変革期において, (1)文化の都市集中, (2)技術の進歩, 商品生産と戦争への機械の導入, 機械論の制覇による因果論的思考法の推進と呪術的思考法の消褪, (3)ギルドの衰退と競争による個人主義, それに伴う批判的な科学精神の勃興について述べた後, (4)次のように言っている.「封建社会は伝統と習慣とによって

支配されていた．しかし資本主義初期は合理的に行動した．資本主義初期は計算し，計量し，簿記を導入し，機械を使った．経済的合理性の興隆は合理的な科学的方法の発展を促した．量的方法——中世の理論では実質上存在しない——の誕生は，資本主義経済の数え，計算する精神と分つことはできない．……」(p. 4)．

Borkenau は広く読まれたその「封建的世界像から市民的世界像へ」(73)の中で，16世紀に発生し17世紀に展開したところの「マニュファクチャーだけが，すなわち，労働過程における資本主義的方法の適用だけが，量的方法による自然の考察を可能にする……」(p. 84)と説いている．自然像の変化を社会・経済の歴史的発展の経過の中で理解しようとしたこの大著(原著1934年)は，中世的，質的思考から近代的，機械論的原理への思想変革の根源を，手工業制度の崩壊と新たな形の管理された労働の組織化という経済変化に求める．この労作には社会科学者の間にいろいろの批判があるときくが，近代科学思想の成立を考える上にきわめて示唆の大きな文献として挙げなければならないだろう．

(12. 10)　クロンビー(渡辺正雄・青木靖三訳)(112), vol. 2, p. 27 *ff.* に Grosseteste の正確な評価がある．なお同じ Crombie によく引用される次の著書があるが，わたくしはまだみていない． Crombie, A. C.: Robert Grosseteste and the origin of the experimental science. Oxford Univ. Press, 1953.

(12. 11)　Crombie(111), vol. 1, p. 131–133 を見よ．

(12. 12)　ツィルゼルがとくに名を挙げているのは Ambroise Paré だが，(「科学と社会」(501), p. 108)，たしかに Paré は職人出のもっとも傑出した外科医であったにしても，この文脈の中で考えるにはいささか問題がないでもないように思われる．

(12. 13)　Boyle は次のように語っている．

And I remember that when I asked our famous *Harvey*, in the only Discourse I had with him,(which was but a while before he dyed) What were the things that induc'd him to think of *Circulation of the Blood*. He answer'd me, that when he took notice that the Valves in the Veins of so many several parts of the Body, were so Plac'd that they give free passage to the Blood Towards the Heart, but oppos'd of the Venal Blood the contrary way: he was invited to imagine that so Provident a Cause as Nature had not Plac'd so many valves without Design: and no Design seem'd more probable, that That, since the Blood could not well, because of the interposing Valves, be Sent by the Veins to the Limbs; it should be sent through the Arteries, and return through the veins, whose valves did not oppose its course that way. (前掲 Bayon, Part II, p. 103 より引用)．

(12. 14)　参照: 序章註(0. 23)．

(12. 15)　Harvey のアリストテレス主義に関しては，とくに前掲 Pagel (376), p. 28–47 を見よ．

(12. 16)　前記註(11. 15)のランダル(荻原明男訳)の論文を見よ．なお本書第7章 *3*「大

学の誕生と医学」の Pietro d'Abano についての記述を参照.

(12. 17) Harvey の Prelectiones(204)(註 0. 22 参照)をめぐる諸問題，とくに血液循環学説の成立年代に関しては前掲 Keynes 第 9 章に詳しい. 1616 年の「講義ノート」草稿に血液循環論の要旨を示す書きこみがあって，それは彼の新説が 16 年の講義ではじめて開陳されたという従前の通説の根拠になったわけだが，近年 G. Whitteridge の筆跡鑑定によれば，その部分は後年(1628 年？)の追加であるとみられる. しかし，私見を記せば，De motu cordis の「同学への挨拶」(暉峻義等訳，p. 19)に「……すでに 9 年有余の間多数の明白な実証によって諸君の面前で確証され……」云々，とあるのも見落してはなるまい.

(12. 18) Mersenne に宛てた Descartes の手紙(1632 年日付不明)に《J'ai vu le livre *De Motu Cordis* dont vous m'aviez autrefois parlé……》とある(Alquié 版全集, tome 1, p.303). なお Harvey も前記 Riolan 宛第 2 エッセーの中で Descartes の心臓論について論じている. Franklin 訳(205), p. 69 *ff.* を見よ.

(12. 19) 落合太郎訳「方法序説」, p. 73.

(12. 20) クロンビー(渡辺正雄・青木靖三訳)(112), vol. 2, p. 244 を見よ.

(12. 21) もっとも厳格に言えば例外的な表現が見当らないではない. De motu cordis の第 17 章に，血液の最初の「動かし手」を心耳に求め，心耳から心室に伝わる収縮を筋肉に存する Spiritus motivus(原書初版，p. 68)に帰していることに注意したい. 暉峻義等訳では「収縮的要素のある運動の直接の器官は本来的に生気をもっていること……」(p. 153)と訳されている. この問題に「近代的な」筋が通るのは 20 世紀の話である.

(12. 22) 中村禎里「ウイリアム・ハーヴェー，その生物学史における位置」. 科学史研究ノート，No. 10, 1–14, 1964; カーニー(中山茂，高柳雄一訳)(259), p. 87 *ff.*

(12. 23) Descartes は人体——動物と言いかえても同じことだが——のメカニークないし組み合わせをかなり単純なものと考えていたようにみえる. それは彼がその時代に知っていた機械が「時計，噴水，水車その他」(「人間論」, p. 380)といったものを多くこえなかったという歴史的な事実を反映するとみてよいだろう. そのことはしかし，彼が「方法序説」の中で「神の手によってつくられ，比類なく善き秩序を与えられ，人間の発明しうるいかなる機械にもまさって驚くべき運動をその内部にもつところの」(落合訳，p. 69)一つの機械としての身体，について語っているのと矛盾するものではないと思われる.

(12. 24) つまり，かの内在熱(innate heat)とは異なる物理的の火であることをとくに注意しよう.

(12. 25) デカルト「人間論」(122), p. 479.

(12. 26) Spiritus animalis を「霊魂精気」と訳して，かなり広く行われている「動物精気」にならわなかった理由については註(4. 45)を見よ. 参照: 註(13. 49). なお一言付記すれば Spiritus anima*lis* がなぜ esprit*s* anim*aux* という複数形をとるか——

このころからあとの英語の文献にも通例 animal spirits なる記法がみえる——の疑問がわたくしにはまだ解けずに残っている.

(12.27) 落合太郎訳「方法序説」, p. 68.

(12.28) 松果体または松果腺(pineal body, pineal gland). pinus マツ, pinea マツの毬果. ガレノスは κωνάριον (κῶνος マツの実)とよび, ラテン語化して conarium という形で伝わったが, Berengario da Capri によって再発見され, イタリアの解剖学者たちは conarium に代えて glandula pinealis とよんだ. Descartes は, ただ「ある小さな腺」(une petite glande)とよんでそれを図示しているが, 特別の名称は記されてない. (la glande H の H は挿図の記号.)

(12.29) 落合太郎訳「方法序説」, p. 69.

(12.30) 「人間論」, p. 450.

(12.31) 所雄章(471), II, p. 349 *ff*; 近藤洋逸「デカルトの自然像」(270), 第7章(4)「心身の実体的合一」, p. 189 *ff*. を見よ.

(12.32) 三木清訳「省察」, p. 196.

(12.33) たとえば沢瀉久敬「心と身体の考え方の変遷の歴史」(366)を見よ.

(12.34) この問題を含めて Descartes の生理学に関しては Rothschuh (416), S. 96–110. René Descartes und die Theorie der Lebenserscheinungen の叙述と批評がすぐれている.

(12.35) Butterfield「近代科学の諸起源」(92), Introduction p. vii. その提出した Scientific Revolution の概念の当否, 理解をめぐって, 多くの論議を醸した有名な個所である.

(12.36) Gillispie「客観性の刃」(184), p. 93.

(12.37) ベーコン(服部英次郎, 多田英次訳)「学問の進歩」(32), p. 103(ただし本文の引用は現筆者試訳).

(12.38) Bury の「進歩の観念」(91)のすぐれた歴史的洞察を見よ.

(12.39) ツィルゼル「科学の進歩という概念の起源」, *In*: ツィルゼル「科学と社会」(青木靖三訳) (501).

(12.40) Malgaigne (312), p. 368.

(12.41) この有名な言葉は「ノーヴム・オルガヌム」(35), 第1巻, アフォリズム 3(p. 231)にみえる. この「ノーヴム・オルガヌム」はもともと独立の書物ではなしに, 未完の Instauratio magna(「大革新」)の第2部として予定されたもので,「諸学の区分」と題されたその第1部はついに欠けたままに終ったが, Bacon 自身の記すところによれば(「大革新の区分」, 河出版 p. 225)「学問の進歩」(32)の第2巻をもってある程度補うことができるという.

(12.42) ベーコン(服部英次郎訳)「大革新の序言」(33), p. 213.

(12.43) 古在由重「フランシス・ベーコンの記念に」, 思想, No. 450, p. 82, No. 451, p. 92, 1962.

(12.44)　マルクス(向坂逸郎訳)「資本論」(318)，第4篇，第13章，註111(p. 497).

(12.45)　ロッシ(前田達郎訳)のすぐれたBacon論「魔術から科学へ」(413)の第2章「伝統哲学の検討」を見よ.

(12.46)　なおHarveyのBacon観についてはKeynes(261)p. 160を見よ.

(12.47)　前掲ロッシ(前田達郎訳)の第1章「機械的技術，魔術，科学」の叙述がはなはだすぐれている.

(12.48)　ファリントン(松川七郎，中川恒矩訳)(153). 原著者によれば産業科学を応用科学と言いかえてもよいという(訳者あとがき，p. 253).

(12.49)　Baconと魔術の諸問題については前掲ロッシ(前田達郎訳)，p. 11 *ff*.「魔術の遺産」を見よ.

(12.50)　ベーコン(中橋一夫訳)「ニューアトランティス」(36).

(12.51)　Organonとはアリストテレスの論理学上の諸著作(範疇論，命題論，第一，第二分析論，弁証論，ソピストの詭弁)に与えられた総括的名称.

(12.52)　「ノーヴム・オルガヌム」，第1巻，項 38–69.

(12.53)　同上，第1巻，項105.

(12.54)　前掲ロッシ(前田達郎訳)，第4章第2節「ルネッサンスの弁論術」，第6章第2節「科学的認識と弁論術的モデル」を見よ.

(12.55)　「ノーヴム・オルガヌム」第1巻，項70.

(12.56)　同上，第1巻，項82，「大革新の区分」，p. 219, 221等を見よ.

(12.57)　「大革新の区分」，p. 221.

(12.58)　同上，同ページ.

(12.59)　「ノーヴム・オルガヌム」，第1巻，項70, 99.

(12.60)　Baconは，作用因，質料因，かくれた過程，かくれた構造——これらはすべて自然の根本的で永遠な法則にはかかわらない——の探究が自然学を構成し，形相の探究が形而上学を構成するという. その両者に二つの実践的な学問が従属する. 自然学に従属するのは機械学であり，形而上学に従属するのは自然に対して大きな支配力をもつ魔術である.「ノーヴム・オルガヌム」，第2巻，項9. Baconの学問の構造を考える上に重要な資料の一つとみてよいだろう.

(12.61)　「ノーヴム・オルガヌム」，第2巻，項2. ただし訳文はこの服部訳を採用せずBoas: Scientific Renaissance(67)に含まれるすぐれたBacon論の引用(英訳)から重訳した.

(12.62)　「ノーヴム・オルガヌム」，第2巻，項17. なお純粋活動の意味については同第1巻，項51を見よ.

(12.63)　同上，第2巻，項17.

(12.64)　同上，第2巻，項11–20.

(12.65)　同上，第2巻，項20.

(12.66)　前記註(12.60)の該当本文を見よ.

(12.67) 前掲ロッシ(前田達郎訳), p. 263.

(12.68) なお Bacon はその全著作の中で Harvey の業績に一度も触れることがなかったと言われる. Harvey の De motu cordis の出版は Bacon の歿後2年のことであったが, Harvey の名声はそれに先き立ってすでにはなはだ高かったし, また Bacon は Harvey の診療をうけたこともあるくらいだから(前掲 Keynes, 18. Harvey and Sir Francis Bacon を見よ)そのすぐれた仕事を知らなかったはずはない. その沈黙はその後進——Harvey は年齢にして約20歳若かった——の学問的体質がむしろ Galileo などに親近で, Bacon の理解を妨げるものがあったためではあるまいかと推測される. Harvey の Bacon 評については前に述べた. Harvey はしかし Lord Bacon の機智と文体とを高く買っていたと言われる.

(12.69) ロッシ(前田達郎訳), p. 267.

(12.70) マルクス「聖家族」(319)6章, 3, d.「フランス唯物論に対する批判的戦闘」.

(12.71) Bacon における魔術的要素については前記註(12.49)を見よ.

(12.72) ロッシ(前田達郎訳), p. 174–175.

(12.73) 「ノーヴム・オルガヌム」, 第1巻, 項61.

(12.74) 「山猫の眼をもった」(lince, ヤマネコ)というほどの意. Galileo の望遠鏡の偉力がその名の由来になったものと言われる.

(12.75) 試験あるいは実験の意.

(12.76) Birch, Th.: The history of the Royal Society of London *etc.* London, 1756 も Sprat, T.: History of the Royal Society, London, 1667 もいずれも複刻版で入手できる. それらの記述が及んでいないその後近年までの歴史を含めて Encyclopaedia Britanica の記事は簡明である.

(12.77) 参照：註(12.90).

(12.78) Robert Hooke の原著のファクシミル複刻版(229)がある. その Observ. XVIII. Of the schematism or texture of cork, and of the cells and pores of some other such frothy bodies. (p. 112 *ff.*)がそれに該当する記事. 有名な植物細胞の插図は p. 114–15 にみえる.

(12.79) Merton (325)の著述は17世紀イギリスの科学技術の背景を考える上に必読の文献とされるばかりでなしに, 科学史の方法のある重要な一面を示している. なお清教主義とイギリス科学の問題については荻原(193)の序論および第3章の2「プロテスタンティズムの倫理」を参照.

(12.80) 松川三郎「ウィリアム・ペティ」(321)は社会科学者の手になる Petty の全貌を尽した評伝. とくにその第2章「自然研究者ペティ」を見よ.

(12.81) 前掲 G. Keynes の論考 Bacon, Harvey, and the organizations of the Royal Society. Proc. Roy. Soc. London., Ser. B, **169**: 1–16, 1967 を見よ.

(12.82) 次章註(13.2)を見よ.

(12.83) ニュートン(河辺六男訳)「プリンキピア」(354), p. 565. なおツィルゼル「物理

法則の概念の起源」*In*: (501), p. 65 を見よ. Newton に関する参考文献はもとより無数だが, 本書に縁の近い書目の中から拾えば, Gillispie (184), 第4章; Butterfield (92), 第8章; A. R. Hall (196), 第9章, 等のほか, とくに Burtt「近代科学の形而上学的基礎」(90) の Chapter VII. Metaphysics of Newton を見よ.

(12.84) 前掲 Gillispie, p. 144.

(12.85) 前掲村上陽一郎, p. 212 参照.

(12.86) 前掲 Burtt を見よ.

(12.87) 桂寿一「デカルト哲学とその発展」(254) の第3章2「実体形相の否定」参照.

(12.88) Boas「Robert Boyle と 17 世紀科学」(68), p. 20.

(12.89) ルクレチウスには岩田義一, 藤沢令夫の新訳 (307) がある.

(12.90) 前掲 Boas, p. 60 を見よ. 有名な Invisible College なる言葉は 1644 年 Boyle がケンブリッジのさる友人に宛てた手紙にみえる. (その原文は Boas p.14 に載録されている.)

(12.91) 前掲 Boas, p. 93. なお M. Boas Hall「Robert Boyle の自然哲学」(197) を見よ. (ちなみにこの Marie Boas Hall は上記 M. Boas と同一人で, 科学史家 A. R. Hall と結婚によって記名が変った.) この M. B. Hall の著書は Boyle のすぐれた評伝である第1部の Introduction のあとに, Boyle の多面にわたるしかもきわめて厖大な著作の適切なアンソロジーが, 編集されていて, この科学者の輪郭を知る上に有益な資料となっている.

(12.92) この有名な著作は Everyman's Library で容易に入手できる. その成立事情については前掲 Boas, p. 39 *ff*. を見よ.

(12.93) 真空ポンプは 17 世紀ドイツの物理学者 Otto von Guericke (1602–1686) が発明した. その Magdeburg の半球の実験は科学史上有名な插話である.

(12.94) 前掲 M. B. Hall, p. 336 *ff*. にその原文が載っている.

第13章 近代医学の模索 (上)

(13.1) 「恋は医者」,「プールソニャック氏」,「気で病む男」その他 Molière には当時の医者, 医術を嘲笑した作品がはなはだ多い. たとえば「プールソニャック氏の第1幕第8景の2人の医者のそれぞれきわめて長い台辞のごとき, ほとんど医学史の参考資料にもなるほどの迫真性をもっているものとみられる.「恋は医者」は小場瀬卓三訳,「プールソニャック氏」は井村順一訳でいずれも「モリエール笑劇集」(白水社, 東京, 1959) 所収.「気で病む男」(内藤濯訳) は「モリエール名作集」(白水社, 東京, 1951) に含まれている.

(13.2) 血液循環の話と直接関連するこのころの新しい試みとして, 薬剤の脈管内注射および輸血の二つがあった. 静脈内注射は, Christopher Wren, Boyle, Wilkins ら (1654年) によってはじめて試みられたが, 滅菌法を未だ知らなかったこの時代にあっ

ては当然，栓塞その他かずかずの危険を伴ったために，普及をみなかった．動物から動物への輸血の実験はLowerらによってはじめて行われた(1665年)．1667年，パリのJean Denisは，貧血を治療する目的で動物の血液を人に移した．同年イギリスでLowerとその同僚Kingも，ヒツジの血液を人に注射することをあえてした．当然ながら輸血にはさまざまな重大な事故がつきまとったので，やがて各国できびしく禁止されるようになった．なお，輸血の歴史に関してはBoroviczény (ed.)「血液学史序説」(74), S. 39*ff*., 110 *ff*. を見よ．

(13. 3)　それはドイツ語で言うmikroskopische Anatomieであって，未だかならずしもHistologie(組織学)ではない．近代的の組織概念は，ずっと後に詳しく述べるように19世紀の所産である．

(13. 4)　医数学派(iatromathematical School)とそれをよぶ人もある．たとえばGarrison (182), p. 257 *ff*. しかし，iatrophysical Schoolの中のとくに数学的処理にたけた人——たとえばBorelli——を医数学者(Iatromathematiker)とよんでいるMeyer Steineg (332), S. 237の見解に賛同したい．

(13. 5)　Fultonの「生理学アンソロジー」(173), p. 161–163にその抄訳がある．

(13. 6)　physiologiaが生理学を意味するようになったのは前に第10章の*5*で述べたようにJean Fernel以来のことである．なおRothschuh (416), S. 59を見よ．

(13. 7)　医物理学派に関して詳細はたとえば有名なKurt Sprengelの医学史(451)の第4部に含まれているGeschichte der iatromathematische Schule (4. Theil, S. 418–450)を見よ．19世紀初期に書かれたこの大部の医学史は，今日でも参照に値いする部分がはなはだ多い．

(13. 8)　Bulloch (88), p. 18による．異説も多い．

(13. 9)　近年H. B. Adelmannの画期的なMalpighi研究，Malcello Malpighi and the evolution of embryology, 5 vols., 1966がある由だがすぐに絶版になってしまい，残念ながらわたくしはまだそれをみる機会に恵まれない．

(13. 10)　実質，実質組織(植物学では柔組織)などと訳されるparenchyma (παρά+ἐνχέω, to pour in)は，エラシストラトス以来，血管の先きから溢出した成分が凝固して柔組織の実質をかたちづくったものと理解されていた．

(13. 11)　前掲Fulton, p. 68–71に原文(書簡)の訳文が載録されている．

(13. 12)　Dobellのすぐれた伝記(130)がある．この書物にはLeeuwenhoekの微生物学関係の報告(書簡)が集められている．

(13. 13)　前掲Fulton, p. 73–74に原文がある．

(13. 14)　Fosterの「16・7・8世紀生理学史」(159), p. 99–100に原文の引用(英訳)がみえるが，その記載は驚くほど正確である．

(13. 15)　Asselliの乳糜管の発見の記載は前掲Fulton, p. 162. にみえる．

(13. 16)　Malpighiの業績を含めて腺の解剖・生理に関する当時の研究については前掲FosterのIV. Malpighi and the physiology of glands and tissues (p. 84–120)のす

ぐれた記述を見よ．

(13. 17)　卓抜な生物学者 Stensen (Steno) の生涯と業績については前註 Foster, p. 106–109 を見よ．

(13. 18)　前掲 Foster, p. 116–117 に原文(英訳)の長い引用がある．

(13. 19)　chemiatrists に「化学剤治療派」の訳名を与えたのは私案であることを念のため記しておく．なお次註参照．

(13. 20)　iatrochemical School とは本文に記されたように，iatrophysical School に対応する新時代の科学的な学者たち——たとえば後述(参照：註 13. 30)の Sylvius (de le Boë) に代表されるような——をさすものと理解したい．たしかに，さきに記されているような多くの事実に基づいて Paracelsus をその先駆的な学者の一人に数えるには充分の理由はあるが，本文に述べた 'spagyrische Ärzte' まで——spagyrisch は Paracelsus にはじまる言葉で，「錬金術の」というほどの意か——iatrochemists とアイデンティファイしては理解の混乱を招くだろう．わたくしはその種の医者たちを chemiatrists とよんで iatrochemists と区別する見解に従いたい．

(13. 21)　いわゆる Paracelsists に関しては，Baas の医学史(30)，vol. 2, p. 484–486 が簡明だが，ほかに Rádl (399), Bd. 1, S. 182–187 の Die Nachwirkung Hohenheims を見よ．なお前掲 Sprengel の今では古典的な医学史の 4. Theil, S. 270–291 の Spätere Paracelsisten, Rosenkreuzer und andere Schwärmer は思想的，政治的背景にまでわたった論述で，今日でも有益な資料である．

(13. 22)　前註 Kurt Sprengel を見よ．ほかにない詳細な論述がそこにある．

(13. 23)　前掲 Foster, Withington (488) 等にかなり詳しく紹介されているが，それは奇妙なまでに Paracelsus のそれと似ている．彼に深く傾倒した van Helmont の潤色をそこに想像しても——たとえば前掲 Rádl——無理はないだろう．

(13. 24)　van Helmont の主著 Ortus medicinae (1648 年) は複刻版の形で (Israel, Amsterdam) 現在容易に入手できるはずだが，わたくしはまだ見ていない．その原文はラテン語に習熟した人にとってもきわめて難解，むしろ晦渋なものと言われる．参照：King (266), p. 39. 本文の叙述に当って，わたくしは，Pagel (374) の有名な論考のほかに，それぞれ識見にとんだ Foster (159)，King (266)，T. S. Hall (198) 等の記述に負うところが多い．

(13. 25)　この有名なヤナギ(柳)の鉢植の実験は Foster (159) に詳しく紹介されている．その解釈は誤っていたが，それは「今日の農事試験場をも忸怩たらしめるほどのよい実験」であった (Foster)．

(13. 26)　これらの諸問題に関しては，L. S. King (266) の明晰な論考 (p. 37–62) を見よ．

(13. 27)　上記 Pagel のすぐれた業績 (374) を見よ．

(13. 28)　近年 medical ontology の問題に関連して大きく注目される発言に次のいくつかの論文がある．

Pagel, W.: The speculative basis of modern pathology. Jahn, Virchow and the

philosophy of pathology. Bull. Hist. Med., **18**: 1–43, 1945.

Niebyl, P. H.: Sennert, van Helmont and medical ontology. Bull. Hist. Med., **45**: 115–137, 1971.

Pagel, W.: Paracelsus, van Helmont, Virchow und die Wandlungen der ontologischen Krankheitsbegriff. Virchows Arch., A. Path. Anat. & Histol., **363**: 183–211, 1974.

(13.29) 前記註(13.24)参照.

(13.30) 前にも触れた話(註13.20)だが, iatrochemist といういろいろ問題のある言葉を Isler(248)に倣って次のように規定しておこう. 'A school or group of physicians that attempted to solve medical problems by methods, analogies and remedies based on early chemistry'(p. 57). 自然魔術に近い面の大きい Paracelsus はしばらく論外としても, 多分に神秘主義的傾向をもつ van Helmont をもって iatrochemical School を開いた学者とするか, あるいは次に述べる Sylvius をそれに擬するかは史家によって意見の岐れるところである. わたくしはこれまで述べてきた趣旨に応じて後者を採りたい.

(13.31) Sylvius の弟子 de Graaf(卵巣沪胞の発見者)はイヌの膵の排出管にノガモの羽茎を導入して人工的な瘻孔をつくった. その見事な研究(1664年)の原文(英訳)とその図解が Fulton の「生理学アンソロジー」(173), p. 167–168 に載っている.

(13.32) Long「病理学史」(303), p. 51; Predöhl「結核症の歴史」(396), S. 3.

(13.33) 彼のもっともすぐれた弟子とみられる前述の卓抜な生物学者 Stensen がその著書の中で記した師 Sylvius のゆきとどいた評言が前掲 Foster にみえる(p. 149).

(13.34) 前掲 Puschmann「医学教育史」(397), p. 331.

(13.35) Sylvius 自身の言葉. Withington(488), p. 312–313 による. なお前註 Puschmann に Sylvius の臨床講義の模様が同僚の Lucas Schacht によって生きいきと描写されている(p. 411). ついて見よ.

(13.36) 暉峻義等訳(203), p. 33.

(13.37) 参照: 註(12.78).

(13.38) Christopher Wren(1632–1723). ロイヤル・ソサェティーの有力な会員の一人で, オクスフォードの天文学教授. 卓抜な数学者, 天文学者であったが, また建築家としてきこえ, 多くの仕事の中でもロンドンの聖ポール寺院の設計がもっとも有名である. Wren はまた医学にも関心深く, Willis の解剖学研究に協力した.

(13.39) 参照: 註(13.2).

(13.40) T. S. Hall(198), vol. 1, 326–336, John Mayow の章を見よ. なお Foster(159) も Mayow を高く評価する.

(13.41) 参照: 註(12.94).

(13.42) 前掲 Foster, p. 197 による.

(13.43) Fulton の「生理学アンソロジー」(173), p. 124–127 に原文の抜粋がある.

(13.44)　Islerのモノグラフ(248)は，Isler自身のThomas Willis: Ein Wegbereiter der modernen Medizin(Wissenschaftliche Verlagsgesellschaft, Stuttgart, 1965)をみずから増補英訳したものの由だが，すぐれた内容をもっている．なお前掲T. S. Hallの「生命と物質」，vol. 1, p. 312 *ff.*, Thomas Willisの章はいつもながらきわめて明晰である．

(13.45)　「新哲学」(New philosophy)あるいは「実験哲学」(Experimental philosophy)は，いわばロイヤル・ソサェティーの創立の精神であった．

(13.46)　イギリスのパラケルスス主義者としてHarveyの友人でもあったRobert Fludd(1574–1637)——血液循環論をもっとも早く認めた一人——とKenelm Digby(1603–1665)の二人を挙げておこう．いずれもバラ十字会員で錬金術に造詣の深い高名な医者であった．

(13.47)　S. Pardageなる学者が1681年にCerebri anatomeを含むWillisの五つの著作を英訳してFive treatises by Thomas Willisなる題名で出版している．そのうちもっとも重要なCerebri anatomeの部分のファクシミルがFeindelによるWillis伝，解説，書誌等を別巻に添えて，原書出版300年記念として最近刊行された(485)．

(13.48)　Willisの仕事(1664年)に先き立って1658年にJohann Jakob Wepfer(第14章*1*, p. 334参照)がそれを正しく記載している．両者は相互に高い尊敬をもって結ばれていたらしい(前掲Isler p. 104による)．

(13.49)　医化学派のWillisもここではanimal spiritsという伝統的な言葉で論を立てる．生命精気(いのちのプネウマ，Spiritus vitalis)というような考え方がかなり遠ざかった近代になっても「こころ」(アニマ，soul)だけはなお難攻不落の城として残っている消息がうかがわれて興味が深い．言うまでもなく，このWillisの場合にはそのanimal spiritsは粒子論的な物質のレヴェルで理解されているのではあるが．本文でそれが「霊魂精気」と訳された理由については註(4.45)を見よ．もっとも話がここまでくると，むしろさきに躊躇された訳語，動物精気を採った方がむしろ適切かと思われるふしがないでもない．なおここでもanimal spiritsという複数形(？)をとっていることが注意をひくが，それについては註(12.26)を参照．

(13.50)　前記Isler, Hallのほか，Foster(159), p. 271–279を見よ．原文の長い引用が多く，有用である．

(13.51)　焔としての生命については前掲T. S. Hall, vol. 1, p. 318–321を見よ．

(13.52)　Willisは脳脊髄の白質を神経線維の集束と考えている．神経を中空の管と考える伝統的な見解はすでに遠くなりつつある．

(13.53)　Willisによる交感神経の発見に関しては前掲Isler, p. 98. のほか前記Feindel (ed.)訳Cerebri anatome(485)のvol. 1, p. 51–52を見よ．

(13.54)　共通感覚(sensorium commune)については前にもデカルトのところで話題になったことがある．もともとそれはアリストテレスの「霊魂論」第3巻第1章以下に発した考えである．Willisの言う共通感覚については前掲T. S. Hall, vol. 1, p. 324;

Isler, p. 108, Riese「神経学史」(406), p. 84 を見よ.

(13. 55) 前註 Riese の IV. The history of the doctorine of cerebral localization, p. 73 *ff*. を見よ.

(13. 56) どうして彼が脳神経を10対と考えたかについては前記 Feindel(ed.) (485), vol. 1, p. 51 を見よ.

(13. 57) 同上, vol. 1, p. 47.

(13. 58) Sherrington(433), p. 184.

(13. 59) アリストテレス「霊魂論」(19), 第2巻, 第4章.

(13. 60) Willis の生命論に関しては前掲 T. S. Hall, vol. 1 の Thomas Willis の章を見よ. それは Hall の名著の標題 Ideas of life and matter に強く触れる問題である.

第14章　近代医学の模索 (下)

(14. 1) ガレノス医学またはガレノス主義(Galenism)については註(6. 41)参照.

(14. 2) Baasの「医業と医科学の歴史」(31)の VIII. 18. Jahrhundert (19. Jahrhundert) の Unterrichtsverhältnis, S. 315 *ff*. を見よ.

(14. 3) Dewhurst: Thomas Sydenham(127)にはその詳しい伝記といくつかの論文, 書簡などが含まれている. なお Sydenham の著作には二つの英訳全集がある. しばしば引用されているのは R. G. Latham の The works of Thomas Sydenham, 2 vols. (Sydenham Soc., London 1848–1850)だが, 現筆者が利用したのは John Swan 訳 (1742年) (461)である. Winslow(487)もこの Swan 訳を高く評価している.

(14. 4) 前註 Dewhurst, p. 27 による.

(14. 5) Keynes(261), p. 320.

(14. 6) 上記 Swan 訳 Sydenham 全集の The Author's Preface, p. v を見よ. この版にはことわりがないが, これは彼の著 Observationes medicinae(1676年)の序言であろうと考えられる.

(14. 7) 彼はそれを画家の仕事にたとえて次のように言う. "......imitating the great exactness of painters, who, in their pictures copy the smallest spots or moles in their originals"(同上, Author's Preface, p. v.).

(14. 8) 前掲 Dewhurst, p. 59 による.

(14. 9) 上記 Author's Preface, p. iv.

(14. 10) 同上, p. viii. ただし, この「Socrates と simpleton」という有名な言葉は上記 Swan 訳では「Socrates と any other person」と訳されている. 'simpleton' は, 上記 R. G. Latham 訳にみえる訳語.

(14. 11) 拙著(258), III, 1: v,「診断と病名について」参照.

(14. 12) Riese(405)の The biographic conception of disease(p. 82–85); Nosography and biography(p. 86–92)の諸章. なお前註拙著, III. 1「病気の科学序論」の章を参

照されたし.

(14.13) 自身すぐれた臨床医学者であった Knud Faber の名著「疾病記述」(148)はもともと雑誌の論文だった小さな書物だが，現代のすぐれた医学史家 Ackerknecht(4)が "one of the best medicohistorical books ever written" (p. 254)とまで激賞する明晰な問題意識と的確な表現とをもつ近代内科学史である.

(14.14) 周知のように，コス派と並ぶ有力な学派であったクニドスの医者たちは，もっぱら患者の病徴と症候に基づいて病気を区分し，しばしば煩瑣で無用の弁別に耽った. ヒポクラテスは「急性病の養生法」の中でそれをきびしく批判する. しかし，そこで彼が次のように言っているのはたいそう意味が深い.

For the number will be almost incalculable if a patient's disease be diagnosed as different whenever there is a difference in the symptoms, while a mere variety of name is supposed to constitute a variety of the illness (前掲 Loeb 版 Hippocrates II, p. 65). ここは原文の解釈に若干問題のあるところだが，もしこの W. H. S. Jones の訳に従うならば，ヒポクラテスはここで，クニドス流のトリヴィアリズムを排したにとどまって，コス派ないしヒポクラテスが病気のカテゴリーを認めなかったとする世に広まっている理解は不正確だと言わなければならないだろう. 読みようによっては上の文章は，いわゆる生記録論者に対する批判であるととれないこともない.

(14.15) 上にもたびたび引用された W. Riese の「病気の見方」(405)は，あまり広くは知られていないようだが，さまざまの病気観の変遷を秩序立ててよく抑えた佳作で，多くの医学通史に欠けた角度からみた病気理論の史的記述として推奨に値いする. なお Sigerist「医学序説」(436)の IV: 1, Die Entwicklung der Krankheitsvorstellungen の章; H. Cohen: The evolution of the concept of disease. *In*: Lush (ed.) (308), p. 159–169 を見よ.

(14.16) 前註 Sigerist, p. 217, 'ein fremdes Wesen,' 'ein Wesen, ein Ens'.

(14.17) この今日はなはだ広く用いられる言葉(たとえば上記 Cohen の論文に詳しい)は19世紀ドイツのすぐれた病理学者，解剖学者 Jacob Henle(後述)にみえる. 言葉としてそれより以前にあったかどうかをわたくしは知らない.

(14.18) 後の第21章の *1*, Broussais の項を見よ.

(14.19) 最近発表された P. H. Niebyl(註13. 28)の The recent definitions of medical ontologyの項を見よ. この論文はかなり論争的な性格をもっているが，ontology の問題をめぐって人を承服させる論述を含み，一読に値いする. なおこの論文の批判の対象となっている W. Pagel については，後にたびたび言及する折があるだろう. 話をあまり多岐にしないためにここでは立ち入らない.

(14.20) 前掲 Swan 版全集(461), The Author's Preface, p. xi.

(14.21) Sydenham は病理解剖には理解をもっていたとみる向きもあるが，次の言葉はその見解の妥当性を疑わせる(次註 Anatomie より). "If therefore anatomie

shew us neither the causes nor cures of most diseases I think it is not very likely to bring any great advantage for removing the pains and maladys[*sic*]of mankind.'' 彼はよい意味でも悪い意味でも徹底した臨床家であった.

(14.22) Sydenham の科学観をうかがう上に近年 Dewhurst が発掘した De arte medica(1669年)および Anatomie(1668年)なる二つの論文(いずれも前掲 Dewhurst 所収)ははなはだ興味がある. 前者の中で彼は医学が現況に達する上に寄与したものとして, (1)経験, (2)哲学および仮説, (3)植物学, (4)化学, (5)解剖学の五つを挙げている. 残念ながらその論文は未完に終っているようで, それぞれに対する彼の評価は不明であるが, Anatomie という同じころの文章では, 解剖学にほとんど外科医の基礎知識としての役割以上のものを認めていないようにみえる. 文中次の一齣(p. 86)は Sydenham の科学観をうかがう上に注目すべき資料である.

All this is only from history and the advantage of a diligent observation of these diseases, of their beginning, progress, and ways of cure, which a physician may as well doe without a scrupulous enquiry into the anatomye of the parts, as a gardener may by his art and observation, be able to ripen, meliorate and preserve his fruit without examining what kindes of juices, fibres, pores etc. are to be found in roots, barke, or body of the tree. An undeniable instance of this we have in the illiterate Indians, who by enquirys suitable to wise though unlearned men, had found out the ways of cureing many diseases which exceeded the skill of the best read doctors that came out of Europe, who were better versed in Anatomy than those skillful Indians, who were so far from makeing any dissections that they had not soe much as knives……(p. 86, 綴字は原文のまま).

一つの徹底した立場だが, Sydenham の医学の本質を考える上にも示唆が深い.

(14.23) Sydenham の流行学(疫学)に関しては Winslow(487)の IX. The English Hippocrates の章を見よ. この著者の記述はいつもながら精確である.

(14.24) epidemic constitution を「流行性体質」などと訳して個体のいわゆる「体質」(constitution)の意に解している書物をまま見うけるが, それはこの言葉の歴史的な用例を無視した誤解, 誤訳と言わねばなるまい.

(14.25) Swan 版全集, Of acute diseases in general(p. 1). Of epidemic diseases(p. 4).

(14.26) 有名な Daniel Defoe の A journal of the Plague Year.(泉谷治訳「疫病流行記」, 現代思潮社, 東京, 1967)がこのときのペスト流行を活写している.

(14.27) Guillaume de Baillou は Jean Fernel のすぐれた弟子である. 近代流行学の父とも言われ, ジフテリア, ペスト, 百日咳その他の流行学にすぐれた記述を残している(註10.12).

(14.28) あえて Sydenham にかぎらず, 古いころの contagium(接触伝染)の説がかならずしも後世の contagium animatum(微生物伝染)の可能性を予想していなかったことを注意しなければなるまい.

(14. 29) Leeuwenhoek はたしかにバクテリアも観察してはいたが，その彼にしても，また同じく当時の卓越した顕微鏡家であった Hooke や Swammerdam にしても，伝染病の問題にはほとんどかかわりがなかった．その間にあって，17 世紀の Athanasius Kircher の仕事は後にあらためて考察されるように，いろいろ異なった評価があるにしても，一応問題にすべきものだろう．詳しくは Bulloch の「細菌学史」(88) を見よ．

(14. 30) Ackerknecht (6), S. 73.

(14. 31) 同上，S. 74. なお Haeser (192), Bd. 2, S. 429 を見よ．

(14. 32) L. S. King の示唆にとんだ十八世紀医学論「医学啓蒙期への道」(266) の中で，King が Sydenham について論じているところ (S. 113–133) はこの点を衝いて鋭い．これは現代のすぐれた Sydenham 論の一つである．

(14. 33) 前掲 Ackerknecht, S. 73.

(14. 34) 哲学者 John Locke はまた医者でもあった．Dewhurst「John Locke, 医学者・哲学者」(126) に詳しい．

(14. 35) Willis のいろいろな著書から臨床医学に関する記述をぬき出して編纂した The London practice of physick (1642 年) が最近複刻されている (486).

(14. 36) Major の「内科学アンソロジー」(310), p. 169–171 に原文が収録されている．

(14. 37) 同じく Major, p. 240–242.

(14. 38) 1681–82 年 (日付なし)，Dr. William Cole に宛てた Sydenham の長文の書翰 (前掲 Swan 版 Sydenham 全集，p. 332–415)．その前半は天然痘，後半にヒステリーが詳しく論ぜられている．

(14. 39) Isler (248), p. 135, Sydenham on hysteria の章を見よ．

(14. 40) 前掲 Major の「内科学アンソロジー」に，上記の発疹チフスのほか，喘息，噴門痙攣，胸膜炎，腸チフス等に関する Willis の原著が登載されている．彼の臨床的な寄与もまたはなはだ大きかったことがうかがわれるだろう．

(14. 41) 前掲 Isler, p. 189 を見よ．

(14. 42) 前掲 Major の p. 606–607 に Tulp の Beriberi Indorum の報告 (英訳) がある．原著は 1716 年．

(14. 43) 第 15 章の *3* および註 (15. 37) を見よ．

(14. 44) 下記の標題をもった Fabry の著述の複刻が入手できる．Von der Fürtrefflichkeit und Nutz der Anatomy [*sic*], von Wilhelm Fabry von Hilden (herausgegeben von F. Quervain und H. Bloesch). H. R. Sauerländer, Aarau, Leibzig, 1936. その序 (Quervain) は Fabry のすぐれた評伝である．

(14. 45) Klassiker der Medizin 叢書，Bd. 22 に R. J. Schaefer 訳の Ausgewählte Observationes なる臨床記録集がある．

(14. 46) Paulus Zacchias: *Quaestiones medico-legales*, in quibus omnes eae materiae medicae, quae ad legales facultates videntur pertinere, proponuntur, pertractantur,

resolvuntur. 1621–1635(イタリック現筆者).

Fortunatus Fedelis: De relationibus medicorum libri quatuor, in quibus ea omnia, quae *in forensibus ac publicis causis* a medicis referrisolent, plenissime traduntur, 1602(イタリック現筆者).

(14.47) Kurt Sprengel の「医学史」(451), 4. Theil, 9. Kapitel. Erste Bearbeitung der gerichtlichen und öffentlichen Medizin(S. 613)による.

(14.48) 前にも引用された L. S. King「医学啓蒙期への道」(266)は多くの通史が粗略に通りすぎるこの時期の医学史的な意味をはじめて明らかにした史論の力作である.

(14.49) Riverius はモンペリエに生まれ，その医学校に学んで，1662年にその医学教授となった当代のすぐれたガレノス主義者であった. 1655年ライプツィヒで出版されたその著 Institutio medicae は当時はなはだ広く読まれ，多くの版を重ねた.

(14.50) Hoffmann の Fundamenta の見事な現代語訳(228)は，今日読んでもはなはだ興味がある. King による Introduction も有益である.

(14.51) 主著は Medicina rationalis systematica, 1729–1739(労研 Göttingen 文庫収蔵).

(14.52) 前掲 King 訳 Fundamenta の Physiology, Chapter 1: 7(p. 5).

(14.53) 同上，Physiology, Chapter 4: 26, 28 *etc.* はいろいろに解釈できる.

(14.54) 同上，Physiology, Chapter 5: 48. 彼は古来生命精気(Spiritus vitalis)とよばれたものを "nothing but ether, or the finest component of air, provided with elasticity and mixed with particles of blood" とする.

(14.55) L. S. King「医学思想の発達」(265), p. 165. この書物の IV. Progress and pitfalls は Vesalius, Harvey に続けて Hoffmann を論じて(p. 159–174)見事である. ついて見よ.

(14.56) Rothschuh: Vom Spiritus animalis zum Nervenaktionsstrom. *In*: Rothschuh(410), S. 111–138 は神経生理学の近世から近代への移りゆきを論じてすぐれた論文だが，その S. 122 に Hoffmann の歴史的座標が明らかにされていて，教えられるところが多い.

(14.57) 前註 Rothschuh, S. 118.

(14.58) これに対して，たとえば前述の医物理学派の巨頭 Borelli はそれを認めない. 見事というべきだろう.

(14.59) Hoffmann は次のように言っている.

The life(*vita*) of man consists in the uninterrupted communion of mind(*mens*) and body. It depends on those operations in which concur both the movements of the body and the reflections of the mind(前掲 Fundamenta, Physiology, Chapter 3: 6).

(14.60) 前註，Physiology, Chapter 6: 3. King がこれをガレノスの「能力」(faculties)の近代版とみる(266)のに賛意を表したい. こうした面からみると機械論者 Hoff-

mannとアニミストStahl(次節)との距離は常識的にうけとられているほど大きくないようにも思われる.

(14.61) この文脈でのアニマには慣用のsoulという訳語をあてずに,むしろ「いのち」と訳すのが適切であるかもしれない.

(14.62) King(266), p. 191.

(14.63) 前掲King訳Fundamenta(228), Pathology, Chapter 1:1.

(14.64) 前註Fundamenta, Physiology. Chapter 6: 11, 12.

(14.65) 言うまでもなく「軽さ」の意をもつ言葉(levis, light)だが,ここではnegative weightの意味で用いられた.

(14.66) もっとも,話はそれほど簡単ではない.たしかにそれはDescartesに代表される17世紀以来の生物学の粒子論,機械論的傾向からみれば逆行的ではあるが,Stahlの思想は彼のはたらいたハレの大学の敬虔主義(Pietismus),あるいは前記バラ十字会などに象徴される17世紀ドイツ思想の文脈の中で考えれば,そこに孤立の相はない.後に述べるように彼の批判者Leibnitzもほぼ同じ思想の系列に属していた.Stahlの思想的背景についてはPuschmannの「医学史ハンドブーフ」(398)所載のNeuburgerの簡潔で洞察にみちた近代医学史「緒論」(350), S. 77–78を見よ.

(14.67) Stahlについて近年書かれたものとして次の二つの論文は有益である.

King, L. S.: Stahl and Hoffmann; A Study in eighteenth century Animism. J. Hist. Med., **19**: 118–130, 1964.

King, L. S.: Basic concepts of early 18th-century Animism. Am. J. Psychiatr., **124**: 798–802, 1967.

医学通史のたぐいを一々挙げないが,いろいろな意味で筆者の目にとまったものの中からT. S. Hall(198), vol. 1, p. 351–366, Life and the biochemical soulの章;いつもながら詳密な引用の多いLeibbrandの大著「狂気」(288), S. 314 *ff.* のStahl論;現代の生気論者Driesch(134)の立場からみたAnimismus論(S. 28 *ff.*),等.なお古いKurt Sprengelの「医学史」(451), 5. Theil, 6. Kap., III. Stahl's psychisches Systemは時代を遠く隔てたわれわれのもたない視角に立つものとしてたいそう有益な資料とみられる.

(14.68) 前註Kingの二つの論文を見よ.

(14.69) ここに言うStahlのAnimismusは,今日「アニミズム」の言葉で普通に理解されている比較宗教学的,人類学的概念としてのそれ(E. B. Tylor)とははっきりと区別されなければならない.本文に明らかなように,Stahlの説くAnimismusはすぐれて人の世界の話で,すべての物体にたましいが住むとみる「アニミズム」とはまったく異質の世界の哲学であった.

(14.70) 前掲Leibbrand, S. 315を見よ.

(14.71) 参照:註(14.66).なお,いつも医学の動向の思想史的背景を忘れていないKurt Sprengel(451)の5. Theil, 1. Abtheilungの第1, 2, 6章を見よ.現代の医学史

家のもたない強味をこの前世紀の史書はもっている.

(14.72) Neuburger(350), S. 79; Neuburger(352), S. 68, 72, 前掲 Sprengel, 1. Theil, 5. Abth., S. 314. とくに Sprengel の記述は示唆にとんでいる.

(14.73) 当時評判だったイギリスの Gideon Harvey の 'The art of curing diseases' を Stahl は徒手傍観流(ars curanda nuda expectatione)と批判する. Neuburger (350); S. 73, 前掲 Sprengel, 5. Theil, S. 330–331.

(14.74) Zilboorg & Henry(500), 「医学心理学史」 p. 277*ff*.

(14.75) 古今の哲学者の中でも医学にきわだって深い造詣をもっていた1人である Leibnitz の医学観については, Steudel の興味深い講演(ボン大学総長就任演説)(454)を見よ. なお前掲 Kurt Sprengel, 5. Theil, I: 2. Geist der Philosophie des achtzehnten Jahrhunderts の章に医学史的にみた Leibnitz の論考がある.

(14.76) 彼の高弟 Albrecht von Haller の言葉と伝えられる. Haeser(192), Bd. 2, S. 502. なお Haller の簡潔な「解剖学・生理学史」(202), S. 112 *ff*.——これは, Diderot-d'Alembert の百科全書の 1777 年 Amsterdam 版に Haller が寄稿したもののドイツ訳——にこの大生理学者のみた美しく適確な師 Boerhaave 評がある.

(14.77) Institutiones medicae in usus annuae exercitationis domenicos digestae ab Hermanno Boerhaave(70). 16 mo 版 450 ページほどの小冊だが, Institutiones (教程)とうたわれているようにこれは次の Aphorismi と異なって, 医学教科書の体裁をとり, 生理学(ΦΥΣΙΟΛΟΓΙΚΗ seu Oeconomia animalis), 病理学(ΠΑΘΟΛΟΓΙΑ), 病徴論(ΣΗΜΕΙΩΤΙΚΗ), 衛生(ΥΓΙΕΙΝΗ)および治療論(ΘΕΡΑΠΕΥΤΙΚΗ)の5部よりなる. 次註の Aphorismi と並べて 18 世紀における医学教育の標準的な教科書であった.

(14.78) この有名な Aphorismi de cognoscendis et curandis morbis in usum doctrinae domesticae digesti(69)は 16 mo 版 350 ページほどの小冊で, 題名通り実地医家のための袖珍診療便覧とも言うべきもので, 順序不同の 100 ほどの病気についての知識がアフォリズム形式で記されている.

(14.79) Gerhard van Swieten: Commentaria in Hermanni〔*sic*〕Boerhaavii aphorismos de cognoscendis et curandis morbis. 1742 *et seq*. Boerheave の原典に数十倍する量をもった大作である.

(14.80) 阿知波五郎の「ヘルマンブールハーフェ」(28)の V.「わが蘭学に及ぼした蒲爾花歇(ブールハーフェ)の影響」(p. 103–145)に詳しい. なお同氏によれば, Boerhaave の Institutiones が新宮凉庭によって「万病治準」という名で邦訳されたという説は疑わしく, 凉庭訳の「血論」および「生理則」なる写本がその抄訳とみてよいものだろうという. ちなみにこの阿知波のブールハーフェ研究は, とくにわが蘭(医)学をその淵源に溯ろうとした独自の意図をよくあらわした労作である.

(14.81) 19 世紀の傑出した医学史家の1人 Charles Daremberg は, 1870 年に出版されて今では古典的声価をもつその Histoire des sciences médicales(115)の中(p. 889–905)で, Boerhaave について詳しく述べているが, この近代主義者の Boerhaave 観は,

古くから確立していた定評に強く逆らうもので，人を首肯させるふしが多い．彼もまたこの学者のきわめてすぐれた人格と学識，医学教育における貢献，臨床上の実績等を称揚するが，有名なその Aphorismes および Institutions を深み(profondeur)も形式上の新味もない凡庸な作品ときめつける(p. 890)．なお参照：註(14. 86)．彼は Boerhaave の理論はヒポクラテス主義と医化学派の主張をまぜた医物理学派のおおむ返しにすぎないとみる(p. 889)．彼は Boerhaave よりもむしろ Hoffmann を高く買っている(p. 951)．

(14. 82) 1968年ライデンで行われた Boerhaave 生誕300年記念シンポジウムにおける次の二つの興味ある論文を見よ．

Denkmeijer, J.: Is Boerhaave's fame deserved? *In*: Lindeboom(ed.)(294), p. 17–30.

Lindeboom, G. A.: Boerhaave's impact on medicine. *ibid.*, p. 31–39. なお註(14. 86)を見よ．

(14. 83) Cullen 訳 Haller: First lines of physiology の複刻版(200)の Introduction (L. S. King), p. xxv が Haller の師 Boerhaave に絡まるこの問題を論じて明晰である．

(14. 84) L. S. King(265), p. 177–185 を見よ．なお同じ著者の「18世紀の医学界」(264)の III. Hermann[*sic*] Boerhaave, Systematist(p. 59), IV. Hermann Boerhaave, Scientist(p. 95)の2章もすぐれた Boerhaave 論である．

(14. 85) もっとも，この神経液(humor corporis humani omnium quidem subtilissimum) Institutiones, 274項, Leiden 1713年版, p. 106 と animal spirits との異同ははっきりしないふしがある．参照：T. S. Hall(198), vol. 1, p. 381; Rothschuh(416), S. 121–122.

(14. 86) 前記 Daremberg(註14. 81)は Boerhaave の生理学について述べたあと次のように言う：

Dans la physiologie de Boerhaave, quelques-unes des demi-vérités et presque toutes les erreurs du temps se sont donné rendez-vous, et on n'y trouverait pas, je pense, une opinion personnelle fondée sur l'expérience(p. 896). 同じ批判が向けられなければならない学者はもとよりほかにも多いし，こうまで言わないでもよさそうに思われるほどてきびしいが，その気持はわからないでもない．たびたび引用する現代のすぐれた史家 L. S. King(264)や T. S. Hall(198)の Boerhaave 観はそれに比べて温かいのは Daremberg が当時痛感したような無批判の恭敬がすでに消えた現代の学者の境位をそこにみてよいだろう．

(14. 87) Schulte, B. P. M.: The concepts of Boerhaave on psychic function and psychopathology. *In*: Lindeboom(294), p. 93 *ff*. を見よ．

(14. 88) L. S. King「十八世紀の医学界」(264), p. 83 を見よ．

(14. 89) スキルス(scirrhus)は今日では間質の多い硬(性)癌——もともと σκίρρος(また

は σκῖρος)硬い，より——をさす言葉だが，ガレノスはそれを硬く痛い腫脹として癌から区別した．Boerhaave の場合にも，むしろ腫脹(tumor)に近い言葉だが，それはしばしば癌に導かれるという．

(14.90)　Baglivi による老 Malpighi の病歴と剖検記録は英訳されて Major の「内科学アンソロジー」(310), p.476–477 に載っている．

(14.91)　T. S. Hall(198), vol. 1, p. 373, Debt to Baglivi の項を見よ．Boerhaave が Baglivi に負うところのもの，それから離れたところが明確に指摘されている．

(14.92)　わたくしはこの知識をたまたま前記 Swan 訳の Sydenham 全集(461), The Author's Preface(註 14.6 参照), p. iii の脚註にある Baligvi からの長い引用文からえた．その原文は後日幸いに入手した Baglvi 全集(1754 年ヴェネチア版)(37)所載の前記 De praxis medica の Liber primus, Chap. V(p. 7–8)にみえる Swan の引用は若干の省略があるが正確である．原文，訳文いずれにせよ長いのでここに紹介する紙幅がないのが残念だが，この時代にこれほど明晰な医学観をもつ学者のあったことは驚嘆に値いする．

(14.93)　Faber「疾病記述」(148)，参照：註(14.13)．

(14.94)　ここに言う sex rerum nonnaturalium (six non-naturals) とは空気，運動，睡眠，飲食物，排泄，情動をさし，naturals(元素，体液，気質，身体の部分，能力)すなわち解剖・生理学，および praeter-naturals すなわち病理学に対して，衛生学を意味する．

(14.95)　Withington(488), p. 324 による．

(14.96)　L. S. King(264), p. 93.

(14.97)　Osler「Osler 文庫目録」(367), p. 180 による．(この部分にはわざわざ，めずらしく W. O. の署名がある)．ちなみにこの Bibliotheca Osleriana はこの碩学の歿後モントリオールの McGill 大学に所蔵されている有名な文庫のカタログで，現在複刻版まである貴重な医学史関係の書誌である．

(14.98)　Tarantism に関しては Sigerist「文明と病気」(439), p. 216 *ff*. に詳しく興味ある記述がある．

第15章　近代医学の編成(上)

(15.1)　前章註(14.73)参照.

(15.2)　桑原武夫編「フランス百科全書の研究」(278), p. 239–240.

(15.3)　E. Hintzsche 編の次の書物がある．

Albrecht von Haller-Giambattista[*sic*] Morgagni Briefwechsel, 1745–1768. Huber, Bern. 1964.

(15.4)　前記 Haller「解剖学生理学史」(202)の冒頭にみえる(p. 85).

(15.5)　前掲 Cullen 訳 First lines of physiology(200)の Chapter 1. Of a fibre, cellular texture(p. 11).

(15.6)　今日われわれの考えているような組織の概念がほぼ固まるのは，後に詳しくみるように19世紀のBichatからである．18世紀のtissueあるいはtextureよりは，むしろアリストテレスの「等質部分」(ホモイオメール)の方がBichatや今日の組織に近い．

(15.7)　Primae liniae physiologiaeは原著初版の(1747年)の複刻版とWilliam Cullenの英訳(ただしこれは原著第3版，Edinburgh, 1764の訳で初版とは配列，内容等にかなりの相違がある)の複刻版とがいずれも容易に入手できる．後者にはL. S. Kingの長文の充実したIntroductionがついている．

(15.8)　Foster(159), p. 207.

(15.9)　Réaumurははじめパリで法学を学んだが，自然科学を愛好し，その経歴を転じて終生プライヴェートの研究を続けた18世紀のすぐれた科学者である．鋼の製法，比熱の研究，有名な列氏寒暖計，等によって物理学者としてもよく知られているが，また生物学上の業績も多く，本文に述べられた有名な消化の研究のほかにも，貝殻の生成機序，ザリガニの再生等，かずかずのすぐれた仕事を残し，さらにその昆虫生物学に関する6巻の大著Mémoires pour servir à l'histoire naturelle des insectes, 1734–1743は広汎で充実した内容をもつものであった．

(15.10)　Fultonの「生理学アンソロジー」(173), p. 169–170に王立科学アカデミーへの報告の訳文が載っている．

(15.11)　体熱(animal heat)問題の研究史に関してはMendelsohn(324)およびGoodfield(187)の二つのすぐれた専書がある．内容的にきわめて似たふしが多い．両著の成立の事情については後者のPrefaceに説明があるが，いずれにしても後者は近代まではごく簡略で，その後に詳しい筆が費やされている．

(15.12)　コスのプラクサゴラスは，しかし，体熱がからだのはたらきに必要なものであることを認識した上で，それを内在的のものとする見解を斥けたという(前掲Mendelsohn, p. 15–16)．残された断片からはしかしその詳細を知るよしがない．

(15.13)　体熱の問題に関するHarveyの見解の微妙な移り変りについて前註Mendelsohnの記述(p. 29–34)はすぐれていて，ある側面からみた科学者Harveyの像としてこれをみても興味が深い．

(15.14)　前掲Mendelsohn, p. 28脚註にその指摘がある．「それゆえ心臓の熱は，血液の循環によって自分自身の中で行われる凝縮作用ならびに血液が右上室の細胞壁隔壁……に対して行う凝縮作用を伴うところの血液の迅速かつ不断の運動から発生するのである．」(杉浦明平訳「レオナルド・ダ・ヴィンチの手記」，岩波文庫，1955，下，p. 251)．なおまた次のような言葉がみえる．「心臓は元来生命の源ではなく，他の筋と同じく，動脈や静脈によって養われ，活動せしめられる厚い筋でつくられた一箇の水盥である．」(同，下，p. 252)．

(15.15)　Halesの血液力学には複刻版(194)がある．「静力学考」の第1巻は1727年に出たVegetable staticksであった．

(15. 16) 前掲 Cullen 訳 Haller, p. 105.

(15. 17) Haller のこの歴史的な論文には Klassiker der Medizin 叢書, Bd. 27 に Karl Sudhoff のドイツ語訳がある(201). 蛇足のようだが, sensilibus で綴は正しく, 往々紹介されているように *sensibilibus* ではないようである.

(15. 18) Glisson の irritability については Rothschuh(416), S. 117, 125; 前掲 Foster, p. 289 を見よ. なお Haller 自身の言葉による彼の Glisson 観は, 前掲生理学史(202), S. 103 にみえる.

(15. 19) 前掲 Foster, p. 288.

(15. 20) Glisson は, 収縮に際して, 筋肉がその体積を増すという Borelli, Willis らの見解を巧みな実験によって否定する(前掲 Foster, p. 287–291). これは神経・筋生理学の歴史に記憶さるべき重要な業績の一つであった.

(15. 21) Haller(Sudhoff 訳) (201), S. 14. これは医学史的にもきわめて重要な問題に触れた個所であるから, 彼自身の言葉を引用しておこう.

Denjenigen Teil des menschlichen Körpers, welcher durch ein Berühren von aussen kürzer wird, nenne ich reizbar: sehr reizbar ist er, wenn er durch ein leichtes Berühren, wenig aber reizbar, wenn er erst durch eine starke Ursache, sich zu verkürzen, veranlasst wird.

Empfindlich nenne ich einen solchen Teil des Körpers, dessen Berührung sich die Seele vorstellet; und bei den Tieren, von deren Seele wir nicht so viel erkennen können, nenne ich die jenigen Teile empfindlich, bei welchen, wenn sie gereizt werden, ein Tier offenbare Zeichen eines Schmerzes oder einer Unruhe zu erkennen gibt.

(15. 22) Cullen 訳の First lines(200), CCCLVII(p. 215), CCCCIII(p. 234). Primae Liniae の初版には(註 15. 7 参照)この記述に当る個所はまだみえない. なお前掲 Foster, p. 293 を見よ.

(15. 23) Cullen 訳 First lines, CCCC(p. 232); 前掲 Foster, p. 292.

(15. 24) 沢瀉久敬(366)を参照.

(15. 25) 前掲 Cullen 訳 First lines, Chap. XI. Of the brain and nerves (p. 178–226). なお Foster(159), p. 295 *ff*.; T. S. Hall(198), vol. 1, p 400–404, Psychobiology in Haller's system を見よ. Hall の記述はここでもまたたいそう冴えている.

(15. 26) 人痘接種法(variolation)の由来については後を見よ. なお Jenner の種痘法(牛痘接種法)の発明はこの de Haën の歿後およそ 20 年たってからの話である.

(15. 27) Sigerist(437), p. 198.

(15. 28) Edinburgh 大学と Monro 家(The Monros)との関係はきわめて深かった. イギリスの医物理学派 Pitcairne がライデンで教えていた時代の学生であった John Monro は Orange 公 William(Willem)の軍に属する軍医であったが, 当時 Town's College とよばれた郷里エディンバラの医学校をライデンの水準に高めるのを終生の

念願とした．その子Alexanderが，エディンバラ，ライデンで学んだ後，22歳の若さでエディンバラの解剖学教授になったのは，もとよりJohnの力によるところが大きかったが，幸いにAlexanderは本文にも記されたようにすぐれた解剖学者で，その子および孫――いずれもAlexanderのファースト・ネームをもちそれぞれAlexander Monro, SecundusおよびTertiusとよばれる――の3代，実に126年にわたってエディンバラ大学の解剖学教授の席はMonro家によって占められた．Guthrie「医学史」(191)に詳しい．第三脳室と側脳室とをつなぐforamen MonroiはA. Monro Secundusの発見にかかる．

(15. 29)　前に一言した(註9. 29)医学人文主義者Thomas Linacre――ギリシャ古典医学文献のすぐれた翻訳が多かった――は当時イギリスにおいて無学の修道僧やいかさま師による医業の混乱を歎き，Hery VIII世の免許状をえた公認の医者の団体，The Royal College of Physicians of Londonを設立した(1518年)．この協会はロンドンのシティーにおける医師の開業の認可，医師免許状の交付(オクスフォードとケンブリッジの卒業生は除外例)，処方の検閲，等の権限をもっていた．

(15. 30)　Cullenのこの著作の歴史的な意味については，なお第19章の*1*を見よ．

(15. 31)　Haeserの「医学史」(192), Bd. 2, S. 759. Die Anhänger Brown's の項を見よ．

(15. 32)　広く読まれているShryockの名著「近代医学の発達」(434)の冒頭に，すべての熱病の一元説を強く主張し，それを血管の不規則運動に基づくとして，瀉血と峻下剤を強く奨めたRushの独断説とそのまきおこした大きなセンセーションが戯画化されているのは，そのかぎりでは誤ってはいないが，このアメリカ医学の草創期の学者の正しい像を歪めて伝えるおそれがないでもない．彼はエディンバラに学んで，帰国後ペンシルヴェニア大学の教授となった学者だが，啓蒙思想を身につけた良識ある行動の人――合衆国独立宣言の署名者の一人としてもきこえている――で，クェーカー派に属して社会的貢献も多かった．1793年フィラデルフィアの黄熱流行に際しては，身を挺して診療と防疫に当ったが，彼はいわゆるAnticontagionistsの急先鋒であった．Rushはまた精神病学に造詣が深く，アメリカ精神病学の父ともよばれる．

(15. 33)　Neuburger(350), S. 106.

(15. 34)　病理解剖学のまとまった歴史はわたくしの知るかぎり意外に少ない．Long (303), Chiari(103)を見よ．しばしばそれらと並べて引用されるKrumbhaar(276)は簡明な読みものの域を多く出ないように思われる．なお病理解剖の歴史に関して，MorgagniのDe sedibus(337)の巻頭の第2書簡(Bromfield宛)(註15. 39, 40参照)は論旨明晰だし，またRokitanskyのLehrbuch(409)の序論もこの偉大な病理学者の理解した病理学史の筋道としてさすがに読みごたえがある．

(15. 35)　前掲KeynesのHarvey伝の記すところによれば，Harveyの企てて果さなかった著作の一つに病理解剖学があったという．参照：註(0. 41)．なおMorgagniは前註Bromfield宛書簡の中で次のように述べている．

Nobody who is acquainted with the introduction only to the second Exercita-

tio de Circulatione Sanguinis cannot be aware to how many dissections of morbid bodies the incomparable Harvey owed what he called his medical anatomy and how useful he thought it would be for medicine. I wish he had published this anatomy as it was in his mind(Paul Klemperer 訳).

(15. 36) Morgagni の Friedrich Schreiber 宛書簡, 英訳複刻版(338), p. xxx.

(15. 37) Bonet の Sepulchretum(1679年)(72)はフォリオ版3巻の大冊で, ガレノスからはじまって17世紀に至る約450人の医学者の手になる de capite ad calcem に分類された病気の約3000例におよぶ剖検例の記録を集めた驚嘆すべき労作である. 病理学に対するこの深い執心をみて誰がそれを編纂ものにすぎないと言いすてる資格があるだろうか. Morgagni はこの著書を熟読していた.

(15. 38) Haller(202), S. 46.

(15. 39) 現在, 古い Alexander 訳の複刻版(338)と, Michler のドイツ語訳選集(338)が入手しやすい. 前者は完訳である上に, Morgagni の病理学観をうかがう貴重な資料である五つの書簡が収められているし, 後者は Morgagni 自身の, また Morgagni 研究のビブリオグラフィー等有益な資料が添えられたハンディーな選集で, Morgagni の輪郭をつかむには便利である.

(15. 40) それら五つの書簡は, モルガーニが会員に指名される光栄をもった外国アカデミーをそれぞれ代表する有力な学者たちに宛てられた公式の意味をもった挨拶で, フォリオ版2巻にまとめられた De sedibus……libri quinque の五書それぞれに添えられたものらしい(Morgagni の原著序文の§15を参照). しかし, 版によってはそれを欠いたものもあるようで, 現に筆者所蔵の1779年 Yverdon で刊行された有名な S. A. D. Tissot の序文のついた3冊本の版にもそれは見当らない. 幸いに近年 New York Academy of Medicine が複刻した上記の Alexander 訳には, 当代のすぐれた病理学者 Paul Klemperer の手になるそれらの書簡の英訳が収録されていてこの貴重な文献に近づけるようになった.

(15. 41) Théophile Bonet の労作はしかし, 前にも記したように編纂もので彼自身が手を下した病理解剖例の記述ではない.

(15. 42) Theodor Kerckring は Sylvius(de le Boë)の門を出たハンブルク生まれの医者で, その著「解剖学雑記帖」(Spicilegium anatomicum, 1673年)は, 同じアムステルダムの Steven Blankaart(1650–1702)の「実用解剖学」(Anatomia practica rationalis, 1688)と並んで, Benivieni と Morgagni の間に挾まるすぐれた病理解剖書であった.

(15. 43) 心臓ポリープは, 実は屍体の心臓, 大血管の凝血で, 17世紀に心臓病について多く語った Sebastiano Pissino 以来誤まって心臓病の主要なものの一つとしてうけとられ, 多くの混乱があった.

(15. 44) Morgagni の Johann Friedrich Schreiber 宛書簡. 前記 Klemperer 新版の英訳 Morgagni(338), p. xxix. 原文は Haller の「解剖学小品」(Opuscula anatomica)

の序文にある由.

(15.45) この, 病気の座(sedes, seat, Sitz)という言葉はわたくしの知るかぎりMorgagniがはじめて用いた. もっとも, それに近い言葉としてはすでにガレノス(179)にloci affecti(affected parts)という見方のあったことはわれわれの前に学んだところである.

(15.46) 西欧の医学文献にきわめて頻繁にみえるsignとsymptomはそれぞれ病徴および症状(または症候, 後を見よ)と訳されるが, 日本では臨床家の間にもあまり意識的な区別は設けられていないように思われる. 広く読まれているC. M. McBryde (ed.)のSigns and symptoms(4th. ed., J. B. Lippincott, Philadelphia, 1964)によれば, それらは次のように定義される.「広く一般に用いられるところによれば, symptoms(症状)とは病気のすべてのあらわれ(manifestation)をさす. 厳格に言えば, 症状は主観的なもので, おかされた人にだけわかるものである. signs(病徴)は他の人によって, そしてまた, ときには患者自身によって探知される. 痛みや痒みは症状で, 黄疸, 関節腫脹, 心雑音等は身体的な病徴(physical signs)である. ある種の現象, たとえば発熱はsignでもありsymptomでもある(p. 1, McBryde執筆). それをおおむね現在の通説とみてよいだろう. 話は古いが, Withington(488)に紹介されているガレノスの見解は次のごとくである(p. 99). ガレノスは症状(symptom; σύμπτωμα, Zufall, occurrenceというほどの意. πίπτω, fallen stürzen)を影の形に伴うごとく病気に伴う諸現象をさすものとし, それは, 損われたはたらき(actiones laesae), 劣悪化した「性質」(qualitates vitiatae)および, その二つの結果として生ずる病的の排出物および貯溜物の三つに分けられる, とする. そして病徴(sign)とは, その症状の中で病気が何であるか(diagnostic or pathognomonic signs)あるいは, どのように移りゆくか(prognostic signs)を示すものとする. Morgagniが前記五つの書簡(註15.40)の一つであるSénac宛のそれで述べているところはこのガレノスの見解に符節を合わせているようにみえる. なおL. S. King(264), p. 189を見よ.

ついでながら言えば, symptomは日本では「症状」および「症候」の二通りの訳語があって, ほぼ同意語の扱いをうけている(参照: 日本医学会医学用語委員会編「医学用語辞典」南山堂, 東京, 1975). 日常は前者が多く用いられるがsymptom complexが通例「症候群」と訳されるように, 場合によっては後者もしばしば用いられる. 本書でもその二つは——若干の心づもりの上での使い分けはあるにしても——残念ながらたびたび混用されて, 不統一が読者の眼につくに相違ない.

(15.47) わたくしはこの言葉——言うまでもなく「哲学は神学の婢」をもじったものだが——を前記De sedibus *etc.*のドイツ語訳選集(338)の編者M. MichlerのEinführungからとった(S. 15). この序論は洞察にとんだMorgagni論をなしている.

(15.48) もっとも, 病理解剖学という言葉はまだMorgagniにはみえないようである. わたくしはその言葉の起源を詳らかにしないが, Mette und Winterの医学史(330)によれば(Louis-Heiz Kettler執筆, S. 266), 17世紀にパドヴァで学んだ解剖学者

Johann Moritz Hoffmann(1621–1698)に pathologisch-anatomisch という言葉がはじめてみえるという．Hoffmann は膵の導管を発見した学者である．なお Morgagni の歿後まもなくライデンのすぐれた解剖学者 Sandifoort の，豊富な図版で飾られ，多くの貴重な発見を含む名著 Observationes anatomicae-pathologicae(1777–1784)が刊行されていて，病理解剖学という言葉がそのころには公民権をもつに至ったことを思わせる．

(15. 49) とくにこの書物の索引の学問的な意味については Morgagni 自身の序文に詳しい．それは彼の病理学の性格を考える上にたいそう有益な資料の一つである．近代アメリカの大内科学者 Osler も広く読まれたその「近代医学発達史」(360)の中で(p. 188)それを激賞している．もっとも学術的な書物に Index をつけるという習慣は西欧には古くからあったもののようで，たとえばわたくしはたまたま16世紀の Fracastro の著書などにそれをみつけて驚いたし，あとになってはそれがむしろふつうの手続きであることを知った．

(15. 50) Schreiber 宛書簡(参照：註 15. 36), p. xxx.

(15. 51) 前記英訳複刻版(338)の編者で当代のきこえた病理学者 Paul Klemperer の説．(Introduction, p. v).

(15. 52) Morgagni の Petrus(Pierre)Sénac 宛書簡．英訳複刻版(338), p. xxiv. Pierre Sénac と Jean Baptiste de Sénac(本文 p. 378)は同一人．

(15. 53) Gaub の病理学については Long(303), p. 73, Chiari(103), S. 87 を見よ．なお，ライデンにおける Boerhaave の後継者としての Gaub については前掲 Dankmeijer *In*: Lindeboom(ed.) (293), p. 29 を見よ．

(15. 54) Sénac 宛書簡，英訳複刻版(338), p. xxvi.

(15. 55) De sedibus et causis morborum の Morgagni の序文．同上，p. xix.

(15. 56) Johann Friedrich Meckel 宛書簡，英訳複刻版(338), p. xxxv. なお編者 Klemperer の Introduction, p. v.

(15. 57) その生年から言えば Morgagni は Stahl, Hoffmann, Boerhaave らと20年ほどしか違わなかったことを思い出そう．

(15. 58) Haeser(192), Bd. 2., S. 625–626 に De sedibus et causis morborum 各巻のシノプシスがある．なお小川(政修)「西洋医学史」(359), p. 695–696. を見よ．

(15. 59) Long(303), p. 71.

(15. 60) 拙著(258), III. 1: v, vi「病気のカテゴリー」，vii「病気の分類について」参照．

(15. 61) 前記註(15. 48)を見よ．

(15. 62) Neuburger(350), S. 97.

(15. 63) Baillie(38), p. iv(このページづけは現筆者の利用した1795年のアメリカ版による．以下同断)．

(15. 64) 同上，p. vii.

(15.65) Joseph Lieutaud はモンペリエに学び，Louis XV 世，Louis XVI 世の侍医となる．その著 Historia anatomico-medica(1767年)(東京，講談社所蔵 Evans 文庫にあり)にはヴェルサイユの病院で解剖された1200例に及ぶ解剖所見がはじめて器官別に記録されている．その著述はしかし，無秩序で不正確なものとの批判を Morgagni からうけている．その批評はおおむね当っていた．

(15.66) Baillie の Chap. IV. Diseased appearances of the lungs(p. 33–42)の中に含まれている．なお Long の「病理学アンソロジー」(302)，p. 80–81 に原文の一部が採録されている．

第16章　近代医学の編成(中)

(16.1) Vieussens の大動脈弁閉鎖不全症，僧帽弁狭窄症の見事な記述(英訳)が Major「内科学アンソロジー」(310)のそれぞれ p. 345–346, p. 364–367 に採録されている．

(16.2) 今日ふつうには動脈瘤と訳される aneurysm は，もともと εὐρύς(wide)を打ち消した ἀνεύρυσμα, widening というほどの意である．この時代にはほぼその原意で心臓の拡張など——今日でも心臓瘤(aneurysma cordis)という病名はあるが，それよりももっと広い意味で——にもこの言葉は用いられていたから，ここではアネウリスマとそのままかな書きにした．

(16.3) 拙著(258)，III, 1: 4「診断と病名について」参照．

(16.4) 彼の遺稿がその子 William Heberden, Jr. によって出版されたと同時に後者による英訳が出て，それは，いま複刻版で入手できる(208)．

(16.5) 同上，Chap. 70, Pectoris dolor(p. 362)．なお Major の「内科学のアンソロジー」(310)，p. 420 にも転載されている．

(16.6) 前註 Major, p. 144 に原文，On the sore throat attended ulcers が収められている．

(16.7) 前註 Major p. 422 に Forthergill の Farther account of the angina pectoris の原文があって，その末尾に John Hunter による The appearances upon opening the body という短い記事がある．

(16.8) 発疹チフス，腸チフスをめぐる諸問題については，流行病の歴史を扱った書物にほとんど漏れることがないが，たとえば Fossel の流行病史(158)，*In*:(398)，Bd. 2, S. 736–901 を見よ．Huxam の仕事はその S. 796 に高く評価されている．

(16.9) 前掲 Major, p. 316 にその原文あり．ただし Huxam はその原因を誤って酒石に帰したが，後 George Baker(1732–1809)によってその病気はサイダー醸造に用いられるリンゴ圧搾器の鉛中毒と判明した．

(16.10) 前掲 Major, p. 276 にその原文，Diseases of the heart: Enlargement of the thyroid gland in connection with enlargement or palpitation of the heart あり．

(16.11)　L. S. King(264)の V. Of fevers の章の記述を見よ．King一流の警抜な筆である．

(16.12)　前掲 Major p. 518 に Morbus maculosus haemorrhagicus の英訳がある．

(16.13)　いわゆる自然治癒力の理解の歴史に関しては Neuburger(352)の名著を見よ．

(16.14)　薬局方(pharmacopoeia)の歴史については，Schelenz「薬学史」(421), S. 339 *ff*., Singer & Underwood(446), p. 671 *ff*. を見よ．なおそれに関連して L. S. King「18世紀の医学界」(264)の I. Apothecary and Physicians の記述は薬種商と正規の医師たちとの相剋の模様を語ってたいそうおもしろい．なお Kremer & Urdang(275)には国別の薬局法の歴史がある．

(16.15)　クセジュ文庫の Fabre et Dillman「薬学の歴史」(149)第5章を見よ．

(16.16)　ミュンステルの大司教の侍医 Christian Paullini に Heilsame Dreckapotheke (1696年)なる著書があって広く行われ，最後の版は1748年の日付をもっているという．Ackerknecht(6), S. 84, Schelenz(421), S. 499 による．

(16.17)　参照：註(10.31)．

(16.18)　Schaer「薬物・毒物学史」(420), S. 580.

(16.19)　Theriaka は19世紀に入ってもなおドイツ，フランスの薬局方には登載されていた．Claude Bernard は1830年リョンで薬剤師の徒弟としてその調剤を行ったという(前掲 Ackerknecht, S. 39)．

(16.20)　秘伝薬については前掲 Schelenz, S. 522, 547 に詳しい．

(16.21)　前掲 Major, p. 440–443 にその原文の一部が載っている．

(16.22)　前掲 Ackerknecht, S. 86.

(16.23)　第五次十字軍のダミエッタ包囲に際する壊血病の発生について，それに従軍した説教師 Jacques de Vitry の記した短い記事の英訳が前掲 Major の「内科学アンソロジー」, p. 585 に載っている．

(16.24)　前掲 Major, p. 591–592 に Lind の A treatise of the scurvy, 1753 の原文の一部が収録されている．Lind の原書は労研 Göttingen 文庫に収蔵されている．

(16.25)　この Spanische Spital の由来については Neuburger 編 Inventum novum (29)所載の Neuburger の論考(註16.27参照)の中に記されている．

(16.26)　この新しい技術の本質的な意義を構造主義者 Michel Foucault(161)は彼一流の言葉で次のように言っている．「この技術は症状(symptôme)の存在しなかったところに人為的に(artificieusement)病徴(signe)を現前させ(faisait surgir)，病がみずから語らぬときに答を要請するのであった」(p. 166, 試訳)．専門的な医学者でない Foucault の医学的な読みの深さを見よ．

(16.27)　原著(初版)のファクシミルに，仏(Corvisart, 1808年)――ただしテキストだけで有名な Corvisart の大部の註解(参照：註20.53)は載っていない――英(Forbes, 1824年)，独(Unger, 1843年)訳が集められた polyglott 版(1922年)が近年また複刻されて(29)容易に入手できる．その編者である Wien のすぐれた医学史学者 Max

Neuburger による Leopold Auenbrugger und sein Inventum Novum: Eine historische Skizze と題された長文の力作が巻末に添えられていて，われわれに貴重な資料を提供している．

(16. 28) ドイツ語，フランス語の Chirurgie が χείρ(手)と ἔργειν(はたらく)の合わさった χειρουργία からきたのはわかりやすいが，現代英語の surgery も同系の言葉で，Old French の cirurgie, sirurgie が Middle-English の surgerie になった．(W. W. Skeat: Etymological Dictionary of the English Language(Oxford)による．)

(16. 29) Antoine Louis と次の Pierre Desault に関しては最近 P. Huard および M. J. Imbault-Huard のすぐれた研究がある(233)．

(16. 30) 参照: 註(14. 79)．

(16. 31) 註(16. 29)を見よ．

(16. 32) Cheselden の Osteographia には最近ファクシミル版がある．

(16. 33) J. Dobson による次の伝記がある．

Dobson, J.: John Hunter. Livingstone, London. 1969.

(16. 34) William Hnnter の蒐集品はグラスゴーの大学に保管されている由．Sigerist (437), p. 203 による．John のそれは本文に記されたようにロンドンに現存する．

(16. 35) 1540年 Henry VIII の勅令によって理髪師と理髪師外科医の組合が統合され，United Company of Barber Surgeons(初代会長 Thomas Vicary 1495–1561)が成立した．そのとりきめによれば理髪外科医は向後理髪業を営んではならないし，理髪師たちは歯科のほかには外科の仕事に当ってはならないことになった．その組合が The Royal College of Surgeons の前身であった．Guthrie(191), p. 150 および Plate xxx.

(16. 36) この書物は後述の Metchnikoff の「炎症」と並んで炎症という病理学上の基幹的な問題を考える人の必読の文献である．(労研 Göttingen 文庫，講談社 Evans 文庫に収蔵されている．) なお John Hunter の仕事とも関連して炎症論の歴史に関しては Rather(402)の Introduction はたいそう興味がある．

(16. 37) John Hunter の生気論についての考察は T. S. Hall(198), vol. 2, 107–118, The idea of a materia vitae(Hunter)がきわめてすぐれている．

(16. 38) Hunter の原稿の多くは，彼の死後それを保管した義理の兄弟の Everard Home の手で，「彼の遺志にしたがって」焼却された．その事件をめぐって，いろいろスキャンダラスな経緯があるらしいがここでは立ち入らない．幸いにそのかなりの部分が助手であった William Clift の手で手写されていて，後に刊行された(主として前註 Hall による)．

(16. 39) 註(16. 36)を見よ．なお Long の「病理学アンソロジー」(302), p. 74–77 に原文の一部が採録されている．なお John Hunter の病理学に関しては L. S. King(264), p. 282–290 がすぐれた内容をもっている．その IX. The rise of modern pathology の章は Hunter のほか，Lieutaud, Baillie, Morgagni, Bichat を論じてきわめて明晰

である.

(16. 40) John Hunter の炎症論に欠けていた細胞学的観点を後の Metchnikoff(註 16. 36)の炎症論はよく補ったが，一面，後者にはその背景を反映して前者の強調する循環障害が視野から多く漏れていて，両者は炎症論として互いに補完し合うものとみられる.

(16. 41) 前掲 Long, p. 77–79 に Hunter の原文がある. 原書は労研 Göttingen 文庫に収蔵.

(16. 42) 梅毒と淋疾との異同についての見解の変遷については Winslow(487), p. 128 *ff.* を見よ. Philippe Ricord がその二つの区別を決定的にしたのは，1838 年であった(第21章 *2* を見よ).

(16. 43) L. S. King「十八世紀の医学界」(264)の II. Quack and empiric の章は，このいかさま師たちの生態をたしかな資料に基づいて生きいきと描写して，たいそうおもしろい. なお Rosen(411), p. 52 *ff*. を見よ.

(16. 44) ただし，これは病名の語源の話で，ギリシャ医学でこの病気が καταρράκτης とよばれていたのではない. ヒポクラテスはそれを γλαύκωμα——もちろんそれは今日言う緑内障(glaucoma)に限定されたわけではない——ケルススは suffisio とよんだ. もっとも Skinner(449)の cataract の項には，ガレノスが ὑπόχυμα とよんだと記されているところをみると(動詞 ὑποχέω は daruntergiessen の意)後世のカタラクト説の起源はこの辺にあるのかとも推測されるが，わたくしには未詳である.

(16. 45) この Pierre Brisseau を Michel Brisseau と記された書物が往々あるが，それは彼の子との混同に基づくらしい(Haeser(192), Bd. 2, S. 709 による). Brisseau の報告は疑いの眼をもってみられたが，Maitre-Jean——彼は Brisseau の発表以前からその考えをもっていたとみられる——がそれを裏書きする. 後に Traité de la cataracte et du glaucome(1709年)という著書の中で Brisseau は cataract が水晶体の病気 glaucoma(前註参照)すなわち緑内障は硝子体の病気であることをはっきりと説いている.

(16. 46) 詳細は Horstmann「眼科学史」(230); Arrington「眼科学史」(25)を見よ.

(16. 47) Rosen の「医術の専門化の歴史」(411)は医学における専門分化の歴史を眼科学を中心に説いた興味ある書物だが，その中にこのもともと外科医であった Daviel が，白内障手術を手がけている間に，それがふつうに言われているような甘いものでないことに気づき，眼科を専攻するようになった述懐が引用されている(p. 55).「医学」と外科との二本建ではじまった医学の専門分化の過程を考える上に，この話は示唆にとんでいる.

(16. 48) Ophthalmologie という言葉は 1800 年 Göttingen 大学の Carl Himly(生歿年？)によってはじめて用いられた. (Diepgen(129), II/1, S. 47 による.)

(16. 49) 産科学の歴史に関しては Wegschneider の記述(480)を見よ.

(16. 50) 前註 Wegschneider, S. 890, Der Kaiserschnitt an der Lebenden を見よ. 帝

王切開(sectio Caesarea)はもともと，妊婦が死亡したとき胎児を救うための術で，ユリウス・カエサルがその方法で生まれたという言い伝えに基づいてその名がある．古代にはそうした試みはときどきあったらしい．Skinner の「医学用語の起源」(449) Caesarean section の項を見よ．その Skinner の記すところによれば，母子ともに生存したイギリスでの最初の例は 1839 年であったという．

(16. 51)　前掲 Horstmann のほか，とくに l'Hôtel Dieu に関しては前掲 Coury の「オテル・ディユの歴史」(110), p. 92, L'obstétrique の項を見よ．

(16. 52)　Meyer-Steineg u. Sudhoff の医学史(333), S. 287, および Guthrie(191), p. 241 に産科鉗子の変遷を示す插図があって興味が深い．

(16. 53)　Singer & Underwood(446)の p. 659–671 に歯科の歴史についての簡明な記述がある．なお Puschmann の「医学史ハンドブーフ」(398)，第 3 巻に Geist-Jacobi 執筆の 19 世紀までの医学歯科学史(183)がある．

第17章　近代医学の編成 (下)

(17. 1)　L. S. King は前記 Hoffmann の Fundamenta medicinae(228)の Introduction で，次のような調査を行っている．前記 Riverius と Hoffmann と Boerhaave の三つの医学綱要が，それぞれ序論に 1, 3, 3%，生理学に 14, 24, 63%，病理学に 12, 32, 11 %，徴候論(semiotics)に 33, 14, 8%，衛生学に 15, 7, 2%，治療学に 25, 20, 13%の紙数をさいているという．後の二書についてはわたくしはそれを原典について確認することができた．生理学以下それら各章の見出しが，今日われわれの理解するところとそれぞれどのような対応を示すかはひとまず措いて，18 世紀ごろの学校医学の構成を考える上に興味ある数字である．

(17. 2)　W. W. Skeat: Etymological Dictionary of the English Language(Oxford), 4th. ed.

(17. 3)　ヒュギエイア(Ὑγίεια)は前に記されたように(註 2. 7)医神アスクレーピオス(Ἀσκληπιός)とその妻エーピオネー(Ἠπιόνη)との間に生まれた娘でアケソー(Ἀκεσώ)，イアソー(Ἰασώ)，およびパナケイア(Πανάκεια)がその姉妹であった．

(17. 4)　Περὶ διαίτης ὑγιηνῆς(Regimen in Health,), Περὶ διαίτης(Regimen, 1, 2, 3, 4) いずれも Loeb Classical Library, Hippocrates IV(219)所収．(なお前者は Sigerist の医学史，第 2 巻(442)では On sound diet と訳されている．)

(17. 5)　τοῖσιν ἀνθρώποισι πλείστου ἄξιον ἐστιν ἡ ὑγιείη(……health is the greatest of human blessings)．前註 Regimen in Health, p. 58.

(17. 6)　前掲 Sigerist の医学史には，古代ギリシャ人の生活様式に関する詳しい記述があるが，その中に(p. 238–240) B. C. 4 世紀の終りごろアテーナイに住んだカリストスのディオクレスなる有名な医者(本書 p. 75 参照)の手になる健康な生活法のすすめが詳しく紹介されている．それはたいそう興味ある記事だが，そこに記されているよ

うな手のこんだ個人衛生が，ありあまるほどの時間，閑暇を前提にしてはじめて可能であることをSigeristも指摘している．

(17.7) ガレノスの「衛生」(De sanitate tuenda)には最近R. M. Greenによる信頼すべき英訳(178)がある．リーダブルなたいそうおもしろい内容をもっている．すでに疲労というような問題もとりあげられている見識に注目される．なおSigeristの「衛生学史論集」(441)のI. Galen's hygieneの章がたいそう充実している．

(17.8) ピリピ書第3章21節．

(17.9) 流行病の原因をめぐる諸説についてはWinslow(487)のp. 181 *ff*. の記述が明快である．

(17.10) 前註Winslowは Kircherにかなり同情的であるようにみえるが，標準的な「細菌学史」(88)の著者Bullochをはじめとして，近年ではKircherの業績に関しては，むしろきびしい評価が多い．

(17.11) Peuckert版のParacelsus全集(377), Bd. 2, S. 281–361に載っている．

(17.12) 幸い，詳密な註のついた読みやすい英訳(複刻版)(400)がある．G. Rosenによる Introductionもまた有益な資料である．

(17.13) 前註英訳複刻版のIntroductionにRamazziniの諸著作に関するゆきとどいた紹介がある．なお巻末の詳しいBibliographyを見よ．

(17.14) 前註RosenのIntroduction, また前掲Steudel(454), p. 14を見よ．

(17.15) Ramazzini(400)自身のPreface(p. 11), 巻末の訳者註6(p. 491).

(17.16) 同上，註6. Kurt Sprengel(451)も彼を医化学派に近い学者とみているが，史家によってはRamazziniを医物理学派に含めて考える人がある(たとえばDaremberg, またTutzke *In*: Mette u. Winter)のはやや意外である．そのことは一つにはIatrophysicists, Iatrochemistsという慣用のカテゴリーがかなりあいまいな用法をもつこと，一つにはRamazziniがそのいずれの枠づけも当らない自由な学風の人であったことを示すものとみてよいだろう．

(17.17) Frankの興味深い自叙伝が最近ヴィーンの史家E. Leskyの手ですぐれた序論をつけて複刻されている(166).

(17.18) medizinische Polizey(-zei)とはこれまであまりみたおぼえのなかった言葉である(次註参照). Polizei(police)とは国の秩序を保つための諸機構ないし権力を意味するが，ここではたぶん医事行政あるいは衛生行政(public health administration)の色彩の強い公衆衛生学とみてよいものだろう．わが国でも昭和の初期に厚生省が独立するまでは衛生行政は旧内務省の所管で，末端には警察官の担当する局面も多かったことが思い合わされる．

(17.19) medizinische PolizeiというIT葉はFrankに先き立ってUlmの市医Wolfgang Thomas Rauが1764年にはじめて用いたと言われる．Rosen(411), p. 161; Mette u. Winter(330), S. 433.

(17.20) Peter FrankのBrown主義に対する公正な態度についてはLeskyの大著「ヴ

ィーン学派史」(289), S. 24 *ff.* を見よ．彼の子 Joseph Frank はしかし Brown 主義者の一人に数えられる(S. 26).

(17. 21)　Sigerist (441) の IV. Johann Peter Frank; A pioneer of social medicine の章を見よ．社会医学に関心の深いこの今世紀屈指の医学史家のすぐれたフランク論である．

(17. 22)　哲学者 Leibnitz の医学観に関しては Steudel の「Leibnitz と医学」(454) のほか，Schipperges の「歴史からみた近代医学」(425) の Arzt und Wohlfahrt: Heilkunde im Zeichen der Aufklärung (S. 247–263) を見よ．

(17. 23)　Leibnitz, Wolff の思想と Frank との関係については Mette u. Winter (eds.)「医学史」(330) D. Tutzke 執筆「衛生学および徴生物学」の章(S. 432) を見よ．

(17. 24)　前掲 Frank 自叙伝の編者 Lesky 女史の序論とくに S. 8–12 を見よ．

(17. 25)　1800 年ハイデルベルクの教授 Franz Anton Mai は，公衆衛生の全領域を蔽う詳細な法律草案をつくってプファルツの政府に提出したが実施をみるに至らなかった．

(17. 26)　松川七郎「ウィリアム・ペティ」(増補版) (321)，岩波，東京，1967.

(17. 27)　ペティ(大内兵衛，松川七郎訳)「政治算術」，岩波文庫，1955.

(17. 28)　Süssmilch の主著「神の秩序」(Die Göttliche Ordnung in den Veränderungen des Menschlichen Geschlechts, 1741 年) は，出生，婚姻，死亡，等の動態よりの統計から，そこに存する法則性，すなわち，神の秩序を説いたもので，著者の主張の当否は措いて，それは統計学の古典の一つに数えられる重要な意味をもった業績であった．

(17. 29)　Guthrie (191), p. 233.

(17. 30)　本文に記されたように，カテドラル，あるいは教会に付設された困窮者や病人の収容所はフランスでは一般に Domus Dei (神の家)，Maison-Dieu, Hôtel-Dieu などとよばれた．それがあちこちの病院に今日まで残っていて，中で有名なのがこのパリの l'Hôtel Dieu である．(Coury (110), p. 5 を見よ．) なお，パリの l'Hôtel-Dieu については上記 Coury のほか，エドワード・ザイドラー(大塚恭男訳)「医学史の旅」(429)，p. 54 *ff.* を見よ．この小さな書物は Seidler 教授の引率したフライブルク大学医学史教室の旅行団がパリへの研究旅行のために準備した資料を編纂して医学史研究者の便に供したもので，歴史とパリの現況とにわたって参考になるふしが多い．

(17. 31)　英語の hotel, hostel はともに古いフランス語の hostel (宿屋，inn) に由来し，後者は後期ラテン語の hospitale の縮んだ言葉である(前掲 Skeat による)．ラテン語の宿屋，hospitium は hospes (a sojourner, visitor, guest) より．

(17. 32)　前掲 Coury の Avant-Propos (p. 3–5) に西欧における病院の歴史の簡明な記述がある．

(17. 33)　たとえばパリの Hôtel-Dieu の多くのベッドは 1 台に 4 人から 6 人の患者を寝かせていたばかりでなく，800 人以上の患者の密集する大ホールでは，床に藁を敷

いて横たわっていた患者もあった．換気の不良による悪臭はほとんど人をよせつけないものであった．しばしば伝染病がそこに跳梁したことは容易に推測される通りだし，入院患者の平均死亡率は実に20パーセントをこえたという．Garrison(182), p. 400による．Ackerknecht(3)にも長い引用があるが，出所は本文に記されたTenonの歴史的な報告「パリの病院について」．

(17. 34) Percivalの有名なMedical Ethicsにはごく最近複刻版がある(385)．編者C. D. LeakeによるIntroductory essayその他いろいろ有益な参考資料が含まれている．

(17. 35) このdeontologyという言葉はMax Simon(1845年)がはじめてつくった．Ackerknecht(3), p. 188による．

(17. 36) L. S. Kingの「十八世紀の医学界」(264)のVIII. The development of medical ethics(p. 227–261)は，deontologyの本質と，その論議がとくにこのころ盛んになった背景を論じて充実した内容をもっている．なお時代は少々ずれるが，前掲Ackerknecht, p. 188を見よ．

(17. 37) もっともこの広く流布したTissotの書物(469)は内容的には衛生と言うよりはむしろ大衆のための医学解説書である．

(17. 38) 「医戒」とその現代語訳がゆきとどいた解説をそえて最近新たに刊行されて，容易に入手できる．「医戒」(杉田成卿訳，杉本つとむ解説)，現代教養文庫，社会思想社，東京，1972.

(17. 39) Makrobiotikには複刻版(234)がある．なお前註杉本の解説によればMakrobiotikにも次のような抄訳があるという．辻恕介「長生法」(慶応3年，1864)；宇都宮三郎「長生真訣」(文久2年稿，1862)．

第18章　十八世紀医学の背景

(18. 1) Lively(297)の序論を見よ．この書物は啓蒙期思想家たちのアンソロジーと，著者の短いコメントを含む．

(18. 2) Butterfield(92), Chapter 9. The transition to the *Philosophe* movement in the reign of Louis XIV. p. 159 *ff*.

(18. 3) カッシラー(E. Cassirer)(中野好之訳)「啓蒙主義の哲学」．紀伊国屋，東京，1962, p. 14.

(18. 4) 岡沢義平「フランス啓蒙思潮」(*In*: 岩波講座「哲学」, vol. 17, 1969)のVII, 二: 1「思想家の時代区分」; 二: 2 '哲学者たち' の意味」を見よ．

(18. 5) たとえばP. Hazardの名著La crise de la conscience Européenne(207)(J. L. Mayによる英訳が現在では入手しやすい)を見よ．

(18. 6) 前掲カッシラー，第2章「啓蒙主義哲学思想に現われた自然と自然科学」を見よ．(本文に当る個所はそのp. 63.)

(18.7)　前掲カッシラー，p. 56の引用による.

(18.8)　前記Livelyの小さな書物Enlightenment(297)の扉，標題の直下にShorter Oxford Dictionaryの語義を転載しているのが印象的である.

"**Enlightened** 3. Possessed of mental light; instructed, well-informed; free from superstition or prejudice. 1863.

Enlightenment 2. Shallow and pretentious intellectualism, unreasonable contempt for authority and tradition, etc.; applied *esp.* to the spirit and aims of the French philosophers of the 18th c. 1865. The Shorter Oxford Dictionary."

S. O. D.の性格を巧みに利用した小粋な引用と言うべきだろう.

(18.9)　国際植物命名規約によれば，Linnéの Species plantarumの初版(1753年)を植物命名の出発点とする．また，国際動物命名規約によれば，Linnéの Systema naturaeの第10版(1758年)を動物命名の出発点とする.

(18.10)　Nordenskiördの「生物学史」(356), Chapter VI. The Development of systematic classification before Linnaeus(p. 190–202); Chapter VII. Linnaeus and his pupils(p. 203–218); Chapter VIII. Buffon(p. 219–233), を見よ.

(18.11)　前掲Lively, p. 16–18にBuffonの方法に関する彼自身の言葉の長い引用がある.

(18.12)　桑原武夫(編)「フランス百科全書の研究」(278)の第8章「生物学」(今西錦司，梅棹忠夫，藤岡喜愛，牧康夫，執筆)，p. 254を見よ．なお「百科全書」にはBuffonの寄稿はない.

(18.13)　前掲Butterfieldの終章，XII. Ideas of Progress and ideas of Evolution(p. 210–233)の中のBuffon論を見よ.

(18.14)　前掲カッシラー(中野好之訳)，p. 59.

(18.15)　Buffonの生物学のこの面は往々充分な注意が払われていないようにみえるが，T. S. Hall「生命と物質」(198)の vol. 2, 28. Living molecules(Buffon)の章(p. 5–17)に詳しい．それは18世紀から19世紀へ続く生物学の筋道の一面を明らかにしている.

(18.16)　前掲カッシラー，p. 96–97.

(18.17)　しばしば，'Omne vivum ex ovo'と引用されているが，この「有名な引用の誤り」は由来がたいそう古いらしい．詳細はKeynesの「ハーヴィ伝」(261), p. 334を見よ.

(18.18)　前註Keynesの38. De generatione animalium(p. 329–360)の叙述，とくにp. 351 *ff.* にHarveyが自然発生説に傾いていたか否かに関する仔細な検討がみられる．なおHarveyの'metamorphosis'についてはRádl(399), Bd. 1, S. 136 *ff.* を見よ.

(18.19)　前掲T. S. Hall(198), vol. 2, p. 29–41を見よ.

(18.20)　ハレで学んだWolffにはStahlの影響が一応考慮されなければなるまいが，Wolffの発生学は明らかにStahlのアニミスムスの域外の問題であるとわたくしは判

断する.

(18.21) この訳語は中村禎里(344), p. 116 に倣った.

(18.22) Maupertuis に関しては T. S. Hall(198), vol. 2, Chap. 29, Particles with psychic properties(Maupertuis)を見よ.

(18.23) Skinner「医学用語の起源」(449)の iris の項を見よ.

(18.24) 「霊魂の自然誌」には杉捷夫の訳(332)がある.

(18.25) 「人間機械論」には杉捷夫の訳(331)がある.

(18.26) 「人間機械論」, p. 119.

(18.27) 同上, p. 111.

(18.28) 前掲 T. S. Hall, vol. 2: 32 の La Mettrie 論は説得力にとんだすぐれたものだが, 内在(immanence)か創発(emergence)か, という問題の立て方はこの論者のもので, 少なくとも「人間機械論」における La Mettrie の文字にはみえないことを注意したい.

(18.29) 「人間機械論」, p. 116.

(18.30) Diderot の生物学思想については前掲 T. S. Hall, vol. 2, p. 56–65 の記述を推す. Diderot の Éléments de physiologie(128)(新版が入手できる)は今日われわれが生理学という言葉で理解するところとは多分に趣きを異にする内容をもつ書物であるが, この大啓蒙思想家の生物学, 心理学('phénomènes du cerveau')をうかがう上にたいそう興味がある.「生理学」は啓蒙期のサロンにおける人々の好んでとりあげる話題の一つであった.

(18.31) Whytt の生命観については前掲 T. S. Hall, vol. 2, p. 68–73 を見よ. 医学者 Whytt のこの面をとりあげた記述はたいそうめずらしい.

(18.32) 前にもたびたび引用された Neuburger の「自然治癒力論史」(352)は, この医学史, 生物学史のとかく不注意にすごされていた大きな問題を掘りおこした貴重な労作である.

(18.33) 前註 Neuburger, S. 6 *ff*.

(18.34) cellular tissue の概念については第15章の *1* Haller の項を参照せよ.

(18.35) いまわれわれが眺めている時点よりおよそ100年後の1872年, つまり19世紀の後半になって Du Bois Reymond がその「自然認識の限界」(135)の中で, たとえば次のような現象を「今日なおほとんど説明の希望のない暗黒な現象」(p. 49)と言っていることに注目しよう. 筋の攣縮, 腺の分泌〔本文当面のわれわれの話題である〕, 電気器官の発電, 発光器官の発光, 線毛運動, 植物における細胞の成長およびその化学的現象, 卵の受精と発生. 後に述べるように彼は生気論からはきわめて遠いモダニストの前衛であった. それからさらに100年たった今日のわれわれの知見を思い合わせて考えさせられることがたいそう多い.

(18.36) Reil のこの有名な論文は Klassiker der Medizin 叢書の Bd. 2 に収められている(403). Karl Sudhoff のすぐれた序説がある.

(18.37)　参考のため記せばNordenskiördの英訳(356)ではこのVorstellungはideaと，Mischungはcompositionと訳されている．

(18.38)　前掲Reil論文のOrgan und Organisationの章．

(18.39)　Butterfield(92), XI. The postponed scientific revolution in chemistry. p. 171–209を見よ．

(18.40)　本文の記述はアイド(鎌久親善，他訳)(244)，Partington(380)等に主としてよった．なお当然，並行に生理学史が参照されなければならなかった．Foster(159), Mendelsohn(324)等．

(18.41)　バナール(50), II. p. 317.

(18.42)　Gillispie(184), p. 206.

(18.43)　Stillman「初期化学の話」(456)に詳しい．この書物はその題名の示唆するところと異なって，かなり高い学的水準をもった化学通史であるとみられる．

(18.44)　思想家としてのPriestleyに関しては最近出版された杉山忠平「理性と革命の時代に生きて——F. プリーストリ伝」，岩波新書，1974，を見よ．

(18.45)　この辺の消息の詳細は前掲Stillman, p. 487を見よ．

(18.46)　E. Grimaux(江上不二夫訳)「ラヴォアジエ伝」(白水社，東京，1942)がある．Grimauxの原書をわたくしはまだみていないが，しばしば引用されている有名な伝記の一つである．

(18.47)　前掲アイド，p. 62, 65を見よ．

(18.48)　Gillispie(184), p. 212, 同，島尾訳，p. 132.

(18.49)　この科学史上の古典は複刻版で入手できる(283).

(18.50)　Traité élémentaire de chimie(前註)所載の単純物質表(p. 203)に酸素，窒素，水素等と並べて，caloriqueが登録されている．後者についてはしかし，彼は，慎重にもそれはもしかしたら真の物質ではないかもしれぬと付言する．

(18.51)　Lavoisierの有名なcaloriqueについてはGuillispieの「客観性の刃」(184)のVI. The rationalization of matterのすぐれたLavoisier論，とくにp. 235 *ff.*(島尾訳p. 147)を見よ．それはこの犀利な科学史家の専門領域にかかわっていて，聴くべきふしがはなはだ多い．

(18.52)　Blackの気化の潜熱に関する研究がWattの蒸気機関の発明を導いたことはよく知られている通りである．

(18.53)　Mendelsohnの体熱研究史「熱と生命」(324), p. 125–130に詳しい．

(18.54)　同上p. 155 *ff.*, とくにCrawfordの歴史的評価についてはp. 164を見よ．

(18.55)　前掲T. S. Hall, vol. 2, p. 162–163; Foster(159), p. 251を見よ．次の世紀のMayer, Helmholtzらのエネルギー概念の萌芽がそこにあるとみるHallの見解をかならずしも過大な評価とは言えないだろう．

(18.56)　前註T. S. Hall, Chap. 38. Interaction of chemistry and biology. Late 18th. and early 19th. century参照．話題は動植物の双方にわたっている．

第19章　十九世紀パリ学派序説

(19. 1)　Ackerknecht (4), p. 146.

(19. 2)　L. S. King の「18 世紀の医学界」(264), VII. Nosology の章を見よ．病理学者としてのこの著者のバックグラウンドのゆえでもあろうか，医学史家がしばしば見落すこの問題を掘りおこして周到に論じて聴くべきものが多い．

(19. 3)　拙著(258), III. 1:(iv)「診断と病名について」参照．なおその後わたくしはたまたま後述のパリ学派の知名な学者の一人である Chomel の「病理学」(1817 年) (104) を読んでその Chapitre III. Nomenclature des maladies–synonymie–étymologie (p. 21 *ff.*) にこの問題がきわめて明晰に論ぜられているのに驚嘆した．ちなみにこの書物は「病理学」(pathologie) が未だ形態学で塗りつぶされない前のもので，今日の言葉で「内科学概論」とも言うべきたいそう興味ある書物である．

(19. 4)　前にも記した名著 Nosography (148) の序文の中で Faber は次のように言っている．

Clinical science is one division of pathology and this again is a part of the science of biology…… The object of clinical science is the study of morbid phenomena as displayed by patients, and, within this domain, nosography——that is, the description of diseases——forms a special discipline (p. ix). 前に第 14 章 *1* (Sydenham) で論じた存在論 (medical ontology) 論議と照合されたし．なお前掲 King p. 197 を見よ．

(19. 5)　わたくしはまだ Linné の Genera morborum なる稀覯の書物に接していないが，彼の疾病分類論は前掲 King, p. 198–205 に詳しく紹介されている．

(19. 6)　nosology: the systematic classification of diseases (Random House Dictionary). つまり「疾病分類論」．それは今日では pathology (「病理学」) とは明らかに区別される概念だが，それをそれぞれの親である νόσος と πάθος とから導いて説明することは不可能で——註(21. 4) を見よ——もっぱら慣用によるものと考えられる．pathology の由来については前に述べられた——註(10. 62) を見よ——が，nosology を「疾病分類論」の意味で標題にうたった書物は，わたくしの知るかぎりでは，本文に記された 1768 年の Boissier de Sauvages の著書 (71) がもっとも古い．しかしそれより前にもたとえば Boerhaave の Institutiones に 'Dictur……παθολογία, vel νοσολογία, quando agit de differentiis eorundum' (1718 年ライデン版 p. 11) というような記述もみえていて，nosologie という言葉が Sauvages の鋳造したものでないことは注意されなければならないだろう．もっともこの Boerhaave の一齣はその書物の ΠΑΘΟΛΟΓΙΑ の章の内容と照合してよく考えなければなるまい．

(19. 7)　Genera & species morborum sunt notiones abstractae; nec enim dantur in universo tum genera, tum species, sed tantum individua. Boissier de Sauvages (71) tome 1, p. 26.

(19. 8)　同上，Prolegomena, §45(tome 1, p. 23).

(19. 9)　同上，Prolegomena, §67(tome 1, p. 19).

(19. 10)　Vitiaをここでは仮に「きず」と訳したが，その中には皮膚の発疹，同じく良性，悪性の腫瘍，転位症(ectopy)，外傷，等が含まれる.

(19. 11)　次に述べるCullenのそれのほかにもいろいろのnosologyが出た．その種の試みは今ではおおむね忘れられてしまったが19世紀に入ってもなお続いた．Ackerknecht(3), p. 48–49を見よ.

(19. 12)　Erasmus Darwin——彼は医者であった——のZoonomia(1794年)は当時外国語にも訳されて多く読まれた有名な著述だが，生物現象の法則を論じたその書物の第2巻で彼はnosologyを詳しくとりあげている．それは一種の病因論的見地に立つところに異色があるが，Zoonomia全体が自然哲学的色彩の強いエッセイ集ともみるべき性格をもつのに応じて，この分類も，今日われわれの言う病因とははなはだ遠い思弁的な作業であった．詳細はKing(264), p. 220–223を見よ.

(19. 13)　ある意味で抜群の医学史家とも言うことのできる構造主義者Michel Foucaultはその名著Naissance de la clinique(参照：註19. 17)の序文(p. viii)で次のように明言している．《La médecine moderne a fixé d'elles-même sa date de naissance vers les dernières années du XVIIIe siècle》.(現代医学はその生誕期を18世紀末の数年間とみずから規定した．——神谷訳)

(19. 14)　Ackerknechtのこの「パリ病院の医学，1794–1848」(3)はこの領域に関する画期的な研究である．この北ドイツ生まれの学者は若いころパリに学んでその国の臨床医学に深い印象を刻まれたという.

(19. 15)　Faber(148), p. 28. なお「パリ学派」なるよび名については後の註(20. 44)を見よ.

(19. 16)　パリ大学の医学史教授P. Huard(232)のこの書物は革命期から革命後のフランスの医学——前註Ackerknechtと年代的にあい蔽うところが大きい——と科学に関するすぐれた歴史である．多くの正確な資料を含んでいる．多数の図版もまた参考になるふしが多い.

(19. 17)　Naissance de la cliniqueと題されたFoucault(161)の著述は，'Une archéologie du regard médical'(医学的まなざしの考古学)というその副題がなにほどか示唆するように，この著者一流の思考に基づく内容，文章ともたいそう難解だが(幸いに神谷美恵子の翻訳がある)その全体が一つの深い洞察にみちた医学論であり，同時に羨ましいほど豊かな史料を駆使したすぐれた歴史の書でもある．この「構造論的研究」は「……現代の医学的経験を可能ならしめた諸条件をはっきりさせ，批判的であろうとする意図的な計画を意味する」(序文より).

(19. 18)　Baas(31), XVIII. Achtzehntes Jahrhundert の Unterrichtsverhältnisse, S. 315*ff.* を見よ.

(19. 19)　Ackerknecht(3), p. 31*ff.*

(19.20) 1776年，後述の Félix Vicq d'Azyr を中心人物として設立された進歩的な医学者の団体．後の École de Santé の教授たちはこのグループから出たものが少なくない．

(19.21) 前掲 Foucault, p. 26(同神谷訳，p. 48).

(19.22) ルソー(小林善彦訳)「人間不平等起源論」(中央公論社「世界の名著」**30**, 1966) p. 125.

(19.23) Puschmann「医学教育史」の英訳(397), p. 536によれば，いわゆるギロッチンは，中世にドイツ，スコットランド，イタリア等で用いられていたもので，それをこの Guillotin が議会にその採用を進言しただけのことで彼がその発明者として往々伝えられているのは誤りであるという．(Puschmann の原書——現筆者は未だそれを手にしたことがないのだが——にもその誤りが記載されていて，英訳の際に著者自身から訳者に訂正の指示があった由である．)

(19.24) 前掲 Foucault, p. 39(同神谷訳 p. 65)．なお次の論文を見よ．
Rosen, G.: Hopitals, medical care and social policy in the French Revolution. Bull. Hist. Med., **30**: 124–149, 1956.

(19.25) 前註 Rosen の論文，p. 138を見よ．

(19.26) それが École de Médecine でなくて École de Santé とよばれた理由については本節の終り(p. 495)を見よ．

(19.27) Fourcroy 委員会の報告書，Rapport à la Convention au nom des Comités de Salut Public et d'Instruction Publique(7 frimaire, An III)．前掲 Foucault, p. 69による．

(19.28) 註(17.30)に記したザイドラー(大塚恭男訳)，p. 24を見よ．

(19.29) 上記(19.27)Fourcroy 委員会報告．前掲 Foucault, p. 71(同神谷訳，p. 106).

(19.30) Foucault のほか次の論文を見よ．
Rosen, G.: The philosophy of Ideology and the emergence of modern medicine. Bull. Hist. Med., **20**: 328–339, 1946.

(19.31) Ackerknecht(3)の I. Philosophy(p. 3–12)；前註 Rosen の論文を見よ．

(19.32) 「イデオローグたち」('idéologues')という名称は，抽象的な論議に耽ってばかりいる，という非難と軽蔑の意味で，もともと Napoleon がつけた渾名であると言われる．

(19.33) Cabanis の Coup d'oeil sur les révolutions et sur la réforme de la médecine(93)．これは今日でも読むに値いするすぐれた医学論である．なお，本文に記された「分析」(analyse)に触れて言えば，Cabanis が医学における「分析」をどう考えたかについては同書 p. 276–280に詳しい．

(19.34) 同上，p. 23.

(19.35) そのゆえにか Cabanis は，われわれの眼にはおよそ異質な体系家として映る Stahl を奇妙にもきわめて高く評価する．前掲 Cabanis, p. 154を見よ．

(19.36) 誤った「学説」に基づく医術の過誤に関してCabanisの医界内部からの告発は今日でも聴くべきものが多い．化学におけるかのフロギストン説を「実害」のなかったものとみる彼は，医学上の理論に関しては次のように言う(p. 250)，

《……En médecine, ce n'est plus la même chose. L'application des règles qu'on s'est tracées, est directe; on ne peut errer impunément dans leur choix. La moindre fausse vue tire à conséquence; et c'est la vie des hommes qu'il s'agit.》 これは医学者としての鋭い意識を底にもつ言葉である．フランス革命時代のすぐれた医学者たちの高揚した精神の一斑をそこにみてもよいだろう．

(19.37) 前掲Cabanis, Chap. III, § VIII. Grandes influences des langues sur les sciences. Leur réforme(p. 218–237)．前掲Foucaultには，パリ学派の医学的諸問題に関連して，Condillacと言語の問題に関する再三の論及があって，教えられるところが多い．科学史家の間でこの点をはっきり指摘している学者にGuillispie(184)がある．第5章「科学と啓蒙思潮」の論考を見よ．

(19.38) Ackerknecht(3), p. 7.

(19.39) Baas(31), S. 317.

(19.40) 参照：註(19.17)．

(19.41) 前掲Cabanis, p. 357.

(19.42) 同上．《On entendoit un livre; on ne voyoit pas la nature.》(原綴のまま)．

第20章 パリ学派の確立

(20.1) これらの古いパリの病院についてはAckerknecht(3), II. The hospitalのほか，前記(註17.30)ザイドラー(大塚恭男訳)(429)を見よ．

(20.2) Foucault(161)のVI. Des signes et des cas(「徴候と症例」)を見よ．これはこの洞察にみちた書物の中心を形づくる1章とみられる．

(20.3) なおこの問題に関してFoucault, p. 98(同神谷訳，p. 141)のLa complexité de combinaisonの項を見よ．存在論(ontology)是非という医学史・医学論のコンヴェンショナルな枠組みとは異なる思考の筋道で彼はこの問題を論じていて，たいそう示唆にとんでいる．

(20.4) 前掲Ackerknecht, p. 48.

(20.5) その論旨に全面的に賛同するか否かは別として前掲FoucaultのIV. Vieillesse de la clinique(p. 53–62)の章は臨床医学教育の歴史の叙述としてすぐれた内容をもっている．

(20.6) Bichatの伝はM. Genty: *In*: Huard(233), p. 181–316に詳しい．多くの貴重な参考資料もそこに含まれている．

(20.7) Mémoire sur la membrane synoviale des articulations. Mém. Soc. méd. d'Émul., An VII(1799), 2, 350–370.

Dissertations sur les membranes et sur leur rapports généraux d'organisation. *ibid.*, 371–385, 1799.

(20. 8) Huard(233), p. 252 による.

(20. 9) 彼はその自筆の略歴の中で, Desault の下で医学を学んだこと,「膜」に関するいろいろな報告, 生理学の実験的研究の成果を発表したことを述べた後, 彼の学問に対する姿勢をうかがわせる次のような言葉を記している.

Au milieu de ses recherches, la médecine a toujours été son but spécial, mais il [Bichat 自身をさす]n'a rien publié sur les maladies, persuadé qu' à une longue éxpérience appartient seulement le droit en traiter.(前掲 Genty, *In*: Huard, p. 257). 'publish or perish' の強圧下にあえいでいる現代の科学研究者は愧じてよい.

(20. 10) この A. F. Petit は前記の Jean Louis Petit(1674–1750)とは別人.

(20. 11) Bichat「一般解剖学」(58), Considérations générales, p. 1.

(20. 12) Bichat「生と死の生理学的研究」(56), p. 1.

(20. 13) T. S. Hall(198)はこの生命を崩壊への抵抗とみる考え方がそのいろいろなヴァリエーションをもって生物学の歴史にギリシャ以来くり返し登場することを指摘し (vol. 2, p. 122), その後もたとえば Charles Bell, William Prout, Justus Liebig, Claude Bernard その他を経て 20 世紀に至ることを述べている. なお Nordenskiörd (356), p. 347 を見よ.

(20. 14) 「一般解剖学」(58), p. 22. しかし彼も, たとえば, 眼や耳のような器官は例外的に生命現象と身体(物理)現象(phénomènes vitaux et physiques)の共通の座(siège)となることを容認する.

(20. 15) 「一般解剖学」, p. 19–20.

(20. 16) 「生と死の生理学的研究」(56)のこの第 2 部(分量にして全体の半分強)だけが前掲 Klassiker der Medizin 叢書の Bd. 16 に Rudolf Boehm の訳で収められている. ちなみにこの訳の序論は密度の高いすぐれた Bichat 論である.

(20. 17) 拙著「感染論」(256), p. 600; 同「病気とは何か」(258), p. 150.

(20. 18) 前掲 Foucault, p. 146(同神谷訳, p. 198).

(20. 19) Foucault の VIII. Ouvrez quelques cadavres の章, とくにその後半, p. 143–149(神谷訳, p. 194–202).

(20. 20) 同, p. 148(神谷訳, p. 201).

(20. 21) 前掲 T. S. Hall(198), vol. 2, p. 129 による.

(20. 22) Bichat「一般解剖学」, tome 1, p. 53.

(20. 23) Bichat「諸膜論」(57), p. 28 に Bichat は Haller のその仕事を引用している.

(20. 24) 同上, p. 30(念のために言えばこの引用は現筆者蔵書の 1816 年版によったもので, この新版のページづけは Husson の充実した, しかし長い序文が通算されているから他の版と合わないだろう)に次の言葉がみえる.《c'est en lisant son [Pinel] ouvrage que l'idée de celui-ci s'est présentée en moi.》

(20.25) Huard(233), p. 293, 第IV章, 註(2).

(20.26) 「一般解剖学」, tome 1, p. 48. この言葉に人は近代ないし現代生物学のマニフェストをきく思いがないだろうか.

(20.27) 同上, p. 49.

(20.28) 組織学(Histologie; ἱστός, Gewebe より)という言葉がはじめて鋳造されたのは次の著書においてであったと言われる.

Mayer, A. F. J. K.: Über Histologie und eine neue Einteilung der Gewebe des menschlichen Körpers. Bonn, 1819. (Puschmann の「医学史ハンドブーフ」(398), Bd. 2, S. 217 による.)

(20.29) Bichat において 'membrane'(膜)と 'tissu'(組織)とが同意語であったように往々理解されているようだが, それはかならずしも正確でないと考えられる. 「一般解剖学」, tome 1, p. 50 の次の言葉を見よ.

Les formes sont par-tout différentes: là elles sont aplaties, ici arrondies; on voit les tissus simples disposés en membranes, en conduits, en faisceaux fibreux, etc.; aucun n'a la même disposition extérieure, sous le rapport de ses attributs d'épaisseur, de volume.

(20.30) 「一般解剖学」, tome 1, p. 49.

(20.31) 前に記した Haller の tela cellulosa(細胞性組織)にほぼ該当する.

(20.32) Bordeu の tissu muqueux に当る.

(20.33) 「一般解剖学」, tome 1, p. 51.

(20.34) 後にあらためて学ぶように, 顕微鏡の性能が格段に高まったのは19世紀の後半で, それに遙かに先き立って登場した Bichat がそれに手を触れなかったのにはいろいろの実際的な事情もあっただろうが, この世紀の半ばの細胞研究者たちが収差の大きく解像力のわるい顕微鏡を用いての研究によって, しばしば迷路に入りこんだこととも思い合わせれば, それなりに一つの見識であったと言えるかもしれない.

(20.35) 「一般解剖学」の第1巻総論(Générales)の終りに2枚の大きな折り込みの付表があって, Bichat の生理学の構図が一覧表の形で示されている. これは Bichat 論にとっても, また生理学の歴史を考える上にも一つの有益な資料とすべきだろう.

(20.36) 「一般解剖学」, Préface, p. xviii.

(20.37) 参照: 註(20.26).

(20.38) Anatomie pathologique. Dernier cours de Xavier Bichat, d'après un manuscript autographe de P. A. Béclard; avec une notice sur la vie et les travaux de Bichat, F. G. Boisseau. 1825, Paris.

(20.39) Bichat の次の言葉は, よくその病理学観を示すものとみられる.

Je crois que plus on observera les maladies et plus on ouvrira de cadavres, plus on convaincra de la nécessité de considérer les maladies locales, non point sous le rapport des organes composés, qu'elles ne frappent presque jamais en totalité,

mais sous celui de leurs tissus divers, qu'elles attaquent presque toujours isolément.(「一般解剖学」, tome 1, p. 58.)

(20.40) Bichat が 'sympathie'(consensus)について何を考えたかは「一般解剖学」, tome 1, p. 27–28 を見よ.

(20.41) 前掲 Foucault, p. 127(同神谷訳, p. 176–177).

(20.42) 「一般解剖学」, tome 1, p. 70 にみえるこの有名な言葉《Ouvrez quelques cadavre》を Foucault はその著書第 VIII 章の標題としている.

(20.43) Ackerknecht(3), p. 131.

(20.44) 次章以下にもみるように, 中にきわめて異質なものを含む 19 世紀初頭のパリの医学者たちを「パリ学派」とよぶにはわたくしにいささか躊躇があった. だが, 前記(註 19.15)Faber のほか, たびたび引用する Ackerknecht の専書にもその言葉はたしかにみえる(p. 73, 98, 105 等, ただし p. 73 の説明的な記述を別にすれば明確な規定は見当らない)ばかりでなく, その用語例はややあいまいながら Neuburger, Sigerist, Singer らの碩学もときたま用いているので, 便宜上現筆者もそれに従った.

(追記): その後, 偶然わたくしは同時代の Chomel の Pathologie générale(1856年)(104)の Avant-propos(p. vii)に l'école de Paris という言葉を見出した. ただしその文脈をみると, その名こそ明記していないが彼は Broussais とその一派を除外したものをパリ学派と理解している. それは後述の「病理解剖学派」と言うにかなり近いとみてよいだろう(参照: 前掲 Faber, p. 28).

(20.45) 現在入手しやすいその英訳(1812 年 J. Gates 訳)の複刻版(109)の扉および編者序文による(なお次註を見よ). 私蔵の原書第 3 版, 1839 年(109)にはその記載が見当らない. なおこの英訳は各章の終りに訳者(Boston の医師らしい)が他の報告者から集めた(cf. p. xiv)症例が追加されていて, 有益である.

(20.46) Laënnec(279), Préface, p. xxxi.

(20.47) 《Quand je dis la *physiologie*, j'entends,……et non la physiologie systematique, qui suppose souvent, et qui explique toujours.》第 3 版 p. 4(英訳 p. 17 脚註). この言葉は痛烈である. この著作の序論(Discours préliminaire)は Corvisart の医学的立場を明確に示したすぐれた文章で, 同時に新時代のパリ学派の強味をよくあらわしている.

(20.48) Cabanis に Du degré de certitudede la médecine(1803 年)という有名な著述がある. わたくしはまだ見る機会をえない.

(20.49) Corvisart の次の言葉は明快である.

Quel soit le principe de la vie, sa nécessité, sa puissance, et *l'adoptant dans toute l'extension de sa plénitude inconnue*, je l'isole ici de mes recherches; et pour me mieux faire entendre, ne considérant que le matériel du corps, je cherche les dérangements des parties qui le constituent; car enfin, le corps seul tombe sous nos sens, presque tout le reste est exclusivement du ressort de la métaphysique.

(p. 8脚註, イタリック原文.) これはパリ学派の背景にある哲学だったと同時に, 人は医学の現代がすでにはじまっているのをみるだろう.

(20. 50) アネウリスマ(aneurysm)の語義については註(16. 2)を見よ. Corvisartはそれを次のように規定している. 《dilatation contre nature, soit active, soit passive, de l'une, de plusieurs, ou de toutes les cavités de ce viscère〔心臓と動脈の〕(同上, p. 39).

(20. 51) Corvisart(109)は巻末(p. 136 *ff.*)のColloraries と題した結論的の部分で, 最初に「心臓の器質的疾患(maladies organiques)の原因一般について」という1節を設け, それをHéréditaires, Innées, Accidentelles externes, Accidentelles internesに分けて周到に病因の問題を論じている. その全体の空気は爽やかに近代的である. Corvisartが何をcause(病因)と言うかについてはそのp. 136(英訳p. 267)を見よ.

(20. 52) 上記Corollairesの第2節Des signes des maladies du coeur(p. 142 *ff.*)の中にAuenbruggerとその打診法の紹介がある. その脚註に予告されている彼の詳細な註解を付した翻訳はその2年後(1808年)に出版された(次註参照).

(20. 53) 現在入手の容易な前記Inventum Novumのpolyglott版(29)(参照: 註16. 27)に採録されているが, 有名なCorvisartの註解はそれにはみえない. もっとも「ラテン語テキストからの翻訳, 付: 註解」というたいそう控え目な括弧つきで公けにされたCorvisartの「AuenbruggerのNouvelle méthode」(108)なる書物は実は打診法を採用した彼自身の豊富な臨床経験を詳細に記述した量, 質ともに独立の著書とみるべきもので, その扱いにCorvisartの学問的な謙抑が偲ばれる. なおCorvisartに先き立ってRosière de la Chassagneなるモンペリエの医者がその「胸部病論」の付録にInventum Novumのフランス語訳を載せているが, 訳者自身はその方法を実地に採用しなかったし, またその訳もたいそう質の悪いものであったという.

(20. 54) このphysical diagnosisという外国語は今日通常「物理的診断法」あるいは「物理学的診断法」と訳され, 内容的にも事実その訳語はおおむね当っていると思われるのだが, この時代においてそのphysical(physique)はむしろ「身体的の」ではなかったろうかとわたくしは推測する. この新しい打診も, 次のLaënnecの聴診もたしかに方法としては「物理的の」ものであったには相違ないが, 反面, いずれも「身体的な病徴」に基づく新しい診断法であった. そのことは, 伝統的な医者の診断が患者の愬え(愁訴), つまり問診と視診が主になっていたこと, 独断的な脈拍論を別にすれば, 身体的な病徴を医者はあまりほんきには考慮せず, 患者不在の診断さえ稀でなかったという今から考えれば奇態な伝統を考えればAuenbrugger–Corvisart–Laënnecの新しい線の特質は「物理的の」であるよりは「身体的の」診断法を開発した点にあるとみた方がより妥当であるようにわたくしには思われる. この点を考察する参考資料としてたとえば現代の次の手引き書を挙げてみたい. Major's Physical Diagnosis(eds., M. H. Delp and R. T. Manning). 8th. ed. Asian Edition, W. B. Saunders, Philadelphia-London-Toronto. Igaku Shoin, Tokyo, 1975. その序文に次

の言葉がみえる.

While the fundamental facts of physical diagnosis are as true today as they were in the days of Auenbrugger, Laënnec, and Skoda, new facts and new interpretations have made their importance obvious, as our understanding of physiology, both normal and abnormal has deepened our knowledge of disease and of the changes it produces in the human body (p. vii). もっともこれは英語で考えた場合の話で，ドイツ語で physikalische Diagnostik と言う場合には，その用例からみてもどうやら「物理学的」ととるよりほかない場合が多いように思われる．わたくしはこの疑問をしばらくオープンのまま残したい.

(20. 55) Predöhl「結核症史」(396), S. 2.

(20. 56) たとえば「流行病 III」, Loeb 版 Hippocrates (219), vol. 1, p. 150. φθινώδεες πολλοί (many consumptives).

(20. 57) Bayle「肺癆症研究」(41), Chapitre Premier, p. 362 (ただしこれは Corvisart と合本の 1839 年版私蔵本のページづけで，一般には通用しにくいだろう) より引用. Pinel の 3 版，tome 3, p. 588 にその出所があるという.

(20. 58) 《On doit nommer phthisie pulmonaire *toute lésion du poumon qui, livrée à elle-même, produit une désorganisation progressive de ce viscère, à la suite de laquelle surviennent son ulcération et enfin la mort*》(イタリック，原文). (Bayle, 同上，p. 362). ある意味で「歴史的の」記載と言ってもよいだろう．なおこの第1章のこの辺の部分は英訳されて Major の「内科学アンソロジー」(310), p. 64 *ff.* にも載っている.

(20. 59) scrofule (仏)，scrofula (英)，Skrofulose (独) は，ラテン語の scrofa (牝豚) の縮小語 scrofula に由来する．頸の腺腫脹，無感覚な表情，その他が子豚を連想させたからだろうという (Skinner「医学用語の起源」(449) による)．今日では scrofula は頸部リンパ節の腫脹 (いわゆる「るいれき」) をさすが，古くはその用例ははなはだまちまちで結核性体質一般を意味することも多く，たいそう混乱した概念であった．なお前掲 Predöhl, S. 12, 29–30 を見よ.

(20. 60) Tuberkulose という言葉は Schönlein (後述) にはじまる.

Schönlein, J. L.: Allgemeine und specielle Pathologie und Therapie. V. Auflage. St. Gallen, 1841. (前掲 Predöhl, S. 77; Diepgen (129) II/2 S. 101 による.)

(20. 61) 変性 (dégénération) の概念について前掲 Foucault, p. 158–162 (神谷訳，p. 214–217) の論述はたいそう充実している．なおその Chap. IX. l'invisible visible (「不可視なる可視」) の1章は著者独特の表現にみちて，この書物の中でもとりわけ難解な部分の一つだが，コンヴェンションになずまずにものを考える用意のある人は，医学なる学問の本質についてきわめて示唆にとんだ論考として教えられるところが多いだろう．変性概念についてはなお Long「病理学史」(303), p. 81 を見よ.

(20. 62) Ackerknecht (3), p. 93; Predöhl (396), S. 39 を見よ．後に Laënnec がそれを踏襲する.

(20. 63)　Laënnecの原著(第1版)は最近2巻のファクシミル版で入手できる(279). なお，英訳として現在も広まっている書物(281)は，内容の組み換え，省略，等が大幅に行われていてたしかに通読には適しているが，そのつもりで利用しなければなるまい. なお参照: 註(20. 71).

(20. 64)　前記G. L. Bayleの甥で，進行麻痺をはじめて記載した(本文p. 562参照).

(20. 65)　参照: 註(20. 54).

(20. 66)　stéthoscopeの名は前註Laënnec, tome 1, p. 11の脚註にみえる. 彼は，このような単純な器具にものものしい名をつけるには及ばないがと謙遜した上——事実彼はその後も聴診器という言葉をほとんど用いず単に円筒(cylindre)と言う——人々がいろいろ不適当な，ときにぶざま(barbar)な名でよぶので，それならstéthoscopeがよくはないだろうか，と記している. ただSkinner(449)も指摘しているように，-scopeはこの，聴くことを目的とする器械をよぶのにいささかそぐわない感がないでもない.

(20. 67)　なお，後述の「病理解剖学派」の系譜に属するとみられる有名なDictionaire des Sciences Médicales(eds., Adelon, Aland, Alibert *et al.*), 60 vols., Paris, 1812–22にLaënnecが執筆したAnatomie pathologiqueなるすぐれた論文がある(**2**, 46–61).

(20. 68)　前掲Laënnec(初版)，Préface, p. xx.

(20. 69)　前掲Foucault, p. 180(同神谷訳，p. 241).

(20. 70)　これはL'Auscultation médiateの第2版(280)(東京，講談社所蔵Evans文庫にこの版が入っている)の序文に明記されているところで，Faber(148), p. 35にもとくに原語のままの引用がある.

(20. 71)　前記(註20. 63)の英訳(1821年，複刻版1962年)(281)では訳者の手が大幅に入っていて——もっともその複刻版の序文を書いた現代のすぐれた病理学者Paul Klempererはその編集ぶりを'brave'なと揶揄しているが——その点はかなり読みやすくなってはいる.

(20. 72)　山羊音(egophony)については，たとえば，吉利和「内科診断学」(改訂版)，金芳堂，京都，1968., p. 81を見よ.

(20. 73)　前掲Laënnec(初版)，tome 1, p. 20.

(20. 74)　臨床の仕事に当って，このように大きさを寸法でなく手ぢかなもののたとえで言うことの利点を彼はPréface, p. xxxで述べている. それは後に19世紀ドイツのすぐれた病理学者たちに採用される.

(20. 75)　この病名の順序は聴音の叙述の順，つまり病理学的であるよりは診断学的であるとみられる.

(20. 76)　前掲Laënnec(初版)，tome 1, p. 368脚註にcirrhoseという命名が記載されている. それまでスキルス(squirrhe)の中に含まれていたのを彼は「その色のゆえに」cirrhoseとよんだ. κίρρος はorange-tawny色.

第21章　パリ学派の諸相

(21. 1)　1822年，復古王政の反動的な政府は，パリ大学の医学部——健康学校はずっと前にもとの医学部の形に戻っていた——から，Pinelをはじめとする革命以来の多くの教授たちを追放した．

(21. 2)　前掲FoucaultのChap. X. La crise de fièvres(神谷訳「熱病の問題」)はこのBroussaisを論じてまことに見事である．なおAckerknceht(3), VI. Broussaisの章を見よ．医学史家たちから評価の低かったこの異色ある学者の歴史的な意味は近年見なおされつつあるもののようにみえる．

(21. 3)　病理解剖学派(パリの)という広く行われる名称がどの範囲をさすかはかならずしも明確でない．一応ここではG. L. Bayle, Laënnec, Rostan, Chomel, Louis, Piorryらの名を挙げておこう．Ackerknecht(3), p. 85を見よ．なお参照：註(20. 44)．

(21. 4)　ヒポクラテスに出典を求めて(註0. 1参照)病気をπάθημα(suffering, Leiden)とみることは，いわば本書のライト・モーティヴであったのだが，このπάθημαあるいはπάθοςはまたpassio(参照：註22. 20)に通じ，受動，受け身の意味をもつものと解される．それは，人間が病気という事実をまずどのようにうけとめてきたかを考える上に示唆にとんでいる．病気が，いわば襲いかかってきたもの，Zufall, Unglückとしての症状(symptom, σύμπτωμα)の総体とうけとられたのも，医学者たちがそれを体液のdyscrasiaと解したのも，そうした受け身の病気観と深く通じているとみてよいだろう．これに対して，病気をたとえば炎症や腫瘍にその典型がみられるように，むしろ生体の異常なはたらきとみる近代の生物学的な病気観は異質なフィロソフィーをその底にもっていると言わなければなるまい．なおNeuburgerの「自然治癒力論史」(352)冒頭の(S. 5–6)論述を見よ．なお，同じく病気を意味する言葉にνόσος(νούσος)がある——ヒポクラテスにもその用例は多い——が，πάθοςとνόσοςとは医学書ではほぼ同意語として用いられた．(参照：Allbutt(10), p. 268とその脚註．)

(21. 5)　Broussaisの広く読まれた「諸学説批判」(83)はギリシャから当代までの医学説を彼一流の角度から論じた医学史の労作だが，その第3版(1829–1834), tome 4(1834年), p. 81に彼はPinelのNosographie physiologiqueを批評して，《Ces groupes des symptômes sont des entités ou des êtres abstraits, entièrement factices, οντοι[*sic*]; ces entités sont fausses, et de traité que l'on en donne est de l'*ontologie.*》と記している(イタリック原文)．医学上の存在論(medical ontology)というとくに19世紀以来の医学論，病理理論，医学史を再々賑わす言葉の出典——もちろんその論議の対象となる問題は近世以後とくにSydenhamからはじまることは前にも述べた通りである——はどうやらここにあるものと思われる．

(21. 6)　前掲Foucault, p. 194(同神谷訳，p. 256)の表現による．

(21. 7)　前掲Foucault, p. 196(同神谷訳，p. 258)．

(21. 8)　BroussaisはJohn Brownを激しく攻撃するが，彼がBrownの深い影響をう

けていたことは争われぬところである．現に前掲書3版の冒頭(tome, 1, p. i)にも《La vie de l'animal ne s'entretient que par les stimulants extérieurs(Brown)……》とある．いろいろな面でBrownと近縁なものをもっていたからこそ逆に強く反撥したというAckerknechtの解釈は正しいだろう．しかし，Broussaisの考え方の根底にはBrownがもたなかったパリ流の局在論的病理理論がデフォルメされた形ながらあったこと，前者が前にも述べたように刺激の過剰に基づく炎症を重視するのに対し，後者は無力的(asthenic)な状態の意味を強く説いたことの二点に本質的な相違があることに注意しよう．

(21.9) Broussaisの病理学説の骨組みは，前掲書第3版の第1巻の冒頭Propositions de médecineのSection deuxième: Pathologie(p. xvii–lviii)を見よ．そこにはPropositions LXVIIからCCLXIにわたって箇条書の形で彼の学説が述べられている．(有名なgastro-entériteの説はCXXX *et seq.*)

(21.10) 前註(21.9)を見よ．

(21.11) Broussaisのこの書物の初版はExamen des doctrine médicale généralement a doptéeの題で1816年に出たが，第2版は1821年にExamen des doctrines médicales et des systèmes de nosologieと改題され，以後改版ごとにBroussaisを渦巻き中心とするパリ医学界の激しい論争を反映して，内容が改まり，分量も大幅にふえた．わたくしが利用したのはその第3版(83)である．

(21.12) Ackerknecht(3), p. 62; 同(6), p. 105–106による．

(21.13) 参照: 註(20.44)．とくにそこに記されたChomelの見解を見よ．

(21.14) Louisはその「癆症の病理解剖学的研究」のAvertissementで次のような含蓄深い言葉を記している．

Afin de le rendre utile, nous avons observé les phthisiques avec le même soin que nous mettrions à observer des malades atteints d'une affection encore peu connue; nous avons interrogé toutes les fonctions, nous sommes remonté, autant que cela nous a été possible, aux dérangements éprouvés par chacune d'elles, antérieurement à l'époque à laquelle nous examinions les malades, et après leur mort, nous avons étudié tous leurs viscères avec une égale attention. Cette méthode était longue, mais facile et sûre: elle devait conduire à des résultats exacts, et cette certitude nous a rendu légère la fatigue qui lui est attachée. (p. viii).

(21.15) Majorの「内科学アンソロジー」(310), p. 174–177にGerhardの原文の一部が転載されている．原典はAm. J. Med. Sci., **19**: 289–292, 298–299, 302–303, 1837.

(21.16) Foucault, p. 97(同神谷訳，p. 139)．

(21.17) Louisの方法はしかし，本国よりもむしろアメリカ，イギリス，等で早く採用され，発展したようにみえる．次註Underwoodは，フランスの臨床家たちは今日でも彼らの臨床観察を，数字でその頻度を挙げることなしに，bien souventというような表現に'bien souvent'たよって記述する，と皮肉っている．もっとも，この問題

が言うほどに簡単でないことは，われわれの周辺に今でもたえない怪しげな数字の氾濫をみれば思い当るふしがあるだろう．

(21.18) Underwood, E. A.: The history of the quantitative approach in medicine, Brit. Med. Bull., **7**: 265–274, 1951.

(21.19) Bauer「瀉血の歴史」(40)を見よ．瀉血(刺絡)の歴史はとりもなおさず医療の歴史だと言ってもはなはだしい見当違いとは言えまい．

(21.20) revulsio-deviatio の論争．参照：註(10.11)．

(21.21) パリの Pitier はもと孤児院であったが，革命後面目を改めて立派な病院になった．Serres, Louis, Piorry らがそこではたらいた．現在はない．

(21.22) Andral の「シャリテの臨床医学講義」(13)は今日多くみる臨床講義集と異なって，症例は系統的に集められている．その第1巻が腸チフスの詳しい記述からはじまっているのが当時の状況をうかがわせる．

(21.23) 病理学史の里程標の一つとも言うべき Andral の名著「病理解剖学概要」(12)——なぜか有名な Garrison-Morton の書誌(339)に漏れている——の構成が，循環，栄養，分泌，血液，神経という5部に分けられて，生理学と形態学との融合が鮮明に意識されていることに注目しよう．

(21.24) この Robin は今日，脳室につながる Virchow-Robin 腔にその名を残している．

(21.25) Chomel(104)のこの書物については前にも二度ほど触れたことがある(註19.3; 20.44)が，このあまり広く知られていない名著は19世紀前半のパリ学派の内容と水準をうかがう上に信頼に値いする資料の一つであると考えられる．

(21.26) この diphthérite という言葉についてはいろいろ問題がある．1826年の Bretonneau の著書の標題は，Des inflammations spéciales du tissu muqueux et en particulier de la diphthérite, connue sous le nom de croup(Crevot, Paris, 1826)と読まれる．inflammation de la diphthér*ite*(-itis)(皮膚炎の炎症)は tautology ではないかとの批評があった——気やかましく言えばこの批評も不正確で，むしろ redundancy と言うべきだろうが——のは事実である．Bretonneau のそれに対する反論については Major の「内科学アンソロジー」(310), p. 158 を見よ．いずれにしても後 Bretonneau もその病気を diphthérie とよぶようになり，その意味も ‘diphthera’(皮膚)の病気でなしに ‘diphthera’ 様のもの(偽膜)をつくる病気，というふうに転意した．なお Skinner(449)を見よ．

ちなみに，*-ite*(-itis)が炎症を示す語尾とされるようになったのは，J. L. Alibert(本文 p. 542 参照)にはじまると言われる．彼は Nosologie naturelle(1817年)なる著書の中で病気の命名法を正すことを企てて，*-ite*(-itis), *-ose*(-osis), *-rrhée*(-rrheae)等の接尾語を提唱した．Foucault(161), p. 134, および脚註(同神谷訳，p. 186, 203)を見よ．

(21.27) Bretonneau の生前には，下記註(21.29)の Trousseau の紹介よりも遅れて

1829年に dothinentérite に関するたった一つの論文がある．なお Bulloch(88), p. 314 を見よ．

(21.28) Bretonneau, P.: Traités de la dothinentérie et de la spécificité publiés pour la première fois d'après les manuscrits originaux avec un Avant-propos et des Notes de L. Deubruil-Cahmbardel. Vigot, Paris, 1922.

(21.29) Arch. gén. de Médecine, **10**: 67, 1826 に出た Trousseau の原文をわたくしはまだみる機会がないが，前掲 Major, p. 182–184 にその英訳が採録されている．

(21.30) Bulloch の「細菌学史」(88) のすぐれた叙述(p. 157–158)に拠った．

(21.31) Diepgen の医学史(129), II/1, S. 51 にその図解と説明がある．

(21.32) St. Louis 病院はもともとパリの東北部に建てられた伝染病院——ペストは西風によって運ばれるという言い伝えがあった——その起源は17世紀のはじめに溯るが，革命後は主として皮膚病患者を収容する病院に改組された．Ackerknecht(3), p. 21, ザイドラー(大塚恭男訳)(429), p. 61–66 を見よ．

(21.33) Lorry については I. Bloch の皮膚科学史(66), S. 413–14 を見よ．なお彼は Flourens に先き立って呼吸中枢の所在を延髄に置いたと言われる．Garrison(182), p. 327 による．

(21.34) Hôpital du Midi はパリの Faubourg St. Jacques の修道院だったが，革命後，性病患者を収容する病院に改組された．

(21.35) この古典は講談社 Evans 文庫に収蔵されている．すでに膣トリコモナスの記載まであるのに驚かされる．

(21.36) 詳しくは Ackerknecht(3), p. 178 を見よ．

(21.37) Ackerknecht(6), p. 102 によれば，hygiene(註17.3)という言葉は当時三つほどの意義に用いられていたという．(1)公衆衛生，(2)個人レヴェルの予防医学，(3)薬剤を用いないさまざまの治療法，たとえば，食餌，空気，転地，水治，精神療法，等．この(3)に関しては前掲 Chomel の Pathologie générale 治療法の章の Section II. Moyens généraux ou hygièniques(p. 630–647)に当時の消息をうかがうことができる．

(21.38) Louis の弟子で，後にアメリカ医学の大立物になったこの Oliver Wendel Holmes は次の言葉を残している．

I firmly believe that if the whole materia medica, as now used, could be sunk into the bottom of the sea, it would be all the better for mankind……and all the worse for the fishes. (Ackerknecht(3), p. 135 による.) 医学畑の内部から出た激語，しかも治療史の変遷を考える上に重要な意味をもつと思われるこの発言の正確なリフェレンスを残念ながらわたくしは知らない．

第22章　近代精神医学の出発

(22.1) Zilboorg「医学心理学史」(500), p. 313.

(22.2) スペインでは早くから精神医学が発達してすぐれた学者も少なくなかったが，精神病者の扱いも，おそらくモール人を経て古代ローマのあるいはイスラム教の伝統をうけついで，比較的には人道的であったと言われる．その鉄鎖からの解放もPinelにおよそ400年も先き立って，1409年にバレンシアの医師たちによって行われたという．この国には，そのバレンシアの病院をはじめ，諸都市にすぐれた病院があった．(Alexander & Selesnick「精神医学史」(8), p. 116による．)

(22.3) 前掲Zilboorg, p. 313.

(22.4) Swan訳Sydenham全集(461), p. 367–415. An epistle from Dr. Thomas Sydenham to Dr. William Cole; treating of the small-pox and hysteric diseases.

(22.5) この問題に関しては前掲IslerのWillis研究(248)のSydenham on hysteria (p. 135–140)の章にオリジナルな見解が含まれている．

(22.6) 前記WillisのLondon Practice of Physick(486)のOf hypochondrical affects (p. 308–315); Of the affects regularly call'd Hysterical(p. 297–306)等を見よ．

(22.7) Cullenの'neurosis'に関してはRiese(406), p. 30; Leibbrand(288), S. 344–348, 等を見よ．とくにLeibbrandの記述は詳密，正確である．

(22.8) ついでながら言えば，わが国でも半ば俗語にまでなった神経衰弱(neurasthenia)という言葉は，アメリカのGeorge Miller Beard(1839–1883)によって19世紀後半(1869年)につくられた．

(22.9) 前掲Zilboorg, p. 297. Boerhaaveの原文は，そのAphorismi(69), §1090–§1091にみえる．

(22.10) Willis(486)のp. 488–495.

(22.11) もともとロンドンのBethlehem Royal Hospitalの俗称．そのBedlamの名は精神病者収容所一般を意味するようになった．その設立は13世紀に溯り，精神病者の収容所としてはヨーロッパ最古のものの一つである．16世紀にHenry VIII世によってロンドン市に移管されたころからとくに有名になったが，患者に対するその残忍な扱いのゆえに悪名が高かった．

(22.12) Bicêtreはもと枢機卿Winchesterの所領に建てられたもので，それが訛ってビセートルとよばれるようになったと言われる．1860年にHôpital Général(前述)となって男性の精神病者が収容された．

(22.13) Salpêtrièreはもともと火薬製造の小造兵廠であったのでその名がある．それはLouis XIV治世下の1656年にHôpital Généralとして貧窮者，浮浪者等を監禁するために用いられ，後，女性の精神病者の収容所となった．革命後には牢獄としての名目はなくなったがその痛ましい実状には大きな変化がなかった．

(22.14) Pinelの生涯，事績については前掲Zilboorg, p. 319*ff.*; Sigerist(437), p. 260*ff.*を見よ．R. Semelaigne: Aliénistes et philanthropes: les Pinels et Les Tukes. Paris, 1912が名著としてきこえているが，わたくしはまだそれに接したことがない．

(22.15) ChiarugiについてはCastiglioni(97), p. 553–554を見よ．Pinelはしかし

Chiarugiの精神医学をあまり高く買っていない.

(22.16) Ackerknecht(5), p. 39による.

(22.17) 前掲Zilboorg, p. 340より引用. このp. 329からp. 341にわたってPinelのTraité初版の序文が全文英訳されている. 次註の英訳(複刻版)はたしかに初版(1801年)から1806年に翻訳されたものだが, この原著者の序文は残念ながら欠けている.

(22.18) 原著初版の英訳(1806年)が複刻版で容易に入手できる. PinelのTraitéはしかし, 1809年の増補第2版も参照の要がある.

(22.19) Pinelはマニーの病気の所在を腹部の神経節におく. Ackerknecht(5)によれば狂気の所在を腹部においたのはプラトン以来の伝統であると言われる. Pinel門下のEsquirolになるともはやそれは脳に移されている.

(22.20) 情念(passion)は能動actioに対する受動passioに出たもので, 精神と身体とを峻別するDescartes的二元論の立場——PinelにおけるDescartesの影響はしばしば指摘されるところである——, 情念あるいは感情は身体の能動をうけた精神の受動の姿と解される. なお参照: 註(21.4).

(22.21) Esquirol(Huber版)(147), S. 60.

(22.22) Stahlと精神医学というたいそう重要な問題に関してはLeibbrand(288), S. 314–329の周密な記述を見よ.

(22.23) Helleborus, hellbore. ウマノアシガタ科の植物の根茎の煎剤で, ギリシャの昔から精神病の薬と言い伝えられている. 後にはその調製, 用法, 等に多くの秘伝的要素がまつわった.

(22.24) 18世紀にErasmus Darwinは, 彼の発明した回転椅子に精神病者を乗せて激しい回転を与える——ついには口, 鼻, 耳等から血液が出るまでの無慙な処置であった——ことによってすぐれた治効がみられると説き, 一時評判が高かった. Esquirolの書物にもそれは言及されているが, その当時にはもはやまったくすたっていた.

(22.25) 前掲Pinel英訳初版, Section VI. Of the medical treatment of insanity (p. 219–288).

(22.26) 同上, Section II. The moral treatment of insanity(p. 48–109). なお同書p. 228を見よ.

(22.27) 同上, p. 49.

(22.28) 同上, Section V. The importance of the enlightened system of police for the internal management of lunatic asylums(p. 174–218).

(22.29) John Lockeの精神病理学に及ぼした影響については前掲Leibbrand, S. 334–338にすぐれた論述がある.

(22.30) Esquirolのこの論集は, 発行の同年(1838年)W. Berhardなる人の手でドイツ語に訳された. その第1章が最近複刻されている(147). この大著の全体を総覧したとも言うべきこの第1章は, もともとEsquirolが有名なDictionaire des Sciences Médicales, 60 vols.(1812–1822)に寄稿したFolieなる題の論文を再録したもので,

彼の精神医学の内容が簡潔な形で示されている.

(22.31) 前註 Esquirol, p. 17.

(22.32) マニーとメランコリーとがしばしば同一の個体に時を異にしてみられることは,ごく古くから——たとえばアレタイオス——人々のたびたび注意する事実であった. Pinel もそれを記述している. だが,それをはじめて躁鬱病として記述したのは Baillarger であった. この問題に関しては前掲 Leibbrand, S. 453–455 を見よ.

(22.33) Chantran はパリに近い小さな町. 精神病院で有名で,ちょうど東京で,「松沢」というように Chantran と言えば精神病院の別名になった.

(22.34) もっともこの話は少々こみいっていて,くも膜炎(arachnoïdite)をはじめてみつけた Bayle はその原因として脳実質の循環障害を考えたが,しかし,脳実質の病変をはじめて指摘したのは Esquirol の弟子の Calmeil (Louis Florentine Calmeil, 1798–1895) であった. しかし彼は同門の学者たちとともに,麻痺と人格崩壊の二元説をとった.

(22.35) 以下の記述は現代脳生理学の耆宿 Magoun の次の論文に負うところが多い.
H. W. Magoun: Development of ideas relating the mind with the brain. *In*: Brooks & Cranefield (eds.) (82), p. 81–108.

(22.36) Loeb 版 Hippocrates II (219), p. 174 *ff.*, 178 *ff.*; 小川政恭訳 (223), p. 53.

(22.37) Loeb Classical Library の Plato: Timaeus *etc.* (394), p. 179 *ff.*; Lee 訳 (394) p. 95 *ff.* この Penguin 叢書版には簡単なアナリシスが巻末にそえられていて,参考に便利である. (追記:最近,種山恭子訳をえた. 註(4.4), p. 126 *ff.*)

(22.38) 同上 Loeb, 版 p. 191, Lee 版 p. 99. (前註種山訳 p. 136 *ff.*) なお上記註(22.35)の Magoun を見よ.

(22.39) アリストテレスにおける心身問題については Wilkie, J. S.: Body and soul in Aristotelian tradition. *In*: Perrin (ed.) (386), p. 19–28 を見よ. なお次註 Pagel の第2節は,そのアリストテレスの伝統がどのような形で後世に伝わったか,言いかえれば西欧思想における脳 *vs.* 心臓の対立としてどのように引きつがれたかを説いてはなはだ興味深い論述である.

(22.40) ガレノスが脳室でなしに脳実質にアニマの座を置いたことを出典を挙げて詳しく説いているのは Pagel の次の論文である.
Pagel, W.: Medieval and Renaissance contributions to knowledge of the brain and its functions. *In*: Perrin (ed.) (386), p. 95–114.

(22.41) 同上, p. 98 *ff.*

(22.42) 上註 Pagel によれば,それはカロリング・ルネッサンス後のかなり早いころ,つまり,9,10世紀ごろまで溯ることができるという.

(22.43) 上記 Magoun (註22.35) の附図 Fig. 5.

(22.44) Gall の仕事の評価に関しては,次の簡潔な論考を見よ. Ackerknecht, E. H.: Contributions of Gall and the phrenologists to knowledge of brain function. *In*:

Perrin(ed.)(386), p. 149–153. なお Neuburger(350)S. 319 *ff.*

(22.45) Paul Broca はパリの外科医で人類学者. 1861年に大脳皮質の下前頭回の後部, 前中心回の下部に接する部分に運動性言語中枢(Broca の中枢)を発見した. なおこの問題をめぐって次の研究を参照.

松下守弘, 豊倉康夫「失語症は左大脳半球に損傷がある——その発見はいかにしてなされたか」科学, **44**: 352–364, 1974.

(22.46) Sömmerring は17世紀終りから18世紀はじめにかけてフランクフルトその他で教えたすぐれた解剖学者で, とくに脳神経の配列に関する今日のわれわれの知識——前記 Willis の仕事を参照——の基礎を築いた功績が大きい(Tabula baseos encephali, 1799年). また彼の Vom Bau des menschlichen Körpers(1791–92年)はドイツで広く用いられた解剖学教科書であった. (組織学の古典としてそれだけで単独にしばしば引用される Jacob Henle の有名な Allgemeine Anatomie(212)はその第1巻に当る.) sensorium commune あるいはこころの器官としての脳室という彼の古風な理解, その著書を献呈された哲学者カントの反応, 等に関しては Riese(406), p. 87 *ff.* を見よ.

(22.47) 前掲 Leibbrand, S. 457 *ff.* に詳しい.

(22.48) 聖人, 聖女の触手が病気に治効をもつという信仰はわからないこともないとして, 王様の手にも同じはたらきがあるときいて奇異に感ずるのは言うまでもなく現代のわれわれのうけとり方である. おそらくはローマの Kaiserkult に由来したものと思われる Royal Touch とよばれるこの行事——その対象になった病気は, るいれき, 癲癇, その他さまざまであった——中世以来あちこちで行われ, フランスでは Louis XII 世をはじめ歴代の王者が革命前までそれを続けたし, イギリスでも古く Edward the Confessor(11世紀)にはじまった Royal Touch は Stewart 王朝に盛況をきわめ, とくに Charles II 世は, 王政復古の1660年からその死に至る約25年間に実に92,107人の病人にその手を触れて癒したと言われる. (Guthrie (191)による.)

(22.49) 後にベルリンの教授となった若い Karl Christian Wolfhart は, 1812年プロイセン政府の設けた委員会(長, Hufeland)の命によって, 直接 Mesmer についてその術の伝授をうけ, 彼の晩年の著述(原題未詳, Einleitung, S. xviii を参照)をドイツ語に翻訳した. その書物(326)は複刻版で現在入手できるが, その標題にはじめて Mesmerismus という言葉が鋳造されたものと言われる.

(22.50) Mary Baker Glover(Mrs. Eddy)の興したキリスト教の一分派. マタイ伝9章の癒しの奇蹟に霊感をえて, 1892年にはじめてボストンに「科学者・キリストの教会」(The First Church of Christ, Scientist)なる母教会を建て, またたくまにアメリカから諸外国にまで分教会ができて教勢が大いに高まった. 聖書のほかに彼女の著わした「科学と健康」(Science and health, 1875年)(138)をテキストとするその教義の詳細は省きたいが, 理解と愛と祈りと信仰とによって, Christian Science の信者は肉体の病からも免れるものと説かれる.

■岩波オンデマンドブックス■

近代医学の史的基盤 上

1977年 2月25日 第1刷発行
2006年 9月5日 第7刷発行
2015年 1月9日 オンデマンド版発行

著 者 川喜田愛郎（かわきたよしお）

発行者 岡本 厚

発行所 株式会社 岩波書店
〒101-8002 東京都千代田区一ツ橋 2-5-5
電話案内 03-5210-4000
http://www.iwanami.co.jp/

印刷／製本・法令印刷

© 川喜田正夫 2015
ISBN 978-4-00-730161-2 Printed in Japan